“十四五”时期国家重点出版物出版专项规划项目

冠心病介入治疗解码

复旦大学附属中山医院

黄浙勇　葛均波　编　著

人民卫生出版社

·北　京·

图书在版编目（CIP）数据

冠心病介入治疗解码/黄浙勇，葛均波编著. —北京：人民卫生出版社，2022.3（2024.1重印）
ISBN 978-7-117-32656-8

Ⅰ.①冠… Ⅱ.①黄…②葛… Ⅲ.①冠心病-介入性治疗 Ⅳ.①R541.405

中国版本图书馆 CIP 数据核字(2021)第 266967 号

人卫智网	www.ipmph.com	医学教育、学术、考试、健康，购书智慧智能综合服务平台
人卫官网	www.pmph.com	人卫官方资讯发布平台

冠心病介入治疗解码

Guanxinbing Jieru Zhiliao Jiema

编　　著：黄浙勇　葛均波
出版发行：人民卫生出版社（中继线 010-59780011）
地　　址：北京市朝阳区潘家园南里 19 号
邮　　编：100021
E - mail：pmph @ pmph.com
购书热线：010-59787592　010-59787584　010-65264830
印　　刷：北京华联印刷有限公司
经　　销：新华书店
开　　本：889×1194　1/16　　印张：25
字　　数：810 千字
版　　次：2022 年 3 月第 1 版
印　　次：2024 年 1 月第 2 次印刷
标准书号：ISBN 978-7-117-32656-8
定　　价：228.00 元
打击盗版举报电话：010-59787491　E-mail：WQ @ pmph.com
质量问题联系电话：010-59787234　E-mail：zhiliang @ pmph.com

编著者简介

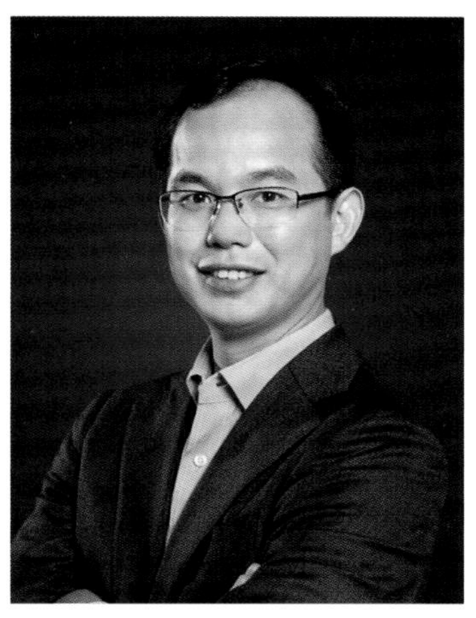

黄浙勇　复旦大学附属中山医院心内科主任医师，硕士研究生导师。兼任中华人民共和国国家卫生健康委员会冠心病介入培训导师、中国老年医学会再生医学专家委员会副主任委员、中华医学会心血管病分会精准心血管病学学组委员、中国医药教育协会心血管内科专业青年委员会常务委员、中国生物化学与分子生物学会脂质与脂蛋白专业分会委员、中国心血管医生创新俱乐部核心会员。

师从葛均波院士，致力于冠心病的介入、临床和基础研究，提出处理分叉病变的Szabo双支架术式，提出心脏靶向治疗新策略。作为项目负责人，主持国家自然科学基金5项，教育部基金1项。为“国家重点研发计划”“国家自然科学基金创新群体”和“教育部创新团队”的研究骨干。共发表SCI-E收录论文50篇。参编《实用内科学》《实用心脏病学》、*Nano Based Drug Delivery*等专著20余部。申请国家专利7项，培养研究生15人。担任多本SCI杂志审稿人。作为主要完成人获教育部科技进步奖、高等学校科技进步奖推广奖、上海市科技进步奖、上海医学科技奖、中国实验动物学会科学技术奖，并获得中华医学会心血管病学分会（Chinese Society of Cardiology，CSC）心血管病学菁英奖、CSC优秀论文一等奖、东方心脏病学会议（Oriental Congress of Cardiology，OCC）东方新星奖、明治生命科学奖等荣誉。

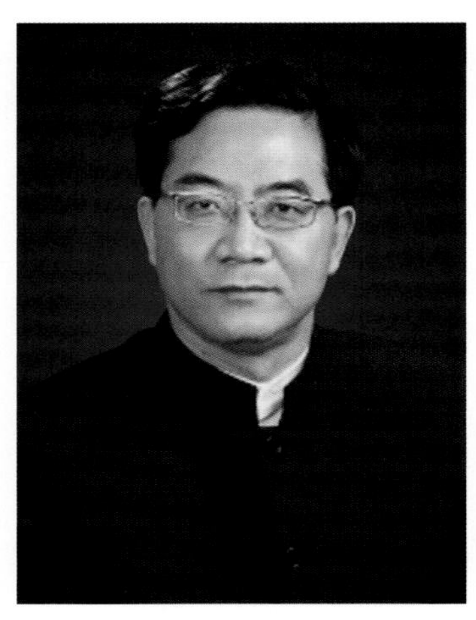

葛均波　中国科学院院士。现任复旦大学附属中山医院心内科主任、上海市心血管病研究所所长、复旦大学生物医学研究院院长、复旦大学干细胞和组织工程中心主任。兼任中华医学会心血管病分会前任主任委员、中国医师协会心血管内科医师分会会长、中国心血管健康联盟主席、亚太介入心脏病学会主席、美国心血管造影和介入学会理事会理事、美国心脏病学会国际顾问。

长期致力于心血管疾病诊疗策略的优化和技术革新，在冠状动脉介入治疗、血管内超声、介入器械研发、冠心病干细胞治疗等领域均取得一系列成果。作为项目负责人，先后承担了20余项国家和省部级科研项目，包括国家863计划（首席科学家）、国家973子项目、国家“十一五”科技支撑计划、国家自然科学基金和国家杰出青年科学基金项目、211工程重点学科建设项目、卫生部临床学科重点项目等。共发表SCI-E收录论文300余篇。主编中英文专著20部，包括《内科学》（第8版、第9版）和《实用内科学》（第15版）。作为第一完成人获得国家科技进步奖二等奖、国家技术发明奖二等奖、上海市科技进步奖一等奖、上海市技术发明奖一等奖、教育部科学技术进步奖一等奖等奖项，并获全国五一劳动奖章、谈家桢生命科学奖、白求恩奖章、转化医学杰出贡献奖、中国介入心脏病学杰出贡献奖等荣誉。

前　言

20 多年来，中国国内冠心病介入手术发展迅猛，从最初少数三甲医院探索的高端手术逐渐普及为县级及以上医院广泛开展的常规手术。但是，介入手术医师的理论素养、手术技巧、并发症防治水平等参差不齐，亟待提升。目前，冠心病介入治疗领域已经涌现出不少优秀的著作和译著，但多数侧重于知识的系统性和理论的完整性。知之愈明，则行之愈笃；行之愈笃，则知之益明。本书针对冠状动脉介入一线实践中存在的普遍性问题，结合复旦大学附属中山医院的经验和教训，提出了系统性的临床实践解决方案。本书具备如下 4 个特点：

1. 贴合实际　本书从并发症防治的视角深入剖析冠状动脉介入技巧，主题源自笔者亲身实践体会和历届进修及各类培训医师提出的临床困惑。许多观点来自中山医院心内科介入同道的精彩辩论，大多数案例选自中山医院心内科历年来的宝贵病例。

2. 视角独特　本书内容新颖，视角独特，如“支架晃动的解决思路：随心而动”“血栓抽吸的内在逻辑”“过敏性休克：糖皮质激素并非一线用药”等诸多章节，均是笔者结合临床经验和最新文献并做长期思辨的结果。直击临床痛点，想必会给读者耳目一新之感。

3. 文笔统一　本书并非教科书，不苛求内容全面，每个章节相对独立。全书历时 4 年完成，力求文笔前后一致，观念前后相通。为清晰表达笔者观点，专门精心绘制了流程图和示意图 120 余幅。

4. 关注人文　全书始终渗透这样一种思想：医者的基本素质是敬畏生命。冠状动脉介入犹如驾车：道路崎岖或车辆老旧固然增加交通事故的发生率，但一些交通事故的主因并不在于道路或车辆，而在于司机；病变复杂或器械局限固然增加介入并发症的发生率，但一些并发症的主因并不在于病变或器械，而在于术者。并发症尽管不能完全避免，但应该追求最小化。倘若读者能够触类旁通，从书中得到启发并使患者受益，实属万幸之事！

本书特色鲜明，对已经入门、但亟待提升的心脏冠状动脉介入术者，是一部难得的极具实践指导价值的工具书。

尽管笔者力图呈现给读者一部经典实用的冠状动脉介入专著，但因水平有限，写作过程中难免有粗糙或不当之处，敬请广大同行们批评雅正（zheyonghuang@126.com）！

2021 年 12 月

目 录

第一篇　造影技术解码

第1章　桡动脉入路（上肢段）的常见路障及处理

自1992年Kiemeneij等[1]报道桡动脉径路经皮冠状动脉介入术（percutaneous coronary intervention，PCI）以来，桡动脉径路因其创伤小、出血少、住院时间短等优点，已经成为冠状动脉介入的常规路径。凡事有利必有弊，桡动脉细小，分支众多，因此其并发症比较特殊，主要表现为器械通过时经常会碰到各种阻力和路障，如桡动脉痉挛（15%～30%）、桡动脉狭窄（1.7%）、桡动脉发育不良（7.7%）、桡动脉扭曲（3.8%）、桡动脉袢（0.8%）、桡动脉异常起源（8.3%）、迷走锁骨下动脉（0.45%）等[1，2]。

步步陷阱，步步惊心，轻柔操作是不二法宝。在推送导丝或导管过程中遭遇阻力时应立即停止，在透视下操作，必要时行血管造影明确原因。暴力通行或将铸成大错，导致血管痉挛、血管穿孔或破裂等严重并发症。本章主要探讨桡动脉入路（上肢段）的常见路障及其处理技巧。

一、桡动脉痉挛

1. 常见场景　桡动脉痉挛目前缺乏公认的定义，临床中一般以“导丝/导管送入产生阻力+造影证实”为诊断标准。介入过程中桡动脉、肱动脉任何节段均可产生痉挛，但仍有一定的规律性。最常见的场景总结如下：

（1）穿刺点附近痉挛：桡动脉穿刺最不甘心的事情是，穿刺针出血顺畅，呈脉冲喷射状，但导丝无法送入。有时反复尝试均是如此的。为什么？想当然的原因有不少，譬如导丝进入桡动脉分支、桡动脉严重迂曲、导丝顶在桡动脉壁上、桡动脉痉挛、桡动脉畸形或发育细小等，可总结为“分支、细小、迂曲、痉挛、顶壁”10个字。原因总结似乎很全面，但无助于临床解决问题。笔者对部分病例进行穿刺鞘局部造影后发现，最主要原因只有一个：直头穿刺导丝或穿刺针诱发局部痉挛（图1-1）！这为处理“穿刺喷血，但导丝无法送入”的实际解决奠定了基础（详见后述）。

（2）桡动脉鞘出口痉挛：桡动脉鞘管口对于桡动脉无疑是一种机械刺激，该处或多或少存在一定程度的动脉痉挛（图1-2）。由于目前冠状动脉造影选用的5F导管外径较细，桡动脉痉挛一般不会影响其通过。当造影结束、换用6F或7F指引导管通过桡动脉鞘出口处时往往有一定阻力，如暴力通过，可诱发严重痉挛，甚至夹层破裂。

（3）细小节段痉挛：先天性桡动脉发育细小、副肱动脉、高位桡动脉等先天性解剖学变异时，桡动脉管径细小，导丝/导管暴力通过时非常容易诱发痉挛，使细小血管更加纤细（图1-3）。

（4）迂曲血管段痉挛：导丝和导管通过迂曲血管时，机械牵张刺激可诱发迂曲段血管痉挛（图1-4）；通过副肱动脉时，不仅需要关注纤细副肱动脉的痉挛，也要关注迂曲肱桡动脉连接处的痉挛，因此，导丝导管通过肘关节区域时要特别轻柔缓慢。

2. 痉挛机制　桡动脉痉挛的原因很多，包括本身口径较细、α_1肾上腺素受体丰富、交感神经兴奋、儿茶酚胺释放增加、内皮素水平增加、疼痛或紧张等，以及体重、身高、吸烟、高血压、外周血管疾病等[3]。但是，机械刺激可能是桡动脉径路痉挛的主要原因。原因如下：①尽管肱动脉直径较粗，受体分布也优于桡动脉，但多项研究[4]均发现肱动脉下段的痉挛并不少见，甚至多于桡动脉，这是由于受到肘关节弯曲、肱动脉和桡动脉连接处成夹角等影

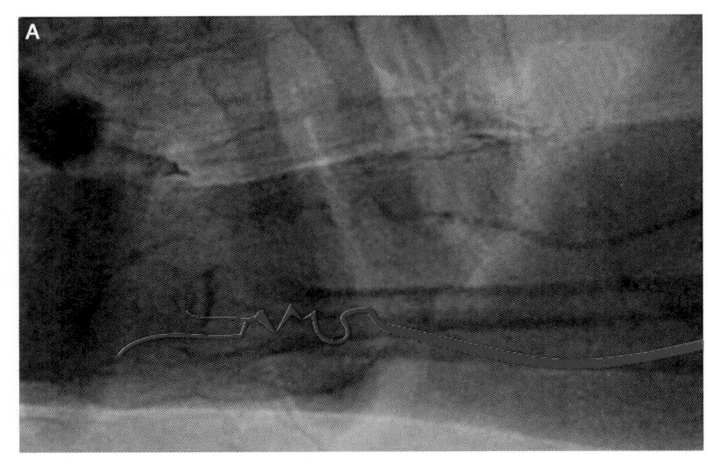

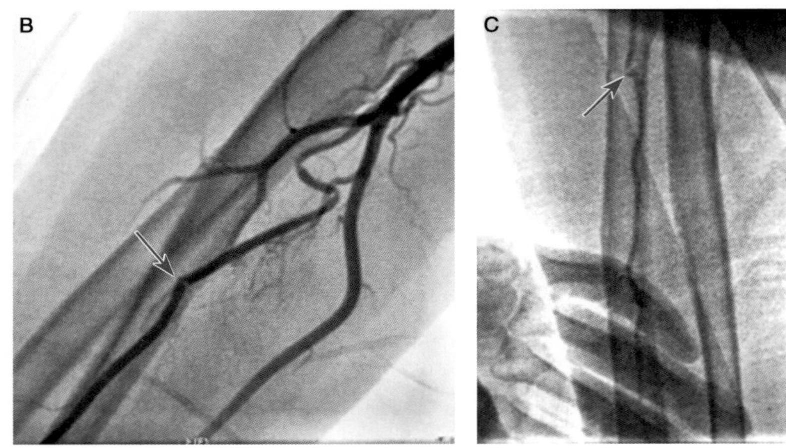

图 1-1　痉挛场景一：直头穿刺导丝刺激

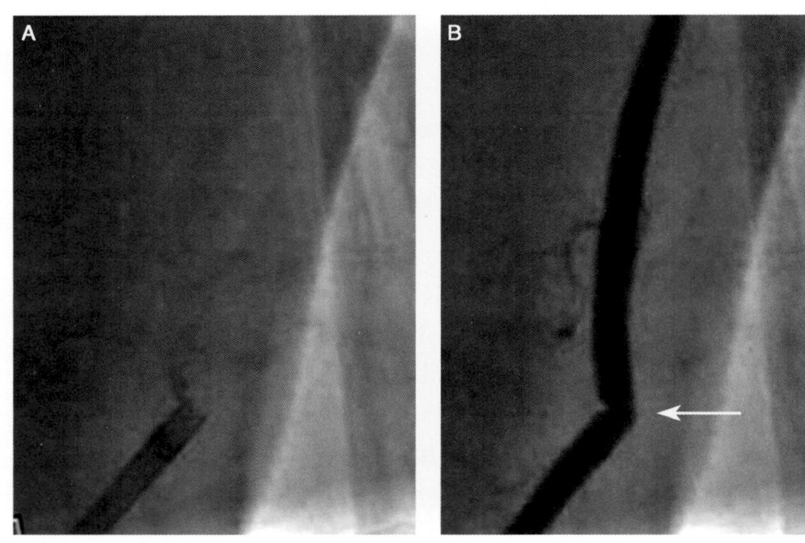

图 1-2　痉挛场景二：鞘管口刺激

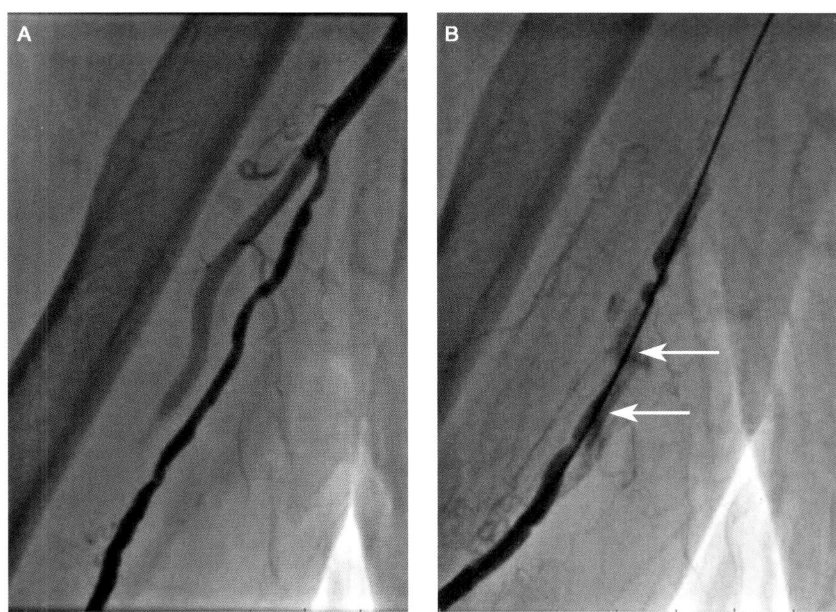

图 1-3　痉挛场景三：血管细小+导丝导管刺激

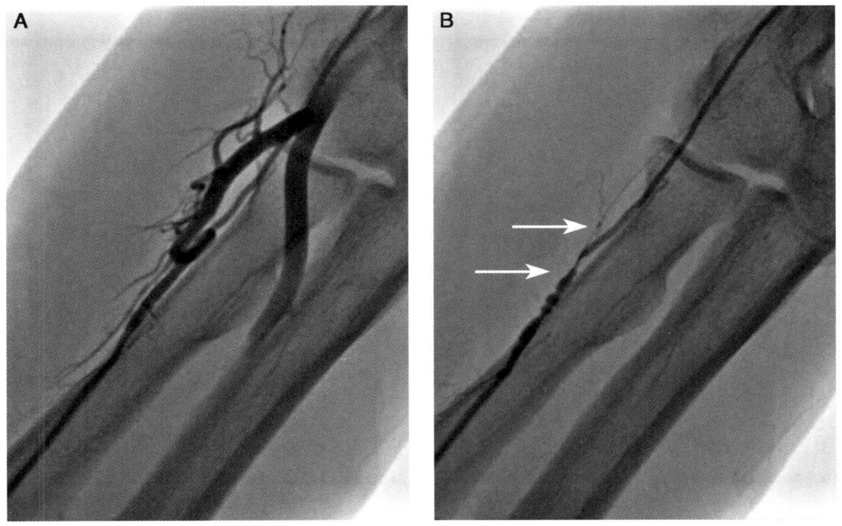

图 1-4　痉挛场景四：血管迂曲+导丝导管刺激

响，前送指引导管时容易对肱动脉产生“刀锋剪切力”作用，所以肱动脉也是痉挛的高发区。②尽管以往认为患者紧张或疼痛等不良情绪刺激也可促进痉挛发生，但最新研究[5]表明，术前咪达唑仑预防性镇静并未减少桡动脉痉挛的发生。③早年由于动脉鞘管、导丝和导管等器械比较粗糙，加上操作者常缺乏经验，桡动脉痉挛发生率可达 15%。近年来，随着导管头端的柔软性加强及术者操作技术、经验日趋成熟，严重桡动脉痉挛发生率已降低为 1%[6]。

3. 常规处理　处理桡动脉痉挛的传统方法是镇静、止痛或鞘管内反复注射抗痉挛药物，包括硝酸甘油、利多卡因、维拉帕米或地尔硫䓬、法舒地尔等，或上述药物组成的各种“鸡尾酒”配方（如复旦大学附属中山医院常规采用“硝酸甘油 200μg+利多卡因 10mg”混合液）。但实践发现，使用抗血管痉挛药物疗效有限[7]，这也得到了最新荟萃分析[8]的证实。

笔者认为，器械机械刺激是导致桡动脉痉挛的关键性原因，因此，轻柔操作，尽量减少机械刺激可能是目前预防痉挛的最佳策略，减少机械刺激也成为痉挛状态下前送导管的关键策略。

4. 穿刺点附近血管痉挛的处理　以泰尔茂穿刺产品为例，一旦发现“穿刺喷血，但导丝无法送入”，处理方法是，顺势再前送导引套管（指穿刺针外的微鞘管，此时穿刺针已经撤离），如喷血依旧良好，说明位于桡动脉血管真腔；然后经导引套管注射少量造影剂，确认局部血管情况。据观察，主因是：进导丝用力过急过猛→桡动脉痉挛→桡动脉细小、扭曲。针对穿刺直头导丝诱发局部痉挛，解决方案是改变导丝头端塑形。事实上，穿刺导丝的直头设计简直是不可理解的，因为所有通过血管的介入导丝几乎没有直头的。塑形导丝有 3 种方法。①0. 032”穿刺导丝塑形：最方便快捷。但由于导丝较粗，该方法成功率较低；另外操作上有点小难度，需要血管钳辅助塑形，平时可多多体外练习。②0. 014”经皮腔内冠状动脉成形术（percutaneous transluminal coronary angioplasty，PTCA）导丝塑形：利用头端塑形跨越痉挛节段，然后再送入 6F 鞘管。该方法成功率最高，但需要额外的 PTCA 导丝，价格昂贵，需 PCI 患者可优先选用。③0. 035”超滑泥鳅导丝：头端已经预塑形。如痉挛节段距离穿刺点较远（有较长的着陆段），可穿刺导丝送入部分 6F 动脉鞘管。通过鞘管侧管回抽血液证明鞘管位于血管真腔后，再沿鞘管送入 0. 035”超滑泥鳅导丝。该导丝前端弯曲且较软，常能塑形成袢后成功前送至主支血管远端。

5. BAT 技术 对于绝大部分桡动脉痉挛，可采用球囊辅助通过（balloon-assisted tracking，BAT）技术。2014 年，Patel T 等首先采用球囊辅助通过技术，用于通过桡动脉途径中扭曲、细小节段（包括严重痉挛节段）[9, 10]。中山医院试用后也取得良好效果[7]。BAT 技术符合“减少机械刺激”这一理念。导管在沿着导丝前进时，头端突兀，容易对血管的转折处、痉挛变细处产生机械剪切力（刀锋剪切效应，razor-blade effect）[11]，诱发严重的痉挛。BAT 技术的要点是将球囊部分突出于指引导管，3~6atm 低压扩张，出导管段球囊形成由大到小的自然弧度，表面光滑且有一定弹性，最大限度地减小了“刀锋剪切效应”（图 1-5）。另外，由于球囊扩张后将拉直导管头端，也有助于指引导管通过细小扭曲的血管节段。

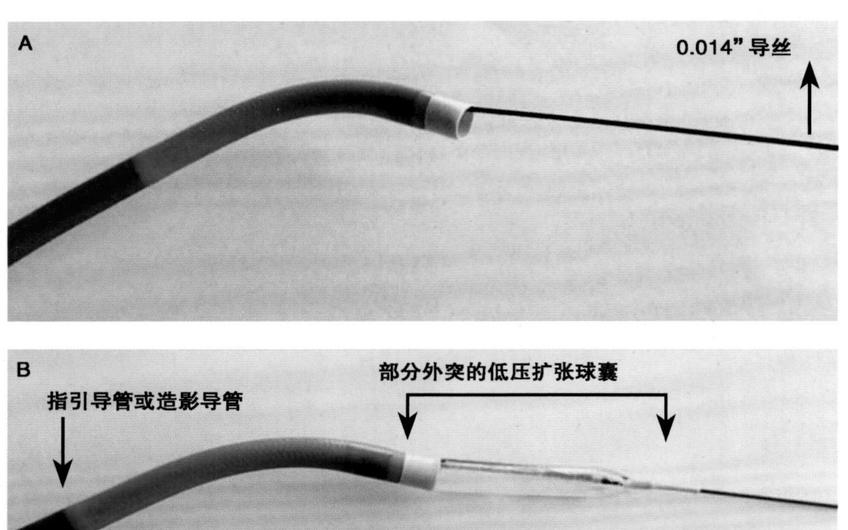

图 1-5 BAT 技术的器械准备

BAT 技术的操作要点如下：①选择软头 PTCA 导丝，轻柔操作确保真腔通过是 BAT 技术成功的前提。超滑涂层、硬头导丝或粗暴操作会增加进入夹层的风险，而夹层作为一种机械刺激又可加重痉挛。②“球囊-指引导管联合体”呈子弹头样外形，且球囊为预扩张球囊而非后扩张球囊，后者过于僵直容易刺激血管；其次，球囊直径需要与指引导管直径匹配，6F 指引导管选用 2. 0mm 直径球囊，7F 指引导管选用 2. 5mm 直径球囊；球囊长度足够（一般 15~20mm），形成由大到小的自然弧度，减小“刀锋剪切效应”；球囊 3~6atm 低压扩张，最大不超过 10atm，在保证球囊与指引导管稳固连接的基础上，最大限度减少其张力，减少对血管壁的刺激。③在 X 线透视下，固定导丝，轻柔前送指引导管（而非球囊外杆），将“球囊-指引导管联合体”缓慢通过痉挛血管段，并送至锁骨下或升主动脉内。注意观察导丝头端，避免其误入分支或颅内血管。

应用实例如图 1-6~图 1-9 所示。

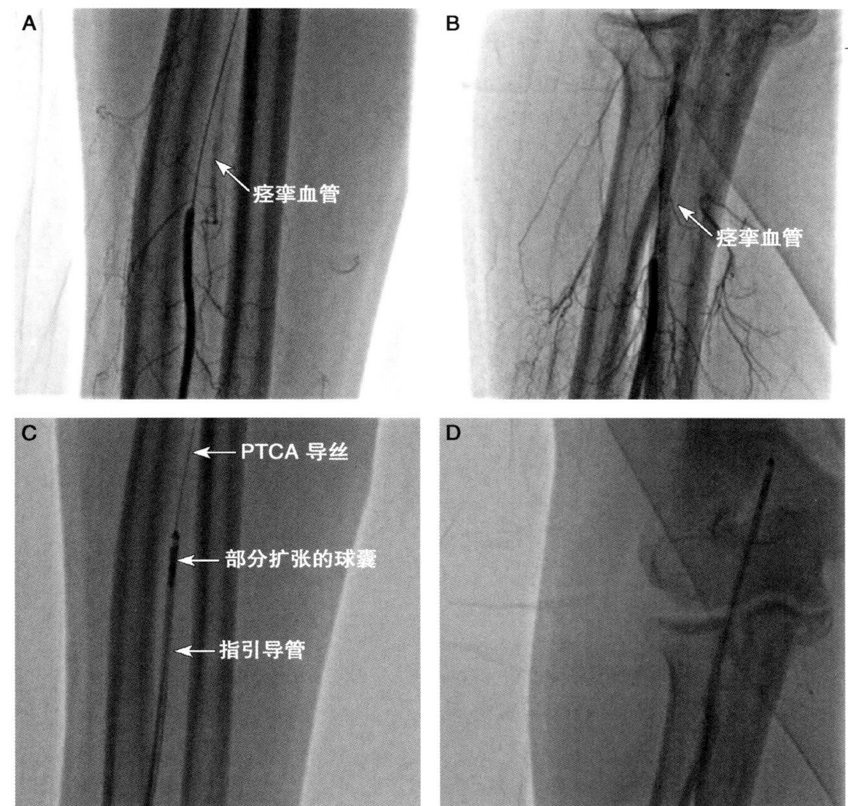

52 岁女性患者。冠状动脉严重痉挛(A),注射 2 次“鸡尾酒”后仍未缓解(B),采用 BAT 技术(C),顺利介导 7F 指引导管通过桡动脉严重痉挛节段(D)。

图 1-6　BAT 技术应用实例(桡动脉痉挛)

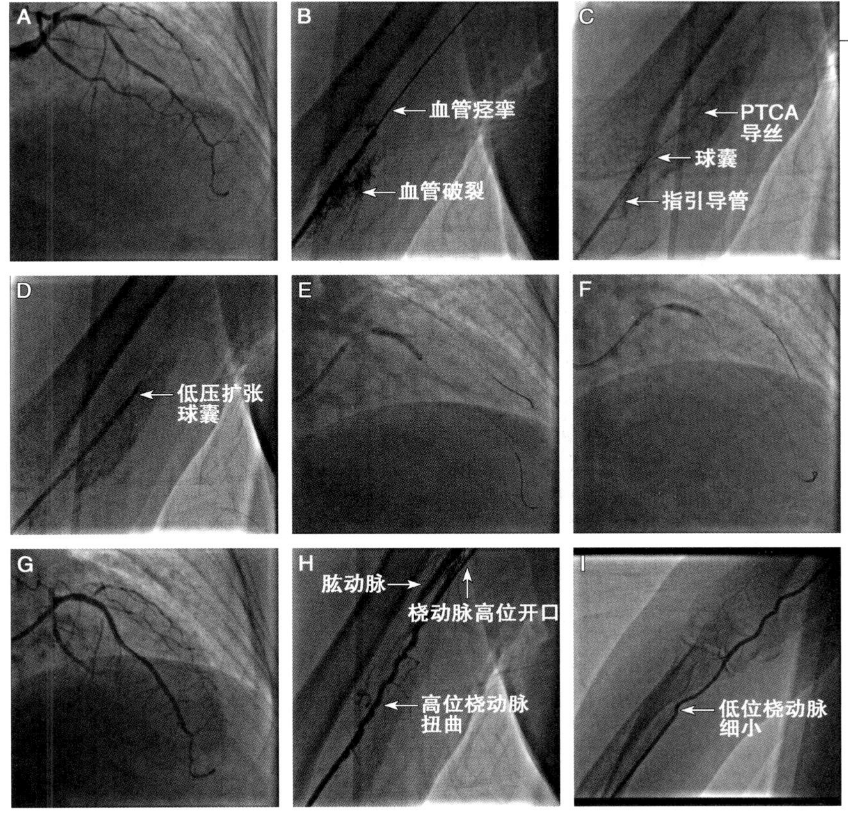

64 岁女性患者。5F TIG 造影导管经冠状动脉造影,显示前降支严重分叉病变,Medina 分型 1.1.1(A),拟行前降支 PCI,但送入 6F EBU3.5 指引导管受阻,造影示桡动脉严重痉挛合并夹层破裂,造影剂外渗(B);换入 0.014”Runthrough NS 导丝,沿导丝送入 Sprinter 2.0mm×20mm 预扩张球囊,部分突出于指引导管(C),3atm 半扩张球囊;固定导丝,轻柔前送指引导管,将“球囊-指引导管联合体”缓慢通过桡动脉严重痉挛破裂节段(D);采用拘禁半扩张球囊技术保护对角支,于前降支置入支架(E);随后支架内球囊后扩张(F),顺利完成前降支介入治疗(G);复查桡动脉径路造影示桡动脉高位起源,肱动脉位于其外侧,桡动脉血管扭曲,血管破口已经愈合(H);撤出导丝和导管,注射鸡尾酒 2 次后经桡动脉鞘造影,显示前臂桡动脉细小(I)。

图 1-7　BAT 技术应用实例(高位开口桡动脉细小、痉挛、破裂)[7]

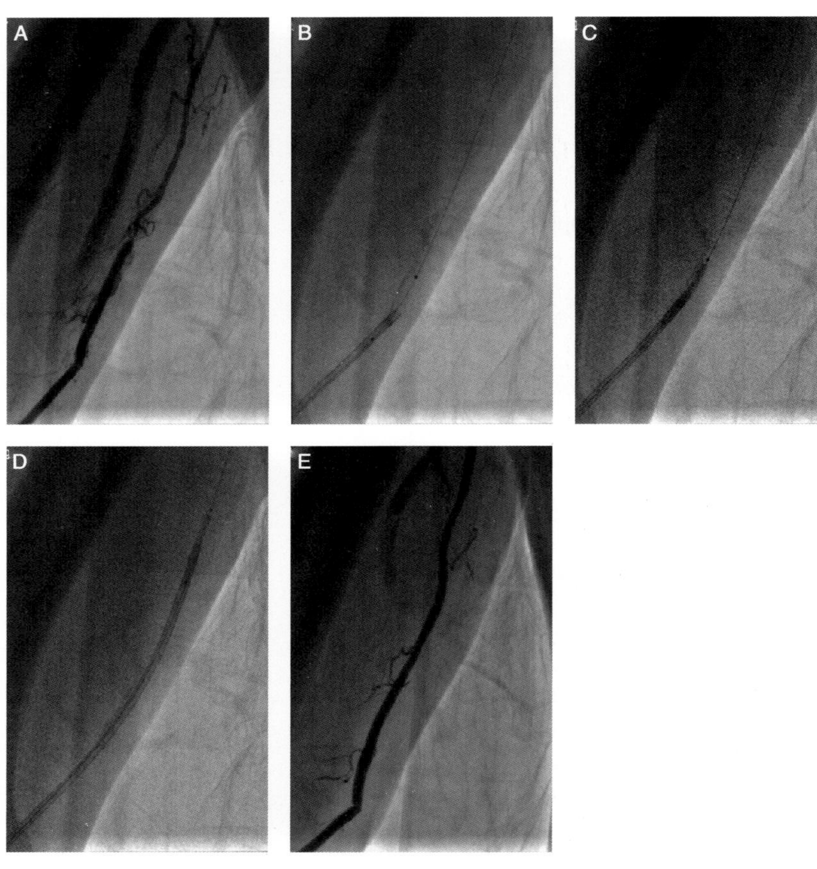

58岁男性不稳定型心绞痛患者。5F TIG导管造影结束，拟送入6F EBU指引导管时受阻。造影发现高位开口桡动脉细小、扭曲、痉挛(A)。BAT技术顺利介导指引导管通过桡动脉细小节段(B~D)。完成冠状动脉介入后，复查造影示高位桡动脉无受损征象(E)。

图1-8 BAT技术应用实例(高位桡动脉细小、痉挛)

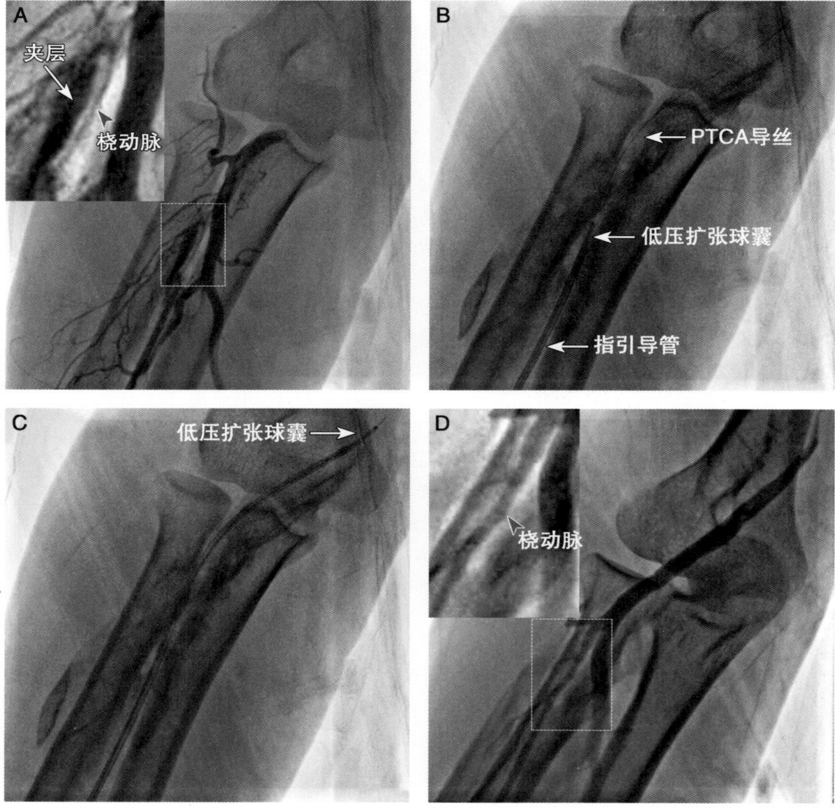

图1-9 BAT技术应用实例(桡动脉痉挛、夹层)

二、桡动脉 α 形迂曲

桡动脉迂曲（tortuous radial artery）在经桡动脉途径介入治疗（transradial intervention，TRI）中是一个常见问题。据报道，3.8%~4.2% 的患者存在桡动脉迂曲的情况。桡动脉迂曲的部位多在桡动脉近心端 1/3 处，老年人更多见。α 形迂曲是桡动脉迂曲的高难度形式。

导丝如何通过 α 形迂曲？首先，可通过操控造影导管来调整导丝前送的方向，常有利于导丝通过迂曲段血管。如不行，换用软导丝，如 0.014” PTCA 导丝或 0.025” 亲水涂层导丝先通过迂曲段血管，尽量送到锁骨下动脉以加强支撑。如支撑力不够，用 2 根 0.014” PTCA 导丝。

导管如何通过 α 形迂曲？如导管不能完全通过扭曲节段，先将导管尽量深入迂曲部位，然后将导丝换成支撑更强的导丝，如 0.014” PTCA 导丝换成 0.025” 亲水涂层导丝，0.025” 亲水涂层导丝换成标准 0.035” 导丝，然后通过导管。也可尝试前述的 BAT 法通过迂曲部位（图 1-10）。

如何拉直 α 形迂曲？前送导管越过 α 形迂曲部位并尽量前送，然后将导管连同导丝轻轻地整体回撤，此时通常能拉直血管[9]（图 1-11）。也可尝试顺时针或逆时针旋转导管（图 1-12）。

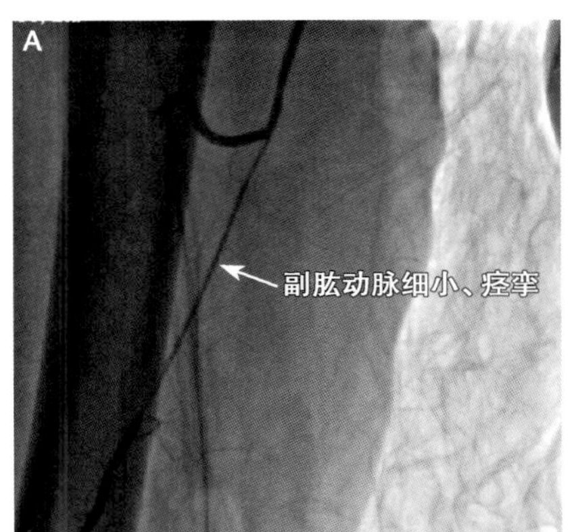

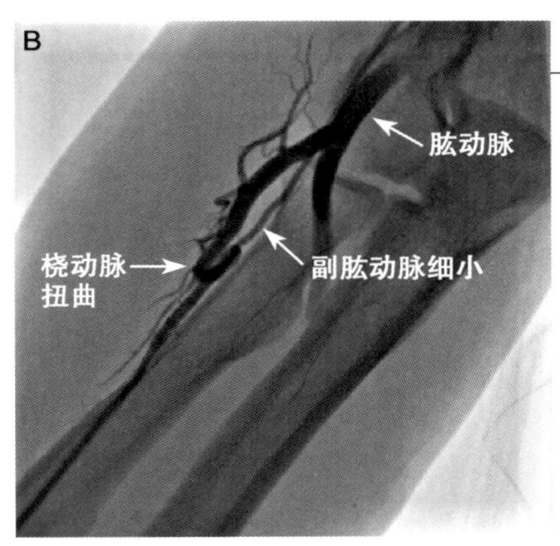

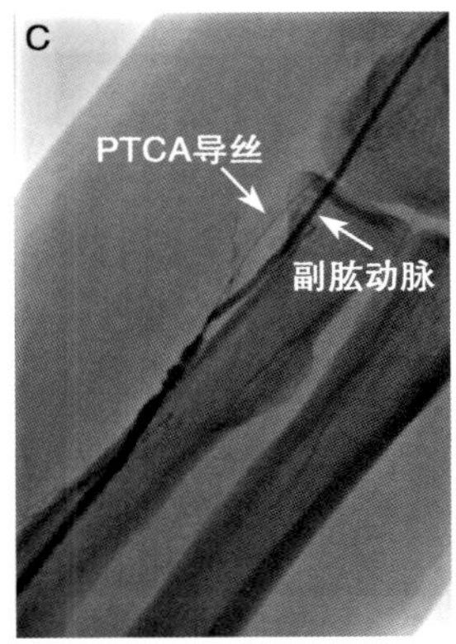

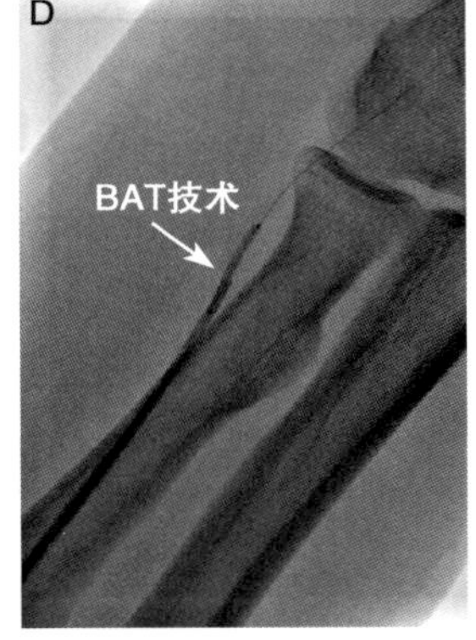

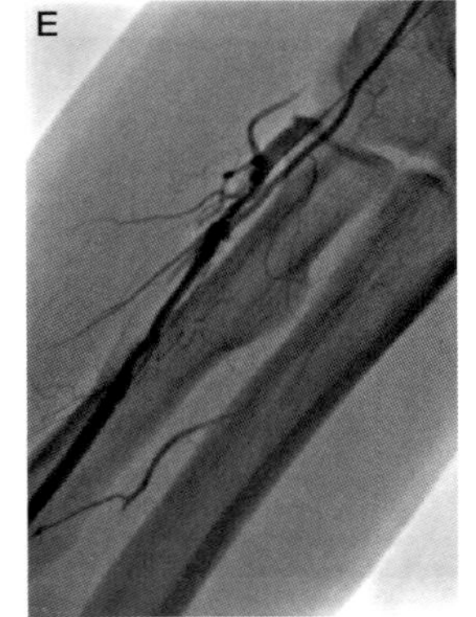

55 岁男性患者。非 ST 段抬高型心肌梗死(non-ST-elevation myocardial infarction,NSTEMI)患者。5F TIG 造影导管送入前臂受阻,造影发现血管细小痉挛(A),后撤指引导管再次造影发现误入副肱动脉,但肱-桡连接血管扭曲成 α 形。鉴于 5F 导管通过纤细副肱动脉均有阻力,预计后续的 6F 指引导管进入更有难度,因此选择扭曲的主支通路。但 0.025”亲水涂层导丝和 0.035”标准导丝均难以通过,先用 0.014”Runthrough 导丝顺利通过迂曲段,迂曲血管拉直后痉挛闭塞(C),但采用 BAT 技术顺利介导造影导管通过 α(B)形迂曲闭塞段(D)。完成冠状动脉介入后,复查造影示原 α 形迂曲段拉直痉挛,但无受损征象(E)。

图 1-10　BAT 技术通过 α 形迂曲

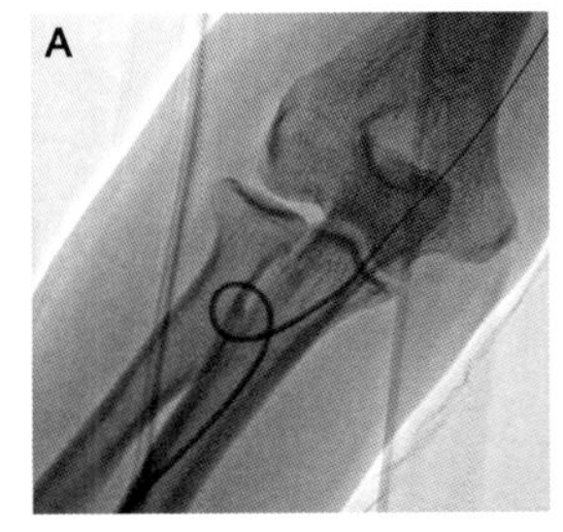

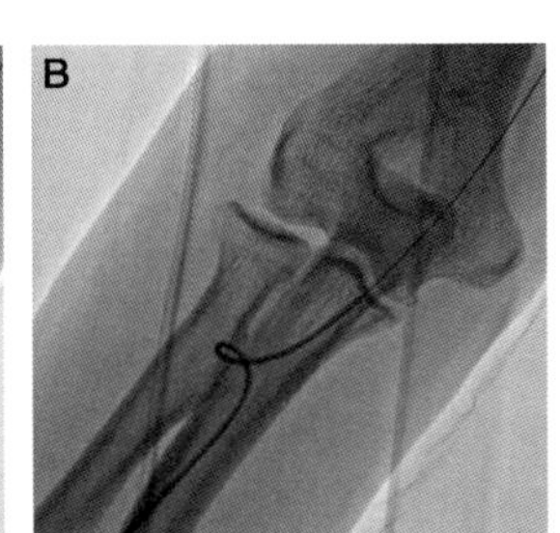

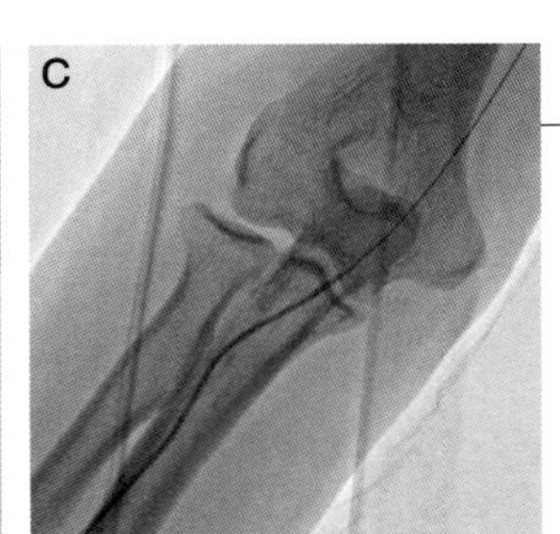

A. 前送导管越过 α 形迂曲并尽量前送；
B. 然后将导管连同导丝轻轻地整体回撤；
C. 此时通常能拉直血管。

图 1-11　先进后退法拉直扭曲

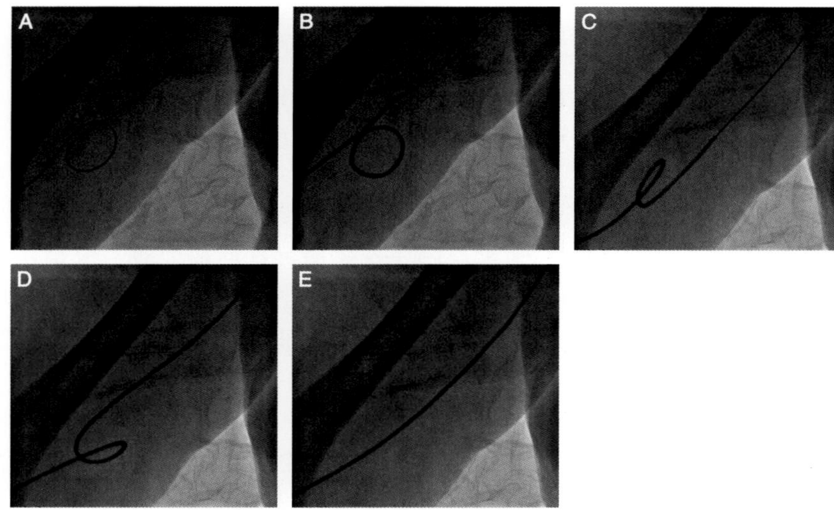

A. 桡动脉造影显示血管打圈，超滑导丝和常规硬导丝均可用力通过，但无法松解；
B. 送入5F造影导管通过打圈处，采用先进后退法也无法松解；
C. 尝试逆时针旋转导管，发现打结加重；
D~E. 顺时针旋转导管，顺利打开血管圈。

图 1-12　旋转法拉直扭曲

三、误入副肱动脉

严重上肢动脉痉挛导致导管不能旋转甚至回撤时，多数并不是单纯由于桡动脉痉挛所致，而是由于导管误入直径较细且易痉挛的副肱动脉[12]或高位桡动脉[13]所致（图 1-13）。

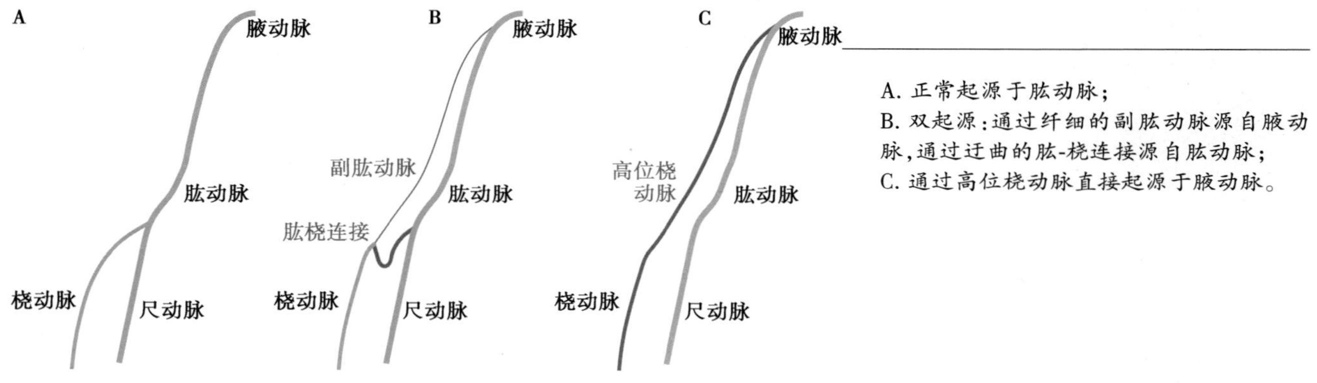

A. 正常起源于肱动脉；
B. 双起源：通过纤细的副肱动脉源自腋动脉，通过迂曲的肱-桡连接源自肱动脉；
C. 通过高位桡动脉直接起源于腋动脉。

图 1-13　桡动脉的起源变异

副肱动脉临床上并不少见。此时桡动脉为双起源，一方面通过副肱动脉源自腋动脉，另一方面通过肱-桡连接源自肱动脉。①副肱动脉在走行方向上是桡动脉的自然延伸，因此经桡动脉介入治疗时，导丝或导管通常顺势进入副肱动脉，但管径比较纤细，容易痉挛和穿孔。②肱-桡连接较粗大，在管径上是桡动脉的主支延伸，但走行往往迂曲，妨碍导丝和导管的通过。

一旦导丝或导管在肘关节处推送阻力增加或推进受阻，建议稍后撤导管后造影，以证实副肱动脉的存在。在分析副肱动脉的纤细度和肱-桡连接的迂曲度基础上，权衡挑选出合适的通过途径（图 1-14、图 1-15）。

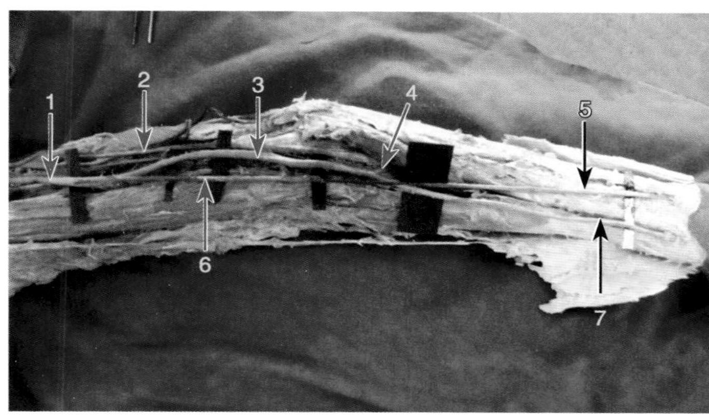

1. 腋动脉；
2. 正中神经；
3. 肱动脉；
4. 尺动脉；
5. 浅副尺动脉；
6. 副肱动脉；
7. 桡动脉。

图 1-14　副肱动脉解剖[12]

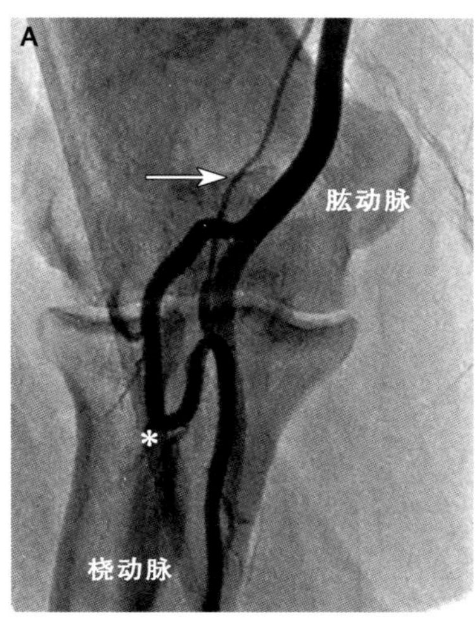

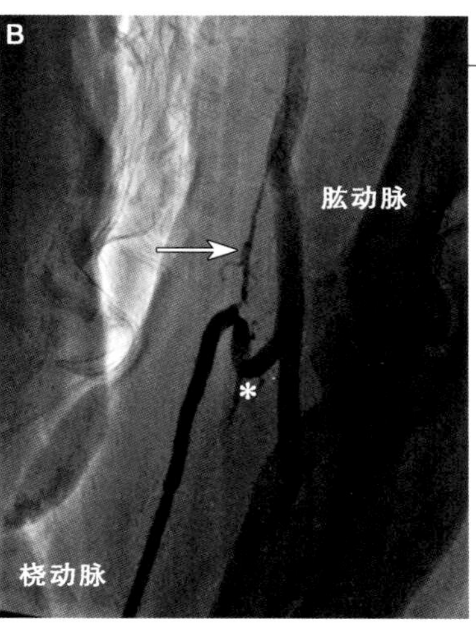

图 1-15　副肱动脉分析

A. 右侧上肢血管造影：右侧肱-桡连接(*)呈 Ω 样弯曲，虽然并非禁忌，但众多分支呈固定桩样牵制，导致血管难以变形拉直，预计导丝导管通过难度极大。事实证明，0.035"导丝和 BAT 技术均失败。右侧副肱动脉(→)纤细，但由于在导丝上行受阻之后才进行桡动脉造影，推测副肱动脉经导丝刺激后存在一定程度的痉挛。右副肱动脉末梢端较粗、左副肱动脉末梢端的打折纤细，都从侧面证实痉挛存在。因此，实际直径要大于造影大小，尽管存在破裂风险，但必要时仍然可以尝试副肱动脉的 BAT 技术。
B. 左侧桡动脉造影：左侧肱-桡连接弯曲度略小于右侧，固定桩样小分支也不多，成功概率较高。最后采用左侧肱-桡连接，TIG 造影导管和 6F EBU3.5 指引导管均经 BAT 技术顺利通过并完成造影和 PCI 治疗。

四、上肢血肿的处理

如前所述，由于上肢动脉细小、痉挛、畸形、迂曲等异常，介入操作过程中容易发生损伤和穿孔，其最终结果是上肢血肿，而上肢血肿最严重的后果是骨筋膜隔室综合征（图 1-16）。

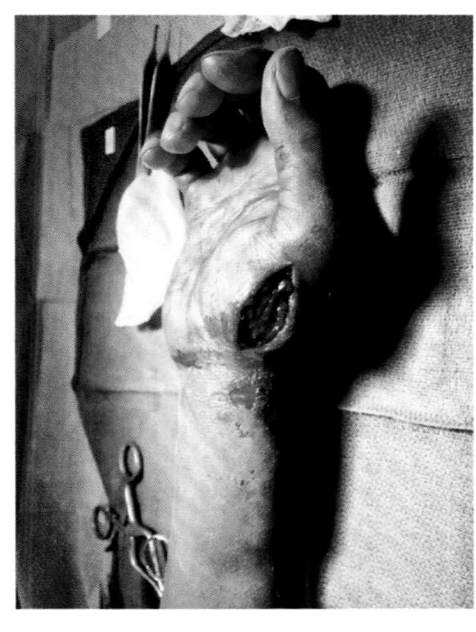

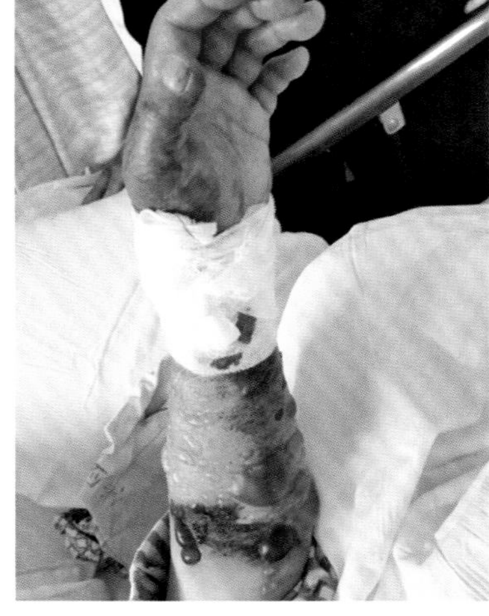

图 1-16　前臂骨筋膜隔室综合征

早先股动脉入路时，股动脉损伤导致的腹膜后血肿不易发现、不可压迫，稍有不慎即可危及生命。如今的桡动脉入路完全不同，上肢血管的穿孔容易发现、可直接压迫，因此只要及时发现、正确处理，前臂血肿是一种完全可防可控的并发症。这是桡动脉途径替代股动脉途径的重要原因之一。若发现不及时、处理不正确，偶可酿成骨筋膜隔室综合征的严重后果。发现不及时大多是态度问题，处理不正确则是技术问题。

处理上肢血肿的要点是定点加压包扎。试想，最典型、最严重的桡动脉穿孔模型是什么？桡动脉穿刺点！其处理方案是压迫器定点压迫穿刺点！因此，遇见上肢血肿，先根据造影出血点、最先肿胀位置、最硬位置 3 个方面确定出血点，然后定点加压包扎即可（图 1-17）。

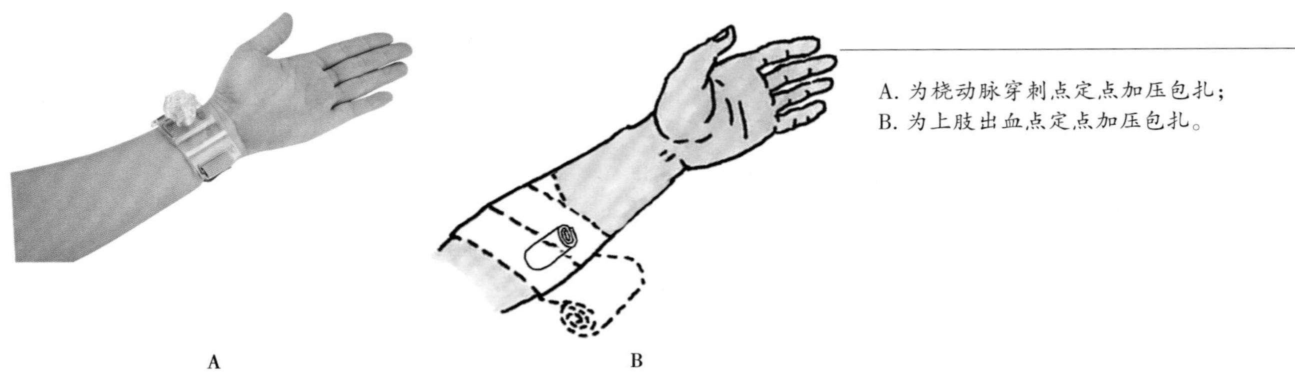

A. 为桡动脉穿刺点定点加压包扎；
B. 为上肢出血点定点加压包扎。

图 1-17 血管穿孔的定点加压包扎

最常见的错误是随意扩大加压包扎范围，包扎范围＝肿胀范围。一方面模糊焦点，没有聚焦到需要加压的出血部位；另一方面，非出血肿胀部位需要减压，不是加压！譬如，整个手臂张力均高，切忌全部包扎，否则诱发筋膜室综合征。也不要全部松开，否则可能继续加重出血。要精准包扎！定点加压包扎！

参考文献

[1] BEN-DOR I，ROGERS T，SATLER L F，et al. Reduction of catheter kinks and knots via radial approach. Catheter Cardiovasc Interv，2018.

[2] LEE L，BLAIR J，GUPTA S，et al. Upper extremity vascular complications following transradial approach for cardiac catheterization and intervention：a focused review of diagnostic，prognostic and therapeutic considerations. Minerva Cardioangiol，2016，64：648-661.

[3] GIANNOPOULOS G，RAISAKIS K，SYNETOS A，et al. A predictive score of radial artery spasm in patients undergoing transradial percutaneous coronary intervention. Int J Cardiol，2015，188：76-80.

[4] 倪祝华，王乐丰，杨新春，等. 经桡动脉路径介入治疗时应用经皮冠状动脉介入治疗导丝和球囊辅助指引导管成功跨越痉挛段 33 例分析. 中国介入心脏病学杂志，2016，24：320-325.

[5] ASTARCIOGLU M A，SEN T，KILIT C，et al. Procedural sedation during transradial coronary angiography to prevent spasm. Herz，2016，41：435-438.

[6] VALSECCHI O，VASSILEVA A，MUSUMECI G，et al. Failure of transradial approach during coronary interventions：anatomic considerations. Catheter Cardiovasc Interv，2006，67：870-878.

[7] 黄浙勇，陈婧，石洪涛，等. 球囊辅助通过技术处理桡动脉痉挛的有效性和安全性. 中国临床医学，2017，353-358.

[8] CURTIS E，FERNANDEZ R，LEE A. Effectiveness of vasodilatory medications on radial artery spasm in patients undergoing transradial coronary artery procedures：a systematic review protocol. JBI Database System Rev Implement Rep，2016，14：26-33.

[9] PATEL T, SHAH S, PANCHOLY S, et al. Working through complexities of radial and brachial vasculature during transradial approach. Catheter Cardiovasc Interv, 2014, 83: 1074-1088.

[10] PATEL T, SHAH S, PANCHOLY S, et al. Balloon-assisted tracking: a must-know technique to overcome difficult anatomy during transradial approach. Catheter Cardiovasc Interv, 2014, 83: 211-220.

[11] GARG N, SAHOO D, GOEL P K. Pigtail assisted tracking of guide catheter for navigating the difficult radial: Overcoming the "razor effect". Indian Heart J, 2016, 68: 355-360.

[12] CHAKRAVARTHI K K, KS S, VENUMADHAV N, et al. Anatomical variations of brachial artery-its morphology, embryogenesis and clinical implications. Journal of Clinical and Diagnostic Research, 2014, 8: AC17-20.

[13] ZWAAN E M, KOOPMAN A G, HOLTZER C A, et al. Revealing the impact of local access-site complications and upper extremity dysfunction post transradial percutaneous coronary procedures. Neth Heart J, 2015, 23: 514-524.

第2章　桡动脉入路（胸腔段）的常见路障及处理

桡动脉路径进入胸壁、胸腔段后，由于不能压迫处理，血管并发症的危害性逐渐增加。在透视下推送导丝或导管，遭遇阻力应立即停止。

一、误入腋动脉分支

锁骨下动脉向下自第1肋骨外缘延续为腋动脉。腋动脉的前方被胸小肌覆盖，以其为界分为3段。腋动脉较为恒定的分支有：第一段主要为胸（最）上动脉；第二段主要为胸肩峰动脉和胸外侧动脉；第三段主要为肩胛下动脉、旋肱前动脉和旋肱后动脉（图2-1）。

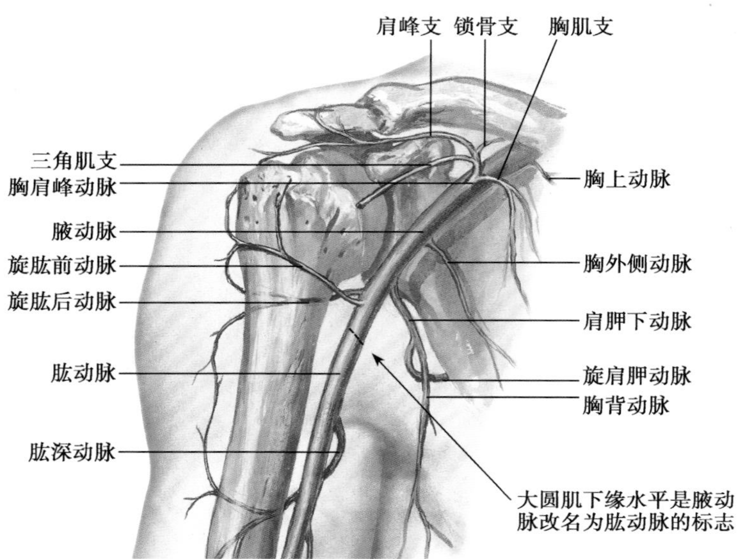

图2-1　腋动脉的分支

腋动脉分支穿孔可导致胸壁血肿和胸痛（图2-2），由于出血局限于胸壁，而不是胸腔，危害性不是太大。

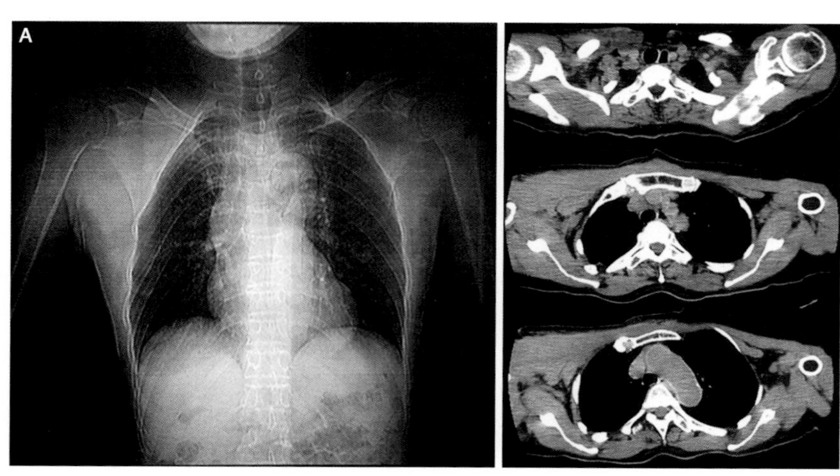

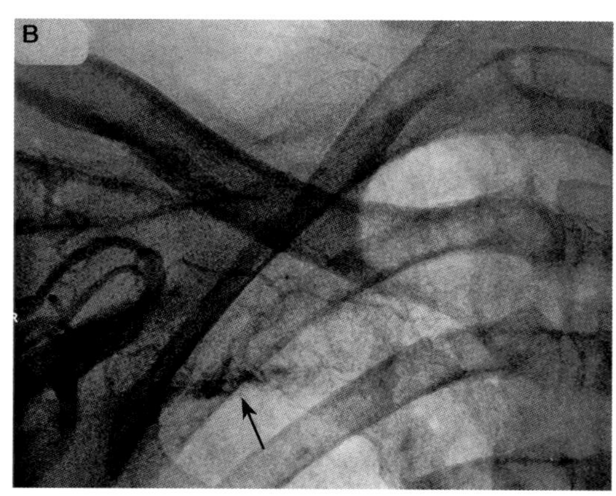

图 2-2　腋动脉分支穿孔导致右上胸壁血肿，造影显示胸肩峰动脉的胸肌支穿孔

二、误入甲状腺下动脉

锁骨下动脉的 4 个主要分支包括椎动脉、内乳动脉、甲状颈干和肋颈干（图 2-3）。甲状腺下动脉是甲状颈干的主要分支，向上内横过颈总动脉的后方，分布到甲状腺。传统而言，普外科对甲状腺下动脉比较熟悉，因为甲状腺下动脉与喉返神经的关系比较复杂，在进行甲状腺手术时，如要结扎此动脉，应注意避免损伤喉返神经。

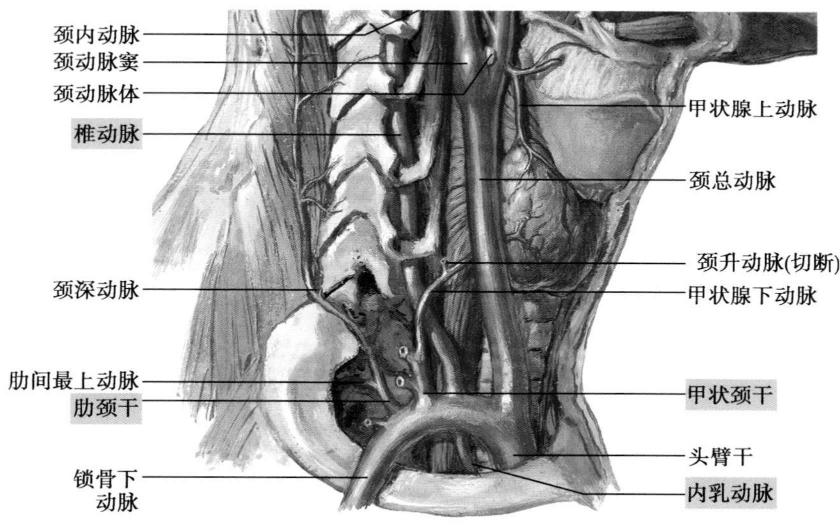

图 2-3　锁骨下动脉的分支

新近桡动脉途径冠状动脉介入普及后，相关操作才与心内科产生联系。锁骨下动脉在肺尖部升高到达顶峰，然后下降转向头臂干，有一个先升后降的弧度。首先，锁骨下动脉在最高转弯处刚好发出甲状颈干，因此，桡动脉途径导丝非常容易进入分支甲状颈干；其次，甲状腺下动脉分支先升后降，走行方向类似锁骨下动脉转向头臂干的弧度，因此导丝容易进入且走行方向不易被识别。一般而言，若导丝走行稍微翘一些、走向僵硬、遭遇阻力，提示误入甲状腺下动脉。

图 2-4 为一例甲状腺下动脉穿孔个案。患者为 69 岁男性，反复劳力后胸闷 3 年。既往有高血压、糖尿病和焦虑症病史。右桡动脉途径 5F TIG 导管行冠状动脉造影示左主干偏心性狭窄 60%，右冠状动脉近段狭窄 30%，其余血管未见狭窄。和家属交代病情后拟行血管内超声（intravascular ultrasound，IVUS）检查。患者血压升高至 190/110mmHg，随后出现呼吸困难，体检发现甲状腺区域肿胀、有压痛。进行右锁骨下动脉造影，见锁骨下动脉小分支（甲状颈干的分支甲状腺下动脉）造影剂外渗，证实为甲状腺下动脉破裂。立即换用 6F EBU3. 5 指引导管至右锁骨下动脉中段，Sion 导丝成功送至甲状腺下动脉远端，

送入 130cm Finecross 微导管至甲状腺下动脉中段，选择性造影确定渗漏部位；于近段 2. 0mm×10mm 球囊 10atm 临时阻断血流，患者呼吸困难症状好转；通过微导管送入 COOK 弹簧圈 2 枚，渗漏消失。

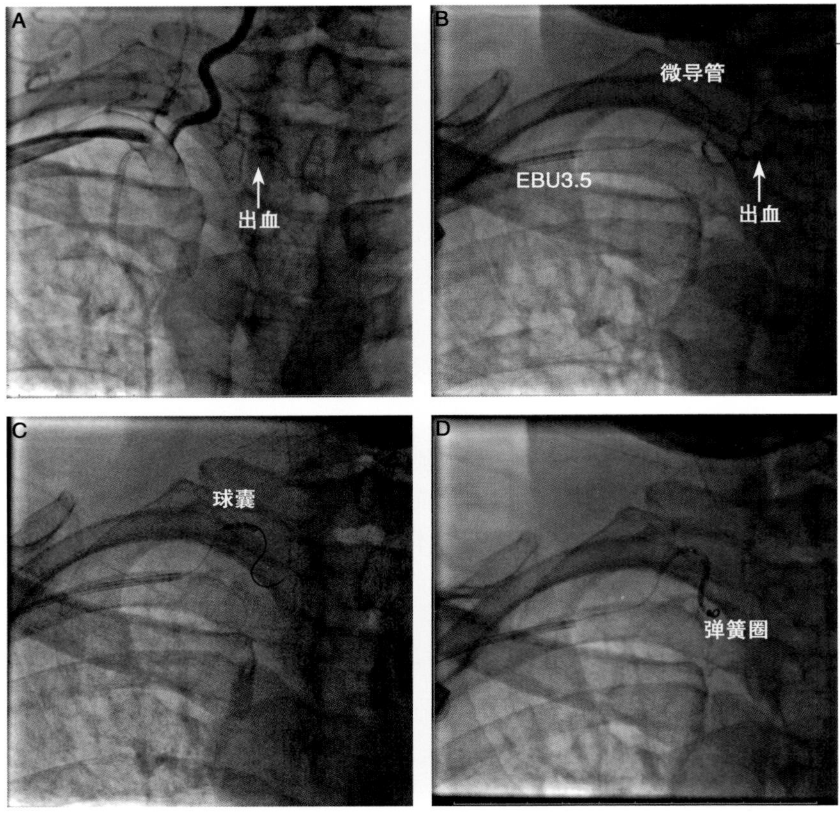

A. 造影剂外渗引发患者呼吸困难；
B. 130cm Finecross 微导管至甲状腺下动脉中段，选择性造影确定渗漏部位；
C. 2. 0mm×10mm 球囊 10atm 临时封堵；
D. 通过微导管释放 COOK 弹簧圈，渗漏消失。

图 2-4　造影导丝误入甲状腺下动脉

三、误入内乳动脉

对于内乳动脉（internal mammary artery，IMA），心内科和心外科医师均相当熟悉。内乳动脉在锁骨下动脉第一段椎动脉起始处的相对侧发出，沿前胸壁后面下降，最后穿膈肌进入腹直肌鞘内，与腹壁下动脉吻合。走行位置约距胸骨外侧缘 1. 5cm 处。由于内乳动脉基本垂直走向，与桡动脉入路“锁骨下动脉-头臂干-升主动脉”的导丝走向基本平行（图 2-5）。因此，缺乏经验的术者容易将误入内乳动脉的导丝当作正常走向，甚至送入导管引发并发症。一旦遭遇阻力或撤离导丝，导管无法恢复其自然形态，需要怀疑误入内乳动脉。

初学者在经右桡动脉送入 0. 035”超滑导丝和 5F TIG 造影导管过程中，用力过猛、过快，在升主动脉位置时意外遇到阻力，后撤器械后，重新调整导丝方向后顺利完成冠状动脉造影，未发现冠状动脉严重狭窄性病变。造影结束时出现意外情况，患者出现逐渐加重的持续性胸痛。再一次送入导管行冠状动脉造影，排除冠状动脉夹层、闭塞和穿孔的可能，床旁超声心电图也未发现心包积液暗区。结合造影导管前送曾意外遇到阻力，做内乳动脉选择性造影，发现造影剂外喷现象，证实为严重的内乳动脉破裂。立即用球囊封闭破裂口，并成功置入带膜支架（图 2-6）。

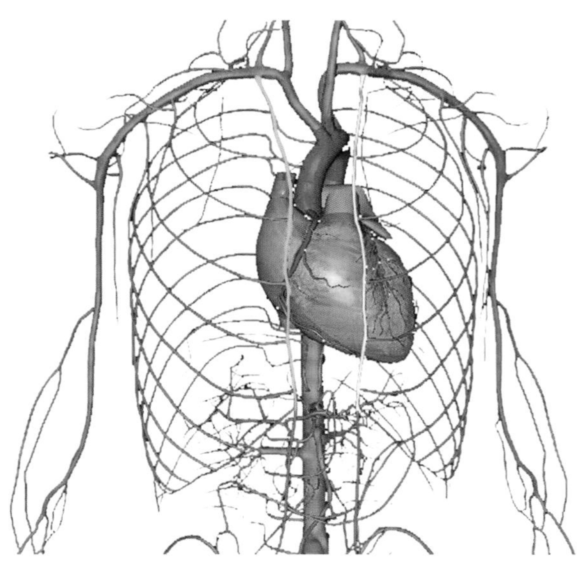

图 2-5　内乳动脉的解剖走向（标记为浅蓝色）

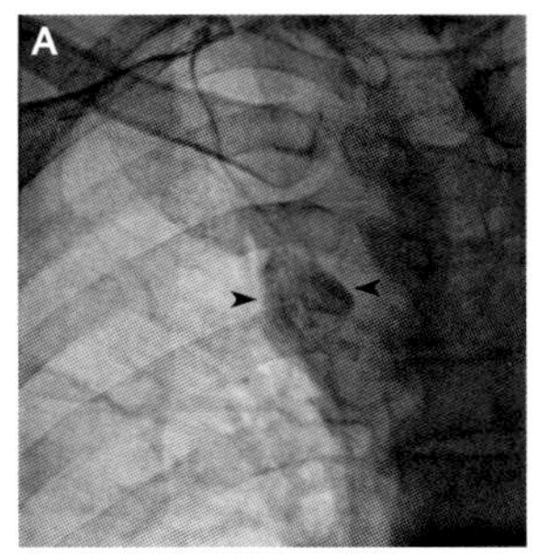

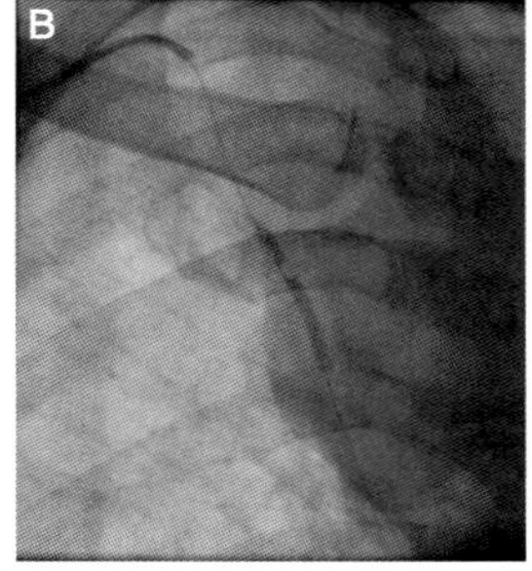

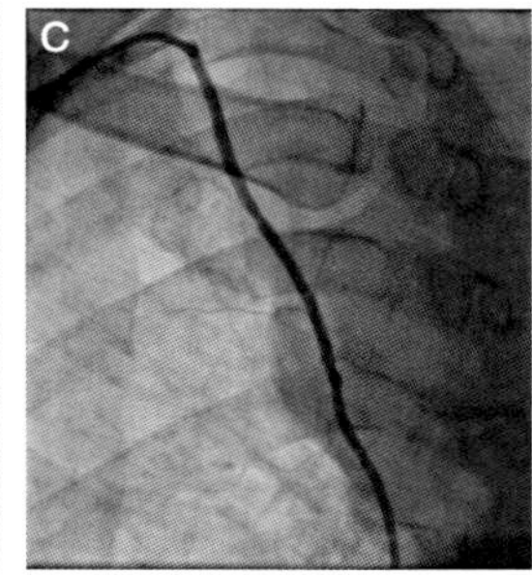

A. 造影导管暴力通过内乳动脉导致血管破裂；
B. 自制带膜支架置入；
C. 复查造影破裂口完全封闭。

图 2-6　内乳动脉损伤案例

四、锁骨下动脉闭塞

锁骨下动脉闭塞是一种常见的外周动脉闭塞性疾病。人群发病率据统计约为 1.9%。锁骨下动脉闭塞患者中，半数没有症状，即使出现症状也缺乏特异性，因此临床漏诊及误诊率较高。最常见的临床症状为锁骨下动脉窃血所引起的头晕、眩晕、黑蒙、共济失调等椎基底动脉缺血症状，部分患者出现一侧上肢无力、麻木、发凉等上肢缺血症状。出现脑缺血症状或上肢缺血症状是介入治疗或外科搭桥手术的指征。

除上述基本常识外，心脏介入医师还需掌握额外的 3 个知识点：①锁骨下动脉闭塞最常见的原因是动脉粥样硬化和大动脉炎，由于与冠状动脉狭窄病因基本重合，合并存在的可能性极大。②冠心病旁路移植术经常使用内乳动脉作为桥血管，尽管内乳动脉很少狭窄或闭塞，但锁骨下动脉闭塞仍有可能导致心肌缺血。③数字减影血管造影（digital subtraction angiography，DSA）检查是诊断锁骨下动脉闭塞的金标准，但是指通过股动脉途径于主动脉内或头臂干内注射造影剂（闭塞近端注射造影剂）。若是经桡动脉途径于锁骨下动脉或腋动脉注射造影剂（闭塞远端注射造影剂），受血流方向的干扰，造影剂很难逆向流动，容易产生假性闭塞征象，所以此时诊断有赖于闭塞周围丰富的侧支循环（图 2-7）。

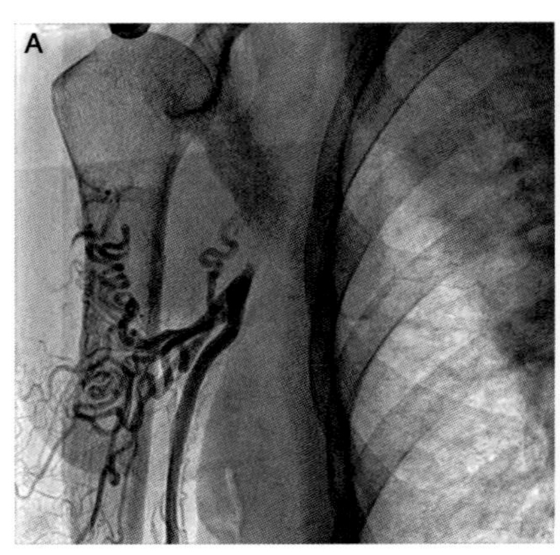

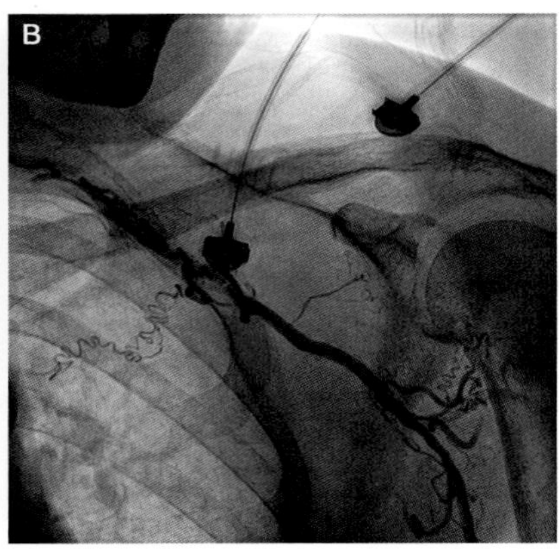

图 2-7　双侧锁骨下动脉闭塞及其周围侧支循环形成

五、头臂干开口类型

有没有碰到过这类情况：导丝只能进入降主动脉，不能进入升主动脉？此时一句笼统的“锁骨下动脉扭曲”显得粗糙简单。除头臂干/锁骨下动脉迂曲（图 2-8）外，头臂干开口的解剖位置（图 2-9）是影响导丝导管到位的重要因素。

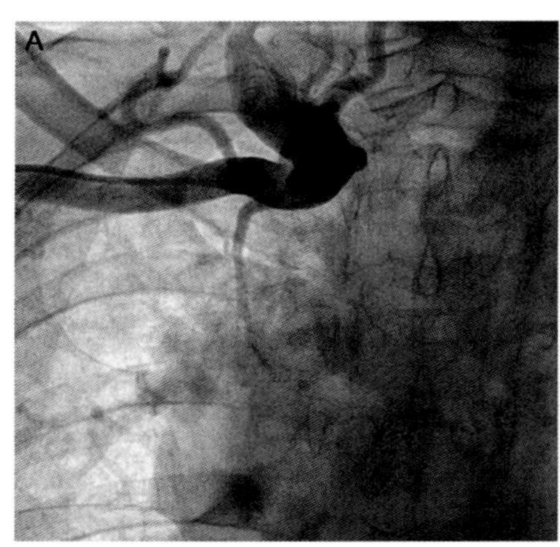

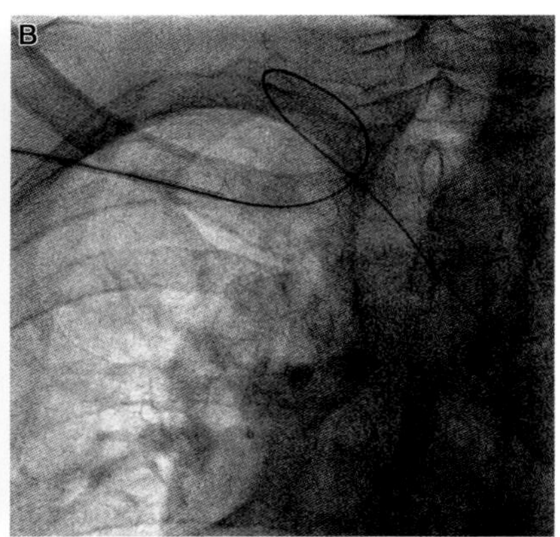

图 2-8　头臂干迂曲

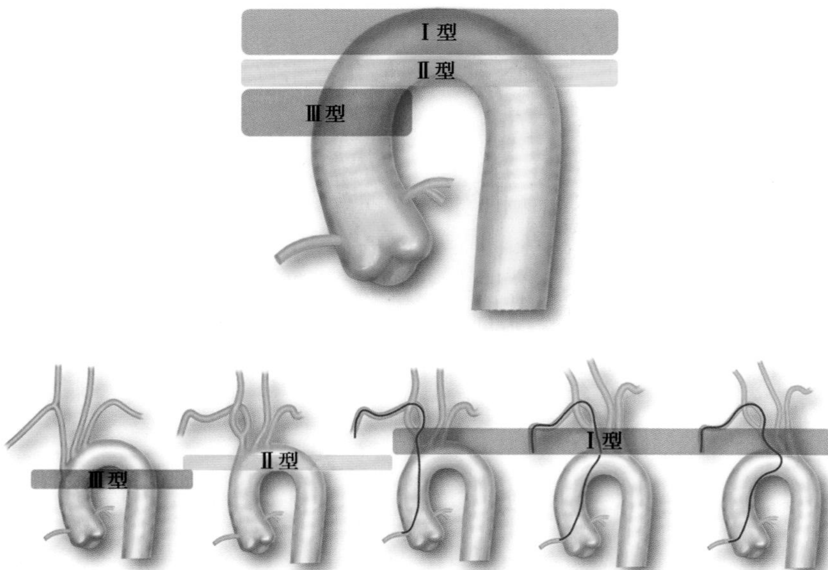

图 2-9　头臂干开口的解剖分型

Ⅰ型头臂干开口可能偏向降主动脉一侧，此时导丝容易顺势进入降主动脉，这对腹部脏器介入治疗是好事，但对冠状动脉介入要费一番周折。经常采用的方法有 2 个：吸气后头臂干夹角变大，利于导丝进入升主动脉（图 2-10）；利用导管头端弯度调控导丝方向，进入升主动脉（图 2-11）。

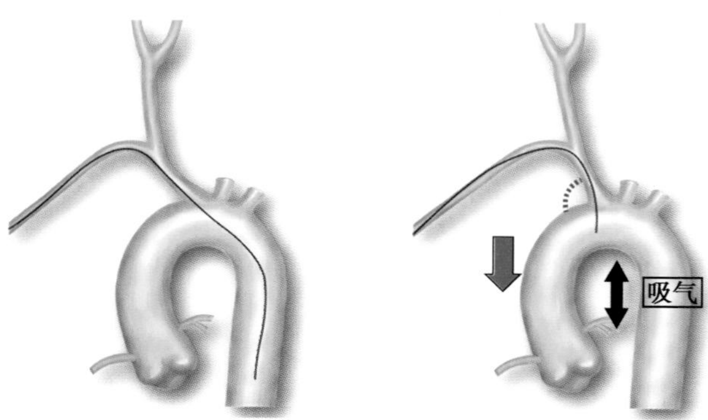

图 2-10　吸气后头臂干夹角变大，利于导丝进入升主动脉

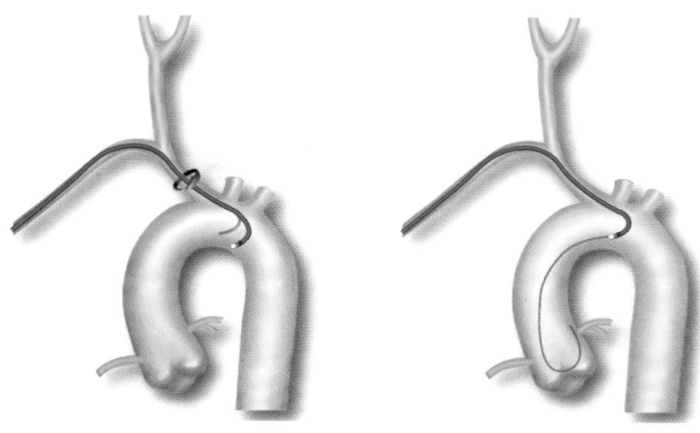

图 2-11　利用导管头端弯度调控导丝方向，进入升主动脉

不管在任何位置，一旦发现导丝通过困难，千万不要使用暴力，一定要在透视下或冒烟或造影弄清原因。暴力的后果肯定是血管损伤和穿孔（图 2-12）。

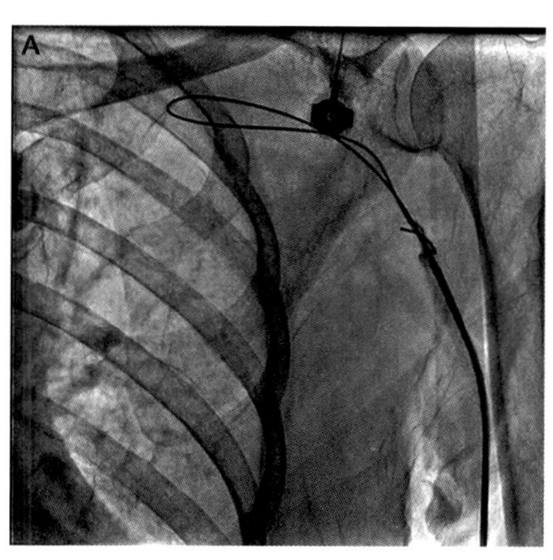

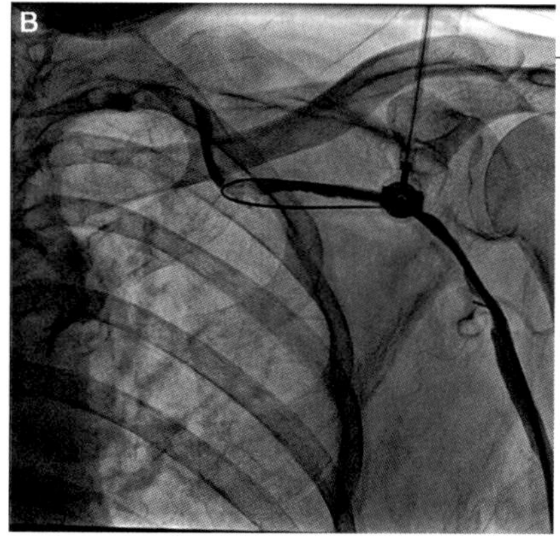

A. 锁骨下动脉成角迂曲，导丝打折前行；B. 反复尝试不能前行，造影发现锁骨下动脉-腋动脉和肱动脉上段夹层形成。

图 2-12　锁骨下动脉迂曲和夹层

六、迷走右锁骨下动脉

迷走右锁骨下动脉（aberrant right subclavian artery，ARSA）又称异位右锁骨下动脉，是主动脉弓及其分支变异中最常见的一种，发生率为 0.5% ~ 2%。正常情况下，右锁骨下动脉起源于头臂干，而所谓“迷走”是指右锁骨下动脉起源和走行异常：在右颈总动脉、左颈总动脉和左锁骨下动脉发出后直接起源于降主动脉上部[1]（图 2-13）；80% 患者绕过食管后方向上方斜行至右肺尖部，对食管有一定程度的向前推移。一般无临床症状，仅有 10% 左右的患者食管受压严重，出现临床症状（如吞咽困难等）。因为迷走右锁骨下动脉可表现为消化科症状，偶尔出现在消化科疑难病例讨论的会场，所以心内科医师对其并不熟悉。

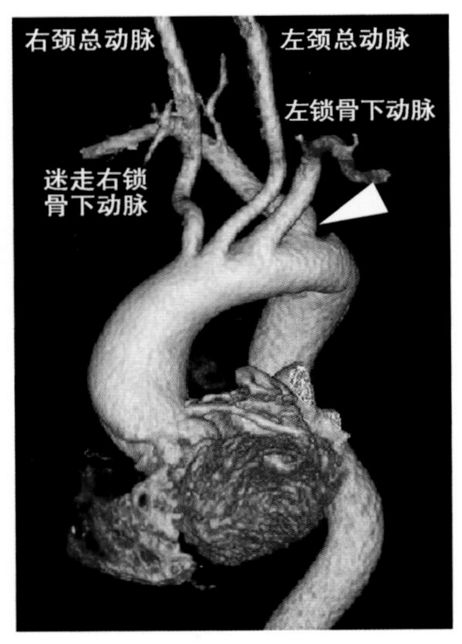

图 2-13　迷走右锁骨下动脉

随着桡动脉径路介入的兴起，迷走右锁骨下动脉走进心内科介入医师的视野。ARSA 进入主动脉的位置过于靠后下方，因此操作导引钢丝时非常容易进入降主动脉。当 0.035” 导丝和导管极易进入降主动脉，而无法进入升主动脉时，应怀疑迷走右锁骨下动脉的可能。

ARSA 并不一定意味着放弃右桡动脉路径，只是其处理难度高于一般的锁骨下动脉和头臂干迂曲。由于导丝通过迷走右锁骨下动脉进入升主动脉时，往往呈特殊的 6 字形行进方向（图 2-14），此时需要使用一定的技巧，可分 2 步进行操作。

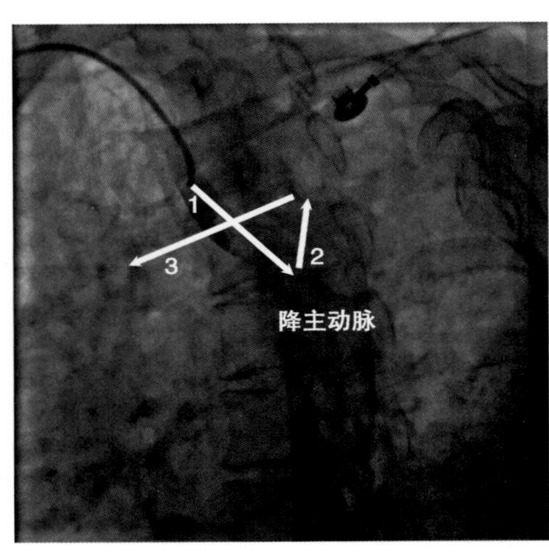

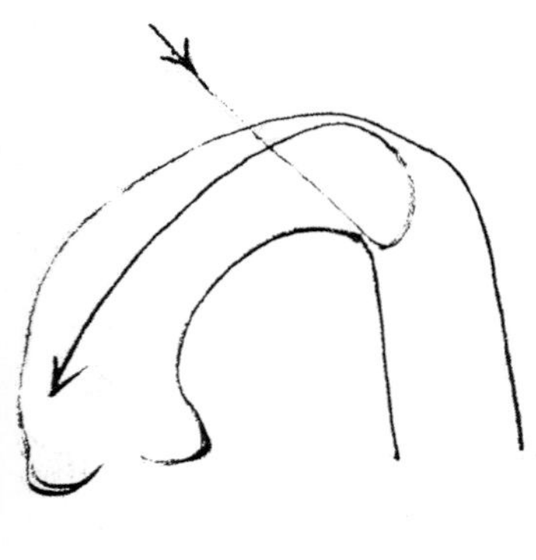

图 2-14　导丝行进方向示意图（左前斜 60°）

第 1 步：导丝导管送入升主动脉。先尝试常用方法，包括选用亲水涂层导丝、前送导丝时患者深吸气以拉直血管、利用造影导管的头端弯曲调整导丝的尖端走向、利用导管和导丝的相对运动前送导丝等，努力将导丝送入升主动脉。如失败，换用 5F IMA 或 5F Simmon-1 造影导管，再次尝试上述方法。

第 2 步：导管到位冠状动脉开口。保留导管于升主动脉，将 0.035” 标准导丝或超滑导丝换入 0.035”

超硬导丝，并在升主动脉内打圈，然后在后撤导丝同时将导管缓慢前送，将导管送入升主动脉。然后将导丝回撤到导管内，将导丝和导管整体缓慢回撤，导管将“反弹”至左冠状动脉开口。如要进右冠状动脉开口，需要同时顺时针旋转导管。值得注意的是，导管到位后，继续前送导管可能使导管整体脱落滑入降主动脉。

图 2-15 为指引导管到位的操作范例[1]，C~E 的过程是否类似于“反向钢丝技术”？(处理冠状动脉分支病变时，为了使 PTCA 导丝进入角度刁钻的分支，常采用的“反向钢丝技术”。)其实，升主动脉可以看作角度刁钻的分支。图 2-16 为指引导管到位后成功施行 PCI 的病例[2]。

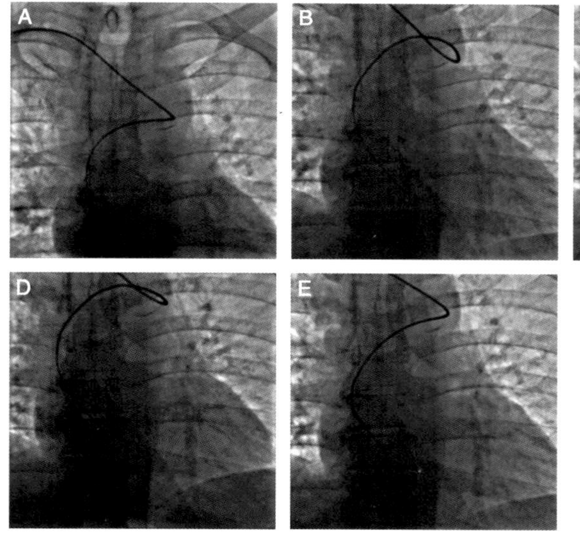

A. 0.035”标准导丝到达升主动脉根部；
B. 导管顺着导丝进入升主动脉；
C. 继续前送导管，导管有进入降主动脉的趋势；
D. 将导管和导丝整体后撤；
E. 导管前冲进入降主动脉。

图 2-15　迷走右锁骨下动脉导管到位操作

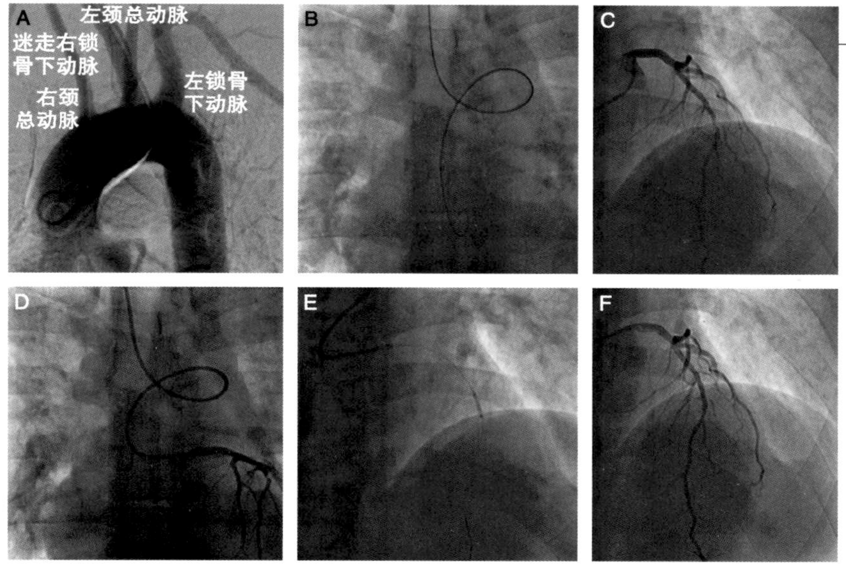

A. 主动脉弓造影显示 ARSA；
B. 后前位 ARSA 内导丝呈特征性袢状结构；
C~F. 为前降支介入过程[2]。

图 2-16　指引导管到位后成功施行 PCI 的病例

值得指出的是，ARSA 时右桡动脉入路的成功率最高只有 60%[3]，如不成功，需及时更换为对侧桡动脉或股动脉路径。尤其是急诊手术，要尽快转换股动脉径路，以免耽搁时间[4]。另外，操作要小心，以避免锁骨下动脉和主动脉夹层形成[5]。

参考文献

[1] PATEL T，SHAH S，PANCHOLY S，et al. Working through challenges of subclavian，innominate，and aortic arch regions during transradial approach. Catheterization and Cardiovascular Interventions：Official Journal of the Society for Cardiac Angiography & Interventions，2014，84：224-235.

[2] ALLEN D，BEWS H，VO M，et al. Arteria lusoria：an anomalous finding during right transradial coronary intervention. Case Rep Cardiol，2016，2016：8079856.

[3] VALSECCHI O，VASSILEVA A，MUSUMECI G，et al. Failure of transradial approach during coronary interventions：anatomic considerations. Catheterization and Cardiovascular Interventions：Official Journal of the Society for Cardiac Angiography & Interventions，2006，67：870-878.

[4] KHALILI H，BANERJEE S，BRILAKIS E S. Arteria lusoria in a patient with ST-segment elevation acute myocardial infarction：implications for primary PCI. The Journal of Invasive Cardiology，2015，27：E106.

[5] KASSIMIS G，SABHARWAL N，PATEL N，et al. Aberrant right subclavian artery hematoma following radial catheterization. JACC. Cardiovascular Interventions，2013，6：636-637.

第 3 章　右冠状动脉异位开口的造影技巧

完成左冠状动脉（left coronary artery，LCA）造影后，右冠状窦未发现右冠状动脉（right coronary artery，RCA）（图 3-1），右冠状动脉去哪儿了？介入医师秉承“屡战屡败，屡败屡战”的精神，尝试了一大堆导管，依然无法找到冠状动脉开口。百转千回后碰巧找到，常有“众里寻他千百度，蓦然回首，那人却在灯火阑珊处”的感觉。精神值得鼓励，但假如碰巧是一个急性心肌梗死、怀疑右冠状动脉急性闭塞的患者呢？消耗大量导管、大量造影剂可谓小事，流逝的时间可是心肌和生命！凡事均有规律，即使是异常冠状动脉开口。

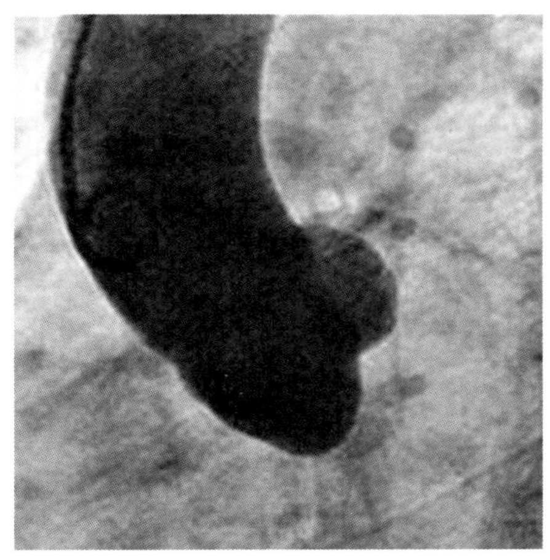

图 3-1　右冠状窦未发现右冠状动脉

事实上，右冠状动脉开口异常（anomalous origin of the right coronary artery，ARCA）少见，但并非罕见，每个术者都不陌生。文献报道，ARCA 发生率为 0. 64% ~ 1. 2% [1]，可起源自左冠状窦、升主动脉（aorta，AO）、肺动脉（pulmonary artery，PA）、左室流出道、左主干、前降支、无冠状窦。其中以右冠状动脉异常起源于左冠状窦最为常见，国外资料显示占 ARCA 1/4，国内资料显示占 ARCA 1/2 [2]。本章主要讨论右冠状动脉异位开口于左冠状窦和升主动脉。

关于右冠状动脉开口畸形，有 3 个关键性问题需要解决：到哪里找？用什么造影导管？如何选择指引导管？本章和第 9 章将介绍一些实用技巧。顺便提一下，右冠状动脉开口异常的临床意义并不局限于增加造影和 PCI 难度，有人认为其本身就是心肌缺血的危险因素，可导致心绞痛、心肌梗死、室性心律失常，甚至猝死。可能的机制有 3 个：①行走于主肺动脉之间，存在机械压迫（图 3-2、图 3-3）；②鸟嘴样开口和急转角走行，导致内径缩小；③走行异常通过血流动力学机制促进粥样硬化发生。由于此情况仅见个案报道，其临床意义是否具有普遍性

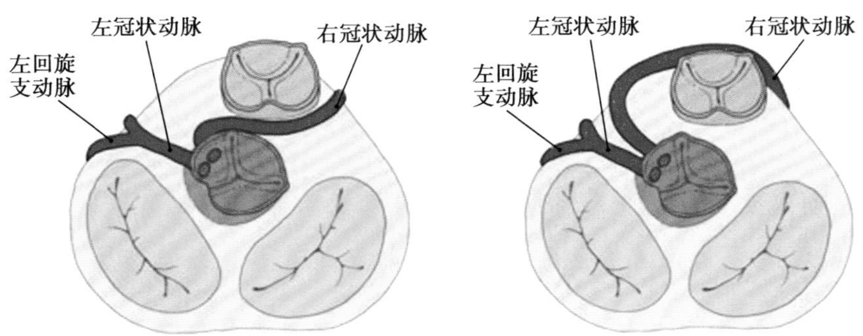

图 3-2　右冠状动脉开口于左冠状窦的两种走行方式，主肺动脉之间和肺动脉前 [3]

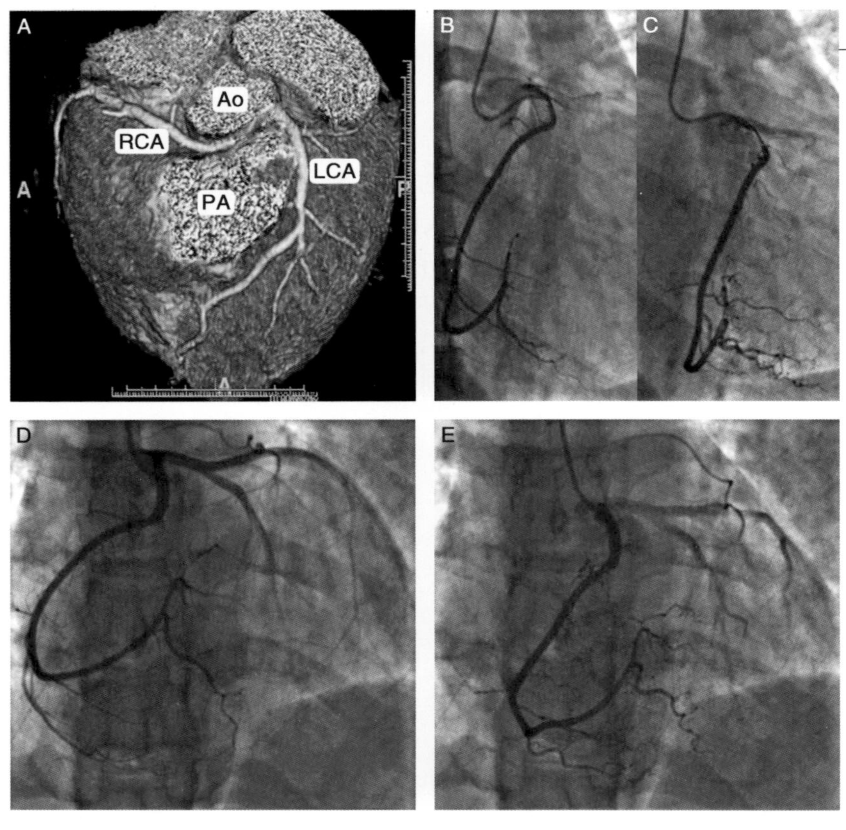

42 岁女性。无任何冠心病危险因素，新近高强度体育锻炼时出现典型劳力性心绞痛。冠状动脉计算机体层血管成像(computed tomography angiography，CTA)显示，右冠状动脉走行于肺动脉和主动脉之间(A)。造影显示右冠状动脉起源于左冠状窦，近段收缩期严重受压(B、C)，注射硝酸甘油后多体位造影，均无明显改善。右桡动脉入路 6F AL2 指引导管到位，置入 3.5mm×16mm 支架(D、E)。随访 1 年，患者无症状，运动平板试验阴性。

图 3-3　ARCA 诱发心绞痛[4]

存在较大争议。

一、右冠状动脉异位开口的分布规律

根据主动脉中线和窦体线两条虚拟的直线，将 ARCA 分为 3 种类型（图 3-4）。复旦大学附属中山医院资料显示，147 例右冠状动脉开口异常（发病率约为 0.6%）中，A 型 67 例（45.6%），B 型占 32.7%，C 型占 21.7%[5]。值得指出的是，靠近中心点 B 区和 C 区的 ARCA，其实大多开口于左冠状窦。

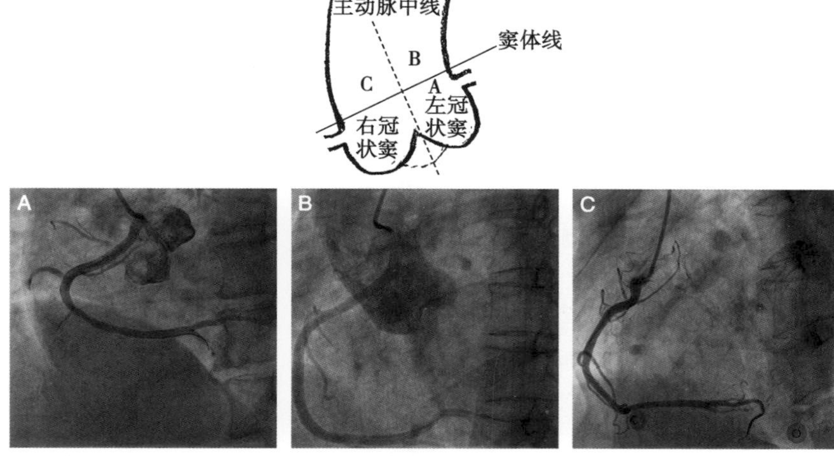

A. 左冠状窦内，一般上界不超过虚拟的窦体交界线(主动脉窦和升主动脉体部交界处，造影时可简化为左主干上缘)，右界不超过主动脉中间线。最可能的 2 个位置是左冠状动脉开口附近和近主动脉中间线处。

B. 左冠状动脉开口上方。

C. 正常右冠状动脉开口的正上方，大致相当于右冠状动脉搭桥时静脉桥血管的开口处。

图 3-4　右冠状动脉异位开口的分型及其代表性图像（左前斜 45°）

以窦体线为横坐标，主动脉中线为纵坐标，将所有数据点绘制成散点图（图 3-5A）。以平均主动脉根部宽度（27.71mm±3.30mm）为标准，将数据进行标准化以后，重新得到一组坐标数值，将这些标准化后的数值绘制一幅热力图到主动脉根部图片（图 3-5B）。可以看到，右冠状动脉异位开口集中分布于左冠状窦上缘附近，这些患者的冠状动脉造影图像呈现特殊的海鸥样或羊角样表现，称为“海鸥征与羊角征”（图 3-6）。“海鸥征”是左右冠状动脉开口相邻时的造影特征；“羊角征”是右冠状动脉开口于左冠状窦以及左冠状窦上缘但并不与左冠状动脉开口相邻时的造影特征。

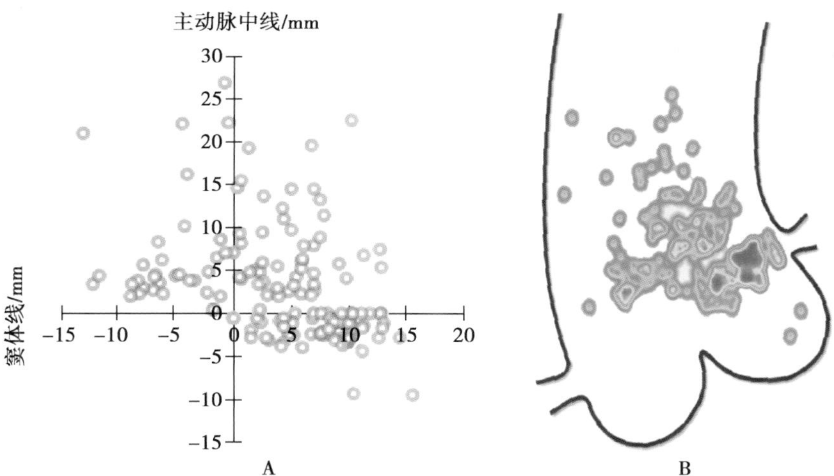

A. 右冠状动脉异位开口二维坐标散点图；B. 右冠状动脉异位开口的分布热力图。颜色越红表示开口位于这个部位的概率越高；相反，颜色越蓝表示开口位于这些部位的概率越低。

图 3-5　右冠状动脉异位开口的分布散点图和热力图（中山医院资料）

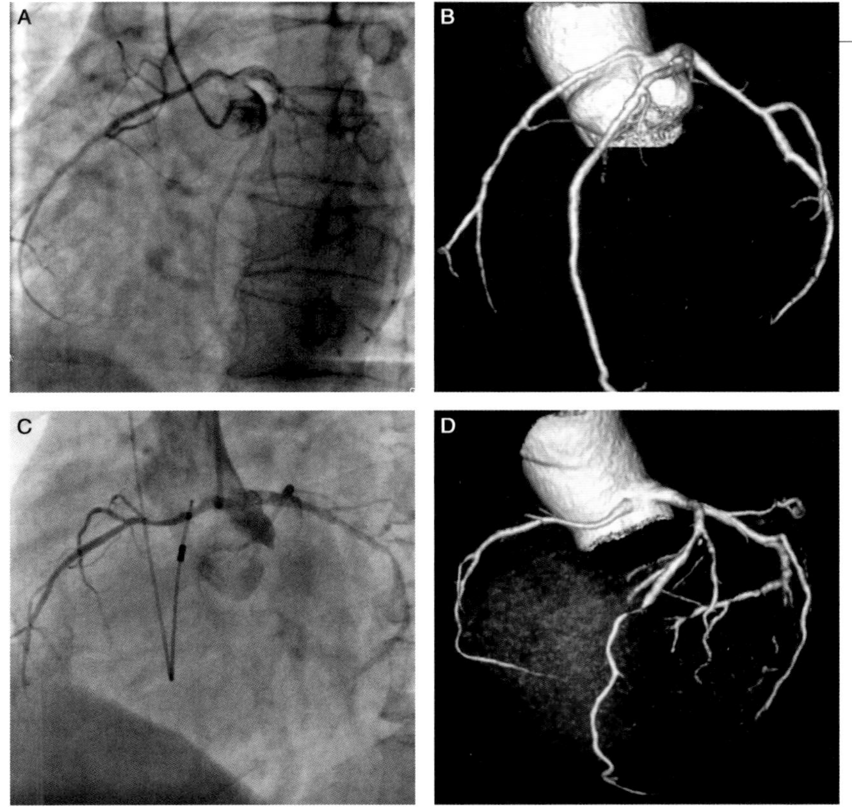

A 和 B 为同一患者的冠状动脉造影和冠状动脉 CTA 图像；
C 和 D 为同一患者的冠状动脉造影和冠状动脉 CTA 图像。

图 3-6　“海鸥征”或“羊角征”

二、右冠状动脉异位开口的造影技巧

熟悉冠状动脉异位开口的分布规律是提高造影技术的基础。根据“先考虑常见病、多发病”的统计学原理，中山医院一般遵循以下顺序造影。值得指出的是，TIG 导管可完成大多数 ARCA 的造影，少数需用

AL 造影导管。

国内外的诸多学者[6, 7, 8]根据各自的经验提出过寻找右冠状动脉异位开口的方法，笔者根据现有的分型及特点总结了稍有所不同的四步法。

第一步：在左前斜 45°的造影体位。使用 TIG 导管常规寻找右冠状动脉未能到位时，在右冠状窦内进行一次非选择性造影，正常情况下，若右冠状动脉开口稍高或稍低，可根据隐约显影的提示位置调整导管到位。

第二步：若完全看不到右冠状动脉，将 TIG 转到左冠状窦内，找到左冠状动脉开口后，稍微回撤导管，在相当于左冠状动脉开口水平缓慢旋转 TIG 导管，并由助手注射少量造影剂以寻找开口位置，根据"海鸥征"以及"羊角征"的比例，通过这种方法可以找到大部分位于左冠状窦及其附近的异常开口。若仍不能找到，则应在左冠状窦内行非选择性造影，未见右冠状动脉开口，则认为右冠状动脉开口于高位主动脉壁，进入第三步。大部分右冠状动脉异位开口通过精确地操作 TIG 导管都能到位，换用其他导管寻找特殊部位的右冠状动脉时反而增加了操作的复杂性。

第三步：将 TIG 导管撤出冠状窦，在冠状窦上缘，导管口位于左右冠状窦中间行非选择性造影，根据开口偏左或偏右，尝试调整 TIG 导管进入右冠状动脉开口，因为位置较高时 TIG 导管同轴性可能较差，此时可以考虑更换造影导管，如 JR 系列、AL 系列等。若此时仍未能发现异常右冠状动脉开口，则进入最后一步。

第四步：在主动脉根部使用 Pigtail 导管进行一次非选择性造影。若尝试各种方法仍然无法找到右冠状动脉，应联系左冠状动脉造影情况排除右冠状动脉缺失（图 3-7）或右冠状动脉开口闭塞的可能性，必要时行冠状动脉 CTA 检查。

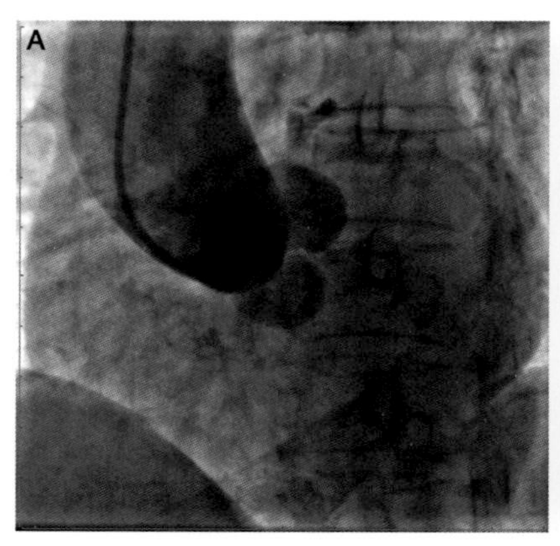

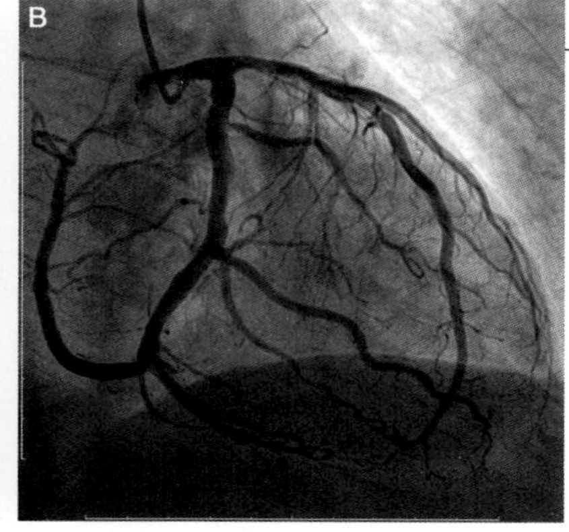

右冠状窦 Pigtail 非选择性造影右冠状动脉未显示(A)，左冠状动脉造影显示左冠状动脉已经全面覆盖心脏(B)，从而排除右冠状动脉开口异常。

图 3-7　右冠状动脉缺如

参考文献

[1] ANGELINI P. Coronary artery anomalies—current clinical issues: definitions, classification, incidence, clinical relevance, and treatment guidelines. Tex Heart Inst J, 2002, 29: 271-278.

[2] 吴瑛，姚民，高润霖，等. 成人冠状动脉造影中动脉起源异常分析. 中华心血管病学杂志，2004，32：587-591.

[3] LOUKAS M, SHARMA A, BLAAK C, et al. The clinical anatomy of the coronary arteries. J Cardiovasc Transl Res, 2013, 6: 197-207.

[4] BAGUR R, GLEETON O, BATAILLE Y, et al. Right coronary artery from the left sinus of valsalva: Multislice CT and transradial PCI. World J Cardiol, 2011, 3: 54-56.

[5] 罗浙哲，陈婧，张长兵，等. 左前斜位冠状动脉造影显示右冠状动脉异位开口位置分布特点. 中国临床医学，2018，25：40-43.

[6] JIM M H，SIU C W，HO H H，et al. Anomalous origin of right coronary artery from the left coronary sinus：incidence，characteristics，and a systematic approach for rapid diagnosis. J Interv Cardiol，2005，18：101-106.

[7] KALUSKI E，SOLANKI P，SANCHEZ-ROSS M，et al. Anteriorly displaced right coronary artery in acute myocardial infarction：what should every cardiologist know. Cardiovasc Revasc Med，2011，12：59-64.

[8] 王斌，王焱，叶涛，等. 右冠状动脉起源异常经桡动脉途径行冠状动脉介入治疗：单中心经验. 中国介入心脏病学杂志，2014，22：765-769.

第 4 章　冠状动脉气体栓塞的处理

冠状动脉气体栓塞（coronary air embolism）较为罕见，是一种完全可以预防和避免的严重并发症。当一个个小气泡进入冠状动脉时，尽管气泡可在 5~10min 内自行消散，但心搏骤停可随时发生。因此，对中、大量的气体栓塞，消极等待不行，单纯的对症支持也不行，必须主动干预。主动干预气泡可采取回吸、前冲、原位破坏等方法，最高原则是尽快消除气泡，恢复冠状动脉血流。

一、气体栓塞的原因

冠状动脉气体栓塞（图 4-1）发生率为 0.1%~0.3%[1]，主要原因如下：①导管没有充分排气和冲洗；②注射造影剂时，注射器尾部没有翘起，导致气体注入导管；③球囊或导丝进入或撤出导管时速度过快，Venturi 效应将空气夹带进入血管引发气体栓塞；④球囊扩张时发生破裂引发气体栓塞；⑤主动脉球囊反搏装置的气囊破裂引起氦气栓塞。防止气体栓塞最好的方法就是对介入器械进行严格的排气和冲洗，并正规操作。

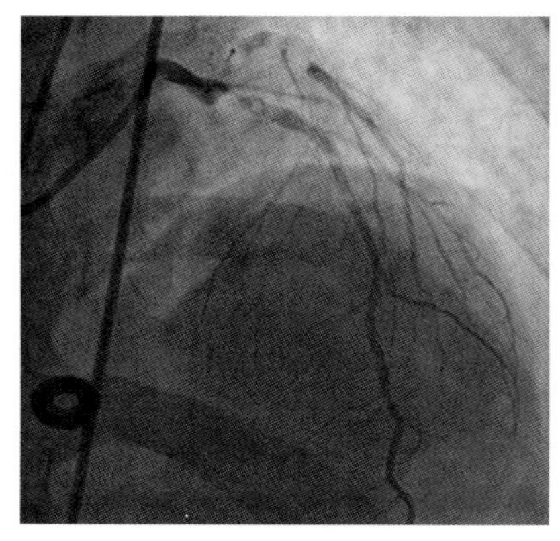
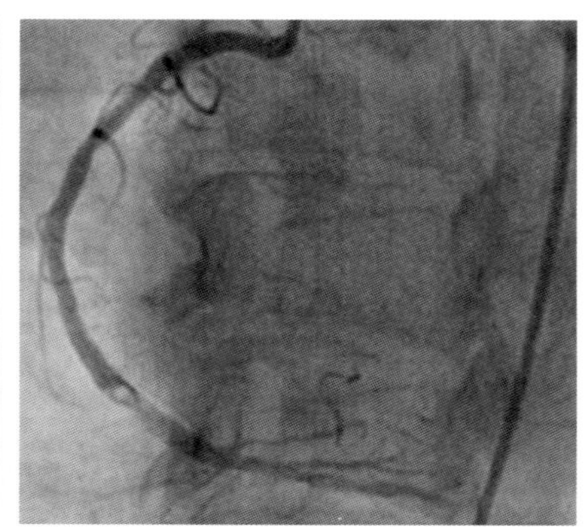

图 4-1　冠状动脉气体栓塞

二、气体栓塞的物理学机制

猪实验发现，猪冠状动脉内注射 0.002mL/kg（2μL/kg）直径为 75/150/300μm 的气泡（60kg 体重的人类推算气泡量为 0.12mL，注意微泡和空气不能等同），即可导致局部心肌功能受损。心肌受损程度与气泡大小有关，75/150/300μm 的气泡的心室收缩期缩短率分别减少 27%、45% 和 58%[2]。

犬实验发现，犬冠状动脉内注射 0.02mL/kg 空气（60kg 体重人类推算气泡量为 1.2mL），28% 动物迅速死亡[3]，但要注意犬冠状动脉侧支远比人类丰富。空气栓塞的后果还跟栓塞血管的重要性（左冠状动脉或右冠状动脉）、基础心功能、继发的血管反应（如血管痉挛或远端血管栓塞）有关。推测人类冠状动脉气体栓塞致死量不会超过 1mL。

冠状动脉内注射造影剂、生理盐水、空气，都可导致心肌缺血。一个有意思的问题是，为何冠状动脉内注射 3~5mL 生理盐水或造影剂不会诱发严重后果，但 1mL 空气会死人？答案是造影剂不栓塞，而空气导致栓塞。气体栓塞的物理学原理[4]：气体栓塞是由气泡使血流摩擦力增大形成的，在流体的稳定流动中，层流的摩擦力耗费的功率最小，流管中如有气泡，则破坏了层流，摩擦力增大，在同样的流量下要有大的压力差做功。反过来说，在一定的压力差下，流量减少，血液流量减少到一定程度，就构成血流栓塞。气泡越大，阻力越大，栓塞力度越大。因此，气柱常栓塞在原位，而气泡可被冲刷。

为直观了解空气容积，可以尝试计算 3mm 气泡和右冠状动脉填满气泡两种临床情况的空气容积。①直径 3mm 气泡体积，$V=\frac{4}{3}\pi R^3=14.137mm^3=14.137\mu L=0.014mL$；②造影可视右冠状动脉（直径 3.5mm，长度 160mm）容积，$\pi r^2\times h=1\,539\mu L\approx 1.5mL$。

三、气体栓塞的临床表现

气体栓塞对心脏的损伤程度主要取决于进入冠状动脉内气体量的多少，也和栓塞血管的重要性（左冠状动脉或右冠状动脉）、基础心脏功能以及继发的血管反应（如血管痉挛或远端血管栓塞）有关。与此相对应，冠状动脉内气体栓塞的临床表现差异极大，轻者基本无症状；多数表现为急性心肌缺血症状，包括胸痛、低血压、缓慢性心律失常、心肌梗死样心电图动态变化；但也有严重者突发心搏骤停和猝死。

一项荟萃分析纳入的 29 例气体栓塞患者中，8%～4% 患者现胸痛，16% 患者出现意识丧失。心电监护主要表现为低血压、心动过缓、完全性房室传导阻滞、心搏骤停，较少出现快速性心律失常。心肺复苏和气管插管比例高达 27.59% [1]。

造影过程中目睹气泡或气柱进入冠状动脉，诊断不言自明。如气体在未透视下进入冠状动脉，造影仪表现为血流的截断，或无复流，此时需与冠状动脉血流中断的其他状况快速鉴别，如夹层、血栓、痉挛、微血管栓塞等。

四、气体栓塞的处理

一旦高度怀疑冠状动脉气体栓塞，切忌反复造影以求证实，以免加重病情。

1. 吸氧和对症处理　气体栓塞如何消散，目前机制尚不十分清楚。大多数研究者认为是气体最终扩散进入血管和周围组织。气体栓塞的扩散速度随血管内氧分压的增加明显加快。使用 100%纯氧代替普通空气治疗，氮气顺着浓度梯度从栓塞气体扩散到血液，促进气泡变小[5]。另外，缺血组织氧气的消耗增加引起的局部氧气浓度梯度的变化也可以使气体栓塞浓缩、消散。

血流恢复的速度主要取决于气体栓塞的大小和数量。研究表明，冠状动脉内空气栓塞大多在 5～10min 内自行消散[6]。因此，只要能安然渡过黑色 5min，便无大碍。但问题是，患者能在吸氧、对症处理下维持血流动力学稳定吗?

因此，对无症状者，消极等待即可。对有症状者，需积极对症处理，主要包括吗啡止痛、主动脉球囊反搏（intro-aortic balloon pump，IABP）和血管收缩药物维持血压、阿托品和临时起搏维持心率、胸外按压、除颤等心肺复苏措施。对大量冠状动脉内空气栓塞或症状严重者，安然渡过这生死攸关的 5～10min 并非易事，除对症支持外，必须主动干预。

2. 介入干预气泡策略　主动干预气泡可采取回吸、前冲、原位破坏等方法（图 4-2）。最高原则是尽快

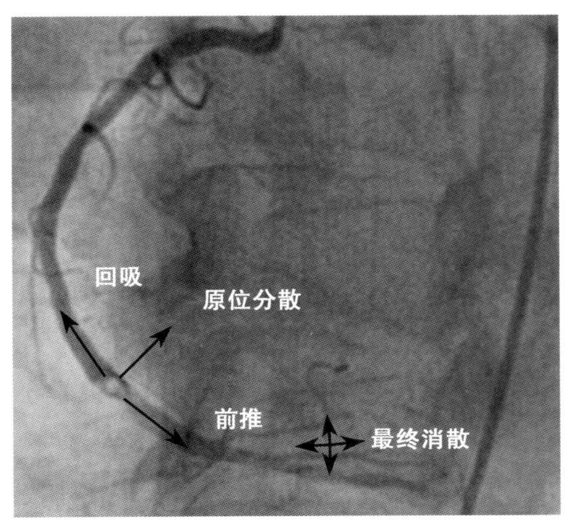

图 4-2　冠状动脉气体栓塞的处理方法

恢复冠状动脉血流。

（1）前推法（pushing method）：冠状动脉内强力推注生理盐水或患者自身血液能够促进气体栓塞的快速消散。这是最快速、最方便的方法，尤其适用于多支血管远端气体栓塞患者（图 4-3）。静脉推注肾上腺素或多巴胺快速提升血压也是一个快捷手段。

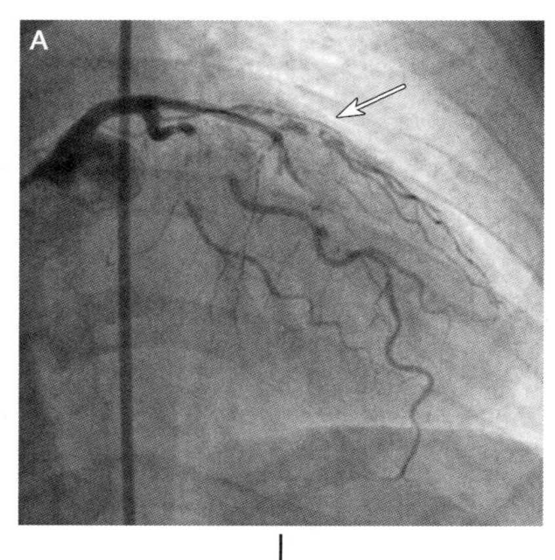

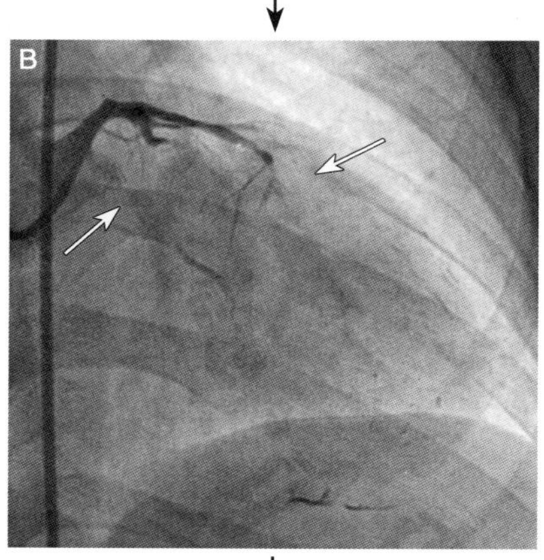

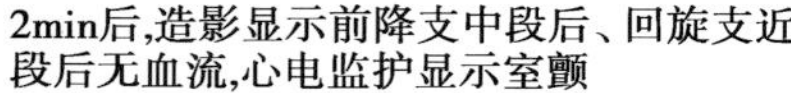

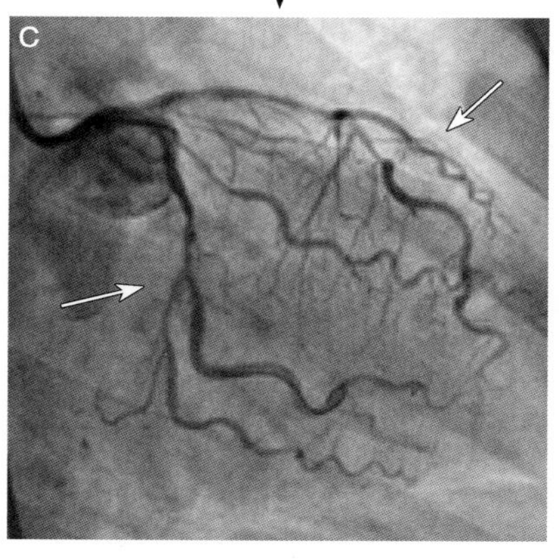

图 4-3　冠状动脉内强力推注生理盐水治疗空气栓塞[7]

（2）回吸法（sucking method）：由于血流摩擦力增大，回抽气体比回抽液体阻力要大。因此，①回抽负压要大。最好用 20mL，甚至 50mL 注射器负压吸引。②回抽管道内径要大。内径越大，气体阻力越小，因此按照效能排序：深插指引导管 > 延长导管 > 血栓抽吸导管 > 微导管。临床最常用的是血栓抽吸导管[8~10]，其内径较大、单轨进出有利于反复抽吸、沿着导丝可送至血管远端抽吸。缺点是需要指引导管和导丝，送入抽吸导管会有一定的时间延搁（图 4-4）。目前已经很少使用微导管、OTW 球囊、指引导管或造影导管抽吸。因为 OTW 球囊中心腔过小，只允许 0.014” 导丝通过，抽吸效果受限；加上导丝撤离后只允许一次性回撤操作，若前送有损伤血管风险，因此抽吸效率受限。微导管也存在类似问题。另外，国内很少有导管室常规配备 OTW 球囊。使用造影导管或指引导管直接抽吸需要深插，容易损伤血管。

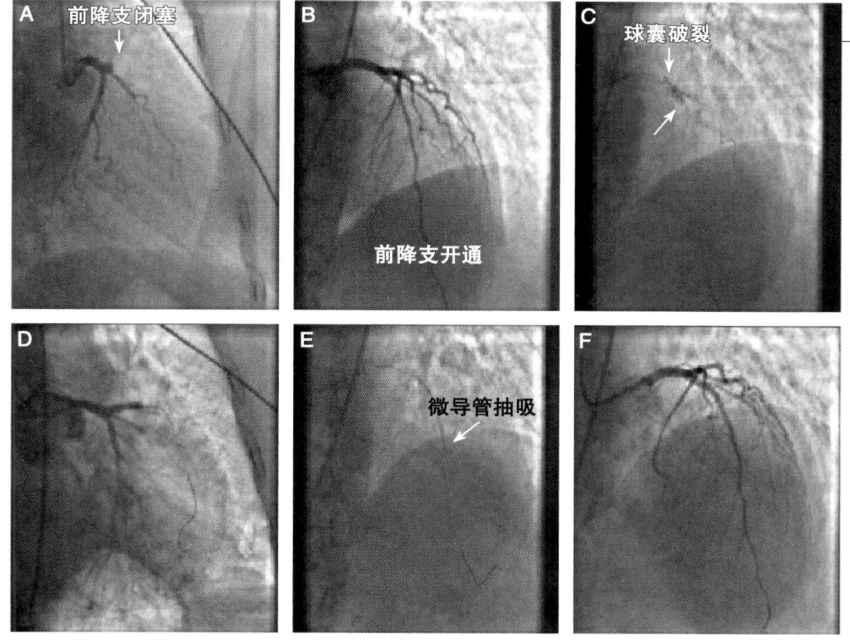

68 岁女性，AMI 患者。急诊冠状动脉造影显示前降支开口闭塞，回旋支正常（A）。前降支球囊预扩张后血流恢复，对角支开口受累及（B）。（Panel C）前降支支架置入后，前降支与对角支做球囊对吻（14mmHg），对角支 1.5mm×15mm 球囊发生破裂，造影剂和空气外渗并反流至回旋支（C）。前降支和回旋支空气栓塞，无复流，患者出现室颤（D）。立即心脏按压、静推肾上腺素、气管插管和机械通气，但无效。于是在准备 IABP 同时，送入美敦力 Export 抽吸导管抽吸前降支和回旋支气体（E），随着冠状动脉血流恢复 TIMI 3 级，患者血流动力学恢复稳定（F）。7d 后患者顺利出院。

图 4-4 抽吸导管治疗气体栓塞[8]

（3）原位破坏法（disruption method）：如果正在进行介入治疗，有 0.014”导丝或球囊在冠状动脉内，可以用导丝或球囊破坏气泡，加速其消散。对于造影过程中的气体栓塞，该法并不可行。该法有血管壁夹层风险。理论上消泡剂能缩短气体栓塞时间，减少心肌损害持续时间[11]，但缺乏后续研究和临床应用报道。

究竟采用何种方法？理论上，前推法或原位破坏法均是将近段大气泡转化为较多的远端血管内小气泡，导致微小栓塞，其疗效应该逊色于回吸法。但实际上，应根据实际条件尽快选择，并无标准答案。

参考文献

[1] KARIYANNA P T，JAYARANGAIAH A. Coronary air embolism during coronary angiography：a systematic review. Scifed J Cardiol，2018，2：1-10.

[2] VAN BLANKENSTEIN J H，SLAGER C J，SCHUURBIERS J C，et al. Heart function after injection of small air bubbles in coronary artery of pigs. J Appl Physiol（1985），1993，75：1201-1207.

[3] STEGMANN T，DANIEL W，BELLMANN L，et al. Experimental coronary air embolism. Assessment of time course of myocardial ischemia and the protective effect of cardiopulmonary bypass. The Thoracic and Cardiovascular Surgeon，1980，28：141-149.

[4] 孙丽华，余孟兰，赵文桐. 气体栓塞的机制讨论. 河南师范大学学报（自然科学版），2013，31：116-117.

[5] VAN BLANKENSTEIN J H，SLAGER C J，SOEI L K，et al. Effect of arterial blood pressure and ventilation gases on cardiac depression induced by coronary air embolism. J Appl Physiol（1985），1994，77：1896-1902.

[6] KAHN J K，HARTZLER G O. The spectrum of symptomatic coronary air embolism during balloon angioplasty：causes，consequences，and management. American Heart Journal，1990，119：1374-1377.

[7] SUASTIKA L O，OKTAVIONO Y H. Multiple air embolism during coronary angiography：how do we deal with

it? Clin Med Insights Cardiol, 2016, 10: 67-70.

[8] RIGATELLI G, DELL'AVVOCATA F, GIORDAN M, et al. Air embolism caused by balloon rupture resolved by manual thrombectomy catheter aspiration. Cardiovasc Revasc Med, 2011, 12: 129-130.

[9] PATTERSON M S, KIEMENEIJ F. Coronary air embolism treated with aspiration catheter. Heart, 2005, 91: e36.

[10] SOLODKY A, BIRNBAUM Y, ASSALI A, et al. Coronary air embolism treated by bubble aspiration. Catheterization and Cardiovascular Interventions: official Journal of the Society for Cardiac Angiography & Interventions, 2000, 49: 452-454.

[11] VAN BLANKENSTEIN J H, Slager C J, SOEI L K, et al. Cardiac depression after experimental air embolism in pigs: role of addition of a surface-active agent. Cardiovasc Res, 1997, 34: 473-482.

第 5 章　造影剂过敏的用药误区

2005 年的一次国内心血管会议上有个个案为“成功处理碘造影剂过敏性休克 1 例”，术者将其“成功”归功于“超大剂量糖皮质激素”。之后，在更多次的会议上出现类似的观点，好像激素治疗过敏性休克成了国内的主流共识。

碘造影剂过敏在心脏介入中并不罕见，为纠正过敏性休克救治过程中的常见误区，笔者结合中山医院的救治体会，结合最新资料，写就本章，以正视听。鉴于实用为主的原则，本章以问题解答的方式呈现。

一、肾上腺素为何是首选药

所有过敏反应相关指南均明确指出，肾上腺素是一线用药[1, 2]。无绝对禁忌证[3]。过敏反应一经诊断，应尽快给药。因为所有临床观察性研究、随机对照研究、回顾性研究、动物实验和体外实验均确定无误地告诉我们：过敏反应的首选用药是肾上腺素，不是糖皮质激素，也不是抗组胺药。

为什么首选肾上腺素？过敏反应是累及皮肤、黏膜、呼吸道、消化道、心血管等多个脏器的全系统疾病，最严重的后果是低血容量性休克和呼吸道阻塞。就某一个体而言，过敏反应累及的器官并无特定顺序，进展也无法预测，因此一旦发现过敏反应，应该首选具有疗效全覆盖的药物。激素虽然可缓解支气管痉挛，但对已经发生的过敏反应并无治疗作用，只能用于过敏反应的预防。而异丙嗪（非那根）仅能缓解皮肤症状，对致命性低血压和呼吸道阻塞并无疗效。而肾上腺素可基本覆盖过敏反应的全部病理生理过程。

肾上腺素抗过敏反应的全能性体现在以下几个方面（图 5-1）：① α_1 受体兴奋使机体大多数器官（骨骼肌除外）产生缩血管效应，预防和缓解黏膜水肿导致的气道阻塞，预防和缓解低血压休克；② β_1 受体兴奋产生正性肌力和正性变时作用，缓解低血压；③ β_2 受体兴奋减少介质释放、舒张支气管。

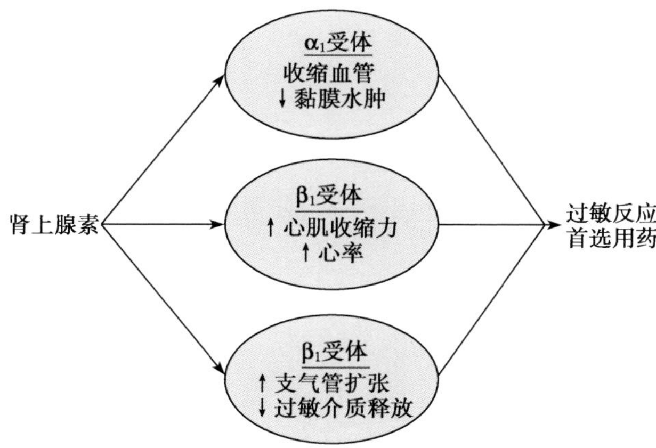

图 5-1　肾上腺素抗过敏的“全能性”

不仅国内，国外临床实践也普遍存在肾上腺素使用率低下的问题[4, 5]。英国每年大约发生 20 例致死性过敏反应，肾上腺素在心搏、呼吸骤停发生前使用率只有 14%，总体使用率也只有 62%[4]。

二、激素和异丙嗪为何不是一线治疗药物

二线药物治疗过敏反应的依据主要来自其他疾病，如荨麻疹（抗组胺药）和急性支气管哮喘（β_2肾上腺素受体激动剂和糖皮质激素），本身缺乏临床试验，因此各个过敏反应指南和专家共识对抗组胺药、糖皮质激素和β_2肾上腺素受体激动剂的推荐等级并不一致。一旦发生休克，抗过敏治疗是否有效还存在争议。更重要的是，二线药物的过度重视会影响一线药物的及时使用。

（1）激素：从急性哮喘治疗经验推断激素可治疗过敏反应。但事实上，其作用被大大高估。①对已经发生的过敏反应无效。激素常被错误地当作一线药物使用，客观上影响了真正的一线药物肾上腺素的及时使用[6]。②可能缓解延迟出现的过敏症状和防止二相过敏，但事实上这些理论上的作用从未被证明，荟萃分析未能证明糖皮质激素可有效治疗过敏反应，甚至对未经选择的放射造影剂人群预防性静脉注射抗组胺药或激素并不能预防致死性过敏反应的发生[7]。③作用缓慢：静脉应用糖皮质激素作用的发挥需要数小时。这也是为何过敏反应激素预防性用药要提早1h以上的原因。使用推荐：只是在肾上腺素已经给药的情况下，才注射糖皮质激素。

（2）H_1抗组胺药：组胺是过敏反应的重要介质，H_1抗组胺药（如异丙嗪12.5～25mg，肌内注射）能有效缓解瘙痒、充血、荨麻疹、血管性水肿、鼻涕和结膜充血等皮肤黏膜的过敏反应症状[8]。但是，H_1抗组胺药并不能覆盖过敏的全部病理生理过程，关键是不能预防或缓解最严重的、致命性症状，如上呼吸道阻塞、低血压和休克，因此不是救命药，不能替代肾上腺素。由于缺乏随机对照试验的证据支持，一些指南并不推荐H_1抗组胺药治疗过敏[9, 10]。相对肾上腺素，H_1抗组胺药起效缓慢（最大血药浓度需要1～3h，而肾上腺素<10min[11]），而且有潜在的中枢神经系统副作用（如嗜睡和认知功能损害）。

（3）H_2抗组胺药：在H_1抗组胺药基础上合用H_2抗组胺药，可能有助于缓解充血、头痛等症状[12]。然而，只有少数几个指南推荐H_2抗组胺药。快速静脉注射西咪替丁可加重低血压[13]，雷尼替丁本身可导致过敏[14]。相关的临床试验均存在方法学问题，证据力不强[15, 16]。

（4）β_2肾上腺素受体激动剂：从急性哮喘的治疗经验外推，选择性β肾上腺素受体激动剂（如沙丁胺醇）可用于过敏反应的辅助治疗，以缓解肾上腺素未能缓解的喘息、咳嗽、气短等症状。选择性β肾上腺素受体激动剂虽然有助于缓解下呼吸道症状，但由于其α_1肾上腺素受体作用（缩血管效应）极小，不能防止或减轻喉头水肿、上呼吸道阻塞、低血压和休克，因此也无法替代肾上腺素。使用推荐：高剂量布地奈德气雾剂，可有效缓解气道痉挛，推荐用于喘鸣患者。

三、何时使用肾上腺素

理论上而言，假如患者只有血管神经性水肿或荨麻疹，口服或静脉注射抗组胺药即可控制皮肤症状；如果患者只有哮喘，给予吸入β_2受体激动剂即可控制呼吸道症状；假如患者出现持续恶心呕吐或腹痛，或心血管系统表现，应该考虑肌内注射肾上腺素。

所有指南均警告：过敏反应一经诊断，应立即尽快使用肾上腺素！也就是说，即使患者还没出现低血压，也应该肌内注射肾上腺素[17]。为何？笔者分析其原因，归纳为以下几点：

1. 过敏反应进程不可预测　过敏反应是累及皮肤、黏膜、呼吸道、消化道、心血管等多个脏器的全系统疾病（表5-1），就某一个体而言，其累及器官并无特定组合或特定顺序，也无法预测是否进展为致死性休克[18]。通俗一点讲，谁能知道皮疹和哮喘是患者过敏反应的终点，还是过敏反应的起点？心脏介入造影剂使用后患者出现皮疹，谁能保证患者不会进展为低血压休克呢？如心存侥幸，先用二线药物，存在较大的病情恶化风险。还有部分患者存在双相过敏现象：症状缓解后，尽管不再接触过敏原，但在1～72h内再发（通常8～10h内）[19]。

因此一旦诊断或高度怀疑过敏反应，不要心怀侥幸，立即使用肾上腺素！为防止再发，最好留院观察一段时间（推荐48h[19]）。

表 5-1　过敏反应严重程度分级[20]

程　度	表　现
轻度(皮肤黏膜症状)	红斑、荨麻疹、结膜充血、眶周水肿或血管性水肿
中度(呼吸、心血管和消化道症状)	呼吸困难,喘鸣、气喘,恶心、呕吐,头晕(晕厥)、出汗,胸部或腹部疼痛
重度(低氧、低血压或神经症状)	缺氧(SpO_2≤92%)、低血压(SBP<90mmHg),意识模糊或丧失、大小便失禁

SpO_2:脉氧饱和度(pulse oxygen saturation);SBP:收缩压(systolic blood pressure)。

2. 过敏反应进展迅速　致死性过敏反应从发病到心搏、呼吸骤停的中位时间为：食物过敏 30min，昆虫叮咬 15min、胃肠外药物 5min[4]。症状出现越早，病情越严重，预后越差[21]。严重过敏反应的抢救时间非常短暂。快速识别过敏反应后，立即给予肾上腺素。一旦策略失误，不给或迟给肾上腺素，可能“走上不归路”。

四、如何使用肾上腺素

使用方法：一旦诊断或高度怀疑过敏反应（即使血压正常！），立即于大腿中段前外侧肌内注射肾上腺素 0. 01mg/kg（浓度 1 ：1 000，即 1mg/mL），成人最大剂量 0. 5mg，儿童 0. 3mg。对院外过敏患者，欧洲指南甚至鼓励患者自己肌内注射肾上腺素以实现自救（图 5-2）[2, 22]。

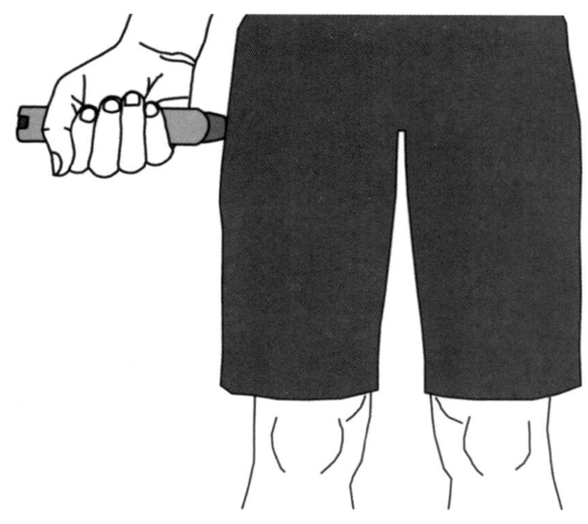

图 5-2　肾上腺素的自我给药[23]

肌内注射可迅速达到血浆和组织峰值浓度，优于皮下注射[24]。如反应不佳，每隔 5~15min 可重复注射，直至症状缓解或出现肾上腺功能亢进症状（苍白、震颤、焦虑、心悸、头晕、头痛等）。大多数只需肌内注射 1~2 次，少数需要 2 次以上。

但在一些特殊情况下要灵活应用。假如即将发生休克或已经发生，肾上腺素需要缓慢静脉注射。假如心搏骤停即将发生或已经发生，肾上腺素需要快速静脉推注。但在一般情况下，过敏反应应该避免静推肾上腺素[25]。任何途径给肾上腺素后产生一过性药物反应（肾上腺功能亢进症状，包括苍白、震颤、焦虑、心悸、头晕、头痛等），说明已经达到治疗剂量。肾上腺素过量患者可出现严重不良反应，包括室性心律失常、高血压危象、肺水肿等，常发生在静脉注射时，如静脉注射过快，浓度过高（静脉推注一般 1∶10 000，即 0. 1mg/mL；而肌内注射 1 ：1 000，即 1mg/mL）。

五、如何处理肾上腺素无效(难治性过敏)

肾上腺素首先用药毫无疑问，但少数患者对肌内注射肾上腺素无反应或反应不足，对这些难治性低血压休克患者，应该边分析原因边处理：①取仰卧位抬高下肢。②积极静脉液体复苏：静脉弹丸式注射晶体液 20mL/kg，恢复循环血容量是肾上腺素发挥疗效的前提。③药物升压和器械升压：常用的升压药有去甲肾上腺素、多巴胺、多巴酚丁胺、去氧肾上腺素和加压素。但尚无临床试验比较孰优孰劣。无标准剂量，根据临床反应调节剂量，并严密监测血压、心率、心脏功能和氧合情况。剂量过大、监测不到位，可能出现室性心律失常、高血压危象和肺水肿等致死性严重不良事件[1]。此外，有使用 IABP[26，27]或体外膜肺氧合（extracorporeal membrane oxygenation，ECMO）联合 IABP 抢救成功的案例[28，29]。④吸氧：做好气管插管和心肺复苏准备。气管插管：患者常有咽喉部和气管黏膜水肿，甚至大量黏液遮蔽上气道解剖标志，气管插管有一定难度，最好由有经验的医师操作。在气管插管前预吸氧 3~4min 有一定帮助。

肾上腺素无效（难治性过敏）的原因如下：

（1）诊断错误。

（2）扩容不够。

（3）肾上腺素肌内注射太晚，剂量不足，部位错误。

（4）过敏性休克进展迅猛，如合并缺血性心脏病尤其是急性冠脉综合征（acute coronary syndrome，ACS）。

（5）β 受体阻滞剂或血管紧张素转化酶抑制剂（angiotensin converting enzyme inhibitor，ACEI）干扰肾上腺素作用。

六、心血管疾病和过敏反应的相互作用

心血管疾病和过敏反应存在复杂的相互作用。①心血管疾病增加严重或致命的过敏反应的风险；一些心血管药物包括 β 受体阻滞剂和血管紧张素转化酶（angiotensin converting enzyme，ACE）抑制剂也可加重过敏反应，并使过敏反应难治化。②发生过敏反应时，心脏肥大细胞释放组胺、白三烯、血小板活化因子等介质，可诱发冠状动脉痉挛和急性心肌梗死（Kounis 综合征）[30]。③抢救用药（如肾上腺素等）有显著的心血管效应和导致室性心律失常、高血压危象、急性冠脉综合征等潜在风险。但当过敏反应成为主要矛盾时，应该牢牢记住，肾上腺素的使用无绝对禁忌证[3]。

七、含碘造影剂过敏的相关因素

一般认为，造影剂过敏是体质问题。目前研究认为与以下因素也有一定关联。

1. 造影剂属性　碘为机体自然组分，含碘造影剂过敏并非碘过敏[31]，与碘造影剂的种类有关。有人认为，越低渗，过敏反应越少。也与碘造影剂多次使用有关。Fujiwara N 等[32]回顾性分析 1 729 例肝癌患者反复造影剂使用次数与过敏反应呈 U 形曲线关系，但由于造影次数甚多，其在心血管领域参考意义较小。

2. 患者属性　使用 β 受体阻滞剂和 ACE 抑制剂患者静脉造影后，不仅发生过敏反应的风险增加，而且病情更加严重[33]。过敏性休克常是致命的，一旦发生，预后极差[34]。女性更容易发生静脉造影剂过敏，并且反应更加严重[35]。

八、超敏、过敏、变态反应的区别

超敏、过敏、变态反应的区别见图 5-3。

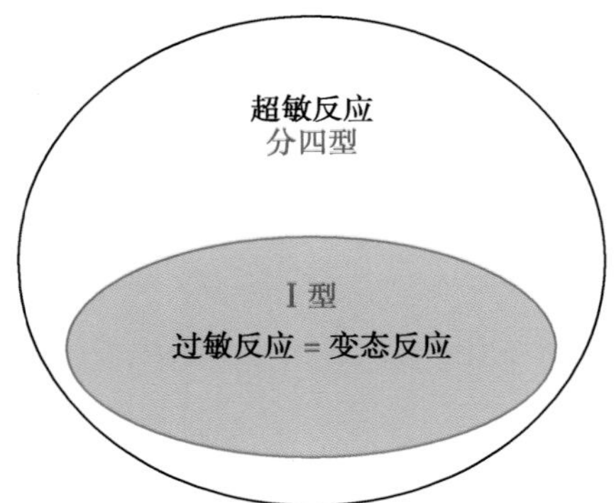

图 5-3　超敏、过敏、变态反应的区别

尽管过敏反应和变态反应是同义词，均指Ⅰ型超敏反应，但一般来说，过敏反应（anaphylaxis）往往指急性、有潜在致命风险的变态反应，如过敏性休克翻译为 anaphylactic shock，而不是 allergic shock。造影剂过敏无疑符合"anaphylaxis"的本意，尽管临床上无法区分过敏反应（IgE 介导）或过敏样反应（非 IgE 介导的）。

九、小结

对造影剂过敏反应而言，肌内注射肾上腺素是一线治疗，使用激素只是二线治疗。对过敏性休克而言，使用肾上腺素是一线治疗，在大量补液基础上升压是二线治疗；使用激素仅是三线治疗。

参考文献

[1] SIMONS F E，ARDUSSO L R，BILO M B，et al. World allergy organization guidelines for the assessment and management of anaphylaxis. World Allergy Organ J，2011，4：13-37.

[2] MURARO A，ROBERTS G，WORM M，et al. Anaphylaxis：guidelines from the European Academy of Allergy and Clinical Immunology. Allergy，2014，69：1026-1045.

[3] LIEBERMAN P，SIMONS F E. Anaphylaxis and cardiovascular disease：therapeutic dilemmas. Clin Exp Allergy，2015，45（12）：1914.

[4] PUMPHREY R S. Lessons for management of anaphylaxis from a study of fatal reactions. Clin Exp Allergy，2000，30（8）：1144-1150.

[5] DUDLEY L S，MANSOUR M I，MERLIN M A. Epinephrine for anaphylaxis：underutilized and unavailable. West J Emerg Med，2015，16：385-387.

[6] CHOO K J，SIMONS F E，SHEIKH A. Glucocorticoids for the treatment of anaphylaxis. Cochrane Database Syst Rev，2010，17（3）：CD007596.

[7] TRAMER M R，VON ELM E，LOUBEYRE P，et al. Pharmacological prevention of serious anaphylactic reactions due to iodinated contrast media：systematic review. BR MED J，2006，333：675.

[8] GAETA T J，CLARK S，PELLETIER A J，et al. National study of US emergency department visits for acute allergic reactions，1993 to 2004. Ann Allergy Asthma Immunol，2007，98：360-365.

[9] BROWN S G，MULLINS R J，GOLD M S. Anaphylaxis：diagnosis and management. Med J Aust，2006，185：283-289.

[10] SHEIKH A，TEN BROEK V，BROWN S G，et al. H1-antihistamines for the treatment of anaphylaxis：Cochrane systematic review. Allergy，2007，62：830-837.

[11] FINEMAN S M. Optimal treatment of anaphylaxis：antihistamines versus epinephrine. Postgrad Med，2014，126：73-81.

[12] SIMONS F E. Advances in H1-antihistamines. N Engl J Med，2004，351：2203-2217.

[13] SAMPSON H A，MUNOZ-FURLONG A，CAMPBELL R L，et al. Second symposium on the definition and management of anaphylaxis：summary report—Second National Institute of Allergy and Infectious Disease/Food Allergy and Anaphylaxis Network symposium. J Allergy Clin Immunol，2006，117：391-397.

[14] FOTI C，CASSANO N，PANEBIANCO R，et al. Hypersensitivity reaction to ranitidine：description of a case and review of the literature. Immunopharmacol Immunotoxicol，2009，31：414-416.

[15] LIN R Y，CURRY A，PESOLA G R，et al. Improved outcomes in patients with acute allergic syndromes who are treated with combined H1 and H2 antagonists. Ann Emerg Med，2000，36：462-468.

[16] RUNGE J W，MARTINEZ J C，CARAVATI E M，et al. Histamine antagonists in the treatment of acute allergic reactions. Ann Emerg Med，1992，21：237-242.

[17] KO B S，KIM J Y，SEO D W，et al. Should adrenaline be used in patients with hemodynamically stable anaphy-

laxis? Incident case control study nested within a retrospective cohort study. Sci Rep，2016，6：20168.

[18] PUMPHREY R. Anaphylaxis：can we tell who is at risk of a fatal reaction? Curr Opin Allergy Clin Immunol，2004，4：285-290.

[19] ELLIS A K，DAY J H. Diagnosis and management of anaphylaxis. CAN MED ASSOC J，2003，169：307-311.

[20] BROWN S G. Clinical features and severity grading of anaphylaxis. J Allergy Clin Immunol，2004，114：371-376.

[21] TERR A I. Anaphylaxis. Clin Rev Allergy，1985，3：3-23.

[22] MOSTMANS Y，GROSBER M，BLYKERS M，et al. Adrenaline in anaphylaxis treatment and self-administration：experience from an inner city emergency department. Allergy，2017，72：492-497.

[23] POSNER L S，CAMARGO C A，Jr. Update on the usage and safety of epinephrine auto-injectors，2017. Drug Healthc Patient Saf，2017，9：9-18.

[24] SIMONS F E，GU X，SIMONS K J. Epinephrine absorption in adults：intramuscular versus subcutaneous injection. J Allergy Clin Immunol，2001，108：871-873.

[25] KANWAR M，IRVIN C B，FRANK J J，et al. Confusion about epinephrine dosing leading to iatrogenic overdose：a life-threatening problem with a potential solution. Ann Emerg Med，2010，55：341-344.

[26] ALAM R，ANANTHARAMAN R. Use of IABP in contrast media-induced anaphylactic shock：the ultimate lifesaver. BR MED J Case Rep，2013，2013.

[27] YEGUIAYAN J M，RAVISY J，LENFANT F，et al. Anaphylactic shock：the advantages of intra aortic balloon counter pulsation for the treatment of heart failure. Resuscitation，2007，72：493-495.

[28] ZHANG Z P，SU X，LIU C W. Cardiac arrest with anaphylactic shock：a successful resuscitation using extracorporeal membrane oxygenation. Am J Emerg Med，2015，33：130 e133-134.

[29] SUGIURA A，NAKAYAMA T，TAKAHARA M，et al. Combined use of ECMO and hemodialysis in the case of contrast-induced biphasic anaphylactic shock. Am J Emerg Med，2016，34：1919 e1911-1912.

[30] TRIGGIANI M，PATELLA V，STAIANO R I，et al. Allergy and the cardiovascular system. Clin Exp Immunol，2008，153（Suppl 1）：7-11.

[31] SCHERER K，HARR T，BACH S，et al. The role of iodine in hypersensitivity reactions to radio contrast media. Clin Exp Allergy，2010，40：468-475.

[32] FUJIWARA N，TATEISHI R，AKAHANE M，et al. Changes in risk of immediate adverse reactions to iodinated contrast media by repeated administrations in patients with hepatocellular carcinoma. PLoS One，2013，8：e76018.

[33] LANG D M，ALPERN M B，VISINTAINER P F，et al. Increased risk for anaphylactoid reaction from contrast media in patients on beta-adrenergic blockers or with asthma. Ann Intern Med，1991，115：270-276.

[34] LAXENAIRE M C，TORRENS J，MONERET-VAUTRIN D A. Fatal anaphylactic shock in a patient treated with beta-blockers. Ann Fr Anesth Reanim，1984，3：453-455.

[35] LANG D M，ALPERN M B，VISINTAINER P F，et al. Gender risk for anaphylactoid reaction to radiographic contrast media. J Allergy Clin Immunol，1995，95：813-817.

第6章　造影剂过敏性休克抢救的病例和反思

含碘造影剂引起过敏性休克概率低，而且大多数患者经一线治疗（肾上腺素）配合二线治疗（补液、升压药物）和三线治疗（激素和抗组胺药）后可迅速好转[1]。但由于业已存在的心血管疾病和广泛应用的ACE抑制剂和β受体阻滞剂等原因，心脏病介入治疗时发生过敏性休克的情况变得非常复杂：①过敏反应更加常见、严重；②发生过敏性休克后对肾上腺素反应低下；③基础心脏病使肾上腺素的心脏不良反应后果更为严重。以上诸多因素综合作用，使过敏性休克的治疗陷入困境[2]。有不少关于胰高血糖素治疗获得成功的报道，但极少有主动脉球囊反搏（IABP）的报道。

最近笔者对1例口服倍他乐克和替米沙坦的三支冠状动脉病变患者进行冠状动脉造影时，含碘造影剂引发过敏性休克，超大剂量的肾上腺素非但未能纠正低血压休克，反而引发室颤和冠状动脉痉挛等严重不良事件。最后采用IABP装置成功稳定了血流动力学状态，控制了病情。

一、病例介绍

患者为71岁女性。因“反复心前区疼痛10余年，加重1年”入院。患者自十多年前开始反复出现心前区隐痛不适，多在劳累后发生，休息或含服保心丸后即可缓解。发作时无心悸，无黑蒙、晕厥，无颈肩部放射痛，无呼吸困难，无出汗等，故未予重视。近1年，发作的频率、程度、持续时间较前均有所加重，劳累、受凉、紧张等均可诱发，严重时伴出汗、双手麻木及颈部僵硬感，服用保心丸需1h左右方可缓解。门诊心电图检查提示：窦性心律，陈旧性下后壁心肌梗死，ST段改变（Ⅰ、aVL、V3、V4导联呈水平型压低0.5mV）。肌钙蛋白、肌酸激酶（creatine kinase，CK）、CK-MB、CK-MM均正常。收入院拟行冠状动脉造影。病程中，患者二便正常，饮食欠佳，睡眠尚可。

既往史：发现高血压2年，最高血压180/105mmHg。口服替米沙坦80mg 1次/d（quaque die，qd）、阿司匹林100mg qd、倍他乐克缓释片47.5mg qd，血压控制在120～140/70～80mmHg。发现糖尿病2年，口服格列齐特90mg/d，近期由于进食量少，频发低血糖，暂停用药2周。有青霉素药物过敏史。否认食物过敏史。无抽烟、喝酒等不良嗜好，无疫区驻留史和家族遗传病患者。

入院体检：体温（temperature，T）36.7℃，脉率（pulse rate，P）64次/min，呼吸频率（respiratory rate，R）20次/min，血压（blood pressure，BP）126/70mmHg。意识清醒，精神尚可，甲状腺未及肿大，胸廓无畸形，双肺叩诊清音，听诊呼吸音清。心前区无隆起，心界不大，心率64次/min，律齐。腹部平软，肝脾肋下未及，下肢无水肿。

入院诊断：①冠状动脉粥样硬化性心脏病（不稳定型心绞痛，陈旧性下壁心肌梗死），高血压病（3级，极高危组）；②2型糖尿病。

入院次日经桡动脉行冠状动脉造影：左主干管壁不规则，左前降支全程弥漫性病变，近段狭窄50%，中段狭窄90%，远段狭窄60%；第一对角支狭窄70%。回旋支弥漫性病变，近中段狭窄60%，粗大第一钝缘支近段狭窄50%。右冠状动脉近段狭窄80%，远段狭窄95%伴疑似血栓征象（图6-1）。造影使用碘必乐（碘帕醇，iopamidol）50mL，肝素2 500U，硝酸甘油400μg；术中血压120/70mmHg，心率80次/min。

与家属沟通病情时（第一剂造影剂注入后5min左右），患者诉上腹部瘙痒，查体发现腹部皮肤充血伴少量皮疹，患者无气促憋气、无胸闷胸痛、无腹痛腹泻，血压、心率无明显变化。考虑为造影剂过敏反应。立即终止手术，肌内注射1∶1 000肾上腺素0.5mg，并静推地塞米松10mg 2次，然后给予氢化可的松200mg/500mL生理盐水快速静滴，肌内注射异丙嗪12.5mg。

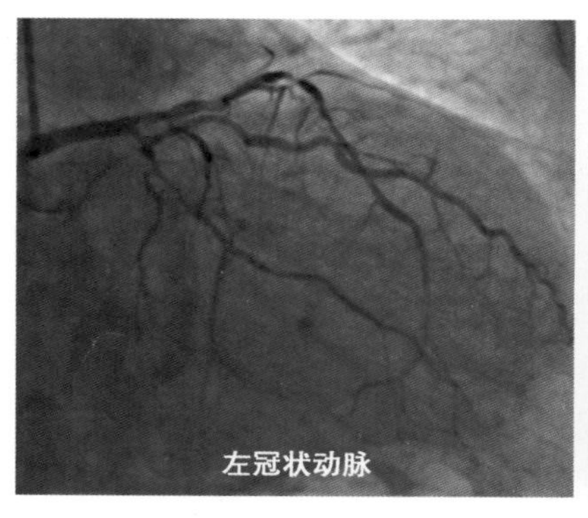

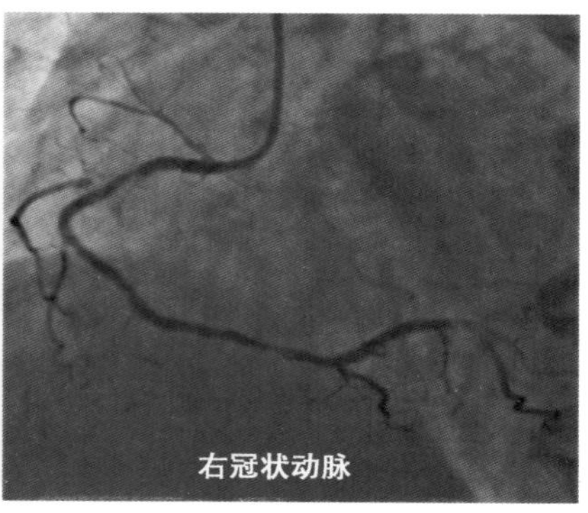

图 6-1　冠状动脉造影结果

患者症状暂时缓解，皮疹减少。但 5min 后症状再度加重，患者全身皮肤大面积充血伴皮疹（图 6-2）、球结膜充血，并出现烦躁不安，血压从 115/70mmHg 迅速下降至 60/40mmHg，心率从 80 次/min 上升到 120 次/min。考虑造影剂相关过敏性休克。随即予吸氧（10L/min）；穿刺右侧颈内静脉，同时采取以下方式试图提升血压，纠正休克状态：①经桡动脉鞘静推生理盐水 250mL，然后生理盐水 1 000mL 加压静滴；②先后经桡动脉鞘管及静脉通路推注多巴胺 3 次（每次 10mg，间隔 3~5min），然后多巴胺 200mg/500mL 生理盐水静滴维持；③肾上腺素以递增方式静推（1mg 4 次，2mg 4 次，3mg 4 次，4mg 3 次，每次静推间隔 1~5min，总量达 36mg）。但是患者血压徘徊在 40~70/10~25mmHg，心率波动在 100~160 次/min，血流动力学极不稳定。在静推肾上腺素和多巴胺后频发室性早搏，并发生持续性室性心动过速、尖端扭转型室性心动过速和室颤共 8 次，其中 2 次首先出现心电监护导联 ST 段抬高，然后出现恶性室性心律失常（图 6-3）。每次室颤室性心动过

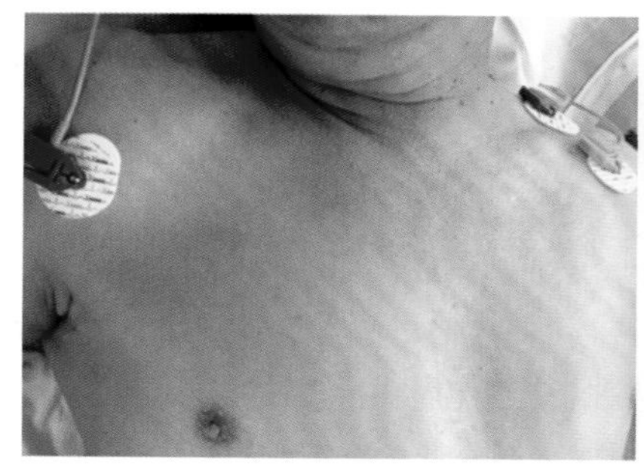

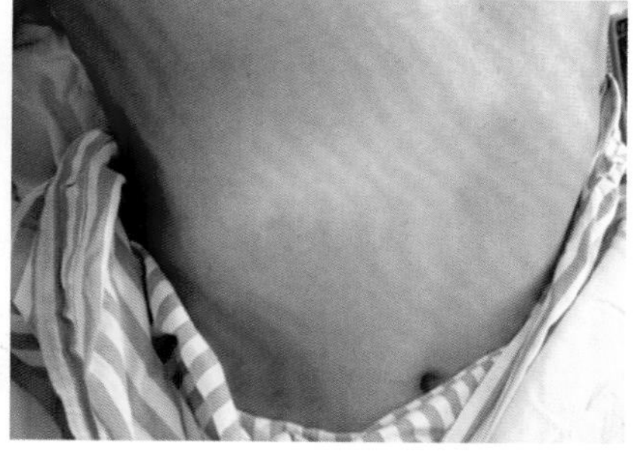

图 6-2　皮肤充血和皮疹

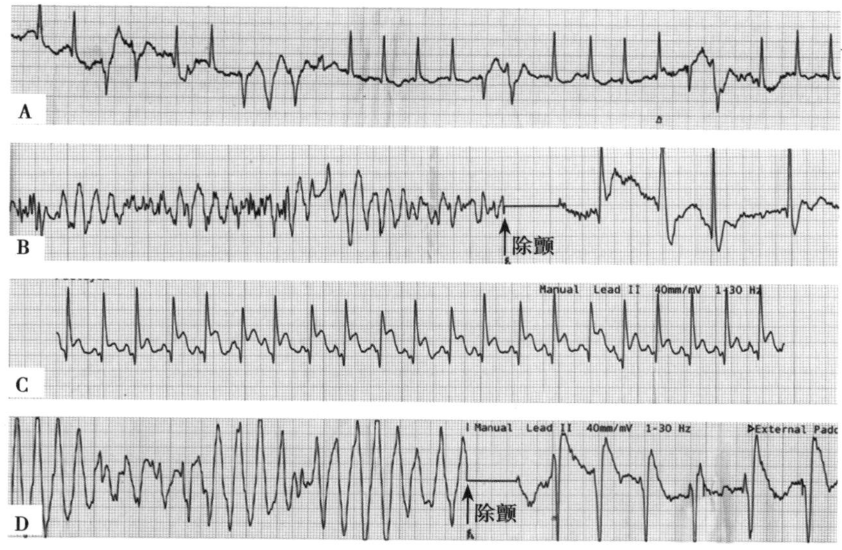

注射 2mg 肾上腺素后出现频发室性早搏（A），随后发生室颤（B）；注射 4mg 肾上腺素后出现心率加快合并 ST 段抬高（C），随后发生尖端扭转型室性心动过速，除颤成功后 ST 段抬高持续 30s 左右回落（D）。

图 6-3　恶性心律失常

速均经 200J（双向）直流电除颤成功，并给予 100mg 利多卡因静脉注射，然后 800mg/500mL 生理盐水静滴维持。

遗憾的是，尽管大量补液和应用大剂量升压药，患者低血压休克并未纠正，病情进一步恶化，意识模糊进而陷入昏迷状态，自主呼吸不稳定，心电监护出现三度房室传导阻滞。迅速穿刺右侧股动脉及股静脉，分别置入 IABP 临时起搏（100 次/min），同时行气管插管和呼吸机辅助通气。患者在 IABP 支持下血压回升，并稳定在（90~100）/（50~60）mmHg，窦性心律，心率 110 次/min 左右。紧急床旁超声心动图未见心包积液，但显示心肌收缩严重受抑制。以“造影剂过敏性休克、缺血缺氧性脑损害、冠心病”转入心内科监护室（cardiac care unit，CCU）进一步给予脑复苏治疗。转入 CCU 1h 内，患者频发短阵室性心动过速，考虑为交感风暴，静脉使用艾司洛尔加胺碘酮，症状得以控制。5d 后停用 IABP，拔除临时起搏器，1 周后撤除呼吸机，2 周后出院。

二、讨论

该患者发生过敏性休克后对肾上腺素反应不佳，加大剂量后未能改善低血压休克状态，反而出现恶性室性心律失常和一过性 ST 段抬高，病情进一步恶化，最终置入 IABP 后稳定了血流动力学状态，为后续治疗和转归赢得了生机。

何为顽固性过敏性休克？肾上腺素是过敏性休克的一线用药，但部分患者对该药无反应。本例患者静脉注射的肾上腺素剂量高达 30mg，远远超过之前治疗难治性过敏性休克的剂量[3~9]，可谓超大剂量，同时进行大量扩容和多巴胺升压治疗，但仍未控制休克，可见属于真正的难治性休克。究其原因，可能与严重冠状动脉三支病变、药物应用史（倍他乐克和 ACEI）有关。①缺血性心脏病，尤其是 ACS 患者心脏（尤其是动脉粥样硬化斑块）中肥大细胞数量增加，一方面增强全身过敏反应强度，另一方面局部释放组胺、白三烯、血小板活化因子等介质可诱发冠状动脉痉挛和急性心肌梗死（Kounis 综合征）[10]。②若患者原先使用 β 受体阻滞剂（可能包括 ACEI）不仅增加过敏反应的发生风险，而且一旦发生，病情往往更加严重[8, 11~15]。β-受体阻滞剂通过调节腺苷酸环化酶活性增加介质的释放。最新研究[16]证实，雷米普利和倍他乐克加重过敏反应机制为降低肥大细胞脱颗粒的阈值；减少心血管系统对休克后分泌增加的内源性肾上腺素的代偿反应，从而加重过敏反应；同样抑制外源性肾上腺素的作用，导致肾上腺素抢救无效[17]；甚至可促进反射性迷走神经兴奋恶化血流动力学状态[3]。

究竟该如何处理

1. 过大剂量肾上腺素和多巴胺容易引起急性心血管事件　肾上腺素抢救过敏反应和心肺复苏时并无绝对禁忌证[2]，但在心血管疾病患者中应用时应充分认识到潜在的不良反应，二者存在相互作用的使用困局[2]。从本病例得到的教训是，过大剂量肾上腺素应用可能诱发难以控制的交感电风暴、诱发冠状动脉痉挛等严重不良事件[18]，应该加以避免。其中，二次室颤继发于 ST 段一过性抬高之后，推测可能是过敏本身或药物诱发的冠状动脉痉挛所致。该患者本身就存在冠状动脉严重三支病变和心肌缺血，过敏反应严重低血压无疑进一步加重了心肌缺血。在此基础上，甚至轻度的痉挛均可导致灾难性的后果。过敏本身释放的介质可诱发痉挛，此时大剂量肾上腺素和多巴胺的使用无疑增加了冠状动脉痉挛的风险。尽管肾上腺素是过敏性休克的一线用药，无绝对禁忌证，但在治疗心脏病时无疑风险大大增加。

2. 胰高血糖素理论上不是合适用药　有文献报道，应用胰高血糖素可通过其正性肌力、正性变时和正性传导作用获得理想效果[6, 7, 9, 11, 19]。但胰高血糖素并不能收缩外周血管，外周血管阻力和平均动脉压反而下降[20, 21]，因此理论上并不能解决过敏性休克的主要矛盾。另外还有诱发室性心律失常的忧虑[22]，而该患者已发生多次室颤和持续性室性心动过速，笔者认为胰高血糖素可能不是理想的替代用药。

3. IABP 可能更加安全有效　该患者最后通过 IABP 才成功稳定病情。血管途径过敏反应常进展迅速；在心血管领域，一旦发生过敏性休克，往往更加严重，肾上腺素不反应更常见，不良反应更具破坏性（更易引起继发性心血管事件）。IABP 对于肾上腺素无效患者有诸多优势：①IABP 能有效提高舒张压，增加心脏灌注，这对缺血性心脏病（心肌主要依赖于舒张期供血）合并过敏性休克（主要机制为外周血管扩张和舒张压显著下降）患者尤为重要。②IABP 机械支持可能比升压药或大剂量肾上腺素更具备优势，可避免药物相关不良反应，后者对原有基础心脏病患者可能是致命的。③在心内科或心导管室，IABP 随手可得，使用成熟，具有天然的优势。因此，笔者认为，IABP 比起指南推荐的二线治疗（升压药或大剂量肾上腺素）具有更好的安全性，甚至可以列为心导管室过敏性休克处理的新的二线治疗方案，而不仅是先前报道的“过敏性休克的最后救星”[5]。也就是说，对难治性过敏性休克患者，在充分液体复苏和肾上腺素肌内注射前提下，如条件允许，应考虑及时置入 IABP 提供循环支持。但有效性究竟如何，尚需要进一步观察和资料积累。

参考文献

[1] MURARO A，ROBERTS G，WORM M，et al. Anaphylaxis：guidelines from the European Academy of Allergy and Clinical Immunology. Allergy，2014，69：1026-1045.

[2] LIEBERMAN P，SIMONS F E. Anaphylaxis and cardiovascular disease：therapeutic dilemmas. Clin Exp Allergy，2015，45（12）：1914.

[3] MOMENI M，BRUI B，BAELE P，et al. Anaphylactic shock in a beta-blocked child：usefulness of isoproterenol. Paediatric Anaesthesia，2007，17：897-899.

[4] YEGUIAYAN J M，RAVISY J，LENFANT F，et al. Anaphylactic shock：the advantages of intra aortic balloon counter pulsation for the treatment of heart failure. Resuscitation，2007，72：493-495.

[5] ALAM R，ANANTHARAMAM R. Use of IABP in contrast media-induced anaphylactic shock：the ultimate life-saver. BR MED J Case Rep，2013，2013：bcr2013008838.

[6] THOMAS M，CTAWFORD I. Best evidence topic report. Glucagon infusion in refractory anaphylactic shock in patients on beta-blockers. Emerg Med J，2005，22：272-273.

[7] JAVEED N，JAVEED H，JAVEED S，et al. Refractory anaphylactoid shock potentiated by beta-blockers. Cathet Cardiovasc Diagn，1996，39：383-384.

[8] TOOGOOD J H. Risk of anaphylaxis in patients receiving beta-blocker drugs. J Allergy Clin Immunol，1988，81：1-5.

[9] ZALOGA G P，DELACEY W，HOLMBOE E，et al. Glucagon reversal of hypotension in a case of anaphylactoid shock. Ann Intern Med，1986，105：65-66.

[10] TRIGGIANI M，PATELLA V，STAIANO R I，et al. Allergy and the cardiovascular system. Clin Exp Immunol，2008，153（Suppl 1）：7-11.

[11] LAXENAIRE M C，TORRENS J，MONERET-VAUTRIN D A. Fatal anaphylactic shock in a patient treated with beta-blockers. Ann Fr Anesth Reanim，1984，3：453-455.

[12] LANG D M，ALPERN M B，VISINTAINER P F，et al. Increased risk for anaphylactoid reaction from contrast media in patients on beta-adrenergic blockers or with asthma. Ann Intern Med，1991，115：270-276.

[13] JACOBS R L，RAKE G W，JR.，FOURNIER D C，et al. Potentiated anaphylaxis in patients with drug-induced beta-adrenergic blockade. J Allergy Clin Immunol，1981，68：125-127.

[14] HANNAWAY P J，HOPPER G D. Severe anaphylaxis and drug-induced beta-blockade. N Engl J Med，1983，308：1536.

[15] LANG D M，ALPERN M B，VIAINTAINER P F，et al. Elevated risk of anaphylactoid reaction from radiographic contrast media is associated with both beta-blocker exposure and cardiovascular disorders. Arch Intern Med，1993，153：2033-2040.

[16] NASSIRI M，BABINA M，DOLLE S，et al. Ramipril and metoprolol intake aggravate human and murine anaphylaxis：evidence for direct mast cell priming. J Allergy Clin Immunol，2015，135：491-499.

[17] ZHANG W，SHIBAMOTO T，KURATA Y，et al. Effects of beta-adrenoceptor antagonists on anaphylactic hypotension in conscious rats. Eur J Pharmacol，2010，650：303-308.

[18] SIMONS F E，ARDUSSO L R，BILO M B，et al. World allergy organization guidelines for the assessment and management of anaphylaxis. World Allergy Organ J，2011，4：13-37.

［19］LIEBERMAN P，NICKLAS R A，OPPENHEIMER J，et al. The diagnosis and management of anaphylaxis practice parameter：2010 update. J Allergy Clin Immunol，2010，126：477-480（e471-442）.

［20］PARMLEY W W，Glick G，SONNENBLICK E H. Cardiovascular effects of glucagon in man. N Engl J Med，1968，279：12-17.

［21］MADAN B R. Effect of glucagon on ventricular arrhythmias after coronary artery occlusion and on ventricular automaticity in the dog. Br J Pharmacol，1971，43：279-286.

［22］MARKIEWICZ K，CHOLEWA M，GORSKI L. Cardiac arrhythmias after intravenous administration of glucagon. Eur J Cardiol，1978，6：449-458.

第二篇　导管技术解码

第 7 章　导管打结的处理思路

导管打结大家都碰到过，常见情景是这样的：扭曲（桡动脉入路扭曲）→滞后（导管头端旋转困难、滞后）→较劲（反复同一方向旋转）→不对劲（造影剂不能前推、压力曲线趋零）→完了（X 线透视证实导管打折或打结）。

导管打结的危害并非打结本身，而是打结后进退失据，本能地往外拉导管或胡乱旋转，导致锋利的导管打折处对血管壁造成切割，继发血管夹层、破裂甚至断裂。因此，处理打结第一要素是莫慌，不要外拉导管，毕竟导管打结算不上严重并发症，然后思考解结的最合适策略。

一、打结机制和预防

导管扭转-打折-打结的原因是失去 1∶1 扭矩。通俗点说，导管近端和远端旋转不同步。远端不动或少动+近端过度旋转=打结。根本原因是远端难以转动，如桡动脉细小/痉挛，或者锁骨下动脉/头臂干扭曲（图 7-1）。

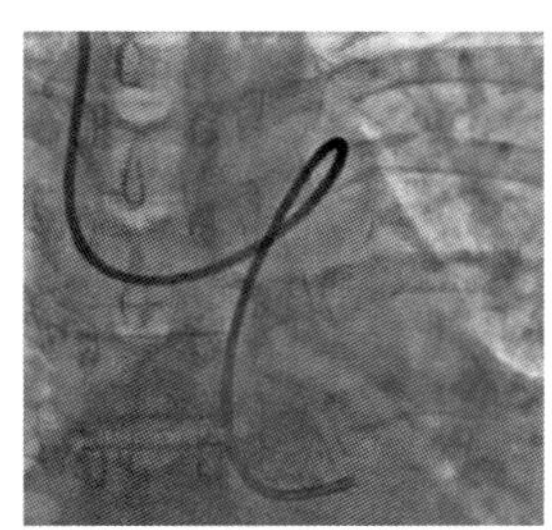
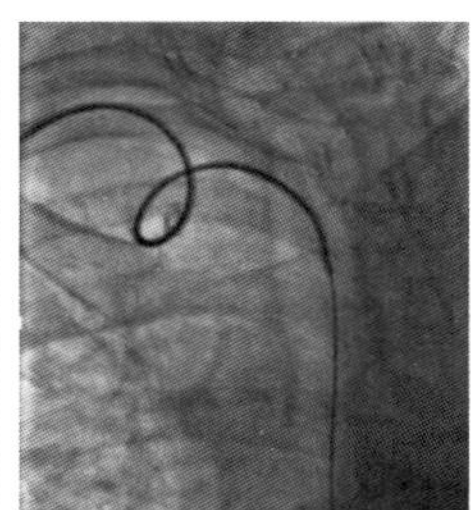
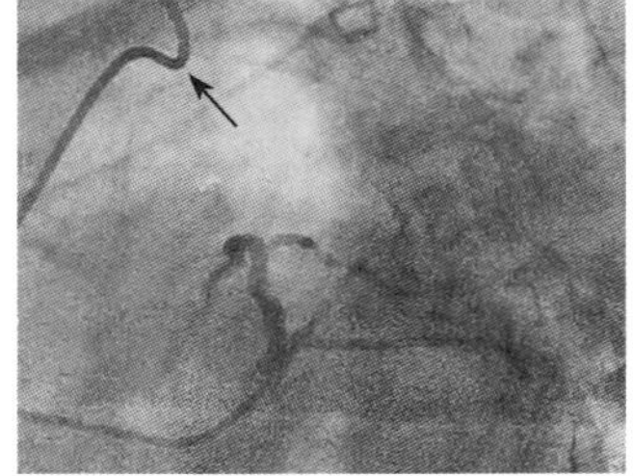

图 7-1　锁骨下动脉-头臂干扭曲

桡动脉入路迂曲者，要有导管打结的心理预判。一旦发现扭力传输缓慢/不同步，要注意以下操作细节：缓慢旋转和小角度旋转（<180°）等待扭力前传；前后拉动/抖动导管帮助扭力前传；导管内置入 0. 035” 导丝进行操作，可避免导管打结。右桡动脉通路过度迂曲者，应及时换用左桡动脉途径或股动脉途径，不要强行操作。从解剖学分析，左锁骨下动脉到升主动脉的路径比较流畅，因此，左桡动脉路径不易发生打结。操作过程中注意压力波形，一旦压力衰减或注射造影剂困难，应怀疑导管打结的可能，立即停止操作。

二、解结原则和流程

根据前述导管打结原理：近端过度旋转+远端不动=打结。反推之，导管解结方法为：近端反向旋转+远端不动=解结。成功解结需要具备三要素，见图 7-2。

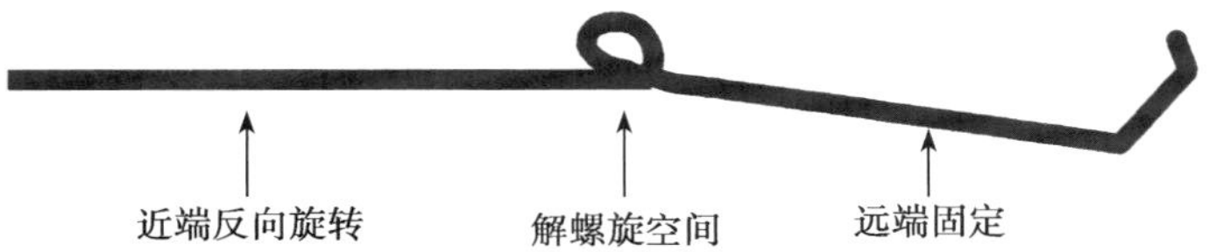

图 7-2　导管解结三要素

1. 近端反向旋转 仔细回忆导致打结的导管旋转方向，只要反向旋转即可。由于大部分打结发生在右冠状动脉造影（顺时针旋转）时发生，因此，解结一般为逆时针旋转。为保证扭力的传递，可配合以下操作：①缓慢旋转，以保证扭力有充分时间传导至打结处。②同时送入0.035”导丝至打结处，主要作用是保证扭力的传递，少见情况是导丝可直接扩大打结直径乃至松解折结。导丝不能使用暴力，否则容易穿出导管。③轻轻前推打折导管或压力泵高压扩张导管，使打折处出现裂隙，然后进0.014”超滑导丝（如Feilde-rXT、Pilot50），继之小球囊扩张，部分松解折结，从而利于解结。

2. 远端固定 只有在远端相对固定的前提下，近端旋转才有意义。①桡动脉入路中，最为扭曲固定的位置一般为“右锁骨下动脉-头臂干-主动脉弓”S形扭曲节段，因此在锁骨下动脉节段的导管打结相对容易处理。②如打结位置位于前臂或上臂低位，可人工按压或袖带高压充气以固定打结远端，再配合近端反向旋转，成功解结的概率较大。③少数患者可在股动脉入路送入圈套（Snare）抓捕器或球囊辅助下，固定打结导管远端，并可将打结处回拉至粗大动脉内。

3. 解结空间 解结过程是折结处逐渐展开的过程，需要一定空间。从这层意义而言，一旦发现导管打结，不要轻易外拉导管，因为血管越小，解结空间就越小。相反，可尝试轻轻前推打折导管至更粗大的近段动脉，或利用Snare抓捕器将打结处回拉至粗大动脉内利于解结。

常用的解结技术和流程见图7-3。

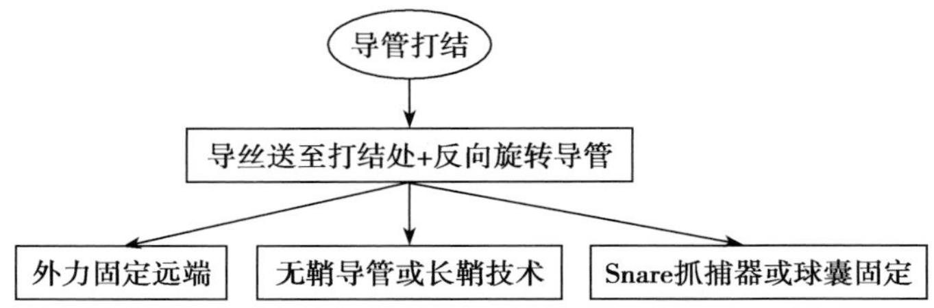

图7-3 导管打结处理流程[1]

三、解结基本方法

扭曲不严重的打结，往往可以通过反向旋转导管的简单方法解开（图7-4），可将0.035”或0.014”导丝送至打结处，或压力泵加压打折导管等措施加以配合。

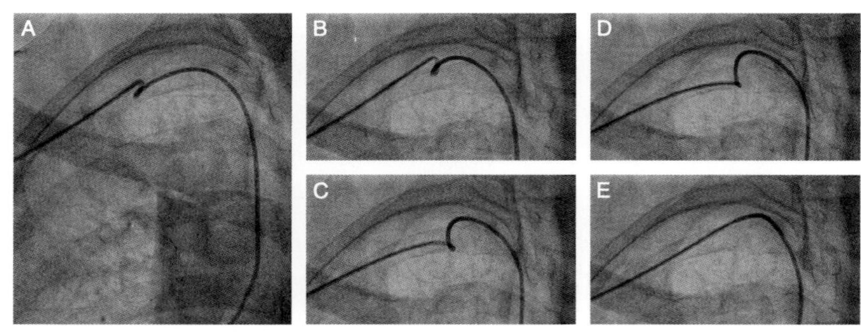

图7-4 解结的基本方法

右冠状动脉造影过度顺时针旋转5F TIG造影导管，于锁骨下动脉内双重打结（A）。0.035”J形导丝硬头顶住打结处，缓慢逆时针旋转，第一结逐渐展开、解开（B）。再用同样方法展开第二结（C~D）。解结成功后撤出导管（E）。该病例尽管缠成双重结，但容易解开，理由如下：①打结位置位于管腔较大的锁骨下动脉，有利于解结时导管展开；②打结位置距离相对扭曲的锁骨下动脉-主动脉弓位置较近，因此打结远端相对固定；③最重要的是，尽管双重打结，但发现不算太晚，未做进一步错误处置，因此导管结构损伤不严重。

有一个物理学基本原理：水压能解开软管螺旋折叠，快速压力变换效果更佳。因此理论上讲，将压力泵与导管体外端直接连接，缓慢增压可以促进导管解结[2]（图7-5）。但介入导管毕竟不是软管，笔者进行了系列体外试验，发现其解螺旋作用非常有限，但有助于反向旋转导管的操作。另外，可使折结处裂隙增大，为后续“PTCA导丝+小球囊扩张”创造条件。

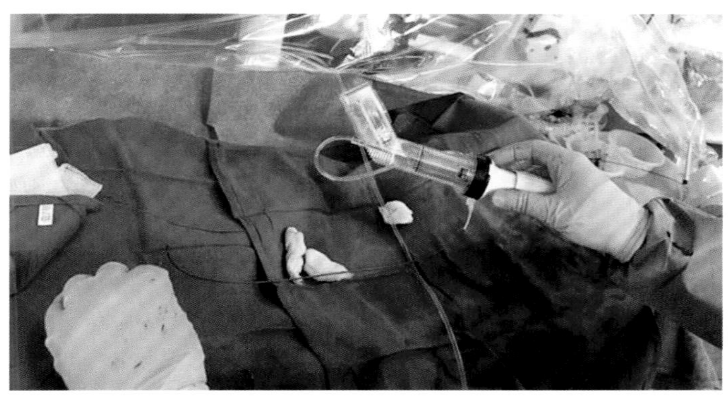

图 7-5　压力泵解开导管打结的体外模拟试验[2]

四、远端外固定

如导管打结部位位于低位肱动脉或桡动脉，助手按压固定上臂，以固定打结远端导管，术者反向旋转打结近段导管，可松开折结。但实践效果并不满意，这是由于导管为圆形不易固定，加上有动脉血管壁、动脉血压和周围组织（尤其是肥胖患者）等保护，体外人工固定导管并没有想象得那么容易，近段导管旋转时打结远端也往往跟着旋转！有人采用血压计袖带高压充气（200mmHg）可更好地固定远端导管[3]（图 7-6、图 7-7）。

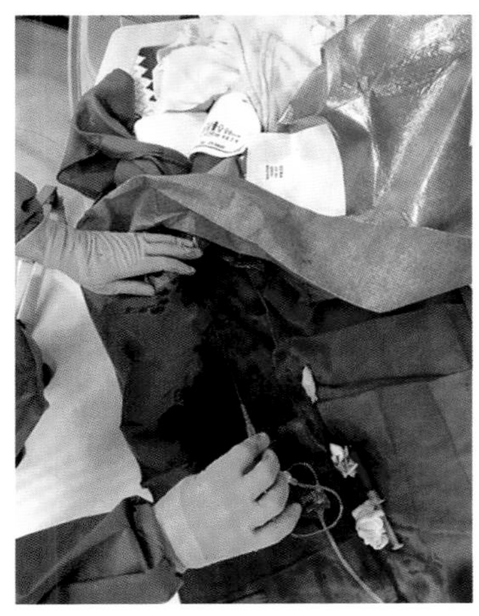

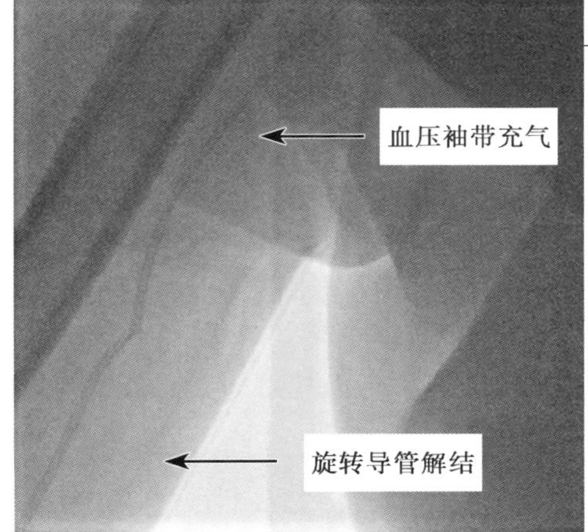

血压计袖带于前臂高压充气(200mmHg)固定导管打结位置的远端，然后逆时针旋转导管而解结[2]。

图 7-6　血压计袖带外固定

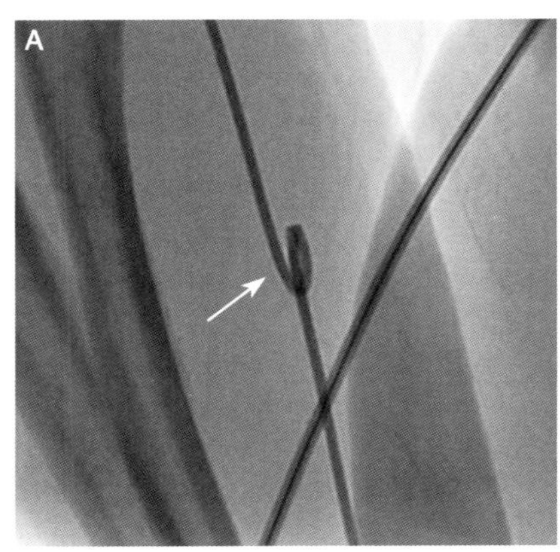

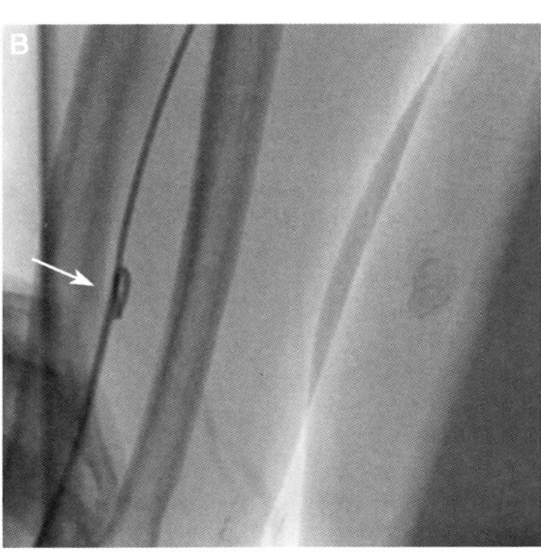

TIG 导管顺时针旋转进右冠状动脉过程中在前臂桡动脉内打结(A)，血压计袖带于前臂高压充气(200mmHg)固定远端导管，然后逆时针旋转导管，导管逐渐松解(B~C)，最终解结(D)。

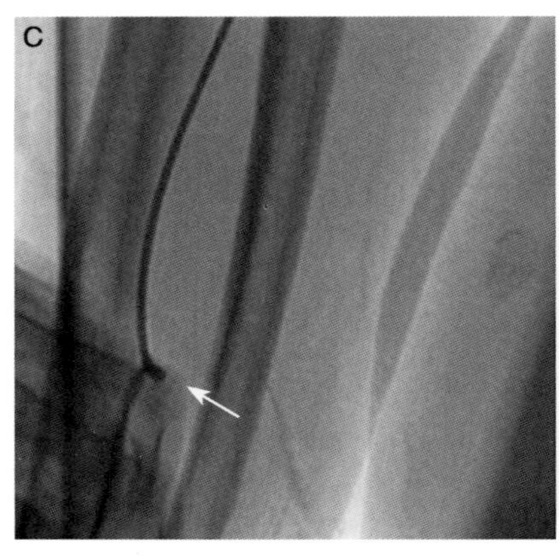

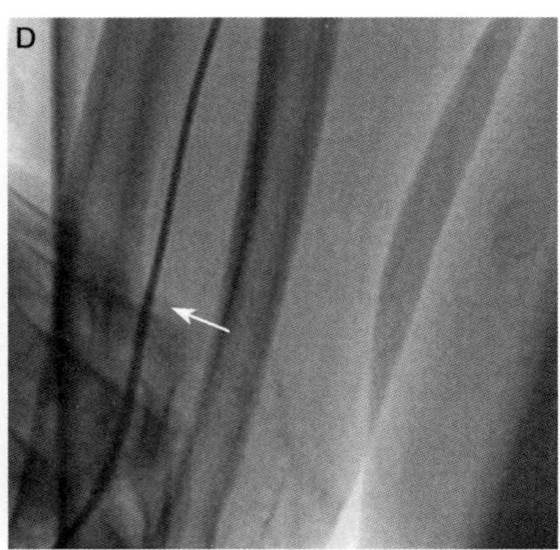

图 7-7　血压计袖带外固定

五、长鞘技术

介入治疗有一个通用原则：当器械无法回撤时，可以送入稍大型号的导管类器械加强支撑或改变局部形态，利于其撤离。譬如，①导丝打折或无法回撤，可以送入微导管或球囊；②球囊难以回撤，可以送入 Guidezilla 延长导管或深插指引导管。以此类推，导管打折难以回撤时，可以送入更长的鞘管（长鞘技术）或用大号指引导管节段代替长鞘（无鞘导管技术），利于其撤离。

增加鞘管直径（增加 1~2F）无疑可增加成功率，但桡动脉损伤并发症也随之增加，要视情况谨慎采用。总体而言，长鞘技术或无鞘导管技术适用于小导管（4F 或 5F）打结。

长鞘技术的要点是长鞘足够长，能够到达打结位置。有术者直接将打结导管回撤，使打结部位到达鞘管口（不换鞘），看似也可达到类似效果。但该操作隐含两个风险：其一是打折导管回拉可能损伤血管壁甚至撕裂；其二是回拉时血管内径渐细，痉挛越加严重，万一解螺旋失败，抓捕器固定远端方案的成功概率也大大降低。因此，当长鞘不够长时，可采用大号指引导管节段代替长鞘（无鞘导管技术）。

1. 长鞘技术　首先用剪刀或手术刀剪断打结导管的体外接口段，固定打结导管同时退出原短鞘管，然后固定打结导管同时送入新的长鞘，抵达打结部位。透视下，在稍前送指引导管的同时，反方向旋转并回拉打折导管进入鞘管[2, 4]（图 7-8、图 7-9）。

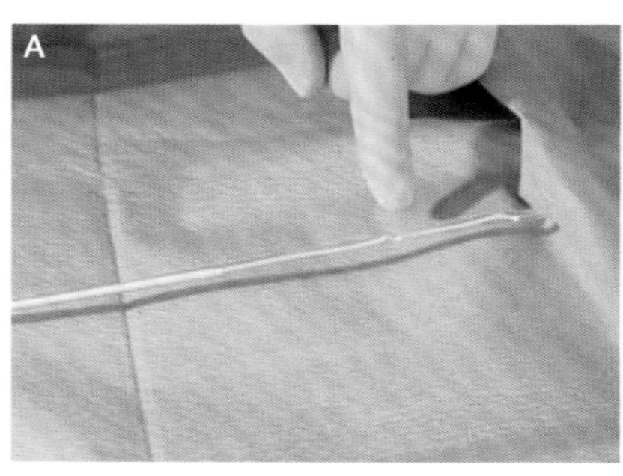

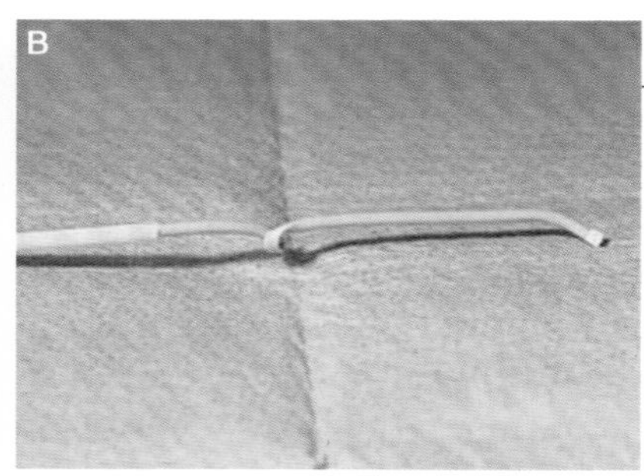

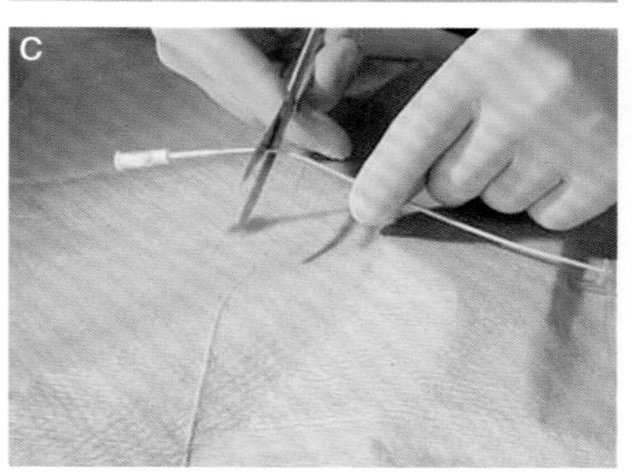

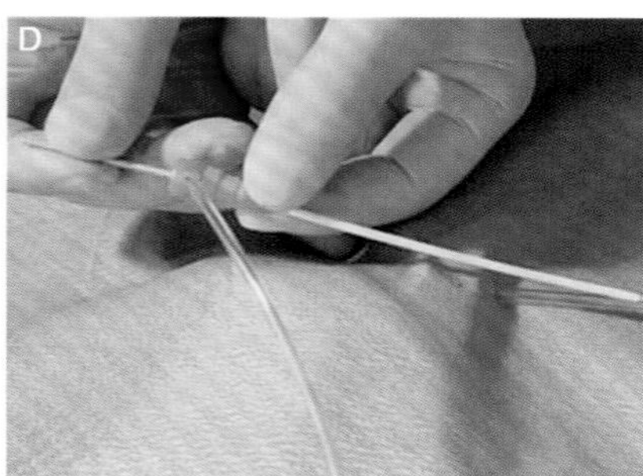

A、B. 打结扭曲的指引导管；
C. 剪断指引导管尾端；
D. 撤离鞘管；
E. 准备更长鞘管（直径与原鞘管相同）；
F. 沿指引导管送入长鞘；
G. 长鞘送至打结处；
H. 前送指引导管的同时，回拉打折的指引导管[4]。

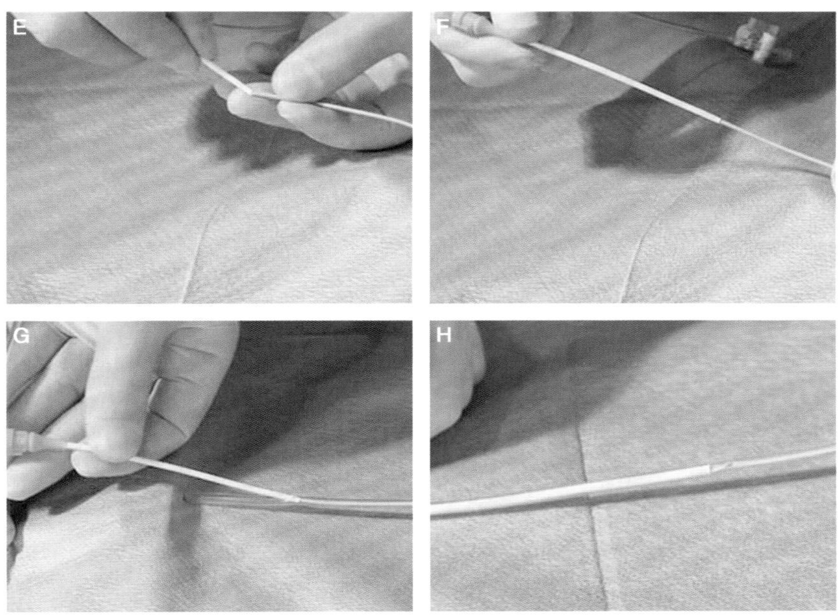

图 7-8　长鞘技术体外模拟

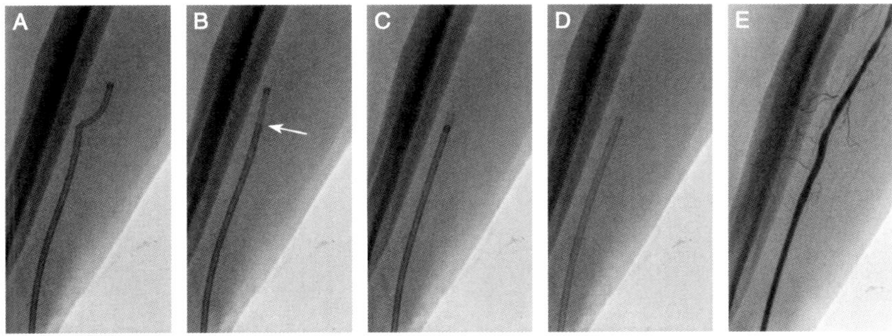

A. 6F JR4 指引导管在右桡动脉打折；
B. 换用 6F 长鞘，送至打折处；
C. 前送长鞘同时回撤打折导管；
D. 完全撤离指引导管；
E. 造影示桡动脉无损伤[4]。

图 7-9　长鞘技术

2. 无鞘导管技术 如打结处位置较高，长鞘不够长，可尝试无鞘导管技术（图 7-10）。①无鞘导管的长度：无鞘导管长度应大于“打结处-穿刺点”距离，小于“打结处-打结导管剪断点”距离（图 7-10G）。②无鞘导管的尺寸：根据 Aminian 等[5]的体外实验结果，6.5F 无鞘导管→5F 造影导管，7.5F 无鞘导管→6F 造影导管和 5F 指引导管，8.5F 无鞘导管→6F 指引导管。如换用普通指引导管代替无鞘导管，7F 指引导管可以套进 5F 造影导管[6]，笔者经验是 6F EBU3.5 指引导管也可以套进 5F TIG 造影导管。由于桡动脉内径有限，8F 导管或鞘管有可能损伤血管，要视情况谨慎采用。

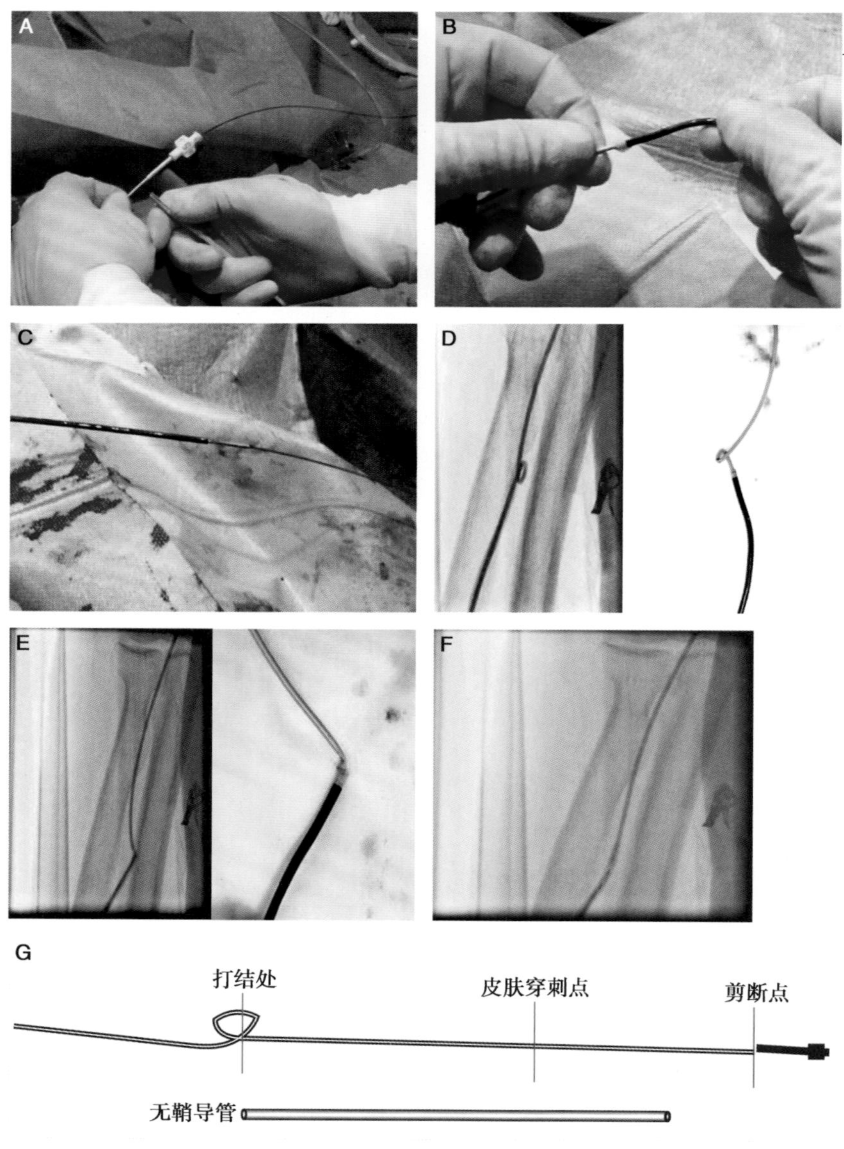

5F JR4 导管（打结导管）尾端切除（A）。5F JR4 导管外套入剪短的 7.5F 导管（无鞘导管），5F JR4 导管内保留 0.035”常规导丝（B）。推送无鞘导管，露出打结导管末端（C）。继续推送无鞘导管至打结处（D）。然后固定无鞘导管，小心回拉打结导管，打结导管解结，并滑入无鞘导管（E~F）[5]。无鞘导管长度的确定（G）：大于“打结处-穿刺点”距离，小于“打结处-打结导管剪断点”距离。

图 7-10 无鞘导管技术

六、远端内固定

1. Snare 抓捕 经股动脉送入抓捕器是解结的最有效方法。操作如下：穿刺股动脉，置入鞘管（一般 6F 即可），6F JR4 送至锁骨下动脉，然后送入抓捕器（如 Amplatz 鹅颈抓捕器）抓住打结导管远端，将打结处拉至粗大血管节段（桡动脉→肱动脉→腋动脉→锁骨下动脉→头臂干→胸主动脉，然后将打结导管和抓捕器导管反向旋转，解开打结。最后送入 0.035” J 形导丝，将打结导管经桡动脉鞘管拉出（图 7-11）[2, 7~9]。

再次强调，一旦发现导管打结，应将打结处保留在直径较大的动脉内，不要将打结外拉至桡动脉，其坏处包括：损伤桡动脉、缩小解结空间、降低圈套成功率。万一打结位于桡动脉远端，由于导管长度有限（100cm），经股动脉的指引导管头端无法到达打结部位，此时加用 Guidezilla/Guideliner 延长导管，可额外增加 25cm 导管长度（图 7-12）[10]。

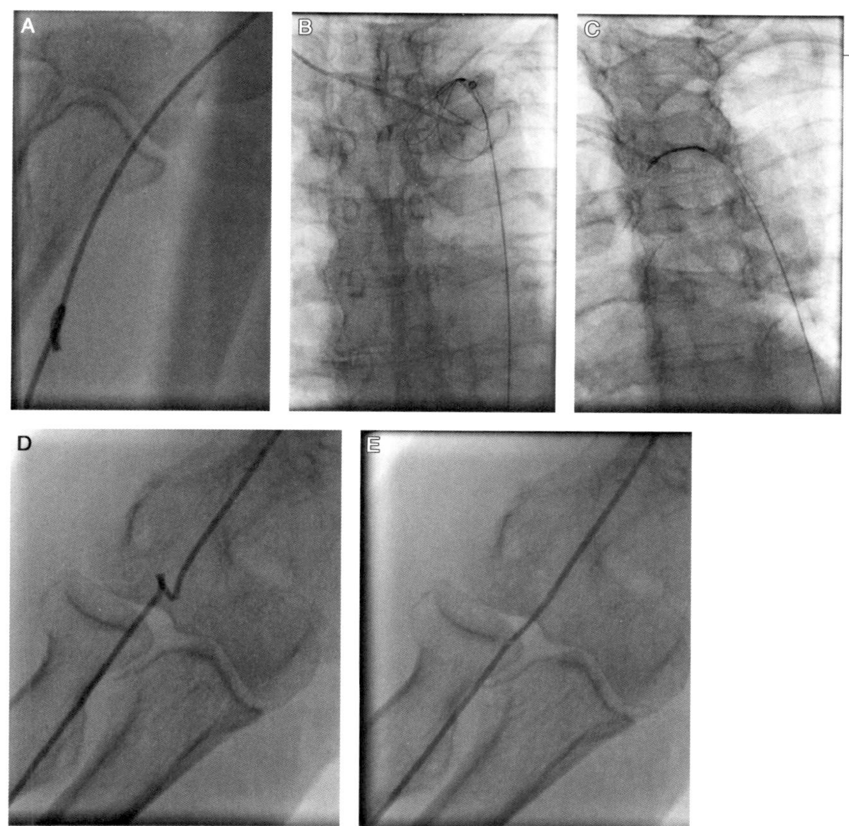

右桡动脉入路，5F JR5 造影导管难以到右冠状动脉开口，反复操作过程中发生肘关节处导管打结（A）。0.035"J 形导丝和 0.014"PTCA 导丝均不能通过打结处，导管被严重咬合，无法前进、后退。穿刺右股动脉，置入 7F 动脉鞘，7F ENSnare 导管送至主动脉弓，抓住 JR5 导管末端（B~C），经抓捕器轻轻回拉并反向旋转 JR5 导管，成功解螺旋（D~E），最后经桡动脉鞘拉出打折导管[11]。

图 7-11　抓捕器辅助下远端固定法

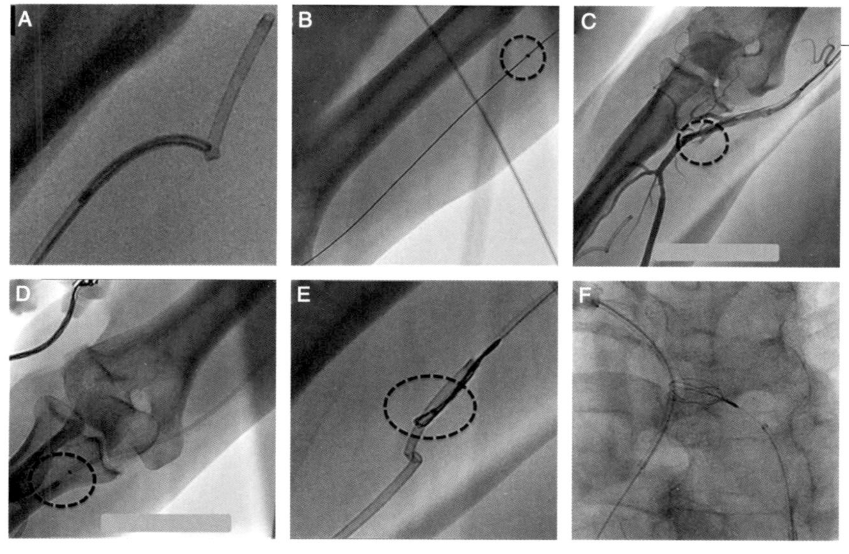

右桡动脉远端 6F XB 指引导管打结，0.035"导丝无法通过并打折（A）。经股动脉送入 100cm 7F JR4 指引导管送至右肱动脉，但长度不够无法靠近打结导管（B，圆圈）。将 Guideliner 延长导管送入肱动脉，造影显示桡动脉起始段无血流，原因为远端 6F XB 指引导管打结堵塞（C，圆圈）。进一步送入 Guideliner 延长导管靠近 6F XB 打结导管远端（D，圆圈），抓捕器抓住（E，圆圈），并拉至胸主动脉成功解结。0.035"导丝通过打结导管（F），经桡动脉顺利拉出打结导管[10]。

图 7-12　延长导管+抓捕器辅助下远端固定法

2. 球囊锚定　如导管室无抓捕器，也可尝试球囊锚定技术，详见图 7-13 例解。

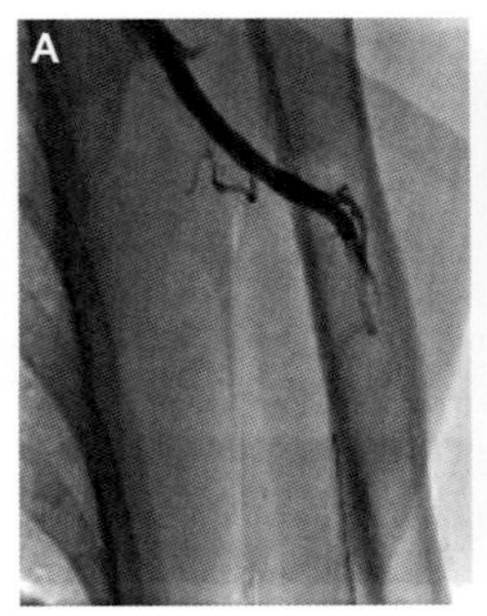
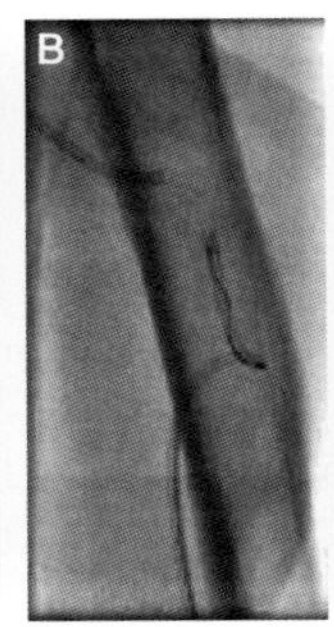
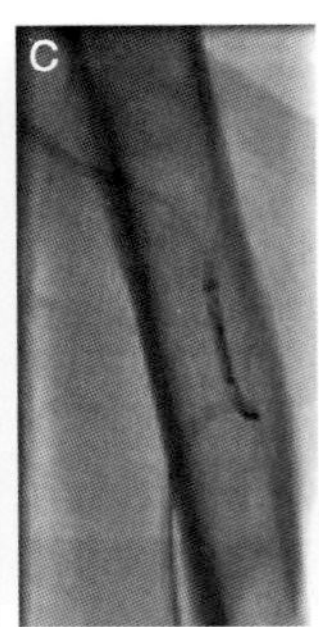
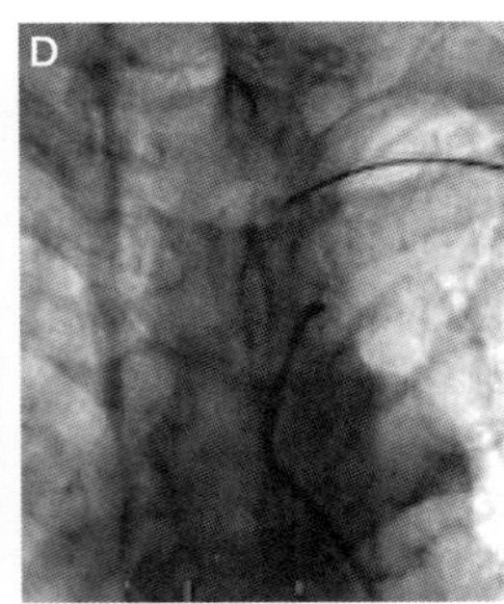

图 7-13 球囊锚定法

左桡动脉入路完成左冠状动脉 PCI 后，6F EBU 3.5 指引导管打结（A）。撤离困难，常规方法包括旋转导管，送入导丝均未奏效。穿刺右股动脉，送入 6F JR4 至左锁骨下动脉，并调整靠近 EBU 3.5 导管，0.014" Whisper 导丝经 JR4 送至 EBU3.5 导管远端（B）。3.0mm×15mm 非顺应性球囊沿导丝经 JR4 导管送至 EBU3.5 导管远端，扩张至 16atm，由此，两根导管连接成功。缓慢回撤 JR4 导管（C）。拖动 EBU3.5 导管至主动脉内（D）。然后解开打结。最后在 0.035"J 形导丝辅助下经左桡动脉撤离 EBU 导管[12]。

参考文献

[1] KASSIMIS G，PANTOS A，ORGERA G，et al. Transradial arterial access catheter knots：towards a new treatment algorithm. Minerva Cardioangiol，2017，65：179-183.

[2] BEN-DOR I，ROGERS T，SATLER L F，et al. Reduction of catheter kinks and knots via radial approach. Catheter Cardiovasc Interv，2018.

[3] PATEL T，SHAH S，PANCHOLY S. A simple approach for the reduction of knotted coronary catheter in the radial artery during the transradial approach. J Invasive Cardiol，2011，23：E126-127.

[4] LEIBUNDGUT G，LOFFELHARDT N，NEUMANN F J. Percutaneous retrieval of a twisted guide catheter using a longer second radial sheath. Catheter Cardiovasc Interv，2014，83：560-563.

[5] AMINIAN A，FRASER D G，DOLATABADI D. Severe catheter kinking and entrapment during transradial coronary angiography：percutaneous retrieval using a sheathless guide catheter. Catheter Cardiovasc Interv，2015，85：91-94.

[6] KWAN T W，CHERUKURI S，HUANG Y，et al. Feasibility and safety of 7F sheathless guiding catheter during transradial coronary intervention. Catheter Cardiovasc Interv，2012，80：274-280.

[7] KIM J Y，MOON K W，YOO K D. Entrapment of a kinked catheter in the radial artery during transradial coronary angiography. J Invasive Cardiol，2012，24：E3-4.

[8] TANNER M A，WARD D. Percutaneous technique for the reduction of knotted coronary catheters. Heart，2003，89：1132-1133.

[9] CHINICHIAN A，LIEBESKIND A，ZINGESSER L H，et al. Knotting of an 8-French "headhunter" catheter and its successful removal. Radiology，1972，104：282.

[10] KORABATHINA R，LEVINE J C，COPOLA J T. Innovative use of a guideliner catheter to assist in snare retrieval of an entrapped kinked guide catheter during transradial coronary intervention. Catheter Cardiovasc Interv，2016，88：1094-1097.

[11] KHOUBYARI R，ARSANJANI R，HABIBZADEH M R，et al. Successful removal of an entrapped and kinked catheter during right transradial cardiac catheterization by snaring and unwinding the catheter via femoral access. Cardiovasc Revasc Med，2012，13：202 e201-203.

[12] LAYLAND J，MCGEOCH R，SOOD A. Novel method of rescuing kinked guide catheter from axillary artery in transradial coronary intervention：the balloon retrieval technique. J Invasive Cardiol，2012，24：E205-206.

第8章　导管损伤冠状动脉开口的防治

导管口就是一把环切刀，沿途血管结构均有可能被误伤，譬如桡动脉切割、迂曲无名动脉切割、误入内乳动脉切割等。本章主要论述冠状动脉主干开口和主动脉窦的损伤和夹层。

必须指出，医源性损伤的原因除器械和病变外，还有使用器械的术者。尽管导管选择、主动脉和冠状动脉开口结构等与导管性血管损伤有关（客观因素），但与术者经验不足、暴力操作导管、注射造影剂不当等也有关系（主观因素）。

还须指出，导管性血管损伤的程度常有限，主因往往是后续的造影剂推注。常见情形是：导管诱发血管内膜破裂口，随后的造影剂推注造成血管进一步的撕裂和夹层形成。也就是说，导管损伤是星星之火，真正燎原的是造影剂的推注。为初步探究造影剂推注的压力，笔者进行了体外模拟测试（图8-1），术者模拟体内造影用同等的力推注造影剂，三通连接压力泵。结果发现，10名术者推注的压力平均为（6.1±1.3）atm。究竟有多高？1atm=760mmHg，6atm相当于正常人收缩压（120mmHg）的38倍！记住这个数字，相信大家对造影和冒烟会有所畏惧，有所忌惮。

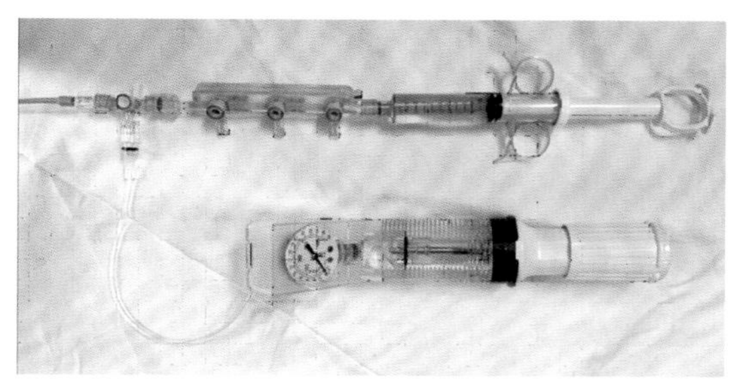

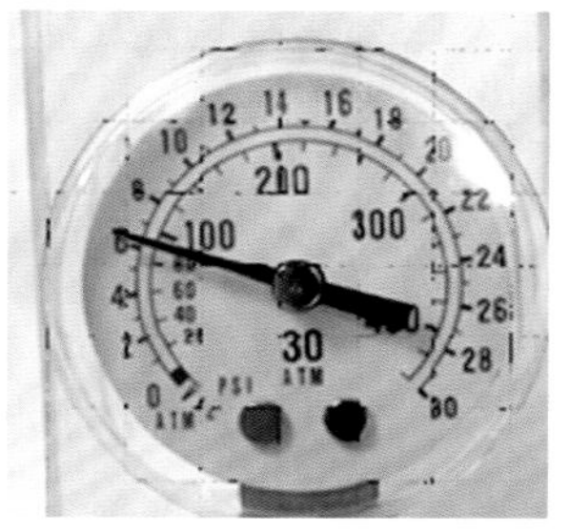

图8-1　造影剂推注压力的体外模拟测试

一、危险因素

1. 导管因素　所有高张力（高阻力）的导管操作均是血管损伤的高危因素，尤其是入路扭曲时更易发生。

（1）导管类型：指引导管的夹层发生率是造影导管的两倍[1]，导管型号越大、支撑力越强的导管越容易发生血管夹层。左冠状动脉：XB>EBU>BL>JL；右冠：AL>SAL>JR。Amplatz Left（AL）是右冠状动脉介入强支撑指引导管，适用于右冠状动脉开口变异、极度弯曲、钙化或慢性完全闭塞（chronic total occlusion，CTO）病变等复杂病变。由于导管的头端较长，一般紧贴主动脉壁，因此阻力较大，旋转需要轻柔缓慢，带阻力操作或不当的造影易损伤主动脉壁或冠状动脉开口，可导致血管夹层。

（2）导管深插：撤离导丝、球囊过快，或撤离高阻力器械（未彻底减压的球囊、拘禁导丝等）时容易导致导管深插，需要特别注意。AL系列、EBU系列等指引导管撤离时可能矛盾性深插，导管撤离要缓慢，撤离时最好将PTCA导丝柔软段留置于冠状动脉内。若需指引导管深插，最好沿球囊或多根导丝前送。若想避免导管深插，可使用导丝阻挡：主动脉窦漂浮导丝避免指引导管进入左主干和右冠状动脉开口；回旋支导丝可避免指引导管深插进入前降支。

（3）左冠状动脉导管进入右冠状动脉：如EBU或JL导管意外进入右冠状动脉，容易引发右冠状动脉开口夹层。右前斜30°是中山医院左冠状动脉导管操作的常规体位。在该体位，左冠状动脉开口和右冠状动脉开口在横向维度比较接近，纵向维度上左冠状动脉开口要高于右冠状动脉开口（图 8-2）。如不熟悉二者空间位置关系，左指引导管偶尔会误入右冠状动脉诱发夹层形成。以 EBU 导管为例：其常规操作手法为下位法，首先沿 0.035”导丝前送 EBU 导管至窦底（一般为右冠状窦），回撤导丝至导管内，然后提拉 EBU 的同时顺时针旋转，此时注意导管有一个跳跃动作，导管自右冠状窦跳入左冠状窦，然后调整 EBU 导管至左冠状动脉开口（顺时针或逆时针旋转，配合前送或回撤）。如导管无跳跃动作，保留在右冠状窦内操作，有可能进入右冠状动脉诱发夹层形成（图 8-3）。

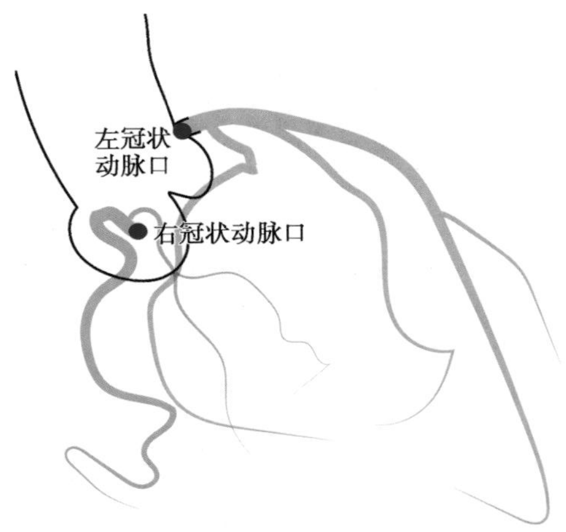

图 8-2　冠状动脉开口的位置关系（右前斜 30°）

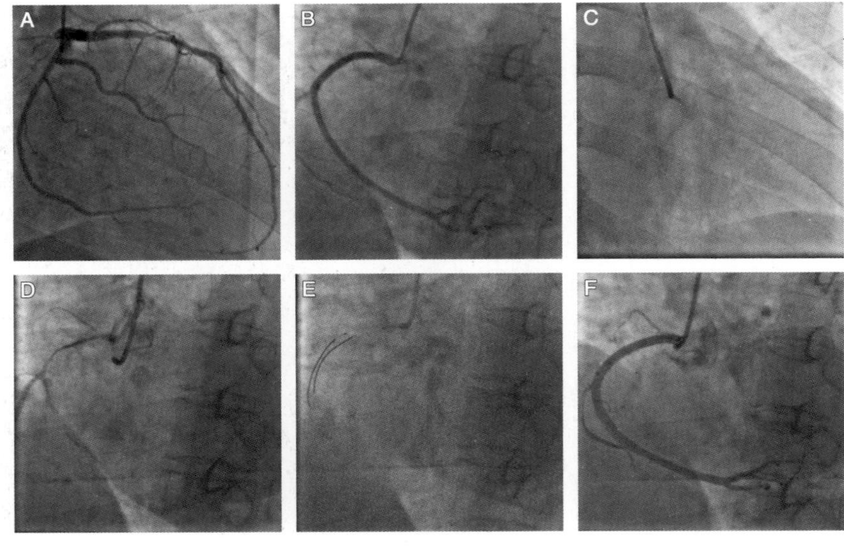

图 8-3　EBU 左指引导管诱发右冠状动脉夹层形成

64 岁女性患者。劳力性心绞痛。5F TIG 冠状动脉造影显示前降支近段狭窄 80%（A）。右冠状动脉管壁不规则（B）。换入 6F EBU3.5 指引导管拟行前降支介入治疗，右前斜 30°操作导管过程中 EBU 指引导管进入右冠状动脉开口（C）。立即撤离导管。患者随即出现胸闷，血压从 160/80mmHg 下降至 120/60mmHg，心率从 80 次/min 下降至 60 次/min。考虑导管性右冠状动脉损伤。换用 6F JR3.5 指引导管，主动脉根部非选择性轻柔冒烟，发现右冠状动脉近中段长程夹层形成，血流仍维持 TIMI 3 级（D）。Runthrough 导丝送至右冠状动脉中段，IVUS 检查发现导丝位于假腔，另取 Sion 导丝成功调整至真腔（E）。置入 3.0mm×38mm 和 3.5mm×38mm 支架（F）。择期安排前降支介入治疗。

2. 冠状动脉因素　包括冠状动脉开口方向异常（导管不同轴）、冠状动脉开口斑块、冠状动脉基础疾病为自发性夹层（图 8-4）等。需要注意的是，右冠状动脉开口向下时，在送入 0.035”导丝时有可能意外进入右冠状动脉内（图 8-5）。

3. 造影因素　推注造影剂是一项技术活，注意控制造影剂推注的时间、力度和剂量，特别注意以下 3 点。

（1）避免导管口贴壁：导管贴壁有三大征象，即高张力、压力嵌顿、无回血。因此，在造影或冒烟前需要感觉一下导管是否有够高张力，看一下压力有无嵌顿，抽一下有无回血。压力嵌顿表现为动脉导管压力的左室化或明显衰减（图 8-6）。

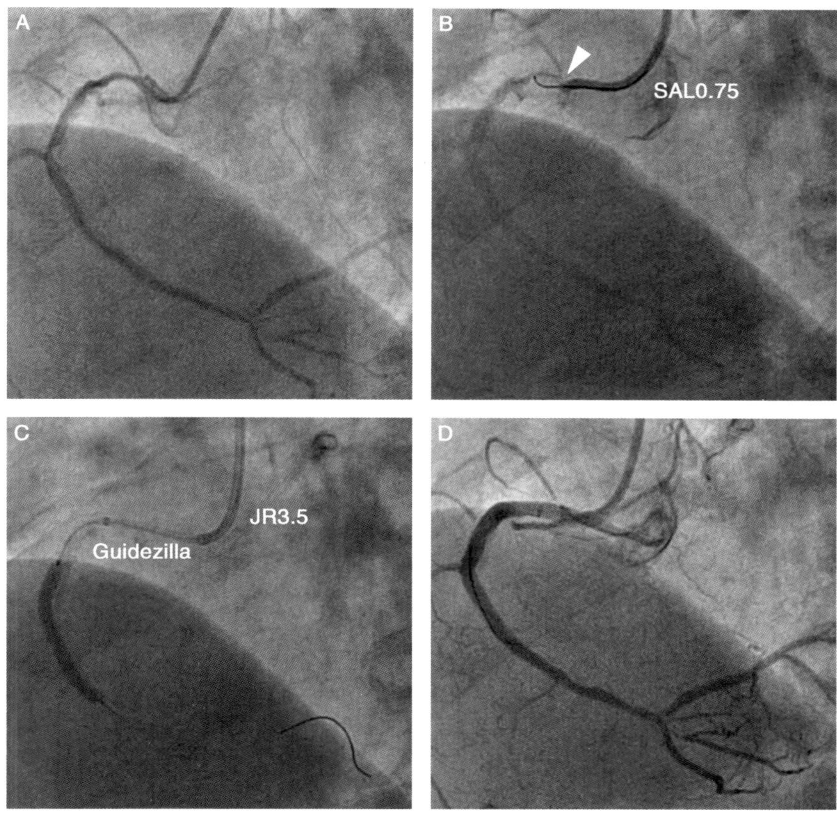

74 岁女性患者。稳定型心绞痛，择期右冠状动脉介入。造影显示右冠状动脉开口向上（羊角形）伴严重病变，近中段弥漫性病变伴钙化（A）。指引导管选择要有较强支撑性，同时谨防开口夹层，权衡后选择 SAL0.75。为避免冒烟和造影可能诱发的夹层，仅参考右冠状窦钙化影（右冠状动脉开口下方）判断导管到位，然后 Runthrough 导丝轻柔前送，反复尝试均遭遇较大阻力，轻轻造影发现导丝进入假腔，夹层使右冠状动脉开口加重至次全闭塞（B）。立即换入 JR3.5 指引导管，导丝顺利进入右冠状动脉真腔，然后在 Guidezilla 延长导管支持下完成右冠状动脉介入治疗（C~D）。

图 8-4　右冠状动脉开口病变的医源性夹层

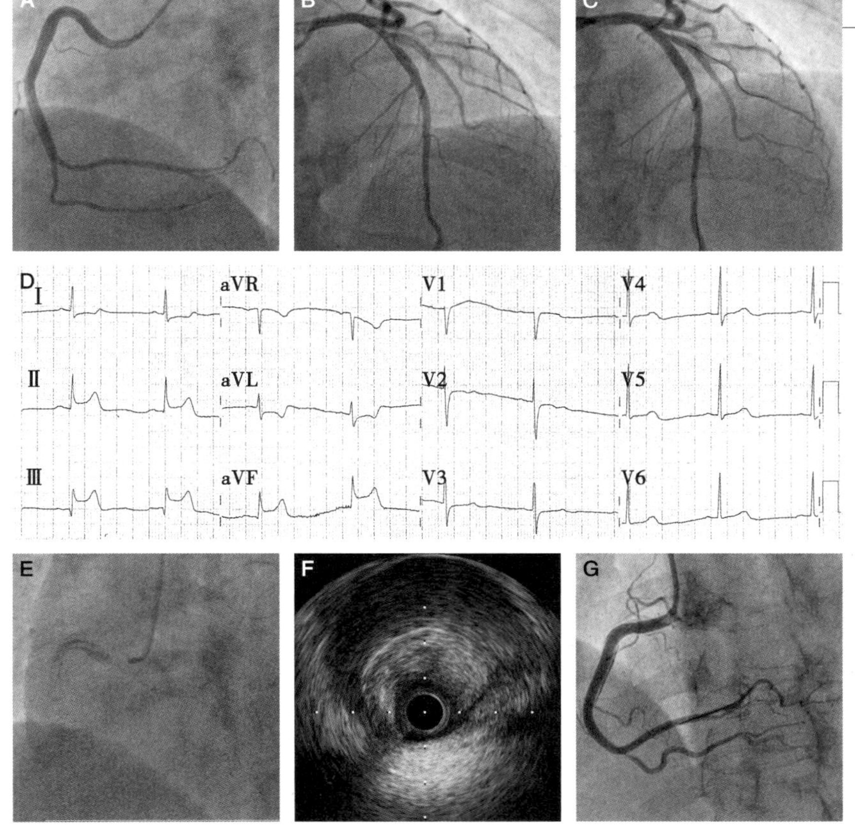

54 岁女性患者。不典型胸闷。造影显示右冠状动脉开口向下（A）。前降支近段狭窄 70%（B）。6F EBU3.5 指引导管到位，IVUS 指导下对前降支简单病变行介入治疗（C）。手术顺利。患者回病房 1h 后出现胸痛，心电图示Ⅱ、Ⅲ、aVF 导联 ST 段抬高（D），提示急性下壁心肌梗死。仔细回顾 PCI 过程，未发现右冠状动脉损伤征象。助手“主动投案”：更换指引导管时 0.035” 导丝疑似误入右冠状动脉。鉴于该患者右冠状动脉开口向下，具有导丝损伤的解剖基础。再次介入干预，采用 6F JR3.5 指引导管，微量冒烟，发现右冠状动脉严重夹层伴血流受损（E）。IVUS 证实右冠状动脉长程夹层撕裂至远段（F）。最后成功置入 3 枚支架，结果尚可（G）。H 为粗导丝损伤示意图。

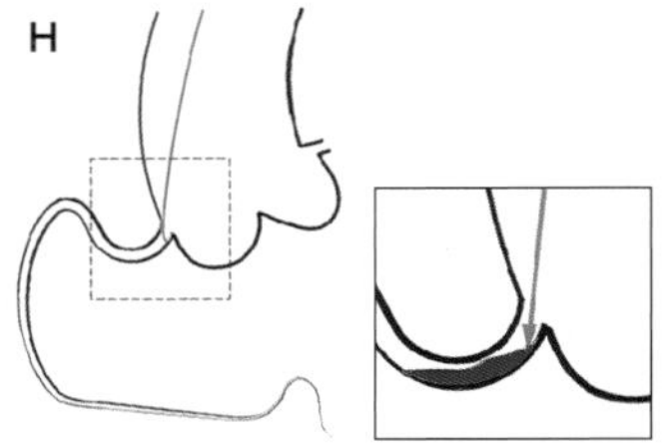

图 8-5　右冠状动脉开口向下，粗导丝诱发夹层

（2）避免生理盐水空白期：导管到达主动脉后需要排空残留在腔内的生理盐水，进入冠状动脉开口后可直接冒烟。冒烟前的空白期其实是冒生理盐水，对血管损伤的杀伤力等同于冒造影剂，由于盐水不显影，其杀伤力更甚于造影剂。因此“不可见”的盐水空白期是夹层扩大的极高危时期。

（3）及时发现异常征象：推注造影剂的一般规律是先轻后重，逐渐发力。对具有高危冠状动脉因素或导管因素的患者，先冒烟再造影。牢记推注压是正常人收缩压的 38 倍！一旦发现造影剂残留等血管损伤征象时，立即停止造影（图 8-7）。这一点知易行难，要有心理预期才能及时收手。

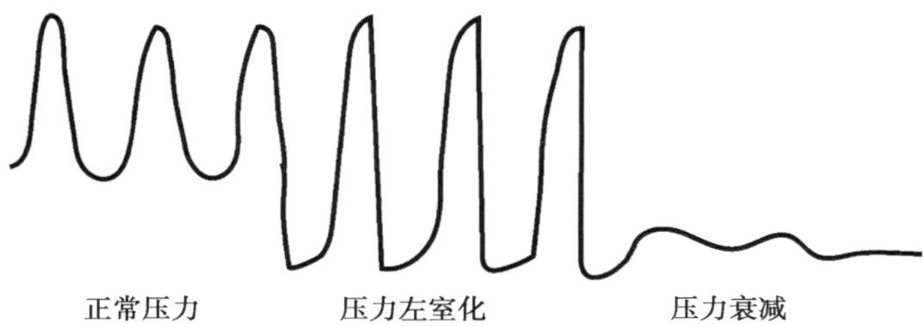

图 8-6　导管嵌顿的压力曲线

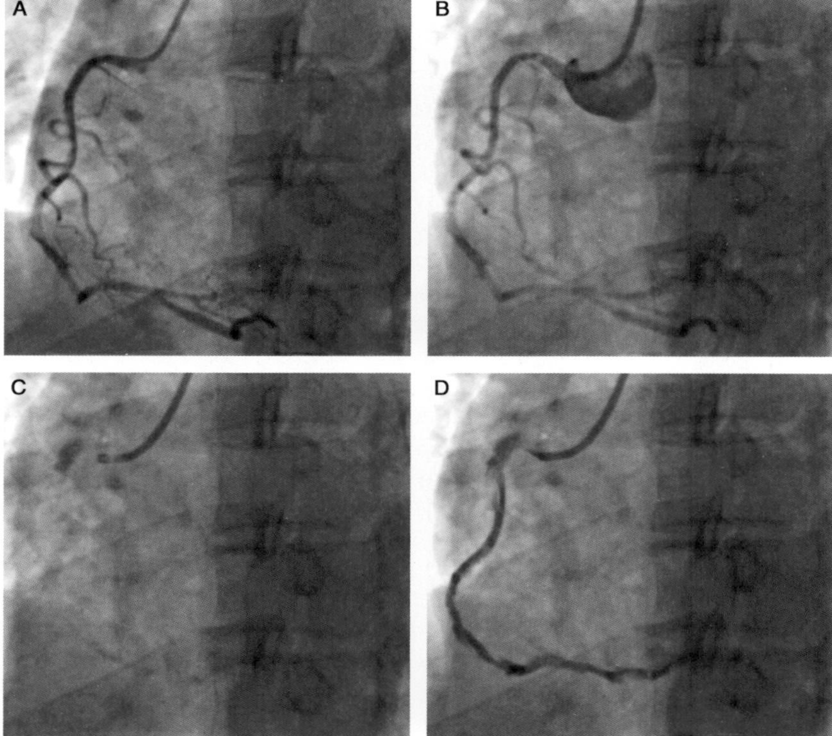

图 8-7　稳定性冠状动脉疾病基础上的医源性夹层加重

36 岁女性。急性下壁心肌梗死。鉴于年轻女性，无危险因素，术前推测为特殊类型的急性心肌梗死（acute myocardial infarction，AMI），如稳定性冠状动脉疾病（stable coronary artery disease，SCAD）、痉挛、自身免疫性疾病、梅毒等。5F TIG 造影发现右冠状动脉较小，疑似自发性壁内血肿形成（A）。拉出造影导管。为进一步证实壁内血肿，并排除冠状动脉痉挛，考虑进行冠状动脉内硝酸甘油注射和 IVUS 检查。换用 6F JR3.5 指引导管非选择性造影（B）。然后小心操作进入右冠状动脉开口（C），造影时出现右冠状动脉全程螺旋形夹层（D）。患者立即出现胸痛、心动过缓和低血压。鉴于全程夹层，不适合介入干预，给予临时起搏后保守治疗。2 个月后冠状动脉 CTA 复查恢复正常。回顾性阅片，6F JR3.5 指引导管造影前右冠状动脉近段已经有明显的造影剂残留（C），提示已经有夹层形成。但夹层是否累及右冠状动脉中远段？应该没有，因为 JR3.5 指引导管在正式造影前已经非选择性造影，导管内并无 NS 残留，只有造影剂，如有累及必然出现中远段造影剂残留。如在此时停止注射造影剂，直接进导丝和 IVUS 检查，有可能避免悲剧发生。该病例的教训有二：一是 SCAD 的治疗原则是“不介入、少介入、轻介入”；二是导管性损伤是星星之火，真正燎原的是造影剂的推注。

二、医源性冠状动脉开口夹层的处理策略

一旦发现冠状动脉开口夹层，首选支架治疗，尤其是血流动力学不稳定的患者（图 8-8、图 8-9）。PCI 的关键是导丝进入真腔，避免假腔的进一步扩大，同时准备循环呼吸支持。具体操作注意以下几点：①仔细读片，判断真腔的位置和导丝的进入点。②更换导管，原导管应该果断更换，切忌抱着侥幸心理继续调整原肇事导管，以免假腔进一步扩大。一般，右冠状动脉可换用 JR 系列，左冠状动脉可换用 JL 系列。更换指引导管后可改变导管与冠状动脉开口的接触点和方向，利于导丝进入真腔。③软导丝轻柔操作，根据读片结果凭借手感送导丝至夹层血管远端。④禁止造影，可采用血管内超声（intravascular unltrasound，IVUS）确定真腔后介入治疗。⑤紧急支架置入时，普遍存在支架选择过小、后扩张不充分、血肿吸收后导致支架贴壁不良等局限，导致长期随访的再狭窄率高，有报道高达 30%[2]。因此，建议在腔内影像学指导下选择支架并优化后扩张。

外科冠状动脉旁路移植术（coronary artery bypass grafting，CABG）手术适用于血流动力学稳定患者，尤其是夹层累及主动脉或三支血管病变的患者（图 8-10）。

对于血流动力学稳定、夹层局限或较轻的患者，处理存在分歧。一种观点是，鉴于夹层存在短期内迅速进展的潜在风险（夹层进展或者继发血栓形成），对这部分"轻患者"也应给予"预防性"血运重建处理[3]。另一种观点是采取保守治疗，主要包括 β 受体阻滞剂防止血管壁内夹层进展和抗栓治疗防止血管腔内继发性血栓形成。Eshtehardi 等[1]报告 38 例左主干医源性夹层患者中，1 例（3%）来不及抢救死亡，6 例（16%）药物保守处理，31 例（82%）血运重建（PCI 和/或 CABG）；5 年随访发现，31 例血运重建患者中死亡 2 例（PCI 1 例，CABG 1 例），12 例发生主要心血管不良事件（major adverse cardiovascular events，MACE）事件。令人意外的是，6 例保守治疗患者并无不良事件发生（表 8-1）。

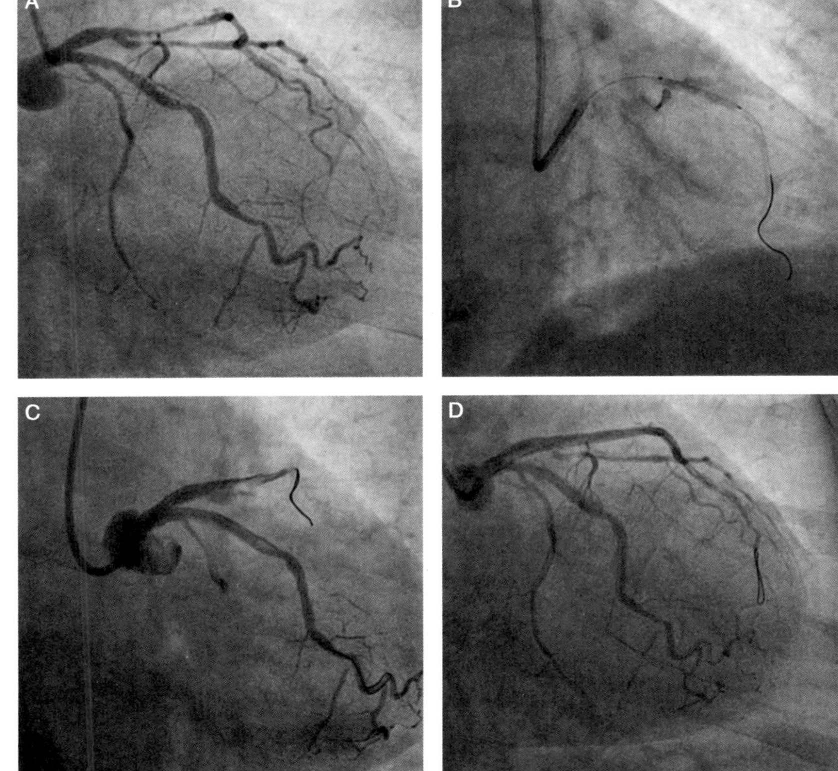

72 岁女性患者。不稳定型心绞痛。造影示前降支-对角支分叉病变（A），拟行介入治疗。6F EBU3.5 指引导管到位，一冒烟，发现左主干巨大夹层，血流中断。患者立刻胸痛、冷汗、低血压、心动过缓。立即准备循环呼吸支持的同时换导管，进导丝。换用 6F JL4.0，凭手感将导丝送至血管远端，因病情紧急未行 IVUS，仅凭手感基本确认真腔，送入球囊扩张（B）。然后轻轻造影，发现导丝位于前降支远段，前降支中段夹层闭塞，回旋支通畅但夹层形成。立即送入导丝至回旋支作保护（C）。然后送导丝至粗大对角支，前降支和对角支分别球囊扩张后，血流恢复，患者症状缓解，血流动力学渐趋稳定。最后在 IVUS 指导介入下，左主干至前降支远段置入支架 4 枚。最后造影显示可见全部主要血管夹层征象，但血流均为 TIMI 3 级（D）。

图 8-8　EBU 指引导管引起左冠状动脉弥漫性夹层，紧急支架置入

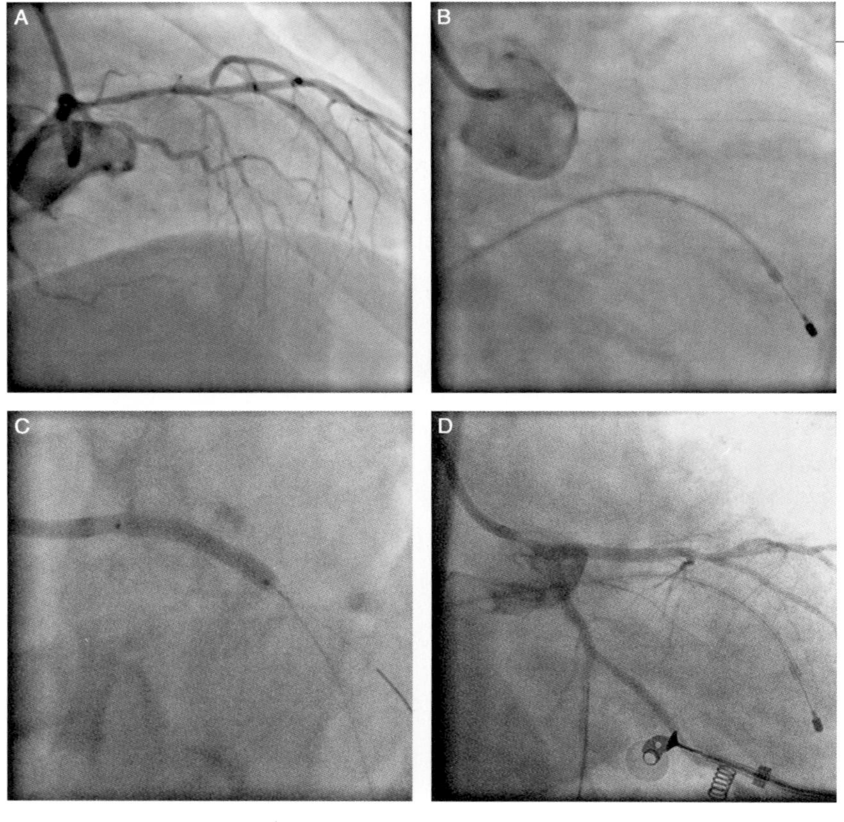

54 岁男性患者。高血压和吸烟病史。因不稳定型心绞痛入院。冠状动脉造影显示前降支单支病变(A)。拟行前降支介入治疗,经右股动脉送入 7F JL3.5 指引导管,操作时患者出现严重胸痛,心电监护导联显示Ⅰ导联 ST 段抬高伴Ⅱ、Ⅲ导联压低,继之出现左束支传导阻滞(left bundle branch block,LBBB)和心动过缓,最后快速演变成反复室颤。予反复除颤,置入临时起搏器和 IABP。同时造影显示左主干夹层闭塞。幸运的是,0.014" Fielder 导丝顺利通过左主干送入前降支真腔(B)。Sprinter 2.0mm×10mm 预扩张后恢复前向血流,另一导丝送入回旋支,并做球囊对吻,前降支 TIMI 2 级血流,回旋支 TIMI 3 级血流。左主干-前降支置入 3.0mm×30mm 支架(C)。并和回旋支球囊对吻,最后结果良好(D)。

图 8-9　JL 指引导管引起左主干夹层,紧急支架置入[4]

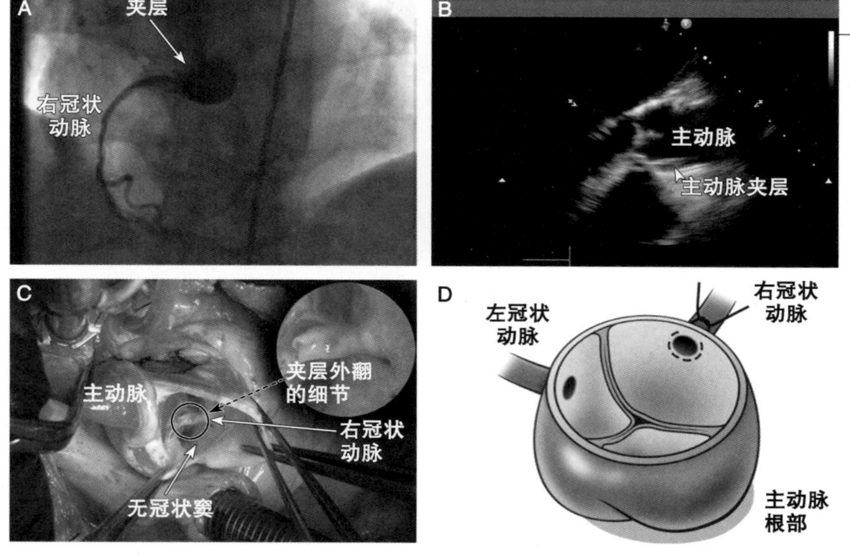

68 岁女性患者。因 NSTEMI 入院。诊断性冠状动脉造影诱发 360°右冠状动脉开口夹层累及右冠状窦(A),患者立即出现严重心动过缓,超声心动图证实主动脉根部夹层形成(B)。置入临时起搏器后送外科紧急手术。术中见右冠开口主动脉夹层(C),给予静脉搭桥后结扎右冠状动脉近段(D)。6d 后患者出院。

图 8-10　主动脉-右冠状动脉开口夹层,紧急外科手术[5]

表 8-1　左主干医源性夹层的处理方法[1, 3]

作者	病例数/例	PCI	CABG	保守	存活
Garcia-Robles JA	1	0	1	0	1
Hennessy TG	1	1	0	0	1
Cameron J	6	6	0	0	6
Al-Saif SM	1	1	0	0	1
Nageh T	1	1	0	0	1
Jain D	1	1	0	0	1
Mulvihill NT	1	1	0	0	1
Awadalla H	1	0	1	0	1
Lee SW	10	10	0	0	10
Cheng Cl	13	11	2	0	11
Onsea K	18	18	0	0	16[a]
Eshtehardi	38	14	17	6	37
总计	92	64	21	6	51

三、医源性主动脉窦夹层的处理策略

2015 年一项研究回顾分析 74 例冠状动脉介入相关升主动脉夹层患者，发生率为 0.06%。其中 36 例保守治疗，35 例血管成形术和支架置入术，3 例心脏外科手术。其中 2 例患者死于心源性休克。在平均随访 51.2（16.4~104.8）个月后，患者没有进展。说明采用保守的方法治疗后有着较好的短期和长期预后，支架封闭破口具有良好疗效。

采取保守治疗或外科手术，是个问题（图 8-11、图 8-12），可分 3 个层次讨论：

1. 临床症状　一旦出现严重临床后果，如血流动力学不稳定、累及弓部血管、出现主动脉瓣反流、出现血性心包积液，此时紧急外科手术并无多少歧义。

2. 血肿大小　医源性升主动脉夹层按其严重性分为 3 个等级[6]：1 级局限于同侧冠状窦，2 级延伸至升主动脉近段（<40mm），3 级超出升主动脉近段（>40mm）。如范围局限于同侧冠状窦或累及升主动脉<40mm，可观察随访。冠状动脉开口部位置入支架可有效封闭破口。超出升主动脉根部 40mm 以上的夹层通常需要紧急外科手术。

3. 进展预测　常见的临床困惑是：患者已经出现医源性升主动脉夹层，但临床情况稳定，此时是否需要外科手术？笔者认为，这很大程度上取决于术者对疾病发展的预测，需要考虑以下因素：①破口位置。导管性主动脉窦夹层可以由导管直接损伤所致，也可由冠状动脉主干夹层逆向累及至主动脉。若破口位于冠状动脉开口部位，冠状动脉开口部位置入支架可有效封闭破口[7]，此时主动脉夹层扩展的可能性较小，保守治疗比较安全。相反的，若破口位置远离冠状动脉开口，需要高度警惕夹层的进展。②动脉壁结构缺陷。若患者有动脉中层退行性变（如马方综合征、二尖瓣脱垂等）、内膜粥样硬化（糖尿病、老年等）、血压过高等，容易发生夹层扩展。因此，对破口无法封闭、动脉壁结构缺陷的患者，更要积极处理。

需要注意的是，保守治疗并非不作为，包括支架封闭冠状动脉开口破口[8]，控制血压，动态观察临床症状，CTA 检测血肿进展，一旦进展应及时转化处理策略。

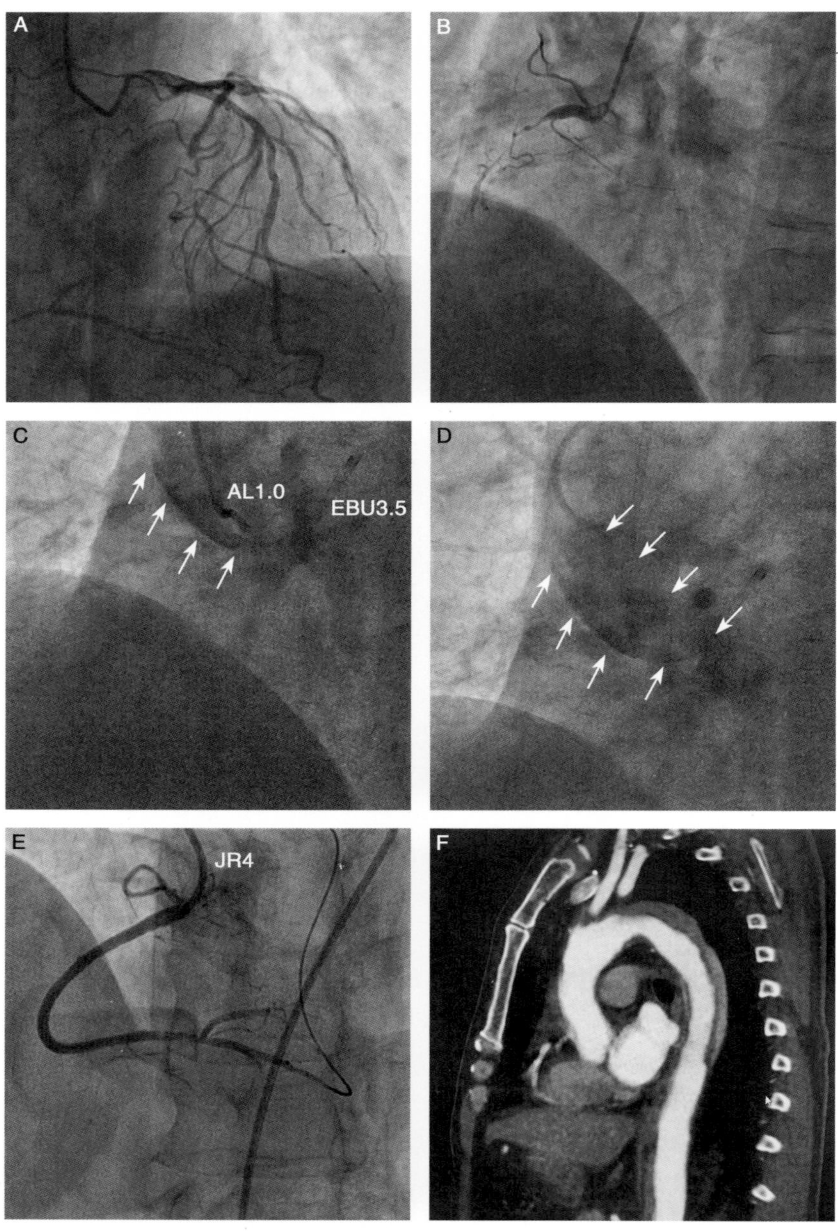

67岁男性患者。陈旧性下壁心肌梗死。造影显示右冠状动脉和回旋支CTO病变（A~B）。6F AL1.0指引导管难以到位右冠状动脉开口，冒烟诱发主动脉夹层（C~D）。鉴于患者并无明显主诉不适，换用6F JR4指引导管后经逆向途径开通CTO病变并置入支架（E）。回病房后5h，患者诉腰背疼痛，紧急CTA发现主动脉A型夹层，破口位于右冠状窦和右冠状动脉开口附近（F）。在准备外科手术期间患者猝死。

图8-11　AL指引导管诱发致死性主动脉夹层

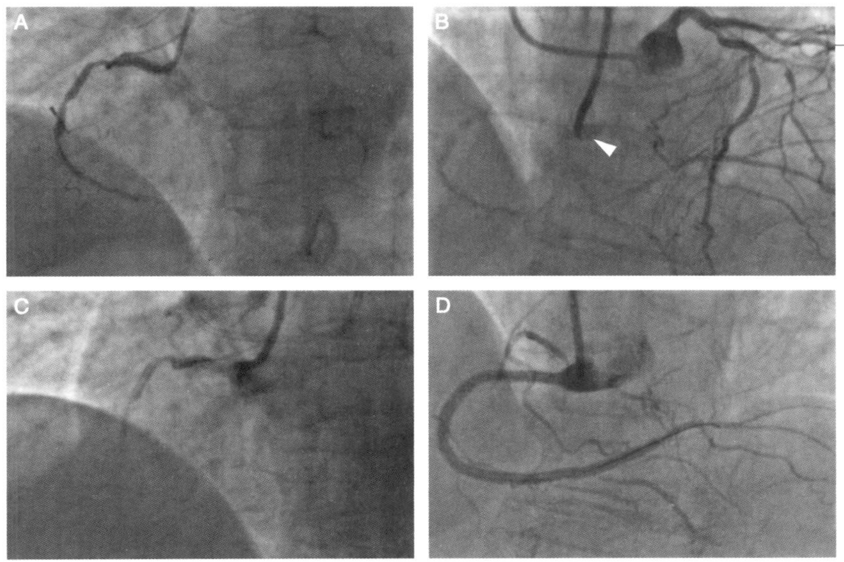

72 岁女性患者。反复活动后胸闷 3 年。诊断为劳力性心绞痛。造影见右冠状动脉近中段中重度狭窄，远段完全闭塞（A）。6F AL0.75 指引导管操作阻力较大，与右冠状动脉开口成直角（同轴极差），行双侧造影时发现右冠状窦及右冠状动脉开口可见右冠状窦造影剂滞留，提示存在夹层（B）。立即换用 6F SAL0.75 右指引导管，同轴性改善（C）。SION 导丝在 135cm Corsair 微导管支撑下通过闭塞病变处。球囊扩张后血管内超声检查示右冠状动脉近段至开口可见夹层征象及壁内血肿，顺利完成支架置入（D）。右冠状动脉开口附近的主动脉窦局部仍可见夹层征象，鉴于范围较小，予保守治疗。术后随访半年，无临床事件。

图 8-12　AL 指引导管诱发局限性右冠状窦夹层，保守治疗成功

四、小结

导管性血管损伤与导管选择、血管结构密切相关，但与术者带阻力操作导管、后续注射造影剂等也有很大关系。导管性血管损伤的常见机制总结如图 8-13 所示。

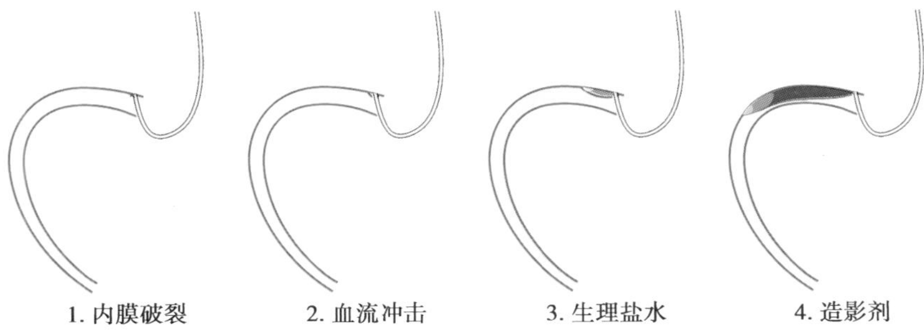

图 8-13　导管性血管损伤的常见机制

参考文献

[1] ESHTEHARDI P，ADORJAN P，TOGNI M，et al. Iatrogenic left main coronary artery dissection：incidence，classification，management，and long-term follow-up. Am Heart J，2010，159：1147-1153.

[2] GOLDSTEIN J A，CASSERLY I P，KATSYIANNIS W T，et al. Aortocoronary dissection complicating a percutaneous coronary intervention. J Invasive Cardiol，2003，15：89-92.

[3] ONSEA K，KAYAERT P，DESMET W，et al. Iatrogenic left main coronary artery dissection. Neth Heart J，2011，19：192-195.

[4] BANSAL N O，SHIVAPUJE S K. Left main artery dissection with bail out stenting during percutaneous coronary intervention. Indian Heart J，2013，65：707-709.

[5] ARTEMIOU P，LUKACIN S，KIRSCH P，et al. Surgical Treatment of a Catheter-Induced Iatrogenic Dissection of the Right Coronary Artery following Cardiac Catheterization. J Tehran Heart Cent，2016，11：30-33.

[6] DUNNING D W，KAHN J K，HAWKINS E T，et al. Iatrogenic coronary artery dissections extending into and in-

volving the aortic root. Catheter Cardiovasc Interv, 2000, 51: 387-393.

[7] DASH D. Complications encountered in coronary chronic total occlusion intervention: Prevention and bailout. Indian HeartJ, 2016, 68: 737-746.

[8] KASSIMIS G, RAINA T. A Practical Approach to the Percutaneous Treatment of Iatrogenic Aorto-coronary Dissection. Open Cardiovasc Med J, 2018, 12: 50-54.

第9章 右冠状动脉开口异常的指引导管操作技巧

TIG造影导管可完成大多数ARCA的造影，相比之下，指引导管的选择要困难复杂得多。不管ARCA起源于左冠状窦（A型）、升主动脉左侧（B型）或右侧（C型），其开口位置均高于正常右冠状动脉开口。另外，不管ARCA开口于哪里，最后右冠状动脉必然走行于右房室沟。因此，不管哪种类型的ARCA，右冠状动脉起始段肯定为陡直向下走向，开口部往往呈现鸟嘴样转折或裂隙样开口，从而导致指引导管难以到位，即使到位也难以提供良好的支撑。

一、无所适从的指引导管

ARCA指引导管的选择前辈们已经总结了一些经验（表9-1），如上所述，所有左指引导管均可尝试用于开口于左冠状窦的ARCA（A型）介入治疗，但仅是尝试，成功率低下。Sarkar等[1]研究了24例右冠状动脉异常起源于左冠状窦的PCI患者，均经股动脉途径，仅有1例患者适用JR4，平均使用3.2个指引导管，总共使用的指引导管类型有8种之多。可见，指引导管选择看似有原则，实则非常复杂，让人无所适从，寻找合适的指引导管是个不小的考验（图9-1~图9-3）。

表9-1 ARCA指引导管选择原则

ARCA开口部位	指引导管选择原则
左冠状窦（A型）	可选用所有左指引导管，如AL、JL、BL、XB、EBU等（图9-1）
升主动脉左侧（B型）	通常位于窦体交界处上方，比左冠状动脉开口靠前。因此一般选用AL导管即可[2,3]，因为AL导管头端更长，容易达到高位开口，同时提供卓越的支撑力（图9-2）
升主动脉右侧（C型）	相当于右冠状静脉桥血管的开口。因此指引导管选择原则可参考静脉桥血管（右冠状动脉）的开口，如JR或AL、MPA、IL等

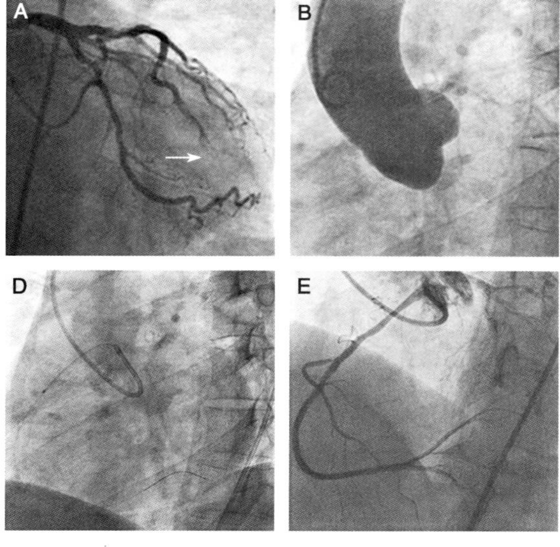

50岁男性患者。急性下壁心肌梗死。股动脉径路造影显示前降支血流缓慢（A），注射硝酸甘油后缓解。JR4无法找到右冠状动脉开口。左前斜位主动脉造影无法显示右冠状动脉开口位置（B）。由于大部分右冠状动脉开口畸形为开口于左冠状窦，AL2指引导管顺利在左冠状窦找到右冠状动脉开口，近中段完全闭塞（C），抽吸出大块血栓（D），并置入支架1枚（E）。6d后出院。

图9-1 AL2指引导管完成A型ARCA急诊PCI治疗[4]

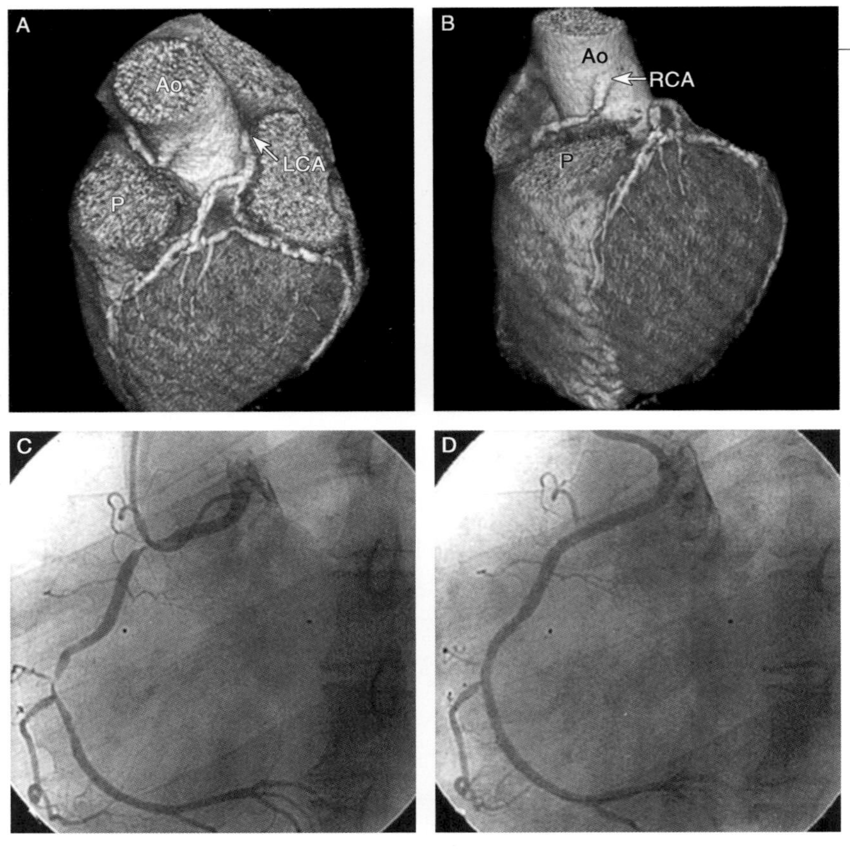

54岁男性患者。急性下壁心肌梗死，Ⅲ度AVB。JR、AR、AL造影导管均无法找到右冠状动脉开口，非选择性造影提示右冠状动脉远段TIMI 3级血流，开口显示不清，怀疑开口于左冠状窦。期间，患者症状缓解，恢复窦律。中止急诊手术。3d后冠状动脉CTA显示左冠状动脉起源于无冠状窦(后窦)，右冠状动脉起源于升主动脉(左冠状窦窦体线上方)，行走于主肺动脉之间，两处严重狭窄(A～B)。第7天，6F AL1指引导管到位(C)，并顺利置入支架(D)。

图9-2　AL1.0指引导管完成B型ARCA急诊PCI治疗

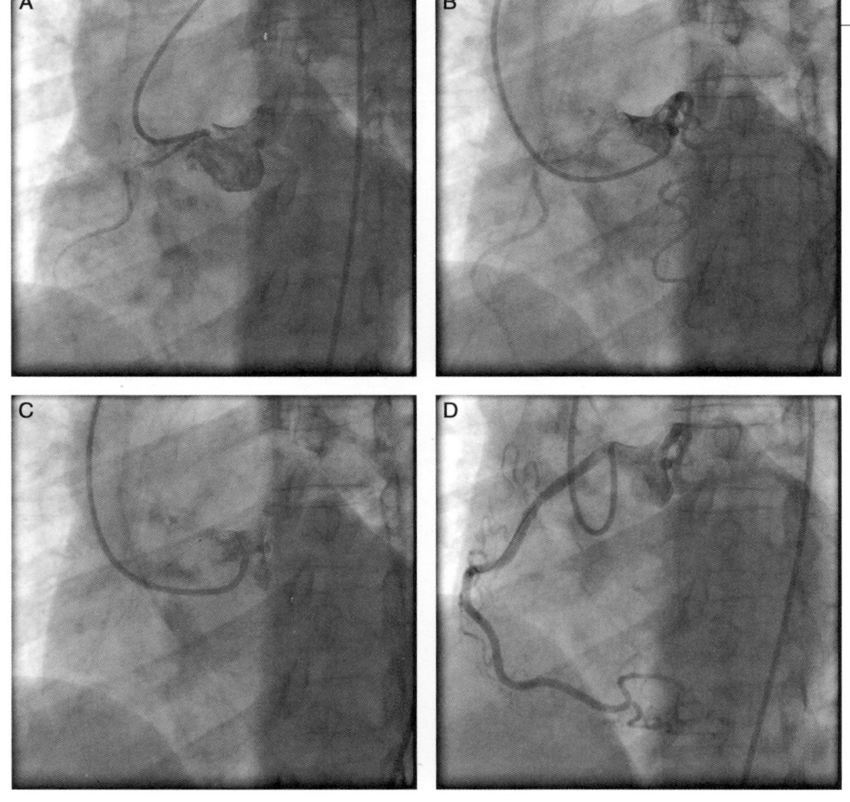

51岁女性患者。非ST段抬高型心肌梗死。造影示右冠状动脉起源于左冠状窦，尝试多种左冠状动脉指引导管，包括6F JL系列(4、5、6)、AL和XB系列(3.0、3.5、4.0)，均无法满意到位(A)。6F左冠状动脉旁路导管顺利到位(B)。送入导丝和球囊(C)，但支架无法通过。最后采用3m长导丝交换入XB 3.0指引导管，顺利置入支架(D)。

图9-3　多次更换指引导管完成PCI[5]

二、解决方案一:特殊塑形

异位开口于左冠状窦的 ARCA 存在特殊解剖特点：开口于左冠状动脉开口的前方、偏下，然后向前向下垂直走行[6,7]。根据此特点，心脏介入凭借其一贯的开拓创新精神，摸索出一种新的左侧导管塑形方法：头端弯曲 45°~135°。塑形可加热[8,9]或不加热[10]。中国台北的 Chun-Chung Lin 等[10]认为，导管塑形不用加热，因为导管插入体内后尽管会有轻微复原，但总体来说，整个 PCI 过程可基本保持塑形的形状。

1. JL 塑形　Chun-Chung Lin 等[10]介绍了一种 JL 塑形方法。JL 的优点在于顺时针或逆时针转动比较方便。将 JL 指引导管头端 1.25cm 长度向术者方向弯曲 90°，持续 5~10s，反复数次，使远端方向接近原来方向的 90°。使其符合右冠状动脉开口更加靠前的方向（图 9-4）。不管是股动脉和桡动脉入路，该塑形 JL 导管均适用于开口于左冠状窦的右冠状动脉。由于导管深插，因此建议采用 6F 导管，容易塑形，而且不易损伤冠状动脉开口。

由于右冠状动脉开口绝大多数位于左冠状动脉开口的前方、偏下[6,7]，因此常以左冠状动脉开口为参考坐标。操作手法接近 TIG 导管：LAO 45°或 RAO 30°，导管先送入左冠状动脉开口后回撤，然后顺时针缓慢旋转，同时稍微前送导管，使导管向前、向下旋转，此时指引导管常可顺利到达异常开口，术者可进一步前送导管，头端深插，第二弯曲顶住主动脉壁，以增强导管支撑（图 9-5）。

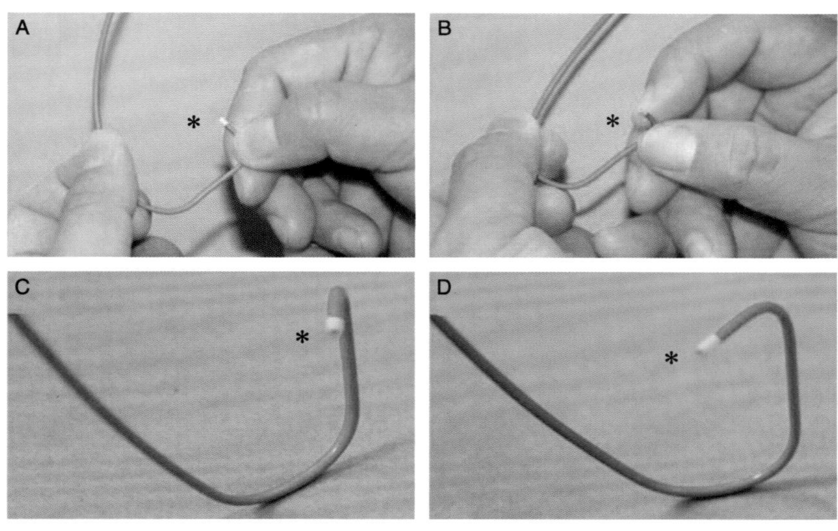

A. 正常 JL 导管；
B. 垂直弯曲 JL 头端 90°；
C. 塑性导管的右前斜位观；
D. 塑性导管的左前斜位观。

图 9-4　JL 头端塑形技术[10]

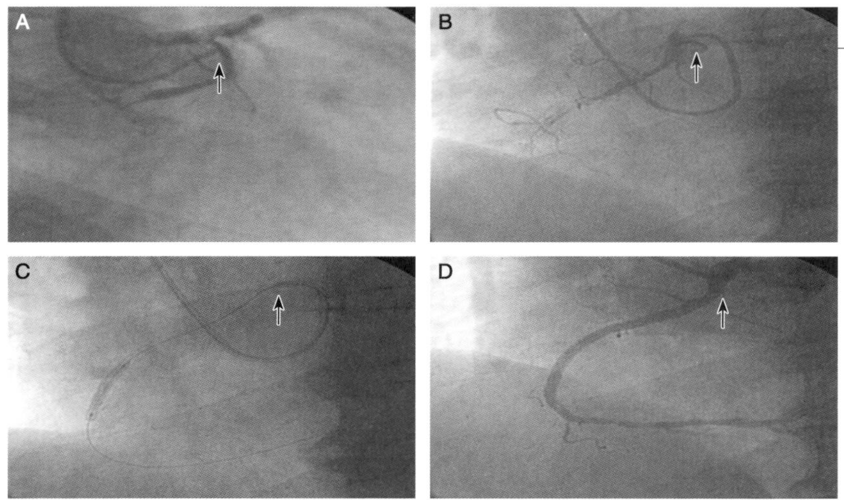

A. AL 无法到位(右前斜位)；
B. 塑形 JL 导管顺利到位，同轴性良好(左前斜位)；
C. 导管第二弯顶住主动脉壁，顺利完成 PCI；
D. 最后结果。

图 9-5　JL 塑形导管完成 PCI[10]

2. EBU 塑形　韩国 Kim J Y 等[9]报道的 EBU 头端塑形也异曲同工。将 EBU 指引导管头端向术者方向弯曲 90°（图 9-6）。

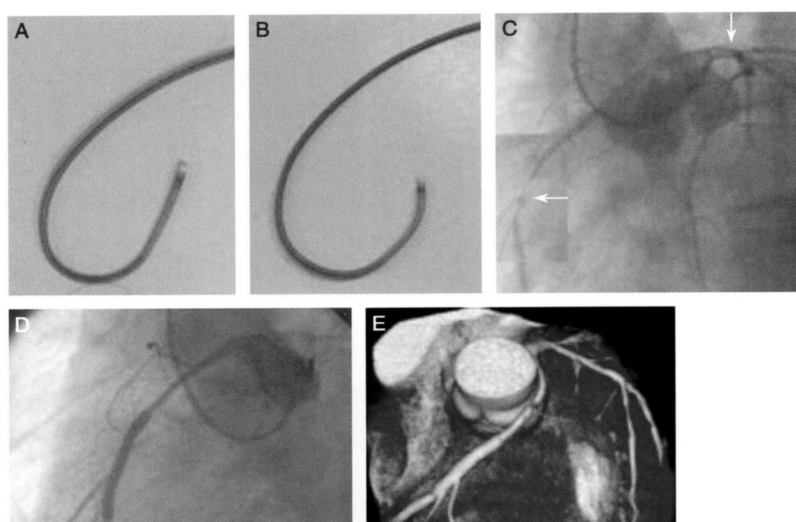

49 岁男性患者。急性下壁心肌梗死。左冠状窦造影显示右冠状动脉起源于左冠状窦，但 6F JL4、JR5、AL1、AL2、EBU3.5 等指引导管均无法到位。最后，5F EBU4 头端塑形后（A，B）。成功到位，造影显示中段次全闭塞（C）。成功置入支架（D）。9 个月后复查冠状动脉 CTA 显示右冠状动脉起源于左冠状窦，走行于肺动脉前方，支架通畅（E）。

图 9-6　EBU 塑形导管完成 PCI[9]

3. AL 塑形（Leya 导管）　Leya 指引导管被认为是起源于左冠状窦 ARCA 的专用导管，实际上就是 AL 导管的头端塑形：根据 ARCA 开口的实际形态将 AL 头端向术者方向弯曲 45°~135°不等（图 9-7）。可以发现，Leya 指引导管其实与 JL 塑形大同小异。只是因为 Leya 指引导管报道最早（2003 年），早于 JL 塑形（2015 年）和 EBU 塑形（2008 年），因此被授予“Leya 专用导管”的荣誉称号。但请注意，AL 塑形导管容易损伤右冠状动脉开口，要小心操作。

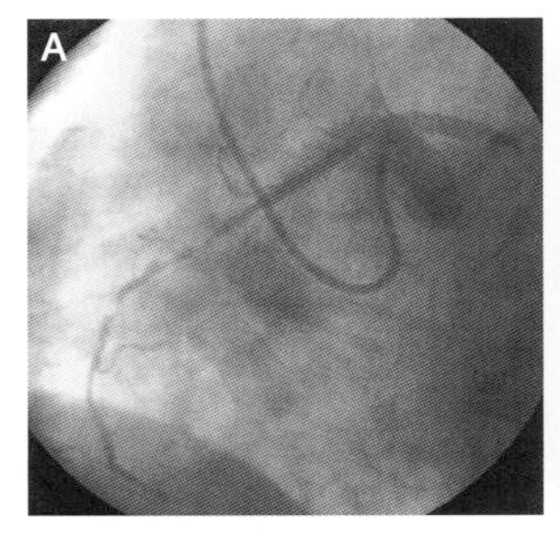

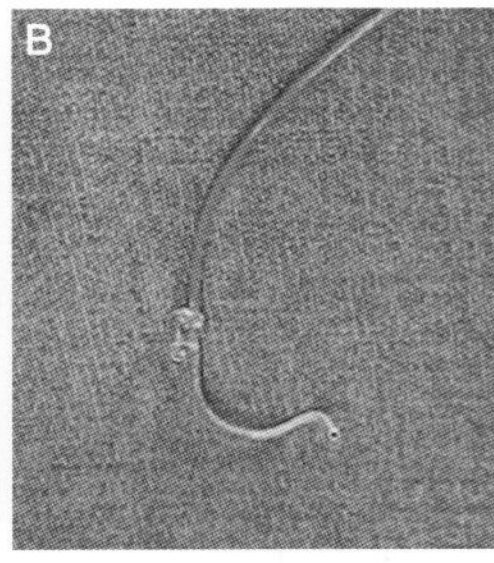

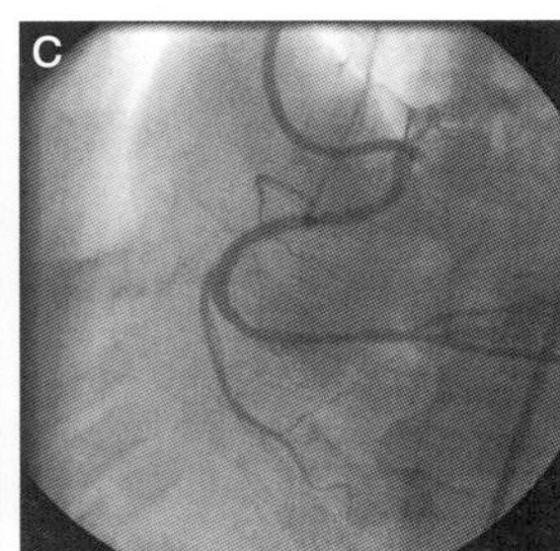

66 岁男性患者。非 ST 段抬高性心肌梗死（NSTEMI），右冠状动脉单支病变。AL2 导管造影显示 ARCA 中段长病变狭窄 85%，但 AL2 导管并不能真正到位，同轴性极差（A）。Leya 导管（B）同轴性较好，顺利完成支架置入（C）。

图 9-7　Leya 指引导管完成 PCI

三、解决方案二：TIG 造影导管辅助法

上述特殊塑形方案听起来很美，但实际效果并不如人意。有无更便捷的方法呢？鉴于“TIG 导管能完成绝大多数 ARCA 患者的造影”，笔者认为可充分利用 TIG 造影导管协助完成指引导管的成功就位（图 9-8），具体步骤如下：

1. TIG 造影导管就位 ARCA。
2. 送入 2 根经皮腔内冠状动脉成形术（PTCA）导丝至血管远端，尾端连接延长导丝。
3. 固定导丝，透视下退出 TIG 造影导管。
4. 体外组装延长导管-指引导管。延长导管突出于指引导管，目的是利用延长导管的柔软身段，容易就位；如无特殊要求，指引导管一般选择柔软的 BL 为宜。
5. 固定导丝，透视下送入组装好的延长导管-指引导管，首先延长导管沿 PTCA 导丝到位，然后指引导

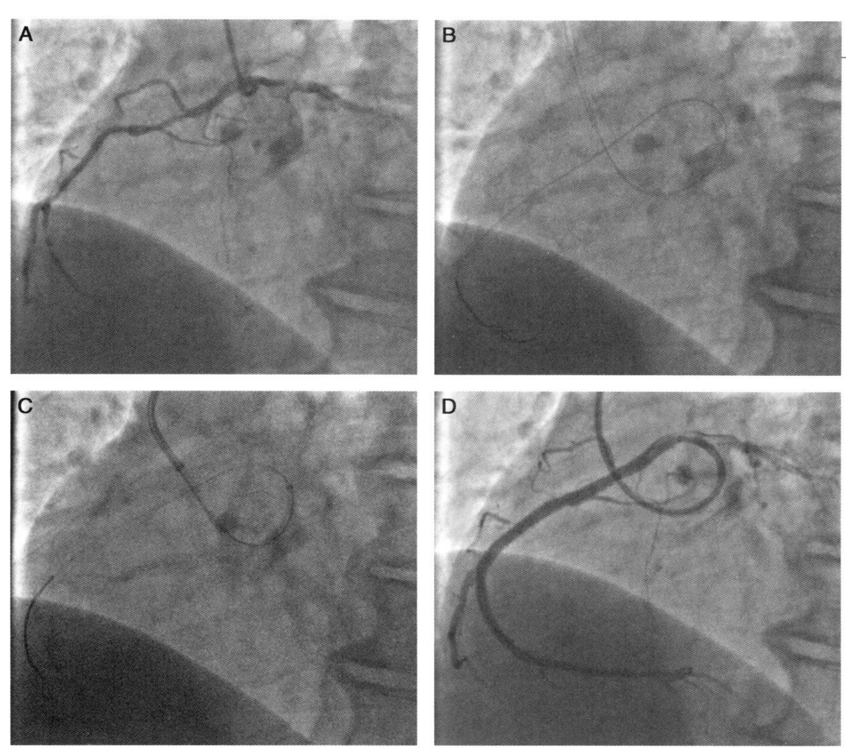

A. TIG 造影导管顺利到位 ARCA；
B. 送入 2 根 PTCA 导丝至血管远端，尾端连接延长导丝，固定导丝同时退出 TIG 造影导管；
C. 固定导丝，透视下送入组装好的 Guidezilla 指引导管，首先 Guidezilla 沿 PTCA 导丝到位，然后指引导管沿延长导管到位；
D. 在 Guidezilla 辅助下完成 PCI 治疗。

图 9-8　TIG 辅助指引导管到位

管沿延长导管到位。桡动脉入路扭曲时，可送入 0.035”导丝至主动脉窦，以避免导管前送时 PTCA 导丝滑脱冠状动脉开口。

6. 延长导管辅助下完成 PCI 治疗。

四、加强指引导管支撑力的常规技巧

如上所述，尽管所有左指引导管均可尝试用于开口于左冠状窦的 ARCA 介入治疗，但开口于左冠状窦的右冠状动脉近段走行呈锐角向下，一般左冠状动脉指引导管往往难以同轴。此外，指引导管的支撑力有赖于第二弯顶住对侧主动脉壁，现有的左指引导管难以做到这点。因此，当遭遇右冠状动脉复杂病变时，左冠状动脉指引导管即使到位，由于支撑不够常导致后续 PCI 难以完成（输送 PCI 器械困难），怎么办?

未获得较强支撑，最简单的做法是采取常规方法，如深插指引导管，换用大号（7F 或 8F）指引导管或更强支撑导管、双导丝技术或更换硬导丝、球囊锚定技术或使用延伸导管（Guideliner、Guidezilla、子母导管）等。硬导丝或双导丝固然增强支撑，但常因后坐力导致导管口脱离右冠状动脉开口，影响造影剂显影效果。笔者认为，应用 Guidezilla 等延长导管深插是获得强支撑的有效方法（图 9-9），也可尝试应用延长导丝配合粗钢丝更换能提供更强支撑的指引导管（如 AL 或 XB）（图 9-10）[5]。

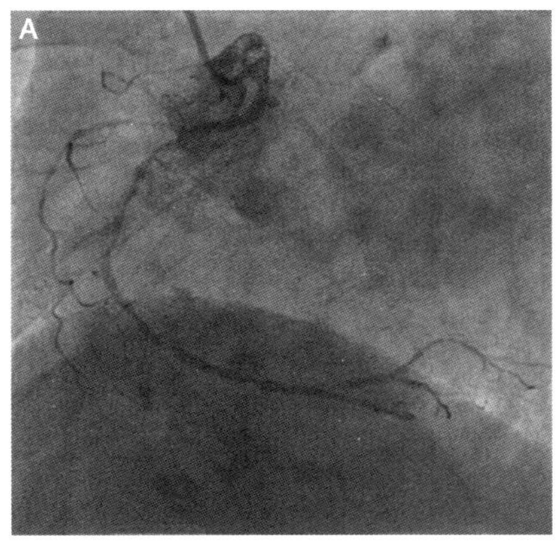

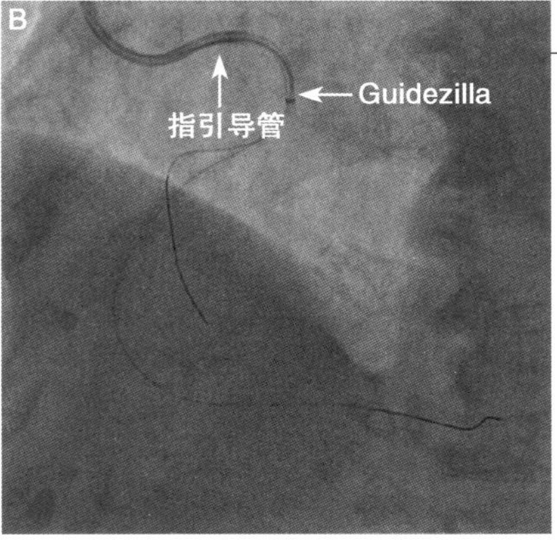

82 岁女性患者。稳定型心绞痛。5F TIG 导管造影示右冠状动脉起源于左冠状窦，近中段弥漫性病变伴钙化，多处狭窄 90%～95%（A）。6F AL0.75 导管送至右冠状动脉开口附近，但无法进入开口，两根 0.014”Sion 导丝通过 Floating 技术送至右室支及至右冠状动脉远端（B）。送入 Guidezilla 导管至右冠状动脉近段，球囊扩张锚定球囊后进一步深插指引导管（C）。顺利置入 2 枚 38mm 长度支架（D）。

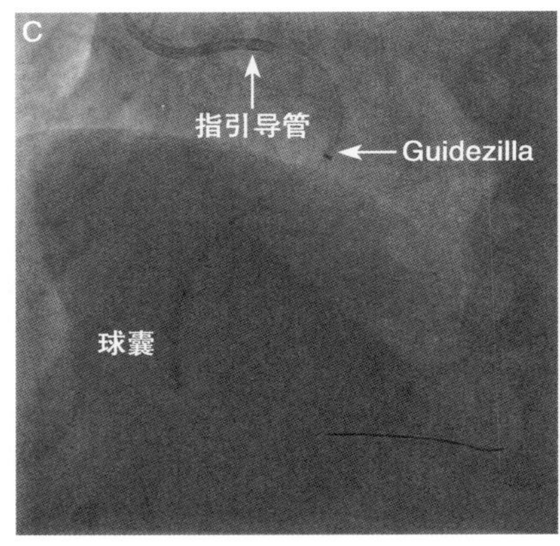

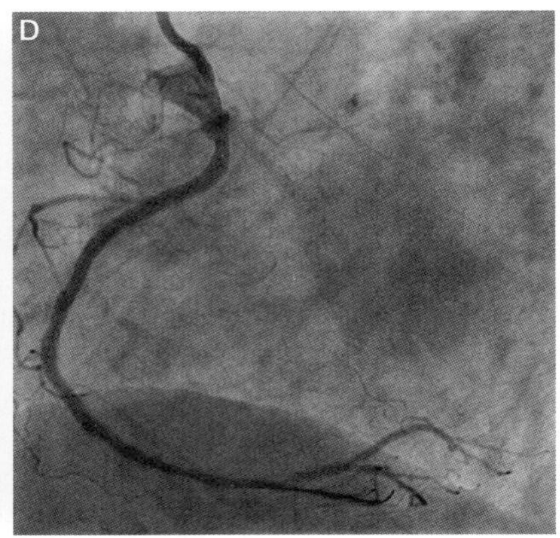

图 9-9　Guidezilla 深插辅助完成 PCI

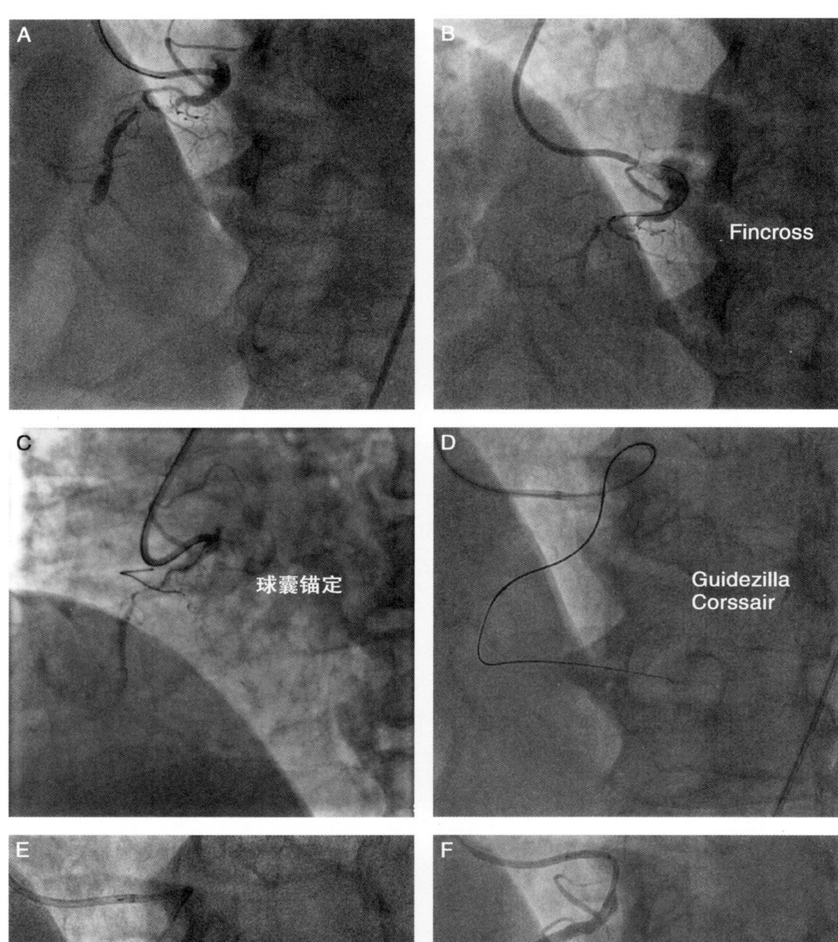

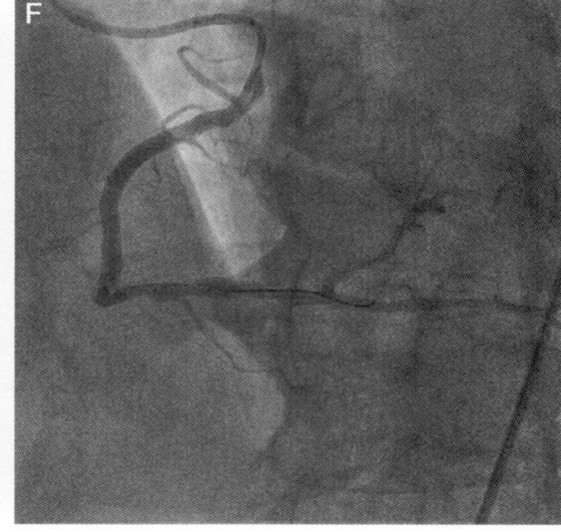

图 9-10　Guidezilla 辅助完成 PCI

68 岁男性患者。非 ST 段抬高性心肌梗死(NSTEMI)。6F JR4、AL1.0 换用 5F TIG 导管行右冠状动脉造影示右冠状动脉起源于左冠状窦，近段次全闭塞。指引导管难以通过扭曲桡动脉，改穿刺右侧股动脉，6F AL0.75 指引导管送至右冠状动脉开口，但无法同轴(A)。130cm Finecross 微导管辅助下 Fielder XT 前送时指引导管脱离冠状动脉开口，提示导管支撑力极差(B)。0.014"Sion 导丝送至近段小分支并球囊锚定，反复尝试 Fielder XT、Fielder XTR、Pilot50 等导丝均无法通过右冠状动脉闭塞病变处(C)。最后采用 Guidezilla 送至右冠状动脉近段加强支撑，在 Corssair 微导管支撑下，Fielder XT-R 导丝顺利通过病变处送至右冠状动脉远端(D)。球囊扩张锚定球囊后进一步深插指引导管(E)。顺利置入支架(F)。

参考文献

[1] SARKAR K, SHARMA S K, KINI A S. Catheter selection for coronary angiography and intervention in anomalous right coronary arteries. J Interv Cardiol, 2009, 22: 234-239.

[2] CEYHAN C, TEKTEN T, ONBASILI A O. Primary percutaneous coronary intervention of anomalous origin of right coronary artery above the left sinus of Valsalva in a case with acute myocardial infarction. Coronary anomalies and myocardial infarction. Int J Cardiovasc Imaging, 2004, 20: 293-297.

[3] LEE J J, KIM D H, BYUN S S, et al. A case of acute myocardial infarction with the anomalous origin of the right coronary artery from the ascending aorta above the left sinus of Valsalva and left coronary artery from the posterior sinus of Valsalva. Yonsei Med J, 2009, 50: 164-168.

[4] TALANAS G, DELPINI A, BILOTTA F, et al. Primary angioplasty of an anomalous right coronary artery arising from the left sinus of Valsalva. J Cardiovasc Med (Hagerstown), 2012, 13: 60-64.

[5] SUN D, BOGART D. A technique to perform PCI and stenting in an anomalous RCA from the left sinus of Valsalva. Case Rep Cardiol, 2012, 2012: 801423.

[6] RIGATELLI G, DOCALI G, Rossi P, et al. Congenital coronary artery anomalies angiographic classification revisited. Int J Cardiovasc Imaging, 2003, 19: 361-366.

[7] VLIEGEN H W, BRUSCHKE A V. Congenital coronary artery anomalies angiographic classification revisited. Int J Cardiovasc Imaging, 2003, 19: 367-369.

[8] QAYYUM U, LEYA F, STEEN L, et al. New catheter design for cannulation of the anomalous right coronary artery arising from the left sinus of valsalva. Catheter Cardiovasc Interv, 2003, 60: 382-388.

[9] KIM J Y, SANG G Y, DOH J H, et al. Two cases of successful primary percutaneous coronary intervention in patients with an anomalous right coronary artery arising from the left coronary cusp. Korean Circ J, 2008, 38: 179-183.

[10] LIN C C, YEH K H, CHOU H H, et al. A novel technique for percutaneous coronary intervention for anomalous right coronary artery arising from the left sinus of valsalva. Acta Cardiol Sin, 2015, 31: 235-240.

第 10 章　支架过分突出到主动脉的导管再入技巧

主动脉-冠状动脉开口病变的处理原则之一是保证全覆盖，支架要突出主动脉 1～2mm。尽管有不少技术帮助开口病变的支架精确定位，但意外还是会不期而至：患者一咳嗽、一呼吸，医师手一抖，支架一晃动，支架过分突出于主动脉就会成为现实（图 10-1）。复查造影，造影导管到位就会成为问题。万一发生支架内再狭窄或支架远端血管狭窄需要再次 PCI 干预，指引导管难以到位，导丝难以进入支架中心腔。怎么办?

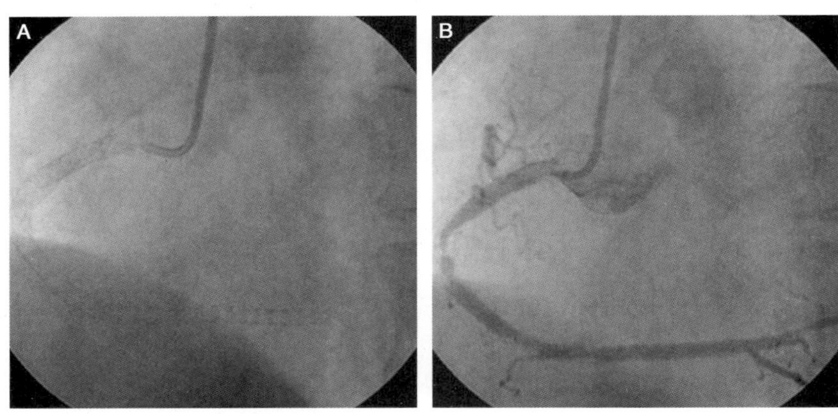

图 10-1　支架外突使导管难以到位

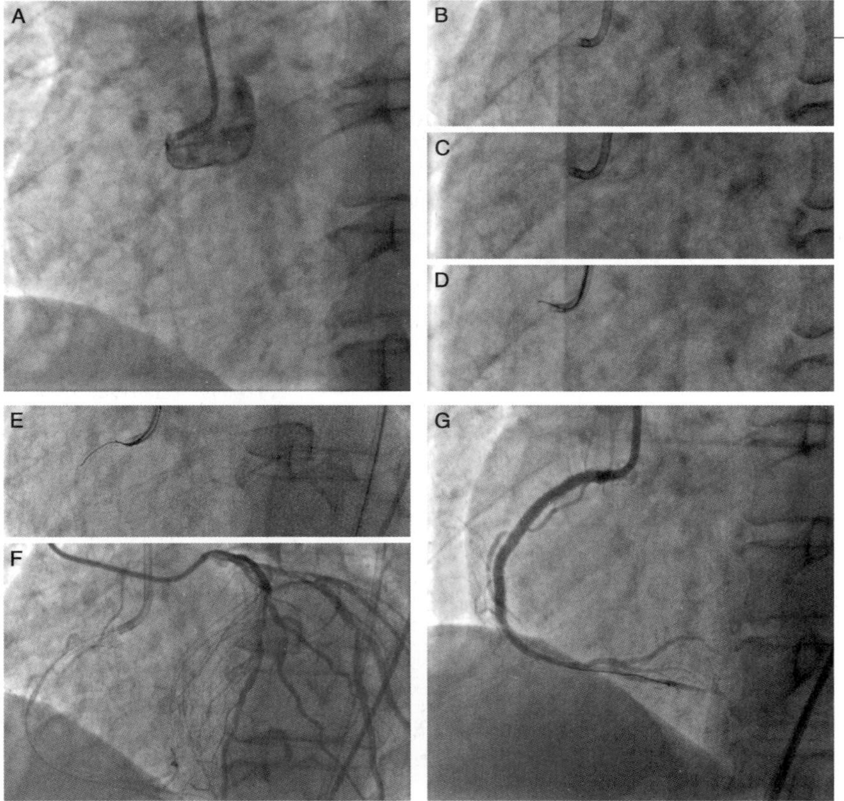

图 10-2　指引导管的合理选择

67 岁男性患者。不稳定型心绞痛。患者于 3 年前因不稳定型心绞痛在当地医院于右冠状动脉置入 1 枚支架。2 年前复查造影示 RCA 支架内再狭窄达 95%，拒绝干预。此次就诊中山医院复查造影，经右侧股动脉 6F JL4 导管造影见右冠状动脉开口处支架内完全闭塞，支架突出于右冠状动脉开口 4mm（A）。取 6F JR3.5 右指引导管不能同轴，漂移于右冠状动脉开口下方或上方（B～C）。在 Corsair 微导管支撑下 0.10" Gaia 1st 导丝和 0.014" Conquest 导丝能通过支架开口处侧孔至右冠状动脉近段，但不能通过闭塞病变（D）。换用 8F JR4 指引导管，导管成功与右冠状动脉开口同轴，支撑力明显提升，Pilot150 换用 Pilot200 导丝在 Finecross 微导管支撑下通过右冠状动脉闭塞处（E）。送至右冠状动脉远端，前送微导管后换入 Grand Slam 导丝至右冠状动脉远端（F）。IVUS 辅助下置入支架（G）。

经支架中心腔 PCI 干预是正道，应该尽量尝试指引导管进入支架中心腔。一般而言，优先选择具有一定漂浮感觉的指引导管（如 Judkin 系列），有利于导管到位（图 10-2）。在某些时候，造影导管到位但指引导管到位困难，可以先保证造影导管到位，然后送入两根 PTCA 导丝（尾端连接延长导丝）建立轨道，退出造影导管后沿原轨道送入指引导管。

幸运终归少见。更多见的状况是再三尝试，指引导管和导丝终究难以进入支架中心腔。本章将重点介绍几种导管到位的技术，以备不时之需。

一、双导丝技术

CHETCUTI SJ 等[1]于 2004 年首先介绍双导丝技术（图 10-3）。基本思路类似于 CTO 病变的平行导丝技术，“先假后真”。先将导丝经支架侧孔送至冠状动脉远段，作为支撑导丝；以此导丝为支撑，后撤、调整指引导管同轴，经支架中心腔送入第 2 根导丝（U 形大弯软导丝）；送入球囊反复通过感觉难易程度，如顺利进出便可基本确认通道为支架中心腔而不是支架侧孔（IVUS 可直观证实）。

该方法的难点在于后撤指引导管后，指引导管与原外突支架可能更加不同轴，第 2 导丝进入中心腔的难度不小。另外，支撑导丝张力过高可能导致支架变形，使第 2 根导丝难以进入支架中心腔[2]，需要轻柔操作。

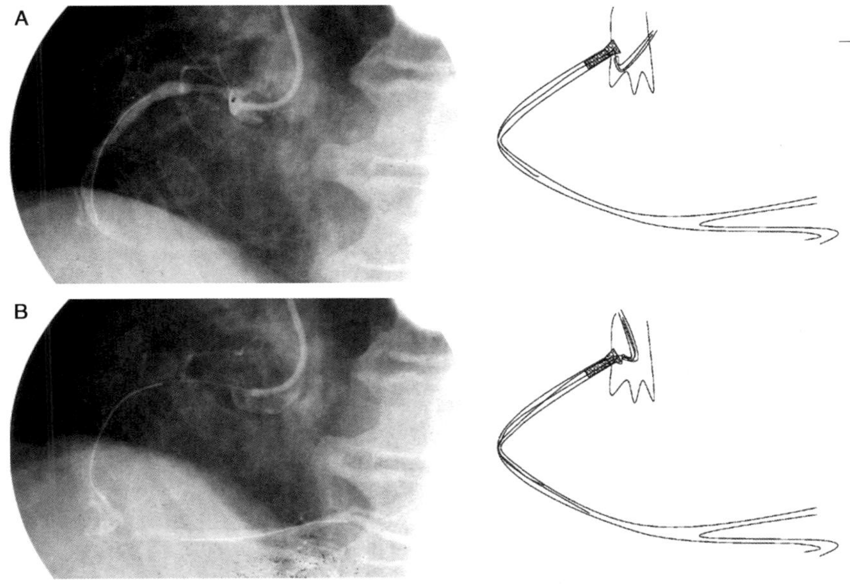

76 岁女性患者。右冠状动脉开口病变 PCI 术后 7 个月，心绞痛复发。7 个月前右冠状动脉开口置入 3.5mm×13mm 支架 16atm 释放。本次右冠状动脉复查造影时，JR4 造影导管无法到位，非选择性造影显示支架轻度突入主动脉，支架内再狭窄 60%（A）。欲行右冠状动脉 PCI，但多种 6F 指引导管（JR4、Hockey Stick 1、AR1、AL1、AL2）均无法到位。Hockey Stick 1 导管先放置于支架下方，BMW 导丝经支架侧孔送入右冠状动脉远段，作为支撑。然后提升调整指引导管，使之与右冠状动脉原支架口同轴。接着 BMW 成功送入支架中心腔至右冠状动脉远段（B），球囊能顺利进出右冠状动脉，提示通道为支架内中心腔，最后顺利完成 PCI 治疗。

图 10-3　双导丝技术处理外突支架[1]

二、球囊辅助技术

Helmy TA 等[3] 2016 年改进了双导丝技术，在球囊辅助下采用双导丝技术进入外突支架中心腔（balloon assisted access to protruding stent，BAPS）（图 10-4、图 10-5）。技术要点如下：将第 1 根导丝通过支架侧孔送至冠状动脉远段，然后前送未扩张球囊，球囊遭遇阻力后产生反坐力，指引导管被动性脱离外突支架，为第 2 根导丝进入支架中心腔留出空间。将指引导管调整到外突支架同一高度，并多方向调整指引导管，最终使之与外突支架同轴。然后经支架中心腔送入第 2 根导丝（U 形大弯软导丝），IVUS 法或球囊法确认支架中心腔而不是支架侧孔。术者需协调两种力度：一是球囊前送力度，二是导管的高度和方向。球囊不能太小，以免通过支架侧孔。另外，支架前送力度不能太大，以免支架变形。

该技术可以看作双导丝技术的改进版，本质上一致：第 1 根导丝误入侧孔后，不管是主动后撤指引导管（双导丝技术），还是通过球囊前送反作用后推指引导管，最后目的均为“指引导管脱离原位，但不远离原位”，为后续导丝进入支架中心腔留出空间。BAPS 技术的优势是指引导管的可控性强于普通的双导丝技术。

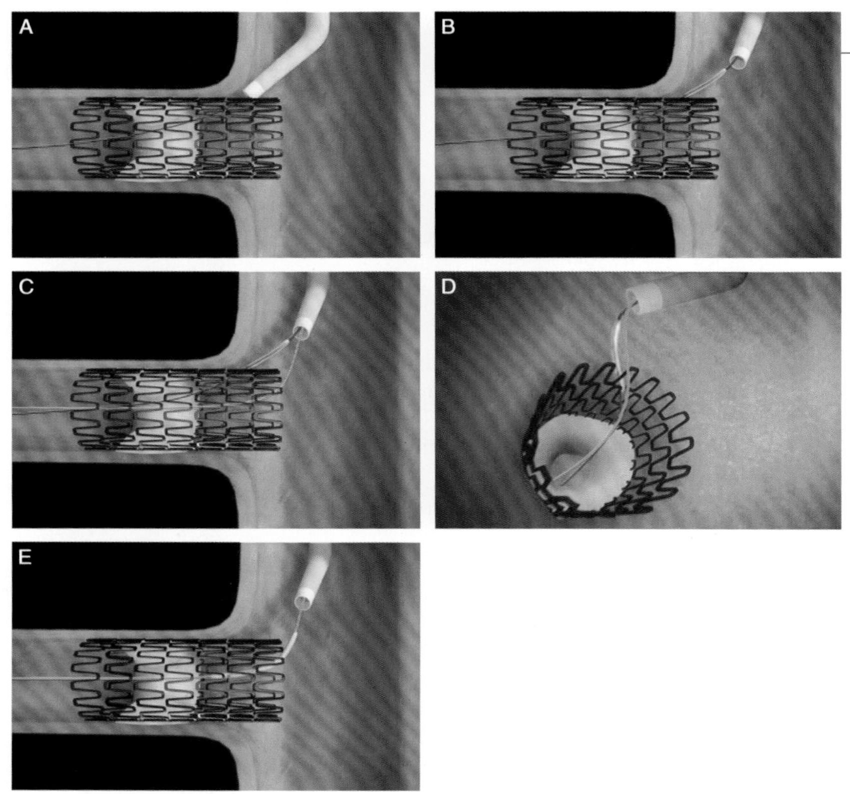

A. 第1根导丝(蓝)通过侧孔送至冠状动脉远段;
B. 前送球囊使导管脱离支架;
C~D. 第2根导丝(绿)送入支架中心腔;
E. 撤离第1根导丝,经第2根导丝完成PCI治疗。

图10-4　球囊辅助技术图解[3]

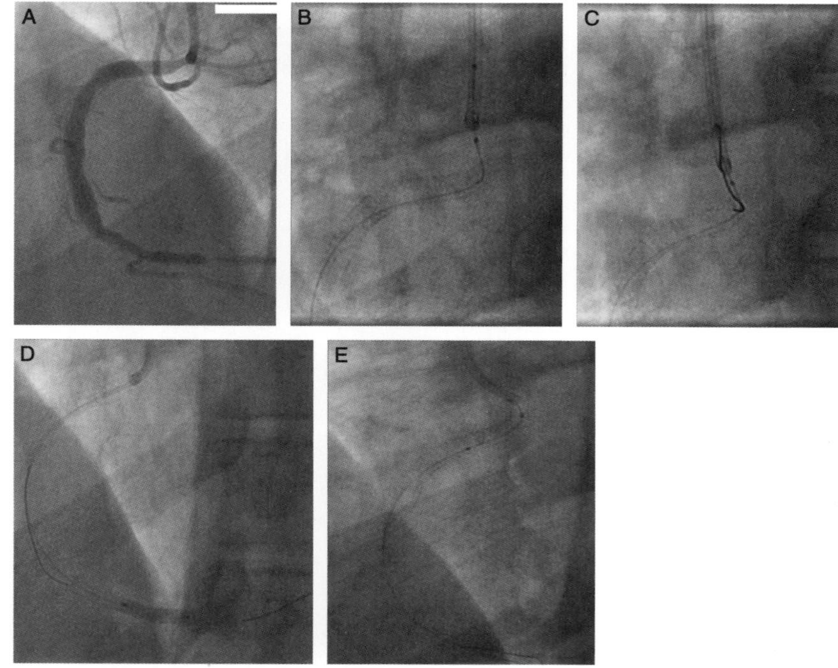

54岁男性患者。陈旧性下壁心肌梗死,右冠状动脉近段PCI术后。因恶化型心绞痛再次入院。造影显示右冠状动脉远段狭窄,近段原支架突出到主动脉(A)。反复尝试指引导管均无法进入外突支架中心腔。采用BAPS技术,第1根导丝通过支架侧孔,球囊前送,调整指引导管(B);第2根导丝进入中心腔(C);球囊和支架顺利经过中心腔前送和回撤(D~E),最后顺利完成右冠状动脉远段PCI。

图10-5　球囊辅助技术处理外突支架[3]

三、逆向导丝技术

Uehara Y 等[4] 2014 年介绍的方法有点类似 CTO 病变的逆向法，基本思路为：既然正向走不到真腔，那就逆向吧。先从支架侧孔进入支架内，然后逆行出支架口，正向抓捕后引导第 2 指引导管到位（图 10-6）。

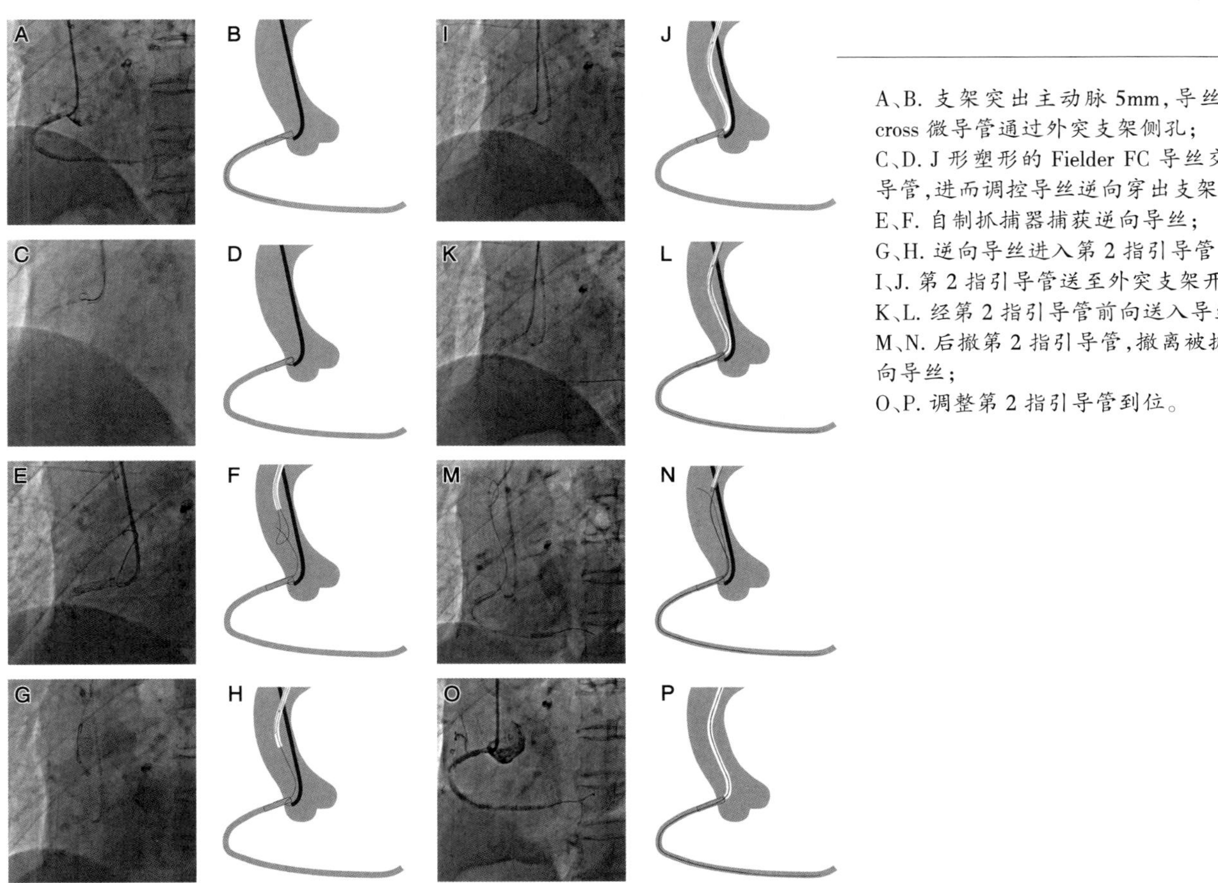

A、B. 支架突出主动脉 5mm，导丝和 Finecross 微导管通过外突支架侧孔；
C、D. J 形塑形的 Fielder FC 导丝交换入微导管，进而调控导丝逆向穿出支架中心腔；
E、F. 自制抓捕器捕获逆向导丝；
G、H. 逆向导丝进入第 2 指引导管；
I、J. 第 2 指引导管送至外突支架开口；
K、L. 经第 2 指引导管前向送入导丝；
M、N. 后撤第 2 指引导管，撤离被抓捕的逆向导丝；
O、P. 调整第 2 指引导管到位。

图 10-6　双导丝技术处理外突支架[4]

四、侧孔挤压技术

尽管本章总结了不少方法，但每种方法费时费力。最根本的还是要强调预防，即支架定位良好，避免突出主动脉过多。在上述各种方法尝试失败的情况下，经过支架侧孔挤压原支架也是可以的（图 10-7）。尽管该方法过于粗暴，必然导致原支架变形，存在器械嵌顿、支架脱载、支架内血栓形成的潜在风险[5]。但是，在分支支架处理时，经支架侧孔挤压支架是司空见惯的方法，有理由推测支架挤压技术是相对安全的。

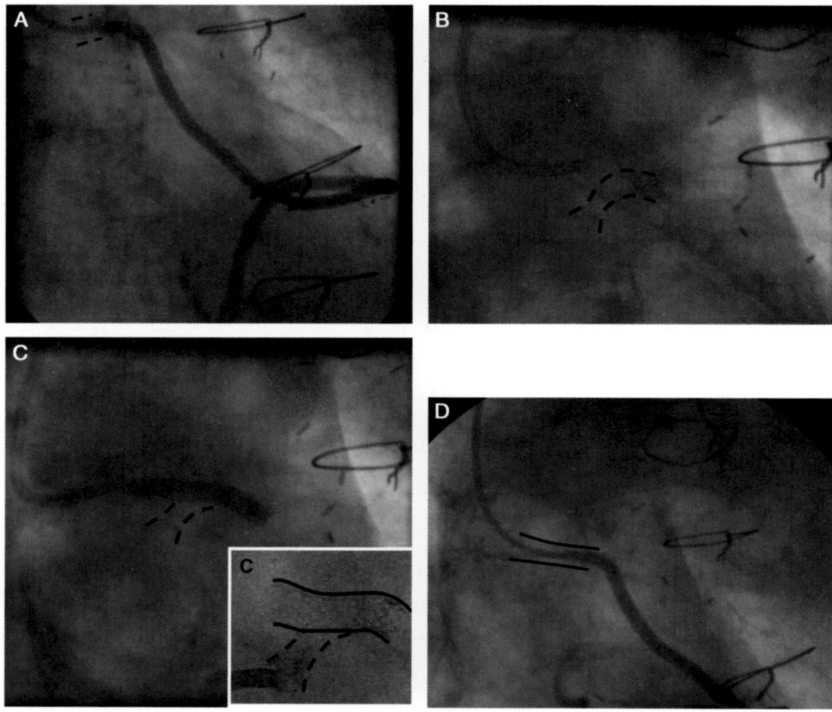

69岁男性患者。劳力性心绞痛。5年前CABG[左侧乳内动脉-左前降支(left internal mammary artery-left anterior decending branch,LIMA-LAD),主动脉-静脉桥-对角支\钝缘支\后降支(aorta-vein graft-diagonal branch\obtuse marginal branch\posterior descending branch,AO-VG-D1\OM1\PDA)]。3年前AO-VG-OM1静脉桥开口闭塞置入支架(A)。因支架内再狭窄而心绞痛加重。造影显示由于静脉桥开口原支架突入主动脉达6mm以上,指向主动脉瓣方向(B)。多种方法尝试指引导管均无法进入原支架中心腔。指引导管漂浮(float)到外突支架附近,导丝经侧孔送入,将指引导管锚定(moor)到支架,球囊扩张侧孔后置入新支架,挤压原支架(crush)(C)。12个月后复查造影示支架依旧通畅(D)。

图10-7　侧孔挤压技术处理外突支架[6]

参考文献

[1] CHETCUTI S J, MOSCUCCI M. Double-wire technique for access into a protruding aorto-ostial stent for treatment of in-stent restenosis. Catheter Cardiovasc Interv, 2004, 62: 214-217.

[2] VEERANNA V, PRADHAN J, ALI M, et al. Complex intervention of an in-stent restenosis of ostial right coronary artery stent protruding into aortic sinus of Valsalva: a case report and brief review of the literature. J Invasive Cardiol, 2009, 21: E226-228.

[3] HELMY T A, SANCHEZ C E, BAILEY S R. Coronary and peripheral stenting in aorto-ostial protruding stents: The balloon assisted access to protruding stent technique. Catheter Cardiovasc Interv, 2016, 87: 735-741.

[4] UEHARA Y, SHIMIZU M, YOSHIMURA M. A novel technique for catheter engagement of protruding aorto-ostial stent. Catheter Cardiovasc Interv, 2014, 83: 1093-1096.

[5] WANG H J, KAO H L, LIAU C S, et al. Coronary stent strut avulsion in aorto-ostial in-stent restenosis: potential complication after cutting balloon angioplasty. Catheter Cardiovasc Interv, 2002, 56: 215-219.

[6] PIERS L H, JESSURUN G A, ANTHONIO R L. Use of the float-moor-crush approach for subtotal mid-segment collapse of a protruding aorto-ostial vein graft stent: a case report. J Med Case Rep, 2009, 3: 8497.

第 11 章　延长导管的使用技巧

延长导管的推送方法如同单轨球囊，操作简单，无须培训，原则上并无多少技巧可言。但作为复杂冠状动脉介入的“救场”利器，有必要深入了解其使用细节，规避潜在风险。

一、延长导管使用原则

1. 辅助设施，学会使用　延长导管是指引导管的“延长”，指引导管是主体，延长导管只是补充。复杂病变应该选择支撑力强的指引导管，如 AL、EBU、XB 系列，可以最大限度地减少延长导管的使用，万一联合使用，也可极大增强支撑性。知易行难，初学者常顾虑冠状动脉开口夹层，首选 Judkin 系列指引导管，然后不得已加用延长导管。延长导管的使用不能不会，也不能滥用，要选择合适的情况使用。

2. 简单安全，大胆使用　介入医师最大的担心是延长导管深插诱发冠状动脉夹层，这基本属于“多虑”。理论上，延长导管头端无弯曲度且拥有卓越的柔顺性，可最大限度地减少血管损伤风险。根据笔者的体会，只要沿球囊杆（或球囊 BAT 技术）推送延长导管，很少发生严重夹层。这种体会得到美国食品药品监督管理局（Food and Drug Administration，FDA）数据的印证[1]：408 例 Guidezilla 事件中，只有 10 例（2.5%）发生冠状动脉夹层，2 例（0.5%）发生冠状动脉穿孔。事实上，由于延长导管通过节段常病变严重，本身需要置入支架，因此，即使出现夹层也无大碍。

值得指出的是，尽管延长导管本身损伤血管概率不大，但后续的造影剂推注不当可能引发大问题。笔者在体外实验中发现，造影推注压力可达到 6atm，几乎是正常收缩压的 30 倍以上。星星之火可以燎原，导管或延长导管的损伤仅是点燃的星火，真正燎原的是造影剂推注。尤其是深插甚至嵌顿的导管，由于缺乏反流，破坏力更强。因此，推注造影剂要格外轻柔，建议以“冒烟”形式造影。

介入医师另一个担心是阻断冠状动脉血流。延长导管进入严重病变冠状动脉将阻断一部分血流，需要监测压力波形、心电图和症状，并尽量缩短延长导管深插时间。为克服该局限，葛均波院士设计的 Expressman® 延长导管在距离尖端 3cm 和 5cm 处增加了直径为 0.8mm 的侧孔（图 11-1），可有效地解决冠状动脉血流问题，延长导管使用时间。

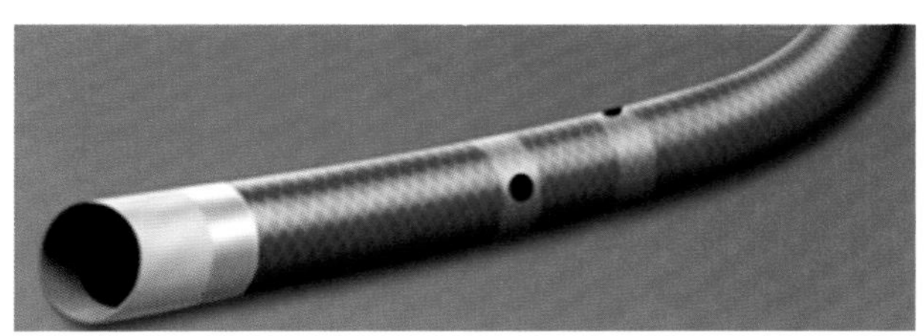

图 11-1　带侧孔的 Expressman® 延长导管

3. 输送是个问题　总体而言，血管损伤不是问题，有问题的是延长导管本身的输送，以及延长导管内器械的输送。根据 2019 年美国 FDA 临床器械监控数据，Guidezilla 相关事件主要是延长导管到达不了靶部位，及其相关的导管断裂和打折，三者占总事件的 83%；其次是 PCI 器械不能通过或毁损，占 13%（图 11-2）[1]。

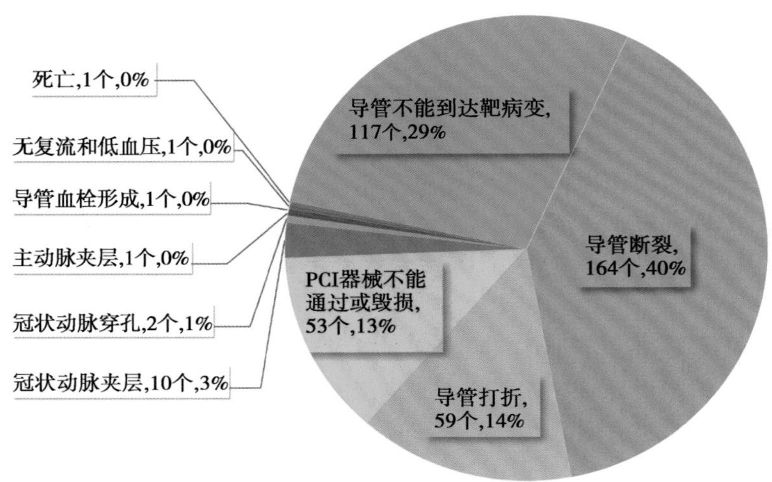

图 11-2　408 例 Guidezilla 延长导管相关事件（2019 年美国 FDA 的 MAUDE 数据库）[1]

二、延长导管难以通过

延长导管的使用对象大多是复杂冠状动脉病变，因此其本身的输送其实是最大问题。为保证输送性，延长导管的设计也算煞费苦心。以 Guidezilla 为例，输送杆采用带钢海波管，连接部位采用不锈钢圆领结构，延长导管段外表面采用亲水涂层赋予其光滑的表面从而减少摩擦力[2, 3]。即便如此，输送问题一直是延长导管使用的最大障碍。延长导管难以到位的直接后果是术者用力、反复尝试，从而引发导管打折、断裂或破损。

一旦遭遇延长导管难以通过，术者应该首先检讨：指引导管选择是否合理？若是指引导管支撑太差，考虑更换指引导管。是否需要旋磨？若是重度钙化，有条件情况下建议旋磨。其余处理对策如下：

1. 球囊辅助技术　建议使用 2. 0mm 直径小球囊，部分露出延长导管头端，低压力扩张，然后沿 PTCA 导丝通过血管迂曲部位，避免剃须刀效应诱发的血管损伤（图 11-3）。该技术也广泛应用于指引导管通过痉挛桡动脉[4]。如无法通过，可将球囊置于延长导管前方并扩张，释放压力的同时，前送延长导管，步步为营，缓慢推进。

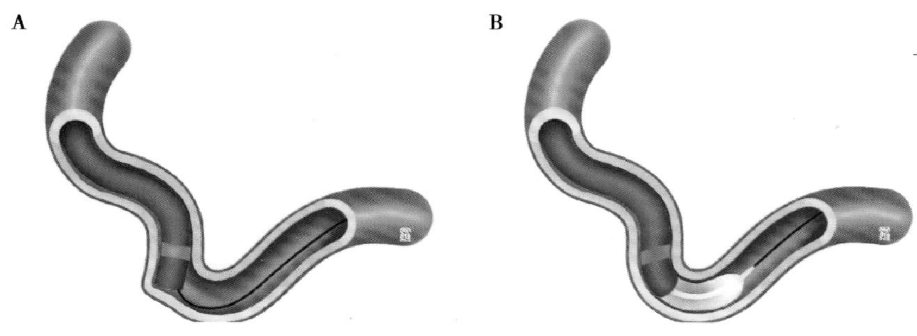

A. 延长导管头端无法通过迂曲血管；
B. 球囊辅助后，改变头端构型，避免剃须刀效应，协助延长导管通过迂曲部位。

图 11-3　球囊辅助技术

2. 球囊锚定技术　远段血管球囊锚定技术可提高指引导管的支撑力，并避免力都集中在 Guidezilla 连接口，预防断裂，提高手术安全性。锚定球囊一般建议选择小球囊，并建议使用低压扩张，避免血管损伤（图 11-4）。

3. 近端到远端支架　当近端血管存在严重病变时，可先于近段置入支架并充分后扩张，方便 Guidezilla 深插，从而为远段支架输送和置入创造条件。此时应注意避免纵向压缩近端置入的支架。

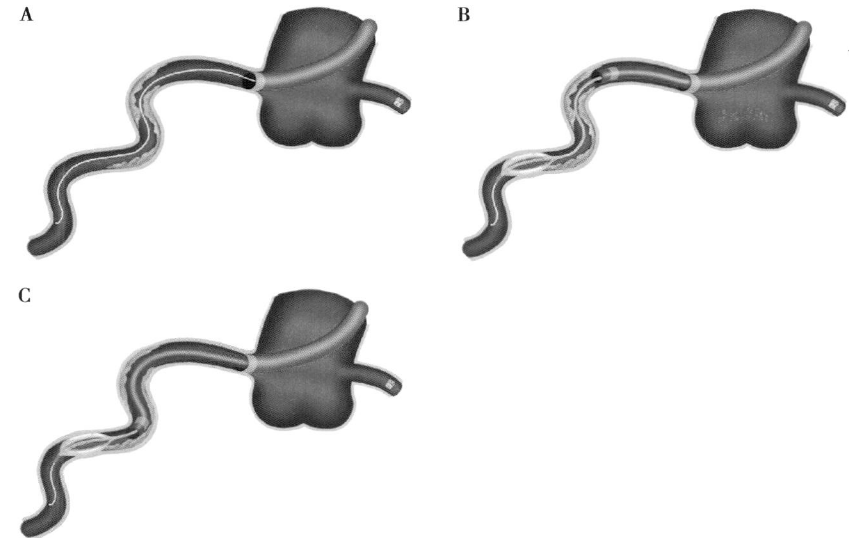

A. 导丝送至迂曲血管远段；
B. 球囊锚定；
C. 轻轻回拉锚定球囊同时前送延长导管通过迂曲部位。

图 11-4　球囊锚定技术

三、器械难以通过

Guidezilla 的不锈钢海波管推送杆和单轨通道的结合过渡处，为不锈钢圆领结构。设计圆领结构的本意是增加 Guidezilla 本身的前向输送性，但负面影响也不小：对内部器械输送而言反而是一个障碍或关卡。原因是圆领结构钢性而非聚合物特性，不能变形，相当于无狭窄的“环状钙化”，在平直段器械通过不是问题。一旦在成角迂曲段，相当于“钙化+成角”，可能会成为器械通过的拦路虎。常见情况是，圆领结构位于指引导管弯曲段（如锁骨下动脉段、指引导管头端弯曲段等），长支架或大直径支架的头端顶在圆领结构，导致输送困难（图 11-5）。简言之，“圆领结构+弯曲段+大/长支架”三要素导致支架难以通过。如继续暴力输送，可导致支架毁损甚至脱载（图 11-6）。为此，建议初次试用者先从 Guidezilla Ⅱ 6F-long，即导管段 40cm 的型号开始使用，避免圆领结构位于指引导管弯曲段。

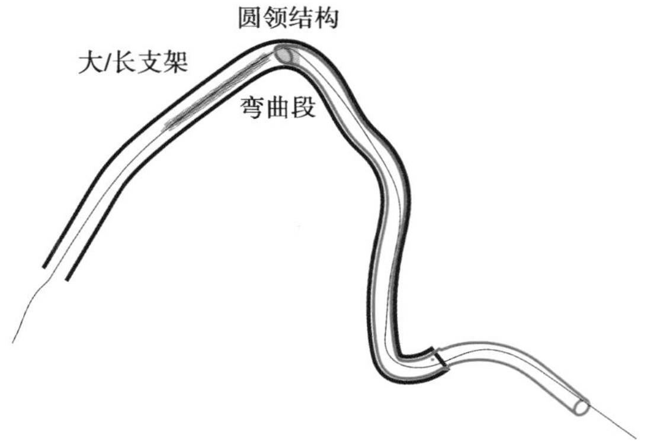

图 11-5　Guidezilla 内器械难通过的机制

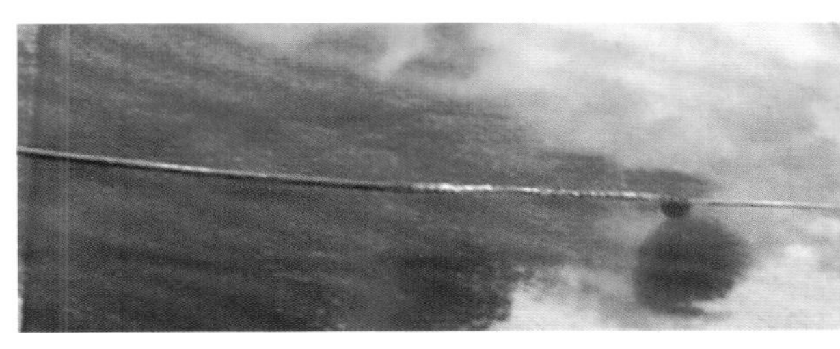

4.0mm×38mm 支架通过位于锁骨下动脉转弯处的 Guidezilla 圆领结构时遭遇阻力，然后脱载[5]。

图 11-6　支架脱载

一旦器械输送遭遇阻力，正确的处理方法是后撤 Guidezilla，使圆领结构脱离成角处，撤回到平直段。对于外形较大的器械，如 4mm 直径支架、5mm 直径球囊、2. 75mm 直径切割球囊、1. 25mm 旋磨头等，可于体外预先装载，然后两者一同推进到冠状动脉入口，最后滑动延长导管到靶病变。

四、延长导管应用实例

延长导管的应用可归纳为支撑作用（如通过钙化迂曲病变、指引导管同轴性差等）、输送作用（如输送药物球囊、带膜支架、可吸收支架等）和延长作用（如血栓抽吸、主动迎客技术、超选择性造影等）3 个方面。图 11-7～图 11-14 展示了 8 种应用情景。

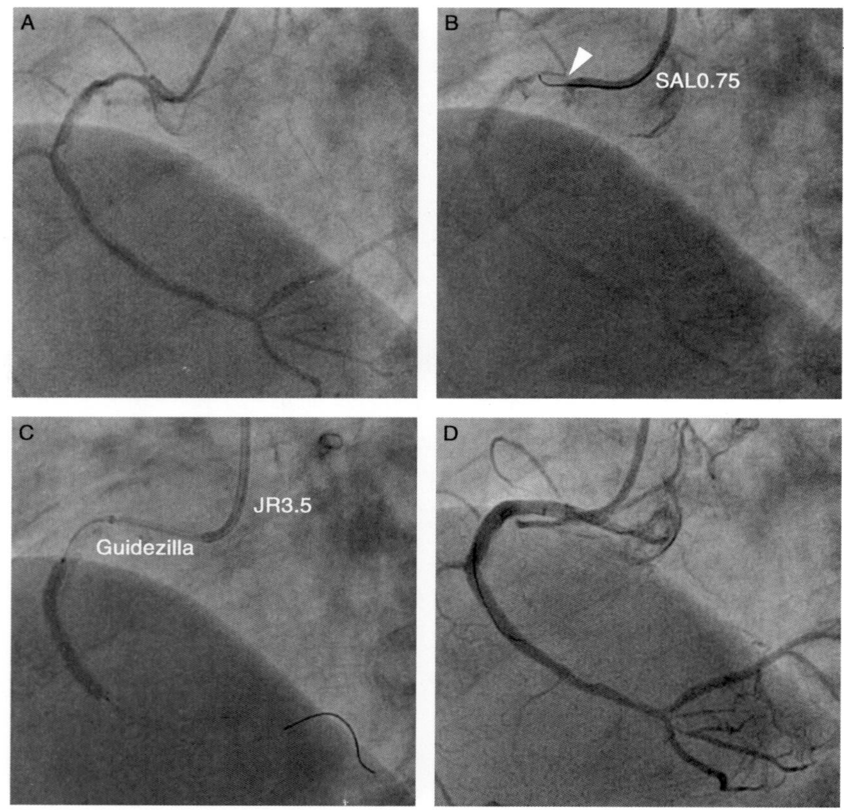

74 岁女性患者。稳定型心绞痛。择期右冠状动脉介入。造影显示右冠状动脉近中段弥漫性病变伴钙化，右冠状动脉开口向上伴严重病变（A）。指引导管选择要有强大支撑，同时谨防开口夹层。选择 SAL0. 75，参考开口下方钙化斑判断导管到位，Runthrough 导丝前送有较大阻力，轻轻造影发现进入假腔，右冠状动脉开口加重至次全闭塞（B）。立即换入 JR3. 5 指引导管，导丝顺利进入右冠状动脉真腔。然后在 Guidezilla 支持下完成右冠状动脉介入治疗（C～D）。

图 11-7　右冠状动脉 JR 支撑差

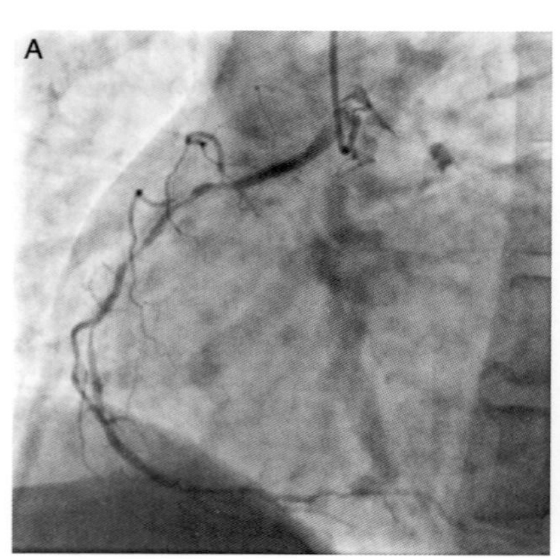

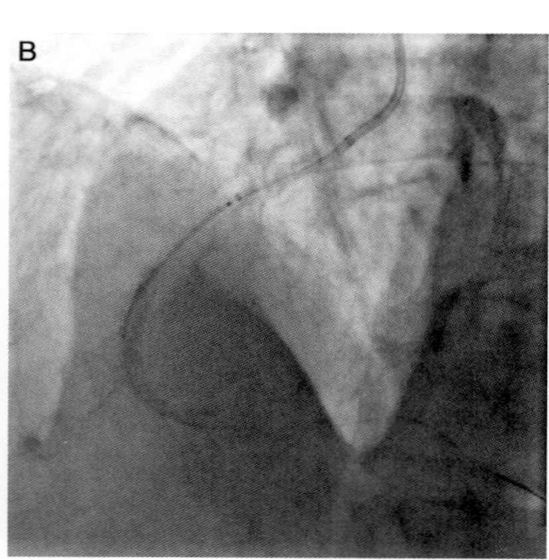

65 岁男性患者。稳定型心绞痛。TIG 造影显示右冠状动脉开口于左冠状窦，中段弥漫性病变（A）。AL1. 0 指引导管勉强到位，但同轴性和支撑差，加用 Guidezilla 深插加强支撑，顺利置入长支架（B～C）。结果满意（D）。

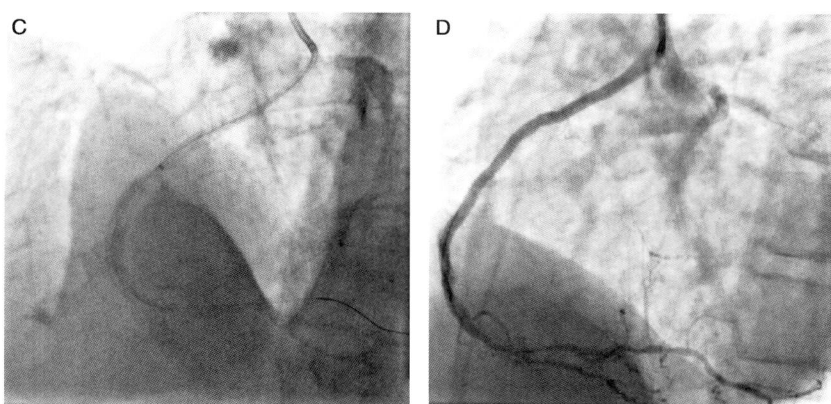

图 11-8　ARCA

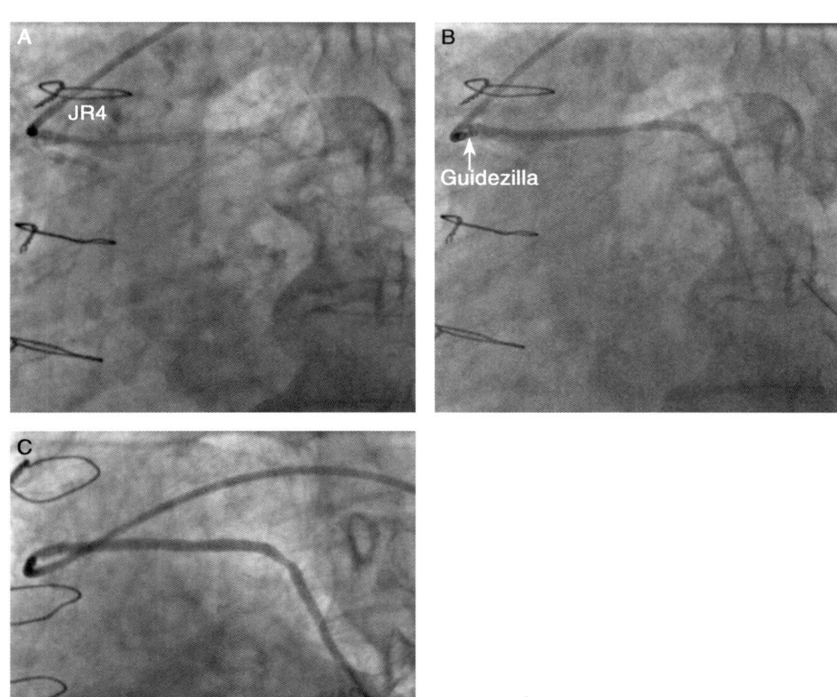

63 岁男性患者。CABG 术后 11 年。活动后胸闷 1 个月。造影显示 AO-SVG-OM 静脉桥中段严重狭窄（JR4 造影导管）。JR4 指引导管勉强到位，但同轴性和支撑差（A）。加用 Guidezilla 深插加强支撑（B）。置入支架后结果满意（C）。

图 11-9　静脉桥

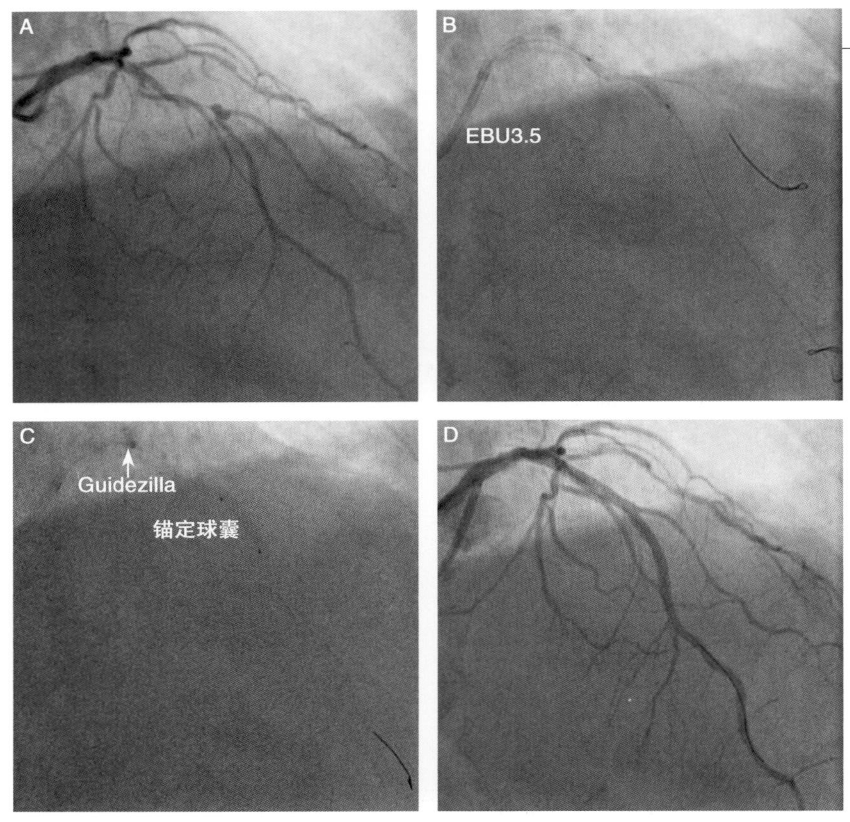

67 岁男性患者。稳定型心绞痛。造影显示前降支近中段长病变伴严重钙化扭曲(A)。6F EBU3.5 指引导管到位后,球囊预扩张形态呈 S 形而非圆柱形(B),提示钙化严重。支架难以前送,采用球囊锚定技术,Guidezilla 送至前降支中段(C)。顺利完成介入治疗(D)。

图 11-10　钙化，球囊锚定技术

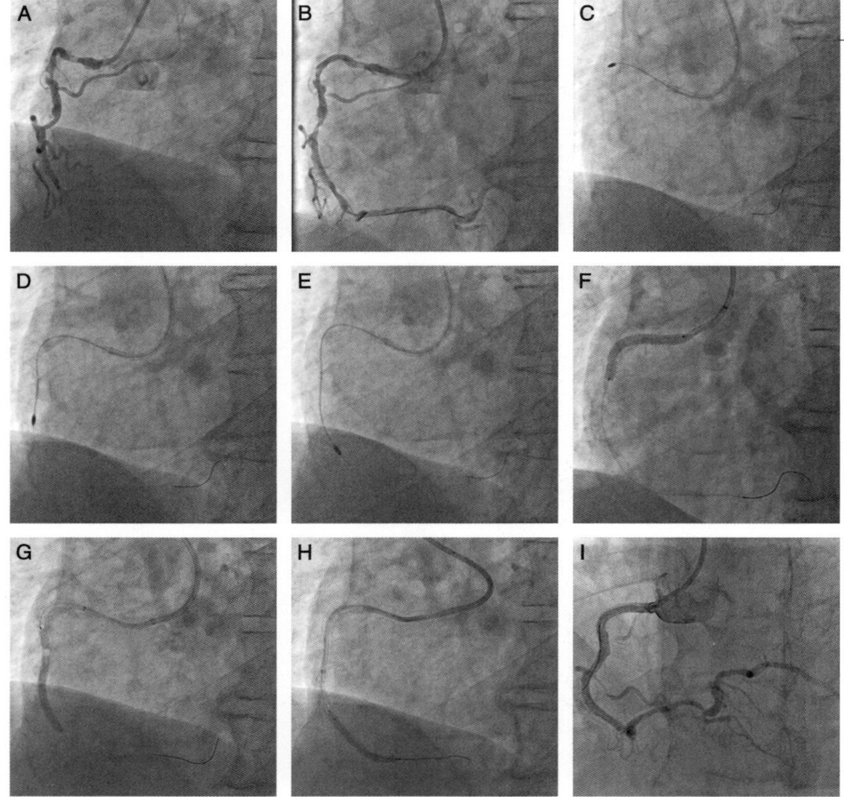

66 岁男性患者。反复活动后胸闷半个月,加重 1d。诊断为急性下后壁心肌梗死。冠状动脉造影显示三支病变伴钙化,其中右冠状动脉近中段严重钙化扭曲,远段闭塞(A)。6F AL1.0 指引导管到位,Sion 导丝顺利通过右冠状动脉远段闭塞处,2.5mm×20mm 球囊艰难通过,扩张近中段和闭塞段,造影显示夹层形成(B)。支架不能通过,1.5mm 磨头 16 万转/min 旋磨近中段,共 10 余次(C~E)。球囊辅助下 Guidezilla 无法通过近段扭曲处,遂采取由近到远支架置入(3.5mm×33mm、2.750mm×38mm、2.5mm×29mm)(F~H)。非顺应性球囊高压扩张后,最终结果满意(I)。

图 11-11　钙化扭曲，旋磨后由近而远 PCI 干预

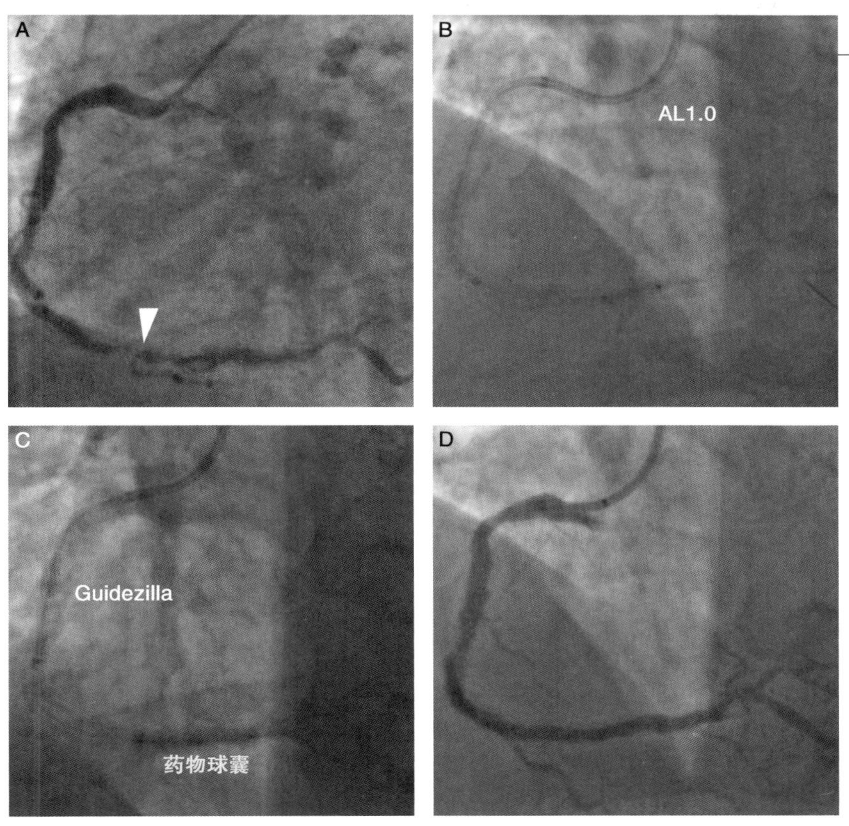

44 岁男性患者。右冠状动脉 PCI 术后 6 年。活动后胸闷 2 个月。造影显示右冠状动脉近中段长支架，弥漫性内膜增生，远段再狭窄 95%（A）。决定药物球囊干预。球囊辅助下 Guidezilla 送至右冠状动脉远段（B）。切割球囊 3.5mm×10mm 多次 15atm 扩张，快速输送药物球囊 3.5mm×26mm 至靶部位扩张（C）。顺利完成介入治疗（D）。

图 11-12　输送药物球囊

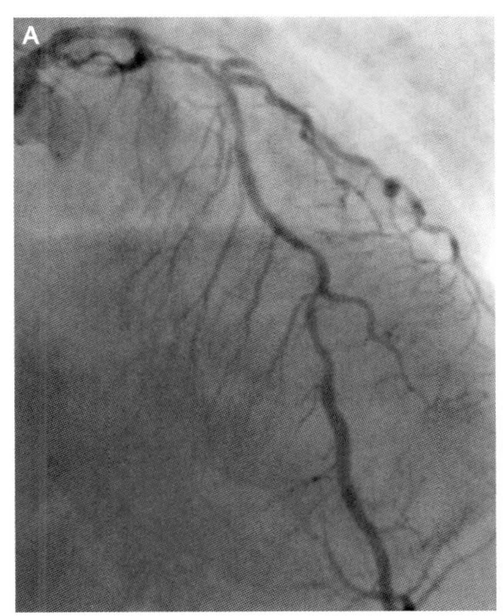

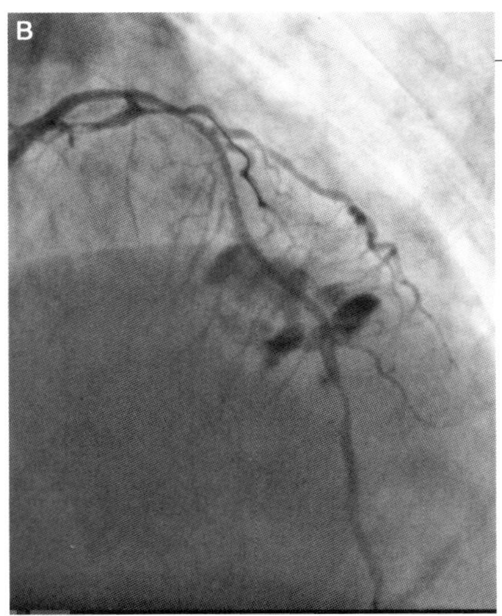

80 岁男性患者。劳力性心绞痛。造影显示三支病变，其中前降支近中段长病变伴重度钙化扭曲（A）。决定旋磨后支架治疗。1.5mm 旋磨头以 18 万转/min×3 次，造影示前降支远段局部造影剂大量渗出（B）。自制带膜支架 Synergy 2.5mm×28mm，体外预装载于 Guidezilla 内，顺利送至前降支远段释放（C）。然后完成前降支近中段支架置入。最后造影结果显示冠状动脉穿孔封堵成功，第 2 对角支丢失（D）。

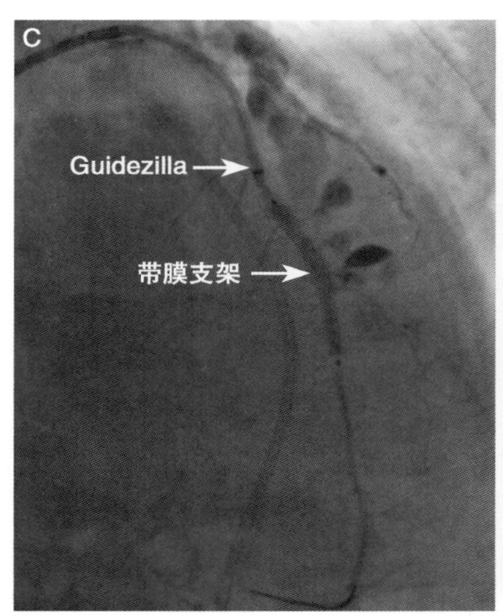

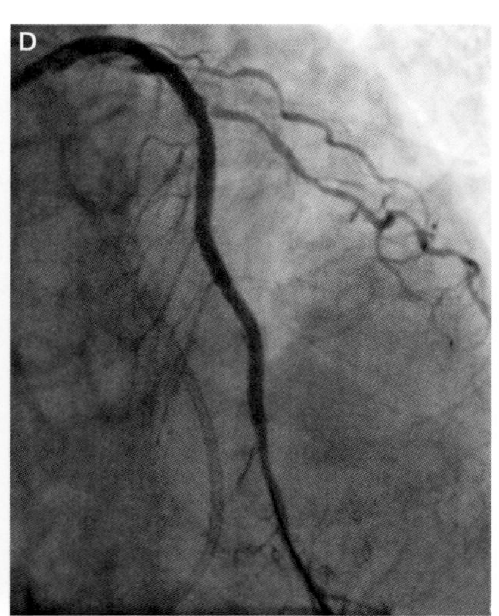

图 11-13　输送带膜支架

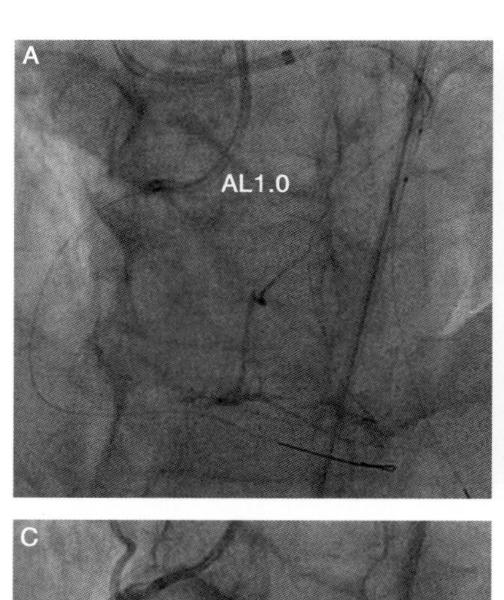

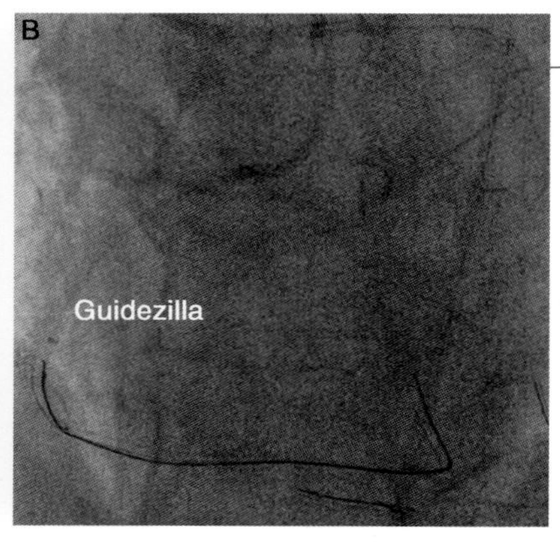

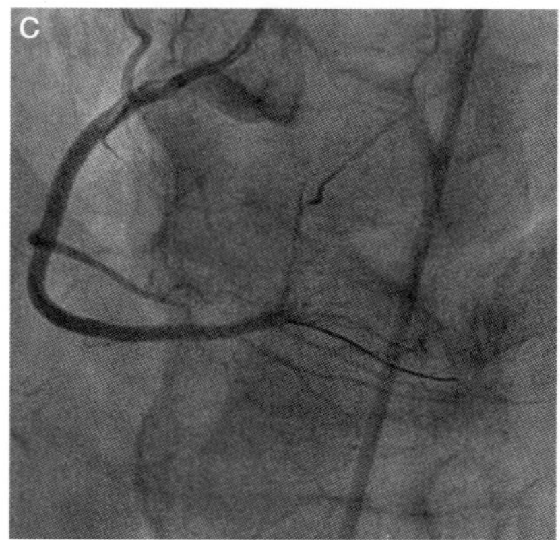

68 岁男性患者。陈旧性下壁心肌梗死，稳定型心绞痛。造影显示右冠状动脉中段 CTO 病变。正向 Gaia 2 导丝无法确认真腔，无法调整至左室后支，换用逆向介入（A）。Sion 导丝引导 1.7F APT 微导管通过间隔支送至右冠状动脉远段；UB3 导丝送至右冠状动脉中段；采用反向控制性正向和逆向内膜下寻径技术（controlled antegrade and retrograde subintimal tracking，CART）联合 AGT 技术，正向送入 Guidezilla 至右冠状动脉中段；UB3 顺利送至延长导管内（B）。然后 RG3 完成体外化，最后完成 PCI 治疗（C）。

图 11-14　主动迎接技术（active greeting technique，AGT）

五、Guidezilla Ⅰ & Ⅱ结构及其临床意义

Guidezilla™ 延长导管于 2013 年获得美国 FDA 批准，是一种能与 6F 指导导管兼容的单腔快速交换导管，由推送杆和导管段组成，总长度 145cm（图 11-15）[3]，内径 0.057 英寸（1.45mm）能确保常用介入器械的输送（表 11-2）。在此基础上，Guidezilla™ Ⅱ于 2019 年获得国家药品监督管理局（National Medical Products Administration，NMPA）审批。Guidezilla™ Ⅱ型号不仅包含常规 6F，还具有 6F-Long、7F 和 8F，为复杂病变提供了更多选择。另外，针对连接口及涂层都做了相应更新（图 11-16 及表 11-1、表 11-2）。

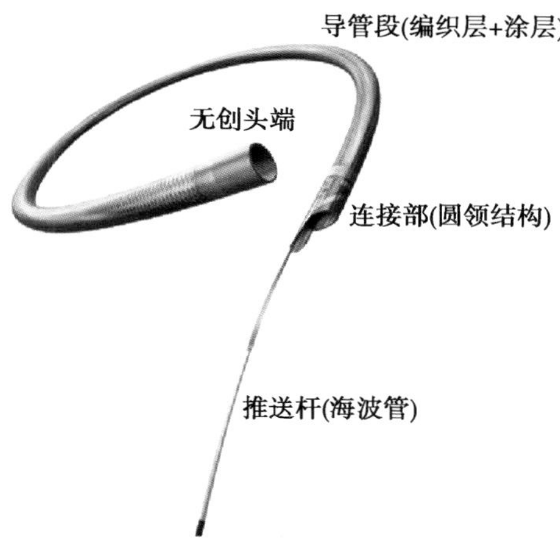

图 11-15　Guidezilla 结构

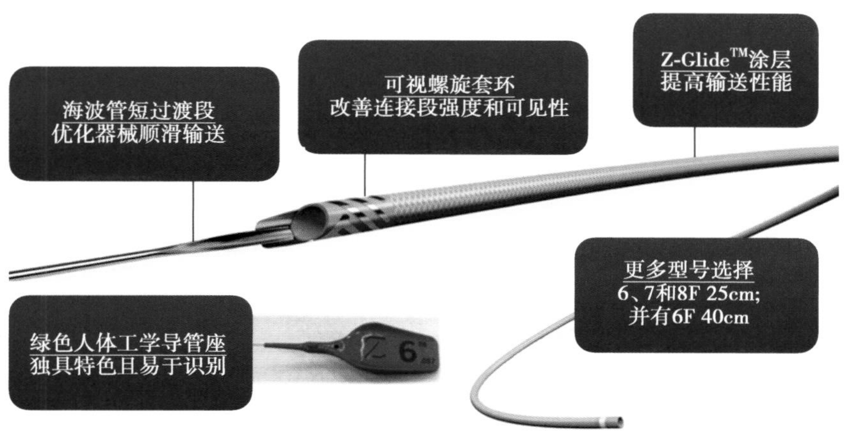

图 11-16　Guidezilla™ Ⅱ型结构

表 11-1　Guidezilla 内腔的兼容性

器械	Guidezilla 内腔(0.057"=1.45mm)
球囊	直径≤5mm
支架	直径≤4.0mm,并非针对所有品牌支架,根据支架具体外径而定
旋磨头	1.25mm,最好体外预装载
血管内超声	可以
切割球囊	直径≤2.75mm

表 11-2　Guidezilla Ⅱ 内腔的兼容性

手术器械	6F&6F long (0. 057" = 1. 45mm)	7F(0. 063" = 1. 60mm)	8F(0. 072" = 1. 83mm)
球囊	≤5mm	≤5mm	
支架	≤4. 0mm 并非适用所有品牌支架	根据支架 profile 评估	
旋磨头	1. 25mm，最好体外预装载	≤1. 50mm	≤1. 75mm
血管内超声	可以	可以	
切割球囊 Flextome	≤2. 75mm	≤4. 0mm	
切割球囊 Wolverine	≤3. 25mm	≤4. 0mm	

参考文献

[1] CHEN Y, SHAH A A, SHLOFMITZ E, et al. Adverse events associated with the use of guide extension catheters during percutaneous coronary intervention: reports from the manufacturer and user facility device experience (MAUDE) database. Cardiovasc Revasc Med, 2019, 20: 409-412.

[2] WATERBURY T M, SORAJJA P, BELL M R, et al. Experience and complications associated with use of guide extension catheters in percutaneous coronary intervention. Catheter Cardiovasc Interv, 2016, 88: 1057-1065.

[3] 谢洋，赵继义. 导引延长导管的临床应用. 中国介入心脏病学杂志，2018，26：345-351.

[4] 黄浙勇，陈婧，石洪涛，等. 球囊辅助通过技术处理桡动脉痉挛的有效性和安全性. 中国临床医学，2017：353-358.

[5] WAGGONER T, DESAI H, SANGHVI K. A unique complication of the GuideZilla guide extension support catheter and the risk of stent stripping in interventional & endovascular interventions. Indian Heart J, 2015, 67: 381-384.

第三篇　分叉病变解码

第 12 章　分支成角的导丝进入技巧

冠状动脉分叉病变占所有 PCI 病例的 20%。导丝进入分支是处理分叉病变的前提条件。冠状动脉分叉部位的分支血管有时以较大的角度发出，造成正向导丝的通过障碍。另一方面，分叉部位的斑块负荷增加也会改变局部解剖结构，造成局部成角（图 12-1）。如何进入开口高度成角的分支，一直是冠状动脉介入界的一个技术难题[1]。

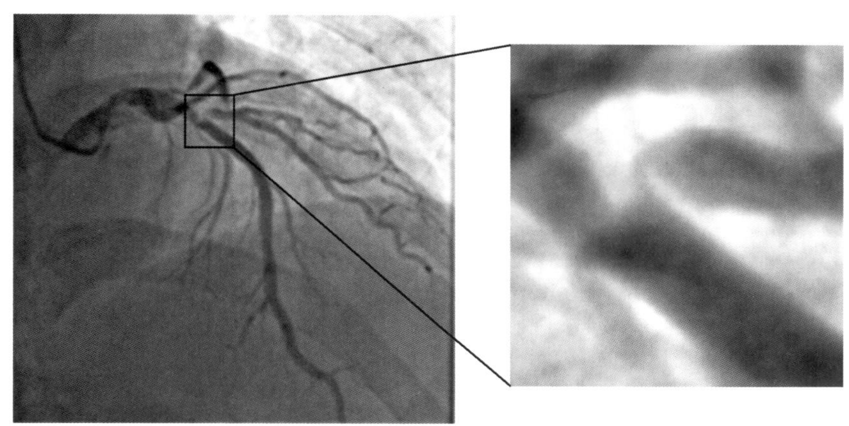

图 12-1　高度成角分叉病变

一、导丝使用的基本技术

导丝进入分支的基本技术，包括导丝的选择、导丝的塑形、投照体位的选择和导丝推送操作技巧等。

首先，选择合适的投照体位。选择的体位应能够很好暴露出分叉部位。左前降支中段（left anterior descending branch-D，LAD-D）分叉病变宜选择左头位或正头位，左回旋支-钝缘支（left circumflex branch-obtuse marginal branch，LCX-OM）分叉病变宜选择正足位或蜘蛛位，右冠状动脉后降支-左室后侧支（posterior descending branch-lateral posterior branch，PDA-LP）分叉病变宜选择正头位或左头位。其次，选用良好操纵性的软导丝，常用 Runthrough、BMW、Sion 等。当血管迂曲、钙化、进入分支困难时，选用较硬的导丝或亲水涂层导丝，如 Pilot 50、Fielder 系列。再次，掌握导丝推送技巧。进入分支开口时，操作导丝要轻、柔、慢、小。

大弯导丝技术：分支与主支远段的角度越大（接近垂直），导丝头端的弯曲度越大。主支血管直径越大，导丝前端弯曲部分也越长。对于严重成角病变，需要采用大弯导丝技术。分叉角度≤90°的分叉病变，可尝试前推大弯导丝技术：将大弯导丝送至分叉处，然后调整导丝头端对准分支开口，稍加操作进入分支。分叉角度 >90° 的分叉病变可尝试后撤大弯导丝技术：先将大弯导丝越过分叉口，然后调整导丝头端对准分支开口，再回撤导丝便可进入分支（图 12-2）。对于某些病例，也可尝试双腔微导管，如 Crusade 或 KANEKA。

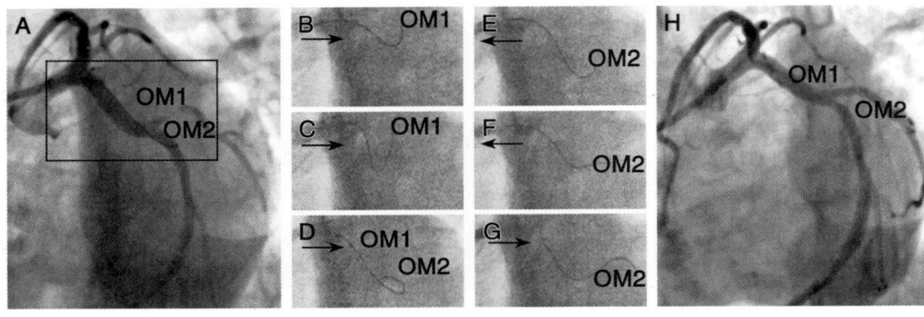

图 12-2 后撤大弯导丝技术

71 岁男性患者。胸痛 7h。ECG 示 V6 导联 ST 段抬高≤1.5mm，CK/CK-MB 239/40U/L，cTnT 0.054ng/mL。诊断为急性冠脉综合征。冠状动脉造影见粗大第二钝缘支（OM2）近段狭窄 90%~95%。介入治疗时，0.014"Runthrough 导丝反复塑形难以进入 OM2 开口（A）。采用后撤大弯导丝技术：先将导丝送至细小 OM1 开口后同时快速前送（B~C）。塑成 U 形大弯，前送大弯导丝稍越过 OM2 分叉口（D）。缓慢后撤导丝同时调整方向（E）。进入 OM2 后（F）。前送导丝至 OM2 远段（G），完成 PCI 治疗（H）。

二、反转导丝技术

处理极度成角的分叉病变时，若传统的正向导丝技术始终无法成功，可应用反转导丝技术。Kawasaki 等[2]于 2008 年最先提出应用反转导丝技术处理严重成角的分叉病变。首先把导丝在头端常规塑形的基础上，再在距头端数厘米处反折，使导丝整体塑形如天鹅颈样；再将导丝保持反折状态送至分叉病变远端；之后在回撤导丝的同时仔细操控使其头端进入靶血管开口并最终将导丝送至靶血管远端。

由于塑成大弯后，导丝很难通过病变送至血管靶点。这项技术又经改良，加入使用双腔微导管（如 Crusade 或 KANEKA 导管、抽吸导管），进一步提高了操作成功率。微导管的作用是将塑形后的反转导丝跨越分叉部位送至靶血管远端。提供良好支撑的同时还可避免导丝缠绕。2013 年 Watanabe 等[3]进行了体外验证，2015 年 Nomura 等[4]进行了较为详尽的病例报道。微导管辅助导丝反转的技术要点详述如下（图 12-3）。

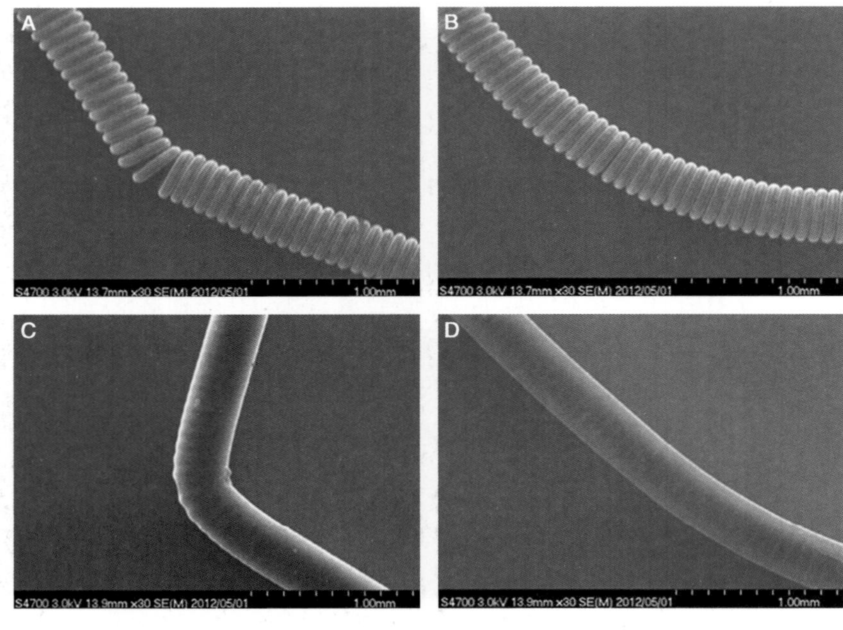

A. 缠绕型 SION blue 导丝 3cm 处锐角弯；B. 缠绕型 SION blue 导丝 3cm 处钝角弯；C. 亲水型 Fielder FC 导丝 3cm 处锐角弯；D. 亲水型 Fielder FC 导丝 3cm 处钝角弯；电镜结果显示，聚合物亲水涂层导丝优于缠绕型非涂层导丝，钝角反折优于锐角反折。

图 12-3 导丝的选择和反折弯塑形[3]

1. 反转导丝准备 反转导丝除顶端常规塑形外，距顶端 20~50mm 处塑角 40°左右的钝角反折弯。反转导丝送入 Crusade 双腔微导管的 OTW 腔并露出反折段。反转导丝一般无特殊要求，一般工作导丝均可，如 Runthrough 和 Sion。亲水涂层导丝（如 Filder 系列、Pilot50 等）表面光滑，推送性好，塑形后不易断裂，具有一定优势[3]，但要避免进入夹层。

2. 先将主支导丝送至主支远端，顺着主支导丝（通过双腔微导管的 Monorail 腔），轻柔折叠反转导丝后，将反转导丝系统（双腔微导管+塑形折叠的亲水导丝）送入指引导管，将塑形后的反转导丝跨越分叉口送至靶血管远端。

3. 后退 Crusade 双腔微导管到分叉前的主支内，使反转导丝能自由旋转，然后旋转、后撤反转导丝，进入分支血管。

反转导丝技术的关键是后撤微导管和反转导丝，使其进入分支血管，笔者的操作体会是：

（1）关于导丝反折部分的长度，Kawasaki 当初报道采用 50mm[4]，但随后实践中有术者建议控制在 20~30mm[3]。长短各有其优缺点：短，易进开口；长，易进远段。具体解释如下：反折部分过长会降低操控性，增加导丝反转头端进入靶血管的难度；过短会降低导丝推送性，在反转进入靶血管后容易弹出。当成角极大时，由于导丝头端 30mm 左右的透光段比较柔软，难以拉直成角，此时需要较长的反折段，利用较硬的导丝段拉直成角，然后才能前送导丝至成角血管远段（图 12-4）。

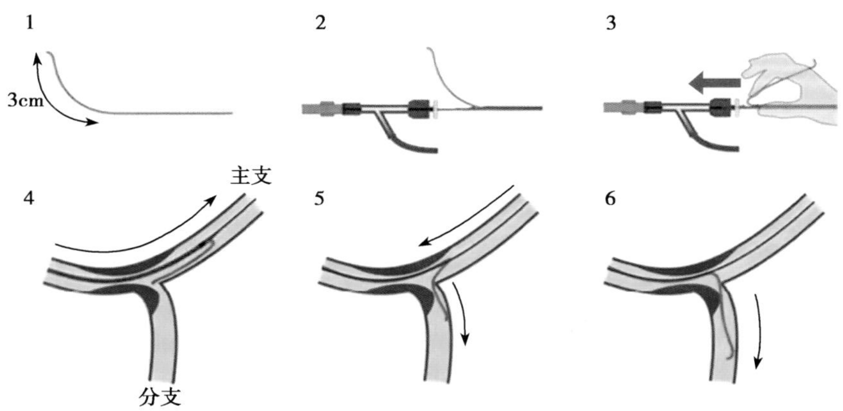

图 12-4　导丝反转技术体外演示[3]

（2）反转导丝对准分支开口的操作在前送时而不是后撤时完成，即缓慢前送，当反转导丝头端到分支开口时停止前送。这点与一般文献介绍略有不同，理由是导丝反折后，“边回撤边调整”的操作难度较大，要尽量避免。

（3）后撤的关键是双腔微导管和反转导丝一起回撤。如发现反转导丝在进入分支过程中遇到阻力，应停止后撤甚至稍微前送，适当调整反转导丝方向。该过程需要一定的动作协调性。

（4）该技术完成后，如何退出 Crusade 或 KANEKA 双腔微导管是个问题。Finecross 微导管的经验并不适用于此：6F 指引导管无法同时送入球囊，因此指引导管内球囊压迫法不可用；由于导丝进入 Crusade 或 KANEKA 微导管的中心腔后经侧孔穿出，成角后产生一定阻力，因此压力泵高压注水法并不可靠。中山医院一般采取延长导丝的方法。

实例讲解见图 12-5~图 12-11。

- 亲水涂层导丝除顶端常规塑形外，距顶端 2~3cm 处塑角度为 40°左右的钝角反折弯。
- 反转导丝送入 Crusade 双腔微导管的 OTW 腔并露出反折段。
- 先将主支导丝送至主支远端，顺着主支导丝（通过双腔微导管的 Monorail 腔），轻柔折叠反转导丝后，将反转导丝系统（双腔微导管+塑形折叠的亲水导丝）送入指引导管。
- 将塑形后的反转导丝跨越分叉口送至靶血管远端。
- 后退 Crusade 双腔微导管到分叉前的主支内，使反转导丝能自由旋转，然后旋转、后撤反转导丝，进入分支血管。
- 前进反转导丝，送至远段。

导丝反转技术也有一定局限性。导丝反折后体积增大，可能难以通过严重狭窄的病变。分叉以远的血管腔过于细小也会限制反折导丝的操控。导丝的反折增加断裂的潜在风险。与传统的正向通过技术相比，反转导丝的操控性明显降低，可能会损伤血管，出现夹层、穿孔等并发症。

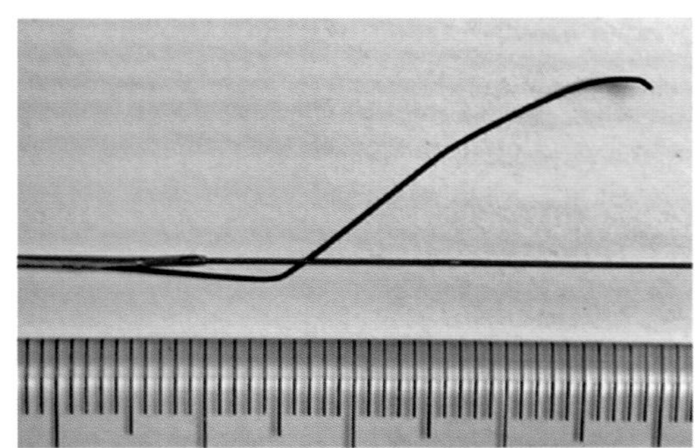

图 12-5　传统导丝反转技术对导丝并无严格要求，反折弯位于距顶端 50mm 处，塑形锐角反折弯[4]

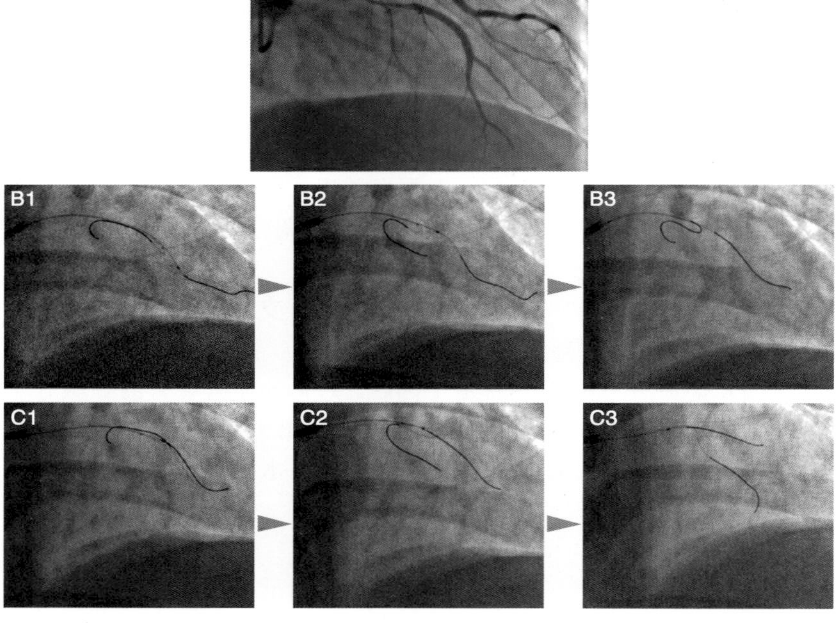

A. 冠状动脉造影显示前降支和中间支成角达 150°；
B1～B3. 35mm 反折导丝轻松进入成角开口，但缺乏后续前进动力，未能继续送入远段；
C1～C3. 55mm 反折导丝经困难操纵进入成角开口，拉直成角开口，成功送入远段。

图 12-6　导丝反折长度对成角病变通过性的影响

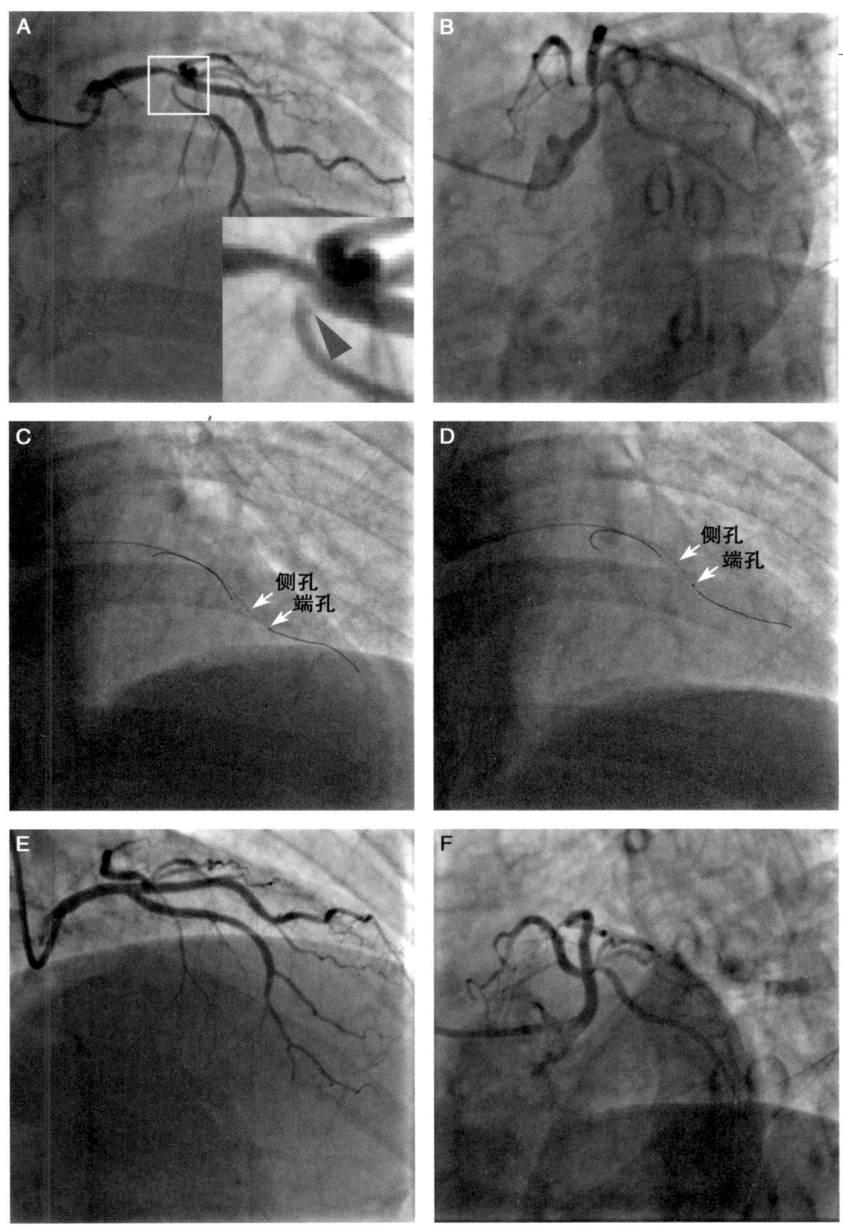

图 12-7　导丝反转技术案例 1

58 岁男性患者。有糖尿病、高血压、长期大量吸烟史。因不稳定型心绞痛入院。入院查体、实验室检查、心电图和超声心动图检查未见明显异常。冠状动脉造影显示前降支和粗大中间支分叉病变，其中前降支开口严重狭窄 95%，分叉部位局部斑块分布使靶病变极度成角达 150°(A、B)。分析认为正向导丝通过病变的可能微乎其微，而且还有闭塞风险，决定直接采用反转导丝技术。先将 Runthrough 导丝送至中间支，在 KANEKA 微导管辅助下，Sion 反转导丝缓慢前送，当 Sion 导丝头端到分支开口时停止前送。缓慢后退 KANEKA 双腔微导管和 Sion 导丝，同时微调 Sion 导丝方向，使其进入前降支近段，待导丝的反转部分全部进入血管后，停止回撤动作，适当旋转并缓慢前送导丝，使其头端顺利送至前降支血管远端(C、D)。鉴于病变累及的前降支和中间支血管直径相近，供血范围均较广泛，决定应用 Culotte 技术置入双支架(前降支 Resolute 3. 0mm×30mm、中间支 Resolute 3. 5mm×24mm 支架)，常规对吻后即刻效果满意(E、F)。1 个月后处理右冠状动脉血管病变时复查左冠状动脉造影良好(与图 12-6 为同一病例)。

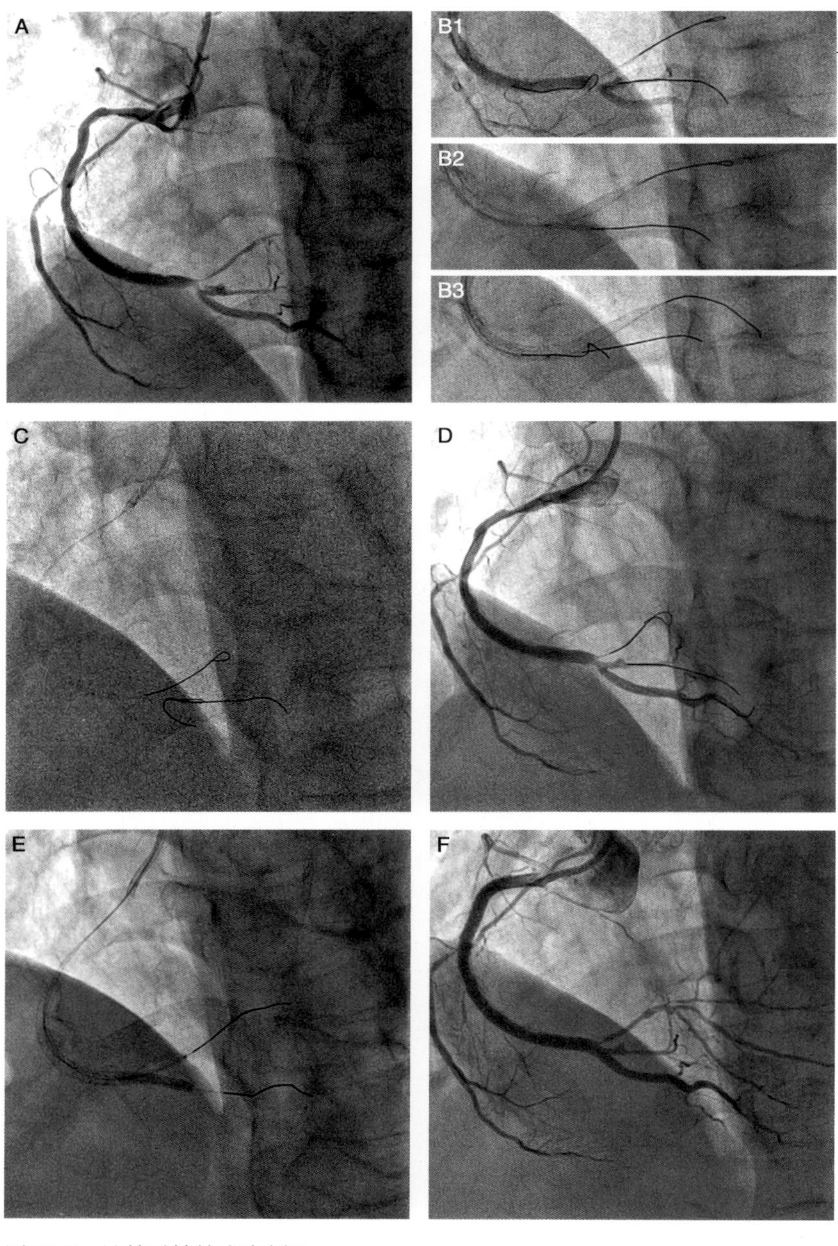

50岁男性患者。吸烟和既往PCI病史。胸闷痛8h，拟诊为急性下壁心肌梗死。冠状动脉造影显示右冠状动脉近段狭窄80%，中远段原支架未见再狭窄，支架远端后三叉处狭窄99%，累及左室后支和粗大后降支开口狭窄99%，后降支起始段显著成角(A)。Finecross微导管支撑下Sion导丝至左室后支，Runthrough导丝至后降支分支。反复尝试导丝大弯(B1)、分叉口球囊扩张(B2)、Crusade微导管中心腔进导丝(B3)等常规技术，Sion导丝均未能送至后降支主支血管。最后Crusade微导管支持下Sion反转导丝成功送至后降支主支(C~D)。采用分支球囊拘禁技术，右冠状动脉近段-后降支近段置入Helios 3.0mm×16mm支架(E)。右冠状动脉近段置入支架，最后造影结果良好(F)。

图12-8　导丝反转技术案例2

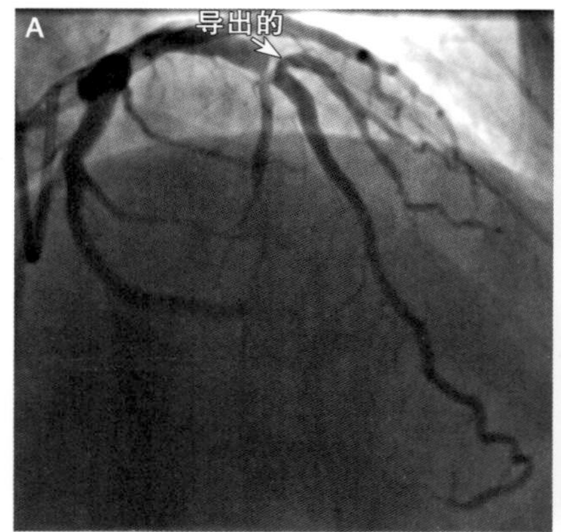

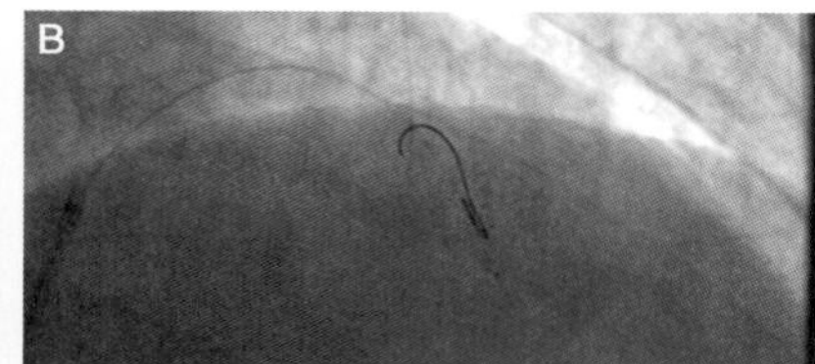

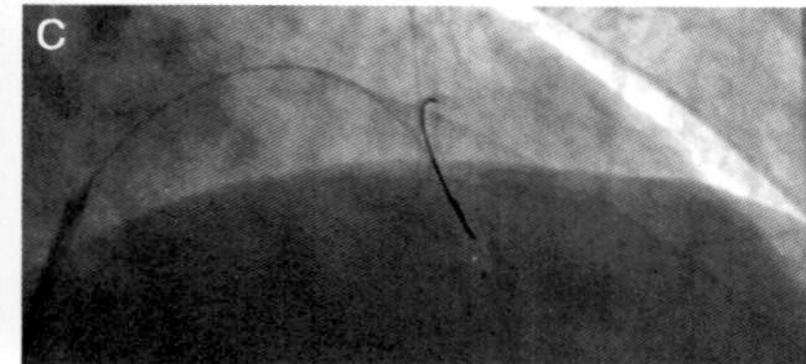

56岁男性患者。高血压、吸烟史。活动后胸痛10余天入院。冠状动脉造影显示前降支中段偏心性狭窄90%，病变处发出第二对角支高度成角(A)。在Crusade双腔微导管支持下反转导丝(Runthrough)进入间隔支(B)。前送微导管和导丝越过分叉处，然后边回撤边精细调整方向，导丝顺利进入成角的对角支(C)。但随后进入小分支(D)。稍后撤导丝后调整方向送入对角支远端(E)。前降支置入4.0mm×13mm支架后效果良好(F)。

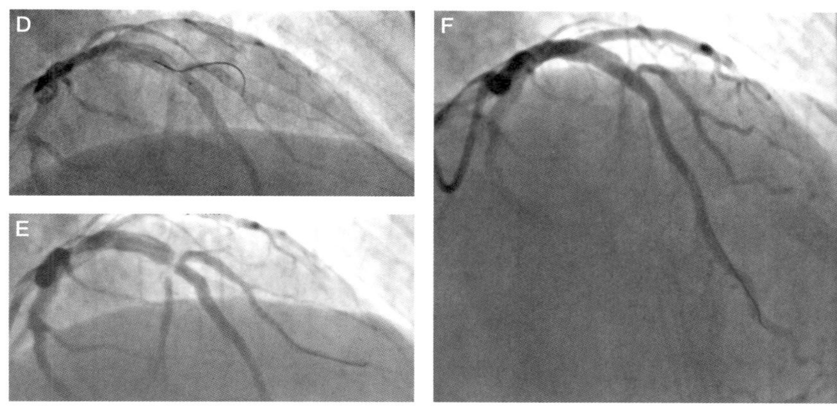

图 12-9　导丝反转技术案例 3

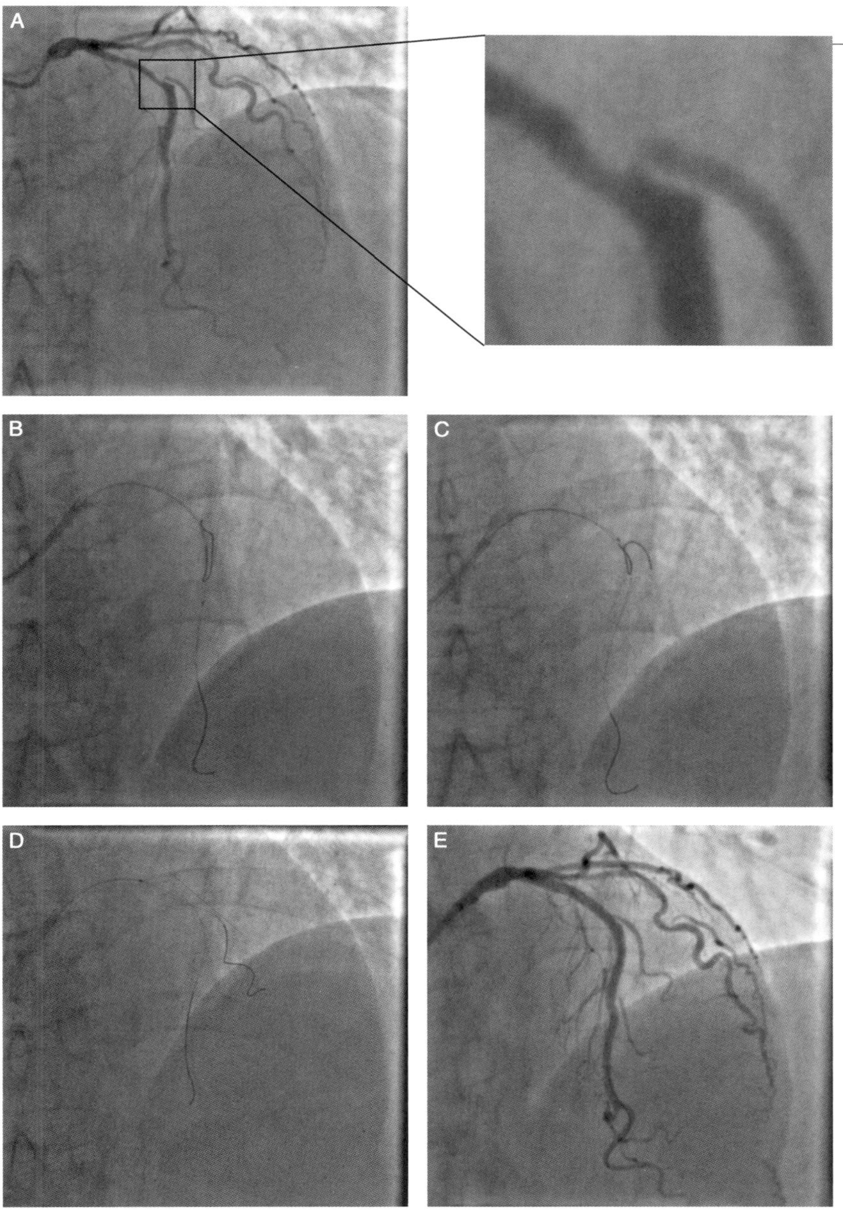

68 岁女性患者。因活动后胸闷 2 年，心悸 2 个月入院。1 年前行前降支中段支架置入术。冠状动脉造影显示左前降支近段狭窄 70%，中段原支架未见再狭窄，第一对角支开口严重成角，狭窄 90%（A）。Runthrough 送至前降支远端，在 Crusade 微导管辅助下，Sion 反转导丝跨越分叉口送至前降支中段（B）。后退 Crusade 双腔微导管到分叉前的主支内，调整反转导丝进入对角支开口，后撤导丝进入对角支近段（C）。并顺利送至第一对角支远段（D）。前降支近段置入支架后效果良好（E）。

图 12-10　导丝反转技术病例 4

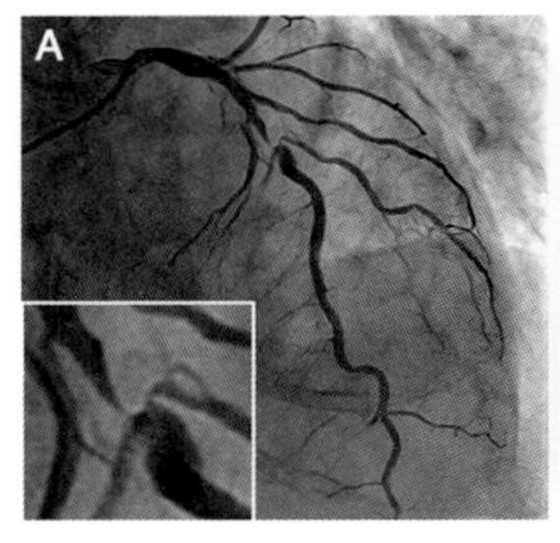

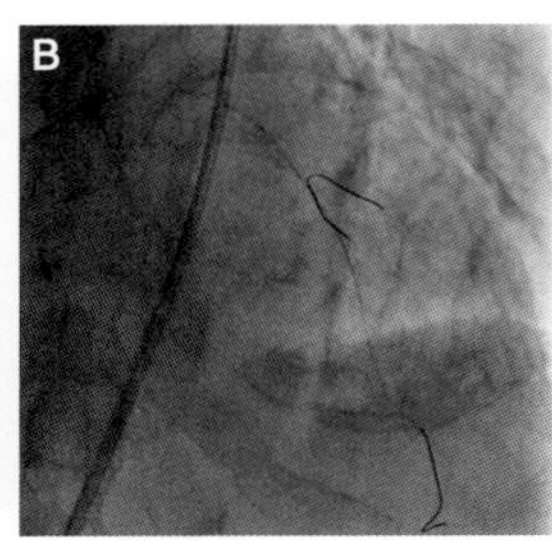

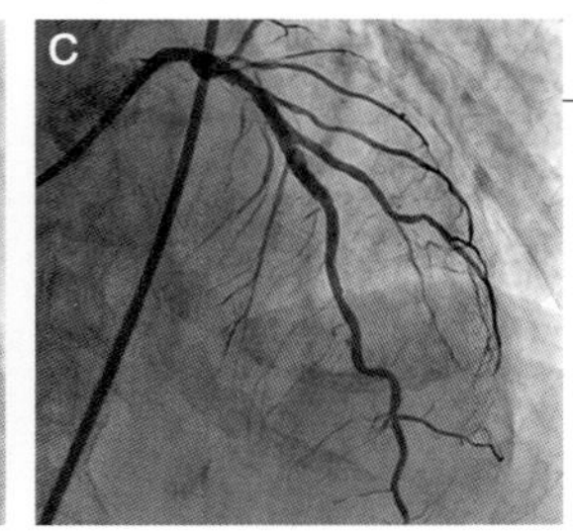

85岁男性患者。稳定型心绞痛入院。冠状动脉造影显示前降支和第二对角支严重分叉病变，成角达145°左右（A）。反转导丝（Fielder FC）顺利进入高度成角的对角支（B）。Mini crush技术置入支架后效果良好（C）。

图12-11 导丝反转技术病例5[4]

三、球囊围堵技术

球囊阻断改道技术[5]：当导丝习惯性进入一分支，另一分支由于成角难以进入时，可将导丝送入容易进入的分支血管，沿着该导丝送入球囊（可扩张或不扩张），阻断另一导丝的去路，迫使其改道进入高度成角的分支血管（图12-12）。

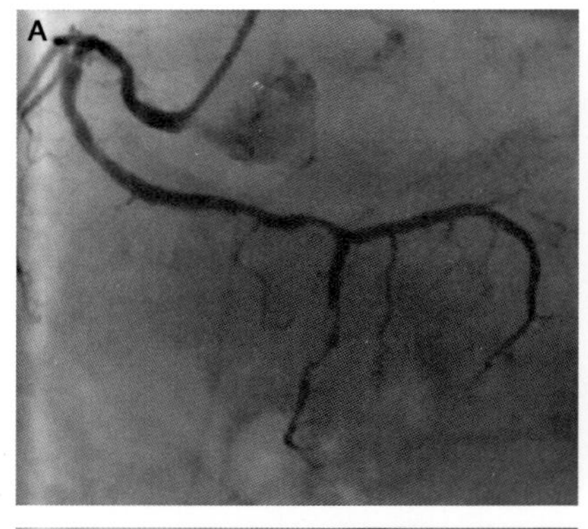

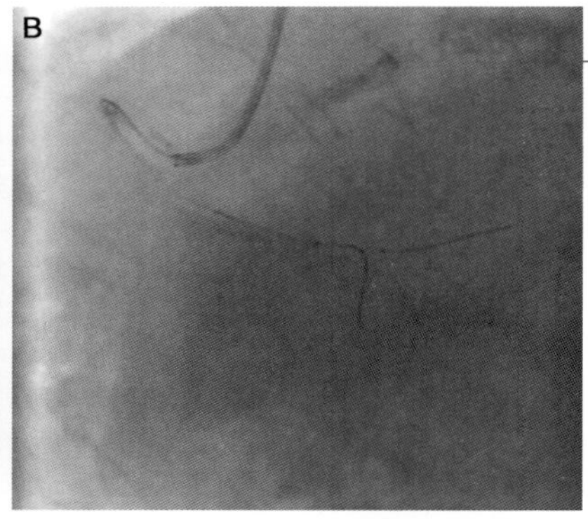

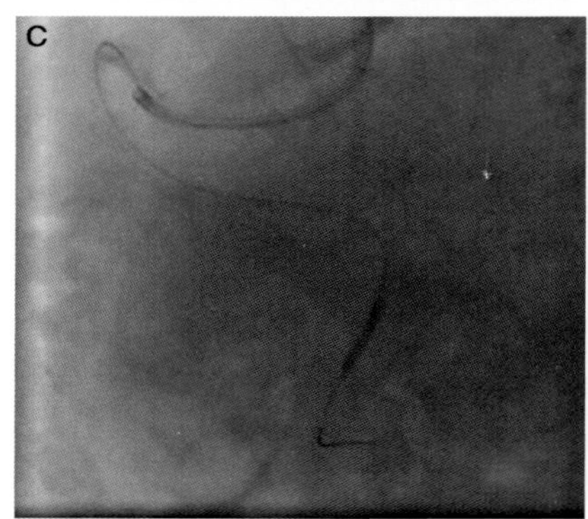

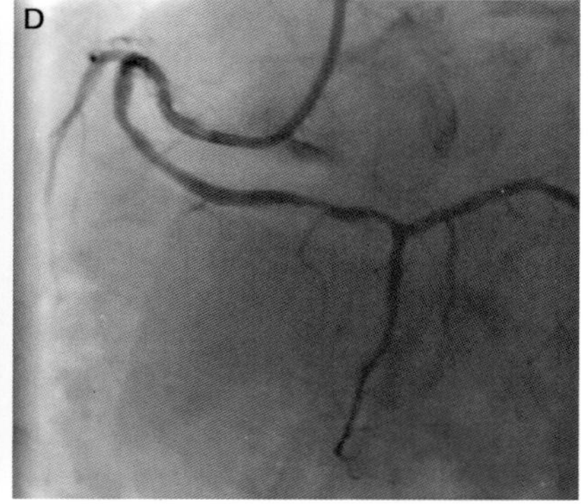

77岁男性患者。因不稳定型心绞痛入院。冠脉造影显示后降支中段中度狭窄（A）。反复尝试导丝塑形和更换导丝均难以进入后降支。将导丝改送至左室后支并将1.5mm×15mm球囊置于左室后支开口，前送第2根导丝，顺利"被迫"进入后降支（B）。后降支病变处球囊扩张（C）。顺利置入支架（D）。

图12-12 球囊阻断改道技术[5]

四、球囊扩张技术

当反复调整导丝也难以进入成角分支时，可将导丝送入容易进入的分支血管，用球囊扩张分叉口，此时斑块分布和形状改变，可能产生两种后果：其一是成角分支开口容易进入导丝；其二是成角分支开口狭窄加重甚至闭塞。因此，该方法是一把双刃剑，需谨慎使用，对于反复尝试导丝诱发分支闭塞的患者值得尝试[6]（图12-13）。

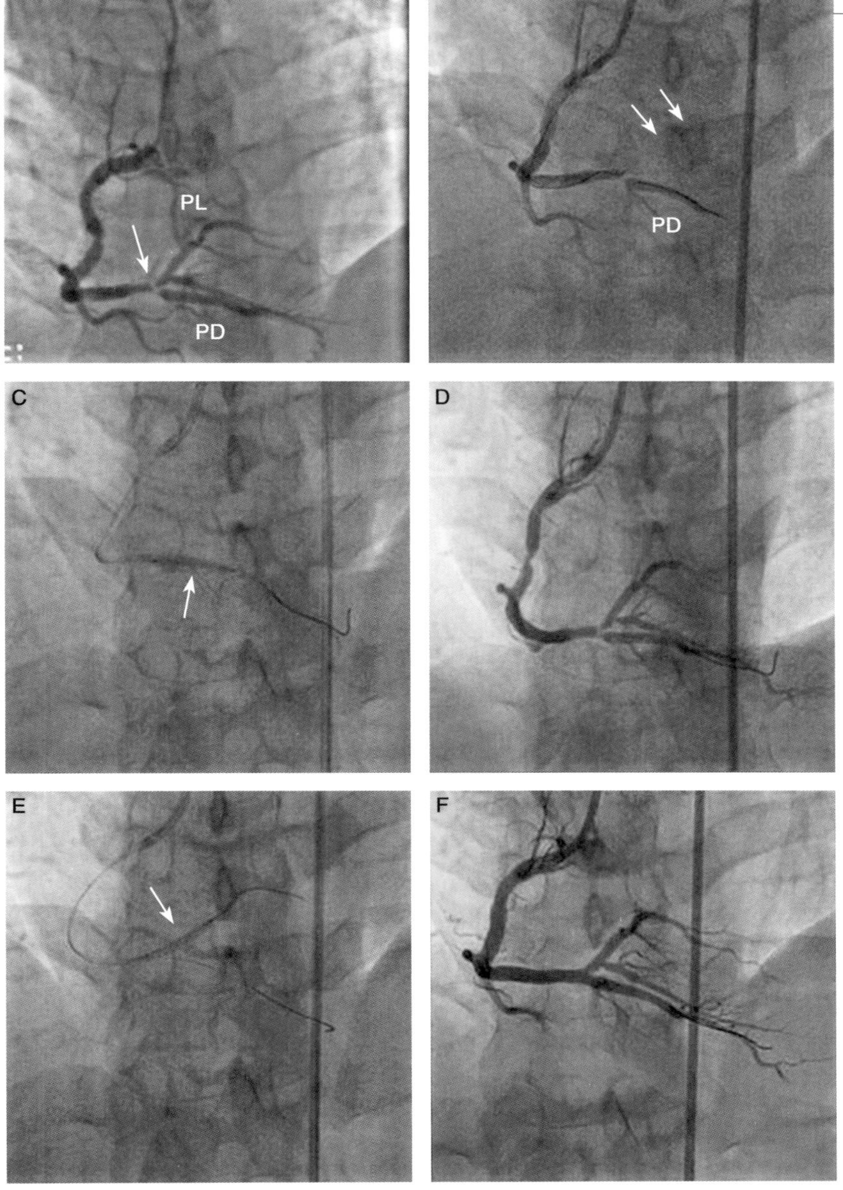

36 岁男性患者。因不稳定型心绞痛入院。冠状动脉造影显示右冠状动脉中段狭窄 80%，后三叉次全闭塞病变（A）。Runthrough 和 BMW 导丝反复尝试无法进入左室后支，并造成左室后支完全闭塞（B）。将 Runthrough 导丝送至后降支，2.5mm×20mm 球囊 12atm 扩张后降支开口（C）。左室后支显影（D）。BMW 顺利进入左室后支，2.5mm×20mm 球囊扩张左室后支开口（E）。然后用 Culotte 技术置入支架（F）。

图 12-13　球囊扩张技术[6]

参考文献

[1] BURZOTTA F, DE VITA M, SGUEGLIA G, et al. How to solve difficult side branch access? Euro Intervention: Journal of Euro PCR in Collaboration with the Working Group on Interventional Cardiology of the European Society of Cardiology, 2010, 6 (Suppl J): J72-80.

[2] KAWASAKI T, KOGA H, SERIKAWA T. New bifurcation guidewire technique: a reversed guidewire technique for extremely angulated bifurcation—a case report. Catheter Cardiovasc Interv, 2008, 71: 73-76.

[3] WATANABE S, SAITO N, BAO B, et al. Microcatheter-facilitated reverse wire technique for side branch wiring in bifurcated vessels: an in vitro evaluation. Euro Intervention: Journal of Euro PCR in Collaboration with the Working Group on Interventional Cardiology of the European Society of Cardiology, 2013, 9: 870-877.

[4] NOMURA T，HIGUCHI Y，KUBOTA H，et al. Practical usefulness of dual lumen catheter-facilitated reverse wire technique for markedly angulated bifurcated lesions. J Interv Cardiol，2015，28：544-550.

[5] LEE A Y，HUANG C L，CHANG M C，et al. Successful use of a balloon catheter to facilitate guidewire placement in an occluded coronary artery with extreme angulations. Experimental and Clinical Cardiology，2010，15：e16-17.

[6] HE X，GAO B，LIU Y，et al. Side-branch technique for difficult guidewire placement in coronary bifurcation lesion. Cardiovascular Revascularization Medicine：Including Molecular Interventions，2016，17：59-62.

第 13 章　分支保护技术的演变

对于分叉病变的 PCI 治疗策略，双支架技术地位有所降低，单支架（必要时分支支架）技术已经成为时代潮流。如何保护分支成为分叉病变单支架技术的核心问题。为了预防分支闭塞，需要在分支放置一个器械，从最初的导丝到球囊，再到最近的半扩张球囊，装置越来越粗，效果越来越好，这就是分支保护技术的演变本质。本章重点介绍“高效”的分支半扩张球囊技术。

一、分支保护技术演变

对于非左主干分叉病变的 PCI 治疗策略，目前共识首选单支架技术，只在分支严重夹层且血流小于 TIMI 3 级或闭塞时于分支置入支架（必要时分支支架）。传统手术，尽管常规送入导丝保护分支（分支导丝保护技术），但主支支架置入后，分支闭塞率高达 30%，重进分支导丝困难。如何提高分支通畅率，一直是单支架技术 PCI 治疗的核心问题。

2010 年，意大利学者报道了一种新的分支保护技术，即拘禁球囊技术（jailed balloon technique，JBT）。该技术核心是用外径更粗的球囊代替纤细的导丝，将分支闭塞率降低到 10%～15%。技术要点：在主支支架释放前预先于分支开口处放置一负压的球囊，主支支架释放后，分支球囊被压挤于支架下分支开口中，以抵抗主支支架释放时所致斑块移位及 Carina 移位（分叉界脊移位）。主支支架释放后撤出支架球囊，此时若分支血流通畅，则撤出分支负压的球囊，若分支被挤闭，分支球囊则可作为标记及理想的改善分支夹角的滑道利于重进分支导丝，必要时亦可扩张分支球囊以重建分支血流。如分支血流小于 TIMI 3 级，重进分支导丝及进行最终球囊对吻扩张。长期随访中，JBT 可明显降低分支丢失率及 MACE 的发生率[1]。

还有一种与“拘禁球囊”相关的技术：就是在传统的导丝保护技术治疗分叉病变时，若分支开口被主支支架压闭，而努力重进分支导丝失败时，可用一小直径（如 1.25mm）球囊沿压在主支支架下的分支保护导丝挤进支架下方至分支开口，扩张球囊以重建分支血流。然后，可通过主支支架网眼重进分支导丝以完成对吻球囊扩张或必要时分支置入支架，亦可通过分支保护导丝送一支架至分支以完成反向挤压。

既然球囊保护优于导丝保护，那么扩张球囊直径更粗，效果是否更好呢？在 JBT 技术启示下，国内外很多学者提出分支半扩张球囊保护技术。名称很多，如所谓的拘禁半扩张球囊技术（jailed semi-inflated balloon technique）、球囊支架对吻技术（balloon stent kissing technique，BSKT）、主动球囊保护技术（protective ballooning technique，PBT）等。其实大同小异，本质是分支半扩张球囊保护技术（图 13-1）。研究表明，其分支保护作用更佳，甚至分支闭塞率接近 0%，但有一定的分支开口夹层发生率[2]。

纵观分支保护工具的演变过程，经历了“导丝→球囊→半扩张球囊”3 个阶段，置入器械越来越粗，效果越来越好，分支闭塞率也从 30% 下降到 15%，再到接近 0%，这就是分支保护的历史（表 13-1）。由此也可看出，分支保护原理和方法都很“简单”，但命名显得“高深莫测”。很多所谓的医学专门术语看起来很深奥，其实徒增不必要的理解壁垒而已。例如，分支预置导丝、球囊、半扩张球囊，专有名词分别叫“拘禁导丝技术”（分支导丝技术）、“拘禁球囊技术”（分支球囊技术）、拘禁半扩张球囊技术（球囊支架对吻技术）等。

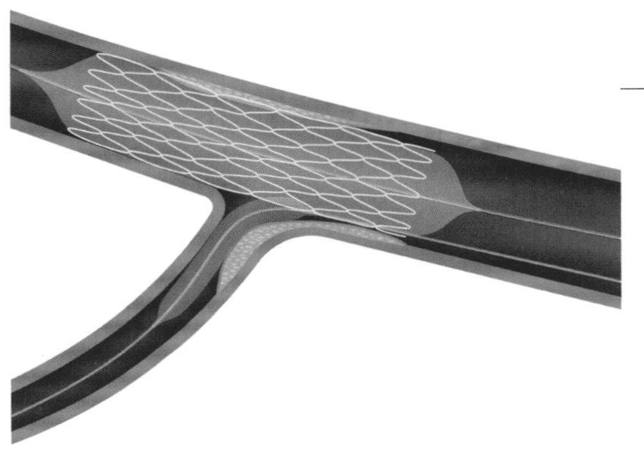

引自：靳志涛，漫画说支架，丁香园网站。

图 13-1　分支半扩张球囊技术

表 13-1　分支保护技术的演变

项目	拘禁导丝技术	拘禁球囊技术	拘禁半扩张球囊技术 球囊支架对吻技术
通俗名称	分支导丝技术	分支球囊技术	分支半扩张球囊技术
保护器械	导丝	球囊	半扩张球囊
出现时间	不详	2010 年（Burzotta 发明）	2013—2015 年（Çaylı 等提出）
分支丢失率	30%	15%	≈0%
示意图			

二、分支半扩张球囊技术

下面对“神奇”的分支半扩张球囊技术的操作要点详解如下（图 13-2）：①主支和分支分别进入 0.014” 的导丝，主支球囊预扩张。②进入主支的支架完全覆盖病变，分支预置略小于分支血管直径（通常为 2mm 并且有足够长度）的预扩张球囊；分支球囊近端对齐或略低于主支支架近端。③首先将分支球囊用低压扩张（如 3atm），然后主支支架用正常的压力释放。此时分支拘禁球囊的近段（主支支架旁）受压，远段（分支开口和分支内）过充盈。其意义在于，主支支架近段欠充盈可有效避免主支高压性损伤；分支口过充盈能有效防止斑块和血管脊移位，从而保护了分支开口。④主支支架球囊与分支球囊同时减压。⑤移除分支球囊，用主支支架球囊或新的短长度高压球囊后扩张，使主支支架充分贴壁，并纠正由于分支球囊扩张导致的主支支架变形，然后将分支导丝撤出。⑥行冠状动脉造影，决定是否需要将导丝经主支支架网眼进入分支行分支血管成形术或支架置入术。图 13-3 和图 13-4 为半扩张球囊技术应用实例[3]。

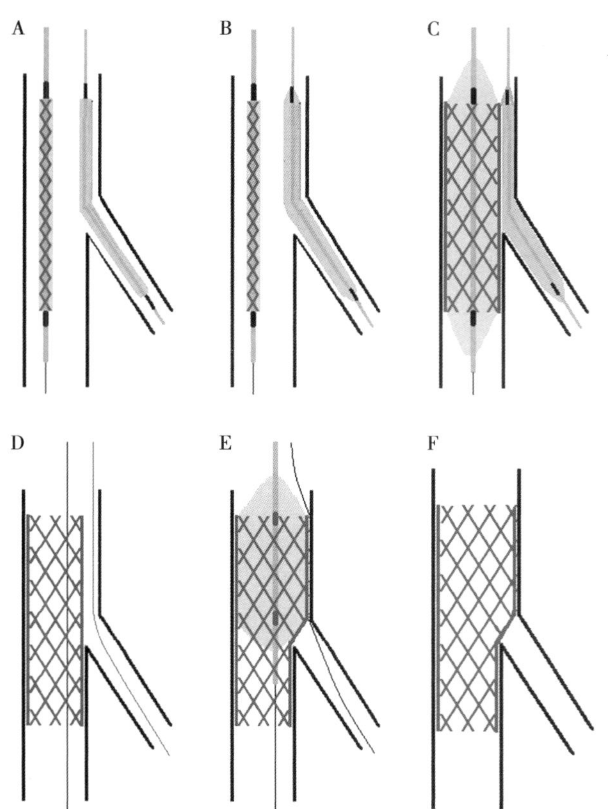

A. 主支支架和分支球囊到位；
B. 分支球囊半扩张；
C. 分支球囊半扩张同时主支支架释放；
D. 主支支架球囊与分支球囊同时减压；
E. 支架近端优化技术(proximal optimal technique, POT)；
F. 最后结果。

图 13-2　拘禁半扩张球囊技术操作要点

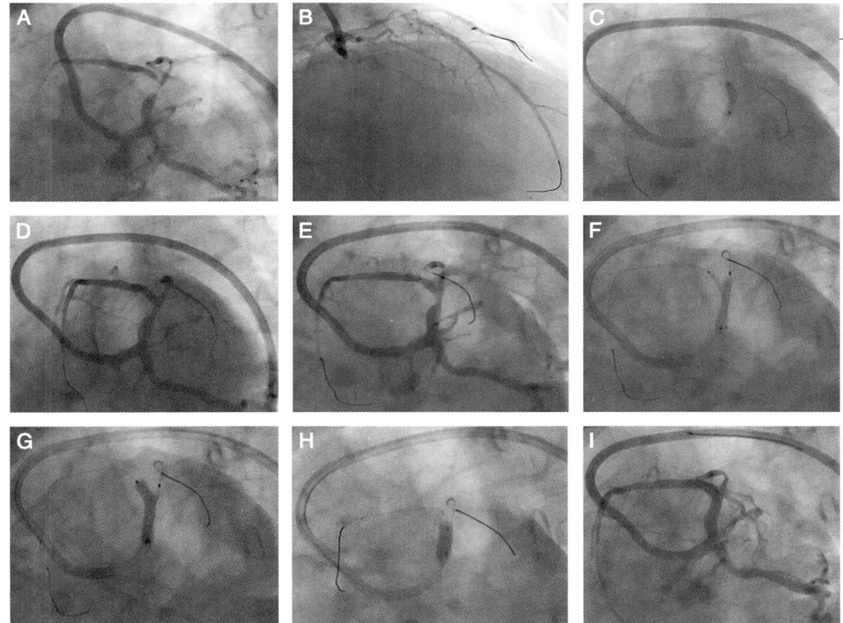

A. 蜘蛛位显示前降支严重分叉病变，Medina 分型为 1.1.0；
B. 右肩位显示分叉病变；
C. 预扩张主支血管(前降支)；
D. 预扩后造影；
E. 定位主支支架和分支球囊；
F. 分支球囊低压扩张(3atm)；
G. 主支支架命名压扩张；
H. 支架近段用短的高压球囊优化；
I. 最后结果。

图 13-3　拘禁半扩张球囊技术应用实例 1

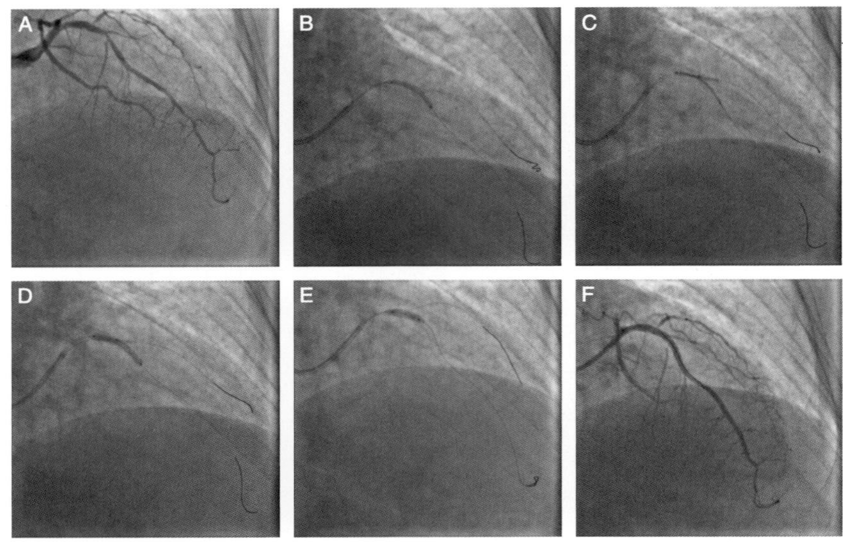

A. 右肩位冠状动脉造影显示前降支严重分叉病变，Medina 分型为 1.1.1；
B. 球囊 2.0mm×20mm 预扩张前降支；
C. 球囊 1.5mm×15mm 低压扩张对角支（6atm）；
D. 支架球囊对吻扩张（分别为 12atm 和 6atm）；
E. 支架内高压后扩张优化；
F. 最后结果。

图 13-4 拘禁半扩张球囊技术应用实例 2

三、Corssair 分支保护技术

偶尔，也有人使用微导管拘禁分支保护（图 13-5）[4]。理论上，Corsair 微导管 5mm 锥形头端的外径 0.42~0.87mm，Finecross 头端外径 0.60mm，因此可替代未扩张球囊（通过外径 0.5~0.65mm）做分支保护。但笔者认为，Corsair 微导管并非最佳选择，理由如下：①Corsair 微导管存在嵌顿、断裂、头端分离等潜在并发症，因此最好最小压力支架释放，以便顺利退出 Corsair，后退过程应轻柔旋转，不宜同一方向过度旋转；②前端 60cm 外表面涂有亲水聚合物涂层，后退容易涂层剥脱；③体部外径较大，必须使用≥7F 指引导管才能同时容纳支架；④常规 PCI 很少需要微导管，单纯为了分支保护有浪费之嫌。

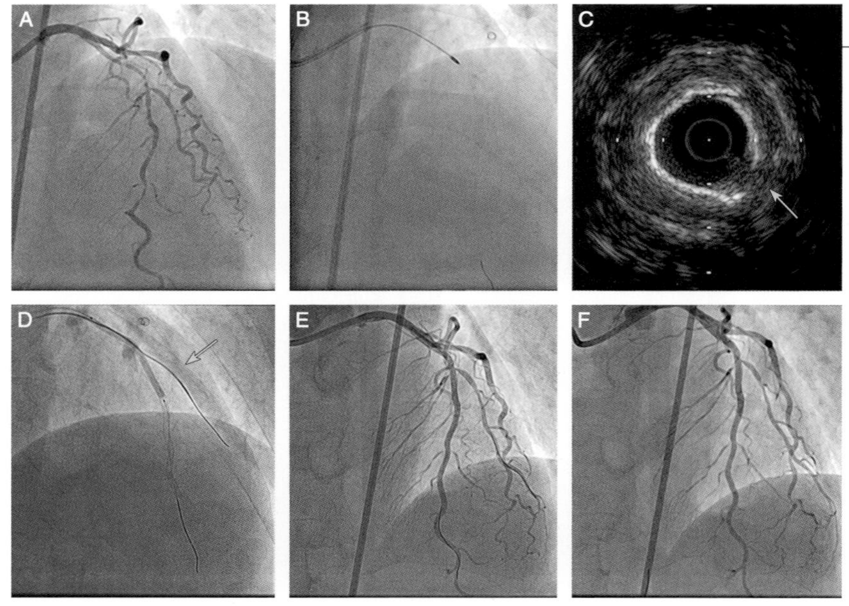

72 岁男性患者。稳定型心绞痛。前降支近中段弥漫性钙化病变（A）。7F 指引导管到位，常规导丝至前降支远段，经 Corsair 微导管交换入旋磨导丝并成功旋磨（B）。IVUS 示环形钙化（C）。将 Corsair 拘禁于对角支，前降支置入支架 8atm 低压释放（D）。旋转后撤拘禁的 Corsair，对角支通畅，未见夹层（E）。重置对角支导丝，支架内后扩张，最后结果良好（F）。

图 13-5 Corssair 分支保护案例[4]

参考文献

[1] SINGH J，PATEL Y，DEPTA J P，et al. A modified provisional stenting approach to coronary bifurcation lesions：clinical application of the "jailed-balloon technique". Journal of Interventional Cardiology，2012，25：289-296.

[2] JIN Z，LI L，WANG M，et al. Innovative provisional stenting approach to treat coronary bifurcation lesions：balloon-stent kissing technique. The Journal of Invasive Invasive cardiology Cardiology，2013，25：600-604.

[3] CAYLI M，SEKER T，GUR M，et al. A novel-modified provisional bifurcation stenting technique：jailed semi-inflated balloon technique. Journal of Interventional Cardiology，2015，28：420-429.

[4] NUMASAWA Y，SAKAKURA K，YAMAMOTO K，et al. A novel side branch protection technique in coronary stent implantation：Jailed Corsair technique. Cardiovasc Revasc Med，2017，8（4）：295-298.

第 14 章　分支急性闭塞的重开技术

尽管有层出不穷的预测模型和预防技术，但分支闭塞总是防不胜防。分支闭塞对于所有 PCI 术者而言，是一个常见的重要的处理有难度的并发症。①常见：真性分叉病变中分支闭塞的发生率高达 5%～10%。②重要：分支闭塞后患者疼痛主诉令术者尴尬不已。更重要的是，一旦较大分支闭塞、基础心脏功能差的患者发生小分支闭塞、急性心肌梗死患者新发小分支闭塞，均可能导致血流动力学障碍，甚至死亡（图 14-1）。③处理有难度：分支闭塞后开通失败率高达 5%～10%。

本章参考国内外文献，结合中山医院的临床实践，将分支闭塞机制和补救技术做一总结。

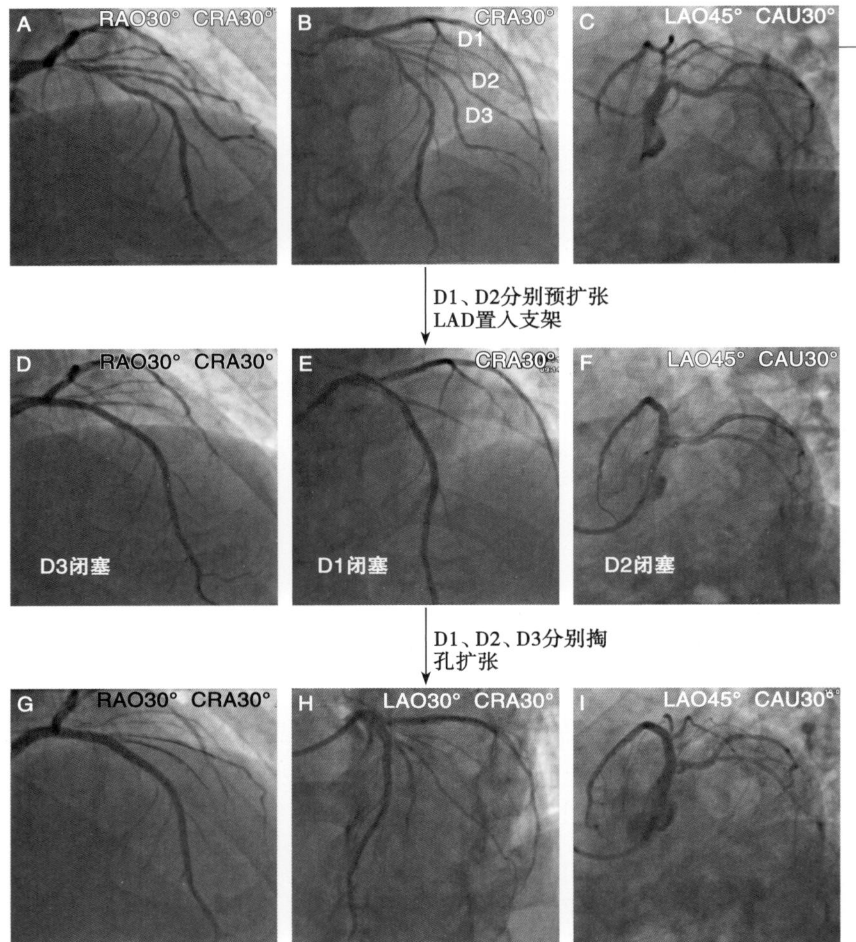

75 岁男性患者。不稳定型心绞痛。造影示前降支近中段狭窄 90%，第一（D1）、第二（D2）、第三对角支（D3）开口距离较近，分别狭窄 90%、70%、30%（A～C）。Sprinter 2. 0mm×20mm 球囊 6atm×5s、10atm×5s 分别预扩张第一和第二对角支开口，前降支中段置入 3. 0mm×30mm 支架后，左主干至前降支近端串联置入 4. 0mm×30mm 支架 10atm×10s 释放。复查造影相继出现第三、第一和第二对角支急性闭塞（D～F）；患者同时出现胸闷、胸痛、冷汗，监护出现血压降低、心率减慢和 ST 段抬高。Pilot50 掏出 D1，Runthrough 工作导丝掏出 D2，D3 难以掏出，4. 0mm×12mm 非顺应性球囊高压扩张主支支架，再用 Pilot50 顺利掏出 D3（G～I），患者症状缓解，转危为安。

图 14-1　三分支急性闭塞导致血流动力学障碍

一、分支闭塞机制

掏网眼失败，可能是“掏”的水平不够，也可能是“网眼”太复杂。关于分支开口闭塞的机制，大家熟知的是斑块移位（铲雪效应，snow plough effect），主要发生在分支开口近端。此外，分叉远端脊移位、血肿和夹层、支架梁等也是重要机制（图 14-2、图 14-3）。理解分支闭塞机制有助于提高掏网眼水平。若支架梁横跨在分支开口，导致血流受阻或阻碍导丝进入，只需后扩张支架便可；若斑块和血管脊移位，只要细心的导丝技术，开通成功率较高；若开口夹层，导丝极易进入假腔，导致血肿扩大和延展，开通成功率低下。

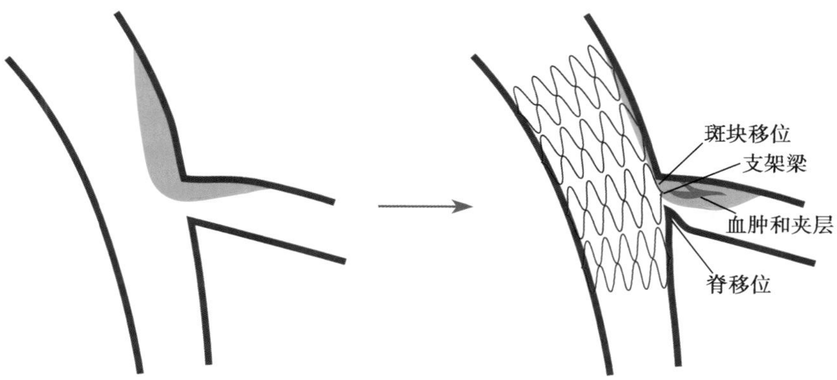

图 14-2　分支闭塞机制示意图

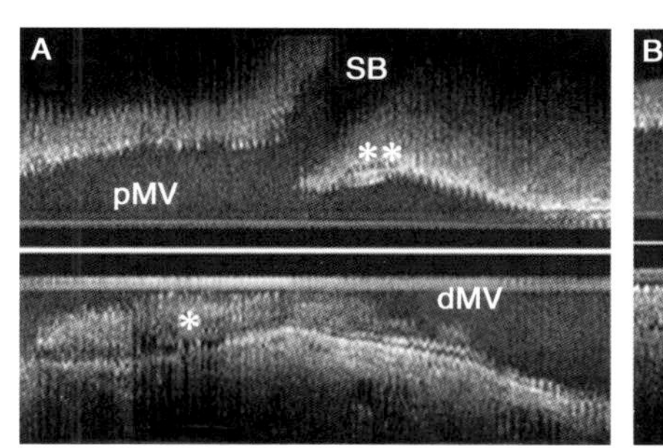

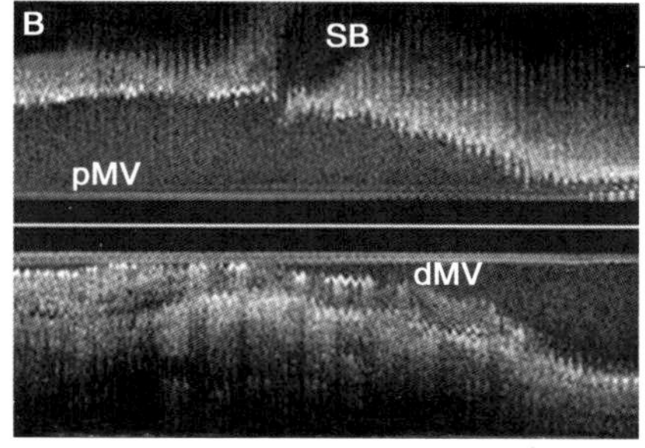

主支支架前(A)后(B),斑块(*)和脊(**)发生形态学变化。
dMV:主支远端;pMV:主支近端;SB:分支。

图 14-3　脊移位[1]

二、掏:定向穿刺

掏网眼是处理主支支架后分支闭塞的基本方法。通常是以先前保护导丝为路标，将第 2 根导丝通过主支支架网眼定向置入分支。如无保护导丝，成功率降低不少。

1. 导丝选择　导丝选择依据分支开口病变情况和操作医师习惯而定，一般遵循“工作导丝→Pilot 50、150→Gaia 2”的递进原则。Pilot 系列亲水涂层导丝的优势是更容易进入分支，但也容易进入内膜下[2]，如分支闭塞处有微通道者可优先选用；Gaia 系列疏水性硬导丝的优势是定向操控性较好，如分支开口处钙化明显，或有保护导丝者可优先考虑。

2. 导丝塑形　导丝塑形对穿刺开口非常关键，恰似 CTO 导丝塑形对正向开通的意义。如塑形后导丝穿刺点刚好针对真腔，穿刺无疑会非常顺利；如穿刺点一开始就误入夹层，导丝将很难重新调整至真腔。因此，要根据血管大小和形态学谨慎塑形。按定向穿刺能力排序，依次为单弯 >双弯 >弧弯（图 14-4）。

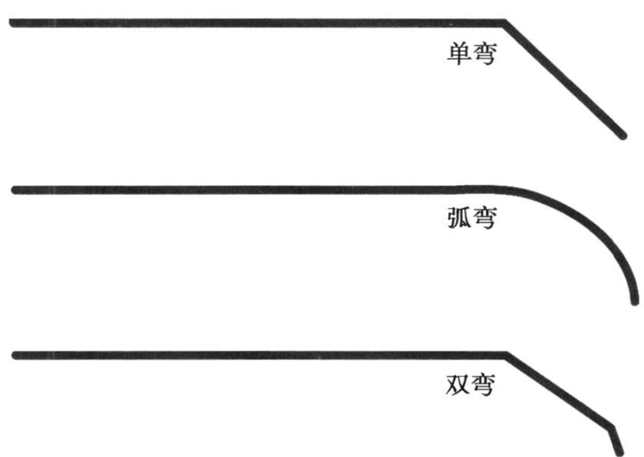

图 14-4　常用导丝塑形

3. 导丝操作 选择暴露出分叉部位的最佳体位，先尝试工作导丝（如 Runthrough、BMW、Sion 等）“滑”入闭塞分支开口，操作要点是轻、柔、慢、小。进入分支困难时，选用较硬的导丝或亲水涂层导丝（Pilot、Gaia 系列）“钻”或“穿”入开口，操作要点是用力，对准方向左右极小幅度转动导丝。对于一些特殊病例，如严重成角病变、支架梁阻挡、掏远端网眼时，需要采用大弯导丝回撤技术。先将大弯导丝越过分叉口，然后调整导丝头端对准分支开口一侧，再回撤导丝稍加操作使其进入分支（图 14-5）。某些病例，微导管，尤其是双腔微导管（如 Crusade 或 KANEKA）可更好地控制导丝方向（图 14-6）。

4. 辅助技术 主支扩张一般情况下加重分支开口狭窄，但有时扩张主支可通过改变斑块分布而复现分支（图 14-7），有点类似于 CTO 病变的分支扩张技术。

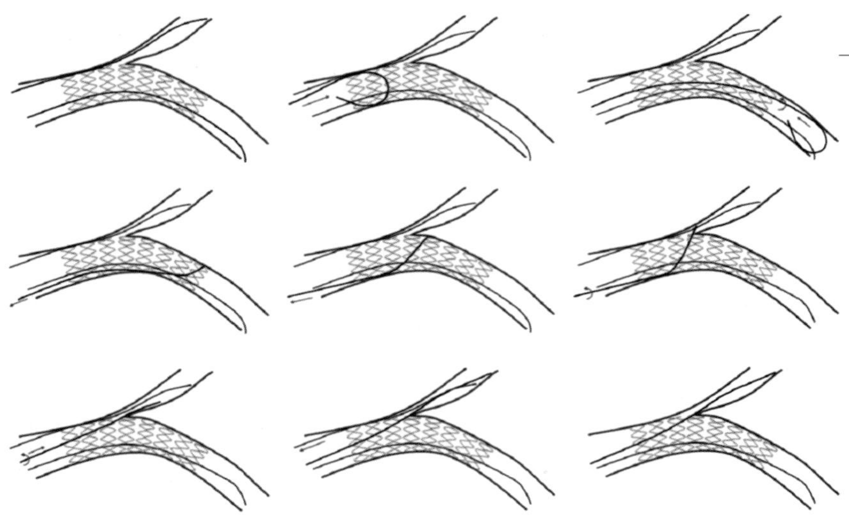

导丝 U 形通过支架，回撤导丝，将导丝对准分支方向后，轻轻回撤和旋转使导丝进入分支。

图 14-5 大弯导丝回撤技术[2]

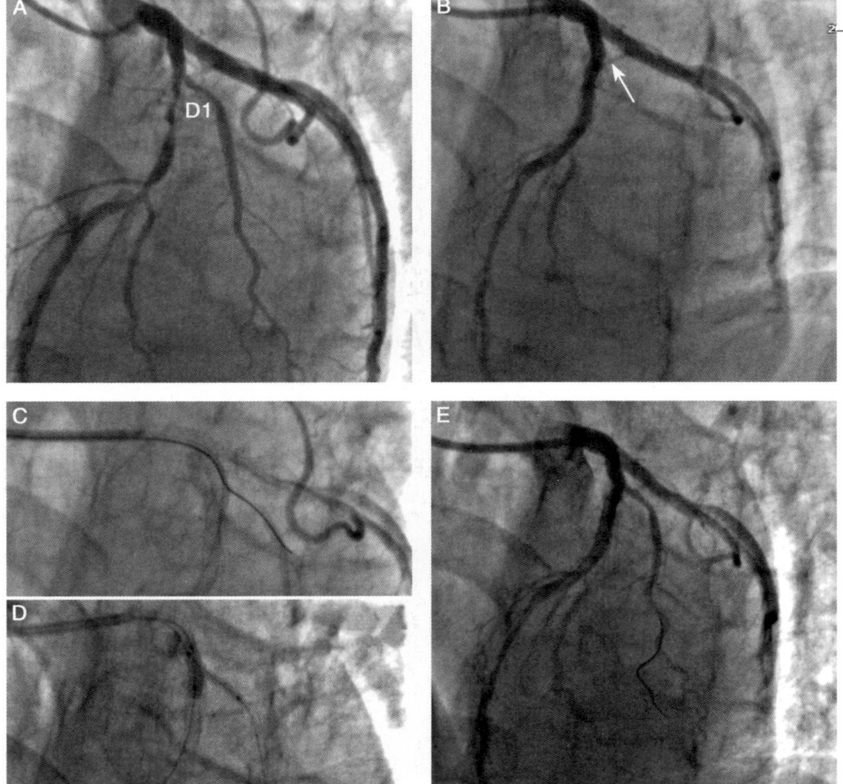

50 岁男性患者。稳定型心绞痛。造影示前降支近中段狭窄 95% 伴钙化，第一对角支（D1）开口狭窄 60%（A）。前降支中段至近段串联置入 3.0mm×30mm 和 3.5mm×30mm 支架 12atm×10s 释放，出现第一对角支急性闭塞（B）。患者胸痛。Finecross 微导管支撑下，Pilot50 掏出对角支（C）。对吻扩张（D）。最终结果良好（E）。

图 14-6 导丝掏网眼病例

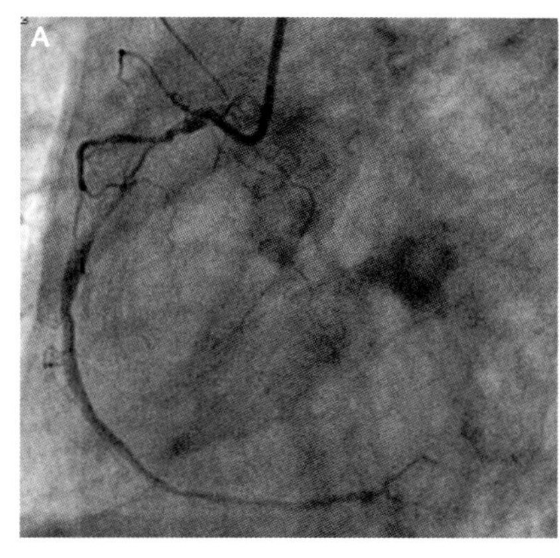
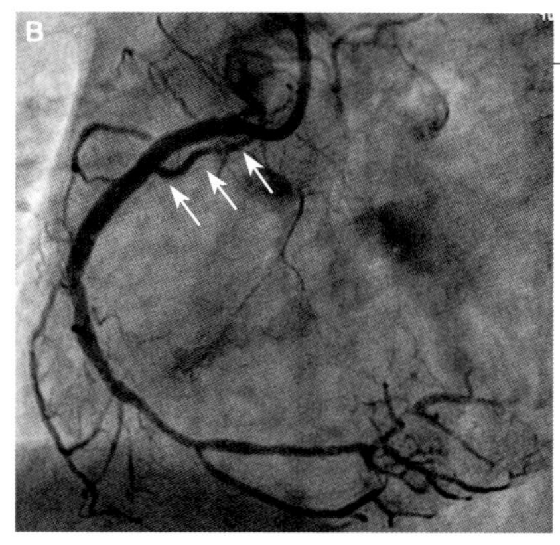

61 岁男性患者。NSTEMI。造影示右冠状动脉近端狭窄 95% 伴不稳定征象（A）。置入支架后显示较大的窦房结动脉（B，箭头所示）。

图 14-7　主支支架显现分支

三、扩：分支掘进球囊技术

作为常规，分支均放置保护导丝，但该导丝更多的是象征意义。因为一旦分支闭塞，开口常有血肿或夹层形成，即使有分支导丝作指引，经支架网孔重置第 2 根导丝往往进入假腔，很难进入真腔。此时就该发扬拘禁导丝的作用了，名曰分支掘进球囊技术[3, 4]。

1. 球囊掘进扩张　前提是放置了保护导丝。沿保护导丝从主支支架外侧送入小球囊，扩张分支开口，恢复血流（图 14-8、图 14-9）。球囊进入支架外间隙和分支开口是该技术成功的关键，一方面应尽可能采用最小外径球囊（如直径 1.0mm、1.25mm 等），另一方面主支球囊锚定技术有利于分支球囊进入[4]。若事先拘禁球囊保护，直接扩张球囊即可。

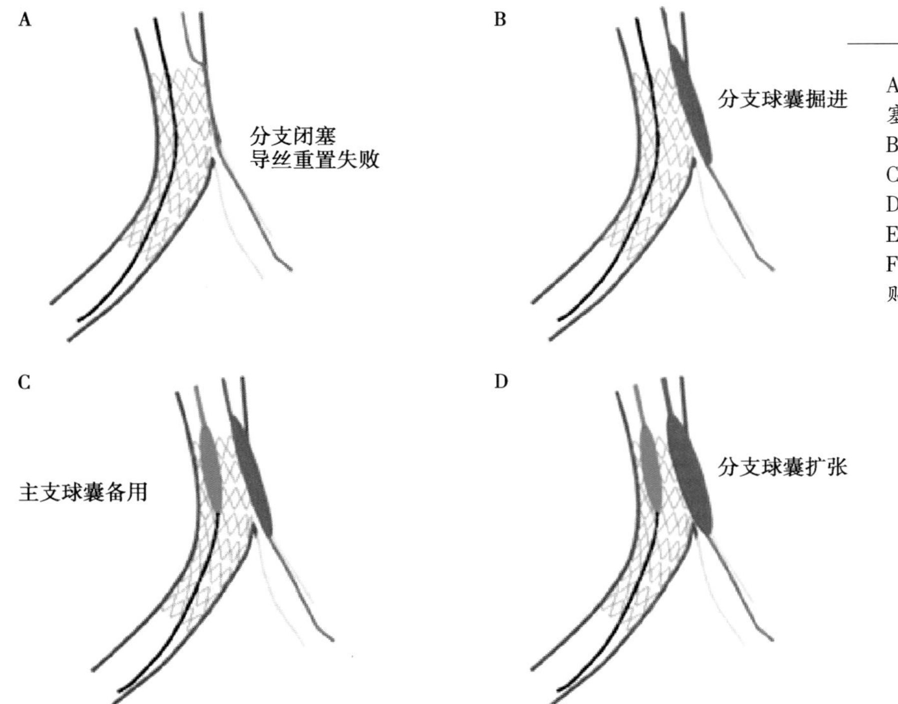

A. 分支导丝拘禁，主支置入支架后分支闭塞，尝试导丝重进分支失败；
B. 沿拘禁导丝送入小球囊；
C. 主支支架内送入大球囊备用；
D. 扩张分支小球囊；
E. 撤离分支球囊；
F. 主支支架内扩张大球囊，保证近端支架贴壁。

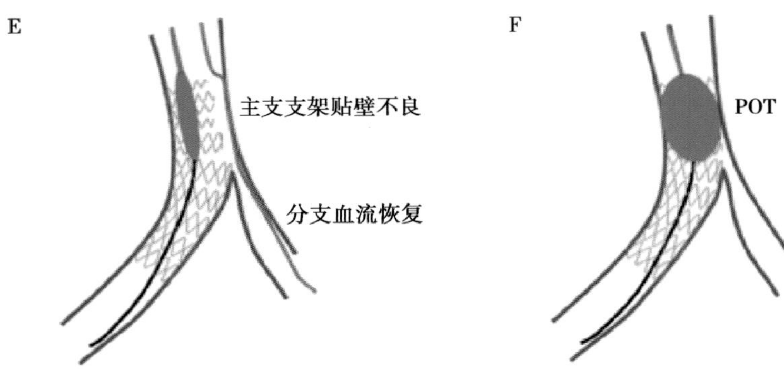

图 14-8　球囊掘进技术示意图

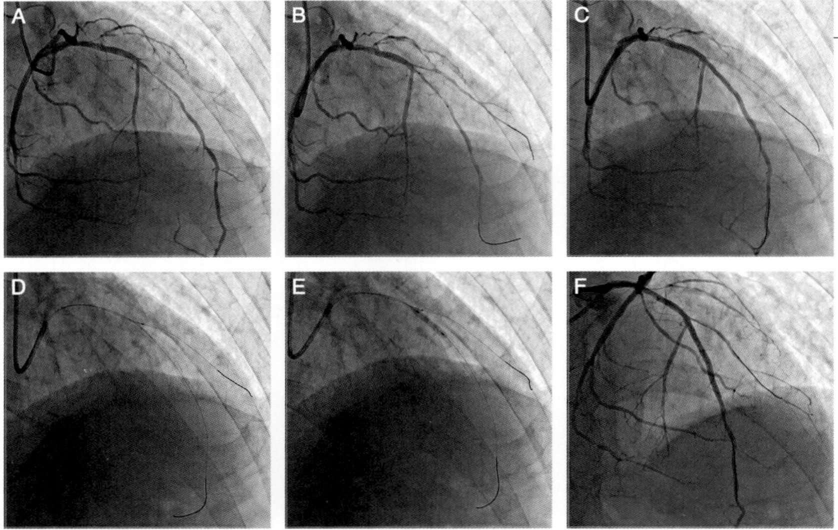

53 岁男性患者。糖尿病病史。反复胸闷 1 周入院。心电图示 V1～V6 导联 QS 波伴 V1～V3 导联 ST 段抬高，cTnT1.2ng/mL，诊断为急性前壁心肌梗死。造影示前降支中段长病变狭窄 85%，第一对角支近端闭塞(A)。Sion 导丝开通对角支后用 Sprinter 2.0mm×20mm 球囊 10atm×30s 扩张，复查示对角支血流恢复(B)。前降支中段置入 2.75mm×38mm 药物支架 10atm 释放，造影示对角支重新闭塞(C)。重置导丝失败。采用球囊掘进技术，沿对角支拘禁导丝先后送入 1.0mm×10mm 和 1.5mm×15mm 小球囊扩张(D)。然后主支支架内非顺应性球囊和对角支球囊对吻(E)。支架内球囊 POT 后，最终造影结果良好(F)。

图 14-9　小球囊掘进技术

2. 分支重置导丝　掘进球囊扩张分支开口后，需要重新置入导丝，否则在主支高压扩张时容易再发分支闭塞。恢复血流后，重置导丝一般问题不大。但如果分支开口出现夹层时，血肿导致分支真腔陷闭，致使第 2 根导丝很容易进入假腔。此时，可在小球囊扩张分支开口的同时，将第 2 根导丝穿过支架网眼抵在扩张的球囊上，在球囊抽气时将导丝送入分支真腔[5]（图 14-10、图 14-11）。该技术特点类似于 CART 技术，不同的是此技术采用球囊扩张真腔挤压假腔，从而将导丝送入真腔。

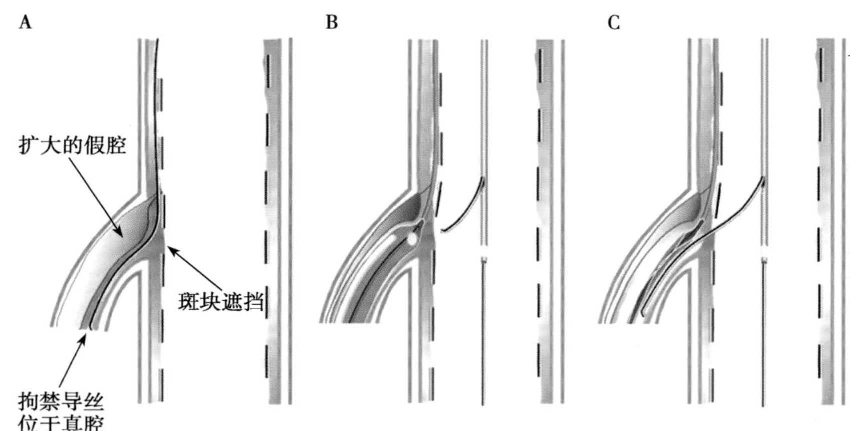

A. 主支置入支架后分支闭塞；
B. 沿拘禁导丝将球囊送入分支开口并扩张，双腔微导管支撑下穿刺导丝对准扩张球囊；
C. 在球囊撤压同时将穿刺导丝送入分支真腔。

图 14-10　球囊掘进技术+导丝入真腔技术[5]

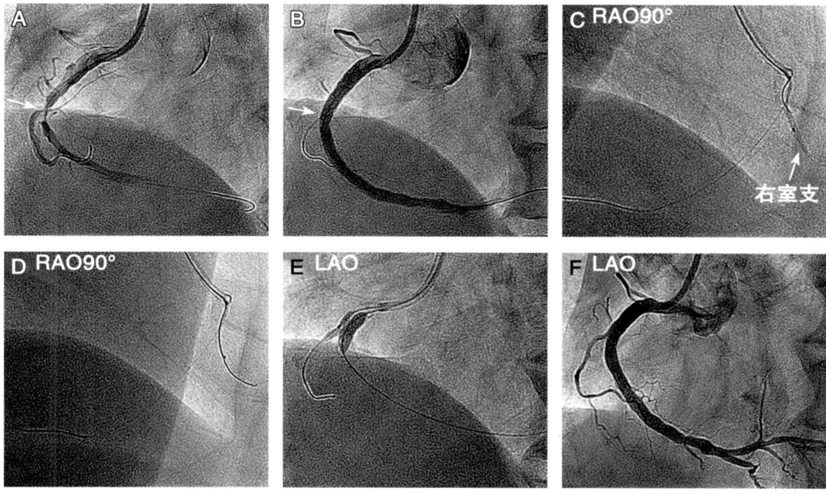

图 14-11　球囊掘进技术+导丝入真腔技术[5]

58 岁男性患者。急性下壁心肌梗死。右冠状动脉中段闭塞，累及右室支开口(A)。置入 4.0mm×28mm 支架后，锐缘支闭塞(B)，心电图示 V1～V3 导联 ST 段抬高。鉴于锐缘支粗大，决定干预。在 Kaneka 双腔微导管支撑下 SION blue 导丝进入锐缘支，但前行阻力较大，提示位于内膜下。反复尝试未能进入真腔。IVUS 检查发现，在血肿挤压和斑块移位双重机制作用下，锐缘支开口闭塞，但第 1 根导丝位于真腔内。因此，第 2 根导丝容易进入扩张的夹层血肿内，而难入真腔。扩大真腔成为第 2 根导丝进入真腔的关键。经保护拘禁导丝(支架梁与血管壁之间)无法送入 1.5mm 球囊。首先，换用 Corsair 微导管顺利送入，然后成功送入 1.5mm 球囊并扩张，在 Kaneka 双腔微导管支撑下 Gaia 2 导丝对准扩张球囊用力(C)。在球囊撤压同时 Gaia 2 导丝无阻力地进入锐缘支真腔(D)。经 Corsair 微导管换入工作导丝，IVUS 证实位于锐缘支真腔。4.0mm 和 2.0mm 球囊对吻扩张(E)。最终造影结果满意(F)。

3. 逆向挤压　若分支较大，沿拘禁导丝向分支送入大球囊，挤压主支支架，最后分支送入支架，顺势完成逆向 Crush 技术。当然，这种技术将主支当成被挤压的分支，远期主支支架再狭窄的概率会大一些，不推荐常规使用[6]。

四、预防

即使采用文中介绍的各种方法，闭塞分支的开通率也差强人意。所以最好的办法是预防分支闭塞，即分支保护技术是重中之重。尽管有不少分支闭塞的预测模型和论文著作，但临床实践中，很难做出精确预测，基于“预测”基础上的分支“意外丢失”比比皆是。基于此，笔者认为不要过多预测分支闭塞的可能性，而是要判断是否能容忍分支闭塞，即完成从“会不会闭塞”到“能不能闭塞”的思路转换。如分支不容丢失，则强化保护策略，甚至采取球囊对吻预扩张、长程球囊拘禁等策略。

1. 分支保护导丝　导丝不能预防分支闭塞，但万一闭塞，能作为重置导丝的路标，更能作为球囊掘进技术的路径。因此，分支导丝是底线。

2. 球囊对吻预扩张　相对于主支和分支分别预扩张，笔者认为对吻预扩张技术价值更大。要求：①主支球囊大一点、短一点。直径大约接近拟选支架、非顺应性保证分支开口部充分对吻，球囊长度短一点，避免大范围血肿。②分支球囊先扩张，缓慢扩张，然后与主支球囊对吻。

3. 球囊拘禁保护技术　球囊拘禁很有效，但会影响主支支架的药物涂层，可视情况采用球囊被动拘禁、主动拘禁、长程拘禁等方法。

4. 主支支架技术　①直径略小：以远端参考血管直径为基准，原因为避免远端脊移位。②网孔大：如 Resolute Integrity 等。③支架释放后近端优化，但尽量远离分叉口，避免近端斑块移位，并利于重置导丝。④重置导丝后，再大胆扩张主支支架，视情况可做分支球囊对吻，甚至支架置入。

参考文献

[1] GWON H C, SONG Y B, PAN M. The story of plaque shift and carina shift. Euro Intervention, 2015, 11 (Suppl V): V75-77.

[2] AMINIAN A, DOLATABADI D, LALMAND J. Small balloon inflation over a jailed wire as a bailout technique in a case of abrupt side branch occlusion during provisional stenting. J Invasive Cardiol, 2010, 22: 449-452.

[3] 李成祥，王琼，高好考，等. 20例支架外侧球囊扩张挽救冠状动脉分支疗效和安全性观察. 中国介入心脏病学杂志，2013，21：8-11.

[4] FUNATSU A, HIROKAWA R, NAKAMURA S. Bailout technique to rescue the abruptly occluded side branch with collapsed true lumen after main vessel stenting. Cardiovasc Interv Ther, 2017, 32: 87-91.

[5] 宋林林，金哲. 冠状动脉分叉病变介入治疗的分支保护和补救技术策略. 中国介入心脏病学杂志，2016，24：700-702.

[6] BURZOTTA F, TRANI C. Jailed balloon protection and rescue balloon jailing techniques set the field for safer bifurcation provisional stenting. Int J Cardiol, 2015, 201: 376-377.

第 15 章　单双支架之争：分支支架标准辨析

一、计划双支架的适应证解码

分叉病变单/双支架策略的本质区别是分支是否需要支架。冠状动脉血管是否需要支架的标准很简洁：直径狭窄≥70% 或血流储备分数（fractional flow reserve，FFR）<0. 75（尽管解剖学或功能学标准尚存争议）。

计划双支架（planned branch stenting）与必要时双支架（provisional branch stenting）不同，指一开始就主动采取双支架策略。仔细分析其标准令人困惑：开口狭窄程度≥50%、长度 >5~10mm、分支直径≥2. 5mm，分叉角度大可直接考虑双支架[1]。

1. 狭窄程度　如前所述，冠状动脉直径狭窄≥70% 或 FFR <0. 75 是支架通用标准。为何初始状态的分支标准较低（≥50%）？这是由于分叉口狭窄具有动态性，主支支架置入后必然加重分支开口狭窄，分支球囊扩张后又会减轻狭窄加重夹层，因此分支支架的设定标准肯定要 <70%。但具体是多少取决于狭窄加重程度。

从理论上讲，分支开口狭窄加重程度是可以事先模拟和预测的，但要找全所有影响因素及其权重，目前无法实现。支架后分支闭塞危险因素除分支开口狭窄程度外，还有斑块位置（靠近开口）、斑块性质（流动性斑块）、分叉远角小（分叉脊眉征）、操作因素（分支保护技术）等。显然单纯凭初始狭窄程度（包括造影直径狭窄、腔内影像面积狭窄、FFR 功能学狭窄）设定支架标准并不科学。也就是说，目前推荐的初始狭窄 50% 标准并不科学，事实上临床实践中也没多少人遵循 50% 标准。术者应综合评判分支闭塞风险，估计单支架后分支闭塞风险高的患者，可直接采取计划双支架。

2. 狭窄长度　冠状动脉支架通用标准是直径狭窄≥70% 或 FFR <0. 75，其中并无病变长度要求。FFR 研究表明，总体来说，FFR 与狭窄程度显著相关，而与病变长度无关（图 15-1）。为何单单在分叉病变中出现长度要求？主要原因是分支开口狭窄程度判断难而主观。

分支开口成角时几何形态常呈扁圆形，主支纵轴方向较短，主支短轴方向较长。非分叉段血管可以通过正交或多体位分析，但对于分叉开口而言，能找到一个清晰显示分支开口的体位已属不易，由于主支干扰不可能有多体位评价。而清晰展开分叉的角度恰恰就是显示短径的视角！因此，分叉开口容易高估狭窄程度。试想左主干无狭窄的鸟嘴样开口，便不难理解。再者，分支开口狭窄时，斑块常位于分叉脊对侧面，主支支架后分叉脊移位和脊对面斑块移位，二者均加剧分支开口“扁平化”，使狭窄高估问题更加突出（图 15-2、图 15-3）。

另外，影响分支开口评价的影响因素还有：开口斑块被挤压夹层后呈不规则形；成角病变血流非层流，造影剂显影可能不均匀；分支比较小，分辨率不足以清晰评价。所有这些均可导致狭窄评价出现极大的“主观性和随意性”。FFR 研究表明，在造影分支狭窄（≥50%~75%）的患者中，只有 1/3 患者功能学狭窄（FFR≤0. 75~0. 80）[2, 3]，因此，总体来说造影评价分支开口有“评判过重”的嫌疑。

由此可见，分支开口狭窄程度判断难且主观，那么如何更加精确判断呢？尽管 IVUS/OCT 可以精确判断开口狭窄程度、斑块性质和分布，但作为最方便、最实用的造影解决方案，既然分支开口狭窄程度比较难判断，分支近端 5mm 的狭窄程度自然成为最佳替代指标。

3. 分支直径　是一个重要的决策影响因素。一般认为，<2. 25mm 的分支对患者预后影响不大，加上小血管支架容易再狭窄闭塞，通常不考虑支架置入，有前向血流就行（keep it open 原则）。相反，≥2. 75mm 的分支万一闭塞可导致严重后果，而且较大支架不易闭塞，因此提倡更积极的分支支架置入。

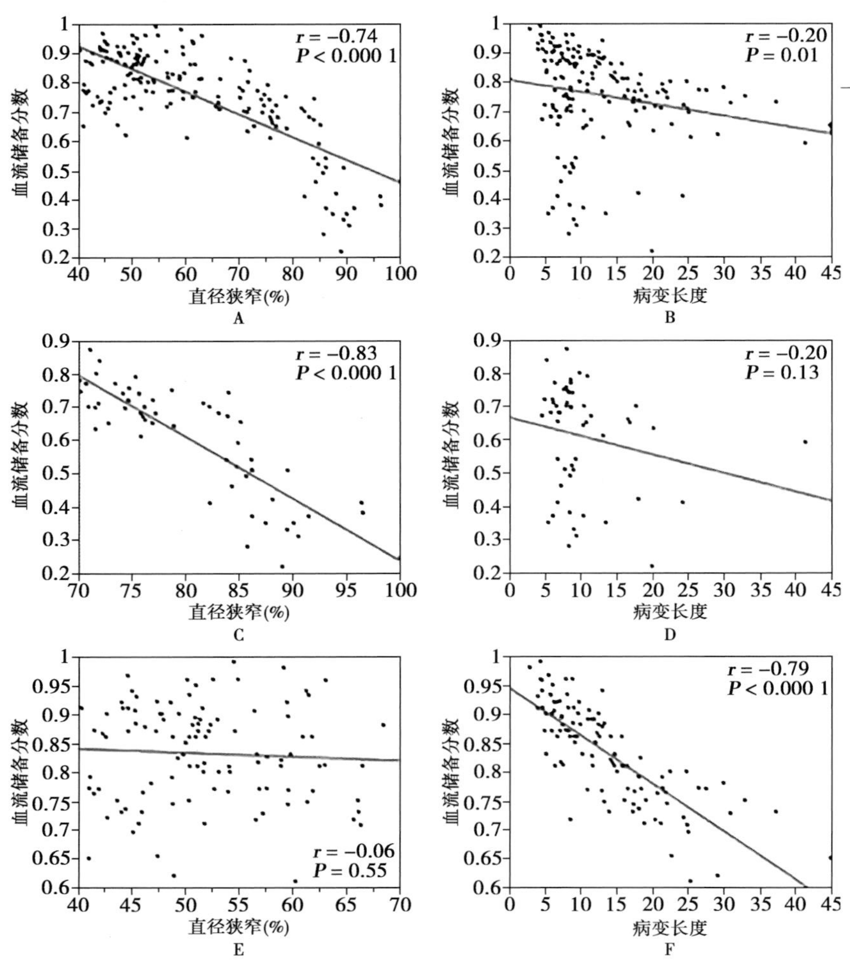

图 15-1　FFR 和造影参数的关系

总体而言，狭窄程度与 FFR 负相关（A），而病变长度关系微弱（B）。具体亚组分析发现，显著性狭窄病变（直径狭窄>70%）的狭窄程度与 FFR 显著相关（C），而病变长度无关（D）；临界病变（直径狭窄 40%～70%）的狭窄程度与 FFR 无关（E），而病变长度与 FFR 显著相关（F）。

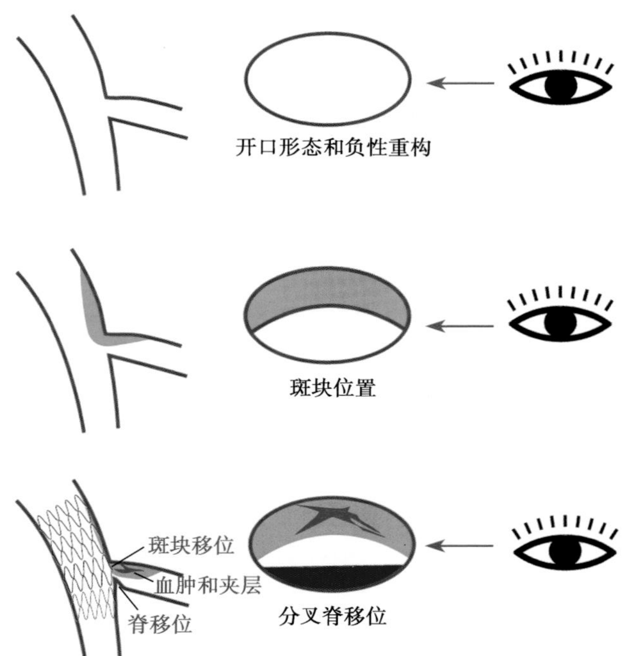

图 15-2　扁圆形分支开口导致狭窄程度错误判断

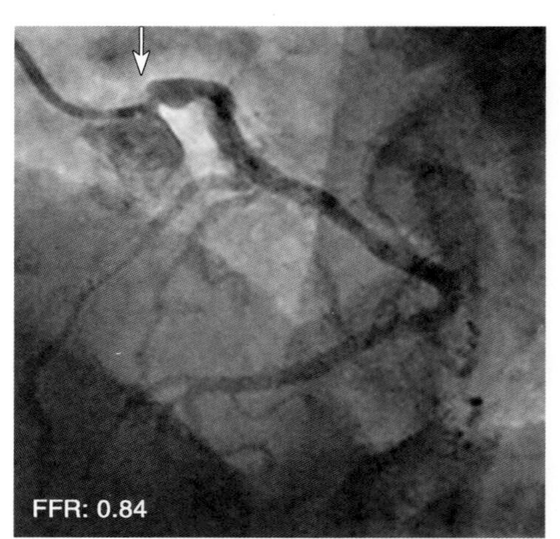

图 15-3　左主干开口鸟嘴样狭窄 70%，IVUS 只有少量斑块，FFR 0.84[4]

上述原则是对的，但要正确理解“小血管”和“小支架”，笔者认为小血管也需要加强保护，理由有二：①再小的血管也是血管，对于心脏基础功能差的患者，即使是小血管闭塞，仍然可导致灾难性后果。理论上讲，凡是有意义的狭窄均应该处理。为何小血管容易支架再狭窄？目前的小支架，只是支架直径缩短，而支架梁的体积并没有相应缩小，因此并不是真正意义上的小血管支架（图 15-4）。②血管直径悖论：大分支尽管不太容易闭塞，但万一闭塞可导致严重临床后果，需要积极保护。小分支容易受主支斑块移位和脊移位影响，容易闭塞，因此也特别需要保护。

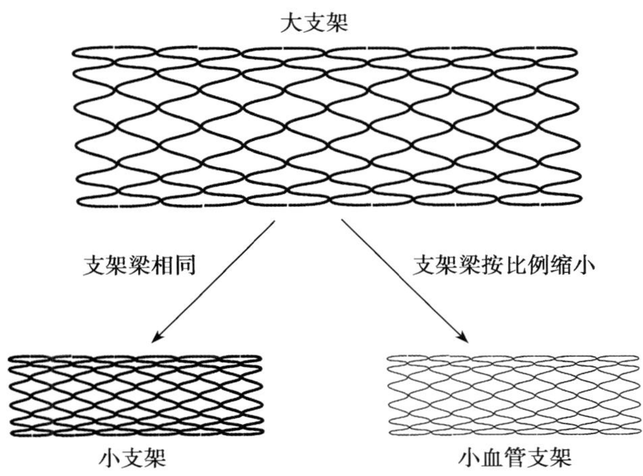

图 15-4　目前的小支架和理想小血管支架的区别

4. 分支角度　其本身并非介入与否或支架与否的标准，但是角度太大会导致重置导丝困难，也会使 Provisional 分支支架送入困难，因此需要更加积极作用的支架（计划双支架）。有趣的是，角度太小容易脊移位，加重分支开口狭窄和闭塞，也需要加强保护或积极支架。

综上，目前计划双支架的标准并不科学，表现为狭窄程度指标片面，分支直径、分支角度存在悖论。笔者认为，在单支架成为主流的时代背景下，计划双支架应该在如下两种条件下考虑：①预估单支架跨越分支开口（crossover）后分支受损严重，需要必要时双支架，迟早要做，晚做不如早做。分支闭塞的预测因素很多，主要有分支开口狭窄重、主支斑块位置靠近分支开口、主支斑块性质为流动性、分叉远角小（分叉脊眉征）、操作过程缺乏有效分支保护技术等。②预估 provisioal 双支架时器械（导丝重置、球囊、支架）通过困难（晚做有困难）。主要原因为分叉远角大导致导丝重置困难、病变钙化迂曲导致器械通过困难等。

二、单-双支架转化的时机

主支支架后分支开口狭窄 90%，术者经常说的一句话是：“不影响血流，不要紧，挺好”。仔细想想，有点不对劲。冠状动脉血管是否需要支架的标准很简洁：直径狭窄≥70% 或 FFR <0. 75（尽管解剖学或功能学标准尚存争议）。但主支支架后分支介入（必要时分支支架）标准何时变成了“血流好就行”？

再看看欧洲分叉病变共识的 Provisional 分支支架标准[5]：①分支血流受损；②分支严重狭窄；③分支严重夹层。高标准！模糊化！迥异于普通血管！

真理应该是朴素、简洁、通用的。但为何对分支口介入采取双重标准？为何分支介入标准“歧视性”提高？为什么不写具体数据？

1. 造影容易高估分支开口狭窄程度　诚如前述，分支开口狭窄程度判断难而主观，一般情况下造影容易高估分支开口狭窄程度。尽管 IVUS/OCT 可以精确判断开口狭窄程度、斑块性质和分布，但操作过程要谨防导管通过支架网孔时嵌顿，另外回撤时可能存在跳跃现象，开口影像常为斜断面而非真正横断面。

2. 分支开口狭窄具有一定的自我缓解性　主支支架跨越分支开口后，分支开口狭窄加重，但一个有意思的现象是，分支开口在随访过程中很少闭塞，甚至有所缓解。估计与主支支架弹性回缩有关，也与斑块内血肿和水肿吸收、血管痉挛缓解等可逆性病理过程有关。因此，Provisional 分支开口支架标准可以严格些，但难以预测能缓解多少，极少数患者也存在加重甚至闭塞的现象。

3. 双支架技术存在较大缺陷 真性分叉病变，意味着主支和分支均需要干预，理论上双支架应该优于单支架技术。但众多临床试验结果表明，分叉病变的默认选项是单支架技术。为何？唯一合理的解释是目前的双支架技术还处于"初级阶段"，譬如种类繁多、操作复杂、过程烦琐、术者水平迥异、术中和远期并发症多，简直就是 KISSS 原则（keep it simple，swift，safe）的反面教材。

即使通过腔内影像或 FFR 可准确判断分支开口狭窄程度，仍难以预测后续的改善或恶化趋势，更难以均衡术者的双支架水平。鉴于双支架技术的缺陷，分支支架标准要比普通病变高一些，即高于 70%。高多少？是 80%？90%？99% 吗？这主要取决于术者双支架水平及其自我评价。如术者的双支架水平可与单支架技术相媲美，采取 70% 标准未尝不可；如术者把握性不高，那标准提高一些。由此可见，狭窄严重程度属于弹性标准，因患者病变而异，因术者技术而异，难以形成共识（图 15-5）。唯一形成共识的是保持血流通畅，分支血流受损是分支 PCI 的硬标准。

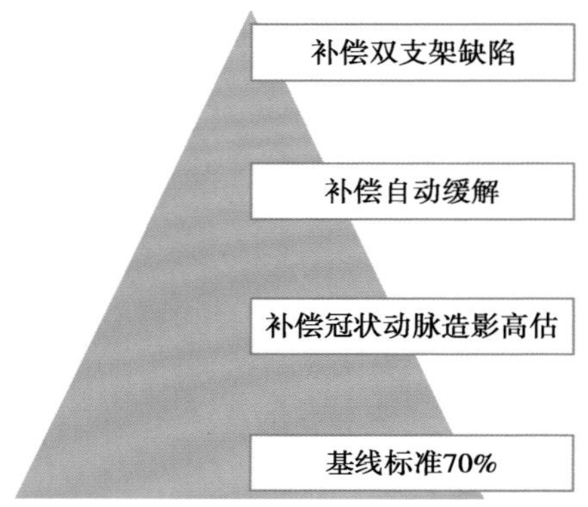

图 15-5 分支开口支架"双重标准"的理由

狭窄程度是弹性指标，而严重夹层是争议指标。其歧义在于如何定义夹层的严重性？如何预测夹层诱发血栓。一般认为，超过 C 级的夹层诱发血管闭塞风险剧增，需要支架置入。但是临床上有不少矛盾现象引起我们的反思。比如，支架边缘微小夹层可以诱发急性血栓形成，但撕裂整个血管的自发性冠状动脉夹层保守治疗后可完全自愈，提示撕裂部位的斑块致栓性比撕裂程度更为重要。再如，在使用经皮腔内冠状动脉成形术（PTCA）时代，血管夹层后血栓形成的恐惧感即使至今也让人能感同身受，但在使用Ⅱb/Ⅲa 拮抗剂时代血栓风险明显降低。因此，夹层严重性不仅与夹层撕裂程度有关，更与夹层部位致栓性、全身抗栓强度有关，术者需要综合评估。严重夹层是一个争议指标，但夹层影响血流便转变成硬性标准了。

综上所述，单-双转换的时机（分支支架标准）有三，其中血流受损是硬指标，严重狭窄是弹性指标，严重夹层是争议指标。

参考文献

[1] CHEN S L，SANTOSO T，ZHANG J J，et al. A randomized clinical study comparing double kissing crush with provisional stenting for treatment of coronary bifurcation lesions：results from the DKCRUSH-Ⅱ (double kissing crush versus provisional stenting technique for treatment of coronary bifurcation lesions) trial. J Am Coll Cardiol，2011，57：914-920.

[2] AHN J M，LEE J Y，KANG S J，et al. Functional assessment of jailed side branches in coronary bifurcation lesions using fractional flow reserve. JACC Cardiovasc Interv，2012，5：155-161.

[3] KOO B K，KANG H J，YOUN T J，et al. Physiologic assessment of jailed side branch lesions using fractional flow reserve. J Am Coll Cardiol，2005，46：633-637.

[4] KASSIMIS G，DE MARIA G L，PATEL N，et al. Assessing the left main stem in the cardiac catheterization laboratory. What is "significant"? Function，imaging or both? Cardiovasc Revasc Med，2018，19：51-56.

[5] LASSEN J F，HOLM N R，BANNING A，et al. Percutaneous coronary intervention for coronary bifurcation disease：11th consensus document from the European Bifurcation Club. Euro Intervention，2016，12：38-46.

第 16 章 Provisional 主支支架技术剖析

真性分叉病变，意味着主支和分支均需要干预，理论上双支架应该优于单支架技术。但众多临床试验结果表明，分叉病变的默认选项是单支架技术，其主要原因是目前的双支架技术存在较大的问题，譬如居高不下的再狭窄率。好技术一般是简洁的，双支架技术种类繁多、操作复杂，术者水平迥异也侧面说明目前双支架技术还处于“初级阶段”。

作为现阶段稳妥的技术，单支架成为主流技术。问题是，单支架技术也缺乏底气。连“单支架（single stenting）”都不太敢叫，偏要怯生生地叫一声“双支架［provisional（double） stenting］”。原因是，目前的单支架技术也存在不足之处：主要是分支闭塞无法有效预测，分支保护不力。

因此，分叉病变处理有很大的进步空间，一直是 PCI 的热点之一。不转换才说明你的判断力！计划单支架，就尽量保证分支通畅，避免双支架；如要双支架，一开始就用双支架，因为“必要时”双支架的效果肯定要逊色于计划双支架。那为什么还会出现走一步看一步的“无奈”的 Provisional 策略呢？因为计划往往赶不上变化，PCI 总有太多意外，不得已的情况下（Provisional）还得实施单-双转换。

由此可见，Provisional 技术包含 3 层含义：如何做好主支的单支架 Crossover 术？如何做好分支保护？何时/如何实施单-双转换（追加分支支架）？本章主要讲述主支支架 Crossover 的技术要点。

一、Provisional 支架技术的总体流程

单支架+必要时分支支架（provisional branch stenting 或 provisional double stenting）技术是目前分叉病变的主流技术。基本操作步骤见图 16-1。

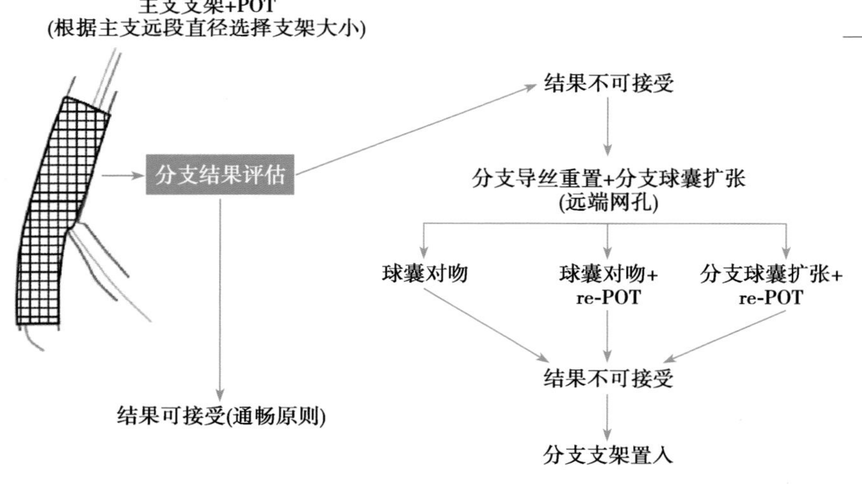

步骤一（必选）：主支支架置入（按照主支远段直径选择支架置入，POT），其余均为备选。
步骤二（必要时，provisional）：分支导丝重置并球囊扩张（球囊对吻；球囊对吻+re-POT；分支球囊扩张+re-POT）。
步骤三（必要时，provisional）：分支支架（必须 KBI 和 Pre-POT）。

图 16-1 Provisional 支架技术流程[1]

二、分支重要性评估和保护

分叉病变主支处理是技术性问题，分支处理是策略性问题。传统思路纠结于分支闭塞的可能性预测，事实上很难精确。笔者建议重点关注的是分支的重要性评估，即能不能容忍分支闭塞。

分支评估方法学特别注意多角度造影、通过 CTA 确定最佳角度的造影视图；三维冠状动脉造影定量分析（quantitative coronary analysis，QCA）和血流储备分数（FFR）提供信息[2]。首先，评估分支直径和长度。分支直径容易受弥漫性病变影响，因此要适当参考分布范围和长度。有研究发现，冠状动脉 CT 中如分支长度超过 73mm，其供应心肌数量将达到 10% 以上。其次，评估分支病变程度和长度。分支开口的狭窄程度难以准确判断，因此要注意病变长度的评估。一般认为，狭窄自脊部延伸≥5mm，需要更加积极处理。最后，评价导丝难入程度。如难入，尽量早处理，否则，主支给予支架后将更难处理。

根据分支重要性，采取支架（计划双支架或 Provisional 双支架）、球囊（详见分支保护技术章节）、导丝等不同等级的保护措施。

三、单支架术的技术要点

1. 进导丝 一般先操作难以进入的分支导丝，否则容易导丝缠绕。主支导丝不宜太远，以免破坏头端塑形从而影响其重置导丝能力。

分支导丝预防闭塞的作用实际上并不大，但有利于闭塞后的再通，应该作为常规措施[2]。①路标作用，方便导丝重置于分支；②拉直成角的分支开口，利于导丝进入；③锚定导丝，利于系统稳定和球囊进入主支；④挽救导丝，作为小球囊掘进的路径。

撤离拘禁导丝时谨防指引导管深插诱发夹层或压缩支架，应该缓慢、间歇性抖动回撤，避免持续用力快速回撤，同时稍回撤指引导管。钙化病变与支架之间的拘禁导丝、支架之间的拘禁导丝、支架高压扩张后的拘禁导丝有嵌顿的风险。

2. 预扩张 主支常规预扩张，但分支预扩张不作为常规推荐。分支预扩张的主要作用是脊移位，而不是对侧血管壁的向外扩张，因此主支支架后脊复位甚至反移位后将抵消预扩张效应。更重要的是，预扩张造成开口夹层后重置导丝困难，因此预扩张甚至可能是分支闭塞的危险因素（图 16-2）。

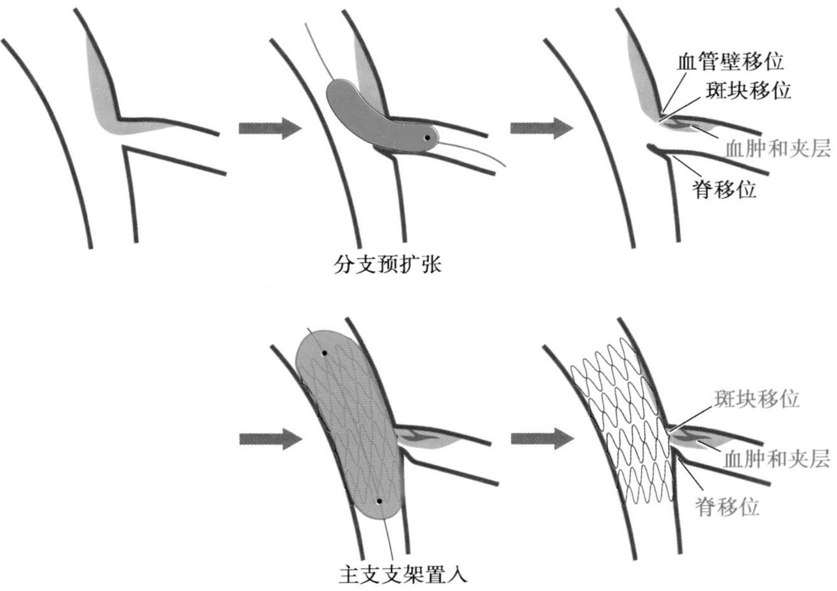

图 16-2 分支预扩张的缺陷

因此，分支预扩张的初心是预防分支闭塞，但结果很可能增加分支闭塞，因此目前预扩张不用于分支闭塞的预防，而仅用于分支病变的治疗。预扩张治疗分支病变常见于 3 种情形：①分支血流受损；②分支严重弥漫性病变或钙化性病变；③分支入口困难。

3. 主支支架

（1）支架直径：Provisional 主支支架技术的特点是跨越分支开口（crossover），因此要充分考虑血管在分支前后的直径落差。支架直径选择目前采用远端血管直径为标准。早年，临床上一度采用近端血管直径标准，后来发现容易出现远段夹层和血管脊移位分支闭塞两大并发症，因此逐渐采用远端血管标准（图 16-3），但要考虑到支架的可扩张性，保证经近端优化技术（POT）后贴壁良好。因此，需要熟悉常用支架的可扩张性能。

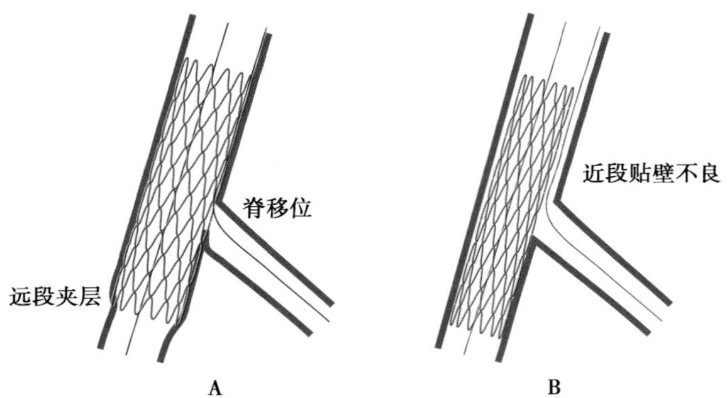

图 16-3　主支支架选择，从近段血管标准（A）到远段血管标准（B）

笔者认为，近段血管标准的优点明显，缺点基本可控，理论上还是一种不错的选择。①支架低压释放可有效控制支架直径，有效避免夹层，即使万一发生远段细小夹层，在抗血小板治疗今非昔比的年代，血栓风险也基本可控。②目前分支保护技术进展很快，如球囊保护技术可以有效避免脊移位导致的分支闭塞。③冠状动脉造影往往低估血管直径，进而低估支架直径。因此，笔者认为主支支架直径要足够大，但当近端和远端血管直径落差过大时，可以略大于远端血管直径。

（2）支架长度：支架选择时需要考虑分支开口近段的支架长度应大于最短球囊的长度，一般要求≥8mm，以满足近端优化技术（POT）需求。

（3）支架平台和种类：支架选择要充分考虑支架可扩张性和支架网孔的大小。Resolute 3.5mm 支架可扩张到 4.5mm；Synergy 4.0mm 可扩张到 5.7mm。侧孔越大，挡住分支开口的可能性越小，重置导丝也越方便。

4. 近端优化技术（POT）　是 Provisional 主支支架技术的核心环节。POT 本质上就是常规的支架后扩张。支架后扩张可有效减少支架再狭窄和支架内血栓风险，现在已经成为 PCI 常规。

分叉病变后扩张的特殊之处在于分叉近段的精确定位。需要注意两个技术细节：①近端优化球囊直径足够大。采用非顺应性球囊，近段血管直径 1∶1 比例。主支血管直径的估计可在 Murray 定律（立方定律）的基础上提出 Finetet 法则：$D_{主支近段}=0.678\times(D_{主支远端}+D_{分支})$。只要分支血管直径超过 2.5mm，主支近段和远端的血管直径相差将达 1.0mm 上下，必须实施大规格的后扩张球囊近端优化。②近端优化球囊位置精准。球囊近端不逾越支架近端；远端不逾越血管脊（图 16-4）。

近端优化有三大作用：①保证支架贴壁，恢复血管的分形几何学形态；②在分支导丝重置前近端优化，有利于封闭支架和血管壁之间的“歪门邪道”，扩大分支开口的支架网孔（“正道”），从而易化重置导丝；③精确定位近端优化可以减轻分支开口部位的狭窄程度。偶尔，近端优化后闭塞分支重现。相反，定位过远的近端优化可因脊移位导致分支开口狭窄加重，甚至闭塞。

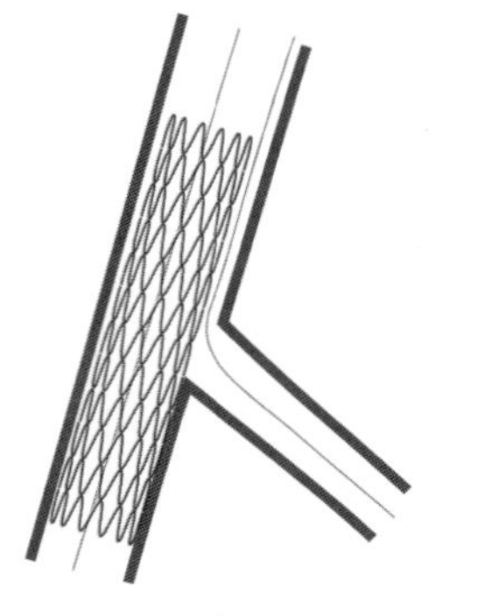

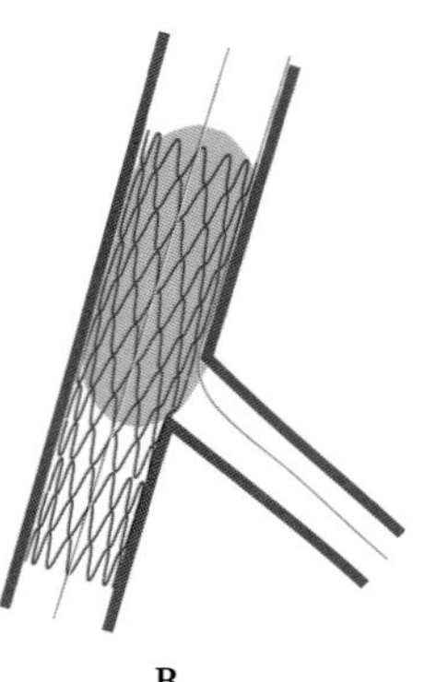

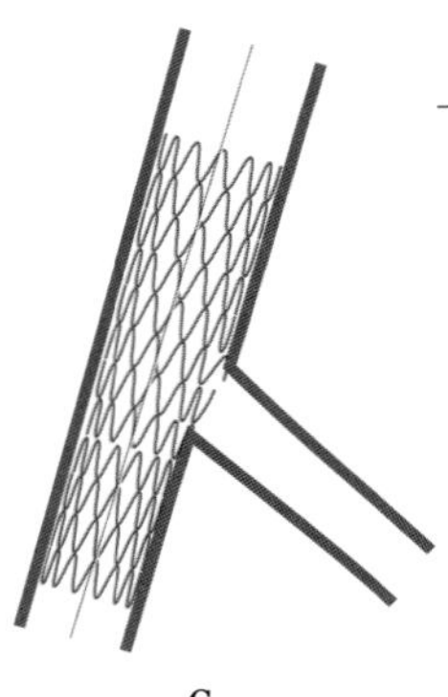

A. 支架释放后近段贴壁不良；
B. 非顺应性球囊近端高压扩张；
C. 最后结果。

图 16-4　近端优化技术（POT）

为实现近端优化位置正确，一方面要求支架显影清楚，可采用 Stent Boost 支架影像增强技术；另一方面要求术者熟悉不同球囊标记点与肩部的关系（图 16-5），如 Sprinter Family 球囊的工作长度与标记带一致，得到 EBC 共识推荐。

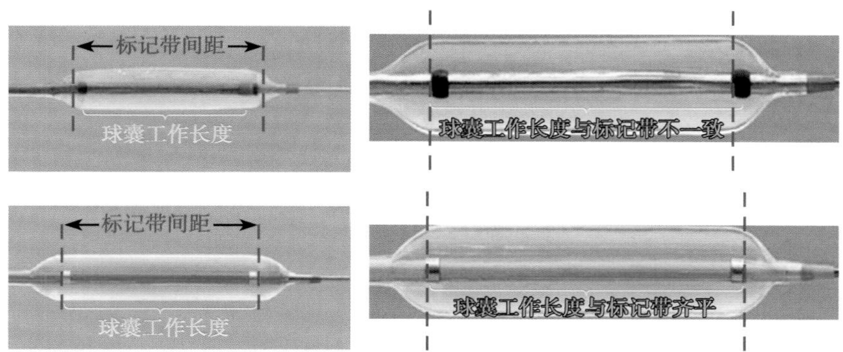

图 16-5 球囊标记点与肩部的关系

5. 分支后处理 分支后处理尚缺乏共识性意见。假如分支较小，一般采取“保持血流通畅即可”策略，如血流受损，重置导丝后扩张分支，最后近端优化。假如分支较大，当出现血流受损、严重夹层、严重狭窄时，究竟采用单纯球囊扩张、药物球囊扩张还是支架？尚无定论。

参考文献

[1] LASSEN J F，HOLM N R，BANNING A，et al. Percutaneous coronary intervention for coronary bifurcation disease：11th consensus document from the European Bifurcation Club. Euro Intervention，2016，12：38-46.

[2] BANNING A P，LASSEN J F，BURZOTTA F，et al. Percutaneous coronary intervention for obstructive bifurcation lesions：the 14th consensus document from the European Bifurcation Club. Euro Intervention，2019，15：90-98.

第 17 章　Provisional 分支支架技术剖析

Provisional 是一种策略，一套处处留有后手的组合拳，绝招是投降。Provisional 技术基础是主支单支架 Crossover 技术，不得已的情况下，一旦出现分支血流受损（或严重狭窄或夹层），即可启动“重置导丝+分支球囊扩张”模式。如结果仍不可接受（仍有严重狭窄或出现严重夹层），启动分支支架模式，彻底投降。大约 10% 不得已情况下的患者需要分支支架。

一、重置导丝技术

原则上尽量不重置导丝（rewire），因为分支开口或多或少有夹层现象，容易进入假腔。只有准备分支球囊或支架时才重置导丝。导丝重置进入真腔是后续球囊扩张和双支架置入的前提，常用方法有导丝淘网眼、高压扩张主支支架（精确定位近端优化）、小球囊掘进技术等（详见相关章节）。

除挤压（Crush）技术略有不同外[1]，分叉病变重置导丝最佳位置一般是分支开口的远端网孔[2, 3]，这个规律适用于裙裤（Culotte）技术、T 支架技术、Provisional 分支支架等。若从近端网孔重置导丝并行球囊对吻扩张，分叉开口支架变形严重，支架梁分布严重不合理，表现为：在血管脊位置增加一个贴壁不良的支架金属脊，仍然堵塞分支开口，血流混乱容易导致血栓形成；而在开口的其余位置（容易发生粥样硬化）缺乏支架梁分布，容易再狭窄。反之，远端入口将优化支架梁分布，充分打开分支开口，将分支开口部位支架梁全部推向非脊部位：减少脊部人工支架梁（人工脊），增加非脊部支架梁支撑，分支开口形态学最佳[2]。若记不住，试想极端情况，近端网孔的极端情况是导丝经支架外空隙进入分支（图 17-1、图 17-2）。

重置导丝位置直接影响分支支架置入的质量（图 17-3）。若远端网孔重置导丝+高质量近端优化后，理论上可以选择 T 支架，TAP 或 Culotte 也可，可有效减少新生金属脊。若近端网孔扩张，则只能选择 TAP 或 Culotte，支架重叠较多，会产生较大的新生金属脊。

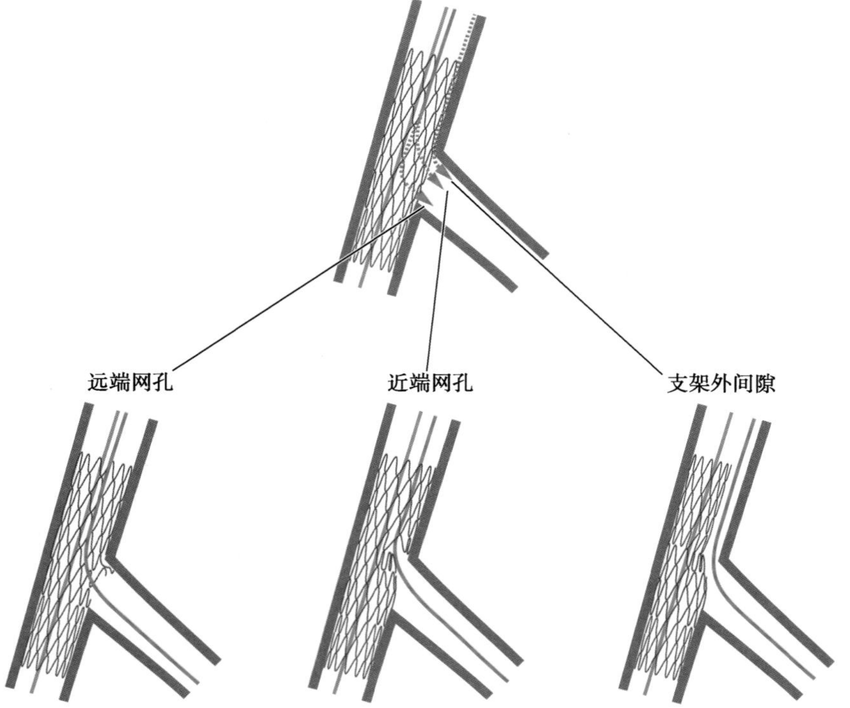

图 17-1　重置导丝位置对分支开口形态的影响

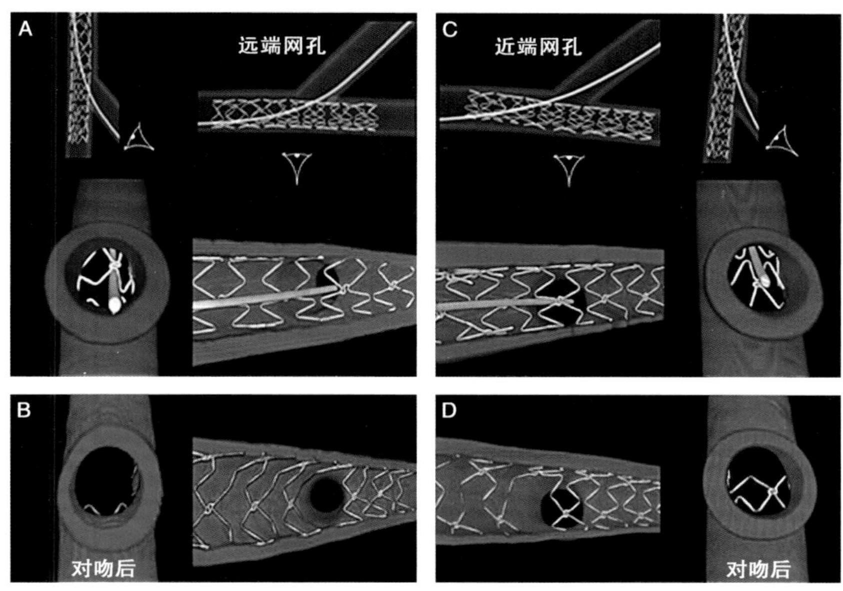

图 17-2　重置导丝位置对分支开口形态的影响（三维效果图）[4]

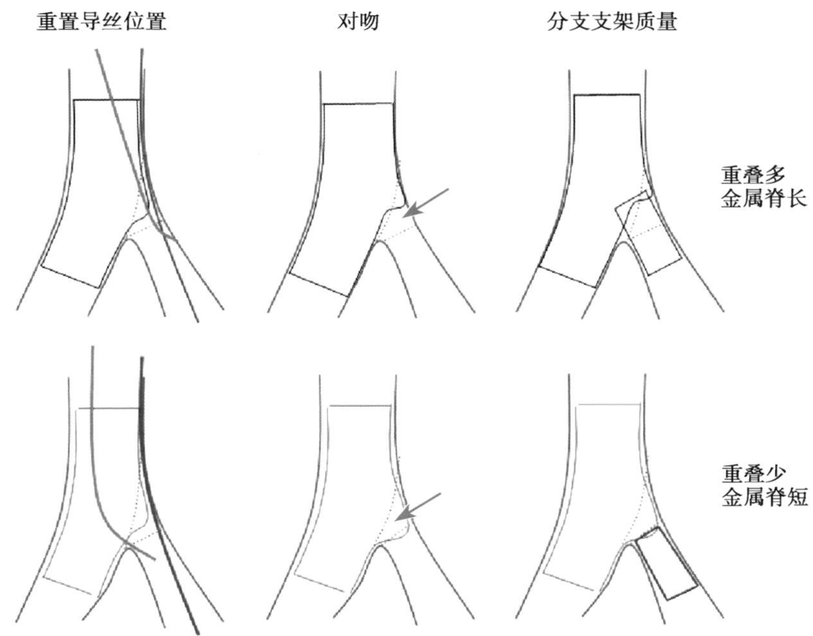

图 17-3　重置导丝位置对分支支架的影响[5]

如何精准重置入远端网孔？目前有以下方法或途径：①采用垂直于分支开口的透视角度，可参考 2020 年的一项研究（DOI：10. 1016/j. jcin. 2020. 06. 042），其结果可矫正、指导临床实践（图 17-4）。②重置导丝先送至支架远段，然后缓慢回撤，让其跳进分支开口的最远端网孔。但该法并不可靠，研究表明，成功率约为 2/3。③近端优化改善支架贴壁，而且分支部位支架呈漏斗状，显著拉大支架网孔，增加重置导丝通过网孔的可能性。④2015 年 Sabbah M 等[6]介绍一种双腔微导管引导下远端网孔重入法，必要时可参考采纳（图 17-5）。⑤OCT 能清晰显示支架梁和网孔，因此可指导导丝精准重置（图 17-6）。

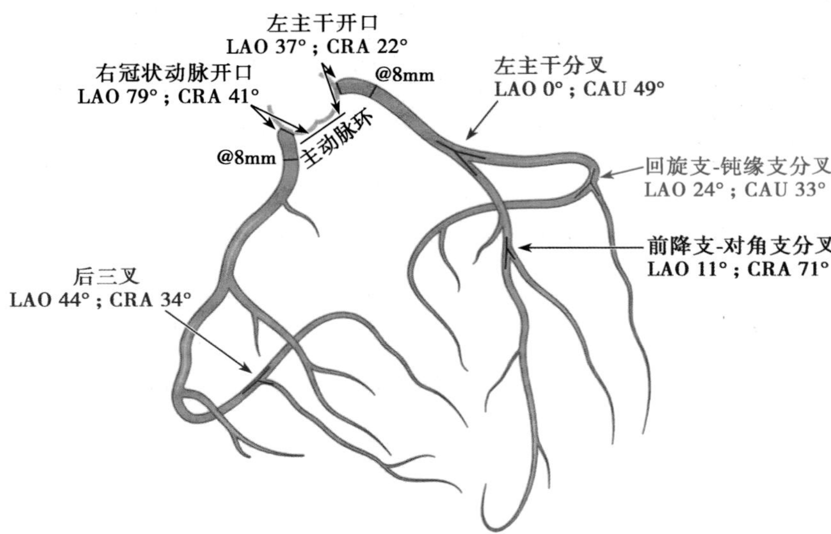

图 17-4 冠状动脉三维螺旋 CT 分析得出的冠状动脉分叉的最佳投照角度

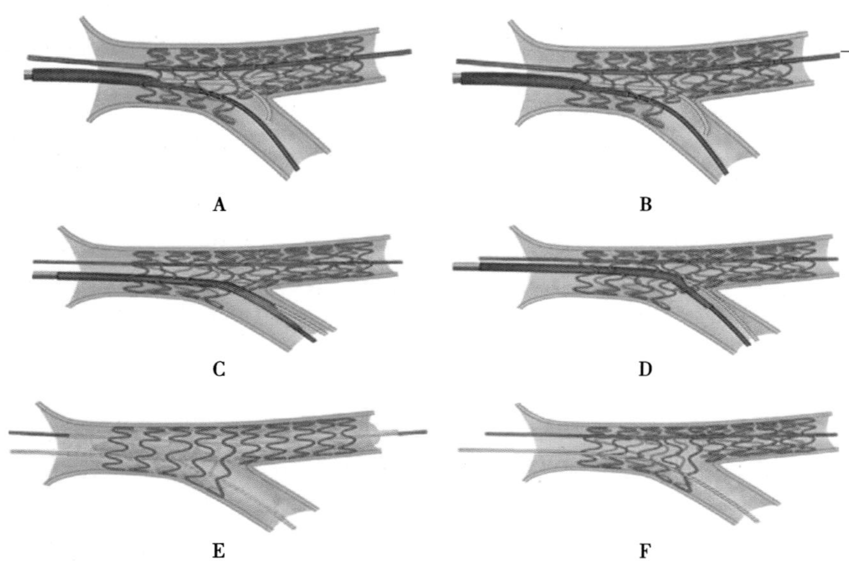

第 1 根导丝（绿色）从近端网孔通过，Crusade 双腔微导管送入主支支架内，取另 1 根新导丝（蓝色）送入微导管中心腔，从靠近分叉脊位置进入分支开口（A）。然后前送 Crusade 双腔微导管（B）。如微导管顺利通过，说明进入同一网孔（C）。如前送遭遇阻力，说明重置导丝成功（D）。固定保留中心腔的第 2 根导丝，在延长导丝或指引导管内锚定球囊的辅助下，退出双腔微导管和第 1 根导丝，完成后续球囊对吻等操作（E~F）。

图 17-5 双腔微导管辅助下重置导丝远端网孔重置技术[6]

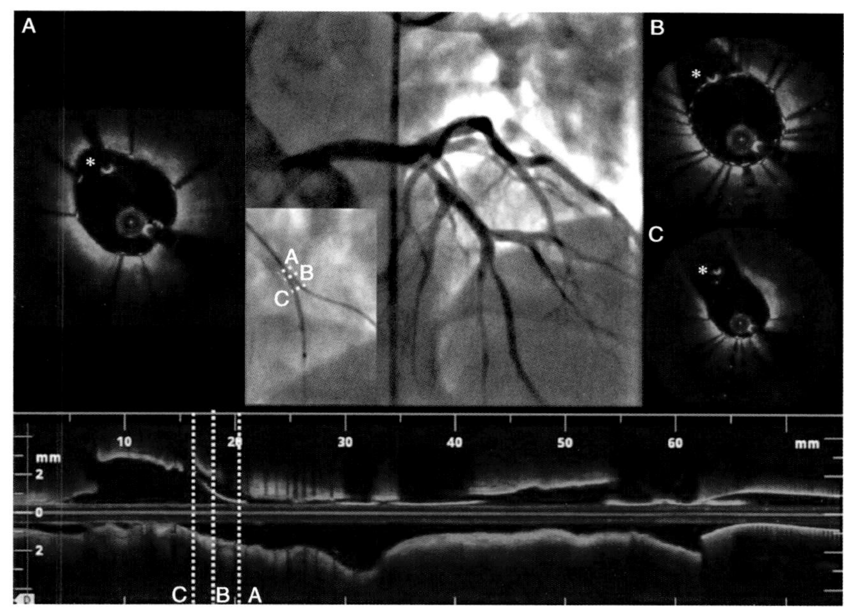

主支支架后重置导丝从远端网孔进入分支。
A. 开口近端，导丝在主支支架内；
B. 开口中远位置，导丝穿过支架网孔；
C. 开口远端位置，导丝进入分支[7]。

图 17-6 OCT 指导导丝精准重置

二、分支球囊扩张

球囊扩张，其实就是 PTCA。要点是球囊扩张时间。资深教授可以回忆一下 PTCA 时代的球囊扩张时间的经验。年轻大夫就想想药物球囊的时间要求。重置导丝后分支球囊扩张有 3 种方式（图 17-7），《欧洲分叉俱乐部第 14 个专家共识：阻塞性分叉病变 PCI》倾向性意见为 POT-Kiss-POT（主支近端优化-分叉对吻-主支近端优化）>POT-Side-POT（主支近端优化-分支扩张-主支近端优化）>POT-Kiss（主支近端优化-分叉对吻），但孰优孰劣尚无充分证据。

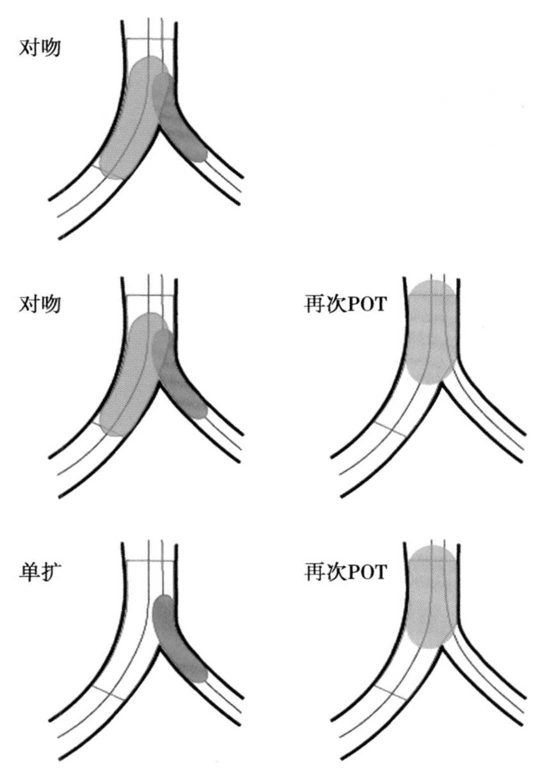

图 17-7 重置导丝后分支球囊扩张的 3 种方式

是否需要放第 2 个支架取决于分支血管的大小和扩张所取得的结果。如结果仍不可接受（仍有严重狭窄或出现严重夹层），启动分支支架模式。单双转换的时机有争议，详见第 15 章。

三、Provisional 分支支架技术[8]

1. T 支架　分支 T 支架可应用于绝大部分病例，尤其是分叉角度接近 90°的病例。前提是分支重置导丝和球囊扩张通过远端网孔完成，这样可保证分支开口有部分主支支架梁覆盖。因此，分支 T 支架术的关键是分支球囊扩张后确认分支开口有支架梁，可采用最佳暴露体位支架影像增强技术（stentboost）显示支架梁，如 OCT 检查自然更好。分支支架需要精准释放，避免突入主支，又要避免遗留缝隙，从而达到“无缝隙、无重叠”的理想效果。其他各种技术均存在支架重叠和支架变形情形。如分支开口支架梁覆盖不良，就需要采用重叠支架技术，包括 TAP、Culotte 和 internal Crush 技术。不管哪种重叠术式，重叠越少越好，最终需要非顺应性球囊对吻以保证支架贴壁。

事实上，“无缝隙、无重叠”的分支 T 支架更多的是一种理念，在真实世界中很难实现，多少存在一定的重叠（即 TAP），但要努力避免变成连接出现缝隙。

2. T 支架微突技术（T stenting and small protrusion，TAP）　指少许突出于主支的 T 支架术，优点是不需要重置导丝，操作简单，因此备受青睐。重叠形式是产生金属脊，这也是 TAP 的缺陷。新生金属脊长度的决定因素如下（图 17-8）：①分支角度：小角度病变支架突出较多，不太适合 TAP，可采用 internal Crush 或 Culotte 技术。②主支支架扩张程度：在主支支架扩张不充分的情形下进行分支支架的“正确”定位，等后续主支支架充分后扩后，会“延长”突出段长度。③重置导丝位置和球囊对吻。重置导丝远端网孔，球囊对吻后分支开口有部分分支支架梁覆盖，有助于缩短分支支架突出长度。

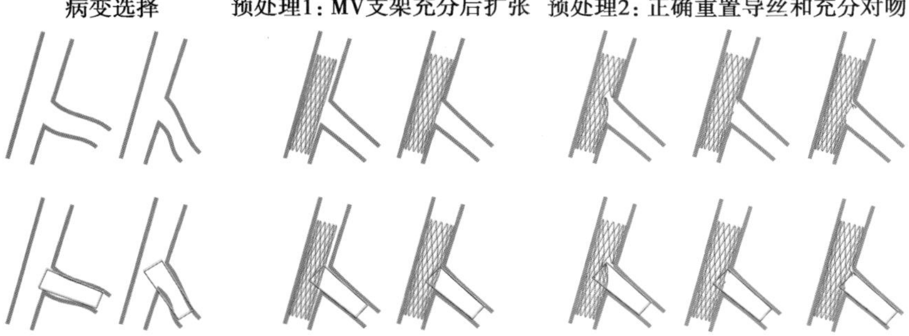

图 17-8　TAP 新生金属脊长度的决定因素

新生金属脊对操作影响（图 17-9）：①金属脊可能妨碍主支球囊通过，因此 TAP 支架时主支预埋非顺应性球囊，TAP 支架略突出到主支支架内，注意标记与主支支架边缘的位置关系。②金属脊应该保持“中立”，所以分支或主支远端单方面球囊扩张后，必须最终对吻（最好非顺应性球囊），对吻关键是同时撤压。③金属脊应该保持“中立”，所以主支近端优化不能抵及金属脊。造影时金属脊往往显示不清，一般要求近端优化不超越分支开口近端（所有双支架技术最终对吻均同理，但 TAP 金属脊最明显，更应该强调）。

上述要点联系在一起，便是完整的、规范的 TAP 术式：①分支角度适合 TAP→②主支支架释放，充分近端优化→③远端网孔重置导丝，充分球囊对吻→④主支预埋球囊，TAP 支架定位→⑤最终对吻同时撤压，rePOT 不碰金属脊。图 17-10 为 TAP 技术体外模拟关键步骤。

3. 反向 Culotte（reverted Culotte）　前提是分支足够粗大，分支支架能贴壁主支。符合条件者不多，不太常用。技术上注意：最少支架重叠、重置导丝靠近脊部。

4. 内挤压（internal crush）　由于分支开口只有一层支架梁，重置导丝比 Crush 术式容易。缺点是重置导丝可能进入分支支架真腔内，最终将其 internal crush 术式做成具有超长金属脊的 TAP 术式。为避免该情况，最好分支支架突出多一些，挤压一定要充分（该技术取名就是 Crush-挤压技术）。另一缺点是主支近端不可避免地有三层支架覆盖，而且分支支架残端可能“惯性复位”导致贴壁不良。临床证据不足，

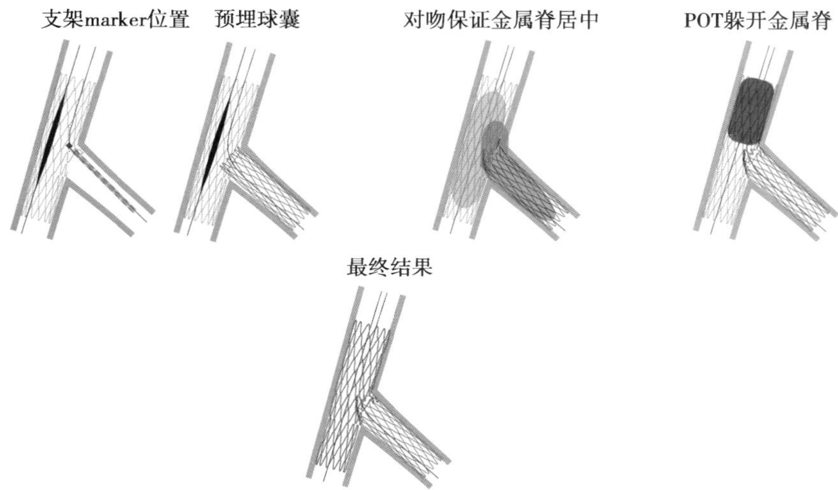

图 17-9 TAP 新生金属脊对 PCI 操作的要求

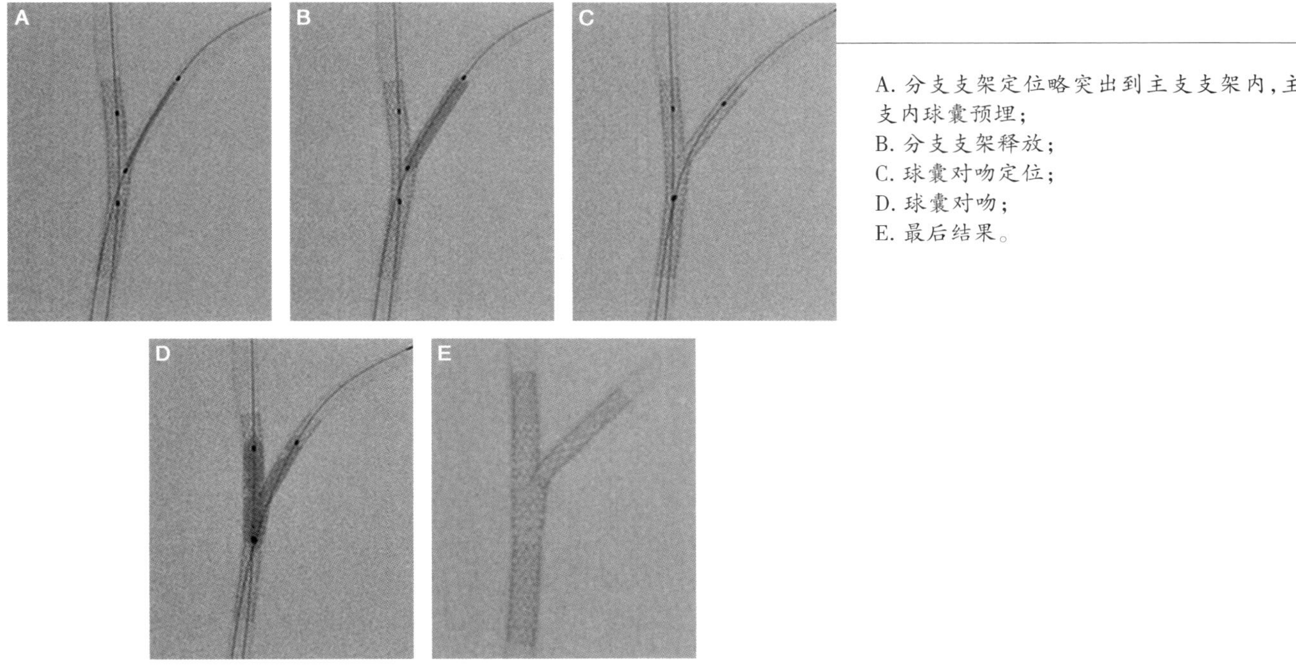

A. 分支支架定位略突出到主支支架内，主支内球囊预埋；
B. 分支支架释放；
C. 球囊对吻定位；
D. 球囊对吻；
E. 最后结果。

图 17-10 TAP 技术体外模拟关键步骤

未被《欧洲分叉俱乐部第 14 个专家共识：阻塞性分叉病变 PCI》推荐。

不管何种双支架术式，最后均需球囊对吻扩张（kissing balloon inflation，KBI）和近端优化。值得注意的是，任何双支架术式最后近端优化时，球囊远端肩部刚好位于金属脊（而不是血管脊）的近端，不能逾越。

四、单-双转换技术述评

单-双转化的技术关键是主支预埋球囊。最简单或默认的策略是 T 支架或 TAP 支架。TAP 支架释放后，如分叉角度较小或主支血管直径较小或支架突出较多，可能阻碍主支球囊通过。一旦发现分支支架突出主支过多，为避免金属脊过长，可扩张主支球囊从而轻松转化为 inner-Crush（internal Crush）技术。inner-Crush 技术由于分支开口只有一层支架梁，重置导丝比挤压容易。少数情况下，分支直径较大者，也可采用 reverted Culotte 技术（图 17-11）。

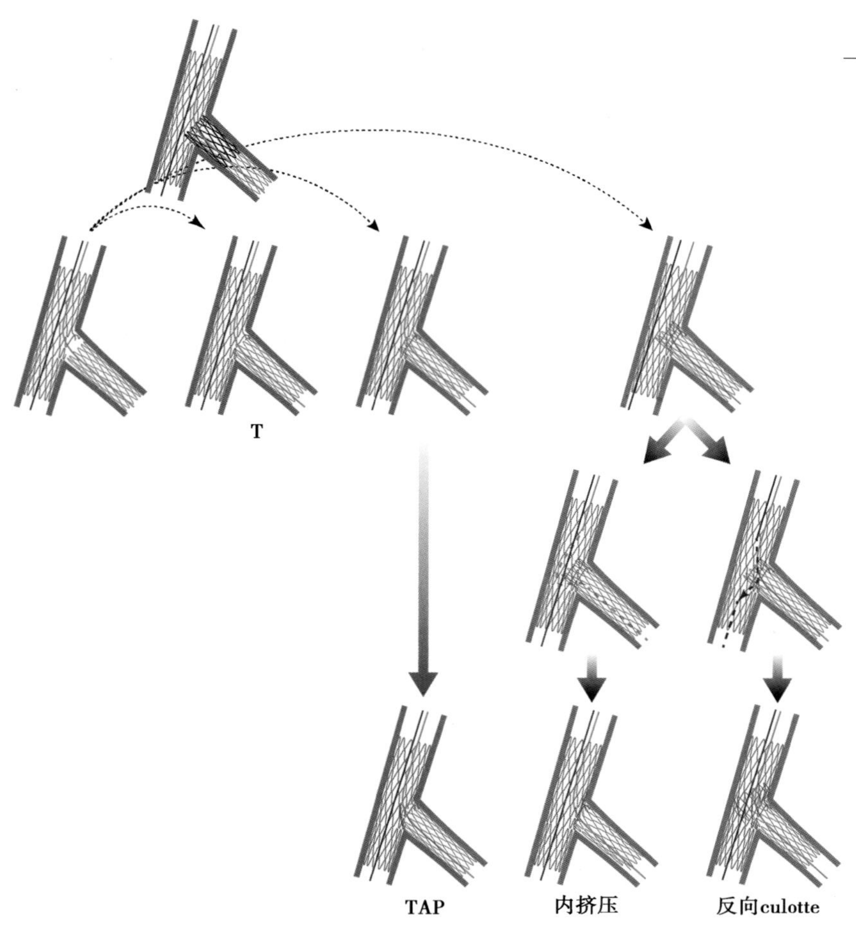

本图总结了 Provisional 分支支架可能出现的情况，包括未覆盖开口（需要补支架）、刚好覆盖开口（T 支架）、稍微突出开口（TAP 支架）、较多突出开口［根据后续挤压方式不同，分为内挤压（inner-crush）或反向 culotte (reverted culotte)］。

图 17-11 Provisional 分支支架技术的相互关系和转变

为何默认策略是 TAP 支架？尽管 BBK 临床研究[9, 10]表明，Culotte 技术再狭窄率显著低于 TAP 技术，但在 Provisional 支架术式条件下，reverted Culotte 技术和 Culotte 技术并不一样。Provisional 支架的 3 种术式的区别是多余/重叠的分支支架梁安放在哪里？从重叠支架梁的分布均匀性来看：TAP < internal Crush < reverted Culotte。TAP 在分叉处形成金属脊；internal Crush 在环绕分支开口部位，尤其是开口侧近端可能形成 3 层支架；reverted Culotte 在环绕主支，分布比较均匀。从局部操作导致的分支支架变形度来看：TAP < internal Crush < reverted Culotte。TAP 基本无变形；由于分支小于主支直径，internal Crush 变形小于 reverted Culotte 变形。研究表明，TAP 尽管突出于主支（2.7mm ± 1.4mm）[11]，但并不影响血管流体力学[12]，临床也无增加血栓的资料。因此，笔者认为，从支架变形度和操作复杂性的角度出发，可优先考虑 TAP 技术。

五、Provisional 双支架案例

Provisional-TAP 支架案例见图 17-12 ~ 图 17-14。

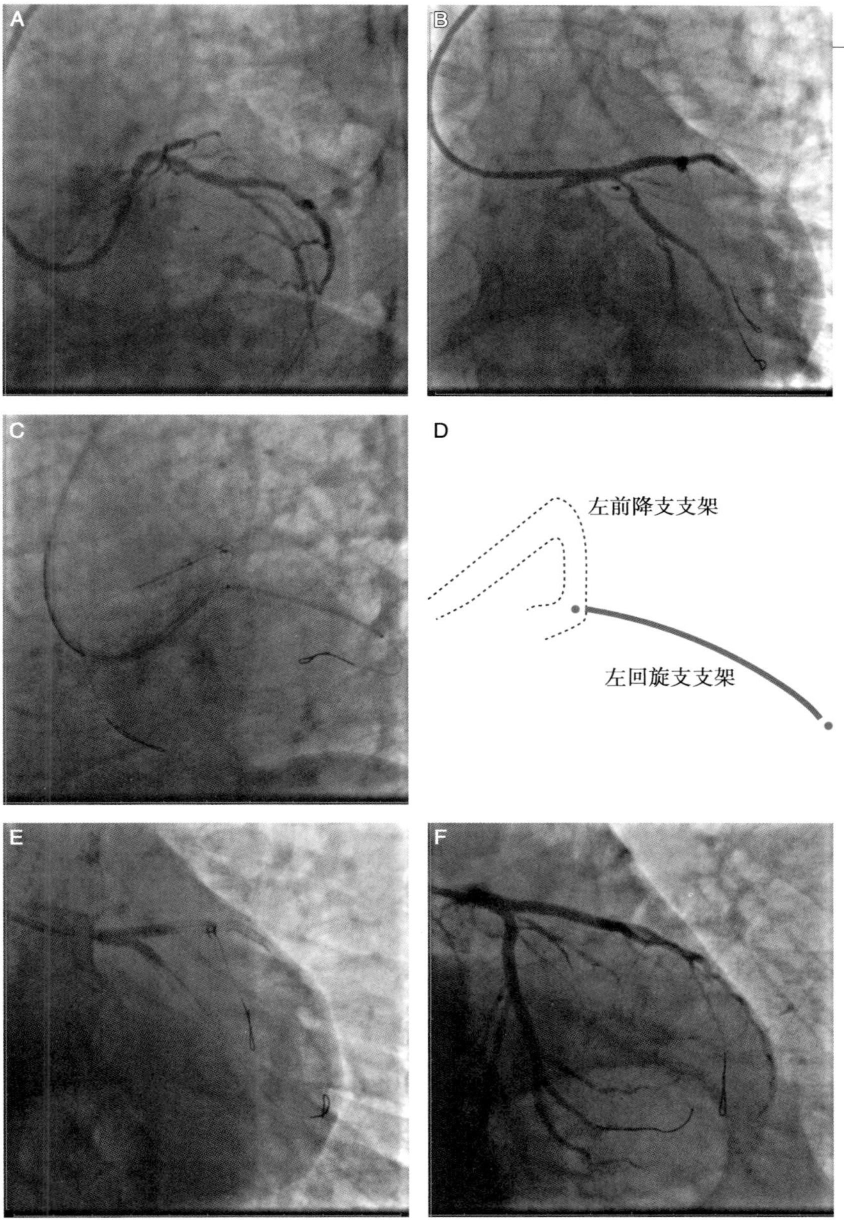

66 岁男性患者。右冠状动脉 PCI 术后 3 年，再发胸闷半年。造影示前降支开口完全闭塞，回旋支开口至近端狭窄 50%（A）。前向开通前降支后，于前降支中段至左主干开口串联置入 2.5mm×38mm 和 3.5mm×24mm 支架，复查造影发现回旋支开口狭窄加重至 90%（B）。决定采用 TAP 术式置入回旋支支架。精确定位后（C～D），回旋支开口置入 3.0mm×38mm 支架，非顺应性球囊对吻扩张后（E），左主干支架内近端优化，最终结果良好（F）。整个过程在 IVUS 指导下进行。

图 17-12 Provisional-TAP 支架案例

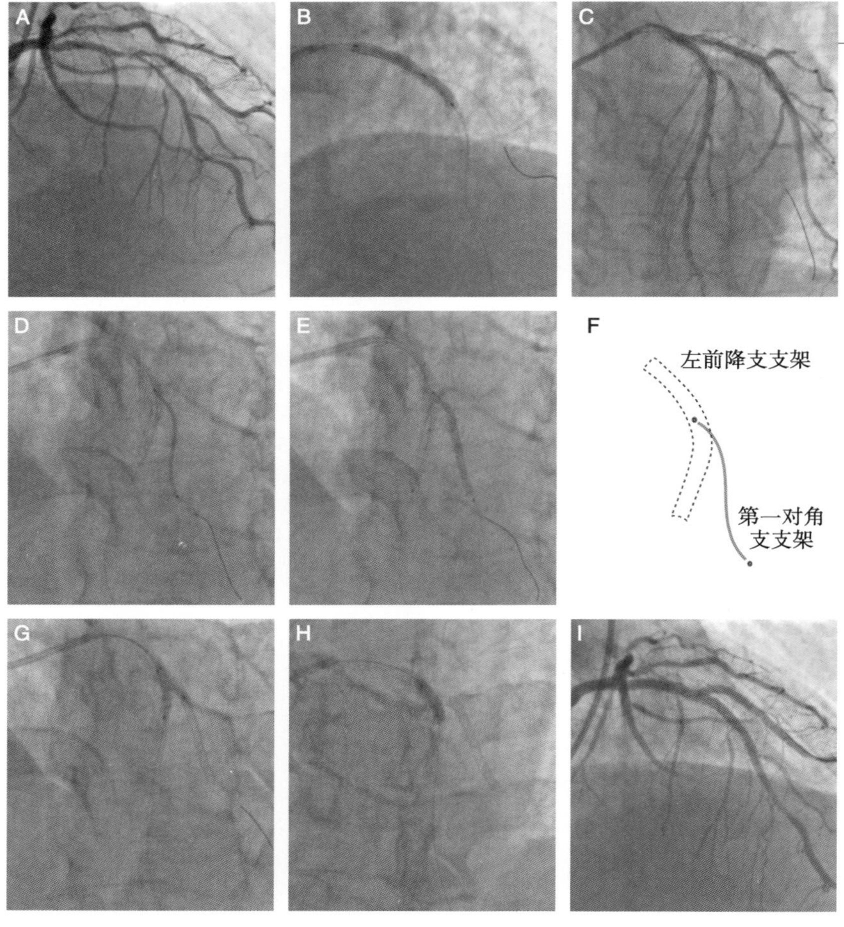

71 岁男性患者。反复胸闷 10d。造影示前降支近中段弥漫性病变伴重度钙化，粗大第一对角支近中段长病变，开口狭窄 50%，近段最重狭窄 90%（A）。采用 Provisional 支架术式，前降支和对角支分别送入导丝，前降支球囊预扩张后，采用 1.5mm 球囊分支球囊拘禁技术，前降支近中段串联置入 2.75mm×24mm 和 3.0mm×28mm 支架（B）。复查造影发现对角支血流 TIMI1 级（C）。决定采用 inner-Crush 术式置入对角支支架。2.5mm×38mm 支架突出前降支支架内 3mm，前降支支架内预埋球囊，然后释放支架（D~E）。F 为第一对角支支架位置示意图。对对角支支架进行挤压后，重置对角支导丝，然后非顺应性球囊对吻扩张（G）。前降支支架近端优化（H）。最终结果良好（I）。

图 17-13　Provisional-Crush 支架案例

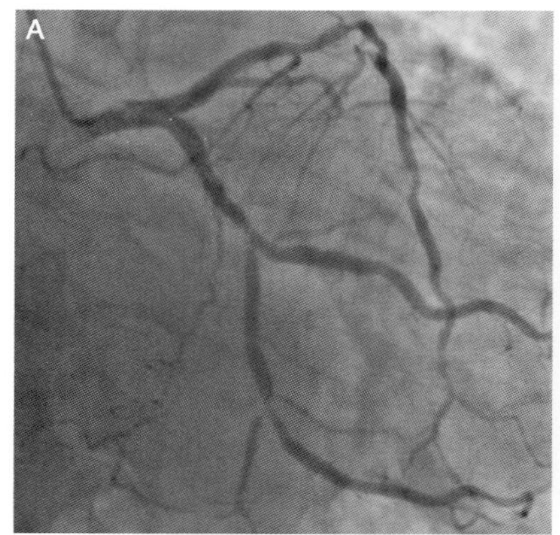

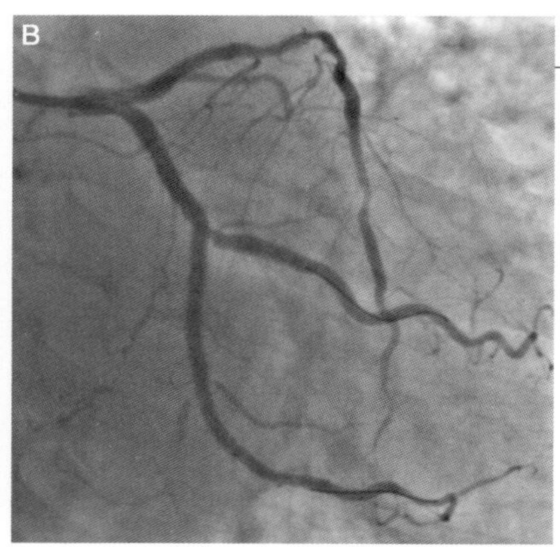

59 岁男性患者。活动后胸闷 2 年，加重半年。造影示回旋支近中段狭窄 75%，远段狭窄 90%，粗大钝缘支开口和近段狭窄 50%（A）。采用 Provisional 支架术式，回旋支和钝缘支分别送入导丝，回旋支球囊预扩张后，自远段至近段串联置入 2.5mm×29mm 和 3.5mm×29mm 支架，复查造影发现钝缘支开口狭窄加重至 90%（B）。鉴于钝缘支和回旋支远段直径相当，决定采用 reverted Culotte 术式置入钝缘支支架。重置导丝并对吻后（C）。钝缘支置入 3.0mm×38mm 支架，近端突入回旋支支架 3mm（D）。非顺应性球囊对吻扩张后（E）。支架近端优化，最终结果良好（F）。

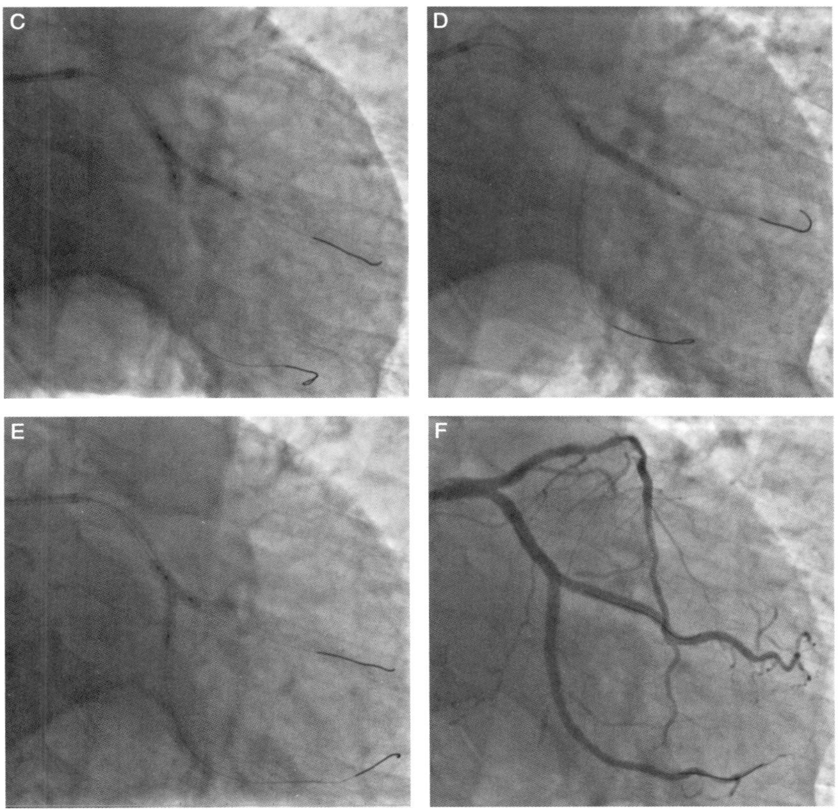

图 17-14　Provisional-Culotte 支架案例

参考文献

[1] 肖丽燕. 分叉角度、边支 rewire 位置对 DK-Crush 双支架置入后分叉部支架形态学影响的体外研究. 福州：福建医科大学，2016.

[2] ALEGRIA-BARRERO E，FOIN N，CHAN P H，et al. Optical coherence tomography for guidance of distal cell recrossing in bifurcation stenting：choosing the right cell matters. Euro Intervention，2012，8：205-213.

[3] NAKAO F. The impact of proximal cell rewiring compared with distal cell rewiring with single-stent deployment and subsequent kissing balloon inflation in the inadequate jailing of a Kaname stent on the side branch ostium. Cardiol J，2018，25：317-326.

[4] FOIN N，TORII R，ALEGRIA E，et al. Location of side branch access critically affects results in bifurcation stenting：Insights from bench modeling and computational flow simulation. Int J Cardiol，2013，168：3623-3628.

[5] BANNING A P，LASSEN J F，BURZOTTA F，et al. Percutaneous coronary intervention for obstructive bifurcation lesions：the 14th consensus document from the European Bifurcation Club. Euro Intervention，2019，15：90-98.

[6] SABBAH M，KADOTA K，FUKU Y，et al. Correction of stent distortion and overhanging stent struts during left main bifurcation stenting by selective distal stent cell re-wiring：a novel guidewire approach. Acta Cardiol Sin，2015，31：453-456.

[7] LONGOBARDO L，MATTESINI A，VALENTE S，et al. OCT-guided percutaneous coronary intervention in bifurcation lesions. Interv Cardiol，2019，14：5-9.

[8] LASSEN J F，HOLM N R，BANNING A，et al. Percutaneous coronary intervention for coronary bifurcation disease：11th consensus document from the European Bifurcation Club. Euro Intervention，2016，12：38-46.

[9] FERENC M，GICK M，COMBERG T，et al. Culotte stenting vs. TAP stenting for treatment of de-novo coronary

bifurcation lesions with the need for side-branch stenting: the Bifurcations Bad Krozingen (BBK) II angiographic trial. Eur Heart J, 2016, 37: 3399-3405.

[10] BURZOTTA F, LEFEVRE T, LASSEN J F, et al. Treatment of bifurcation lesions by bail-out TAP or culotte: lost in translation? Rev Recent Clin Trials, 2017, 12: 212-215.

[11] HAHN J Y, SONG Y B, LEE S Y, et al. Serial intravascular ultrasound analysis of the main and side branches in bifurcation lesions treated with the T-stenting technique. J Am Coll Cardiol, 2009, 54: 110-117.

[12] ADJED J, PICARD F, MOGI S, et al. In vitro flow and optical coherence tomography comparison of two bailout techniques after failed provisional stenting for bifurcation percutaneous coronary interventions. Catheter Cardiovasc Interv, 2019, 93: E8-E16.

第 18 章　DK-mini-Crush 技术剖析

分叉病变的处理，目前的主流是单支架术（Provisional 支架术）。但仍有 10% ~20% 的分叉病变需要双支架技术。采用何种双支架术式，仁者见仁、智者见智。因为这不仅取决于病变特点，更取决于术者的个人经验、水平和喜好。

分叉病变双支架技术的要求是"全覆盖+最少重叠+最少变形"。Crush 技术经过 20 多年的演变，已经基本符合该要求。有研究提示，左主干前三叉病变 PCI 时，DK-mini-Crush（双对吻挤压技术）技术优于 Provisional 支架术[1]和 Culotte 技术[2]。

但另一方面，Crush 又是最为复杂的双支架术，没有之一。过程的复杂，使初学者有些望而却步。那么，Crush 为什么要那么多步骤? 每一步操作的目的是什么? 本章尝试阐述桡动脉途径 6F 指引导管条件下 DK-mini-Crush 技术的要点和细节，同时提供导丝 rewire 失败和球囊通过困难的处理对策。

一、DK-mini-Crush 技术的操作步骤

DK-mini-Crush 技术的操作步骤如图 18-1 所示。

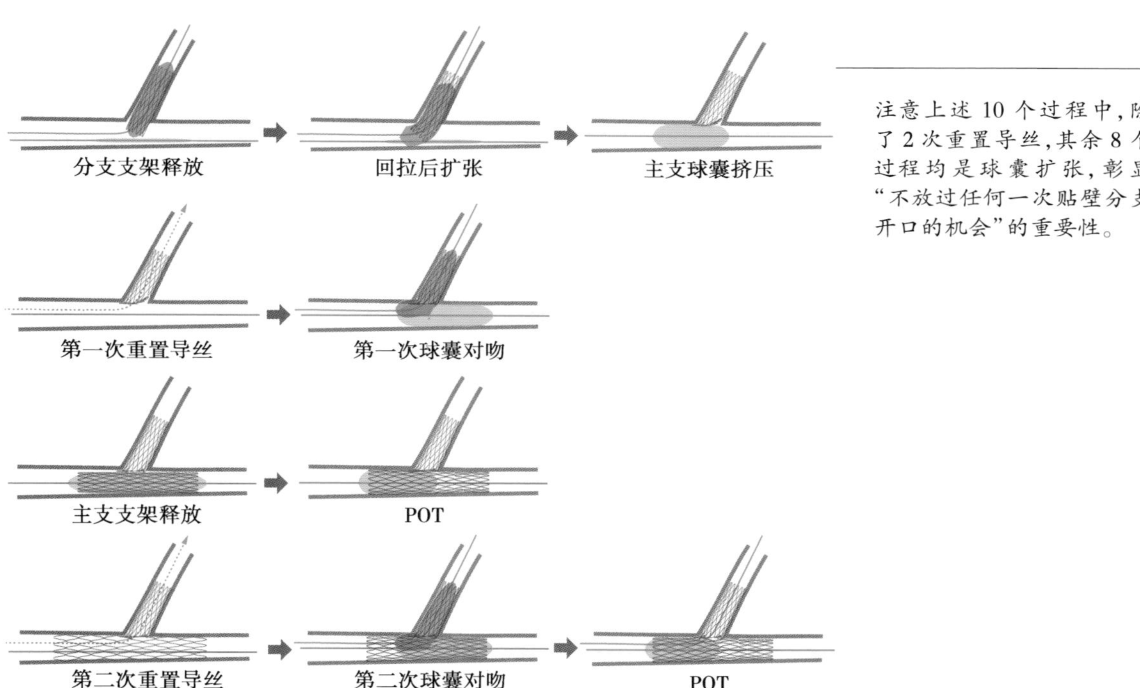

注意上述 10 个过程中，除了 2 次重置导丝，其余 8 个过程均是球囊扩张，彰显"不放过任何一次贴壁分支开口的机会"的重要性。

图 18-1　DK-mini-Crush 技术的操作步骤

1. 序贯送入分支支架和主支球囊

步骤：类似拘禁球囊技术，再次强调送入顺序为：先送支架到导管口，再送球囊尾随其后；接着支架至分支，再送球囊至主支的分支开口部位。

解析：序贯分段送入的优点，一方面避免球囊越过支架表面影响载药，另一方面又缩短阻断冠状动脉血流的时间。

2. 分支支架定位、释放和回撤后扩张

步骤：分支支架突出主支 1 ~ 3mm（mini-Crush），以命名压释放，然后稍回撤支架球囊，16 ~ 18atm 高压后扩张分支开口（图 18-2）。

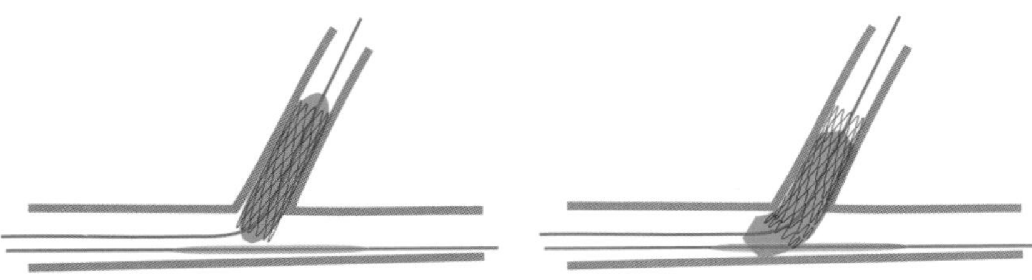

图 18-2　分支支架释放，回撤后扩张

解析：①分支支架必须足够大，可以略大于分支远端参考血管直径。②如何理解 1～3mm？分支支架突入主支血管是 Crush 技术的最大特点，经典 Crush 突出 4～6mm，mini-Crush 减少到 1～3mm，其优点是支架重叠减少，同时支架变形衍生的支架外间隙减小。到底突入 1mm 还是 3mm？笔者理解是，分支开口近端务必突入 1mm，远端视分叉角度和血管直径而异，2～3mm，从而达到“全覆盖+最少重叠”的目的。③开口后扩张塑形。支架释放后回撤支架球囊 16～18atm 高压后扩张，充分扩张分支开口，保证充分贴壁。该步骤十分关键，如分支开口扩张不全/贴壁不良，导丝重置容易进入分支支架和分支血管壁之间（图 18-3）。

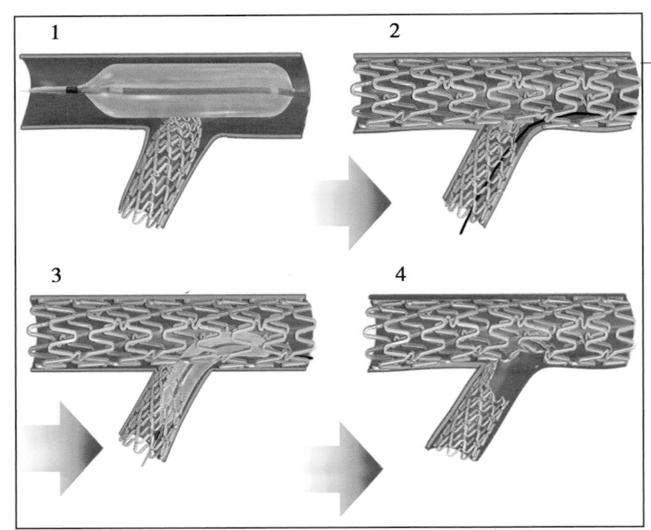

上图：分支支架开口扩张不充分，主支球囊挤压后编织支架进一步变形，分支开口部位显著贴壁不良，留有大片空隙。重置导丝进入支架外，球囊扩张后导致分支开口支架偏侧压缩，遗留部分无支架覆盖。下图：补救性置入另外 1 支架（internal mini-Crush）[3]。

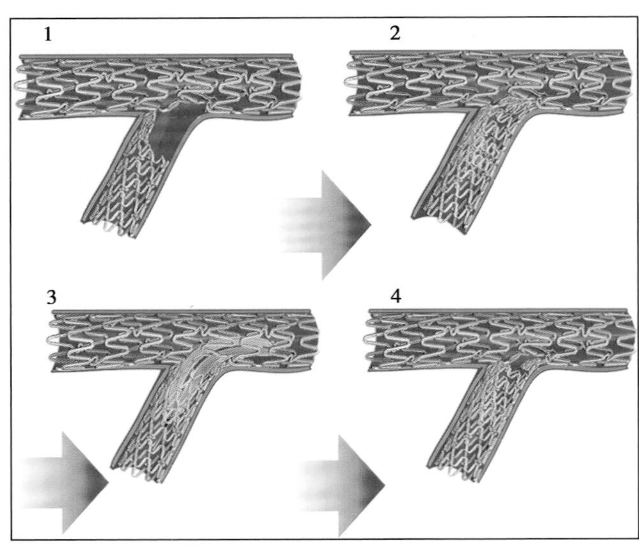

图 18-3　分支支架开口扩张不充分的后果

3. 主支球囊充分挤压

步骤：撤出分支导丝，扩张主支血管预埋球囊，充分挤压分支支架使其尽量贴壁（图 18-4）。

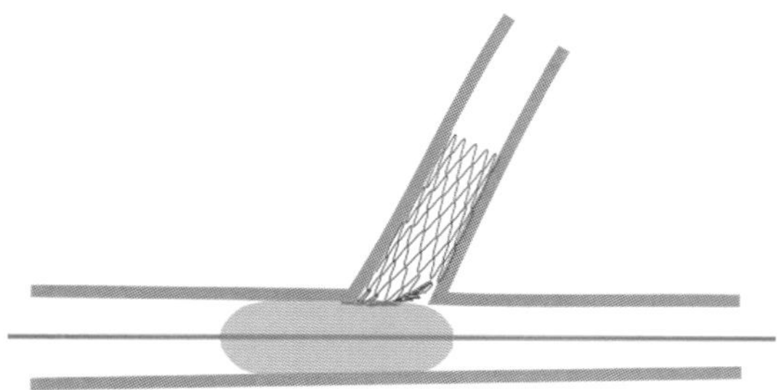

图 18-4　主支球囊挤压

解析：①充分挤压：一般主支球囊与近端血管直径的比例为 1∶1，最好为非顺应性，同时尽量长时间高压扩张，即“大、硬、高、长”，以保证对支架的有效挤压，这点与拘禁球囊不同。主支预埋球囊扩张不充分，分支支架残留新月形孔隙，重置导丝容易误入，导致严重后果（图 18-5）。②球囊预埋位置：有术者采用球囊杆预埋，分支支架释放后将主支球囊回撤至分支开口。这种方法不宜提倡，因为球囊杆预埋回撤对支架药物涂层产生刮擦。更重要的是，球囊回拉时分支支架可能移位或变形。③挤压分支支架前撤出分支导丝：避免导丝嵌顿在支架梁之间难以撤出。④主支球囊扩张后 3 种去路：撤出球囊，腾出足够空间重置导丝；球囊送入血管远端，但重置导丝空间有限，不常用；球囊于分支开口远端扩张阻断通路，辅助重置导丝进入分支。

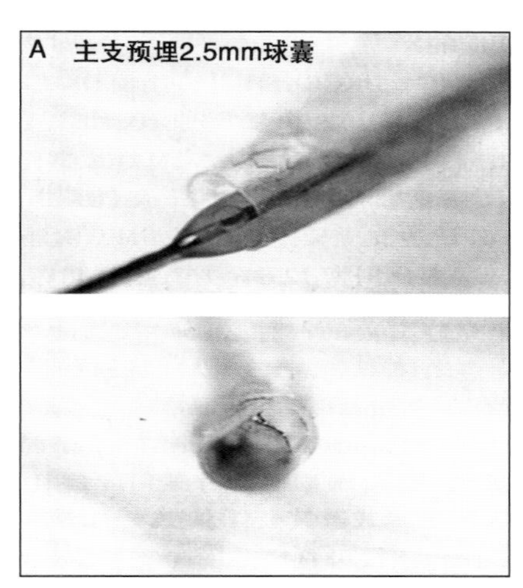

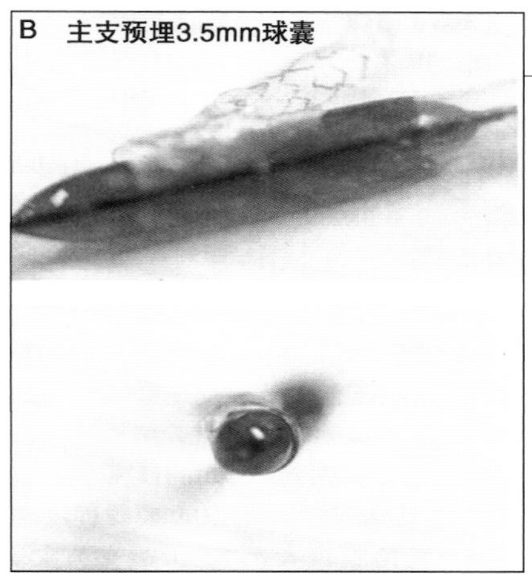

A. 主支预埋球囊过小，形成新月形孔隙；
B. 预埋球囊合适，挤压充分。

图 18-5　主支预埋球囊挤压分支支架的意义

4. 第一次重置导丝

步骤：导丝在冠状动脉内卷成 U 袢状通过分支口，回拉时导丝至分支支架开口中上 1/3 处（近端网眼）进入分支支架内（图 18-6）。

解析：Crush 技术考验的就是术者的导丝重置水平。①导丝选择：首选普通工作导丝，如 BMW、Sion、Runthrough 等，行不通再换硬导丝甚至超滑硬导丝（如 Pilot 系列）。超滑硬导丝的优点是过网孔能力超强，但缺点是容易进夹层，操作要小心。②导丝塑形：分支重置导丝属于定向穿刺的范畴，因此，单弯塑形明显优于双弯塑形或弧形塑形，远端弯曲长度原则上略大于主支直径。③近端网眼进分支：导丝至分支支架开口中上 1/3 处（近端网眼）进入，可保证导丝进入分支支架真腔内，而不是支架与分支血管壁之间的支架外间隙（理由下述）。

5. 第一次球囊对吻

步骤：先用小球囊高压扩张网眼，然后送入直径匹配的非顺应性球囊至分支支架内和主支血管内，对吻扩张（图 18-7）。

解析：DK-Crush 比经典 Crush 多一次对吻。第一次对吻可以推开被挤压于分支开口的支架梁，缩小支架外间隙，从而极大地易化第二次重置导丝和第二次对吻，DK-Crush 最终效果显著优于经典 Crush（图 18-8）。省略第一次，会显著增加第二次难度。①先用小球囊扩张网眼。沿分支重置导丝送入球囊，球囊直径以

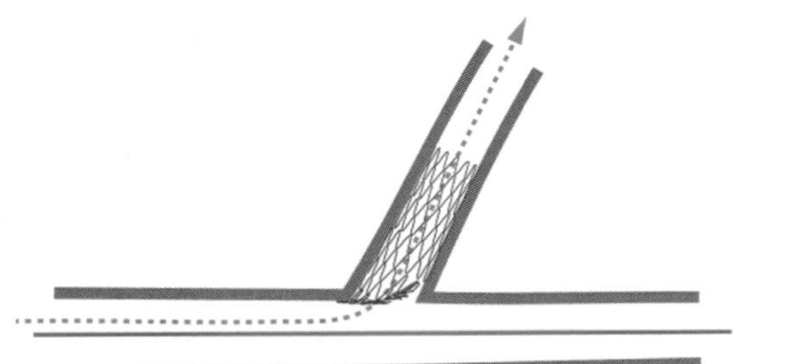
图 18-6　第一次重置导丝

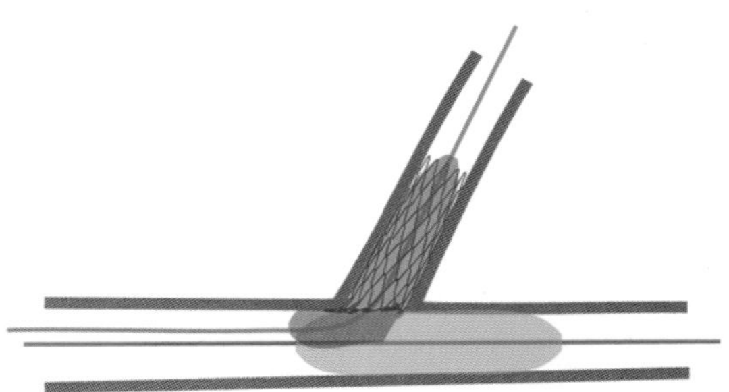
图 18-7　第一次球囊对吻

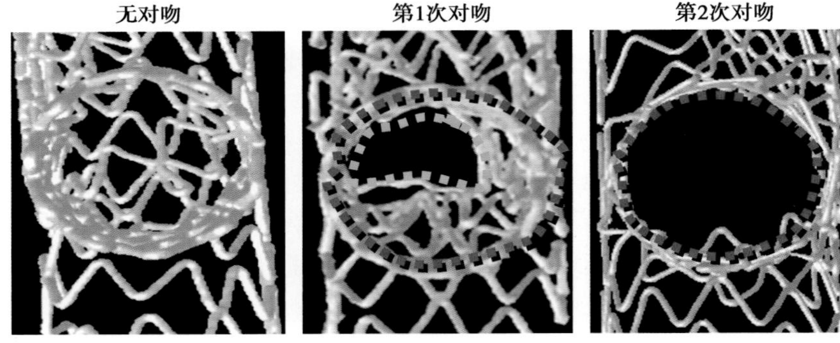

图 18-8　DK-Crush 能更充分扩张分支开口，降低分支开口再狭窄率

2. 0mm 为宜，可以是已经使用过的“旧”球囊，最好 16～18atm 高压预扩张。直接使用非顺应性球囊比较难通过，如强行推送可能损坏支架。②然后送入相应直径的非顺应性球囊至分支支架内和主支血管内，按照一般原则行对吻。即两球囊齐平且对齐血管分叉“髂部”（分叉血管汇合多边区域），先顺序高压扩张（一般 16atm），再对吻扩张（一般≥12atm），最好同步加压，务必同步减压。

6. 主支支架释放和近端优化

步骤：完成首次球囊对吻后，撤出其他器械，仅保留主支导丝，送入主支支架并扩张释放。然后选择与主支近段直径相匹配的粗短非顺应性球囊进行近端优化后扩张（图 18-9）。

图 18-9　主支置入支架和近端优化

解析：①主支支架释放后充分近端优化的意义在于保证主支支架开口部贴壁的同时，充分打开分支开口处的支架网孔，从而易化后续重置导丝的成功实施。②近端优化充分的关键是选择合适的后扩张球囊和压力，这取决于主支血管直径的估计。主支血管直径的估计可参考 Murray 定律（立方定律）基础上提出的 Finetet 法则：$D_{主支近段}=0.678\times(D_{主支远端}+D_{分支})$。从表 18-1 可见，只要分支血管直径超过 2.5mm，主支近段和远端的血管直径相差将达 1.0mm 上下，必须实施大规格的后扩张球囊近端优化。

表 18-1　Murray 定律估算主支血管直径/mm

$D_{主支远端}$	$D_{分支}$	$D_{主支近段}$	$D_{主支远端}$	$D_{分支}$	$D_{主支近段}$
4	3. 5	5. 09	3. 5	2. 5	4. 07
3. 5	3	4. 41	3	2. 5	3. 73
3	2. 5	3. 73	2. 5	2. 5	3. 39
4	2. 5	4. 41			

7. 第二次重置导丝

步骤：基本同第一次重置导丝。不同的是，第一次重置导丝时，导丝从分支支架近端网眼穿过；第二次重置导丝位置尽量位于分支开口中间位置，导丝从中部网眼穿出（图 18-10）。

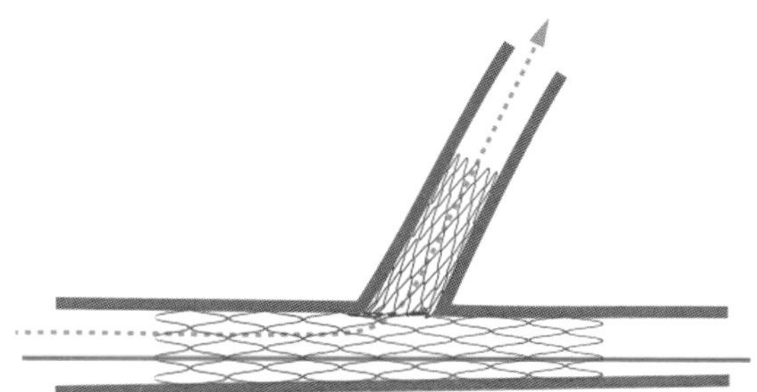

图 18-10　第二次重置导丝

解析：支架腔外间隙存在于贴近分叉脊的远端网眼处，为确保导丝是走行于分支支架腔内，第一次重置导丝时，导丝从分支支架近端网眼（分支开口近端 1/3 处网眼）穿过。经过第一次对吻后，分支支架开口中部已经形成网孔，因此第二次重置导丝位置尽量位于分支开口中部网眼（分支开口近端 1/2 处）穿出。注意导丝和球囊手感，一旦不顺，采用 IVUS 或 OCT 检查排除误入歧途。

8. 第二次球囊对吻和近端优化

步骤：技术要点同第一次球囊对吻，因非顺应性球囊在首次对吻时使用过，故需重新进行塑形。对吻后送入直径与主支近端接近的粗短非顺应性球囊进行近端优化（图 18-11）。

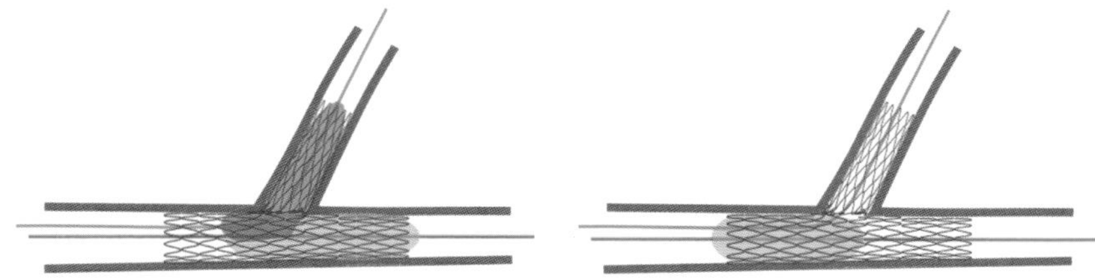

图 18-11　第二次球囊对吻和近端优化

解析：高压球囊对吻扩张（KBI）是所有双支架技术的核心环节和基本要求[4]。KBI 后主支近段血管变形有 3 层含义。①主支近段直径过大，过度扩张导致夹层可能。②主支近段形态改变：呈长圆形或卵圆形，并非生理状态的圆形，对流体力学、剪切力和应力产生不良影响。③主支近段和远段的血管直径相差 0. 4~1. 3mm，而主支支架直径一般以远段血管直径为标准，因此对吻球囊未覆盖的主支血管支架近段贴壁不良，即所谓瓶颈效应。KBI 后血管变形是 KBI 临床获益有限的原因，也是 POT 的理论基础（图 18-12）。POT 的基本要求是短和大，短指的是精确定位，近端不超过支架近端，远端不超过分支脊；大指的是非顺应性球囊直径以主支近段血管为准，而不是远段血管或支架直径。

最终球囊对吻原则类似第一次对吻。如有可能，注意一下最终近端优化的特殊性：球囊远端最好不越过分叉口近端边缘，过低会破坏对吻扩张的分叉口支架塑形。这点与支架刚置入后（尚未对吻）的近端优化有所不同：后者更远一点，即血管脊近端（分支入口远端）；前者更近一点，即支架人工脊近端，由于支架人工脊难定位，可大致定为分支入口近端。

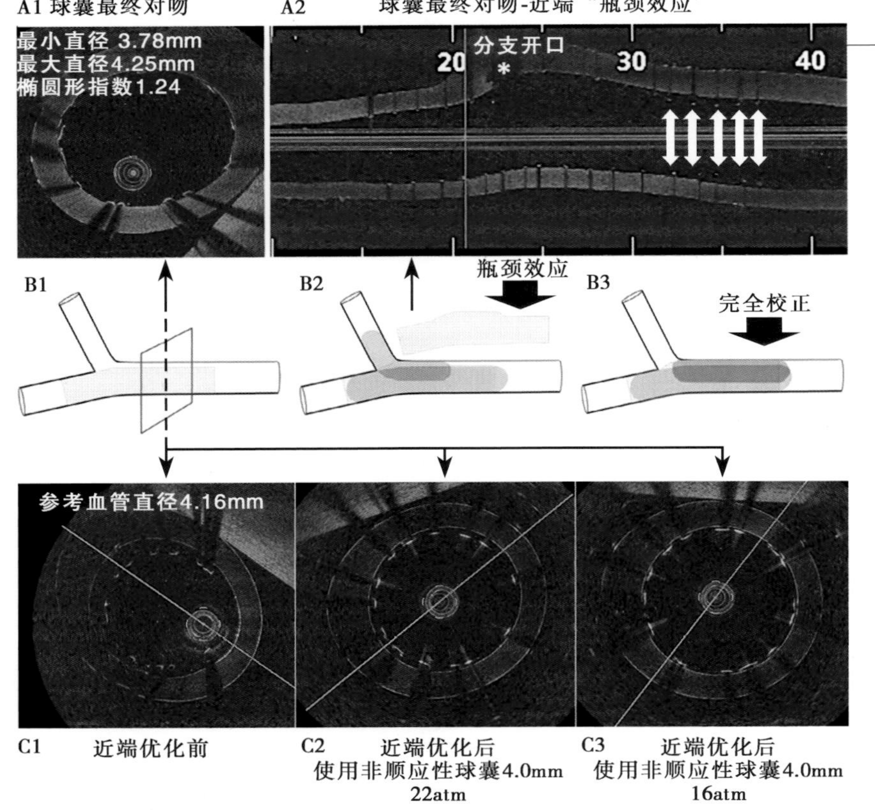

A1. FKB 后主支近段椭圆形变形，血管过度扩张；
A2. 瓶颈效应：对吻球囊未覆盖的支架近段贴壁不良；
B1. 主支支架释放后；
B2. 球囊对吻后；
B3. 近端优化后；
C1. 近端优化前支架贴壁不良；
C2. 顺应性球囊扩张后，部分校正；
C3. 非顺应性球囊后扩张后，完全校正[4]。

图 18-12 最终球囊对吻扩张（final kissing balloon inflation，FKBI）的局限性和近端优化技术（POT）校正

二、关键技术 1：导丝重置技术和分支开口优化技术

在所有双支架技术中，Crush 技术的导丝重置最为困难。因为 Crush 技术的最大特点是分支支架的挤压（crush），优点是保证了支架全覆盖，缺点是分支开口形成 2 种特殊的空间结构：一是分支开口的支架变形和支架外间隙形成；二是主支支架后分支开口存在 2~3 层支架结构。由此不难理解，为何经典 Crush 技术导丝重置失败率高达 20%~30%。

为易化导丝重置，演变诞生了 DK-mini-Crush 技术。Mini-Crush 将分支支架突出度从 3~5mm 减少到 1~3mm，减少支架重叠的同时减少了支架外间隙面积；DK-Crush 主支支架前增加一次球囊对吻，减少支架外间隙，而且打开网孔。但即使是 DK-mini-Crush 时代，分支导丝重置的失败率仍然高达 10%。

显然，易化导丝重置是一个系统工程，除提高术者导丝掏孔水平外，术前需要根据分叉病变角度预测重置导丝难度，更为关键的是术中不折不扣地实施分支开口优化措施。

1. 分叉病变的角度和钙化 主支角度（angle C）越大，主支支架在分支开口处的网孔就越小，从而增加导丝重置和球囊通过难度（图 18-13）[5]。分支远角（angle B）越大，支架外间隙越大，导丝越容易走行在支架外间隙（图 18-14）。另外，病变钙化也显著增加重置导丝失败率。一旦遇见这三类分叉病变，慎重选择 Crush 技术，如选用，必须严格采用分支开口优化技术（详见下述）。

2. 分支开口优化技术 记住，导丝重置成功的最关键之处并非导丝本身，而在于分支开口部位支架的优化预处理。只要分支开口支架（不管分支支架和主支支架）充分扩开并贴壁，“开正道，堵歧途”，重置导丝的成功就几无悬念。否则，重置导丝不易通过，即使通过也容易进入支架外，导致支架变形。

事实上，最初经典 Crush 技术十分简单，只有分支支架释放-主支支架释放-导丝重置和对吻 3 个步骤。缘何越变越复杂？增加的步骤，都费尽心机地“不放过任何一次贴壁分支开口的机会”，被称为“分支开口优化技术”。它是导丝重置成功的基础，也是 DK-Crush 成功的基础。从这个意义上看图 18-1，DK-Crush 可以简化为分支支架释放-分支开口优化-主支支架释放-分支开口优化 4 个步骤。

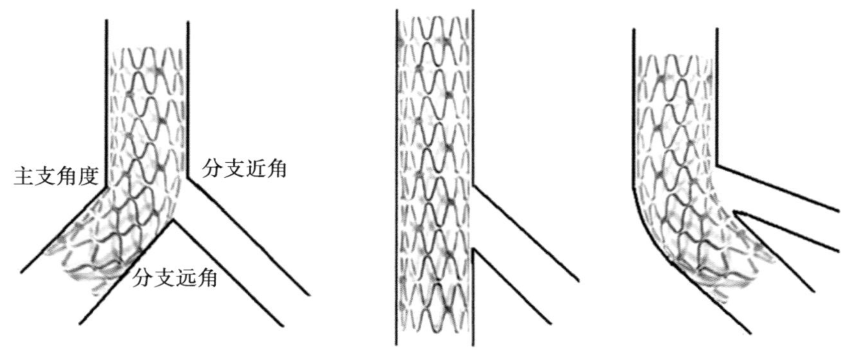

图 18-13　主支角度越大，主支支架在分支开口处的网孔就越小，降低导丝重置和球囊通过成功率[5]

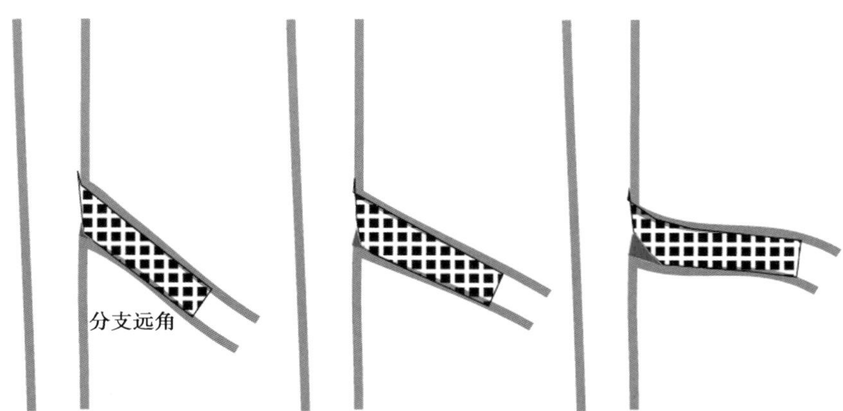

图 18-14　分支远角越大，分支支架挤压后形成的支架外间隙越大，导丝越容易错误重置导丝

分支开口优化技术如下：

- 支架（分支/主支）优选大网孔。
- 支架（分支/主支）直径足够大，可选择略大于远端参考血管直径。
- 坚持 Mini：分支支架突出度越小，挤压后支架外间隙越小。
- 分支支架释放后，球囊稍回撤 16~18atm，高压充分扩张，保证开口贴壁甚至呈喇叭口。
- 主支球囊挤压必须充分：使用短的、直径匹配的、非顺应性球囊对分支支架进行挤压，消除分支支架压缩不全产生的月牙形间隙，为第一次重置导丝和对吻创造条件。
- 坚持 DK：不要省略第一次球囊对吻，以保证分支支架开口部贴壁、减少支架外间隙，而且打开网孔，从而为第二次重置导丝和对吻留下后路。
- 主支支架释放后充分近端优化，或回撤高压扩张，在保证主支支架开口部贴壁的同时，充分打开分支开口处的支架网孔。
- 注意导丝和球囊手感，一旦不顺，采用 IVUS 或 OCT 排除误入歧途。

3. 重置导丝位置：避开支架外间隙　单支架技术球囊对吻时，重置导丝最佳位置是分支开口的远端网孔[6]。该位置球囊对吻后人工支架脊最短，分支开口形态学最佳，脊对侧有部分支架梁覆盖。这个规律也适用于 Culotte 技术和 T 支架技术。唯独 Crush 技术，与众不同[7]。

这里必须理解支架外间隙的概念。分支支架挤压（crush）后变形，在分支开口的挤压段的对侧壁，也就是部位，形成了“分支支架-主支支架-分支开口血管壁”之间的三角形的支架外间隙（gap）[8]（图 18-15）。该间隙的本质是支架外。

重置导丝若从分支开口远端网眼（特别是贴近分叉脊处）进入，容易进入支架腔外间隙，此时后扩张

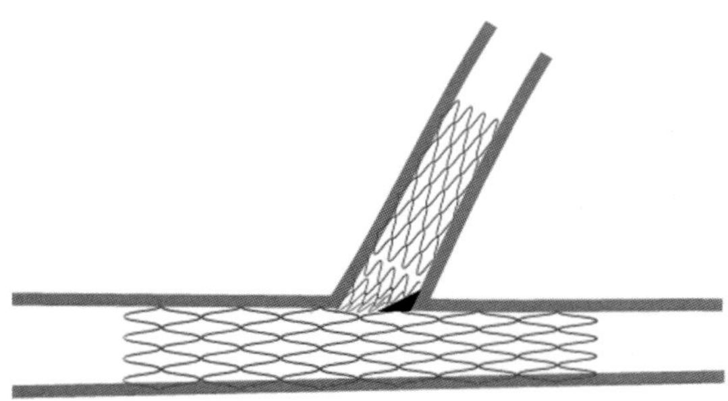

图 18-15　分支支架受挤压（crush）后，脊部位往往留有支架外间隙（黑色）

可显著增加该间隙，导致分支开口局部无支架覆盖（图 18-16、图 18-17）[8, 9]。为确保导丝是走行于分支支架腔内，第一次重置导丝时，导丝从分支支架近端网眼（分支开口近端 1/3 处网眼）穿过；第二次重置导丝位置尽量位于分支开口中部网眼（分支开口近端 1/2 处）穿出。

确认重置导丝位置的方法：两个正交（至少>30°）体位造影，主支血管 IVUS 或 OCT 检查。事实上，介入过程中很难识别重置导丝有无进入该间隙。尤其是分支支架挤压部分并非都位于主支的分支侧，实际位置常偏离轴线。因此支架外间隙位于分支开口的远端，偏前偏后就不得而知了。

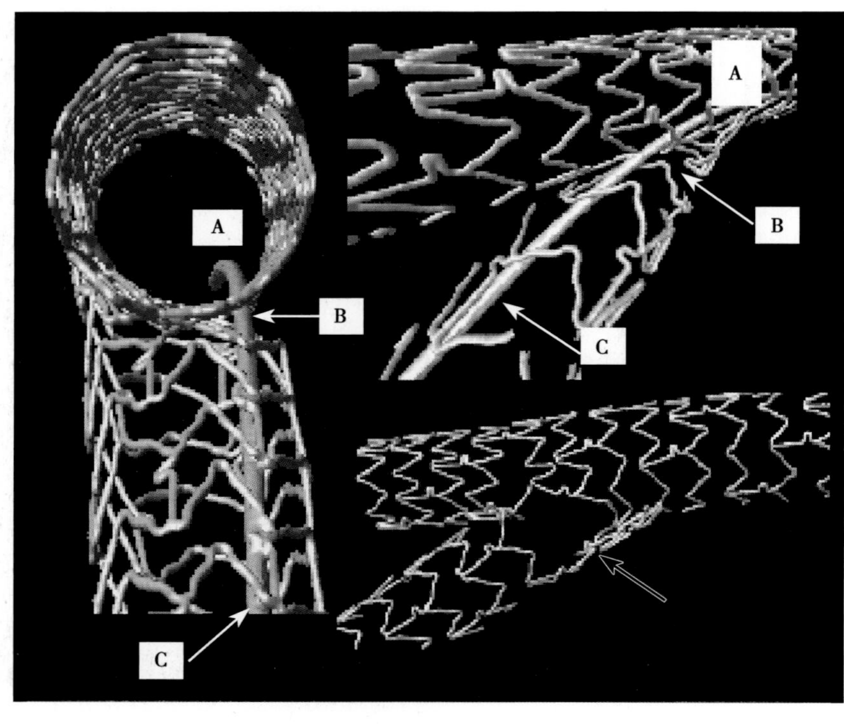

重置导丝从主支(A)的分支支架挤压的对侧进入支架外间隙(B),然后进入分支支架内(C),球囊扩张后导致分支开口支架被挤压,局部无支架覆盖(黑色箭头)[8]。

图 18-16　重置导丝进入支架外间隙的三维演示

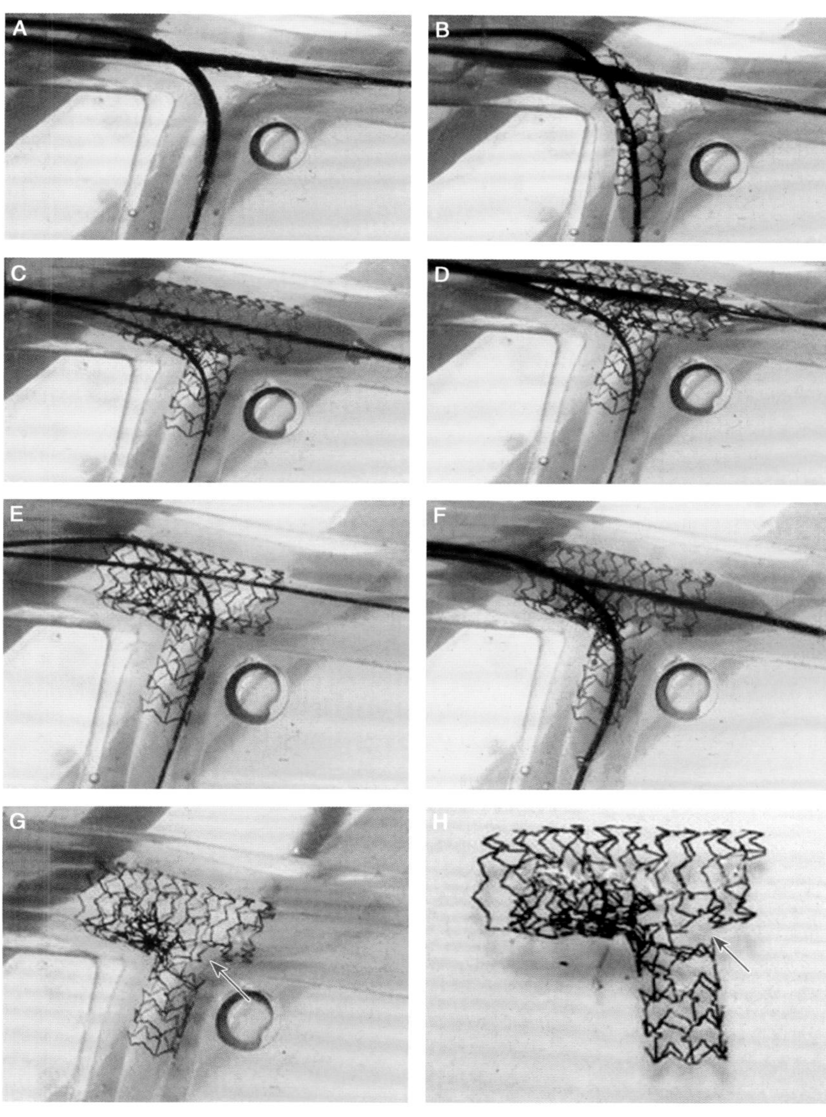

A. 主支支架和分支支架到位。此为早年股动脉途径+较大指引导管条件下，经典的 Crush 术式；
B. 分支支架释放；
C. 主支支架释放；
D. 主支后扩张；
E. 重置导丝从分支开口远端网眼进入，导丝局部走行于支架腔外；
F. 分支开口球囊扩张；
G. 分支开口局部无支架覆盖；
H. 为支架取出后形态[9]。

图 18-17　重置导丝进入支架外间隙的体外模型演示

三、关键技术 2:球囊通过技术

一般情况下，分支导丝重置后，2.0mm 球囊可以通过支架网孔。有时，即使导丝位于分支真腔，球囊也难以通过。怎么办？分支球囊进入困难处理对策如下：

- ■ 首先避免强行推送以免损坏支架。
- ■ 确认导丝位于分支真腔。
- ■ 在主支内扩张球囊，缓慢减压同时前送球囊，由于球囊顶端空间位置改变，可能有利于球囊进入分支。
- ■ 主支血管反复充分近端优化，改变支架梁空间分布并扩大网孔。
- ■ 将主支球囊送至分叉口远端锚定，再送入分支球囊。
- ■ 更换小球囊（如 1.5mm）高压扩张，然后逐渐增大球囊。
- ■ 实在不行，再次重置导丝，变换网孔进入点。

四、病例介绍

64 岁男性。劳力性胸痛 6 个月。有高血压病和吸烟史。造影显示前三叉病变，左主干远端和前降支、回旋支近段狭窄 85%。6F EBU3.5 指引导管到位，Runthrough、Sion 导丝送至前降支和回旋支远端，IVUS 检查示左主干、前降支近端和回旋支近段弥漫性纤维钙化性斑块形成，前降支 MLA 4.04mm^2，回旋支 MLA2.67mm^2，左主干 MLA3.94mm^2。患者为真性前三叉病变，前降支和回旋支血管均粗大，决定采用 DK-Crush 双支架术。

具体步骤详见图 18-18~图 18-25。

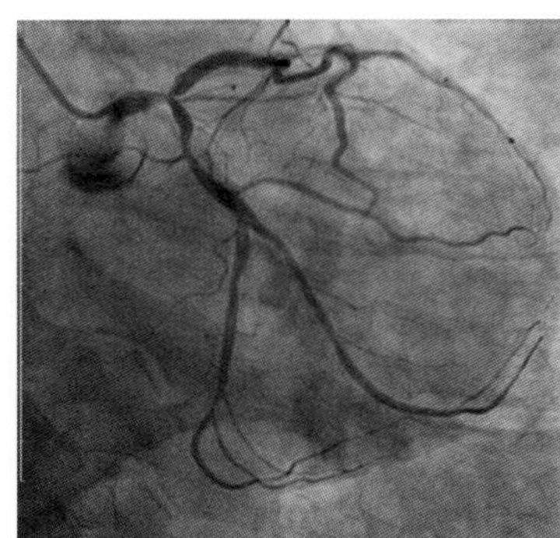

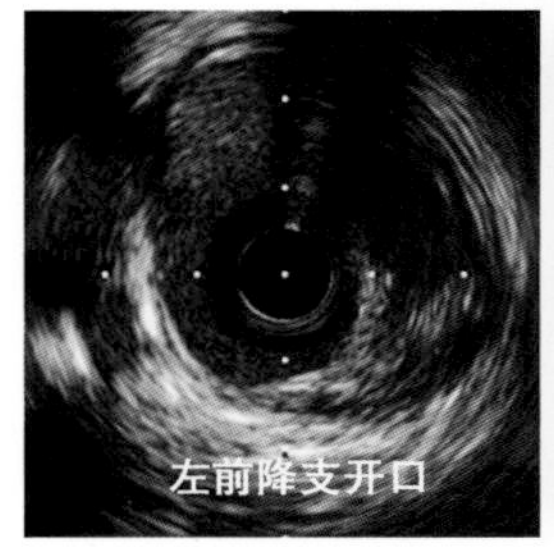

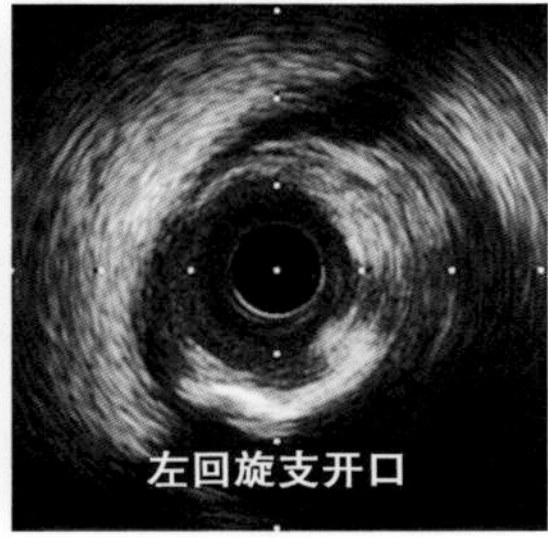

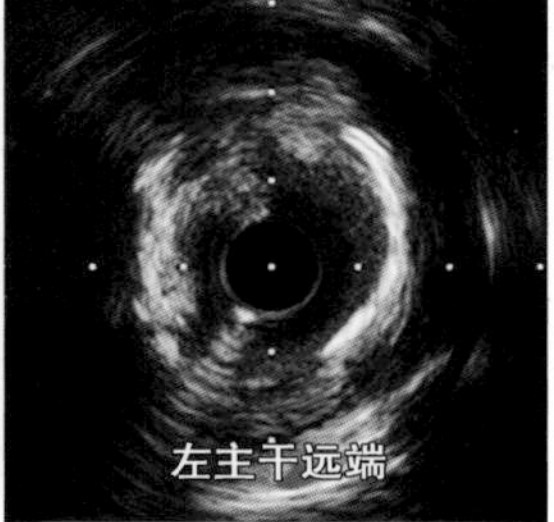

图 18-18　冠状动脉造影和 IVUS 显示前三叉严重狭窄

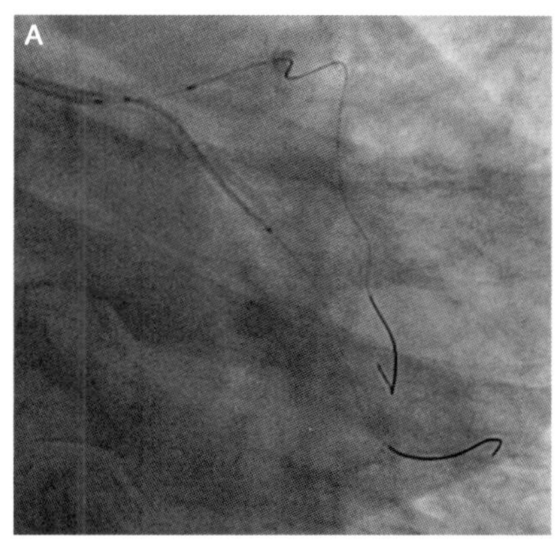

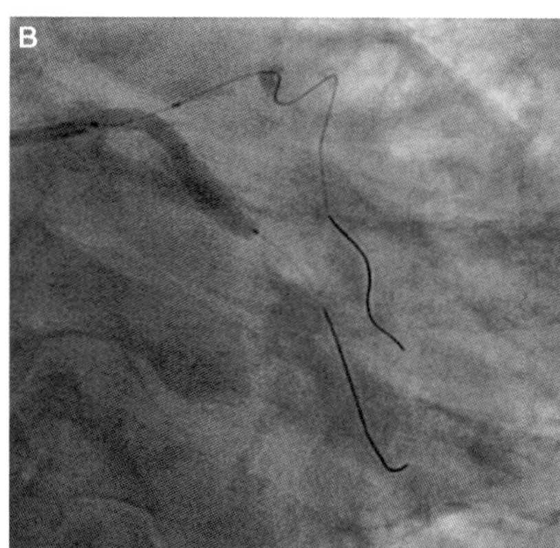

Sprinter 2. 5mm×15mm 球囊 10 atm×10s 分别扩张前降支和回旋支开口后，序贯送入回旋支支架（3. 0mm×29mm）和非顺应性球囊（3. 5mm×15mm）（A），回旋支支架以 12atm×10s 释放，近端突入左主干 3mm（B）。

图 18-19　分支支架释放

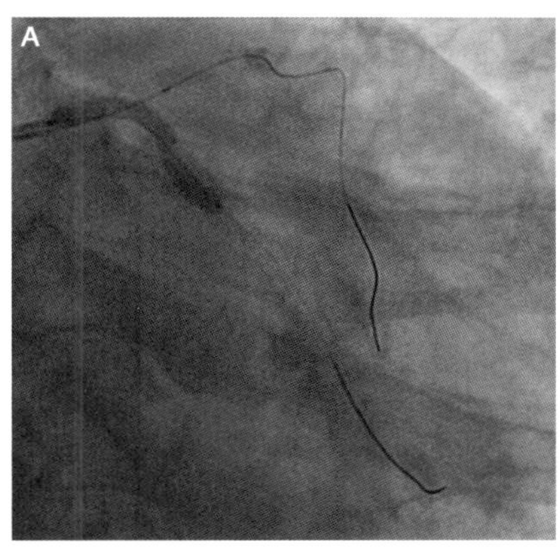

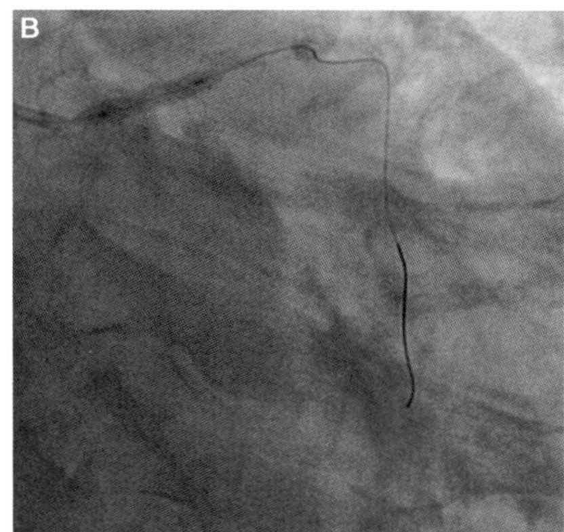

稍回拉支架球囊 18atm×10s 后扩张回旋支开口（A）。撤出回旋支导丝，左主干-前降支预埋 3. 5mm×15mm 非顺应性球囊 16atm×10s 充分挤压支架（B）。

图 18-20　挤压分支支架

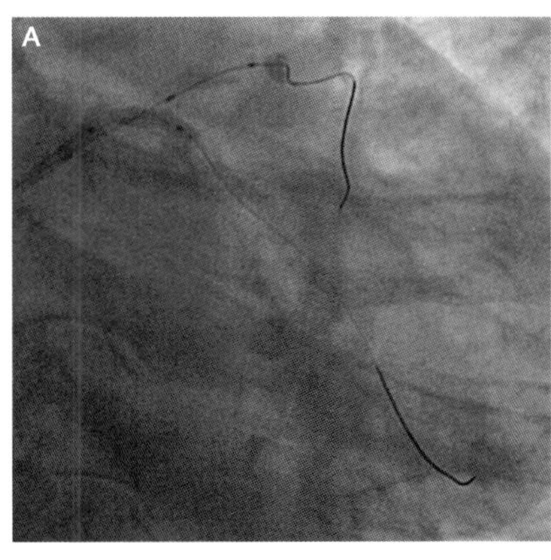

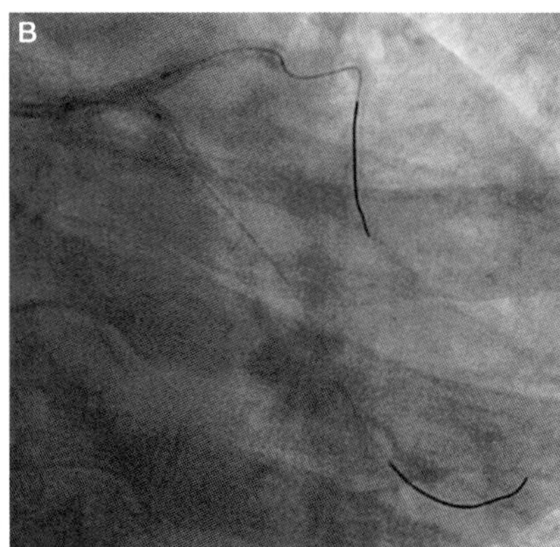

第一次重置回旋支导丝，2. 5mm×15mm 球囊 14atm×10s 扩张回旋支开口处支架侧孔（A），3. 5mm×12mm 和 3. 5mm×15mm 非顺应性球囊 12atm×10s 完成第一次对吻（B）。

图 18-21　第一次重置导丝和第一次对吻

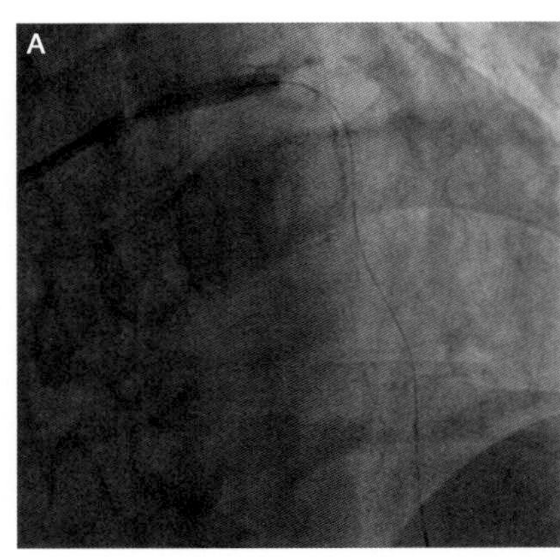

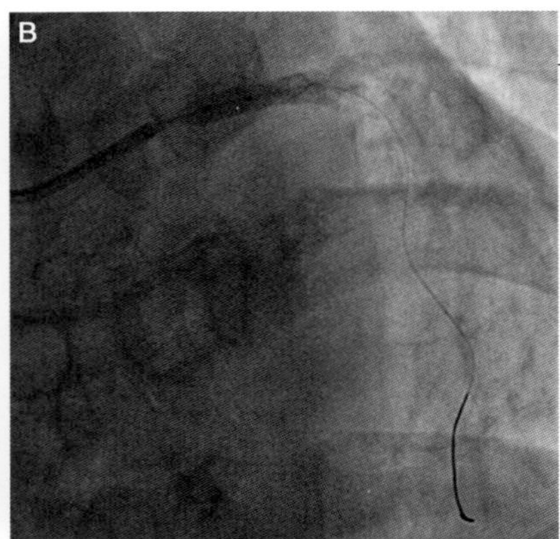

左主干开口-前降支近段置入支架，3.5mm×18mm 以 12atm×10s 释放（A），稍回拉支架球囊 18atm×10s 后扩张，4.5mm×8mm 非顺应性球囊 16atm×10s 完成支架近端优化（B）。

图 18-22　主支支架释放和近端优化

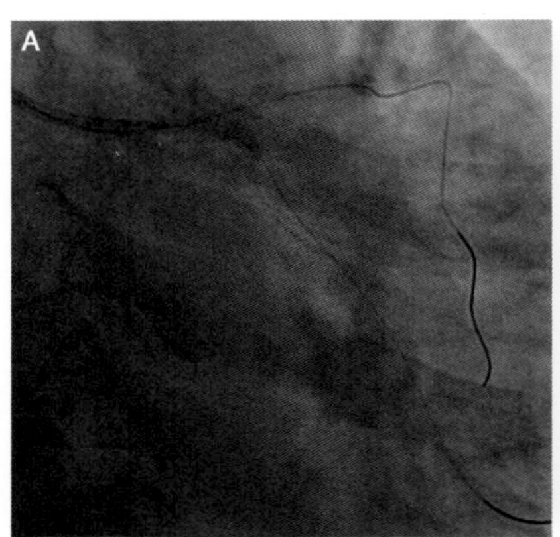

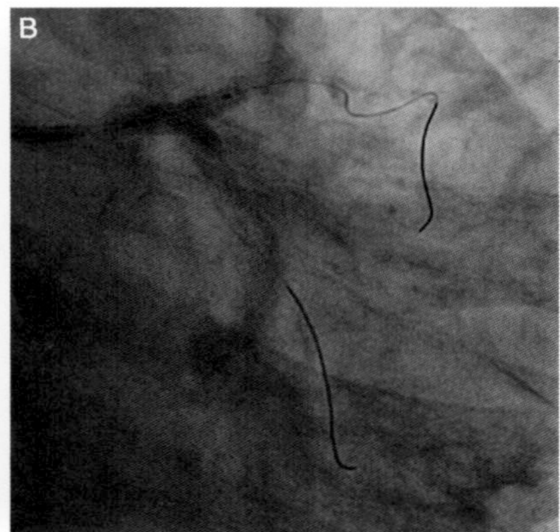

第二次 rewire 回旋支导丝，2.5mm×15mm 球囊 14atm×10s 扩张回旋支开口处支架侧孔（A），3.5mm×12mm 和 3.5mm×15mm 非顺应性球囊 16atm×10s 分别扩张回旋支和前降支支架，最后 12atm×10s 完成第二次对吻（B）。

图 18-23　第二次重置导丝和第二次球囊对吻

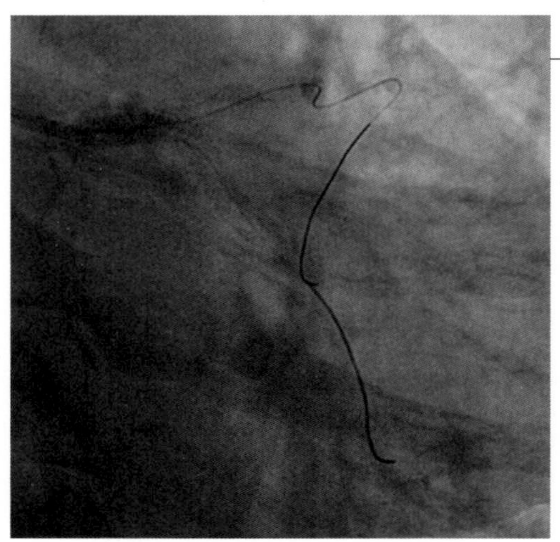

4.5mm×8mm 非顺应性球囊 16atm×10s 完成支架近端优化。

图 18-24　支架近端优化

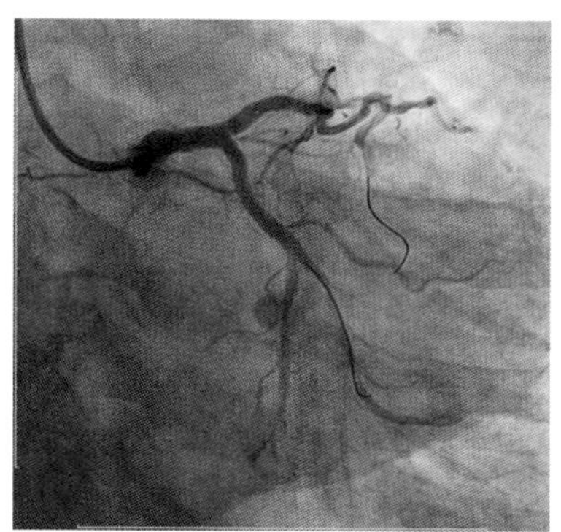

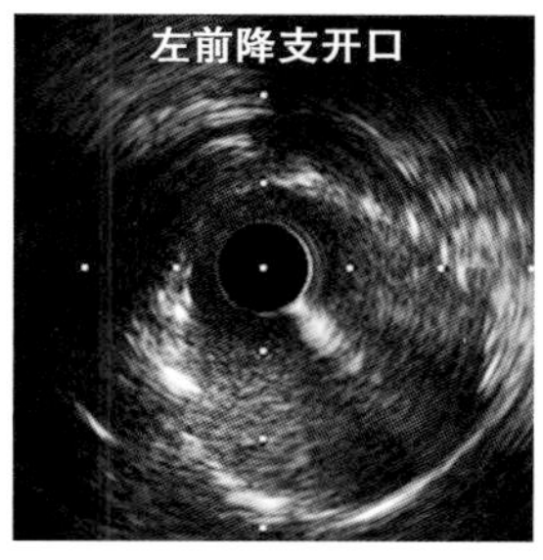

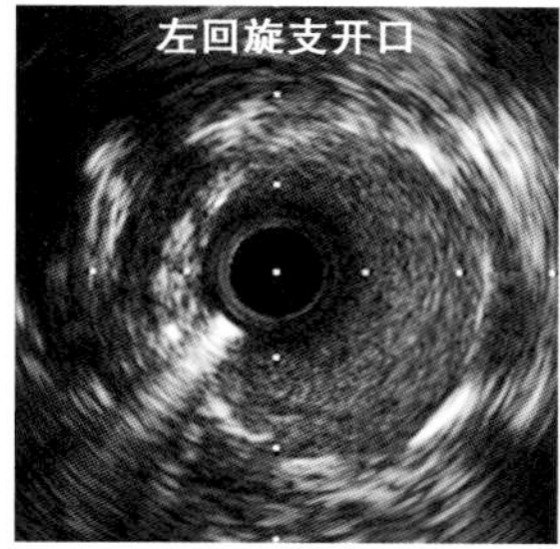

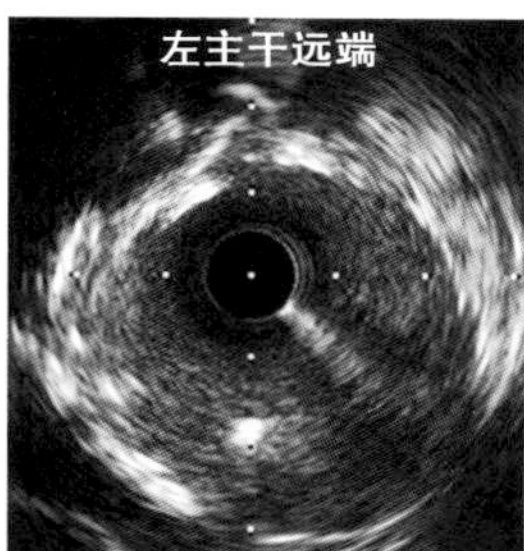

图 18-25 最后造影和 IVUS 结果

五、小结

笔者认为，挤压成功的关键是不放过任何一次贴壁分支开口的机会，而且是充分贴壁。开正道，堵邪道，导丝重置才能顺利。请记住：步步到位，慢就是快。

参考文献

[1] CHEN S L，ZHANG J J，HAN Y，et al. Double kissing crush versus provisional stenting for left main distal bifurcation lesions：DKCRUSH-V randomized trial. J Am Coll Cardiol，2017，70：2605-2617.

[2] KAWAMOTO H，TAKAGI K，CHIEFFO A，et al. Long-term outcomes following mini-crush versus culotte stenting for the treatment of unprotected left main disease：Insights from the milan and New-Tokyo (MITO) registry. Catheter Cardiovasc Interv，2017，89：13-24.

[3] HOMORODEAN C，OBER M C，IANCU A C，et al. How should I treat this mini-crush stenting complication? Euro Intervention，2017，13：1248-1252.

[4] MURASATOY，FINET G，FOIN N. Final kissing balloon inflation：the whole story. Euro Intervention，2015，11 (Suppl V)：V81-85.

[5] ELBASAN Z，AKILLI R E，KALKAN G Y，et al. Predictors of failure of final kissing-balloon inflation after mini-crush stenting in non-left main bifurcation lesions：importance of the main-vessel angle. J Invasive Cardiol，2013，25：118-122.

[6] ALEGRIA-BARRERO E，FOIN N，CHAN P H K，et al. Optical coherence tomography for guidance of distal cell recrossing in bifurcation stenting：choosing the right cell matters. Euro Intervention，2012，8：205-213.

[7] 肖丽燕. 分叉角度、分支 rewire 位置对 DK-Crush 双支架置入后分叉部支架形态学影响的体外研究. 福建医科大学，2016，

[8] ORMISTON J A，WEBSTER M W，WEBBER B，et al. The "crush" technique for coronary artery bifurcation

stenting: insights from micro-computed tomographic imaging of bench deployments. JACC Cardiovasc Interv, 2008, 1: 351-357.

[9] ZHANG J J, CHEN S L. Classic crush and DK crush stenting techniques. Euro Intervention, 2015, 11 (Suppl V): V102-105.

第 19 章　DK-mini-Culotte 技术剖析

Culotte 技术于 1998 年由 Chevalier 等[1]首先提出，因其形状类似裤裙，被称为“裤裙技术”“Y 技术”（图 19-1）。传统 Culotte 技术在裸支架时代并不受待见，但在药物洗脱支架时代，蜕变后的 DK-mini-Culotte 技术再次受到重视，Culotte 和 Crush、TAP 三足鼎立，已经成为分叉病变三大双支架技术之一[2]。

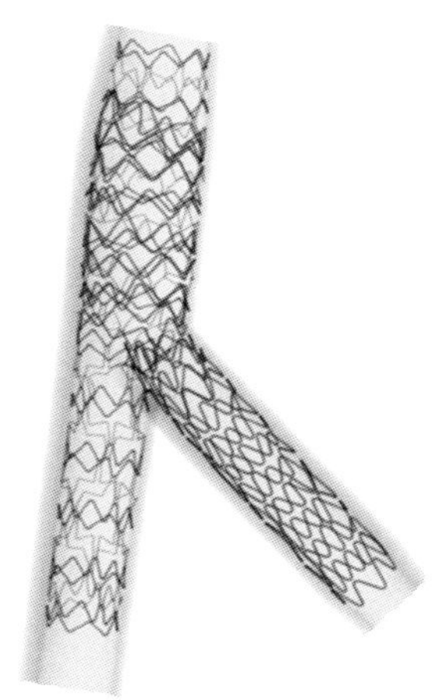

图 19-1　Culotte 技术又叫“裤裙技术”

> **Culotte 技术的蜕变**
>
> **通用**：适应证唯一要求是两分支血管口径基本一致，而原本提及的分叉角度已无限制。
>
> **效优**：再狭窄率显著下降：改良后的 Culotte 技术强调最少重叠（mini-Culotte），加上新一代支架平台、涂层和药物的改进，远期预后并不逊于其他双支架技术。
>
> **简便**：主要的技术挑战是经支架网孔重置导丝 2 次[3]，但相比 Crush 容易太多，何况引入 Crush 的双对吻技术（DK-Culotte）后，导丝重置基本不是问题。
>
> **安全**：主要的手术风险是分支支架后导致主支闭塞，但球囊预埋已经完美化解该风险。

有意思的是，Culotte 和 Crush 的蜕变过程十分类似，均是“mini+DK”，从而达到“支架最少重叠+完成球囊对吻”的目的。再仔细对比 DK-mini-Culotte 和 DK-mini-Crush 的操作步骤，惊人的相似。本章描述桡动脉途径 6F 指引导管条件下 DK-mini-Culotte 技术的步骤和关键技术，请注意思索 Culotte 和 Crush 的大同和小异。

一、DK-mini-Culotte 技术的操作步骤

DK-mini-Culotte 技术的操作步骤见图 19-2。

1. 序贯送入分支支架和主支球囊

步骤：序贯分段送入的步骤和优点详见 Crush 章节。

解析：①支架顺序：首要原则是分支直径，先小后大原则；次要原则是分支角度，先大后小原则。②支架选择：为易化分支开口的处理，所有分叉病变支架选择均要求大网孔型支架，支架直径足够大，但在 Culotte 技术中具有额外的意义。Culotte 支架顺序讲究先小后大（分支先支架，主支后支架），因此不可避免地在主支近端支架重叠节段形成 Culotte 特有的缩窄环或腰

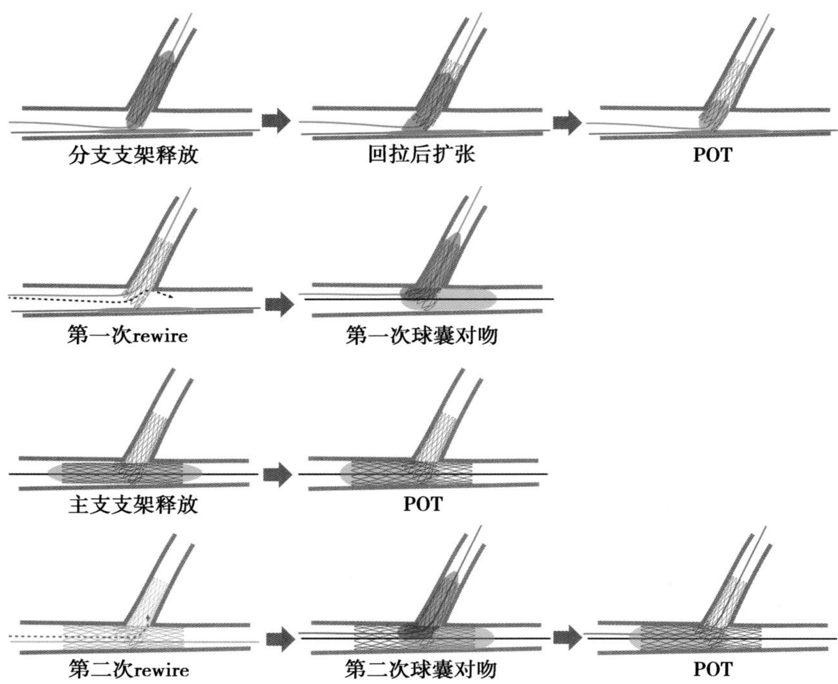

图 19-2 DK-mini-Culotte 技术的操作步骤

征。为避免腰征，第一个支架要选取单元环扩张能力大的支架、要尽选取大一点直径的支架。为何 Colotte 技术要求两分支血管口径基本一致？其原因也是为了避免腰征。③主支预埋/拘禁球囊是 Culotte 技术的关键，可有效避免术中主支血管急性闭塞，必要时可转换为 Crush 术式。笔者认为，预埋球囊有必要成为真性分叉 Culotte 技术的基本步骤、必选动作。

2. 分支支架定位、释放和回撤后扩张

步骤：分支支架突出主支 1~3mm（mini-Culotte），命名压释放，然后稍回撤支架球囊，16~18atm 高压后扩张分支开口（图 19-3）。

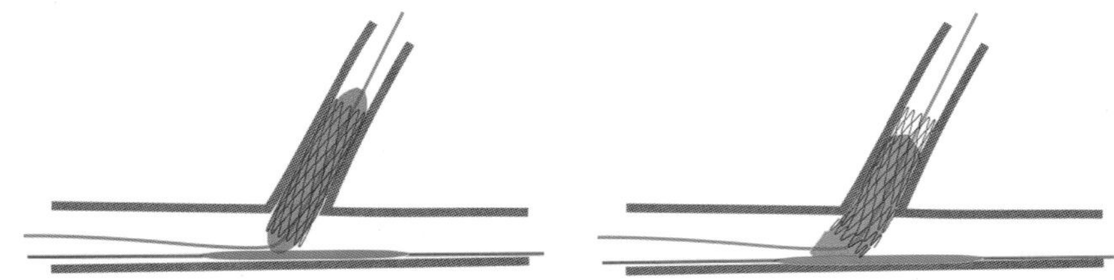

图 19-3 分支支架释放，回撤后扩张

解析：①分支支架突出主支越短越好。从经典 Culotte 的长度不设限到 mini-Culotte 的 1~3mm，再到单环 Szabo-Culotte，演变过程体现了“全覆盖+最少重叠”的双支架宗旨。②开口后扩张塑形。支架释放后回撤支架球囊 16~18atm 高压后扩张，尽可能充分扩张，并扩大支架网孔，为主支重置导丝创造条件。如后扩张充分，可省略下一步的分支支架近端优化。

3. 分支支架近端优化

步骤：继续保留主支导丝和拘禁球囊。送入非顺应性球囊充分扩张分支支架的开口近端部分，使其尽量贴壁，并扩大网孔（图 19-4）。

解析：分支支架近端优化和分支支架球囊回撤后扩张的目的相同，如后者比较充分，该步骤完全可以省略。之所以单独列出，是强调分支支架开口扩张的重要性。如扩张不充分，潜在的后果有三：①支架与主支血管壁之间残留新月形孔隙，重置导丝容易误入，后果是 Culotte 意外地做成了 Crush。②分叉口支架网

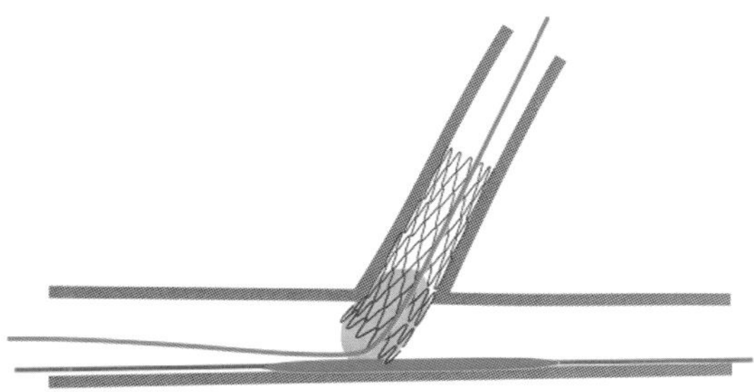

图 19-4　分支支架近端优化

眼打开不充分，可增加后续导丝重置和球囊通过的难度。③后续第 2 个支架置入后，两层支架套叠部分难以有效充分扩张，形成 Culotte 特有的缩窄环或腰征。为保证支架近端的充分扩张，需选择非顺应性短球囊，与主支近端血管直径的比例为 1∶1，长时间高压扩张。

4. 第一次重置导丝

步骤：造影证实主支血管无闭塞，取第 3 根新导丝，冠状动脉内卷成 U 形袢状送至分支支架内，回拉时导丝至分叉脊处（最远端网眼）进入主支（图 19-5）。确认重置导丝进入主支真腔后，撤离主支内被拘禁的球囊及其导丝。

解析：①强调全程主支保护：在分支支架释放、后扩张、近端优化、导丝重置的整个过程中，建议原位保留主支拘禁球囊和导丝。任何一个环节发生主支闭塞或者重置导丝失败，可立即扩张拘禁球囊，甚至转变为 Crush 术式。②重置导丝强调从最远端网眼进主支远端血管。导丝重置操作难度不大，可参见 Crush 章节。

5. 第一次球囊对吻

步骤：先用小球囊高压扩张网眼，然后送入直径匹配的非顺应性球囊至分支支架内和主支血管内，对吻扩张（图 19-6）。

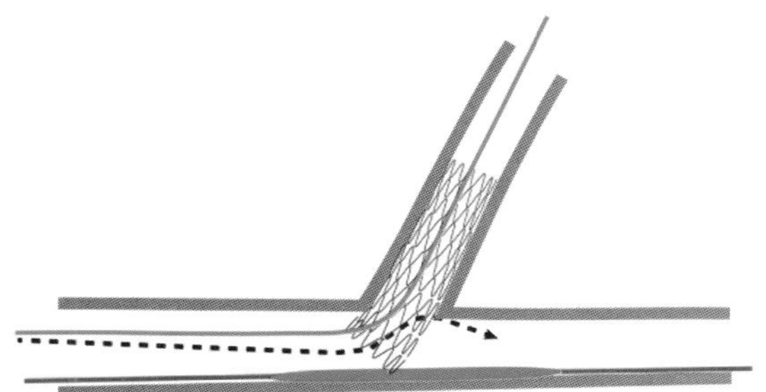

图 19-5　第一次重置导丝

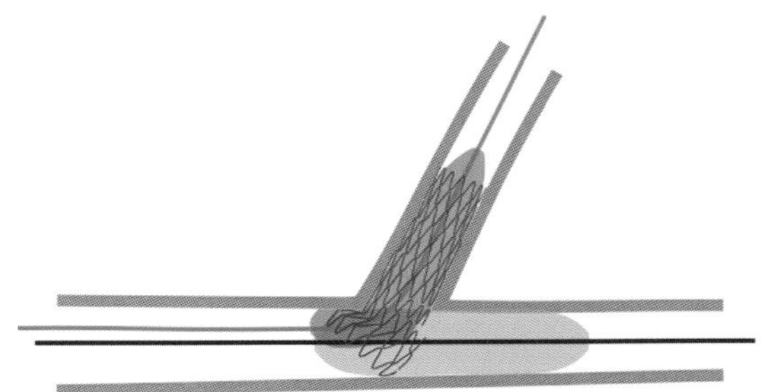

图 19-6　第一次球囊对吻

解析：DK-Culotte 的理念源自 DK-Crush，但略有不同。DK-Crush 主要目的是易化第二次重置导丝：Crush 术式时分支开口有两层支架网，第一次对吻可推开网孔，第二次重置导丝时就只需穿越一层支架网。DK-Culotte 第一次对吻的目标主要不是易化重置导丝，而是减少腰征：Culotte 术式时，导丝重置只有一层支架网，难度一般不大。因此，第一次对吻扩张（DK-Culotte）并非必选动作，主要适用于两种情形：预估有腰征显像者（如两分支直径差异明显）；预估第二次重置导丝有困难的病例（如血管直径较小，或分支角度较大等）。

6. 主支支架释放和近端优化

步骤：撤离分支导丝，然后送入主支支架并扩张释放。再后选择与主支近端直径相匹配的粗短非顺应性球囊进行近端优化后扩张（图 19-7）。

解析：①主支支架，最好超越分支支架近端。②近端优化的意义是保证主支支架开口部贴壁的同时，充分打开分支开口处的支架网孔，从而易化后续重置导丝的成功实施。近端优化充分的关键是选择合适的后扩张球囊和压力，这取决于主支血管直径的估计。注意避免支架球囊后撤高压扩张，以免支架近端夹层

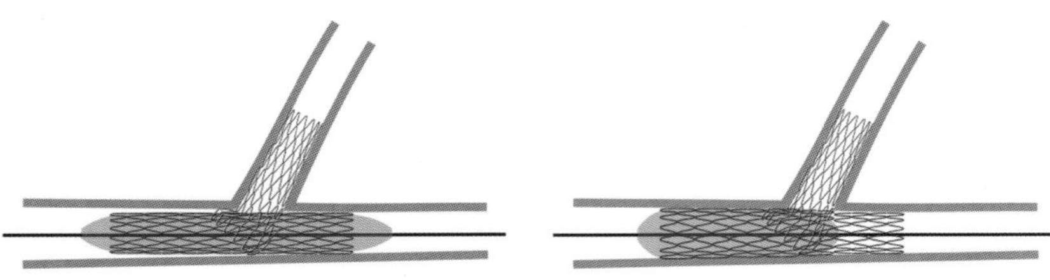

图 19-7 主支置入支架和近端优化

形成，这点与分支支架球囊后撤扩张不同。

7. 第二次重置导丝

步骤：回撤主支钢丝，经第 2 枚支架网眼送至分支远端。掏孔位置同第一次重置导丝，也是对准分支开口的远端网孔进行重置导丝，消灭原血管脊与支架脊之间的腔隙（图 19-8）。

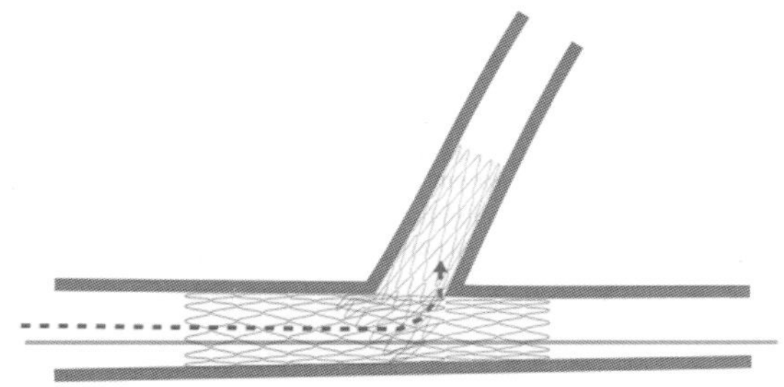

图 19-8 第二次重置导丝

解析：无。

8. 第二次球囊对吻和近端优化

步骤：先用小球囊高压扩张网眼；然后送入直径匹配的非顺应性球囊至分支支架内和主支支架内，对吻扩张；最后送入直径与主支近端接近的粗短非顺应性球囊进行近端优化（图 19-9）。

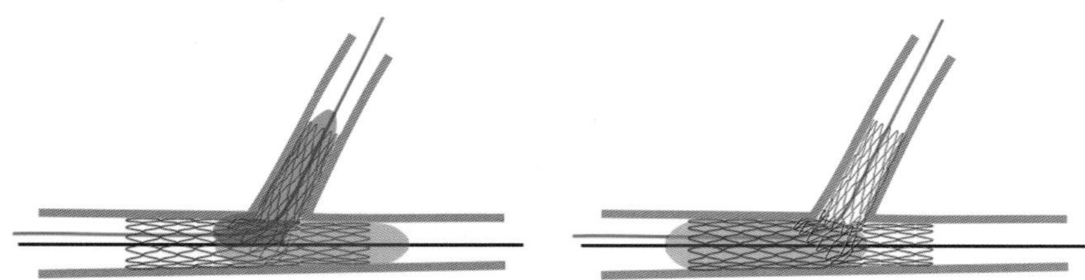

图 19-9 第二次球囊对吻和近端优化

解析：①坚持球囊对吻一般原则：两球囊齐平且对齐血管分叉“髂部”（分叉血管汇合多边区域），先顺序高压扩张（一般 16atm），再对吻扩张（一般≥12atm），最好同步加压，务必同步减压。②相比其他双支架技术，Culotte 最强调近端优化。Culotte 技术的特点是分叉近端有两层支架重叠，“外小内大”，容易形成 Culotte 特有的缩窄环或腰征，即局部扩张不全和贴壁不良，因此近端优化处理必须非常充分。③注意最终近端优化的特殊性：球囊远端不越过分叉口近端边缘，过低会破坏对吻扩张的分叉口塑形。这点与支架刚置入后（尚未对吻）的近端优化有所不同：后者更远一点，即脊近端，前者更近一点，即分叉口近端。

二、DK-mini-Culotte 和 DK-mini-Crush 比较：大同和小异

参照图 19-10，仔细对比 DK-mini-Culotte 和 DK-mini-Crush，二者手术步骤有着惊人的相似。仅有的一点区别是对分支支架突出部分的处理方式不同，扩张（Culotte）或挤压（Crush）。Culotte 是扩张，因此主要矛盾是腰征形成；Crush 是挤压，导致支架层叠在分支开口，因此主要矛盾是重置导丝困难（图 19-11）。

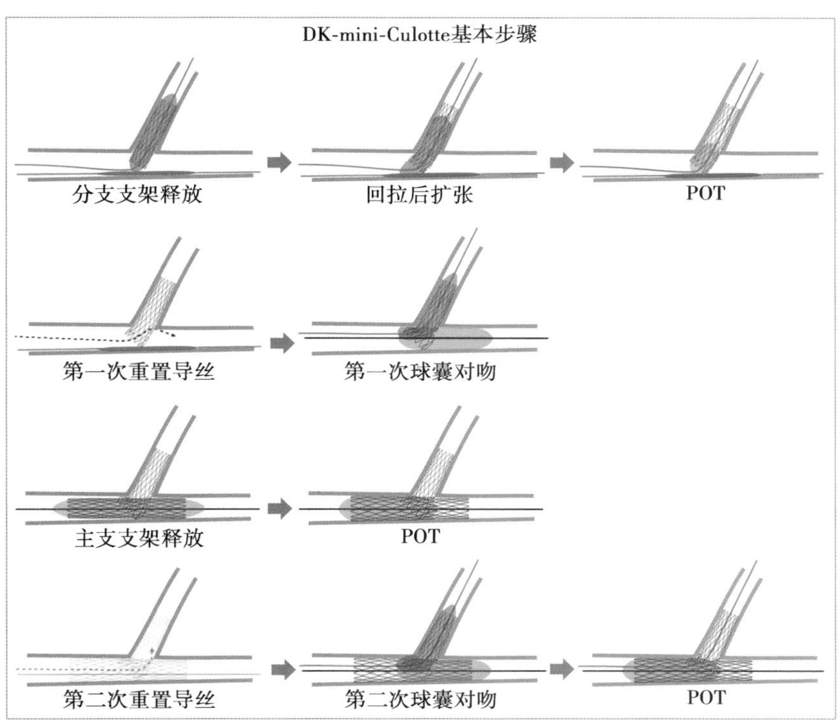

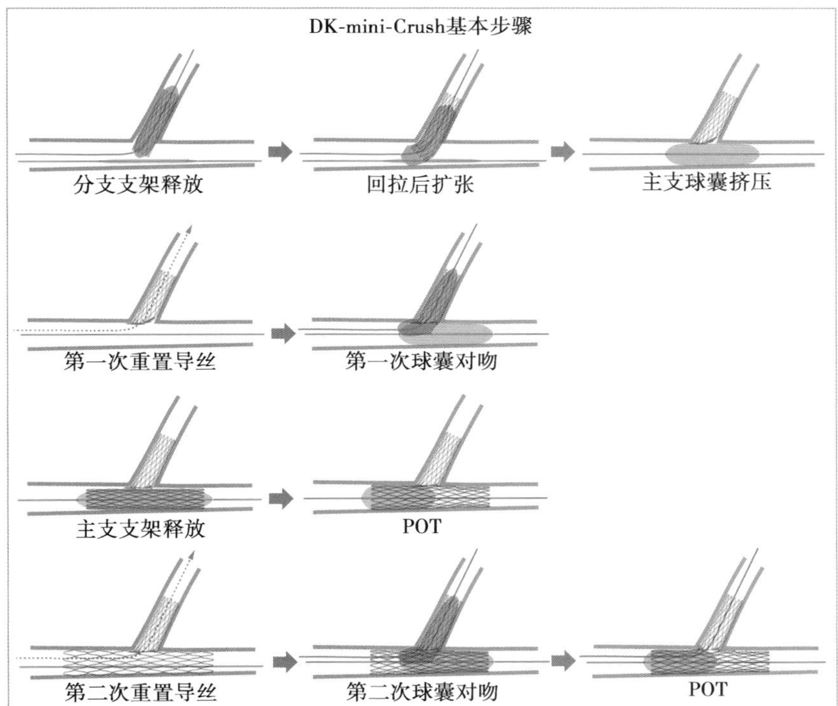

图 19-10 DK-mini-Culotte 和 DK-mini-Crush 基本步骤惊人的相似

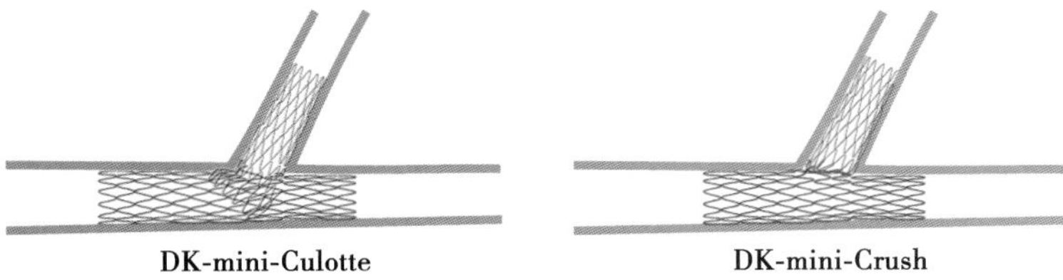

图 19-11 DK-mini-Culotte 和 DK-mini-Crush 的重叠支架梁分布不同。前者的主要矛盾是腰征形成，后者的主要矛盾是重置导丝困难

三、关键技术

下面总结一下改良后的 Culotte 的 3 种关键技术。

1. 预埋球囊，游刃有余　传统 Culotte 技术最大的担忧是，分支第一个支架置入后由于斑块推移、破裂、夹层及血管脊移位，主支血管有可能发生急性血管闭塞。很多时候这是致命的并发症。受分支球囊保护技术的启发，将拘禁球囊技术引入到 Culotte 技术中，基本解决了该问题。由于临床意义重大，我们将其列为 Culotte 关键技术之首。

强调拘禁球囊是必选动作。主支预埋/拘禁球囊是 Culotte 技术的底气所在，实属点睛之笔，特别适合于闭塞危险高的病变、高风险病变如无保护左主干病变、术者技术经验有限者等情况。因为不能准确预测血管闭塞，所以预埋球囊并非自选动作，有必要成为真性分叉 Culotte 技术的基本步骤、必选动作。

强调拘禁球囊全程保护。在分支支架释放、后扩张、近端优化、第 3 根导丝重置的整个过程中，建议保留主支拘禁球囊和导丝。任何一个环节发生主支闭塞，可立即扩张拘禁球囊以重新开放血管、恢复血流。若导丝无法重置入主支血管真腔或钢丝进入夹层，则可将术式切换为 Crush 术式。只有在确认重置导丝成功进入主支真腔后，才撤离拘禁球囊和导丝。

2. 多管齐下，避免腰征　相比其他双支架技术，Culotte 特征性的缺陷就是缩窄环或腰征：Culotte 双支架时，主支的分叉近端有两层支架重叠，“外小内大”，导致局部支架扩张不全和贴壁不良现象（图 19-12）。避免腰征的综合性措施如下：

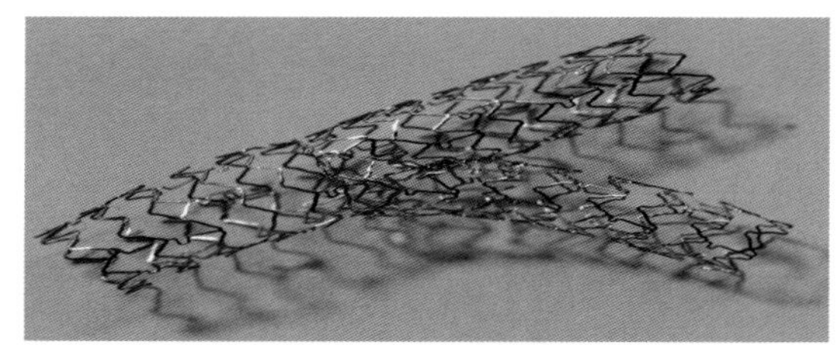

图 19-12　Culotte 腰征

- ■ 坚持 Culotte 技术的唯一要求：两分支血管口径基本一致，即直径相差最好≤0. 5mm。
- ■ 第 1 个支架（分支支架）要选取单元环扩张能力大的、直径尽可能大的支架（表 19-1）。
- ■ 分支支架少量突出（mini-Culotte）。
- ■ 第 1 个支架的近端腰带要扩张充分：后撤支架球囊高压扩张效果有限，非顺应性球囊近端优化效果很好，如能增加第一次球囊对吻效果更好！视情况升级采用。若一层支架腰带未开，二层支架后更难撼动。
- ■ 第 2 个支架置入后要充分近端优化：后扩张三要素都要到位，包括球囊大小、扩张压力和扩张时间，尤其是别忘了“时间换空间”策略。

3. 重置导丝技术　凡是经支架网孔重置导丝，技术要点均是充分扩张支架[3]：充分贴壁（避免贴壁不良间隙，因为导丝可能误入该间隙），扩大网孔（易化重置导丝通路）。具体操作时均强调导丝在冠状动脉内卷成 U 形袢状送至支架远端，回拉时导丝至分叉口再穿越网孔。

Culotte 术需要经支架网孔重置导丝 2 次，但比 Crush 容易一些，尤其是 DK 技术能基本保证最终重置导丝和球囊对吻成功。特别注意 2 点：首先，支架先后顺序以分支直径为主，但也要兼顾分支角度。角度大的分支先放第 1 个支架，经支架网孔重置导丝比较容易，球囊/支架通过也比较容易。其次，重置导丝位置要尽量远端，即靠近分叉脊处穿越支架网孔进入导丝，保证分叉脊无多余的支架梁。这点大部分分叉术式类似（Crush 有所不同）。

表 19-1　3. 0mm 支架 4. 0mm 球囊扩张单元环后的面积和直径（Medtronic，Inc 提供，仅供参考）

支架类型	面积/mm^2	直径/mm	图例
Resolute(Driver)DES	10. 79	3. 70	
Xience Prime DES	10. 06	3. 58	
Promus Element DES	10. 18	3. 60	

四、病例介绍

1. 非 mini 传统 Culotte　82 岁女性患者。有糖尿病、高血压、高脂血症病史。反复胸痛 17 年，加重 8 个月。造影显示前三叉病变，左主干远端和前降支、回旋支开口狭窄 80% ~ 90%，前降支中段狭窄 80%。

策略分析：真性前三叉病变，前降支和回旋支直径接近，决定采用 Culotte 术式。分叉远角较大并非 Culotte 禁忌。Culotte 三大关键技术的采用：①真性分叉病变，球囊预埋是必须的；②分叉远角大增加最后重置导丝难度，需要 DK；③本病例为复旦大学附属中山医院的早期病例，未采用 mini 重叠。

手术主要步骤见图 19-13 ~ 图 19-17。

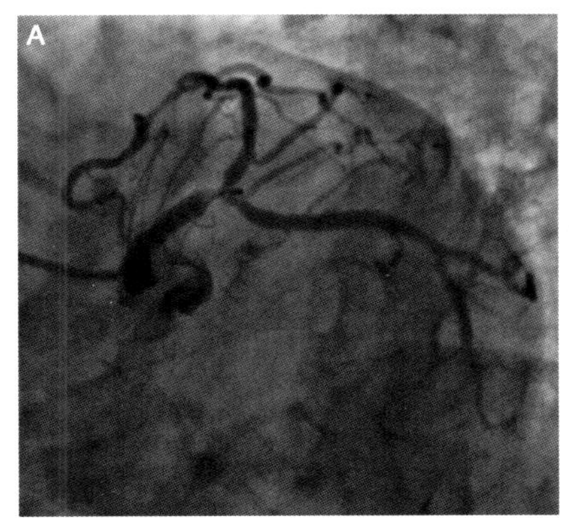

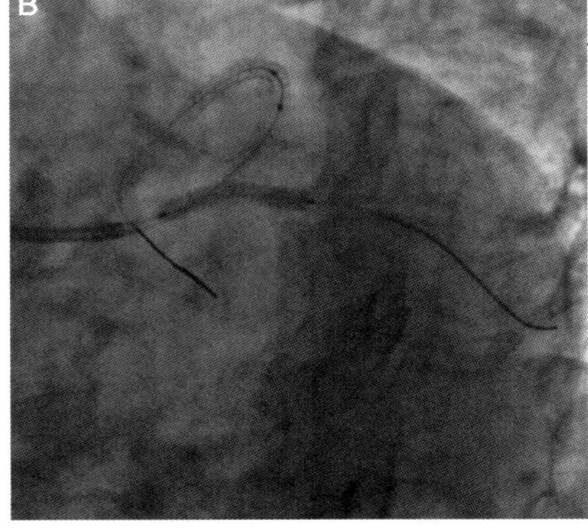

造影显示前三叉病变（A），预先处理前降支中段病变后，预扩张前降支和回旋支开口，序贯送入回旋支支架（3. 0mm×18mm）和前降支预埋球囊（2. 5mm×15mm）。左主干-回旋支支架以 14atm×10s 释放，支架近端突入左主干 6mm（B）。3. 0mm×15mm 球囊 14 ~ 18atm×10s 后扩张，对回旋支开口和左主干支架进行塑形。

图 19-13　回旋支支架释放

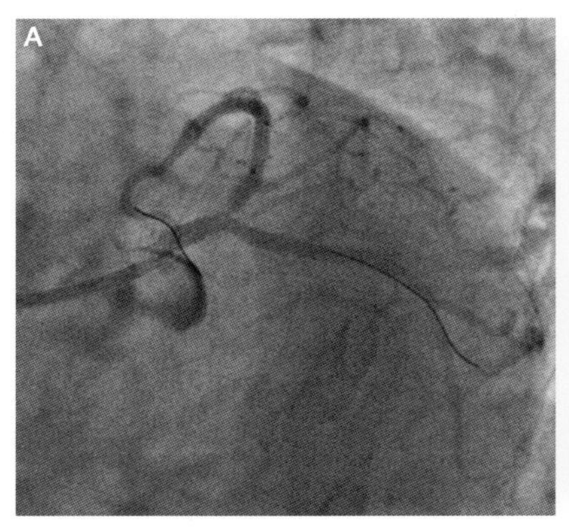
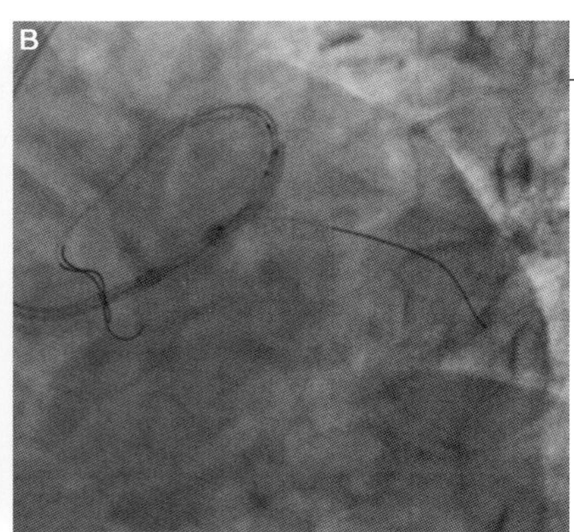

复查造影前降支开口狭窄加重至95%以上(A)。保留前降支预埋球囊,取第3根导丝送入前降支,并送入2.0mm×20mm球囊16atm×10s扩张支架网眼(B),然后撤离前降支原导丝和球囊。

图19-14 重置前降支导丝

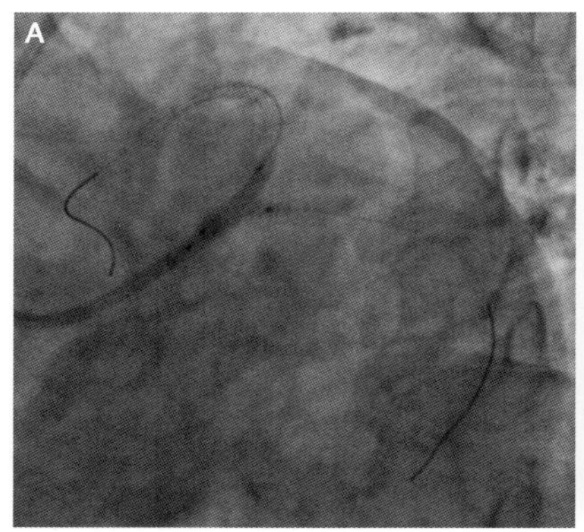
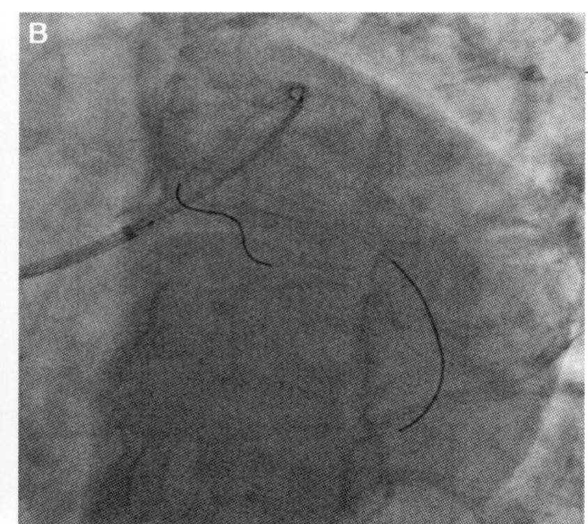

2.5mm×15mm非顺应性球囊和3.0mm×15mm非顺应性球囊送至回旋支和前降支开口,12atm×10s完成第一次对吻(A)。送入左主干-前降支支架(3.5mm×33mm)12atm×10s释放(B)。然后非顺应性3.5mm×15mm球囊14~20atm×10s进行支架后扩张。

图19-15 第一次对吻和前降支支架释放

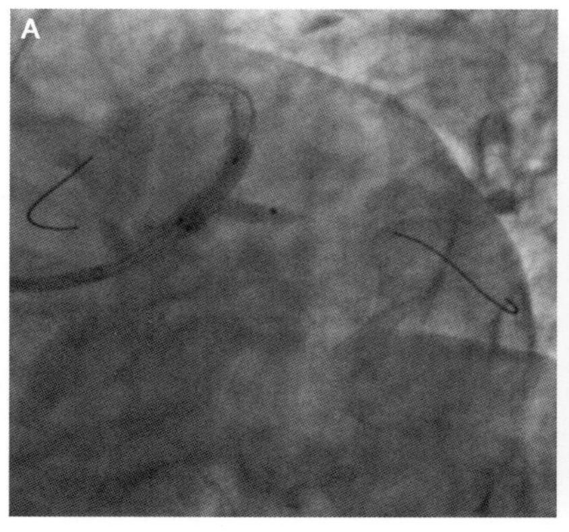
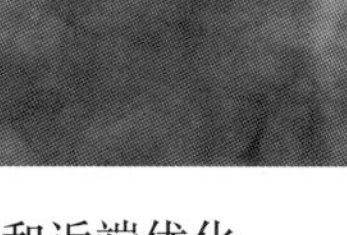
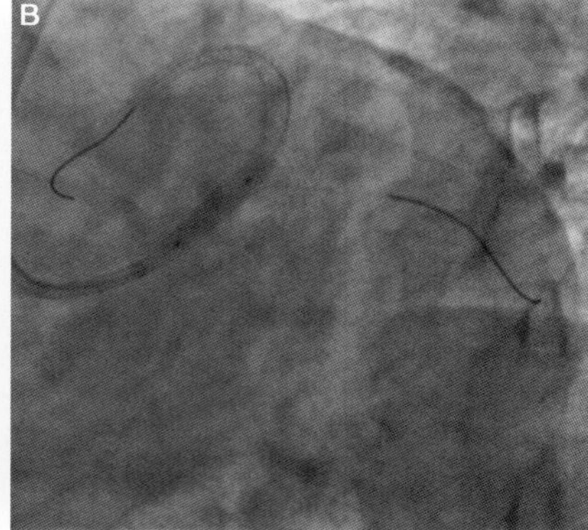

重置回旋支导丝,3.0mm×15mm和3.5mm×15mm非顺应性球囊16atm×10s分别扩张回旋支和前降支支架,然后12atm×10s完成对吻(A)。4.0mm×15mm非顺应性球囊16atm×10s完成支架近端优化(B)。

图19-16 第二次对吻和近端优化

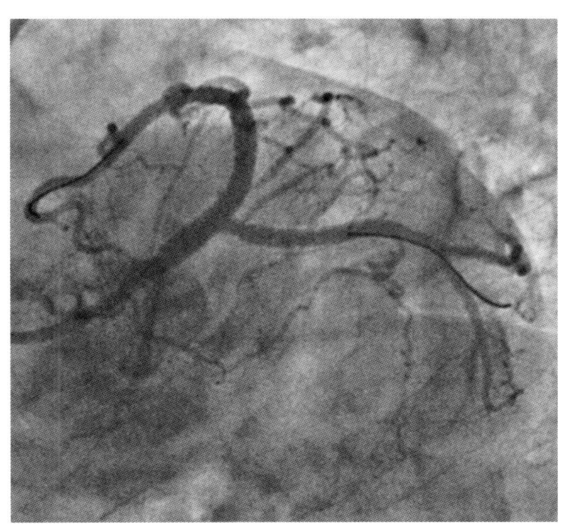

图 19-17　最后造影结果良好

2. 省略第一次球囊对吻　40 岁男性患者。有高胆固醇血症病史。活动后胸痛 8 个月。造影显示前三叉病变，左主干远端和前降支、回旋支近段狭窄 80%～90%。6F EBU3.5 指引导管，Runthrough、Sion 导丝送至前降支和回旋支远端，IVUS 检查示左主干、前降支近端和回旋支近段弥漫性纤维脂质斑块形成，排除冠状动脉痉挛。

策略分析：真性前三叉病变，分叉远角较小，前降支和回旋支直径接近，是 Culotte 的理想病变类型。Culotte 三大关键技术的采用：①真性分叉病变，球囊预埋是必需的；②不管何种类型，尽量少重叠，减少腰征；③分支管径较大，分叉远角小，估计重置导丝难度较小。为节约手术时间，省略第一次球囊对吻。

手术主要步骤见图 19-18～图 19-22。

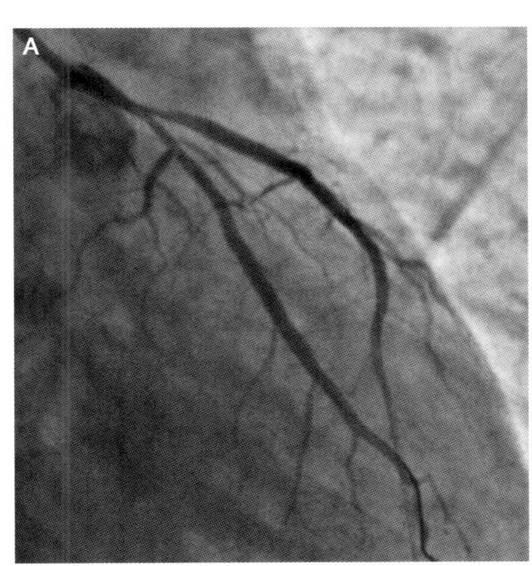

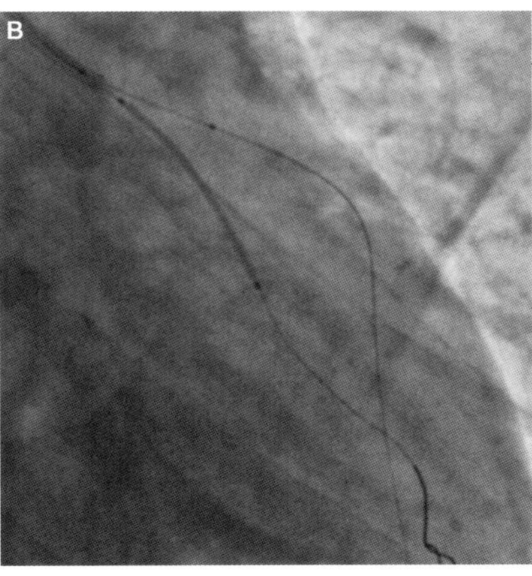

造影显示前三叉病变（A），2.5mm×20mm 球囊 14atm×10s 分别扩张前降支和回旋支开口后，序贯送入回旋支支架（3.0mm×30mm）和前降支球囊（2.5mm×20mm）。注意 mini 重叠（B）。

图 19-18　回旋支支架送入和前降支球囊保护

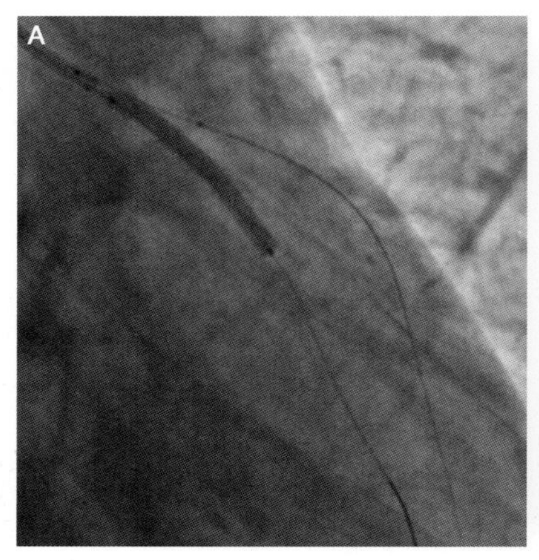

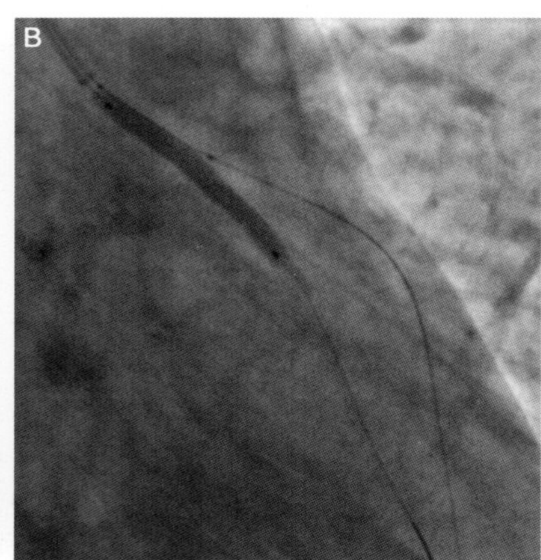

左主干-回旋支支架以 12atm×10s 释放，近端突入左主干 2~3mm（A），稍回拉支架球囊 18atm×10s 后扩张对回旋支开口和左主干塑形（B）。

图 19-19　回旋支支架释放

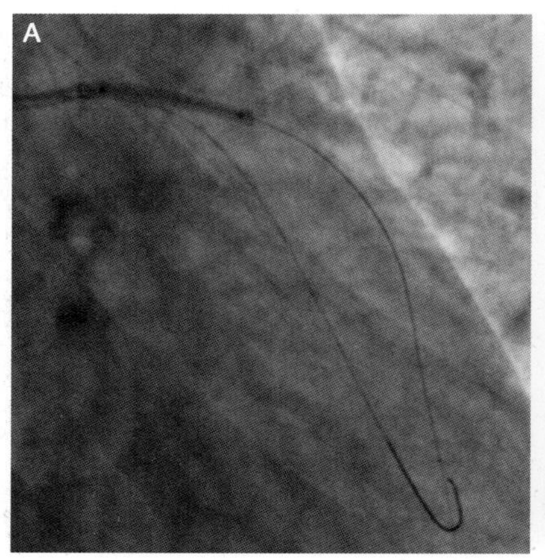

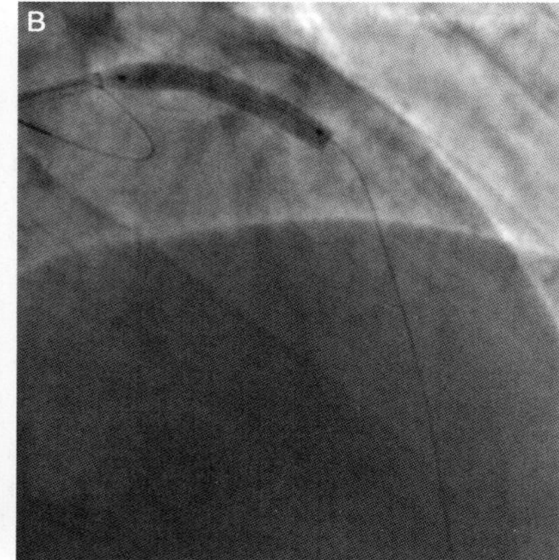

取第 3 根导丝送入前降支，撤离原前降支导丝和球囊，送入原 2.5mm×20mm 球囊 16atm×10s 扩张支架侧孔（A）。省略第一次对吻，直接送入左主干-前降支支架（3.5mm×30mm）12atm×10s 释放（B）。鉴于支架扩张良好，省略近端优化。

图 19-20　前降支导丝重置和支架释放

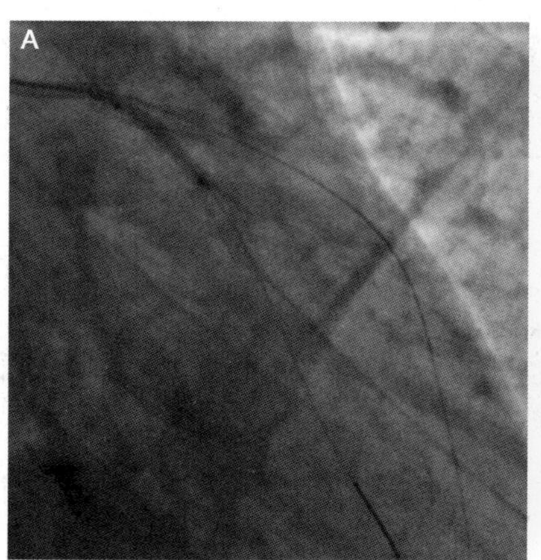

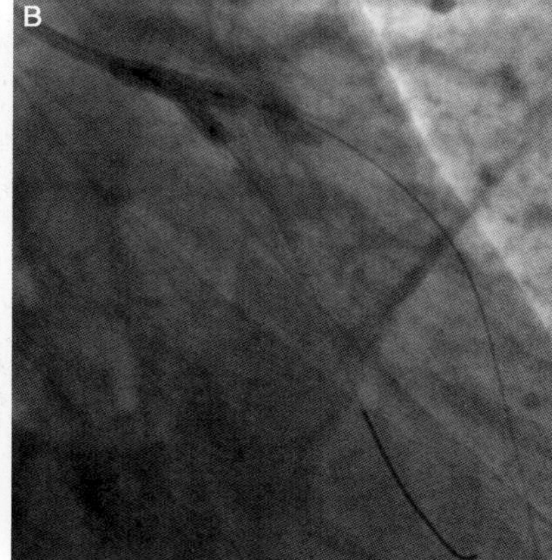

重置回旋支导丝，2.5mm×15mm 球囊 14atm×10s 扩张回旋支开口后（A），3.0mm×12mm 和 3.5mm×12mm 非顺应性球囊 16atm×10s 分别扩张回旋支和前降支支架，然后 12atm×10s 完成对吻（B）。

图 19-21　球囊对吻

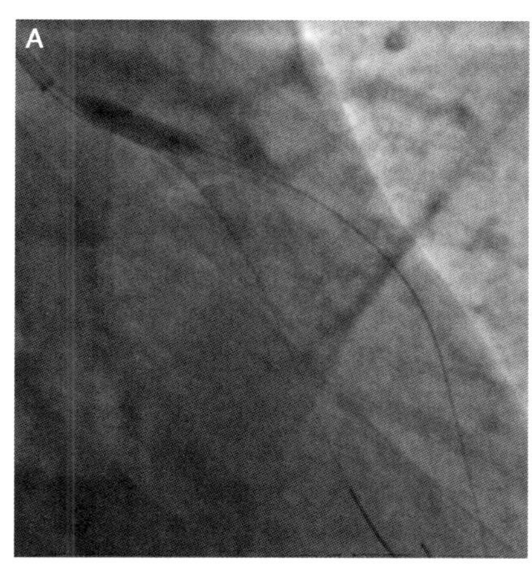

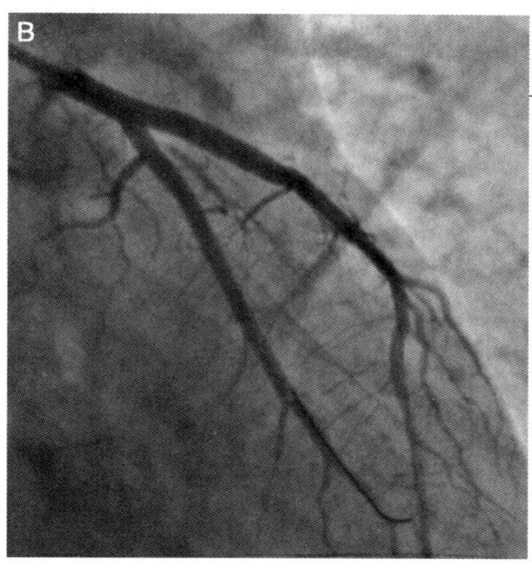

4. 0mm×8mm 非顺应性球囊 16atm×10s 完成支架近端优化(A),最后造影和 IVUS 结果良好(B)。

图 19-22　支架近端优化

3. 无球囊保护　69 岁男性患者。有高血压病和吸烟史。活动后胸痛 1 个月。造影显示前降支近中段狭窄 90%，第一对角支开口基本未累及，近端狭窄 80%。6F EBU3. 5 指引导管，Runthrough、Sion 导丝送至前降支和对角支远端，IVUS 检查示前降支和对角支弥漫性纤维斑块形成，MLA 分别为 2. 5mm^2 和 2. 66mm^2，分叉口少量斑块。

策略分析：假性分叉病变，可采用任何一种双支架术式。前降支和对角支直径接近，最后采用 Culotte 术式。Culotte 三大关键技术的采用：①假性分叉病变，无需球囊预埋；②不管何种类型，尽量 mini 重叠，减少腰征；③分叉远角大，为确保最重置导丝和球囊对吻成功，最好 DK。

手术主要步骤见图 19-23~图 19-27。

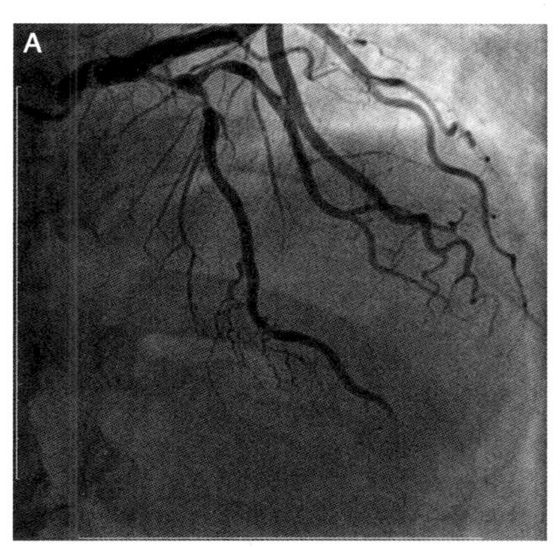

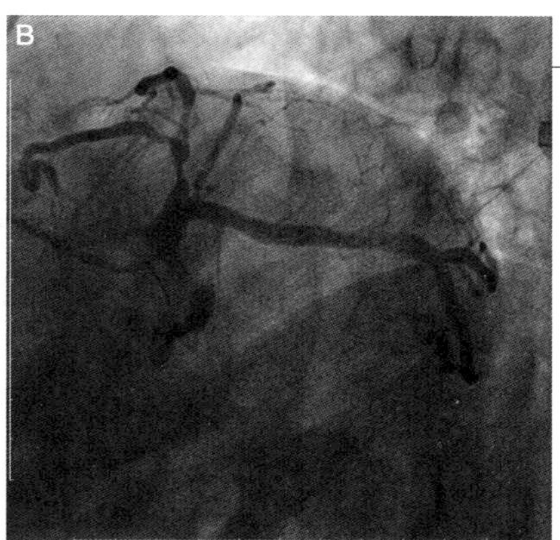

CRA30°(A)和 CAU30°LAO45°(B)显示前降支-对角支分叉病变。

图 19-23　造影结果

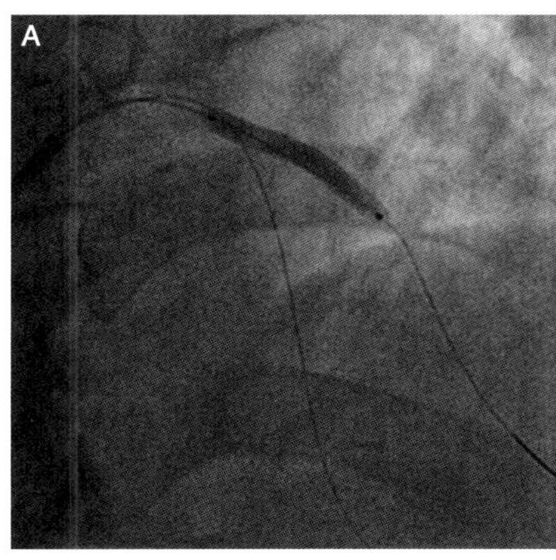

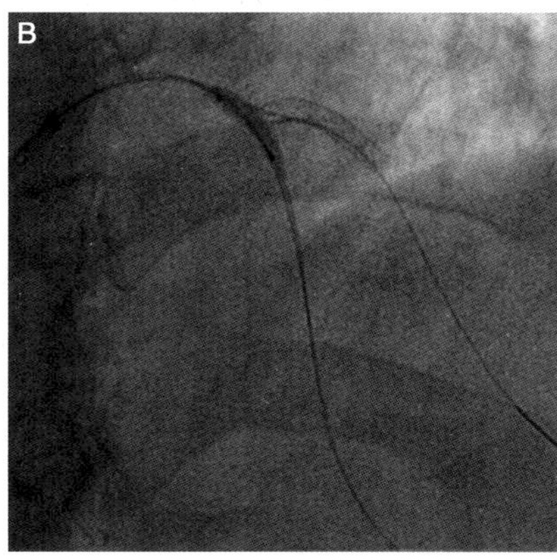

2. 5mm×15mm 球囊 12atm×10s 分别扩张前降支和对角支开口后，置入对角支支架(3. 0mm×30mm)12atm×10s 释放，近端突入前降支 2~3mm(A)，稍回拉支架球囊 16atm×10s 后扩张塑形。重置前降支导丝(原导丝)，原 2. 5mm×15mm 球囊 14atm×10s 扩张支架侧孔(B)。

图 19-24　对角支支架释放

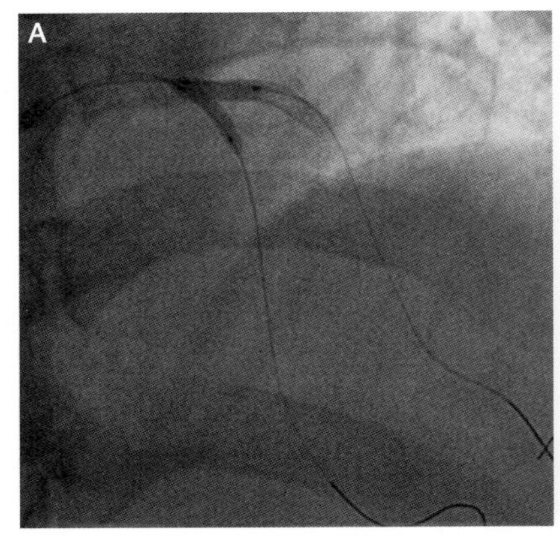

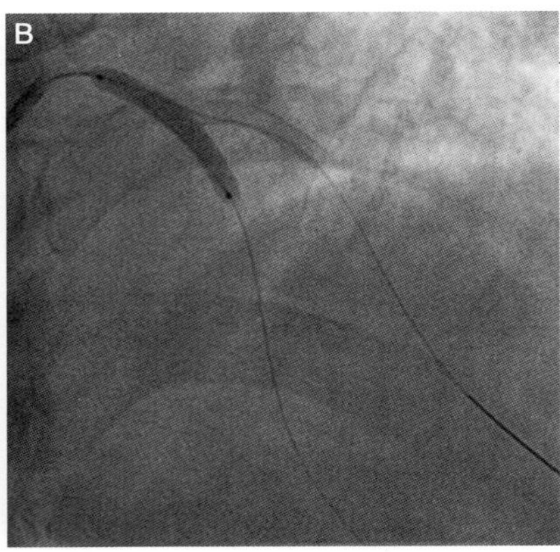

2. 5mm×15mm 球囊和 3. 0mm×15mm 球囊分别置于前降支和对角支,12atm×10s 完成第一次对吻(A)。置入前降支支架(Resolute 3. 0mm×30mm)12atm×10s 释放(B)。

图 19-25 前降支支架释放

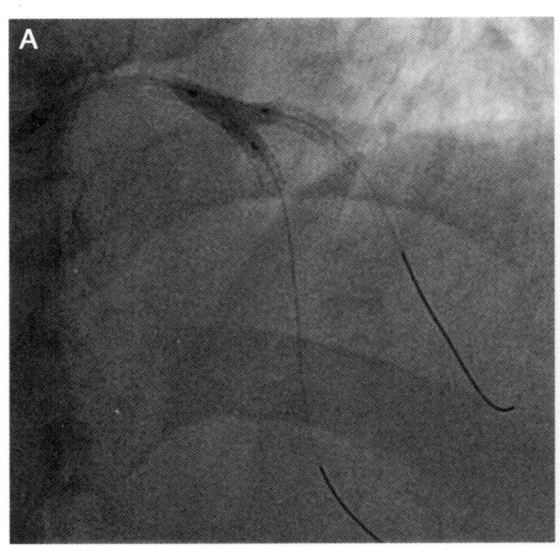

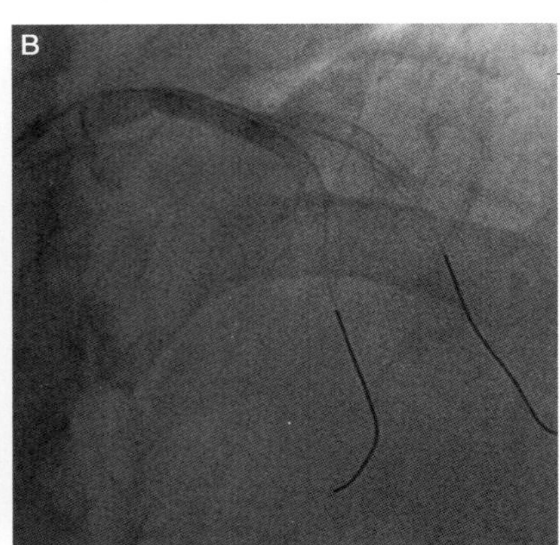

重置对角支导丝,2. 5mm×15mm 球囊 14at×10s 扩张对角支开口后,两个 3. 0mm×15mm 球囊 16atm×10s 分别扩张对角支和前降支支架,然后 12atm×10s 完成对吻(A)。3. 5mm×15mm 球囊 16atm×10s 完成支架近端优化(B)。

图 19-26 球囊对吻和近端优化

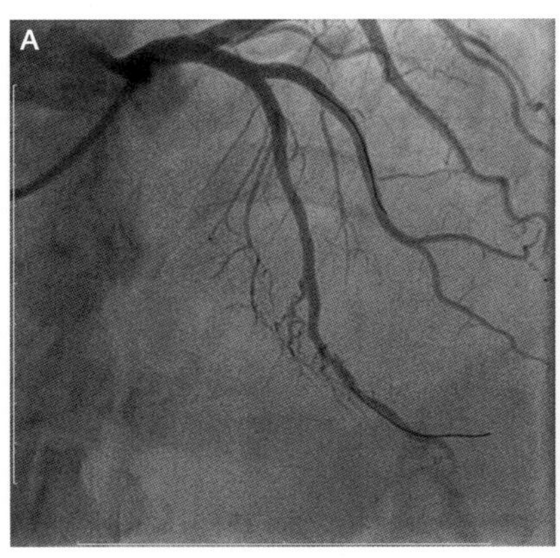

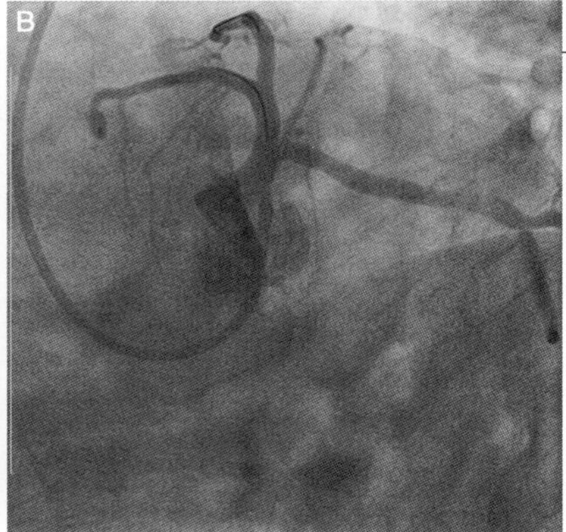

CRA30°(A)和 CAU30°LAO45°(B)显示最后造影结果良好。

图 19-27 最后结果

五、小结

球囊预埋是点睛之笔，底气保证。

DK 和 mini 的主要目的是反抗腰征，而不是重置导丝。

DK-mini-Culotte 和 DK-mini-Crush，大同而小异。

参考文献

[1] CHEVALIER B，GLATT B，ROYER T，et al. Placement of coronary stents in bifurcation lesions by the "Culotte" technique. Am J Cardiol，1998，82：943-949.

[2] CHEN S L，XU B，HAN Y L，et al. Comparison of double kissing crush versus Culotte stenting for unprotected distal left main bifurcation lesions：results from a multicenter，randomized，prospective DKCRUSH-Ⅲ study. J Am Coll Cardiol，2013，61：1482-1488.

[3] ERGLIS A，LASSEN J F，DI MARIO C. Technical aspects of the Culotte technique. Euro Intervention，2015，11（Suppl V）：V99-101.

第 20 章　开口支架精确定位技术剖析

支架的精确定位是心脏介入医师的基本功。尤其是处理开口病变（主动脉-冠状动脉开口，或冠状动脉分支开口）时，精确定位成为最高原则。前述的“随心而动-减少支架晃动”无疑有助于开口病变的支架定位，本章将向广大同道介绍一种专门针对开口病变精确定位的支架置入方法：支架尾端导丝锚定技术，即 Szabo 技术。

Szabo 技术由 Szabo 于 2005 年经导管心血管治疗（Transcatheter Cardiovascular Therapeutics，TCT）年会上[1]提出：应用两根导丝，其中一根穿支架囊置入支架，另一根穿支架末端网孔以锚定支架避免支架进入血管开口远端，支架得以精确定位。Szabo 技术构思巧妙，方便实用，尤其适用于因分支开口重叠难以展开、开口部位造影体位显示不清或是支架晃动等情况。

一、Szabo 技术操作流程

Szabo 技术操作流程见图 20-1。

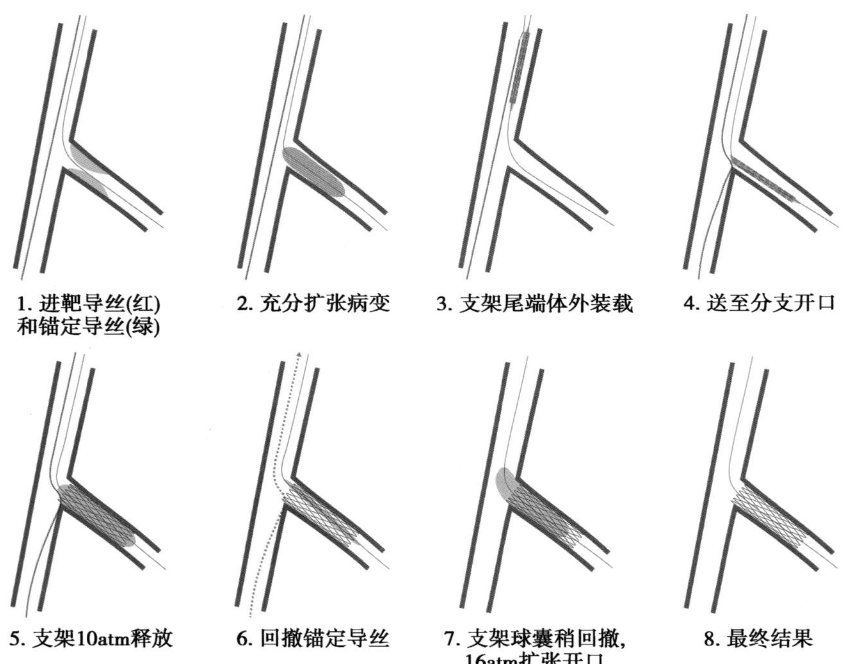

图 20-1　Szabo 技术操作流程

1. 预处理病变　一根导丝（靶导丝）置入开口病变血管远端，另一根导丝（锚定导丝）置入主动脉窦或分支血管内。充分预扩张病变。

解析：2 根导丝先进哪根血管，有 3 个原则：供血范围大的重要血管优先；闭塞风险高的问题血管优先；操作难度大的难进血管优先。导丝先入难进的血管，这是因为第 2 根导丝旋转操作过多，容易与第 1 根导丝缠绕。充分预扩张病变是因为尾端导丝锚定后支架后撤容易导致支架脱载，因此只能前进、最好不要后退，但尾端锚定后支架的前送能力和通过性下降，因此必须充分扩张病变，确保支架顺利输送。为验证导丝无缠绕和病变预扩张充分，可尝试支架试验性通过病变处，如顺利，撤出支架，进行体外处理。

2. 体外导丝穿越技术　将大部分支架保留在支架保护鞘内，仅露出支架末端一圈网孔，用主支导丝硬末端穿越分支支架的最末端支架环。

解析：有 3 种方法翘起支架尾端钢丝（图 20-2）。①膨胀法：压力泵加压 3~4atm，见支架尾部最后一圈钢丝膨起，撤压（图 20-3）。②折弯法：捏住保护鞘，支架尾端轻轻折弯，折弯段凹面网孔翘起[2]。③直接穿孔法：直接用主支导丝硬末端穿越分支支架的最末端支架环，这样既保留了支架的稳固性而又未增加导丝支架系统的外径，减少支架脱载的风险。导丝穿越尾端网孔后，靶导丝尾部穿支架囊中心腔，锚定导丝尾部穿膨起的支架网孔，用手捏紧支架，使之固定在球囊上，并尽量减小外径。

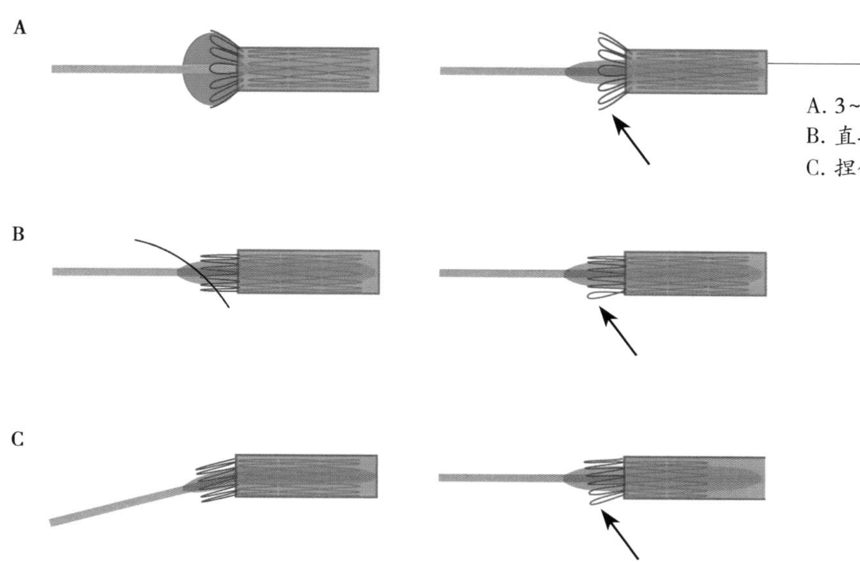

A. 3~4atm 扩张，支架尾端翘起；
B. 直接用导丝硬头挑起支架梁；
C. 捏住护套，支架尾端弯折[2]。

图 20-2　Szabo 技术体外操作（3 种方法翘起支架尾端钢丝）

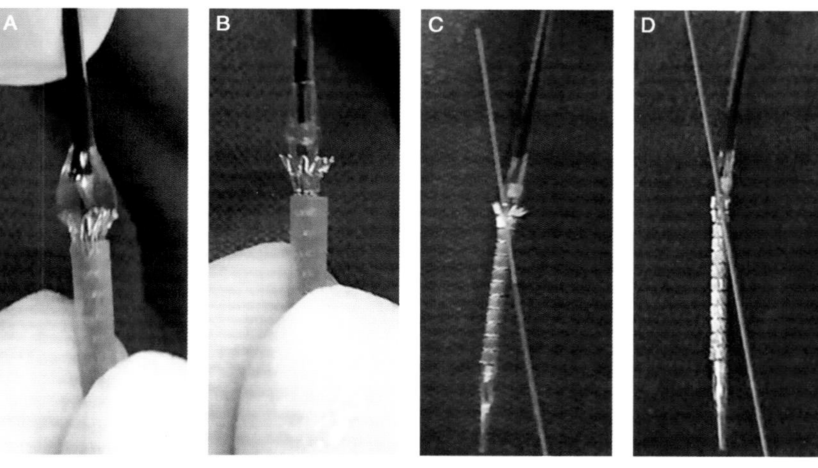

加压 4atm 扩张支架末端一圈网孔（A）。撤压（B）。锚定导丝末端穿过网孔（C）。用手捏紧支架整形（D）。

图 20-3　膨胀法体外处理支架

3. 送入体内　固定两根导丝尾部，推送支架入开口病变血管，锚定导丝使支架精确定位于病变开口部位，避免送入过深。低压释放支架，撤压后撤出锚定导丝，目标压力充分扩张支架，并应用高压球囊行支架后扩张（图 20-4）[3]。

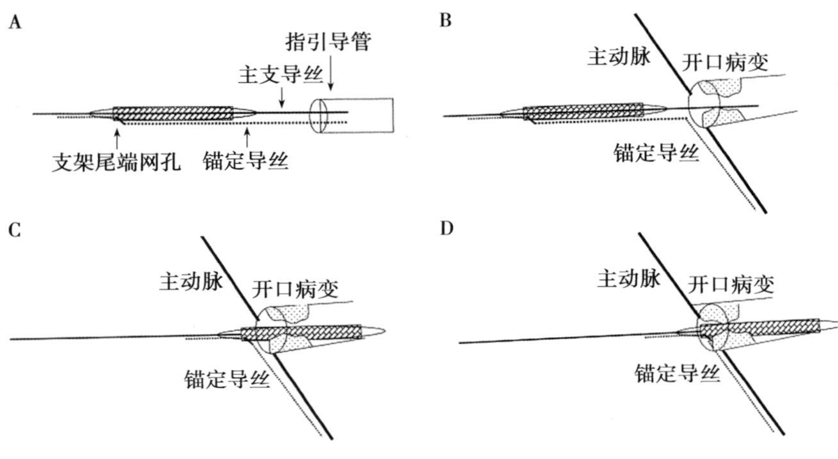

A. 锚定导丝末端穿过网孔，体外装载支架；
B. 沿指引导管送入体内，支架接近病变（模拟左主干开口病变）；
C. 支架进入病变，未到位；
D. 继续前送支架遭遇阻力，锚定导丝发挥“锚定”作用。

图 20-4　Szabo 技术体内操作示意图[3]

二、Szabo 技术案例

Szabo 技术案例见图 20-5~图 20-7。

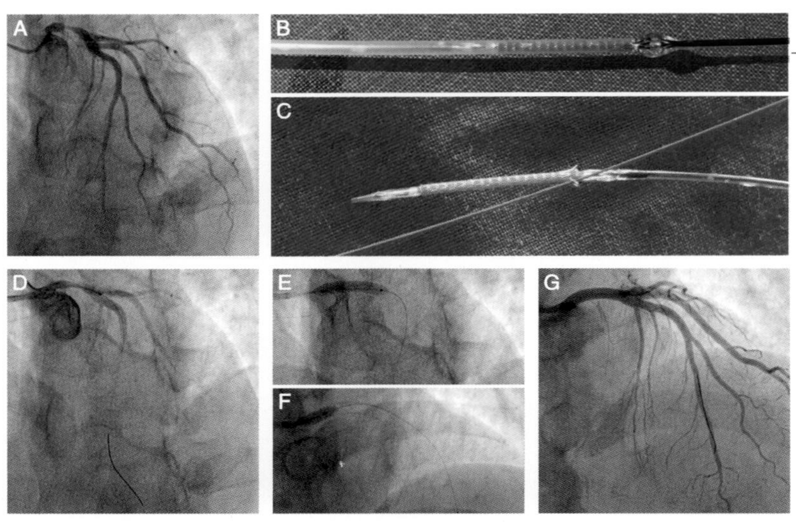

56 岁男性患者。不稳定型心绞痛 2 周。造影显示左主干病变，开口狭窄 30%，中段狭窄 80%，远段病变累及前降支近段（A）。体外处理支架（B~C）。将支架沿 2 根导丝轨道送至左主干，Szabo 支架定位时稍用力前送，以减少突出长度（D）。8atm 低压释放支架（E）。非顺应性球囊高压塑形（F）。最后造影结果良好（G）。

图 20-5　Szabo 技术处理左主干病变

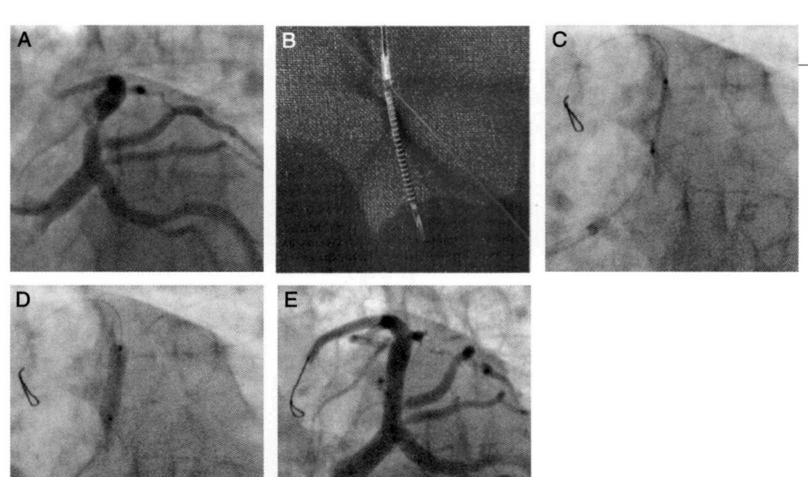

63 岁男性患者。有吸烟史。活动后胸闷 1 个月。造影显示前降支近段局限性狭窄 90%，病变至前降支开口呈移行状，回旋支和左主干无狭窄（A）。体外处理支架（B）。将支架沿 2 根导丝轨道送至分叉病变处，Szabo 支架定位时稍用力前送，以减少突出长度（C）。8atm 低压释放支架（D）。非顺应性球囊高压塑形后造影结果良好（E）。

图 20-6　Szabo 技术处理前降支近段病变

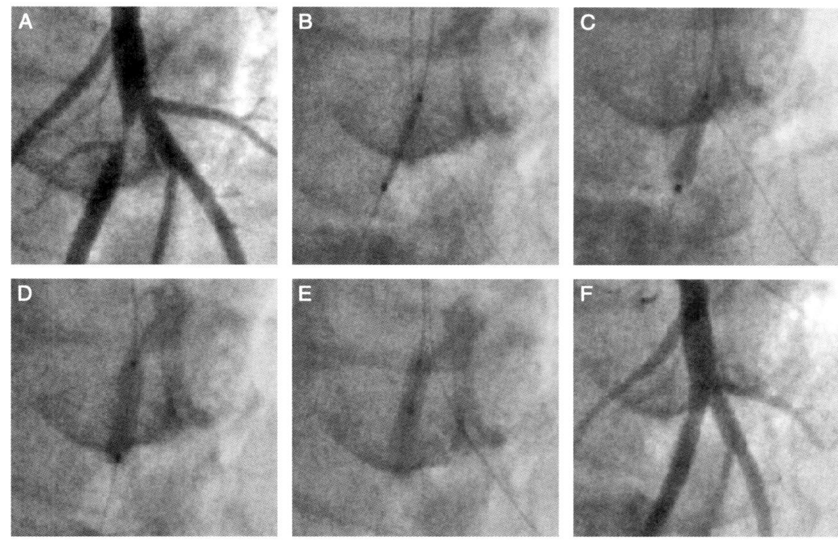

69 岁男性患者。有糖尿病病史。活动后胸闷 2 年。造影显示前降支中段发出粗大对角支后鼠尾样狭窄 90%，未累及对角支开口(A)。体外处理后，将支架沿 2 根导丝轨道送至分叉病变处，Szabo 支架定位时稍用力前送，以减少突出长度(B)。6atm 低压释放支架(C)。撤离对角支导丝后支架球囊 12atm 扩张(D)。然后非顺应性球囊高压塑形(E)。造影结果良好(F)。

图 20-7 Szabo 技术处理前降支-对角支假分叉病变

三、Szabo 技术风险和注意事项

Szabo 技术尽管即刻造影效果堪称绝佳[3~5]，但 Szabo 技术操作相对复杂，学习时间较长，更重要的是 IVUS 检查和长期随访并不尽如人意。Vaquerizo B 等[6]报告 26 例患者（大部分为前降支开口病变）中，1 例发生脱载，2 例发生再狭窄，因此质疑该技术可能弊大于利。进而，部分学者建议适当限制 Szabo 技术的应用。但是，对支架运动幅度大或开口显示不清的患者无疑是该技术的强适应证。

1. 导丝缠绕 冠状动脉介入时导丝交叉很常见，但在常规支架置入时很少发生导丝缠绕。Szabo 操作时，导丝缠绕相当常见，是最常见的技术故障，为何？在 Szabo 支架置入时，支架将导丝交叉“向前挤压”到分叉口，必然发生导丝缠绕，这就是 Szabo 导丝容易缠绕的原因（图 20-8）。

Szabo 支架定位良好的标志是支架尾端到达分叉口，锚定导丝呈舒展弓形。如发生支架前送困难或锚定导丝形态学异常，最大可能是导丝缠绕，包括导丝-导丝缠绕和导丝-支架缠绕两种类型（图 20-9）。导丝-导丝缠绕时，支架前端无法送至分叉口，一般容易发现。导丝-支架缠绕时，支架前端可越过分叉口，但支架尾端突出主支过多，无法送至分叉口。该类型容易遗漏，可造成严重后果：①导丝-支架缠绕时释

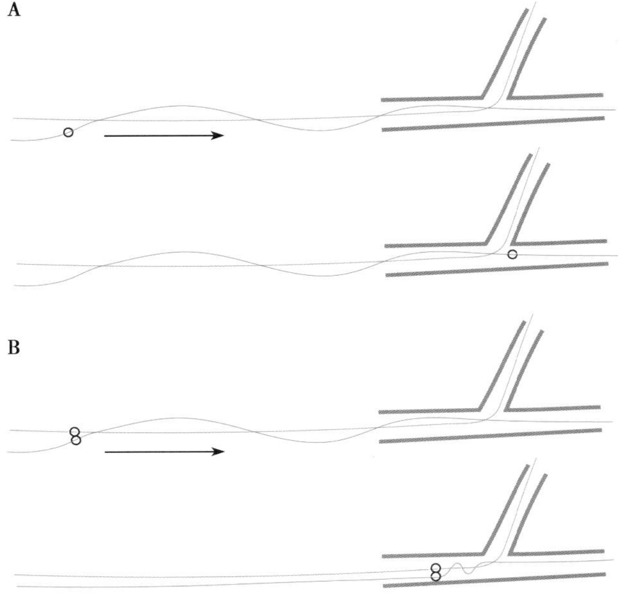

两导丝在导管内或血管内发生交叉，单环(相当于支架)可能顺利通过(A)。但是连环(相当于 Szabo 技术中尾端被锚定的支架)会把导丝交叉“向前挤压”到分叉口，发生导丝缠绕(B)。

图 20-8 Szabo 技术操作时容易导丝缠绕的原理

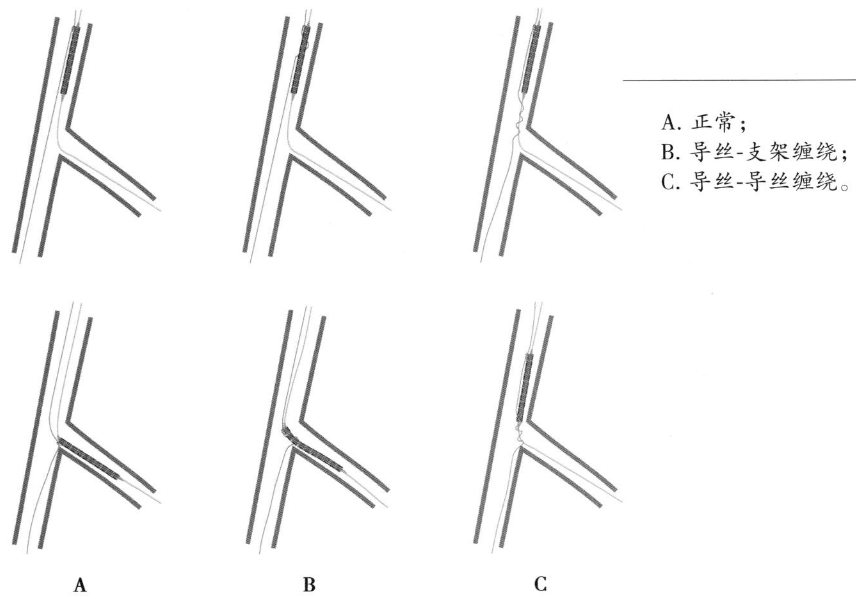

A. 正常；
B. 导丝-支架缠绕；
C. 导丝-导丝缠绕。

图 20-9　Szabo 导丝缠绕的类型

放支架，支架突出分叉口过多，完全失去了开口精确定位的作用；②若遭遇阻力后用力前送支架，可将锚定导丝强行拉入分支，一方面锚定导丝失去锚定作用导致支架定位不准（图 20-10），另一方面支架释放后锚定导丝撤离困难，或强行撤离导致支架变形甚至拉出。

因此，要警惕导丝缠绕现象，一旦发现，必须处理。解缠绕方法是稍后撤支架以松动缠绕，然后小心退出支架导丝至支架内，然后重新置入原分支血管（尽量少旋转）（图 20-11）。导丝-支架缠绕时，有时难以解开，此时建议放弃 Szabo 技术操作，撤离锚定导丝，根据造影定位支架。值得强调的是，不管在任何情形下，记得支架尾端已经翘起，后撤时必须轻柔，以免脱载。

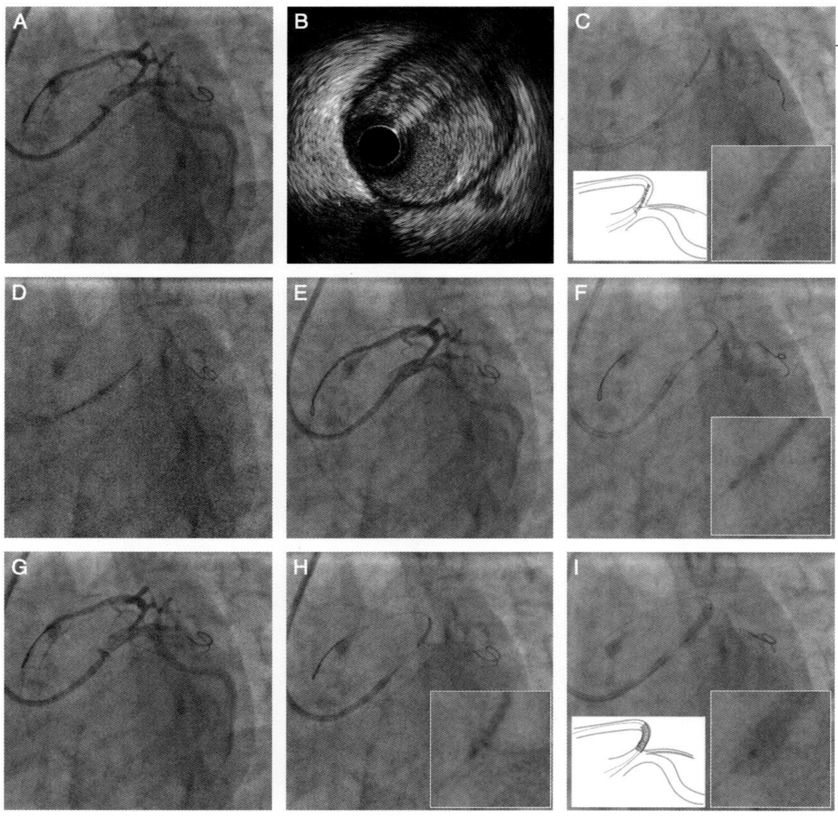

前降支近段严重病变（A～B）。预处理病变后拟采用 Szabo 技术。导丝-支架缠绕后支架难以送入分支（C）。无阻力状态下后撤支架试图松动缠绕，然后退出前降支导丝至支架内，重新置入前降支，试图解开缠绕（D）。但支架仍然未能到位（E）。导丝-支架缠绕依旧存在（F）。用力前送支架到位，造影显示定位良好（G）。但锚定导丝形态卷曲状，提示导丝缠绕并拖入前降支（H）。释放支架时可清楚看到拖入前降支的锚定导丝形态（I）。支架释放后锚定导丝撤离困难（导丝嵌顿），送入球囊支撑下撤离导丝（J）。复查造影前降支支架定位良好（K）。但 IVUS 检查提示支架 2mm 突入左主干（L）。

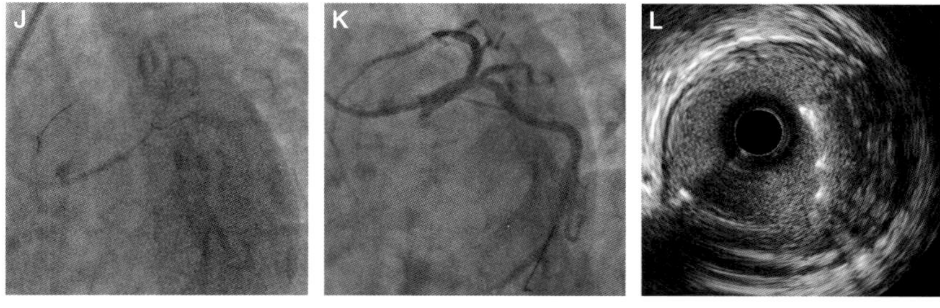

图 20-10　Szabo 导丝-支架缠绕导致导丝嵌顿和支架定位不准确

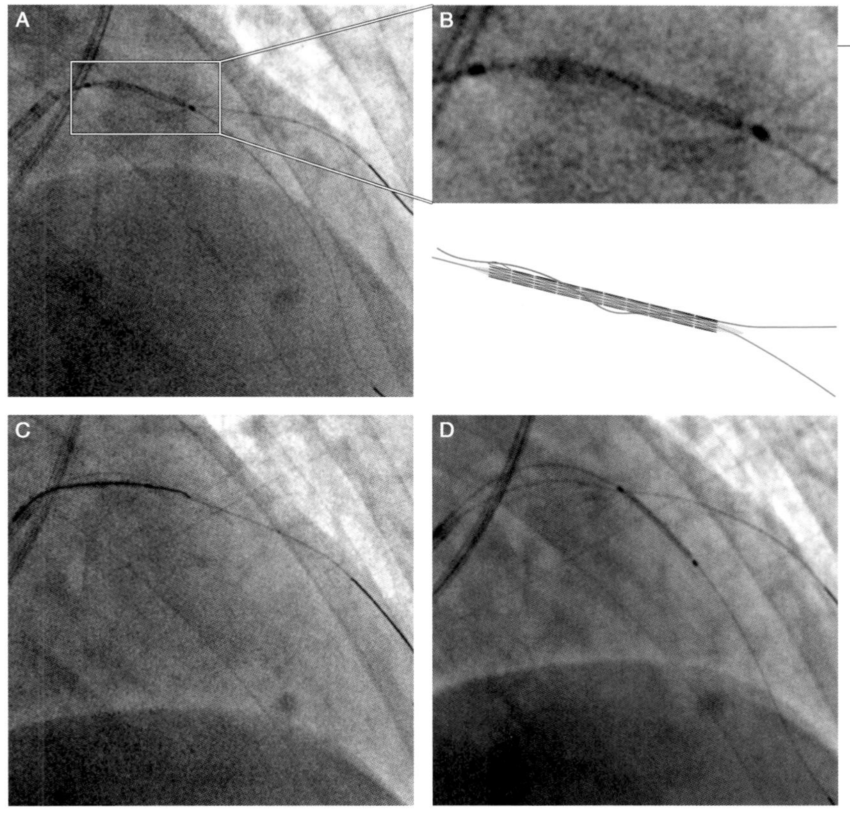

导丝-支架缠绕后支架难以送入分支(A~B)。稍后撤支架以松动缠绕,然后小心退出支架导丝至支架内(C),然后重新置入原分支血管(尽量少旋转),解开缠绕后支架顺利送到位,锚定导丝呈舒展弓形(D)。

图 20-11　导丝-支架缠绕病例

预防导丝缠绕的常用方法是避免导丝交叉，即第 2 根导丝送入时尽量不要转动，有助于减少导丝交叉的发生。另一个方法是 Szabo 组装支架前，预先推送支架过病变处，同时推送预扩球囊过锚定导丝到分支，顺利通过后固定体外导丝的左右位置，然后退出支架和预扩球囊，最后组装 Szabo 支架系统进入。但如前所述，有时常规球囊或支架可顺利通过导丝交叉，但并不解开交叉，等后续 Szabo 支架系统进入时依旧发生导丝缠绕。最理想的方法是经双腔微导管送入第 2 根导丝，可确保不缠绕，缺点是费钱费时间。

2. 支架脱载　是 Szabo 技术的最大即刻风险（图 20-12）[7]，主要原因是支架经体外操作翘起尾端后，与球囊贴合性下降，容易脱载，预防措施如下。

（1）改良输送管道：最好用强支撑力、7F 指引导管进行操作，便于推送支架到位。

（2）充分预扩张病变：不建议用于前向高阻力性复杂病变（如长病变、钙化、扭曲等），如要采用，必须用大直径的非顺应性球囊充分预扩张病变。笔者的经验是在采用 Szabo 技术前，支架试验性通过病变处，如顺利通过，再采用该技术，争取支架一次到位，否则后撤支架容易致支架脱载。

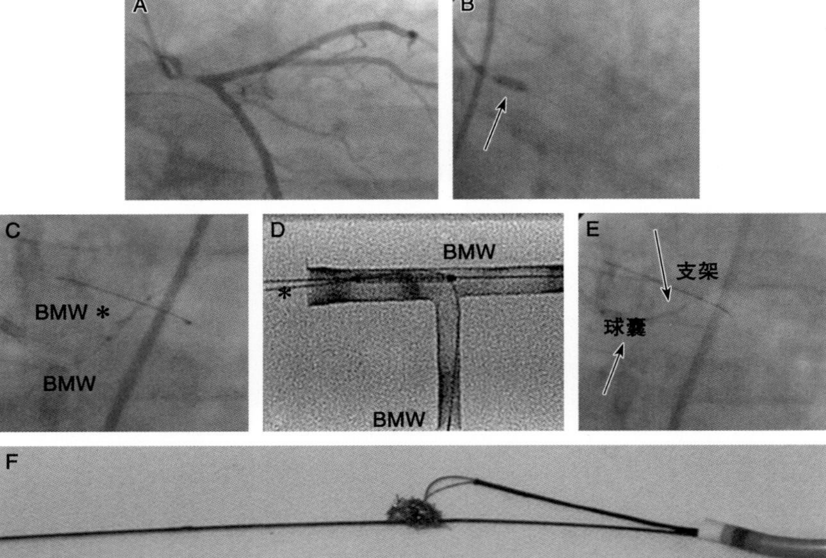

左主干开口病变（A）。导丝通过左主干至前降支远段，一根 BMW 导丝漂浮于主动脉根部，然后切割球囊预处理左主干病变（B）。BMW 导丝穿越支架尾端网孔后，前送支架进入左主干，此时遭遇阻力，怀疑 BMW 导丝缠绕支架（C、D）。用力前送，出现支架脱载（E）。最后，圈套器取出毁坏的支架（F）。

图 20-12 Szabo 技术局限性：支架脱载[6]

（3）减小支架外径：只撑起支架最后一圈支架梁，并用手直接压紧、固定支架，尽可能减小支架尾端翘起幅度。有人建议穿支架网孔时不要低压扩张球囊，继而避免负压抽空，即采用第 2、3 种方法翘起支架尾端钢丝可减少脱载概率。

（4）避免支架回撤至导管：穿越尾端网孔后，支架尾端变形，此时支架回撤至导管，尤其是指引导管同轴性差时，极易导致支架脱载，甚至可以说脱载是必然，不脱载是侥幸。必须明白，即使不应用 Zabo 技术，"支架不同轴+暴力回撤支架"也是支架脱载的常见原因。

3. 锚定导丝嵌顿和损伤 退出锚定导丝时遭遇阻力要提高警惕，尤其要注意导丝头端柔软部与支撑杆连接的部位容易折断，要特别注意是否弯曲打折，不可过度用力。锚定导丝避免使用亲水涂层，涂层容易被剥脱引起远端栓塞。为避免锚定导丝损伤，一般要求 8~10atm 低压释放支架后退出锚定导丝，然后再加大压力贴壁支架。但事实上，即使大压力释放支架对锚定导丝的拘禁作用也有限，不足为虑。真正需要注意的情形是，导丝-支架缠绕时用力前送支架，可将锚定导丝强行拉入分支，支架释放后锚定导丝撤离困难。

一旦遭遇阻力，可沿锚定导丝送入球囊或微导管，尽量靠近嵌顿段后回撤导丝，使回撤作用力能有效传递到导丝头端。

4. 支架过分突出 Szabo 技术开口定位并没有想象中那么精确，其定位成功率只有 88.5%（23/26）（图 20-13），常表现为过分突出（图 20-14、图 20-15）[6]。支架释放时稍用力前送可减少过分突出；导丝越近尾端越硬，支撑越强，越近头端越软，支撑越弱，即锚定导丝显影段支撑力较弱，Szabo 定位于此段可减少过分突出。物极必反，如过分前送将锚定导丝突入主支（图 20-16），可能导致开口支架覆盖不全和支架近端变形。因此，需要注意观察锚定导丝形态，掌握前送支架合适力度。

5. 避免支架变形 锚定导丝对支架尾端的拉力过大，将导致支架尾端显著变形并不对称性向近端突出，导致药物分布不均匀和再狭窄风险增加（图 20-17），常见于以下情况（表 20-1）。

6. 其他 体外操作可能造成污染；涂载药物脱落，导致支架内再狭窄率增加。

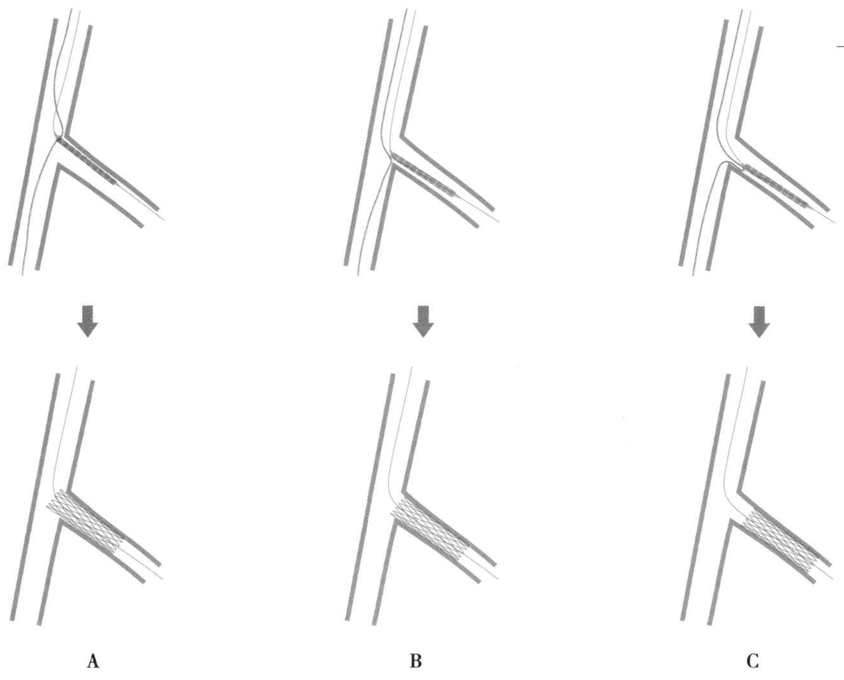

A. 前送力不足，锚定导丝位于开口上缘；
B. 前送力适当，锚定导丝位于开口下缘；
C. 前送力过大，锚定导丝反折。

图 20-13　前送力度和支架定位的关系

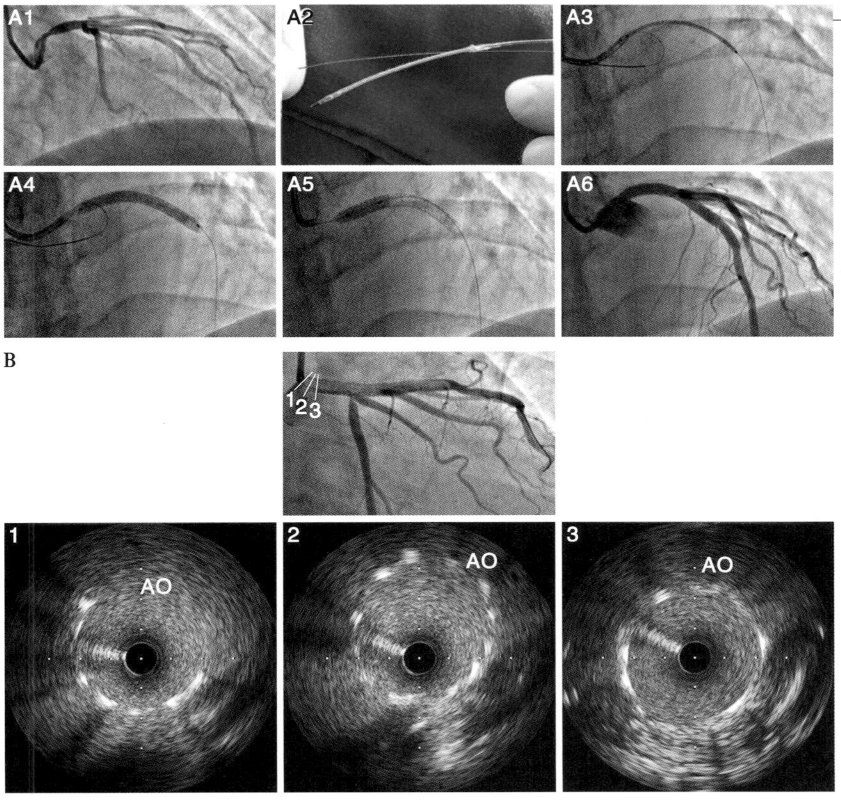

A. (A1) 左主干开口病变，(A2) 体外处理支架，(A3) 球囊预扩张后，Szabo 技术支架定位，(A4) 支架释放，(A5) 撤离主动脉内锚定导丝后，非顺应性球囊高压后扩张，(A6) 造影结果良好；
B. IVUS 显示支架过分前突，延伸出主动脉 4mm。

图 20-14　Szabo 技术局限性：支架突出过多

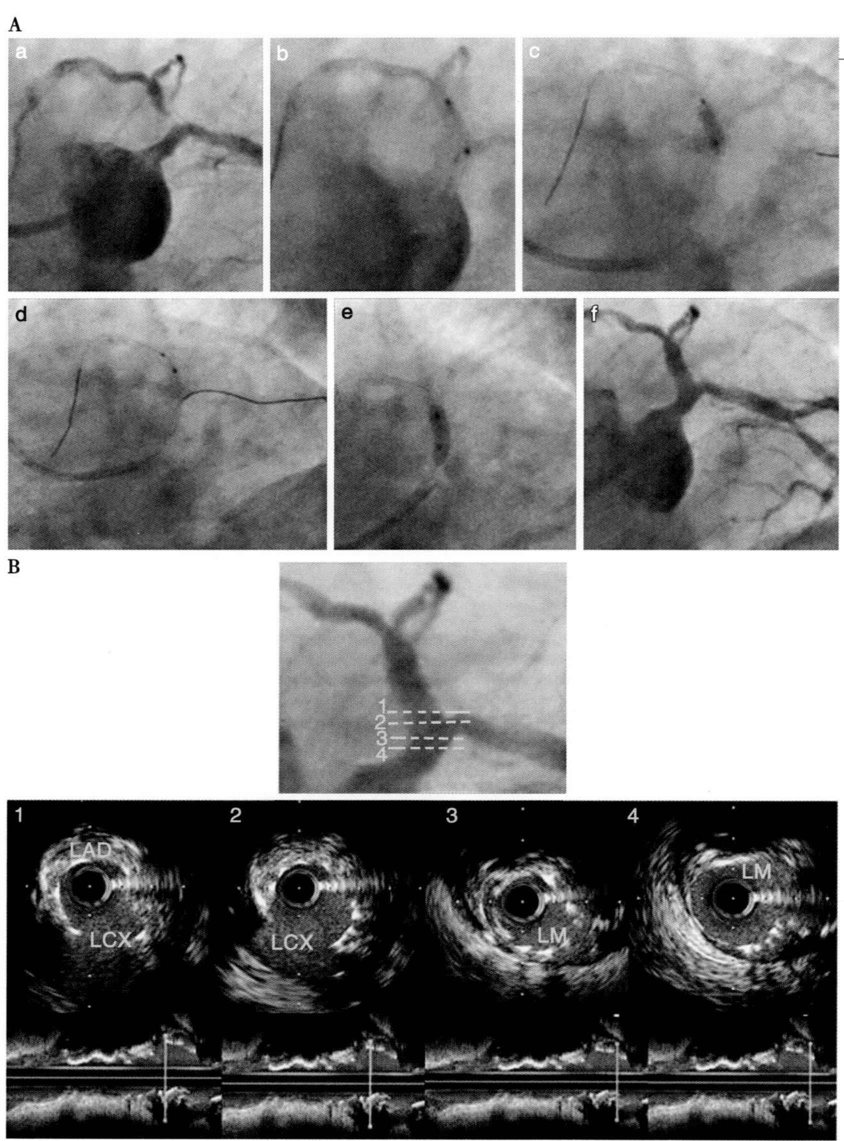

A 图：a. 前降支开口病变；b. 切割球囊预扩张后，Szabo 技术支架定位；c. 支架释放；d. 撤离回旋支导丝；e. 非顺应性球囊高压后扩张；f. 造影结果良好。

B 图：IVUS 显示支架过分前突，完全覆盖回旋支开口，并进一步延伸至左主干。

图 20-15　Szabo 技术局限性：支架突出过多[6]

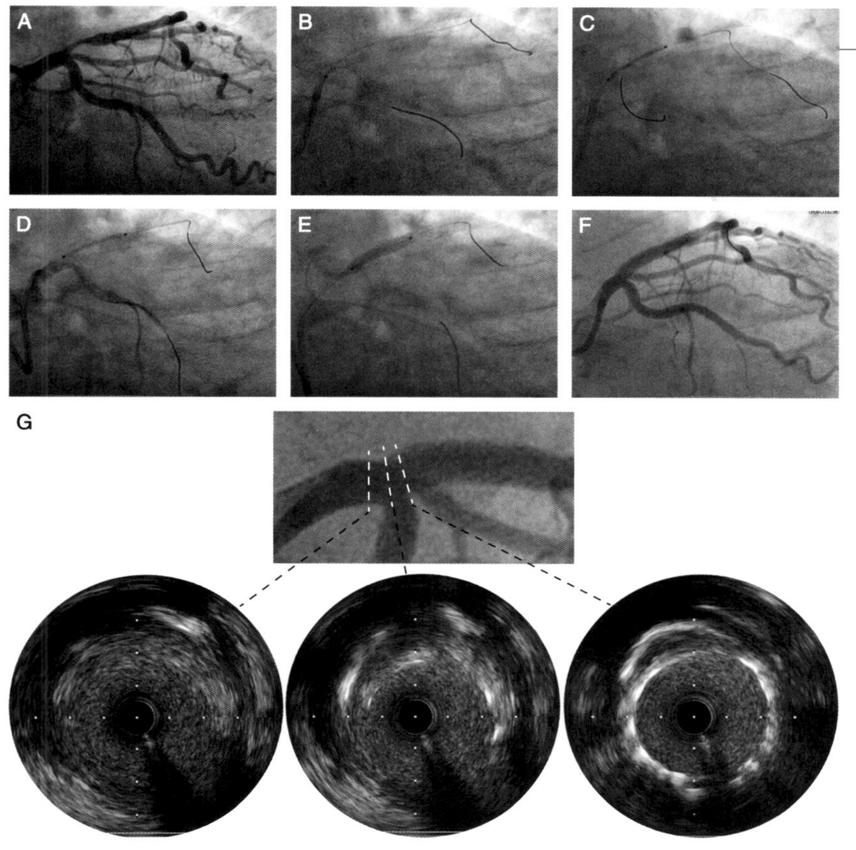

A. 前降支开口病变；
B. 球囊预扩张后，尾端锚定导丝与支架微缠绕，支架前送阻力较大；
C. 加大支架前送力度，回旋支锚定导丝顺势拉入前降支，失去锚定功能；
D. 重新调整导丝和支架后支架定位良好；
E. 释放前降支支架并高压后扩张；
F. 造影结果良好；
G. IVUS 显示支架定位良好。

图 20-16 Szabo 技术局限性：支架前送过度

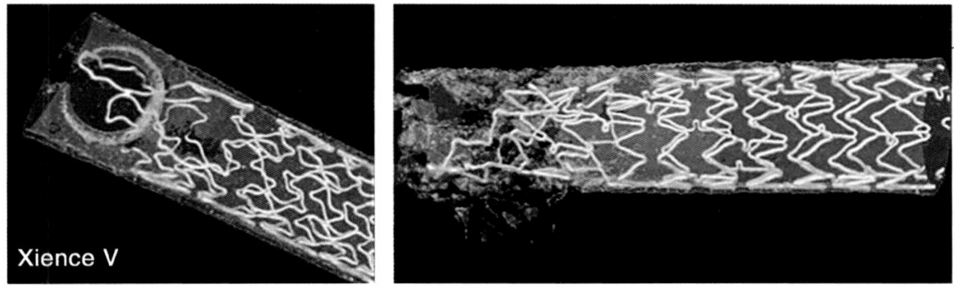

体外实验中，利用 Szabo 技术 9atm 释放 Xience V 支架，尾端显著变形并突出。

图 20-17 Szabo 技术局限性：支架变形[6]

表 20-1 支架近端变形的机制和对策

机　　制	对　　策
锚定导丝和支架缠绕，为解开缠绕反复用力地进退支架、旋转支架	预防锚定导丝与支架或支架导丝的缠绕是关键（详见正文）
为防止支架过分突出，过度前送支架	掌握前送支架合适力度，通过观察锚定导丝的形态改变及其与支架近端标记的关系，取得支架突出与近端变形的相对均衡。此乃 Szabo 技术的最关键技术要点
支架首次释放压力过大，撤离导丝对支架牵拉作用增加，容易导致支架近端变形	支架到位时先用低压力释放支架后，撤出锚定导丝，再用目标压力充分扩张支架，最后高压后扩张保证支架均匀充分扩张

四、小结

Szabo技术构思巧妙，方便实用，适用于冠状动脉开口病变的精确定位。因为Szabo技术体外操作后支架外形增大，稳固性降低，所以慎用于前向输送有阻力的复杂病变（如长病变、钙化、扭曲等）。因为Szabo技术体内定位时支架有外突，所以慎用于小血管。总言之，Szabo技术适用于冠状动脉开口病变，但特别适用于近段血管的简单病变，尤其是主动脉-冠状动脉开口病变的精确定位。

参考文献

[1] SZABO S，ABRAMOWITZ B，VAITKUS P. New technique for aorto-ostial stent placement. Am J Cardiol，2005，96：212H.

[2] 靳志涛. 图解冠脉介入：开口病变Szabo技术详解. [2016-03-04].http：//heart. dxy. cn/article/486330.

[3] KERN M J，OUELLETTE D，FRIANEZA T. A new technique to anchor stents for exact placement in ostial stenoses：the stent tail wire or Szabo technique. Catheter Cardiovasc Interv，2006，68：901-906.

[4] APPLEGATE R J，DAVIS J M，LEONARD J C. Treatment of ostial lesions using the Szabo technique：a case series. Catheter Cardiovasc Interv，2008，72：823-828.

[5] KERN M J. Anchoring the stent：comment on treatment of ostial lesions using the Szabo technique. A case series by APPLEGATE R et al. Catheter Cardiovasc Interv，2008，72：829-830.

[6] VAQUERIZO B，SERRA A，ORMISTON J，et al. Bench top evaluation and clinical experience with the Szabo technique：new questions for a complex lesion. Catheter Cardiovasc Interv，2012，79：378-389.

[7] JAIN R K，PADMANABHAN T N，CHITNIS N. Causes of failure with Szabo technique-an analysis of nine cases. Indian Heart J，2013，65：264-268.

第21章　Szabo 双支架技术剖析

分叉病变双支架技术的发展要求是“全覆盖+最少重叠+最少变形”。从 Culotte 和 Crush 技术的发展脉络中可以清晰看出，从早先经典术式两支架 3~5mm 重叠，到目前 1~3mm 的 mini 重叠，支架重叠越来越少，预后越来越好。尽量减少支架重叠是发展趋势。

那么，怎样才能达到支架最少重叠？笔者受到支架尾端锚定技术（Szabo 技术）的启发，提出 Szabo 双支架技术方案[1]：利用 Szabo 技术释放分支支架，开口精确定位，再释放主支支架。这种术式主支近端仅重叠一个支架梁，既保证了分叉部位完全覆盖，又减少了支架重叠部分，从而接近“支架最少重叠”的理想目标。

一、Szabo 双支架的操作步骤

Szabo 双支架技术的操作步骤见图 21-1。

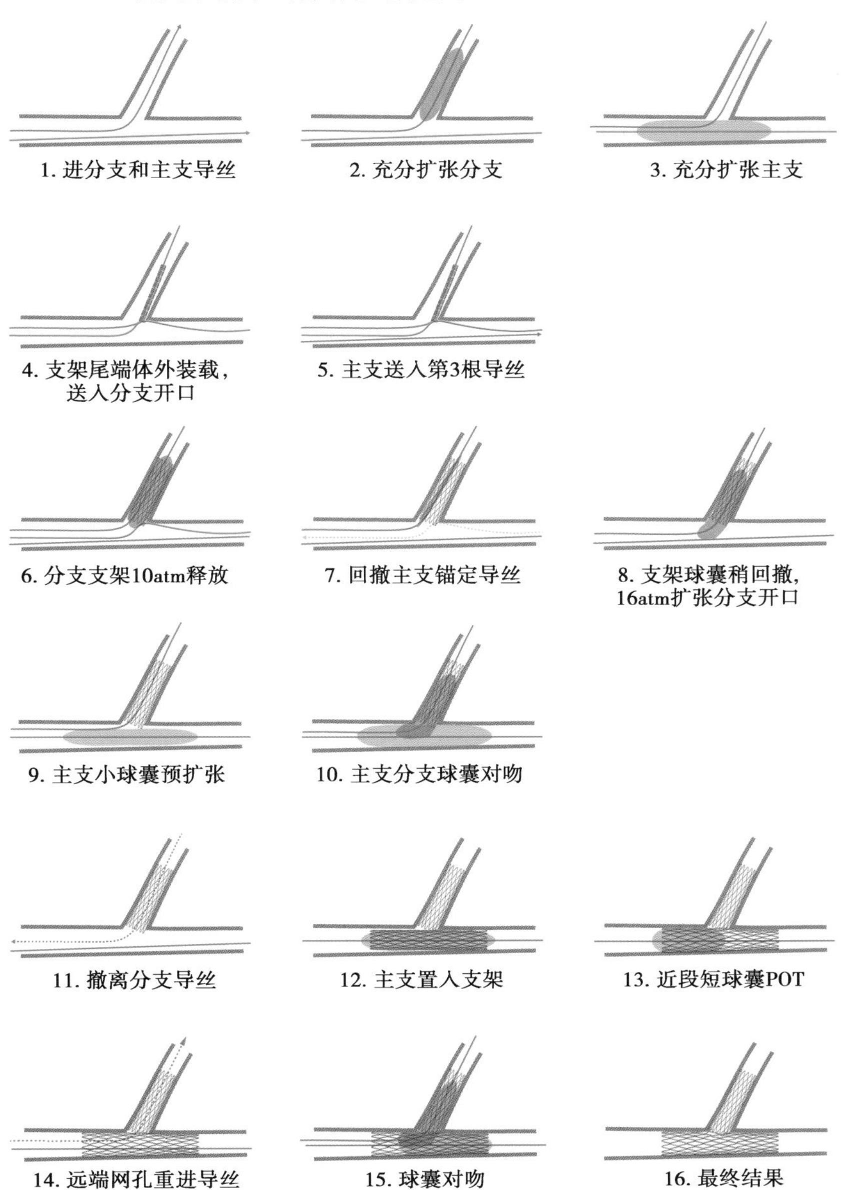

图 21-1　Szabo 双支架技术的操作步骤

分别在主支和分支置入导丝并根据需要充分预扩张，用主支导丝硬末端在体外穿过分支支架的最末端网孔，然后推送支架至分支血管，直至支架尾端被主支导丝锚定。主支送入第3根导丝。分支支架8~12atm释放，回撤主支锚定导丝后支架球囊稍回撤，16atm扩张分支开口，完成对分支开口的塑形。

撤出分支导丝，送入主支支架至预定位置进行膨胀释放，支架近段球囊处理。如主支支架通过困难，主支送入2.0mm左右小球囊预扩张，主支内再送入大小匹配的非顺应性球囊（球囊直径与血管直径比例通常为1∶1）扩张，或与分支球囊进行第1次对吻扩张。如估计主支支架通过顺利，该步骤可省略。

分支远端网孔重进导丝，进行第2次对吻扩张，最后进行主支支架近端优化处理。

二、Szabo双支架技术的重要部分

1. Szabo技术是基础 支架尾端导丝穿越后，在避免支架缠绕、支架脱载的前提下，将分支支架顺利送达到位，这是Szabo技术的要义所在。术者需要在熟练掌握Szabo技术基础上，再开展Szabo双支架技术。

2. 分支、主支预扩张必须充分 分支预扩张在Szabo定位章节已有介绍。在此特别强调主支的充分预扩张，这是Szabo双支架和单支架的不同之处。因为Szabo单支架定位时主支血管基本正常，而Szabo双支架时主支血管严重病变，主支血管的预处理充分与否，直接决定分支支架突出多少和Szabo双支架的质量（图21-2）。

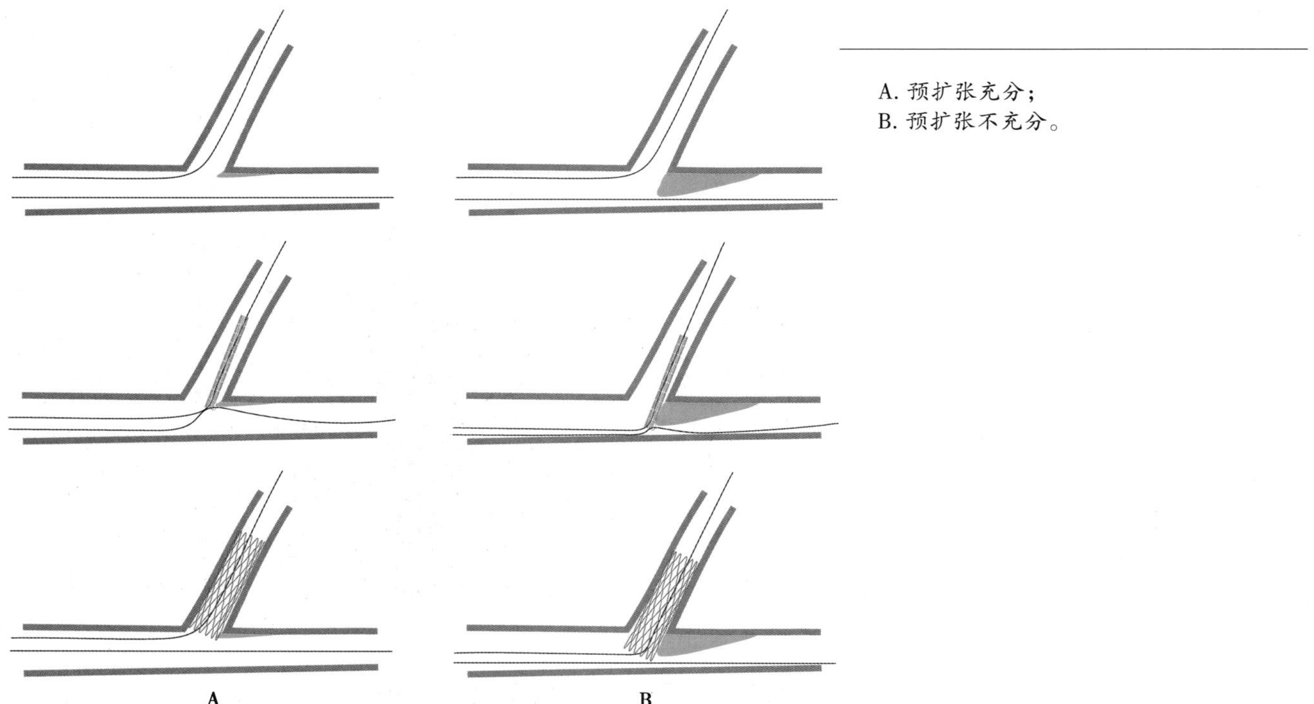

A. 预扩张充分；
B. 预扩张不充分。

图21-2 主支预扩张影响分支支架定位

3. 防止主支闭塞 分支支架置入后由于斑块推移、破裂、夹层及血管脊移位，主支血管有可能发生急性血管闭塞，很多时候这是致命的并发症。Szabo双支架技术的特殊之处在于，由于主支导丝为分支支架锚定导丝，分支支架释放后需要立即撤出，无法成为分支的保护导丝。因此，主支的闭塞风险必须加以重视，有以下3个对策：①充分预扩张主支；②分支支架到位后、释放前，送第3根导丝至主支血管内，然后释放支架并撤离锚定导丝；③如主支夹层严重，无法送入第3根导丝，就要重视锚定导丝的作用：分支支架释放后，立即造影检查主支血流，如血流受损或闭塞，立即沿锚定导丝送入球囊扩张恢复血流，然后沿该通道置入主支支架，将手术转换为单环Culotte术式[2]（图21-3）。

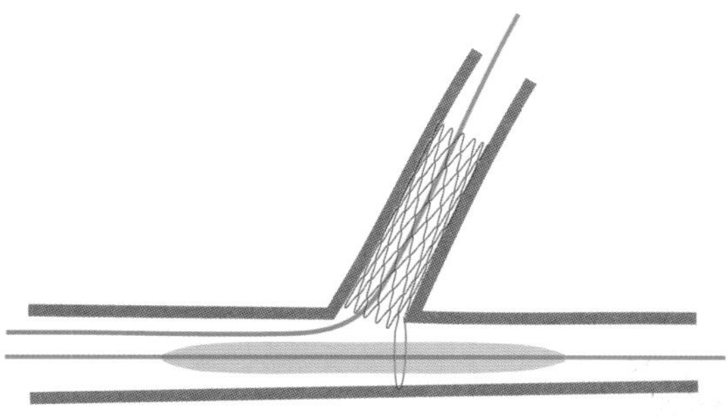

图 21-3　单环 Culotte 术式

三、适应证问题

1. 病变复杂性　不建议用于前向高阻力性复杂病变（如长病变、钙化、扭曲等）。如要采用，必须用大直径的非顺应性球囊充分预扩张病变。笔者的经验是在采用 Szabo 技术前，支架试验性通过病变处，如顺利通过，再采用该技术，争取支架一次到位，否则后撤支架容易致支架脱载。

2. 分叉角度问题　Szabo 双支架本质上属于 T 支架或 TAP 支架，适用于分叉角度较大的分叉病变。对于分叉远角较小的病变，是否合适？笔者对此进行了体外模型演练和理论分析。体外模型中，Szabo 双支架技术适用于不同角度的分叉病变。对于小角度分叉，分支支架和主支支架之间存在一定的无支架梁覆盖的空白区域，但经过主支支架近端优化处理后，有所缩小，再注意重置分支导丝时从远端网孔进入并进行球囊对吻扩张，无支架梁区域可基本消失，从而保证支架梁的完全覆盖（图 21-4、图 21-5）。

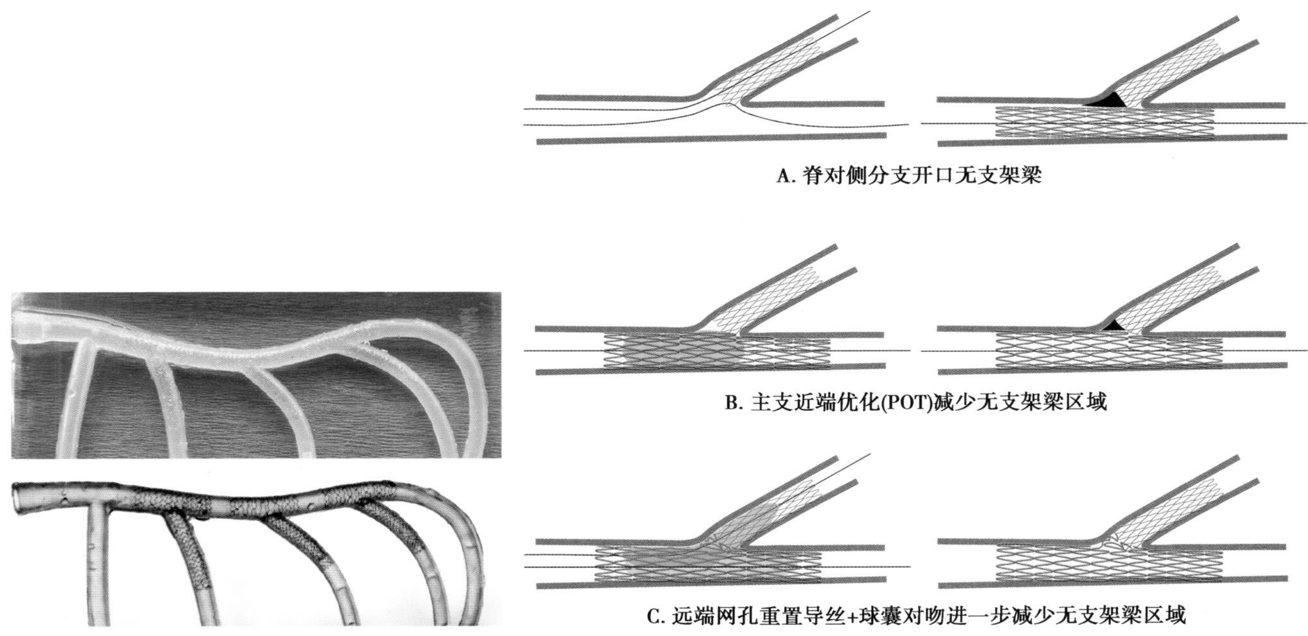

图 21-4　体外模型中，Szabo 双支架技术适用于不同角度的分叉病变

图 21-5　Szabo 双支架技术适用于小角度的分叉病变

四、Szabo 双支架病例

病例 1　81 岁男性患者。患高血压 40 年。1 个月前急性下壁心肌梗死（AMI）当地医院行右冠状动脉 PCI，本次为左冠状动脉择期 PCI 入院。冠状动脉造影示前降支近中段 75% 狭窄伴不稳定征象，第一对角支开口和近段狭窄 90%。回旋支相对细小，中段狭窄 90%。右冠状动脉近段狭窄 50%，远段狭窄 95%，后降支开口狭窄 50%。6F EBU3.5 指引导管到位，血管内超声（IVUS）检查示前降支近中段混合性纤维性斑块，MLA 5.89mm^2，斑块负荷 60%，对角支开口混合性斑块，MLA 1.6mm^2，斑块负荷 87%（图 21-6）。

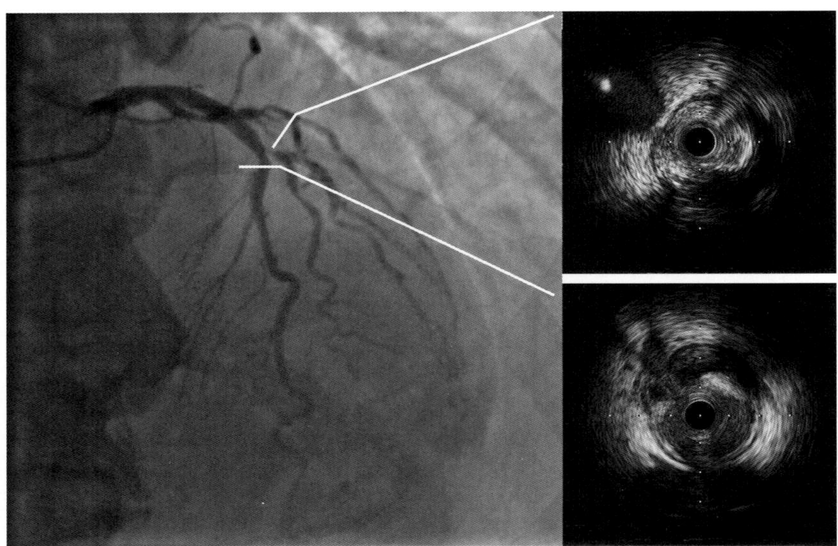

图 21-6　前降支-对角支分叉病变

操作过程：主支和分支分别预扩张，分支采用 Promus Premier 2. 75mm×16mm 支架，Szabo 支架尾端体外装载后送入分支开口，10atm×10s 释放，撤回锚定导丝后重新置入前降支，回撤支架球囊 16atm×10s 扩张分支开口。复查造影和 IVUS 示分支开口定位良好，微突到前降支主支（图 21-7、图 21-8）。然后处理前降支，Quantum 2. 75mm×12mm 球囊 16atm×10s 预扩张后，置入 Integrity 3. 5mm×15mm 药物支架 12atm×10s 释放。重置对角支导丝轻松完成，先后以 Sprinter 2. 0mm×20mm 和 Quantum 2. 75mm×12mm 球囊 16atm×10s 扩张对角支及其开口，然后分别将 Quantum 3. 5mm×8mm 和 Quantum 2. 75mm×12mm 球囊置于前降支和对角支 12atm 对吻扩张，最终造影和 IVUS 结果良好（图 21-7~图 21-9）。

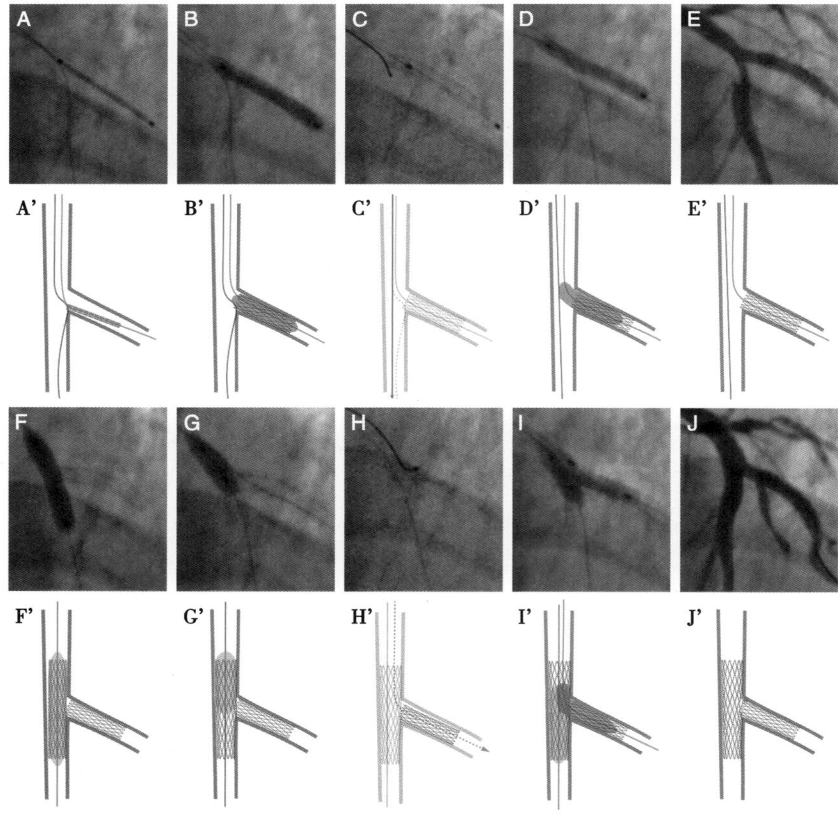

图 21-7　操作过程

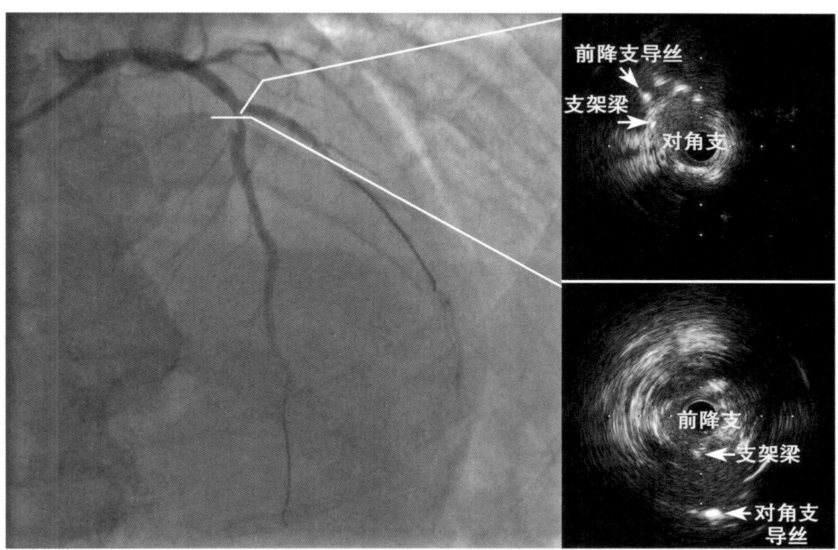

图 21-8　对角支 Szabo 支架置入后造影和 IVUS 结果

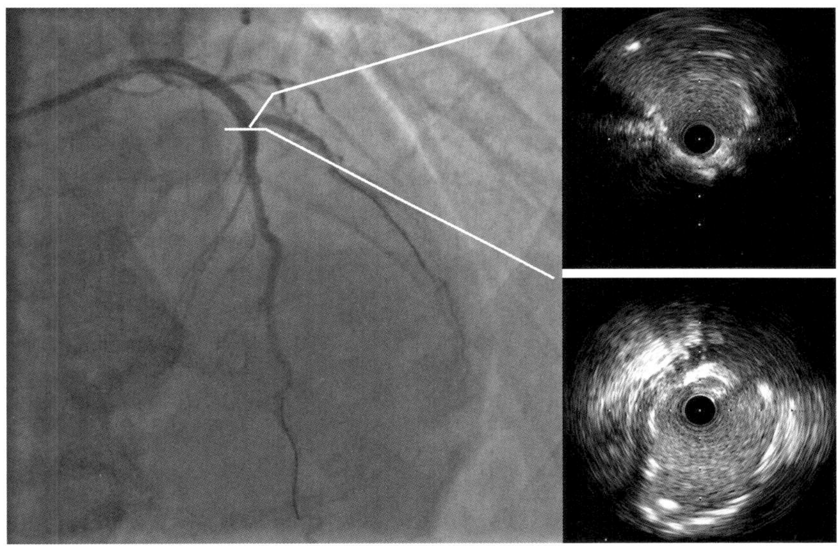

图 21-9　Szabo 双支架置入后造影和 IVUS 结果

11 个月后复查造影和随访 IVUS，未见内膜增生和再狭窄（图 21-10）。

病例 2　患者，48 岁，男性，有吸烟史。间断胸痛 1 年入院。冠状动脉造影示左主干远段狭窄 50%，前降支近中段狭窄 70% ~ 80%，回旋支开口狭窄 50%，中段狭窄 90%。右冠状动脉近中段狭窄 30% ~ 40%。6F EBU3. 5 指引导管到位，IVUS 检查示前降支近中段到左主干、回旋支近中段混合性纤维性斑块（图 21-11）。

操作过程：先分别处理前降支中段和回旋支中段病变，各置入支架 1 枚。然后采用 Szabo 双支架技术处理前三叉病变。Szabo 支架尾端体外装载 Excrossal 3. 0mm×24mm 支架后送入回旋支开口，然后取新导丝送入前降支保护，10atm×10s 释放支架，撤回锚定导丝，回撤支架球囊 16atm×10s 扩张分支开口，NC TREK 3. 0mm×10mm 球囊 16atm 再次贴合回旋支开口。分别将 NC TREK 3. 5mm×12mm 和 NC TREK 3. 0mm×10mm 球囊置于前降支和回旋支开口 10atm 对吻扩张（图 21-12）。然后，左主干开口-前降支近段置入 Xpedition 4. 0mm×28mm 药物支架 12atm×10s 释放。NC TREK 4. 0mm×10mm 球囊完成左主干支架近端优化后，重置回旋支导丝，分别将 NC TREK 4. 0mm×10mm 和 NC TREK 3. 0mm×10mm 球囊置于前降支和回旋支开口 10atm 对吻扩张，最后 NC TREK 4. 5mm×10mm 球囊 re-POT 左主干支架（图 21-13）。

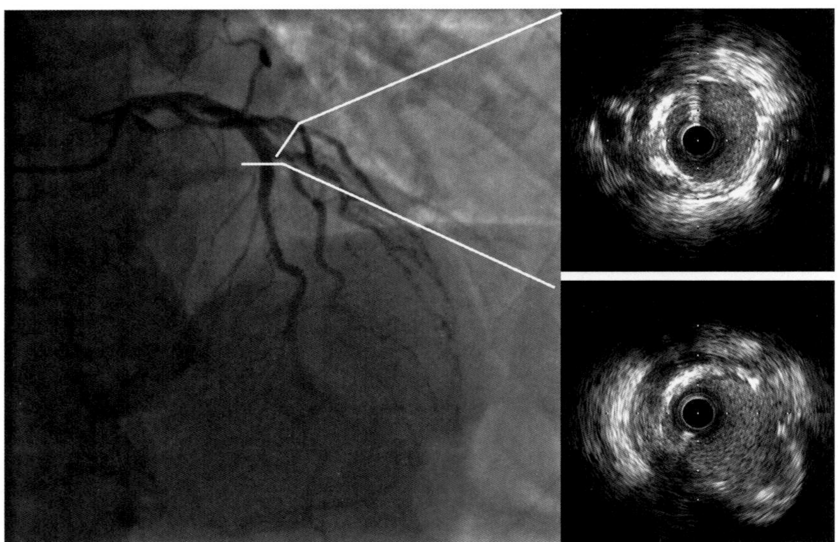

图 21-10　11 个月随访造影和 IVUS 结果

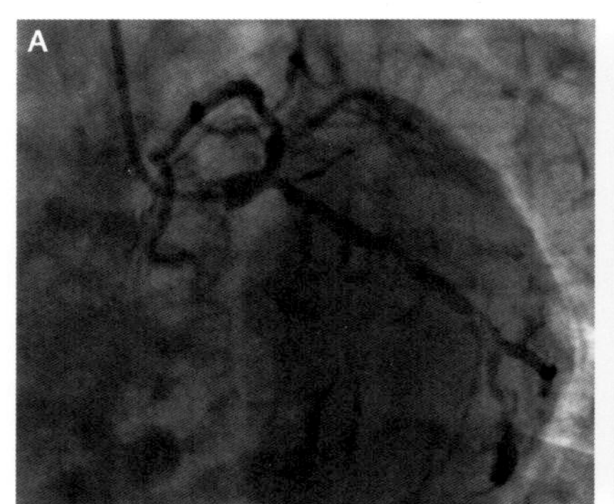

A. 初始造影；
B. 前降支中段和回旋支中段支架置入后造影。

图 21-11　冠状动脉造影结果

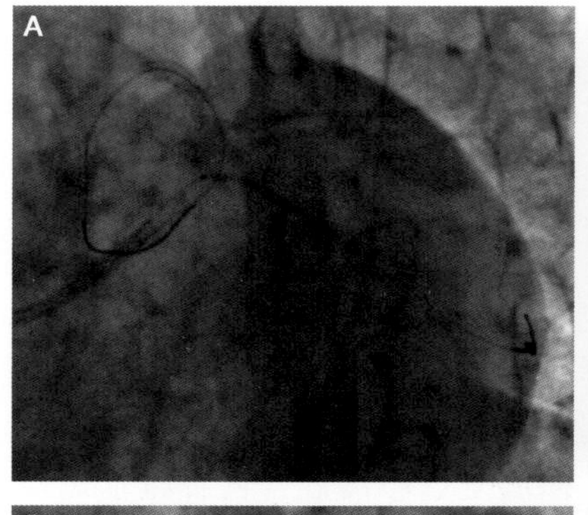

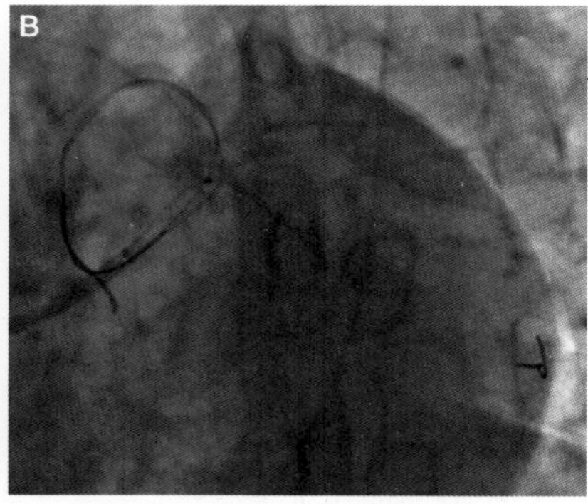

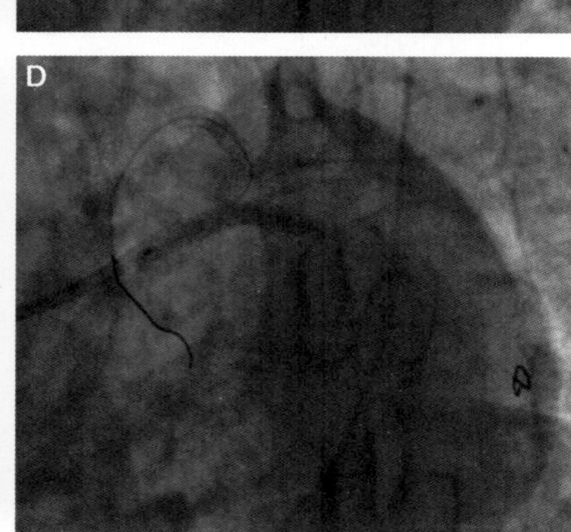

A. Szabo 支架送至回旋支开口；
B. 新导丝送入前降支保护；
C. 回旋支支架释放；
D. 回撤支架球囊扩张分支开口；
E. 高压球囊扩张回旋支开口；
F. 球囊对吻扩张。

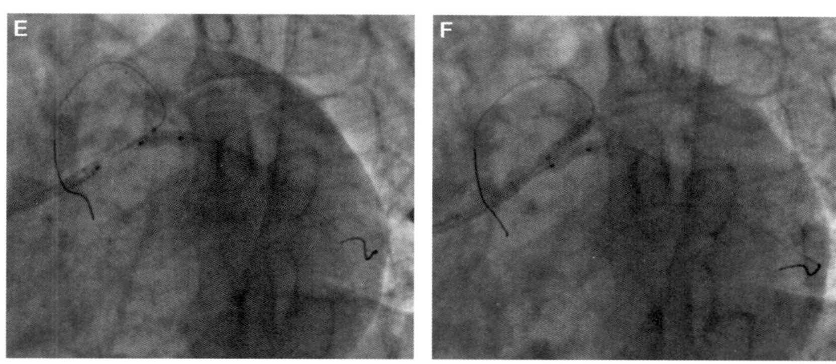

图 21-12　回旋支处理过程

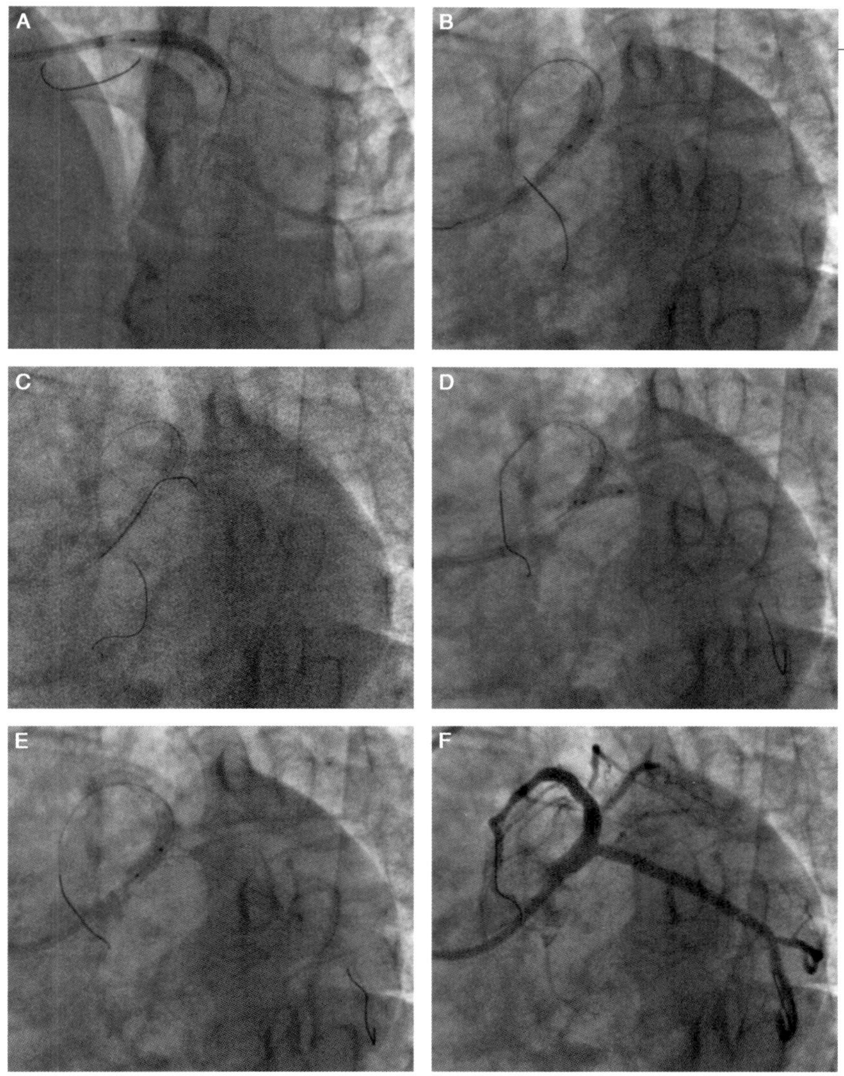

A. 左主干开口-前降支支架释放；
B. 左主干支架近端优化；
C. 重置回旋支导丝；
D. Q 球囊对吻扩张；
E. 左主干支架近端优化；
F. 最后结果。

图 21-13　左主干-前降支处理过程

五、小结

1. Szabo 双支架技术是一种比较理想的双支架术式。一方面保证支架最少重叠、减少脊长度和支架负荷；另一方面通过 POT 和远端网孔 Rewire 等技术操作可保证完全覆盖开口病变；另外，分支开口只有一层支架梁，分支导丝重置和对吻简单。

2. 分支支架 Szabo 技术是基础，需要一定的学习曲线。

参考文献

[1] YANG H，QIAN J，HUANG Z，et al. Szabo 2-stent technique for coronary bifurcation lesions：procedural and short-term outcomes. BMC Cardiovasc Disord，2020，20：325.

[2] 陈良龙，范林，钟文亮，等. 单环 Culotte 支架术处理真性冠状动脉分叉病变. 中国介入心脏病学杂志，2016，24：68-73.

第四篇　钙化病变解码

第 22 章　球囊难以通过病变的处理技巧

“钙化扭曲病变=CTO”。导丝难通过，球囊难通过，支架难通过，支架释放后球囊难撤离。本章将对最常见的“球囊难以通过病变”的处理技术展开讨论。

“导丝过了，球囊过不了”！那种不甘、无奈、糟心的感觉，相信冠状动脉介入医师都曾有过。情景一：CTO 病变，导丝过闭塞病变的汗水还未收干，第二次汗水接踵而至，球囊怎么也过不了。发生率高达 9% [1]。情景二：钙化扭曲病变，未造影即显示管壁钙化影，造影后显示严重狭窄；情景三：简单病变，告知家属 0.5h 内支架完毕，结果是 1h 后还在过球囊（图 22-1）。

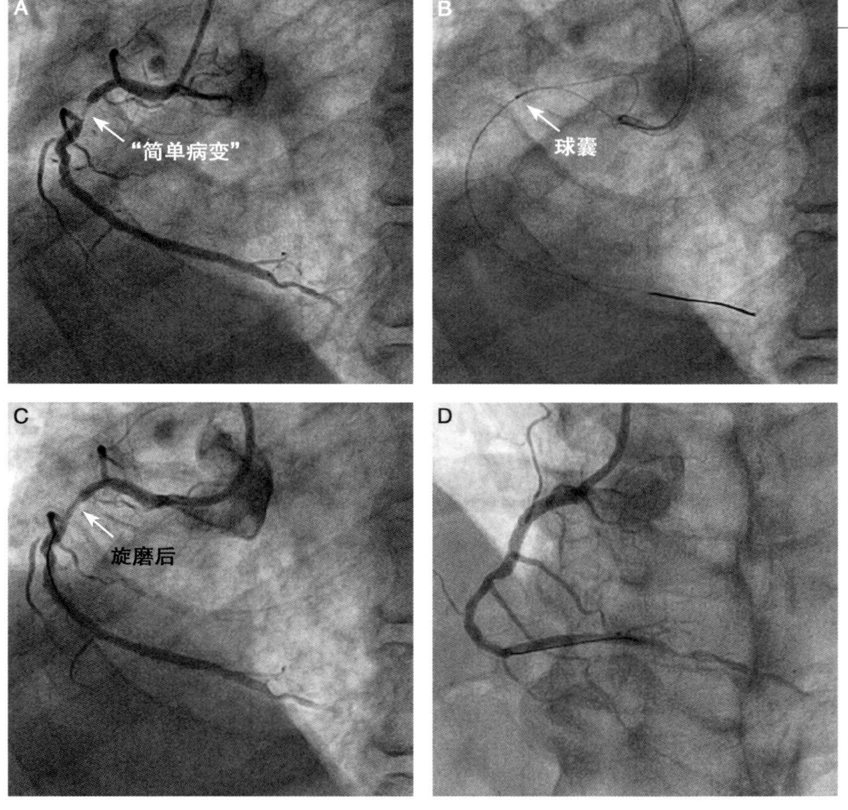

75 岁男性患者。劳力性心绞痛。造影示右冠状动脉近中段 A 型病变(A)。6F SAL 0.75 指引导管，Runthrough 和 Sion 导丝送至右冠状动脉远段，先后选用 2.0mm×20mm、1.5×15mm、1.25mm×6mm 和 1.0mm×5mm 球囊均未能通过(B)。1.5mm 旋磨头 190 000r/min 旋磨 2 次(C)。球囊顺利通过，并置入支架(D)。

图 22-1　不简单的“简单病变”

一、机制

球囊难以通过病变的根本原因是钙化，参与机制包括通道太扭曲、狭窄或球囊/通道同轴性差（图 22-2）。

1. 钙化性严重狭窄　若球囊外径过大是难以通过病变的主要原因，可采用更小外径的球囊以利于通过。有时可联合增强系统支持的方法，包括导管深插、更换导管、延长导管 Guideliner/Guidezilla、5in6 子母导管、导丝支撑（远送导丝、强支撑导丝、多导丝）等。球囊难以通

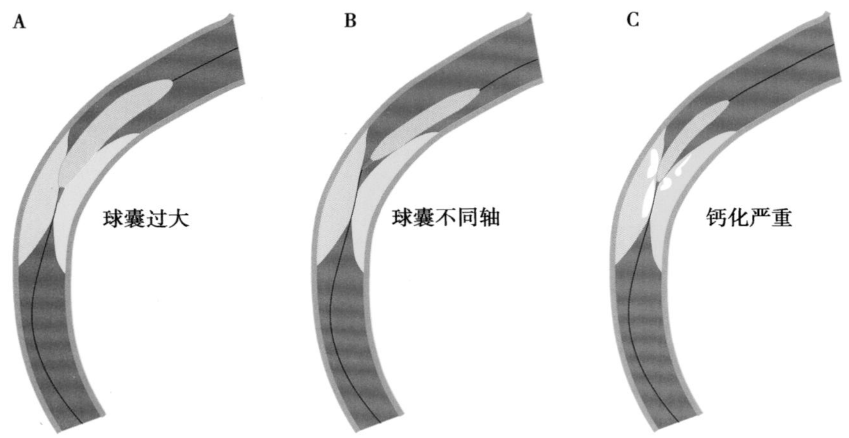

图 22-2 球囊难以通过病变三大机制

过病变的根本原因是钙化。轻度钙化可以用上述两种方法解决，严重钙化或局部外突钙化时，只能通过旋磨、准分子激光技术加以解决。

2. 同轴性差/病变扭曲（球囊头端问题） 球囊不能通过并不能完全归咎于外径过大，即使是 1.0mm 外径球囊，通不过的病变也不少见。必须考虑到另一个重要原因：球囊与病变同轴性差，球囊头端顶在壁上难以前行。此时，需要在增强支撑基础上尽量改变球囊与病变腔隙的方向。

二、对策

球囊难过病变的解决之道可概括为加强支撑、斑块塑形两个方面。

1. 增加支撑技术 包括导管深插、更换导管、采用延长导管 Guideliner/Guidezilla，5in6）、导丝加强支撑（远送导丝、强支撑导丝、多导丝）、导丝锚定（分支锚定，远端锚定）等。

2. 斑块塑形技术 包括斑块冲撞（Dotter 技术）、多个小球囊（1~1.5mm）扩张、大球囊扩张（2.5~3mm）、小球囊爆裂、斑块挤压技术（伴行导丝，伴行球囊）、微导管和 Tornus、内膜下斑块破坏、激光、旋磨等。

三、球囊推送技术

大多数术者会首选最小、最短的顺应性球囊，如 Sapphire1.0mm×6mm、Artimes1.0mm×5mm、Sprinter1.25mm×6mm、Tazuna1.25mm×10mm 等。球囊最大直径（通过外径）位于不透光标记处，因此单标记球囊优于双标记球囊（图 22-3）。但球囊是否“越短越好”存在争议。短球囊的优点是容易与病变腔隙保持同轴，球囊远端容易嵌入严重狭窄节段。Emmanouil 等作者认为越长越好，长球囊（如 20mm 长度）在 marker 受阻时能更多地穿入 CTO 近端纤维帽。这时可能扩开近端纤维帽，使球囊通过病变。因此，短球囊未能通过时完全可以尝试小而长的球囊。由于病变的几何形态不同，可尝试换用不同品牌球囊，因为不同球囊的头端形态、外径、长度、硬度、跟踪力、口部和导丝的抱合能力、球囊杆推送能力不同。

诚如前述，球囊头端顶在壁上也是球囊难以通过的重要机制。如何改变球囊或病变腔隙的走向？可以做如下尝试：①患者深呼气或深吸气，改变冠状动脉走向；或者利用心跳周期反复尝试。②前送球囊时适

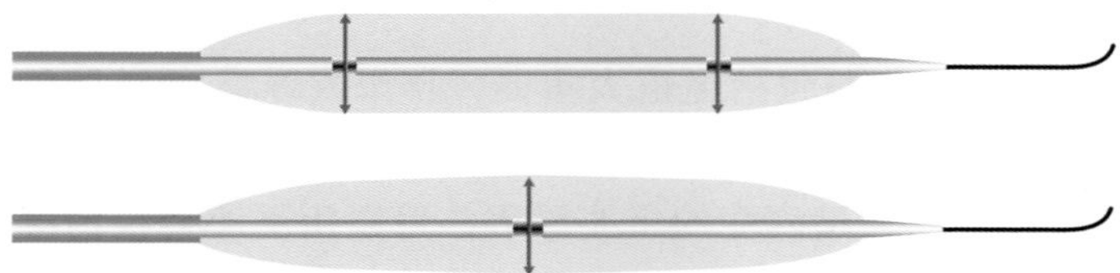

图 22-3 单标记球囊优于双标记球囊

当转动球囊杆，利用球囊自身的弧度寻求突破；有时球囊头端塑形可赢得一些机会。③低压扩张球囊，撤压同时前送球囊，此时球囊头端方向改变，有时有助于通过病变。

四、球囊挤压技术

如球囊难以通过，可先用球囊扩张近端病变，改变病变构型后利于小球囊通过病变。

1. 小球囊挤压技术　一个常用的基本操作方法是：小球囊顶住病变反复、长时间、高压扩张，并换用不同长度和品牌球囊反复尝试。其核心是“顶住”，即推送球囊至无法推送处，保证一定推送力的同时长时间高压扩张球囊，挤压斑块变形，然后换用新的小球囊（因球囊扩张后变形，外径增大）或换用不同品牌的小球囊（通过性能不同）再次尝试。

2. 小球囊爆破技术　用直径 1. 25 ~ 1. 5mm 的小球囊推送到无法推送处，高压扩张至球囊破裂。事实上，很多球囊破裂并非有意为之，一般非顺应性球囊 18atm 之内不会破裂，但在钙化小结病变处即使小压力也容易意外破裂。破裂的球囊可使斑块产生小夹层，构型发生改变，易于小球囊通过（图 22-4、图 22-5）。有报道称成功率高达 50%[2]，但笔者的体会并没有如此神奇，反而有不少缺点：①极个别患者近端血管出现严重夹层甚至穿孔，因此建议使用≤1. 5mm 小球囊；②球囊破裂后内腔塌陷，球囊不易撤出，甚至必须与导丝一起撤离，不得不重进导丝。由于球囊越小，越易与导丝“黏合”，因此有人主张用 1. 5mm 球囊而不是 1. 25mm 球囊。

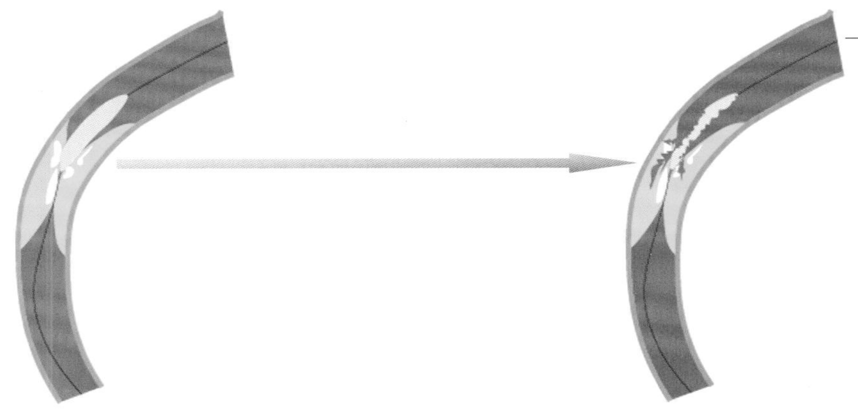

导丝通过闭塞/病变段，小球囊用力顶住近端纤维帽，高压扩张球囊直至爆破，爆破导致的微小夹层裂隙，松解纤维帽。其原理类似于隧道爆破技术。

图 22-4　球囊爆破技术示意图

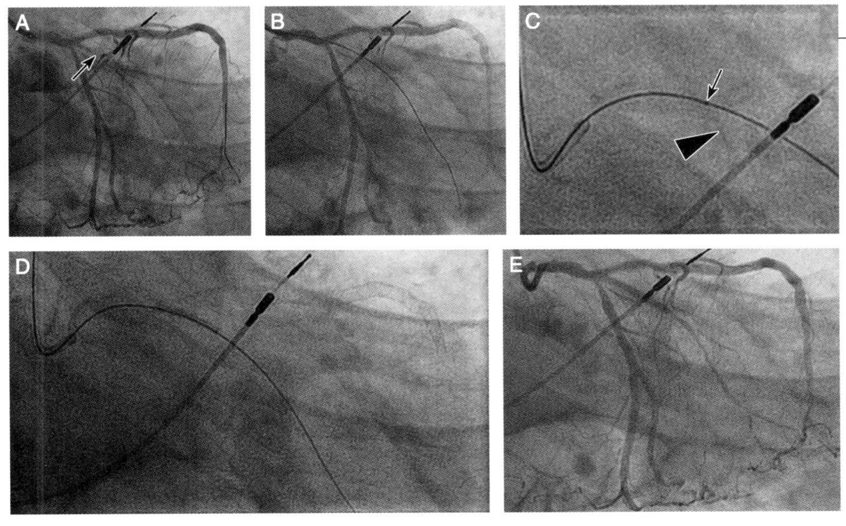

中间支 CTO 病变（A，箭头）。Fielder XT 导丝通过病变但球囊不能通过（B）。1. 5mm 球囊高压爆裂，造影剂渗漏至回旋支（C）。2. 0mm 球囊顺利通过（D）并置入支架（E）。

图 22-5　小球囊爆破技术案例[2]

3. 大球囊近端扩张技术 如小球囊反复扩张仍然无法通过，可用2.5mm或3.0mm的顺应性球囊推送至受阻处，保持向前推送力，打开球囊，有时大球囊扩张可改变病变近端斑块形态，利于小球囊通过病变。

五、微导管通过技术

总体来说，小球囊的通过性优于微导管［试想，在处理慢性完全闭塞性病变（CTO）病变时，若微导管不能通过，常先用小球囊预扩张病变处，再通过微导管］。因此，若小球囊不能通过病变，很少会采用微导管挤压病变。

微导管首选Tornus螺旋穿透导管。其设计独特，可尝试用于球囊不能通过的病变。其头端由8根直径0.12mm的不锈钢金属丝顺时针缠绕制成，外表呈螺旋状，逆时针旋转、推进导管，如同拧螺丝一样穿透坚硬致密的病变。值得注意的是，Tornus螺旋穿透导管同一方向旋转不能超过20周，过度旋转可能导致导管嵌顿，甚至断裂。旋转推进微导管时，导丝不转，若同时旋转可引起靶血管远端损伤。

次选Corsair微导管，头端无金属结构而柔软和灵活，其杆部呈辫状，使其旋转通过病变。与Tornus螺旋穿透导管不同，Corsair微导管可沿任一方向旋转通过病变。同样的，Corsair微导管过度旋转可导致微导管头端损伤，甚至引起微导管与导丝咬合嵌顿。

Finecross微导管支撑性不足，比较柔软，偶尔可用于扭曲成角的非钙化病变。

六、增强支撑力

增强系统支撑力的方法大家耳熟能详，主要包括导管支撑（导管深插、更换导管、延长导管Guideliner/Guidezilla、5in6子母导管）、导丝支撑（远送导丝、强支撑导丝、多导丝）、球囊锚定（分支锚定、远端锚定、远端内膜下锚定）等。

1. 更换/增加导管和导丝 球囊难过的第一对策其实并非更换球囊，而是通过导管深插和远送导丝增强系统支撑。如不行，可送入另1根支撑性更强的导丝，然后将球囊沿强支撑导丝送入，增强其通过性，另外由于球囊外导丝具有一定的切割效果，有助于斑块塑形。也可采用国内李悦教授提出的双球囊轮流冲击扩张的方法（图22-6）。无法送入第2根导丝，则可尝试更换支撑力更强的导管和导丝。对于CTO、次全闭塞、钙化扭曲伴夹层等复杂病变，重入导丝并不一定成功，需要慎重决定。有术者采用经对侧入路送入另一套支撑更强的导管/导丝系统（图22-7）[3]，可尝试采用。

2. 延长导管技术 延长导管包括5in6子母导管、Guideliner、Guidezilla、Expressman®等，能提供额外支撑力，改善同轴性（图22-8）。Guidezilla导管是一种能与6F指引导管兼容的快速交换导管，与子母导管比较操作更为简单，深入冠状动脉更多，支撑更强。Guidezilla导引导管段长25cm，由特殊的钢丝编织网和聚合物构成，内径1.45mm，外径1.68mm。导管的引导节段上有2个铂-铱标记带，远端标记带距离引导节段末端2mm，近端标记带距离引导节段近端3mm。葛均波院士设计的Expressman®延长导管在距离末端3cm和5cm处增加了直径为0.8mm的侧孔，可有效地解决冠状动脉血流问题，延长手术时间。

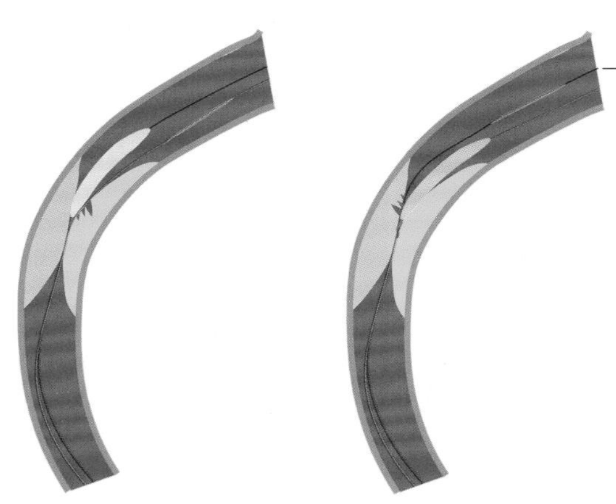

两根导丝送至血管远端，每根导丝各送入1个球囊，轮流扩张球囊，挤压伴行导丝在近端纤维帽不同部位产生切割效应，从而在不同部位和方向挤压斑块利于球囊通过。

图22-6 球囊导丝轮流切割技术（seesaw）[4,5]

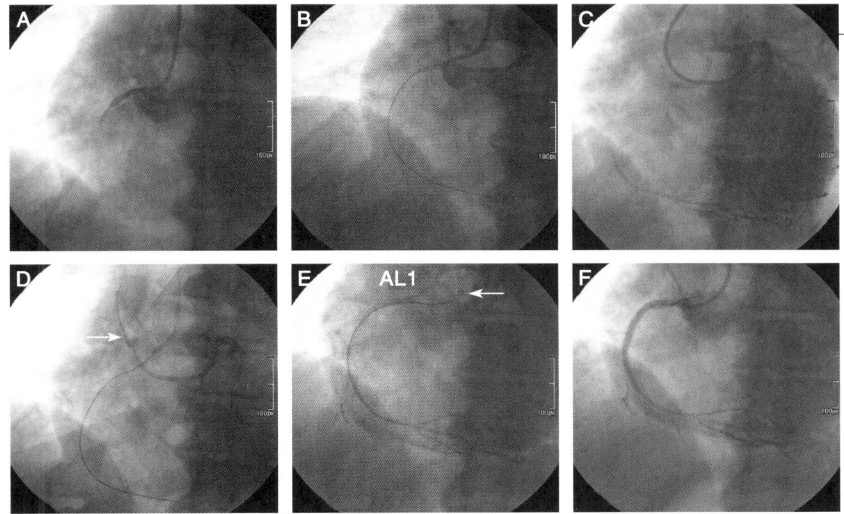

48 岁男性患者。稳定型心绞痛。右冠状动脉近段长程 CTO 病变(A)。AL1 未能到位,采用 JR4 到位。Caravel 微导管支撑下 FielderXT、Gaia 2 换用 Miracle 3 导丝通过 CTO 病变送至远段真腔(B)。但微导管、Apex1.5mm×15mm 球囊无法通过(C)。病变近端反复球囊扩张(球囊辅助微夹层技术)失败。分支锚定技术(圆锥支 2.0mm×15mm 球囊)失败(D)。JR4 导管稍撤离右冠状动脉口,经左桡动脉送入 6F AL1 指引导管至右冠状动脉口(E)。工作导丝顺利通过病变处送至右冠状动脉远端,Apex1.5mm×15mm 球囊顺利通过并置入支架(F)。

图 22-7 双指引导管技术[3]

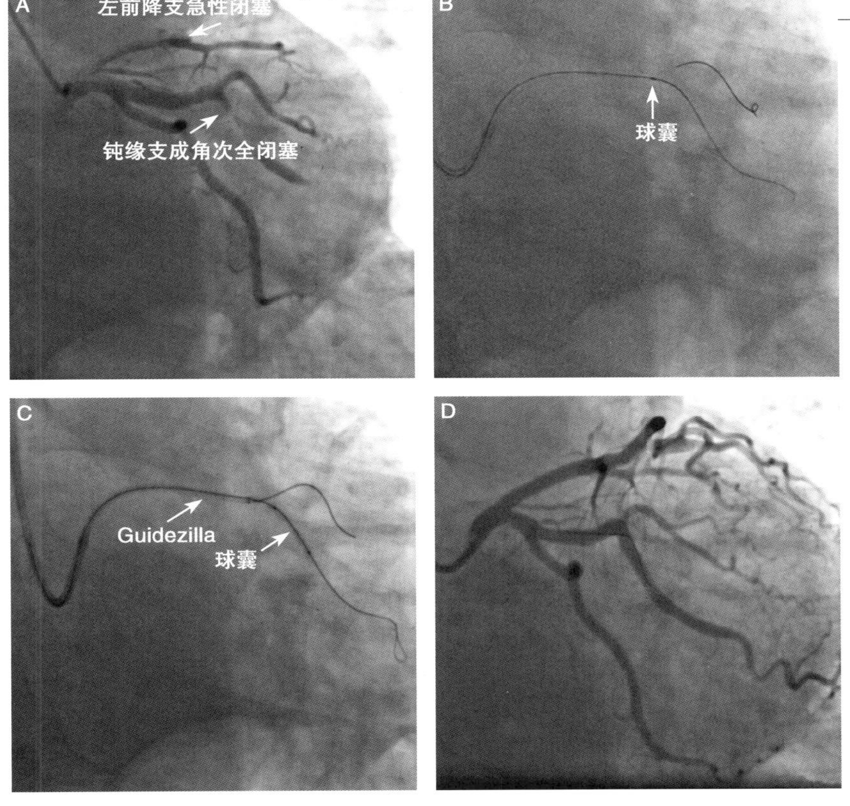

53 岁男性患者。非 ST 段抬高型心肌梗死(non-ST-elevation myocardial infarction,NSTEMI)。前降支近中段急性完全闭塞,粗大钝缘支中段次全闭塞,局部严重成角(A)。EBU 3.5 指引导管,Runthrough 导丝至钝缘支分支,Fielder XT 导丝通过闭塞段至钝缘支远段,1.5mm×6mm 和 1.25mm×10mm 球囊均未能通过(B)。Guidezilla 支撑下球囊顺利通过(C)。最终顺利置入支架,随后处理前降支病变(D)。

图 22-8 Guidezilla 延长导管助力成角病变

3. 球囊锚定技术 分支球囊锚定由 Fujita 等[6] 2003 年最早提出,固定指引导管以利于器械输送。远端球囊锚定是分支锚定的一种变体,将球囊锚定于病变远端或病变内部[7],利于支架通过(图 22-9)。远端内膜下球囊锚定是处理 CTO 病变的一种特殊类型的远端球囊锚定(图 22-10、图 22-11),属于非常规技术,偶尔能用到,在此简单介绍。再次强调,内膜下导丝 knuckle 和球囊扩张属于高风险技术:①导丝穿内膜下不易控制,容易进入分支,大球囊分支扩张可导致血管破裂;②内膜下导丝导致壁内血肿,甚至可能穿透血管外膜导致穿孔。因此,球囊扩张前最好送入 IVUS 确认内膜下导丝的位置,并确定拟扩张球囊的直径。球囊扩张压力一般 <8~10atm。

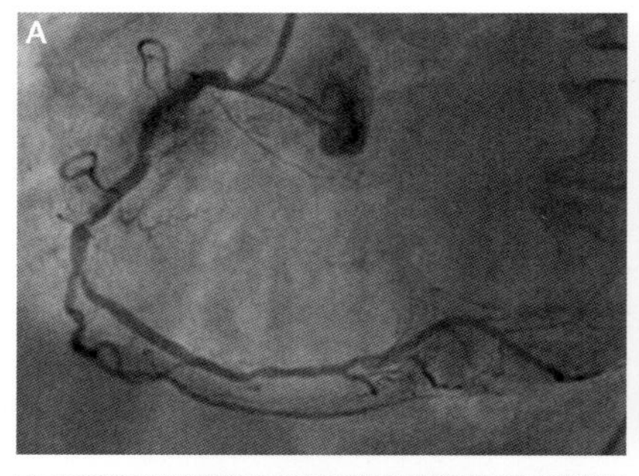

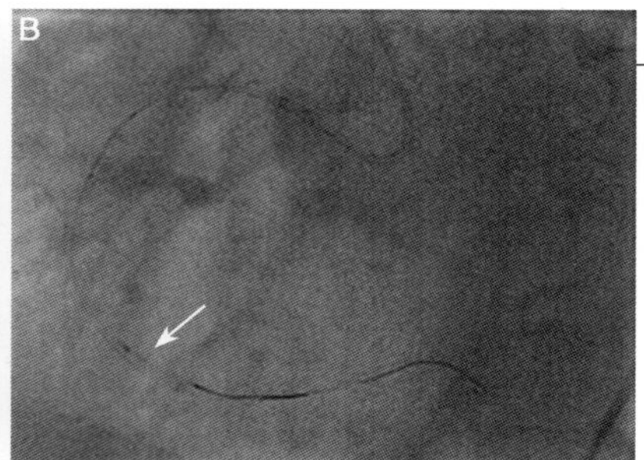

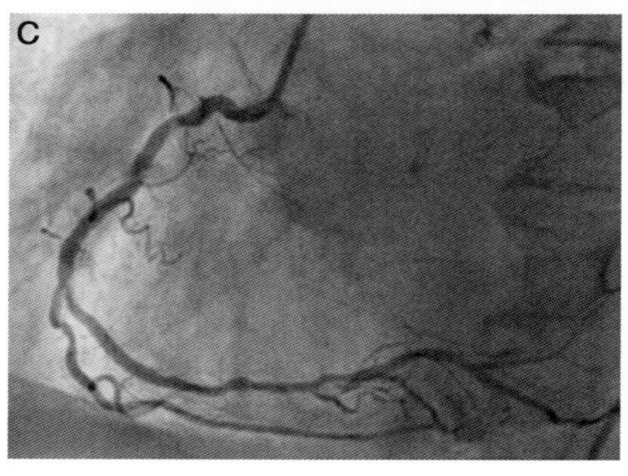

71 岁男性患者。前壁 AMI 行前降支 PCI 后 1 个月，来院行严重钙化扭曲的右冠状动脉病变治疗（A）。7F 股动脉长鞘，7F JR4 SH 指引导管。BMW 导丝顺利通过病变，球囊通过困难。换用 7F AL1 SH 指引导管，2.5mm 球囊顺利预扩张，双导丝支撑下，支架无法到位。将 2.5mm 球囊送至右冠状动脉远段，支架无法到位。最后将 2.5mm 球囊扩张 8atm，挤压锚定住 BMW 导丝远端（B），支架沿 BMW 锚定导丝顺利通过病变。撤离球囊后释放支架（C）。

图 22-9　远端球囊锚定技术[8]

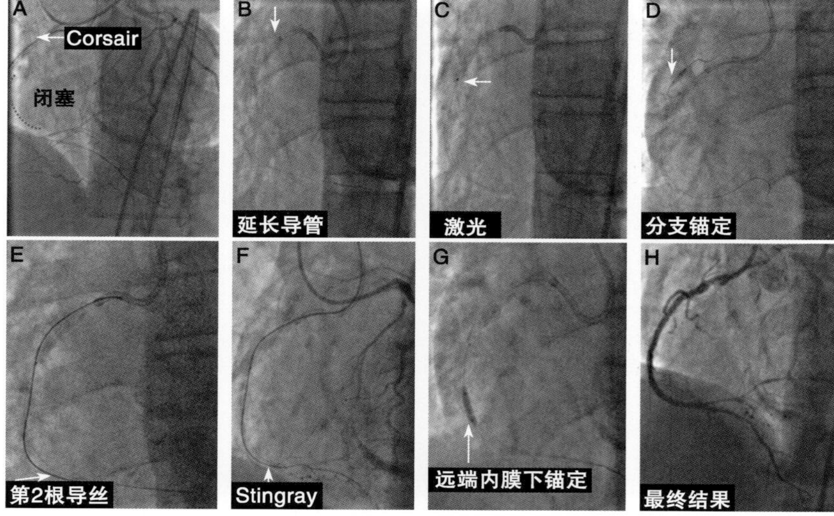

62 岁男性患者。右冠状动脉长程 CTO 病变。8F AL1 导管到位，微导管支撑下 Pilot 200 导丝顺利通过闭塞病变送至远端真腔，但 1.20mm、1.25mm、1.5mm 球囊均无法通过闭塞段。高压扩张球囊爆破试图震裂近端纤维帽，均失败。换用 Corsair 和 Finecross 微导管也无法通过（A）。8Fr Guideliner 加强支撑后也无法通过球囊和微导管（B）。Tornus 导管无备货。反复尝试 0.9mm 激光斑块切割导管（C）无法通过、锐缘支球囊锚定（D）也同样无法通过。尝试将 Pilot 200 导丝换为旋磨导丝也未能成功。试图改道内膜下，将第 2 根 Pilot 200 穿入内膜下 knuckle 至右冠状动脉远端（E）。但 Stingray 球囊导丝未能穿入真腔（F）。最后顺势施行远端内膜下球囊锚定技术。3.0mm 球囊经内膜下导丝送至闭塞段内远段，扩张球囊锚定真腔内导丝（G）并对斑块塑形，1.5mm 球囊顺利经真腔内导丝通过闭塞段送至右冠状动脉远端，顺利预扩张并置入支架（H）[9]。

图 22-10　远端内膜下球囊锚定技术

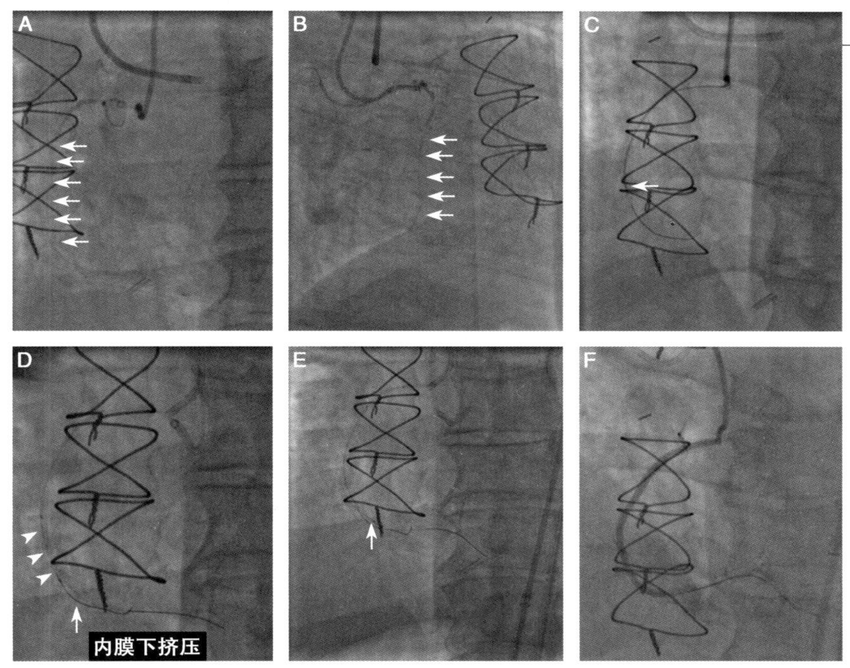

59 岁男性患者。冠状动脉旁路移植术(CABG)术后，右冠状静脉桥闭塞，拟开通具有微通道的右冠状动脉自身 CTO 病变(A~B)。6F AL1 指引导管，Pilot 200 导丝在 Corsair 支撑下通过(C)。但 1.25mm 和 1.5mm 球囊无法通过。采用双指引导管技术，送入另一 6F Champ1 指引导管(D)。第 2 根 Pilot 200 导丝送至闭塞段内膜下，2.0mm×20mm 球囊扩张对斑块进行塑形，然后真腔内 1.5mm 球囊顺利通过病变(E)并完成 PCI 手术(F)[10]。

图 22-11　内膜下挤压技术

七、旋磨

钙化是球囊不能通过的主要机制，旋磨可能是最有效的手段（图 22-12）。前提是旋磨导丝能顺利通过闭塞段送至血管远端，因此更换旋磨导丝是关键，有相当的挑战性。

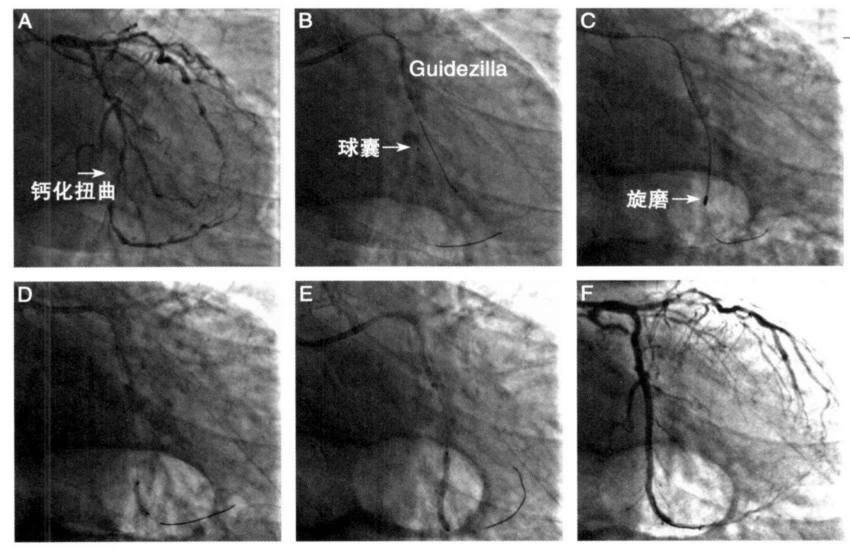

72 岁男性患者。劳力性心绞痛。造影显示回旋支弥漫性狭窄 80%~90% 伴重度钙化(A)。EBU3.5 指引导管到位，Runthrough 导丝送至回旋支远端，2.0mm×20mm、1.5mm×15mm、1.5mm×6mm、1.25mm×10mm 等多个球囊反复尝试均未能通过(B)。Guidezilla 加强支撑无效。Tornus 螺旋穿透导管也未能通过。1.25mm 旋磨头 180 000r/min 多次旋磨通过(C)。2.0mm×20mm 球囊预扩张后(D)。Guidezilla 支撑下置入 2.25mm×32mm、2.5mm×32mm、2.5mm×24mm 3 枚支架(E)。结果良好(F)。

图 22-12　旋磨

1. 球囊难通过病变往往以纤维化/钙化为主，撤离普通工作导丝或 CTO 导丝后，病变通道往往残留，为旋磨导丝通过留下通道，因此要有信心迎接挑战。

2. 当球囊反复扩张病变近端后，往往有夹层形成，增加旋磨导丝通过难度（图 22-13）。因此，最好将微导管送至无法通过处进行交换。

3. 旋磨导丝塑小 J 形弯，耐心旋转、调整，仍无法通过可重新塑形或更换新旋磨导丝，有时需更换数次旋磨导丝才能成功，不要轻言放弃（图 22-14）。

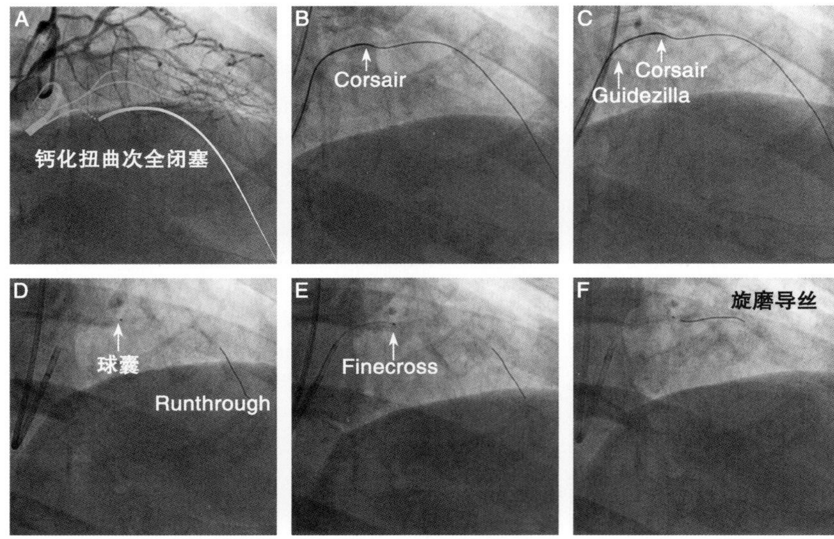

75岁男性患者。劳力性心绞痛。3支病变，造影显示前降支近端CTO病变伴重度钙化，远段经自身桥侧支显影（A）。EBU3.5指引导管到位，Corsair支持下FielderXTR导丝成功通过闭塞段至前降支远段，Corsair无法通过（B）。Guidezilla加强支撑，1.5mm×15mm、1.5mm×6mm球囊和Corsair微导管均未能通过（C）。换入Runthrough导丝，但无法远送，球囊和微导管未能通过（D～E）。拟行旋磨，旋磨导丝于钙化扭曲处嵌顿受阻，反复尝试无法远送（F）。此时旋磨存在较大风险，结束手术。

图 22-13　旋磨导丝无法通过

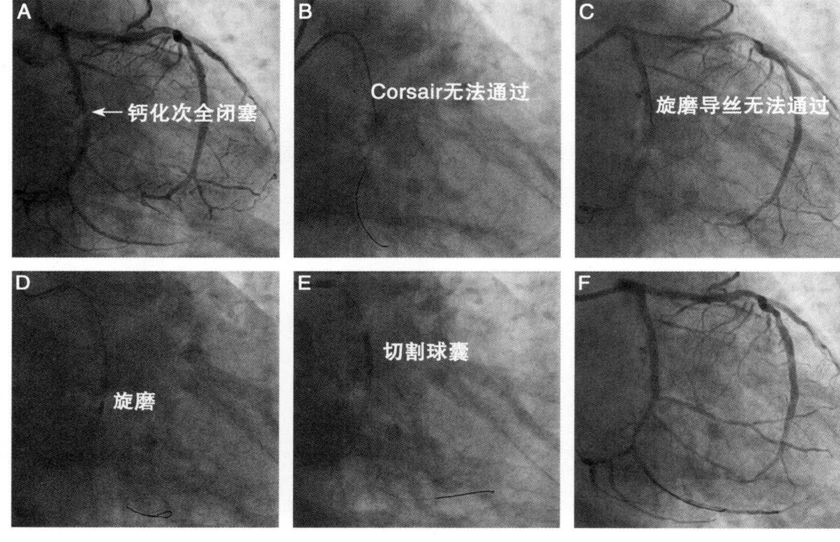

69岁男性患者。劳力性心绞痛。造影显示粗大回旋支中远段弥漫性病变伴钙化，狭窄99%（A）。6F EBU3.5指引导管到位，Finecross支撑下FielderXTR导丝成功通过病变处至钝缘支远段，Finecross换用Corsair和Tornus微导管均无法通过（B）。Finecross支撑下先后换用3根旋磨导丝，前2根旋磨导丝前端毁损（C）。最后1根成功通过病变处送至第3钝缘支，先后用1.25mm和1.5mm磨头多次旋磨通过（D）。经Finecross微导管换入Sion导丝，先后用2.0mm×15mm半顺应性球囊、Flextome2.5mm×10mm切割球囊、Quantum2.5mm×12mm非顺应性球囊预扩张后（E）。成功置入支架（F）。

图 22-14　多次更换旋磨导丝

4. 注意旋磨并发症。在旋磨过程中若发现转速明显下降，存在旋磨头停顿甚至嵌顿的风险。建议遵循“慢进”“间歇性旋磨”和“分段旋磨”原则。

八、准分子激光消融

激光治疗冠状动脉内病变最早可以追溯到20世纪80年代，但因早期并发症多、安全性低，早期的激光技术逐渐被淘汰。近些年，新一代准分子激光冠状动脉内斑块消融术（excimer laser coronary atherectomy，ELCA）技术问世，具有更短波长的紫外线光源、更细的导管设计以及脉冲式发射的冷光源，有效性、安全性明显提高，并在欧美国家及日本的临床应用中得到进一步验证。

1. 原理及机制　准分子激光是一类脉冲气体激光，混合惰性气体与卤素元素（如XeCl）作为活性介质以产生短波长、高能量的紫外线（ultraviolet，UV）脉冲光源。激光穿透深度与波长直接相关，采用UV激光（更短的波长308nm）拥有更浅的穿透深度（<50μm）、释放更少的热量以及更少的不必要的组织损伤，确保安全性。准分子激光组织消融由3种不同机制介导（图22-15）：光化学效应、光热效应以及光机

械效应。紫外线激光光线被血管内物质吸收并破坏碳-碳双键（光化学效应）。这使得细胞内液温度升高，从而导致细胞破裂并在导管前端产生蒸汽气泡（光热效应）。这些气泡的膨胀和暴缩瓦解了血管内的阻塞成分（光机械效应）。释放的碎片直径小于 10μm，可被网状内皮系统所吸收，从而避免微血管的阻塞。紫外光源穿透组织并产生蒸汽气泡所需要的阈值量称为“能量密度”（30～80mJ/mm^2）。1s 内脉冲激发次数称为“脉冲频率”。每次脉冲的持续时间称为“脉冲持续时间”即脉宽（通常不超过 125ns）。根据病变斑块性质，选择合适的能量密度及脉冲频率。

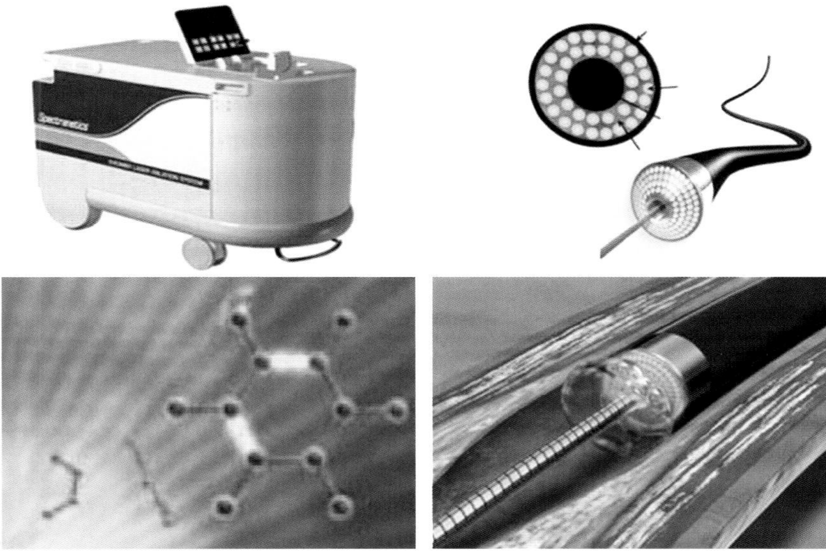

ELCA 激光机（CVX-300 Spectranetics®）及直径为 0.9mm 快速交换型激光导管（X80）和头端放大。紫外线激光光线被血管内物质吸收并破坏碳-碳双键（光化学效应）。这使得细胞内液温度升高，从而导致细胞破裂并在导管前端产生蒸汽气泡（光热效应）。这些气泡的膨胀和暴缩瓦解了血管内的阻塞成分（光机械效应）。因此光化学效应、光热效应以及光机械效应 3 种联合效应可以安全消蚀溶解血管内的血栓、斑块等组织。

图 22-15　ELCA 系统及工作机制

2. 操作步骤　所用仪器及器械包括：ELCA 激光机（CVX-300 Spectranetics®），快速交换型激光导管（X80）。激光机需在使用前预热 5min，先将导管内腔经肝素化冲洗，将末端连接至激光操纵台，进行导管校准。导丝通过病变后，将激光导管沿导丝缓慢向靶病变部位推进。接近靶病变时，设定能量，初始能量密度可设定为 30～40mJ/mm^2，初始脉冲频率为 30Hz，最大能量密度不超过 80mJ/mm^2，最大脉冲频率为 80Hz。推进导管速度要慢，可以小于 1mm/s 向前推进进入病灶传递激光能量脉冲，使得有足够的时间吸收和消融。在球囊不可通过或不可扩张的病变部位，由近及远推送激光导管，为增加斑块消融效果，推进的速度要控制在 0.5mm/s 以下。在消融过程中，要保证冠状动脉内快速滴注生理盐水以对激光导管进行冷却。全程透视激光导管前进过程，关注导管压力及心电图变化。激光导管撤出后，再根据标准术式行球囊扩张，置入支架（图 22-16）。

3. 注意事项　在操作过程中，尽可能地清除导管与组织间交界面的血液，需将 1L 0.9%生理盐水溶液通过三通接头接入管中，在屏幕上确认一旦开始冲洗造影剂时，将 5mL 生理盐水溶液一次性注入，并在整个激光激发过程中以 1～2mL/s 的流量进行持续灌洗。

4. 禁忌证及并发症的预防　除了缺少知情同意和无保护左主干病变以外，ELCA 几乎没有绝对的禁忌证。另外，慢性完全性闭塞病变（CTOs）行介入治疗时，如果有长段导丝进入内膜下的，不推荐进行 ELCA 手术。ELCA 的并发症与常规 PCI 遇到的情况类似。一些特殊情况可能是由于生理盐水灌注中断或造影剂污染所致，导致发热过多致血管穿孔风险的增加。

值得注意的是，在反复推送球囊/微导管等器械过程中，术者注意力完全集中于病变处，极易发生导管和导丝相关的并发症，主要是指引导管脱位、指引导管深插导致冠状动脉夹层、导丝过远导致冠状动脉穿孔，必须加以避免（图 22-17）。

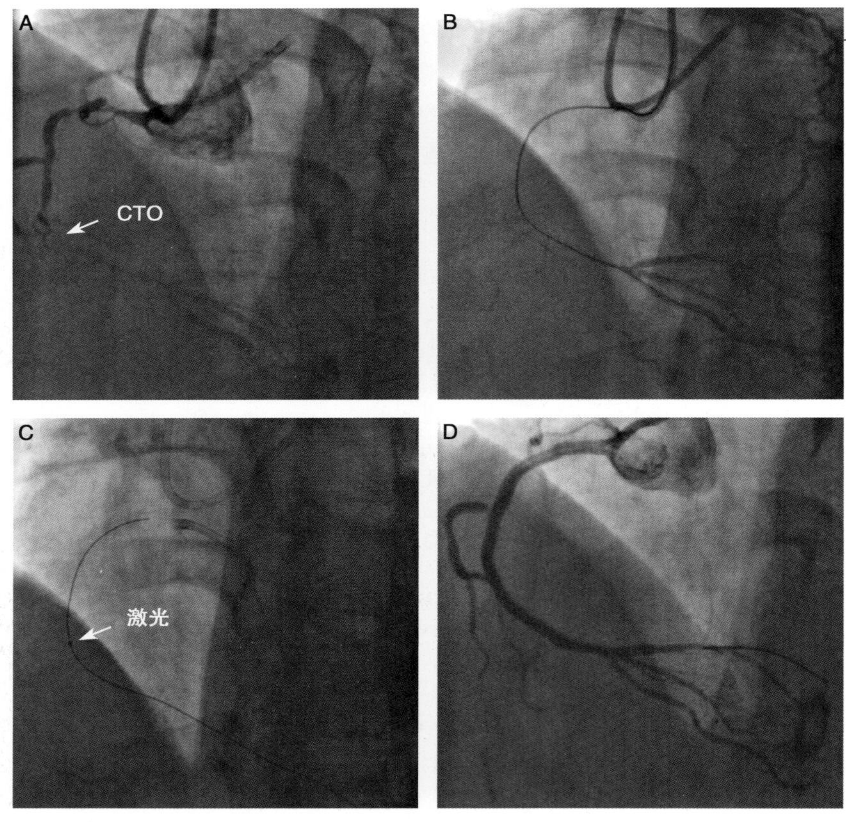

51岁男性。稳定型心绞痛。双侧造影示右冠状动脉中段CTO病变(A)。7F AL1.0指引导管,Corsair微导管支持下Fielder XT导丝通过闭塞段至右冠状动脉远段(B),1.25mm×15mm和1.25mm×10mm球囊均未能扩张。ELCA激光光纤导管沿导丝送至闭塞段,以能量40~60mJ/mm^2、频率30~40次/s行斑块光化学消融4次(C),球囊顺利通过扩张,并置入支架(D)。

图22-16 激光消蚀

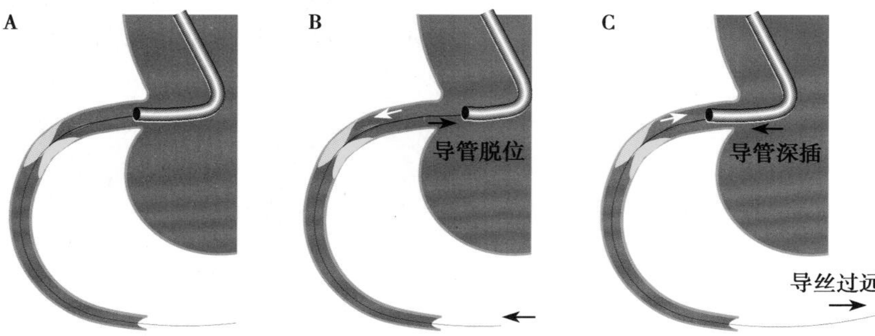

A. 导管和导丝位置正常;
B. 球囊前送引起导管脱位、导丝后退;
C. 球囊后撤引起导管深插-冠状动脉夹层和导丝过深-冠状动脉穿孔。

图22-17 球囊操作时容易出现的并发症

参考文献

[1] KARACSONYI J, KARMPALIOTIS D, ALASWAD K, et al. Prevalence, indications and management of balloon uncrossable chronic total occlusions: Insights from a contemporary multicenter US registry. Catheter Cardiovasc Interv, 2017, 90: 12-20.

[2] VO M N, CHRISTOPOULOS G, KARMPALIOTIS D, et al. Balloon-assisted microdissection "BAM" technique for balloon-uncrossable chronic total occlusions. J Invasive Cardiol, 2016, 28: E37-41.

[3] KOUTOUZIS M, AVDIKOS G, NIKITAS G, et al. "Ping-pong" technique for treating a balloon uncrossable chronic total occlusion. Cardiovasc Revasc Med, 2017.

[4] LI Y，LI J，SHENG L，et al. “Seesaw balloon-wire cutting” technique as a novel approach to “balloon-uncrossable” chronic total occlusions. J Invasive Cardiol，2014，26：167-170.

[5] XUE J，LI J，WANG H，et al. “Seesaw balloon-wire cutting” technique is superior to Tornus catheter in balloon uncrossable chronic total occlusions. Int J Cardiol，2017，228：523-527.

[6] FUJITA S，TAMAI H，KYO E，et al. New technique for superior guiding catheter support during advancement of a balloon in coronary angioplasty：the anchor technique. Catheter Cardiovasc Interv，2003，59：482-488.

[7] MAHMOOD A，BANERJEE S，BRILAKIS E S. Applications of the distal anchoring technique in coronary and peripheral interventions. J Invasive Cardiol，2011，23：291-294.

[8] GAGNOR A，TOMASSINI F，PRON P G，et al. Antegrade trapping balloon technique to increase support in percutaneous treatment of “uncrossable” lesions：another tool for an old problem. J Cardiovasc Med （Hagerstown），2013，14：247-248.

[9] MICHAEL T T，BANERJEE S，BRILAKIS E S. Subintimal distal anchor technique for “balloon-uncrossable” chronic total occlusions. J Invasive Cardiol，2013，25：552-554.

[10] CHRISTOPOULOS G，KOTSIA A P，RANGAN B V，et al. “Subintimal external crush” technique for a “balloon uncrossable” chronic total occlusion. Cardiovasc Revasc Med，2017，18：63-65.

第 23 章　旋磨操作流程解码

首先，旋磨是简单的，如同过球囊；其次，旋磨是复杂的，要点在于“磨”，磨的本意就是“拖延、耗时间、慢”，旋磨是一件慢活，讲究慢工出细活。

关于旋磨系统组成（图 23-1）和原理，本章不再赘述，主要解读旋磨操作流程[1, 2]。

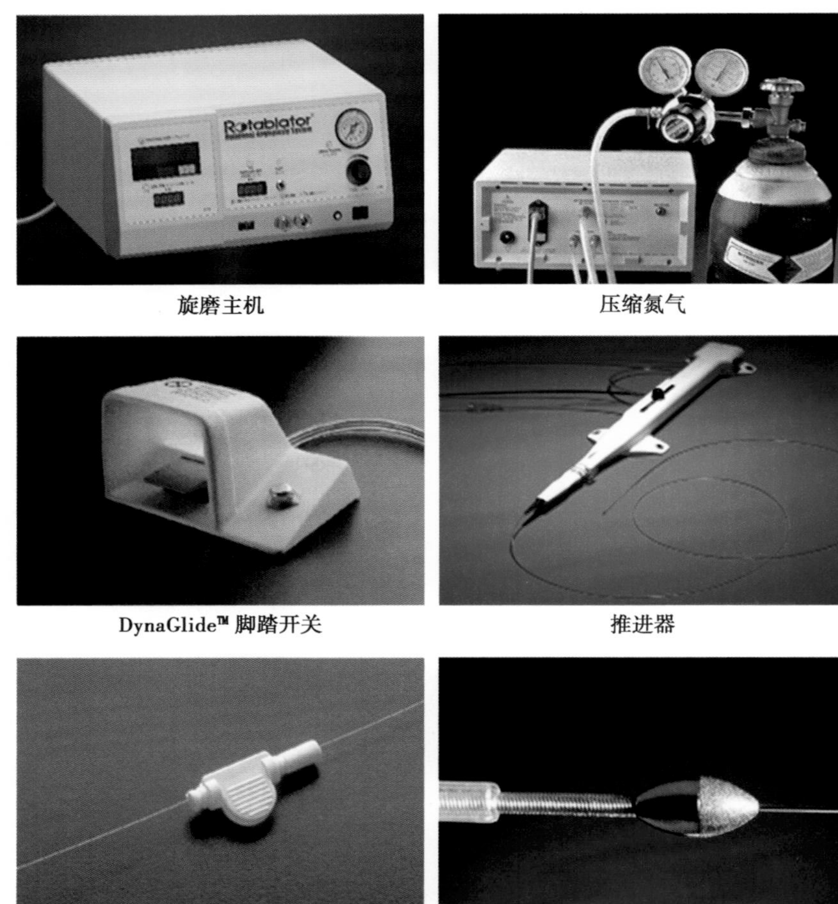

旋磨主机　压缩氮气

DynaGlide™ 脚踏开关　推进器

导丝夹及旋磨导丝　磨头

图 23-1　旋磨系统主要组件

1. 置入指引导管　冠状动脉内旋磨术的首要步骤是选择内腔足够大的指引导管并确保同轴性。一般来说，直径≤1.75mm 的旋磨头可选择 6F 指引导管，1.75~2.15mm 的旋磨头需选择 7F 指引导管，2.15~2.25mm 的旋磨头则需要 8F 的指引导管，2.25~2.50mm 的旋磨头则需要 9F 指引导管。对斑块进行旋磨是沿着导丝行进的，指引导管的同轴性不佳将导致导丝偏移从而使磨头指向动脉壁，造成血管夹层或穿孔，甚至导丝断裂。

2. 送入旋磨导丝　推荐微导管交换入旋磨导丝至主血管远段。注意事项：①如微导管无法通过，只能徒手操控旋磨导丝通过病变时，由于旋磨导丝超长、头大体细、缺乏涂层，操控性极差，需要谨慎操作，避免导丝打折和嵌顿。②导丝末端不能过远或过近。由于旋磨过程中导丝可能出现来回运动，若导丝过远存在导丝嵌顿入心肌或血管穿孔的风险；若导丝过近，旋磨头接触缠绕末梢段可导致导丝磨断。③旋磨导丝全程不能出现有死角的弯曲，否则导丝旋转可能出现导丝断裂或血管损伤。

旋磨导丝总长度 330cm，“头大体细”，主干硬段直径 0.009″，然后逐渐变细到 0.005″（过渡段），最后骤然变粗到 0.014″（显影缠绕的末梢段）。“头大”对旋磨头起“刹车”作用，但该处旋磨容易断裂（表 23-1，图 23-2）。国内也有应用 RG3 导丝的报道，RG3 长度 300cm，直径均为 0.010″，优点是导丝容易操控，但远端无“刹车”作用。

表 23-1　旋磨导丝的种类

导丝类型	长度	主干直径	过渡段直径	末梢段直径	过渡段长度	末梢段长度
软导丝	330cm	0. 009″	0. 005″	0. 014″	13cm	2. 2cm
强支撑导丝	一样	一样	一样	一样	5cm	2. 8cm

注：软导丝的细软过渡段长（13cm），不易拉直血管，不易导丝偏移，因此适用于成角和迂曲病变。强支撑导丝的细软过渡段较短（5cm），适用于远段病变。

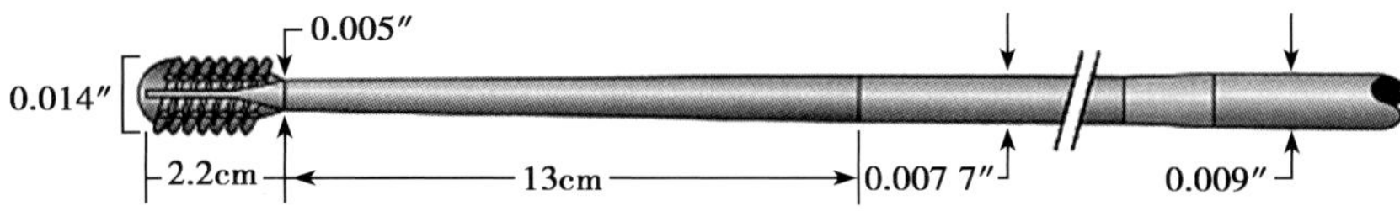

图 23-2　旋磨导丝（软导丝）

3. 准备旋磨头和推进器　将推进器的旋磨头调节钮前推到尽头固定，将旋磨导管的连接部插进推送器凹槽，无法拉开表示充分咬合，然后将金属套套上（图 23-3）。推进器三联：光纤连接、氮气连接、灌注液连接，然后将旋磨头调节钮固定在距离末端 2cm 处。将旋磨导丝通过旋磨头前端小孔逆行插入旋磨导管内，直到旋磨头距离 Y 形连接器数厘米处，并在距离推进器末端数厘米处用导丝扭转夹将导丝固定（图 23-4）。然后进行体外测试（DRAW）：Drip 盐水旋磨头滴出，Rotate 旋磨头转速稳定，Advancer 推进器把手可自由移动，Wire 推进器尾部导丝不随旋磨头转动而移动。如果旋磨头转速异常、旋磨导丝跟着旋磨头旋转或导丝自行后退等，需要重新调试。

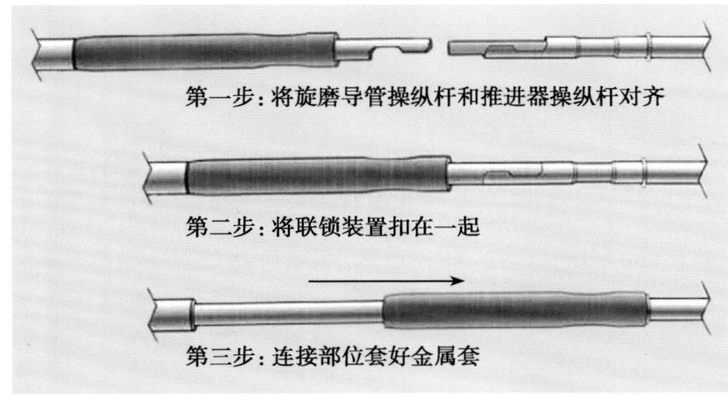

图 23-3　磨导管与推进器连接

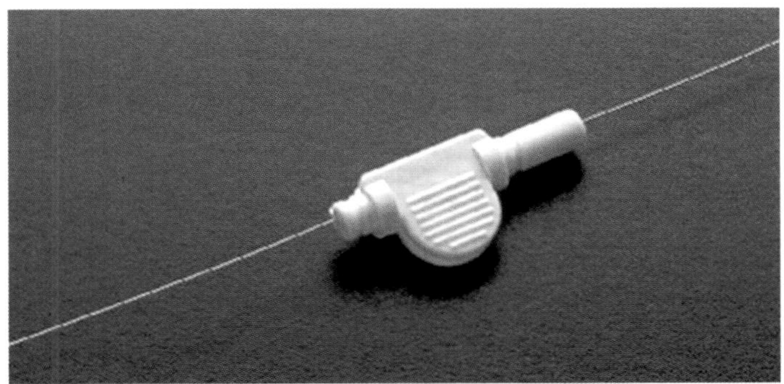

图 23-4　总是用导丝扭转夹将导丝尾部夹紧，旋磨头旋转时导丝无法移动

旋磨头大小可根据血管直径、病变形态、远端血管床、左心室功能及其他血管状态加以选择。随着旋磨理念从斑块消融向斑块修饰转变，OCT 研究显示钙化厚度< 500 μm 高压球囊即可扩开，因此旋磨头选择渐趋保守[3]。①血管直径：旋磨头/血管比率只要 0.4 ~ 0.6 即可（表 23-2），绝大部分病变只需要 1.5mm 旋磨头即可；②极度成角、严重迂曲、偏心性斑块、微导管或小球囊无法通过的严重狭窄病变推荐首先使用 1.25mm 旋磨头；③远端血管细小、三支弥漫性病变、左心室功能低下的患者推荐首先使用 1.25mm 旋磨头。

表 23-2　推荐最大旋磨头[3]

旋磨头大小/mm	参考血管直径/mm	最小指引导管/mm
1.25	2.5	5F
1.5	3.0	6F
1.75	3.5	6F
2.0	4.0	7F
2.15	4.3	7F
2.25	4.5	8F

4. 送入体内　沿导丝前送或后退旋磨导管，如同固定导丝后前送球囊一样简单，要点是固定导丝。如前送旋磨导管有阻力，可低速旋转前进（6 万 ~ 9 万 RPM）。

方法一（助手）：助手按下推进器尾端侧面黑色按钮，以松开推进器和导丝，然后固定导丝。由于旋磨导丝极长，旋磨导管全程位于导丝上，因此操作略显不便。

方法二（单人操作）[4, 5]：将导丝扭转夹夹紧导丝尾端后置入卡槽，此时自动松开推进器和导丝；将旋磨杆圈成 S 形袢，推进器放置在 Y 阀附近（大约 5cm），松开 Y 阀后左手前送旋磨杆，右手固定住旋磨导丝（后拉力），同时需透视观察导丝位置（图 23-5）。旋磨完成后也可单人撤离旋磨头，松开 Y 阀后左手回撤旋磨头，右手固定住旋磨导丝（前送力）。

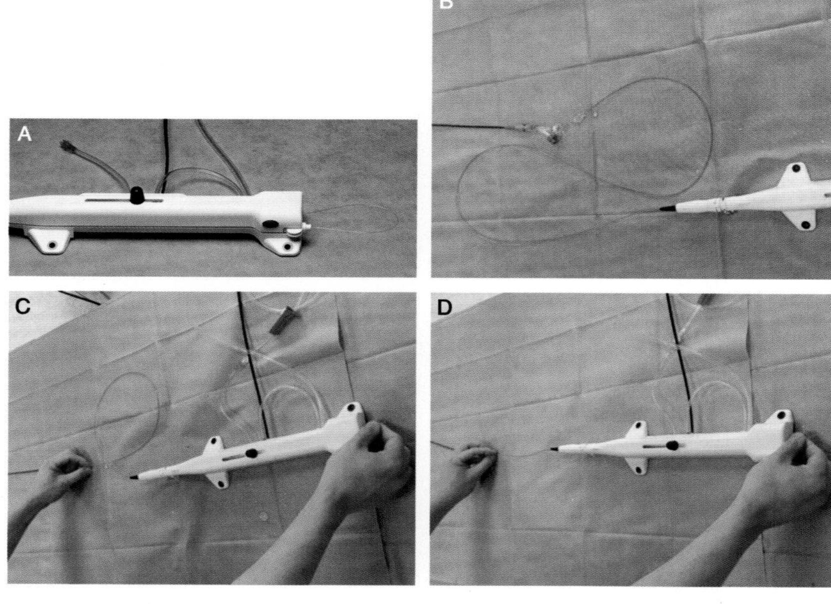

A. 导丝夹夹紧导丝尾部，置入卡槽；
B. 将旋磨杆圈成 S 形袢，推进器放置在 Y 阀附近；
C ~ D. 左手前送旋磨杆，右手固定住旋磨导丝（后拉力）。注意环形手柄位置（前 5cm 后 2cm）。

图 23-5　单人操作

5. 旋磨　将旋磨头送至靶病变 1 ~ 2cm 处，为避免启动旋磨时张力释放旋磨头突然前奔，旋磨前需要释放系统前向张力：解锁后前送然后回撤推进器按钮（释放旋磨头张力）；松开止血阀前送然后回撤输送杆（释放旋磨导管张力）；低速旋转（确保张力全部释放）。导丝扭转夹取出卡槽但仍夹住导丝（保证导丝位置不变），然后再次确认转速后开始旋磨。

关于转速，尚无一致意见。2017 年《冠状动脉内旋磨术中国专家共识》推荐 13.5 万～18 万 RPM；2015 年《冠状动脉内旋磨术欧洲专家共识》推荐 13.5 万～18 万 RPM[6]，最高 22 万 RPM；2019 年《冠状动脉内旋磨术北美专家共识》推荐 14 万～15 万 RPM。转速过慢容易旋磨头嵌顿，旋磨颗粒过大增加无复流概率；而转速过快又容易细胞热损伤、激活血小板和无复流。因为过快的风险完全可以通过缩短旋磨时间、缩短旋磨距离、延长旋磨间歇来预防，主要的担忧——血小板激活在 GP Ⅱb/Ⅲa 受体拮抗剂时代基本不是问题。而过慢的风险不堪承受。显然，过慢的风险大于过快，笔者个人倾向宁快毋慢。

（1）“慢进”原则：钙化是磨过去的，不是顶过去的，也不是冲过去的。减速过多（较平台速度下降>5 000RPM）、指引导管/导丝末端反弹等现象表明旋磨头推进过强或阻力过大。暴力推送旋磨头偏移，可增加各种并发症的发生率，几乎为“万恶之源”：旋磨头强行进入单向阀病变而嵌顿、旋磨头偏移或通过病变后前冲损伤血管甚至磨断导丝、碎屑过大而无复流等（图 23-6）。尤其是复杂病变时更应强调慢进原则。

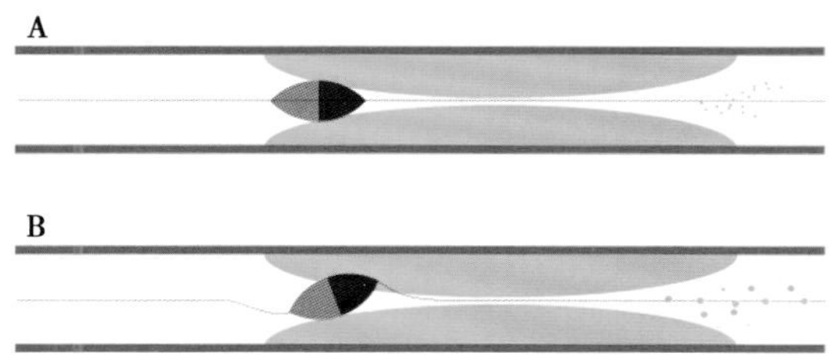

图 23-6 暴力推送磨头是“万恶之源”

（2）“快退”原则：缓慢推送旋磨头接触病变 2～3s 后快速回撤旋磨头至病变近端，然后继续旋磨。坚持病变内“不停留、不停转”，一方面避免旋磨头嵌顿，另一方面恢复冠状动脉血流冲刷微粒，减少无复流风险。

（3）“间歇性旋磨”和“分段旋磨”原则：中国和欧洲建议每次旋磨时间 <30s[1, 6]，北美建议 <20s[3]，实际操作中每次旋磨头前进时间大多 <5～10s。但应根据病变形态、远端血流量、血流动力学状态预判无复流的可能性和耐受性，调整旋磨时间。譬如开始旋磨时微粒较多，时间宜短；斑块负荷严重时微粒较多，时间宜短；远段血管床细小，时间宜短；基础心脏功能差，时间宜短；基础血压低，时间宜短。

如旋磨头无法通过，可采用方法包括：提高转速（最高可达 22 万 RPM）、减小旋磨头直径、更换新旋磨头（旋磨 20～30 次需要更换）、增加导管支撑力（Guidezilla 可通过 1.25mm 旋磨头，但需要在体外预装）等。

6. 旋磨终点 旋磨通过后需要再抛光 2～3 次，旋磨结束的标准是畅通无阻：手感无阻力、听觉无噪声、无转速下降、旋磨后球囊可充分扩张病变。旋磨结束后，造影排除旋磨相关并发症。为避免支架通过后扩张不良，放支架前还需证实病变的可扩张性：略小于血管直径的高压球囊或嵌入性球囊可扩张病变（指南推荐为球囊/血管 1∶1），或者腔内影像学证实钙化环打开。

7. 预防性使用 术者需要评估病变和病情，预测旋磨并发症和后果。高危患者旋磨前可预防性提升血压、心率，或安装临时起搏器，极高危患者甚至可在 IABP 或 ECMO 支持下旋磨。

8. 计划旋磨与非计划旋磨 计划旋磨是指在之前未发生任何器械使用失败的情况下，主动使用旋磨处理病变。非计划旋磨是指在旋磨之前器械尝试失败之后决定旋磨的策略。

有研究显示，计划旋磨较非计划旋磨能有效降低手术时间、造影时间，减少对比剂用量、预扩球囊使用量。在临床实际工作中，当预估病变钙化较重、旋磨概率较高时，可主动使用旋磨处理，这种情况下能够降低手术风险，提高手术成功率。

参考文献

[1] 葛均波，王伟民，霍勇. 冠状动脉内旋磨术中国专家共识. 中国介入心脏病学杂志，2017，25:61-66.

[2] 王伟民，霍勇，葛均波. 冠状动脉钙化病变诊治中国专家共识. 中国介入心脏病学杂志，2014，22：69-73.

[3] SHARMA S K，TOMEY M I，TEIRSTEIN P S，et al. North American expert review of rotational atherectomy. Circ Cardiovasc Interv，2019，12：e007448.

[4] LEE M S，NGUYEN H，PHILIPSON D，et al. “Single-Operator” technique for advancing the orbital atherectomy device. J Invasive Cardiol，2017，29：92-95.

[5] LEE M S，WIESNER P，RHA S W. Novel technique of advancing the rotational atherectomy device：“Single-Operator” technique. J Invasive Cardiol，2016，28：183-186.

[6] BARBATO E，CARRIE D，DARDAS P，et al. European expert consensus on rotational atherectomy. Euro Intervention，2015，11：30-36.

第 24 章　旋磨的特殊适应证

一、适应证:什么是严重钙化

何时启动旋磨治疗，是最常见的问题。旋磨的适应证是严重钙化，通过修饰钙化病变，保证支架顺利通过和扩张。旋磨适应证简单明了：妨碍支架通过的严重钙化!

但冠状动脉造影判断严重钙化并不准确。一方面，造影钙化≠病理钙化，冠状动脉钙化的病理生理学并不清楚，组织钙化显影的一般规律是磷酸钙（阳性）>草酸钙>磷酸铵镁>胱氨酸钙>尿酸钙（阴性）。不显影钙化“诱骗”我们延误旋磨时机。另一方面，内膜钙化≠中膜钙化，需要旋磨治疗的是浅表钙化（内膜钙化），而深部钙化对 PCI 操作影响并不大，不需要旋磨术治疗。外膜钙化可能诱导我们过度使用旋磨。

因此，是否旋磨并不完全取决于 X 线影像学，应重视 X 线钙化影外的证据，一旦发现以下情形，可启动旋磨程序：

1. 造影相关证据　严重钙化病变伴走行僵硬；导丝通过病变似走行于石头堆，高阻力常伴指引导管后退；预扩张球囊无法通过，常伴指引导管后退；预扩张球囊无法扩张或扩张后呈 S 形（图 24-1）；IVUS 导管无法通过等。

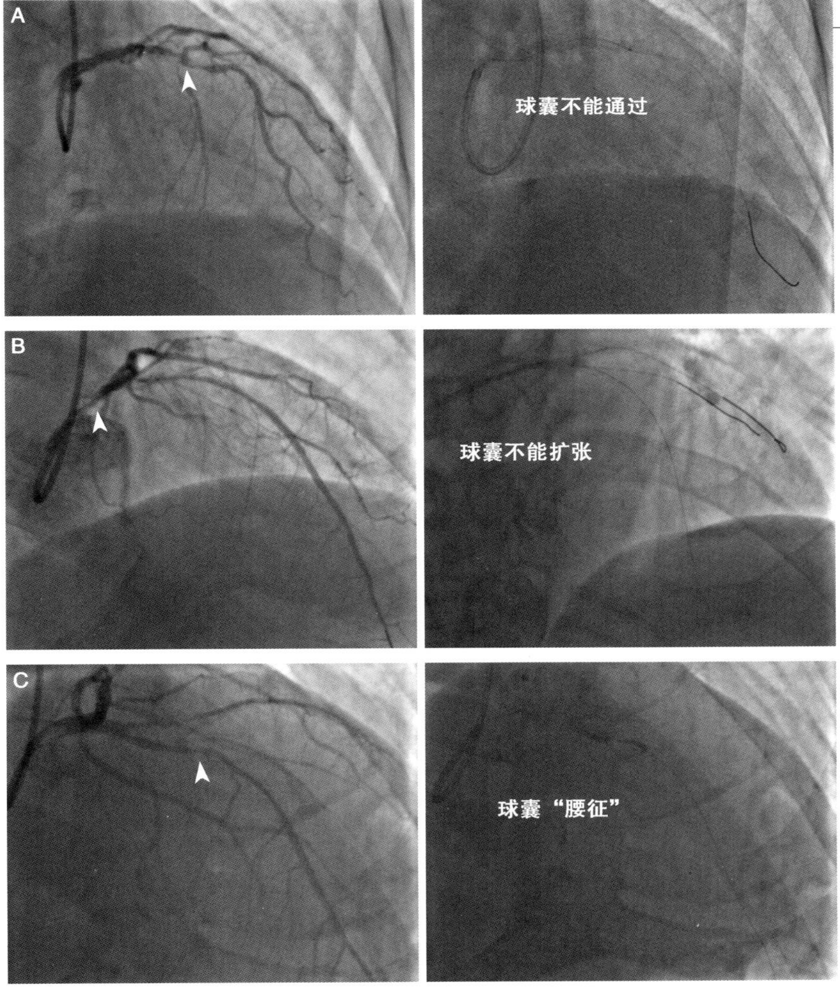

A. 球囊不能通过；
B. 球囊不能扩张；
C. 球囊扩张呈 S 形或腰征。
箭头指钙化病变。

图 24-1　球囊预处理时提示需要旋磨的情形

2. 腔内影像学证据 IVUS 能够判断钙化深度、钙化范围，一般认为浅表钙化的病变弧度 270°~360° 是旋磨适应证。OCT 能提供更为准确的信息。

二、旋磨的特定适应证

旋磨的特定适应证指可以旋磨但要特别小心的情形。这种适应证相当于旋磨操作说明书中的标签外适应证，或者早年教科书中的相对禁忌证。旋磨的特殊适应证主要包括：静脉桥血管、大量血栓病变、急性心肌梗死罪犯病变、夹层病变、长病变≥25mm、成角病变≥45°、无保护左主干病变、严重左心室功能不全（LVEF< 30%）、严重三支病变等。

三、夹层病变旋磨

球囊不能扩张的钙化病变是旋磨的常见适应证。但大多数病例球囊扩张后存在不同程度的夹层，而冠状动脉夹层一度又是旋磨的禁忌证。既是适应证，又是禁忌证，如何艰难抉择？该矛盾一直困扰着术者[1~3]。

“标准答案”是保守治疗 3~4 周夹层愈合后再旋磨[3, 4]。但保守治疗下发生血管闭塞的风险较大。在夹层影响血流的情形下，旋磨有可能是唯一选择。近年来，介入医师被迫做了一些“适应证”外的夹层旋磨，NHLBI A~C 型夹层旋磨的安全性得到初步验证[5]，目前共识认为夹层是旋磨的特殊适应证[6]（表 24-1，图 24-2）。

表 24-1 冠状动脉夹层 NHLBI 分型及预后

分型	定义	急性闭塞发生率
A	血管腔内少许内膜撕裂透亮影，造影剂排空大致正常	0%
B	平行的内膜撕裂成双腔，无明显造影剂潴留或轻度排空延迟	3%
C	假腔形成伴造影剂排空延迟	10%
D	螺旋形夹层伴造影剂潴留	30%
E	新出现的持续造影剂充盈缺损	9%
F	冠状动脉的完全闭塞	69%

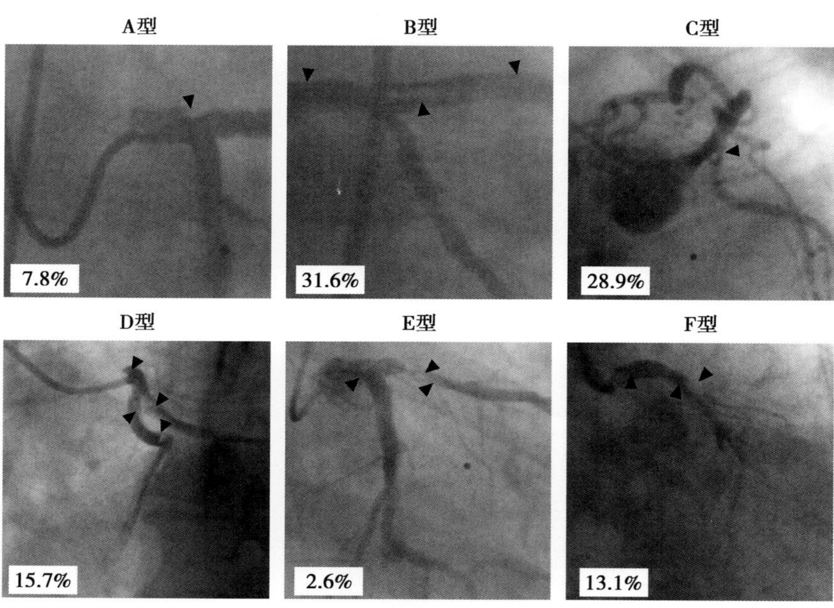

图 24-2 冠状动脉夹层 NHLBI 分型[7]

但笔者认为，以下 3 种情况应尽量避免旋磨（图 24-3）：①螺旋形夹层：理论上，一旦内膜片缠绕旋磨头钻石颗粒，可能引发内膜广泛撕脱和旋磨头嵌顿（如同体外测试时避免接触纱布，以免旋磨头表面钻石缠绕纱布纤维）。②夹层累及远段正常血管节段：旋磨后夹层极有可能无限制向末梢血管延伸。③导丝位于夹层内：由于夹层往往位于钙化病变的对侧，旋磨头通过时往往难以有效接触钙化部分，发挥不了斑

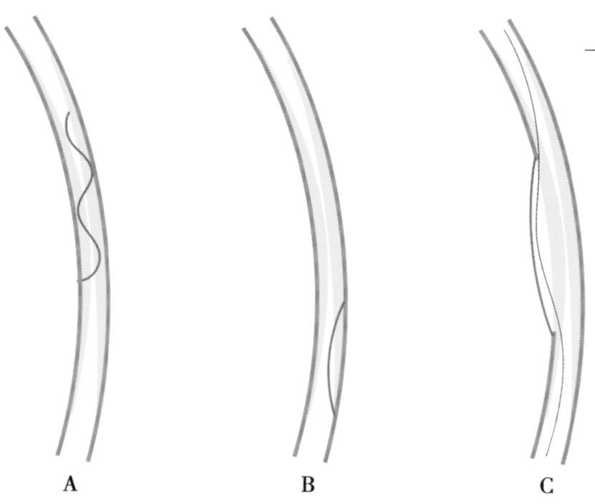

A. 螺旋形夹层；B. 夹层累及正常血管节段；C. 导丝嵌入夹层。

图 24-3　尽量避免旋磨的 3 种夹层

块消融作用，只会导致扩大夹层甚至诱发血管穿孔。

旋磨操作注意事项：为避免夹层扩展，建议小旋磨头、高转速、短时间、轻柔操作（图 24-4）[1, 5, 8]；夹层常位于钙化病变的肩部，而不是钙化部位，因此，定点旋磨值得推荐，避免长程“抛光”[3]。

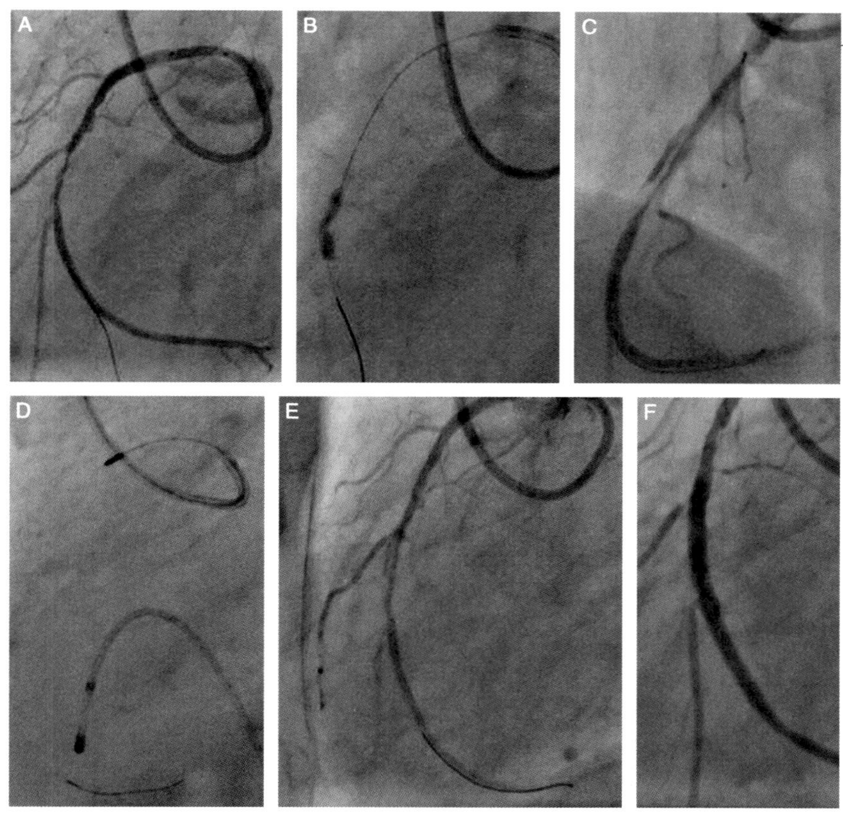

75 岁男性患者。不稳定型心绞痛。造影示右冠状动脉异位开口于左冠状窦，中段长程狭窄伴钙化（A）。2.5mm×12mm 非顺应性球囊 24atm 无法扩张病变（B）。2.0mm×6mm 切割球囊无法通过病变，棘突球囊也无法扩张，造影显示中段长程夹层，但无造影剂残留（NHLBI B 型夹层），远端血流 TIMI2 级（C）。1.25mm 旋磨头 18 万 RPM 旋磨（D）后夹层无扩展（E）。支架顺利置入，扩张良好（F）。

图 24-4　钙化伴长程夹层的旋磨治疗[3]

四、成角病变旋磨

1. 成角钙化病变的特殊性　钙化成角≥90°为旋磨禁忌证，45°~90°为相对禁忌证（特定适应证）[4, 6, 9]。旋磨头通过迂曲/成角病变时，前送轨迹是血管外侧缘，因“旋磨头偏移”和“旋磨头前奔”容易发生冠状动脉夹层、冠状动脉穿孔和旋磨导丝断裂；回撤轨迹是血管内侧缘，当内侧缘存在严重钙化时，就构成所谓“单向阀”病变，旋磨头极易嵌顿（图 24-5~图 24-7）。

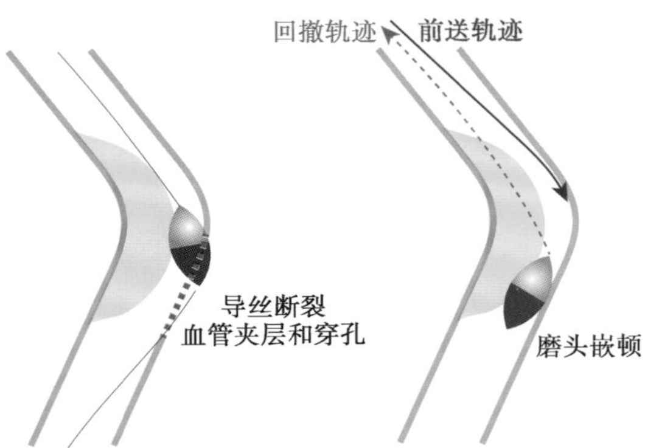

图 24-5　成角钙化病变的旋磨并发症

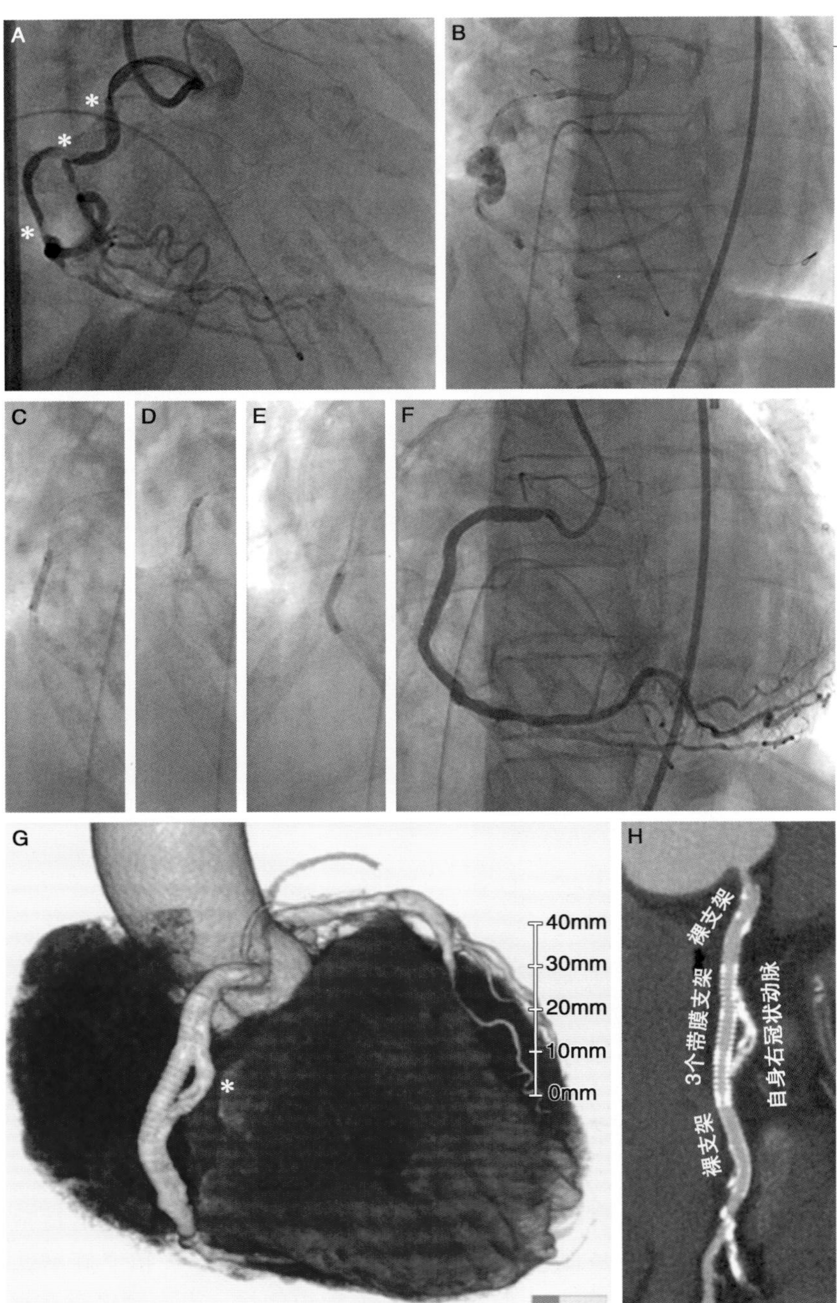

70 岁男性患者。严重迂曲右冠状动脉 3 处严重狭窄伴钙化（A）。1.25mm 旋磨头 14 万 RPM 旋磨后冠状动脉破裂（B）。心包穿刺同时右冠状动脉近中段置入 3 个带膜支架（GraftMaster 2.8mm×16mm）（C～E），造影效果良好（F）。2 个月后 CCTA 显示带膜支架通畅，但完全独立于破裂的自身血管节段，成为“桥血管”（G～H）。说明该患者旋磨时血管完全破裂，部分导丝完全游离于自身血管之外。

图 24-6　重度迂曲钙化旋磨后穿孔[10]

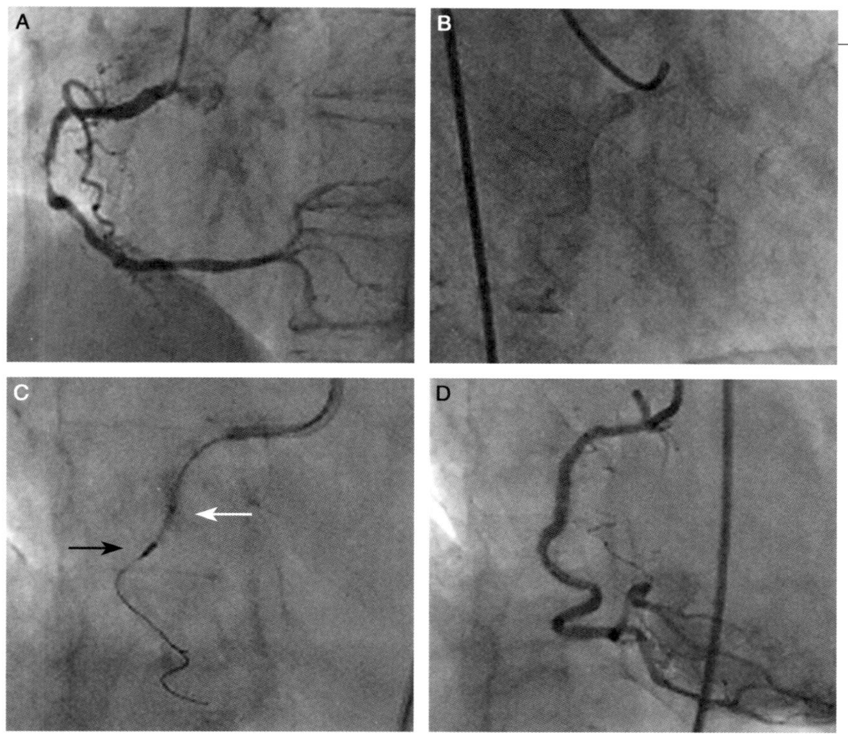

67 岁女性患者。尿毒症。右冠状动脉中段严重狭窄伴严重钙化和严重扭曲（A～B），1. 25mm 旋磨头 21 万 RPM 旋磨难以通过，反复尝试第 8 轮旋磨时终于通过，但不幸嵌顿（C）。1. 25mm 球囊难以送入 7F 指引导管，旋磨推送杆剪断后拉出鞘，顺利送入 2. 5mm 球囊 18atm 扩张，然后拉出旋磨头，最后置入支架（D）。

图 24-7　迂曲钙化病变旋磨并发旋磨头嵌顿[11]

2. 成角钙化的旋磨技巧　成角钙化病变的旋磨要点是“更小”“更慢”，要随时刹车，严防旋磨头前奔。

Sakakura 等 2016 年提出半途（halfway）旋磨法[12，13]，要点是钙化成角病变用 1. 25mm 或 1. 5mm 小旋磨头只旋磨转角前部分（前半程），钙化环变薄或裂隙形成；然后高压球囊扩张未旋磨的转角后部分（后半程），钙化可能随之裂开，随后完成支架置入。优点是后半程不旋磨，避免因“旋磨头偏移”和“旋磨头前奔”导致的血管穿孔或旋磨头嵌顿（图 24-8、图 24-9）。

若后半程血管粗大，可继续旋磨后半程；若后半程血管高压球囊无法扩张，也可继续旋磨后半程。分段扩张的优点是前半程“旋磨＋扩张”后，减轻了成角角度，从而减少了“旋磨头偏移”和“旋磨头前奔”的可能性，在一定程度上也降低了穿孔或嵌顿风险。

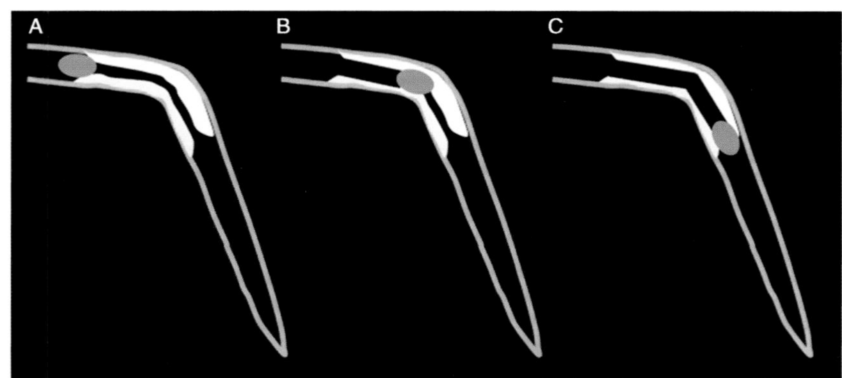

A～C. 传统旋磨法；
D～F. 半途旋磨法。

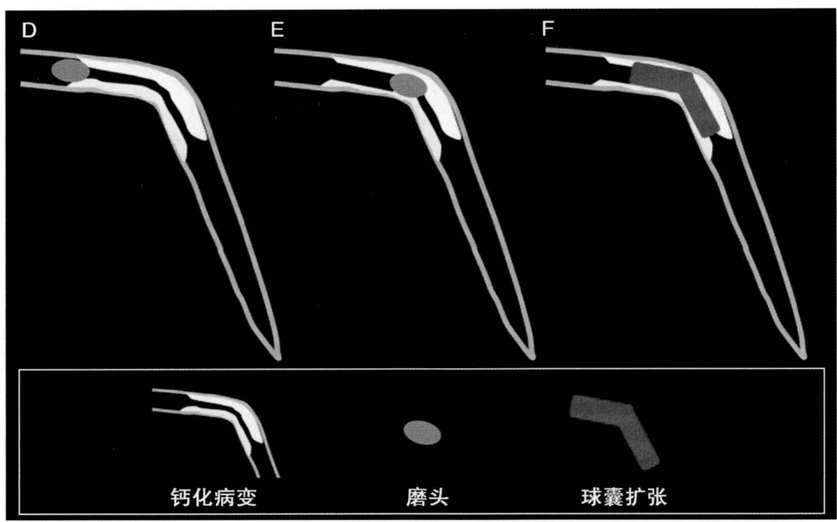

图 24-8　半途旋磨法[12]

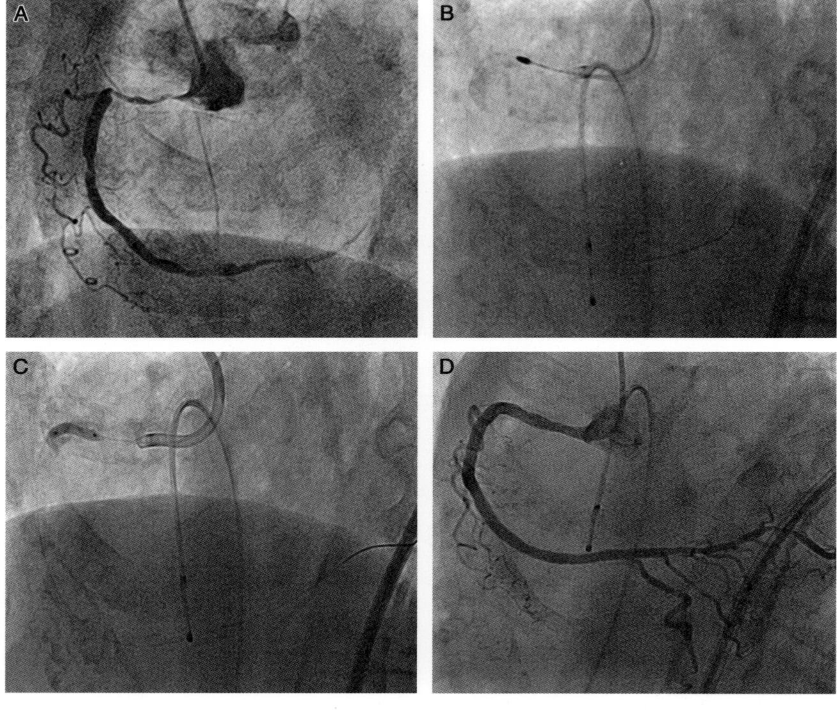

83 岁女性患者。患有尿毒症、劳力性心绞痛。造影示右冠状动脉近段严重狭窄伴严重钙化和严重成角(A)。1.5mm 旋磨头 19 万 RPM 旋磨成角前钙化,刻意控制旋磨头不越过转角处(B)。然后 2.5mm 非顺应性球囊扩张成角病变(C)。顺利置入支架(D)。

图 24-9　半途法旋磨成角钙化病变[13]

参考文献

[1] HO P C. Rotational atherectomy in coronary dissection. J Invasive Cardiol, 2010, 22: E204-207.

[2] PEDERSEN W R, GOLDENBERG I F, JOHNSON R K, et al. Successful rotational atherectomy in the setting of extensive coronary dissection: a case of failed balloon angioplasty in a nondilatable calcified lesion complicated by balloon rupture and extensive dissection. Catheter Cardiovasc Interv, 2003, 59: 329-332.

[3] MEHTA A B, DESAI A, MEHTA N. Rotastenting in an anomalously arising right coronary artery after an ugly dissection. Indian Heart J, 2013, 65: 469-473.

[4] BARBATO E, CARRIE D, DARDAS P, et al. European expert consensus on rotational atherectomy. Euro Intervention, 2015, 11: 30-36.

[5] ZHANG D, HU J, MAN W, et al. Safety and efficacy of immediate rotational atherectomy in nondilatable calcified coronary lesions complicated by coronary artery dissection (RAISE). J Interv Cardiol, 2015, 28: 456-463.

[6] SHARMA S K, TOMEY M I, TEIRSTEIN P S, et al. North American expert review of rotational atherectomy. Circ Cardiovasc Interv, 2019, 12: e007448.

[7] ESHTEHARDI P, ADORJAN P, TOGNI M, et al. Iatrogenic left main coronary artery dissection: incidence, classification, management, and long-term follow-up. Am Heart J, 2010, 159: 1147-1153.

[8] KOUTOUZIS M, AGELAKI M, MANIOTIS C, et al. Undilatable stent neoatherosclerosis yreated with ad hoc rotational atherectomy. Case Rep Cardiol, 2017, 2017: 3168067.

[9] 葛均波，王伟民，霍勇. 冠状动脉内旋磨术中国专家共识. 中国介入心脏病学杂志，2017，25：61-66.

[10] YAMAMOTO S, SAKAKURA K, FUNAYAMA H, et al. Percutaneous coronary artery bypass for type 3 coronary perforation. JACC Cardiovasc Interv, 2015, 8: 1396-1398.

[11] SAKAKURA K, AKO J, MOMOMURA S. Successful removal of an entrapped rotablation burr by extracting drive shaft sheath followed by balloon dilatation. Catheter Cardiovasc Interv, 2011, 78: 567-570.

[12] SAKAKURA K, TANIGUCHI Y, YAMAMOTO K, et al. Halfway rotational atherectomy for calcified lesions: Comparison with conventional rotational atherectomy in a propensity-score matched analysis. PLoS One, 2019, 14: e0219289.

[13] SAKAKURA K, TANIGUCHI Y, MATAUMOTO M, et al. How should we perform rotational atherectomy to an angulated calcified lesion? Int Heart J, 2016, 57: 376-379.

第 25 章　旋磨并发症解析

千万次正面讲解，终究不及一次并发症解读。暴力操作是“万恶之源”。几乎所有旋磨并发症（包括旋磨头嵌顿、冠状动脉穿孔、导丝断裂、慢血流等）均与暴力快速操作有关。本章主要解读旋磨并发症的规避和处理，冠状动脉痉挛并非旋磨特有，也非严重并发症，所以不再赘述。

一、旋磨头嵌顿

既然旋磨头能前进，为何就不能后退呢?

1. 机制　笔者将原因总结为旋磨头、病变、操作 3 个方面。从医者“自虐”角度，我们宁愿把旋磨头嵌顿的主要责任归咎于操作不当，因为可以改进；次要责任归咎于病变复杂性，因为可以识别；而不愿归咎于旋磨头，因为无能为力。

（1）旋磨头构造的不对称性：旋磨头的前半部分有钻石颗粒，前送时有消融斑块作用，容易通过；后半部分表面光滑，回撤时无消融斑块作用，容易嵌顿。因此，如能在旋磨头后半部分也装载钻石颗粒，无疑有利于预防旋磨头嵌顿。

（2）钙化病变的单向阀性：旋磨头前送轨迹是血管外侧缘，回撤轨迹是血管内侧缘，当内侧缘存在严重钙化时，就构成所谓“单向阀”病变，偏心性斑块或成角病变处容易嵌顿的理由就在于此。另外，长程钙化、尿毒症全层钙化、新近置入的支架等严重钙化病变也具备“单向阀”性质，尤其是新近置入的支架，由于无新生内膜，支架环相当于严重的内膜钙化管道，极易嵌顿[1]。

（3）操作的不规范性：指旋磨头暴力或急奔挤进病变。①在近段旋磨不充分的情况下，推送旋磨头用力过猛过快，将旋磨头挤入单向阀病变（如成角、新置入支架或钙化中远段等），由于旋磨头后半部分不具备消融斑块作用，加上旋磨头回撤力消耗在近段，导致旋磨头嵌顿。②旋磨头距离病变太近，而且旋磨前未完全释放旋磨导管的前送张力，启动旋磨时旋磨头突然弹进/急奔进入钙化病变，导致嵌顿。③旋磨头在病变中间减速停顿，如不恰当地终止旋磨、暴力推送阻力过大导致减速、夹层内膜片或支架丝缠绕[2]等。

既然旋磨头构造短时间无法改进，笔者将旋磨头嵌顿机制简单总结为“挤进陷阱”（图 25-1）。

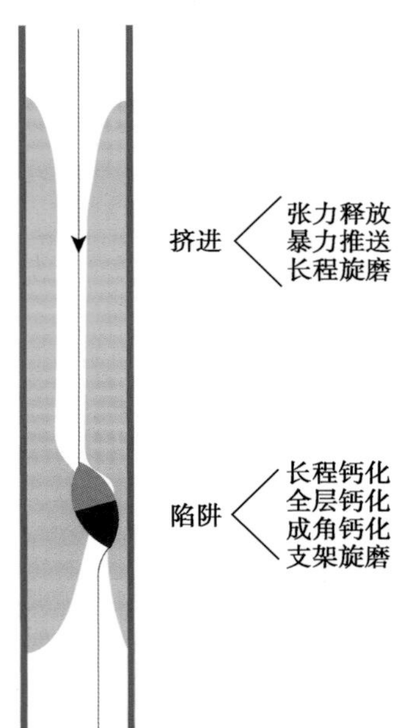

图 25-1　旋磨头嵌顿的机制总结：“挤进陷阱”

客观因素是单向阀性质的钙化病变，属于“陷阱”，包括长程钙化、全层钙化、成角钙化、支架扩张不全等；主观因素是“用力挤进”，如旋磨力量过大，单次推进距离过长、旋磨中间突然减速等。由此不难理解，为何旋磨头嵌顿更多见于“过于自信”的旋磨老手，新手反而少见[1]。

2. 预防　旋磨头嵌顿罕见而严重，严重性体现在旋磨头阻断血流、介入处置过程中冠状动脉近段夹层形成、部分需要紧急外科手术。如同所有并发症，预防重于处理。

对长程钙化、全层钙化、成角钙化、新置入支架等陷阱病变，起始选择小旋磨头可有效减少嵌顿。用力轻柔缓慢，旋磨头减速 <5 000RPM，建议分段旋磨。一旦出现旋磨头减速，减轻前向推送力或回撤磨头。通俗一点，要步步为营，稳扎稳打，切忌长驱直入。对于新置入的扩张不良支架，旋磨头表面钻石容易磨损，常需更换旋磨头。

对于近段钙化病变，需预防旋磨头急奔，具体方法是旋磨前释放系统张力：先前送然后回撤推进器按钮（释放旋磨头张力）；先前送然后回撤输送杆（释放旋磨导管张力）；高速旋转前先低速旋转（确认张力释放）。

3. 处理　处理流程见图 25-2。

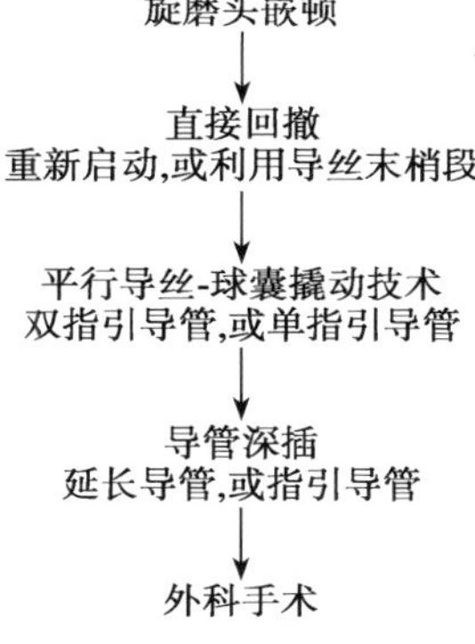

图 25-2　旋磨头嵌顿的处理流程

改编自：SULIMOV D S, ABDEL-WAHAB M, TOELG R, et al. Stuck rotablator: the nightmare of rotational atherectomy. Euro Intervention, 2013, 9: 251-258.

（1）直接回撤：可先尝试将旋磨头前送及后退撤出，或重新启动低速或高速旋转退出；也可以尝试把旋磨导丝和旋磨头一起拉出，由于旋磨导丝的缠绕末梢端直径陡然变粗（0. 014”），对旋磨头起“刹车”作用，有利于旋磨头撤回。也可尝试用止血钳夹住旋磨杆逆时针旋转 20 圈撤回。

（2）平行导丝-球囊撬动：最常用也是比较安全的方法。重新再送一根平行导丝至病变远端，送球囊至嵌顿处及病变近端扩张，以松解旋磨头，然后尝试将旋磨头拉出。该方法的困难在于第 2 根导丝送入难度极大。一般采用双指引导管（图 25-3）。如采用单指引导管，由于旋磨导管的推送杆较粗，6/7F 指引导管内无法再送入球囊，因此需要将推送杆、推送杆鞘、旋磨导丝一起在靠近推进器处剪断后，拉出推送杆表面的鞘，才能送入球囊。体外实验表明，拉出推送杆鞘后，6F 指引导管可送入 2. 5mm 球囊用于撬动嵌顿旋磨头（图 25-4）[3]。

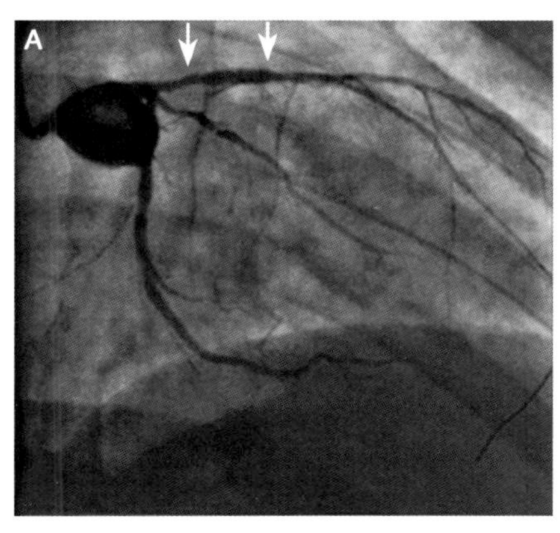

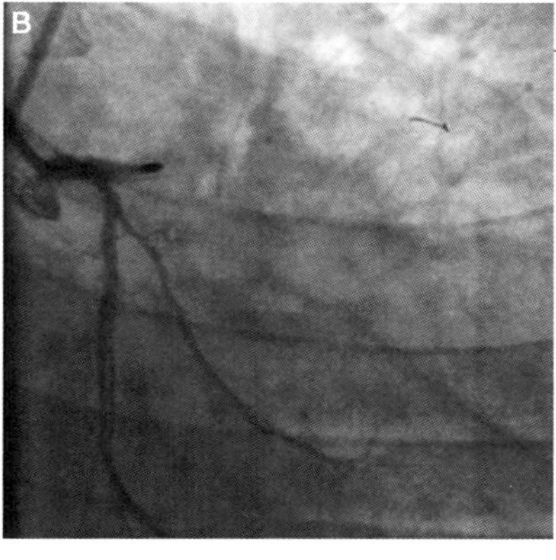

46 岁男性患者。外院前降支近段置入支架，但因钙化而扩张不良（A），拟进一步处理。高压球囊无法扩张，决定旋磨。7F 指引导管，1. 75mm 旋磨头嵌顿于支架内，TIMI 血流 0 级（B）。穿刺对侧股动脉后送入指引导管，超滑导丝 Pilot 50 顺利通过嵌顿节段至前降支中远段，先后采用 1. 5mm、2. 0mm、3. 0mm 球囊扩张嵌顿部位（C），顺利撤出旋磨头。尽管旋磨中途停止，但随后高压球囊顺利扩张钙化部位，并于左主干-前降支补入支架（D）。

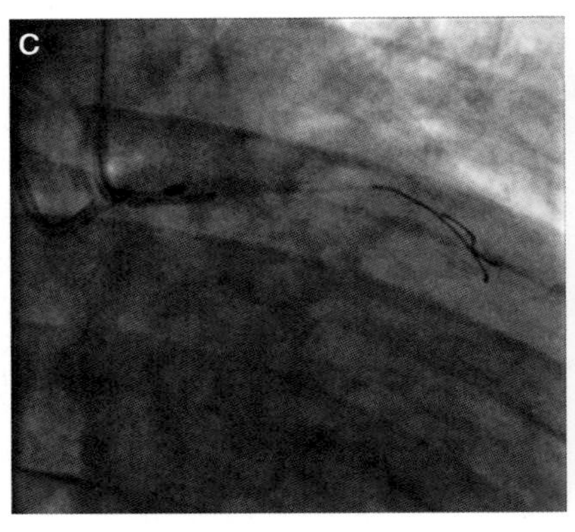

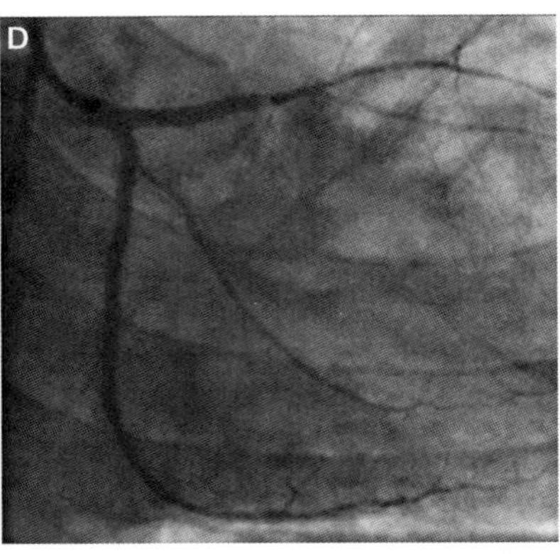

图 25-3　双指引导管下平行导丝-球囊撬动法[1]

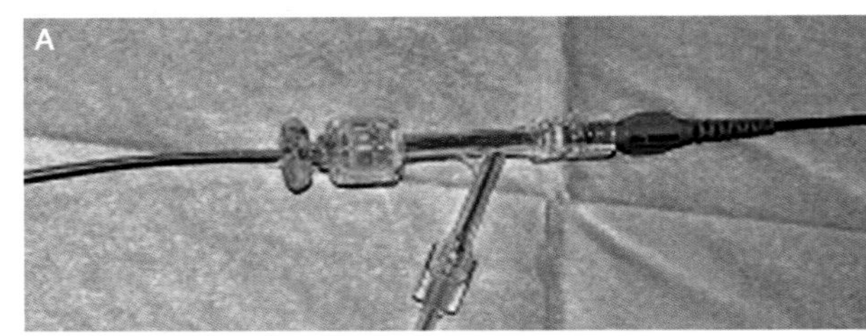

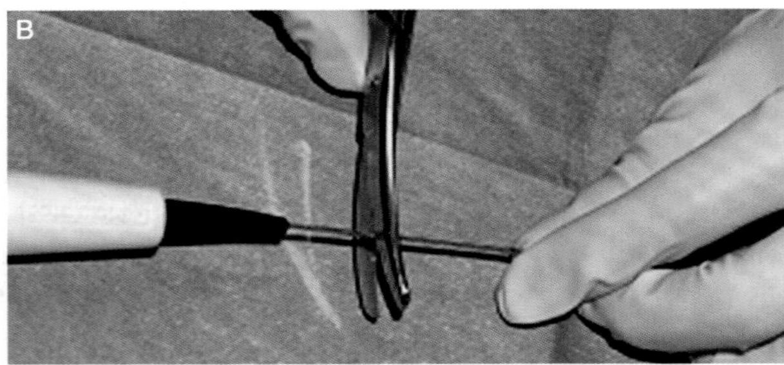

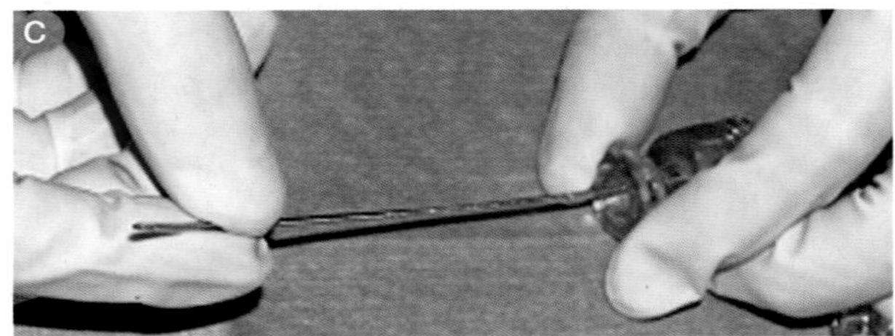

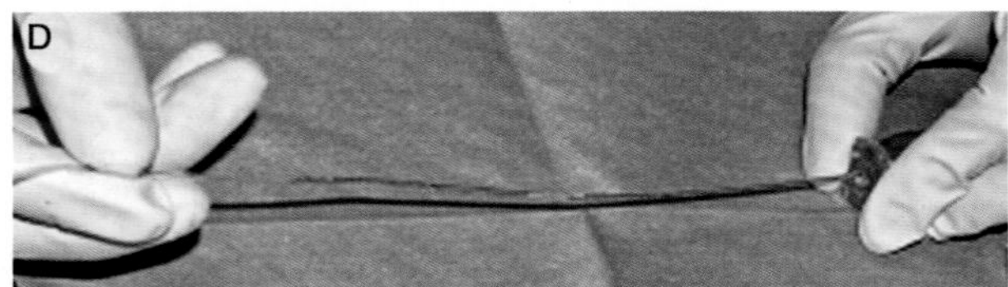

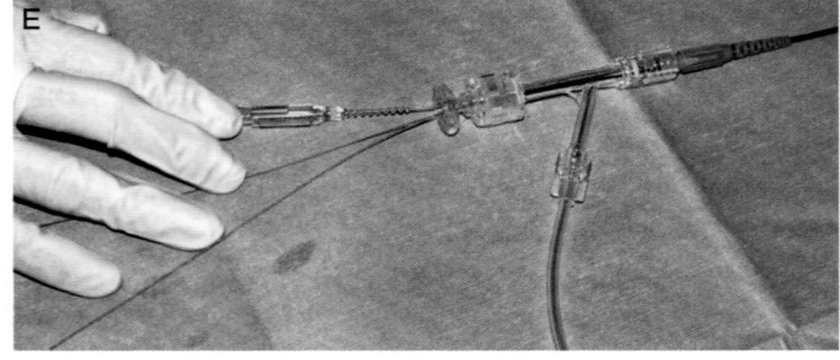

1.25mm 旋磨头送入 6F 指引导管（A）。推送器附近将推送杆、推送杆鞘、旋磨导丝一起剪断（B）。拉出推送杆鞘（C~D）。经止血阀送入 0.014mm 普通工作导丝，2.5mm 球囊可顺利送入 6F 指引导管（E）。试验说明，6F 指引导管可送入 2.5mm 球囊用于撬动嵌顿的旋磨头[3]。

图 25-4　单指引导管下球囊撬动法的体外可行性测试

（3）延长导管深插辅助：将推送杆、推送杆鞘、旋磨导丝一起剪断，通过剪断的旋磨杆和导丝送入5in6 导管或延长导管至病变处或旋磨头近端，在前送（push）延长导管同时回拉（pull）旋磨头，减少近段病变处力衰减从而将回拉力聚集于旋磨头，有利于旋磨导丝和旋磨头一起取出（图 25-5）。理念等同于嵌顿导丝回撤时采用的微导管/球囊深插技术。

如嵌顿位于冠状动脉近段，也可直接深插指引导管拉出旋磨头（图 25-6）[4]。该方法的优点是不需要剪断旋磨系统，因此在拉出旋磨头时有可能保留导丝，由于处理嵌顿过程中极有可能造成近段夹层，保留导丝对夹层的处理极为有利。

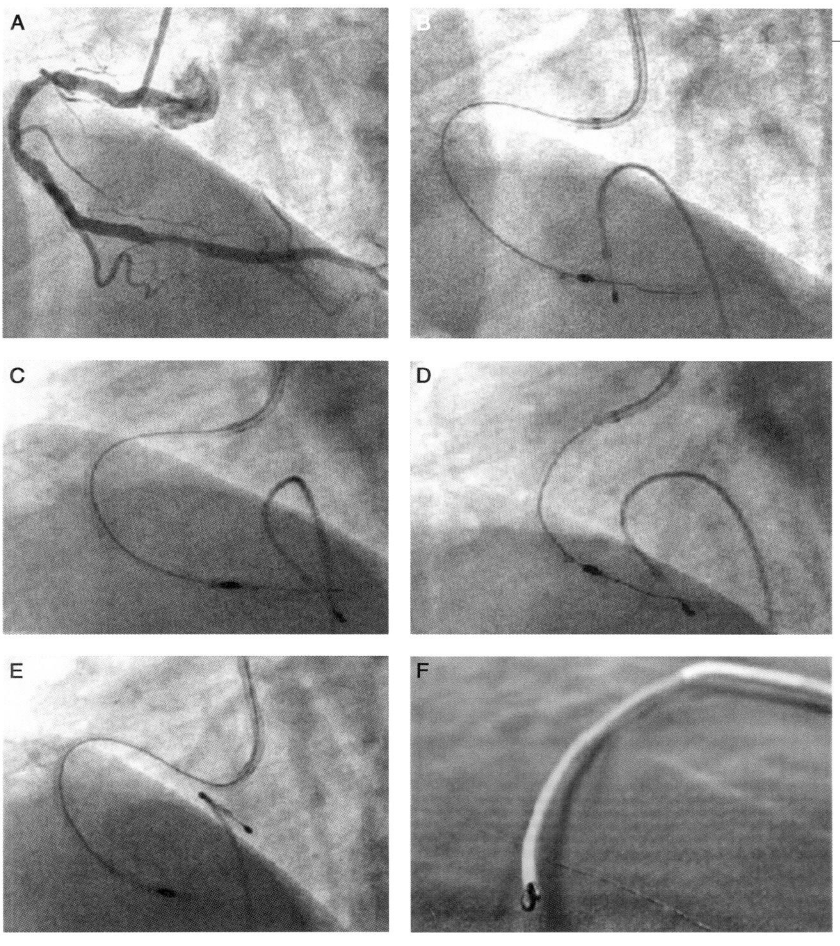

74 岁女性患者。右冠状动脉远段支架内再狭窄拟行旋磨（A）。股动脉 8F JR4 指引导管到位，2.0mm 旋磨头 18 万～22 万 RPM 多次尝试无法通过病变，用力前推后旋磨头突然被卡在支架中部无法回撤。患者出现胸痛，生命体征尚稳定。直接回撤旋磨系统无效。第 2 根导丝 Conquest Pro12 无法前送。决定采用导管支撑法。剪断旋磨导管后，插入 5.5F Guideliner V2 延长导管，延长导管头端顶住嵌顿旋磨头，同时回撤旋磨头（B），成功！减小旋磨头（1.5mm）旋磨，IVUS 检查示支架内再狭窄处见钙化环。决定采用 2.15mm 旋磨头 16 万～22 万 RPM 旋磨，再次出现嵌顿（C）。Guideliner 延长导管无效（D）。最后经 Guideliner 送入 4mm 鹅颈抓捕器至旋磨头，顺利拉出磨头（E）。并置入支架。图 25-5F 为鹅颈抓捕器。

图 25-5　延长导管辅助下撤回嵌顿旋磨头[5]

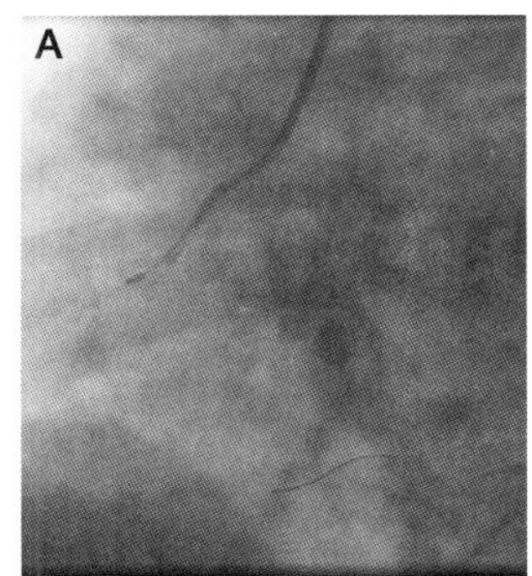

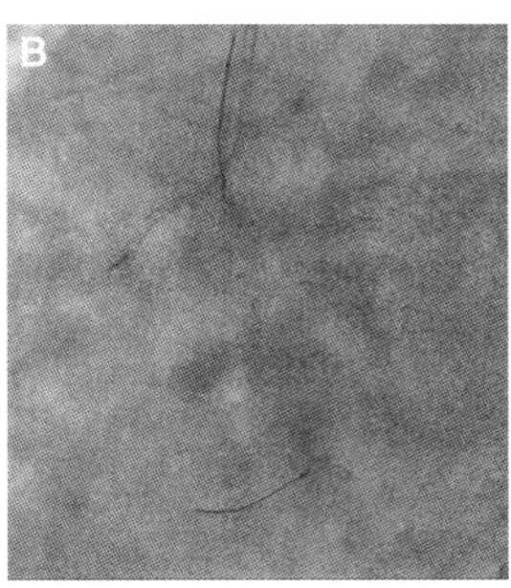

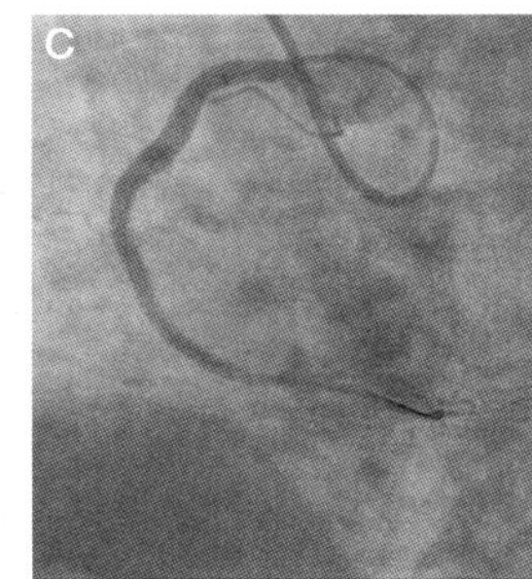

74 岁男性患者，急性冠脉综合征（acute coronary syndrome，ACS）。右冠状动脉严重钙化狭窄，TIMI 血流 2 级。经右侧桡动脉 6F AL0.75 指引导管到位，2.0mm Ryujin、1.25mm sprinter 球囊无法通过，1.25mm 旋磨头 175 000RPM 第 2 轮旋磨时减速明显，随后嵌顿（A）。患者胸痛和 ST 改变。首先采用平行导丝技术，右股动脉送入 7F AL 0.75 至右冠状动脉口（双指引导管），但 Whisper 导丝无法通过。患者缺血症状持续，直接深插 6F AL 0.75 指引导管至旋磨头，顺利撤回旋磨头（B）。右冠状动脉近段出现明显夹层，先后采用 Tornus 微导管、1.25mm 球囊、2.5mm 球囊、3.0mm 球囊扩张病变，最后在 Guideliner 延长导管支持下置入支架（C）。

图 25-6　指引导管深插辅助下撤离嵌顿旋磨头[4]

（4）若球囊撬动和导管深插无效，立即转心外科手术。

二、血管穿孔

既然旋磨属于差异性切割，弹性组织不会受损，血管怎么会穿孔？

1. 机制和预防　钙化是磨过去的，不是顶过去的，也不是冲过去的。但阻力性病变旋磨时，缓慢轻柔前送原则往往难以坚持，“磨”在不经意之间变成了“冲”“顶”，也就为血管损伤和穿孔埋下了伏笔。斑块修饰的效果取决于导丝偏移方位。对于偏心性斑块，如果导丝偏移在正常血管侧，旋磨修饰钙化斑块效果差，而损伤血管概率增加，尤其是暴力“冲”“顶”时极易穿孔。因此，偏心性钙化和成角病变旋磨必须更加缓慢推送。成角病变考虑“halfway”旋磨策略。

钙化病变需要警惕血管破裂，实践中常采用小一号的支架。对于高危者，建议 IVUS 评估血管直径，或者采用模拟支架等直径的球囊预扩张病变，万一出现穿孔也比较好处理。必须指出，部分血管穿孔发生于旋磨后高压扩张，或者支架后扩张。尤其是前降支中段，往往有心肌桥存在，血管壁极薄又脆，极易破裂。建议后扩张球囊直径小于血管直径，加压缓慢，避免过高压力，坚持“时间换空间”策略。

2. 对策　钙化病变冠状动脉穿孔带膜支架可以使用（图 25-7），与一般冠状动脉穿孔不同的是，带膜支架的失败率比较高，要做好紧急外科手术的充分准备。原因如下：①穿孔程度重：钙化病变血管穿孔，往往是球囊或支架扩张后血管撕裂，抑或旋磨后的血管破裂，而并非导丝性微小穿孔。尤其是钙化-旋磨-支架后的血管穿孔，撕裂程度往往比较严重，甚至难以准确判断出血位置。此时，短球囊预封堵可提示出

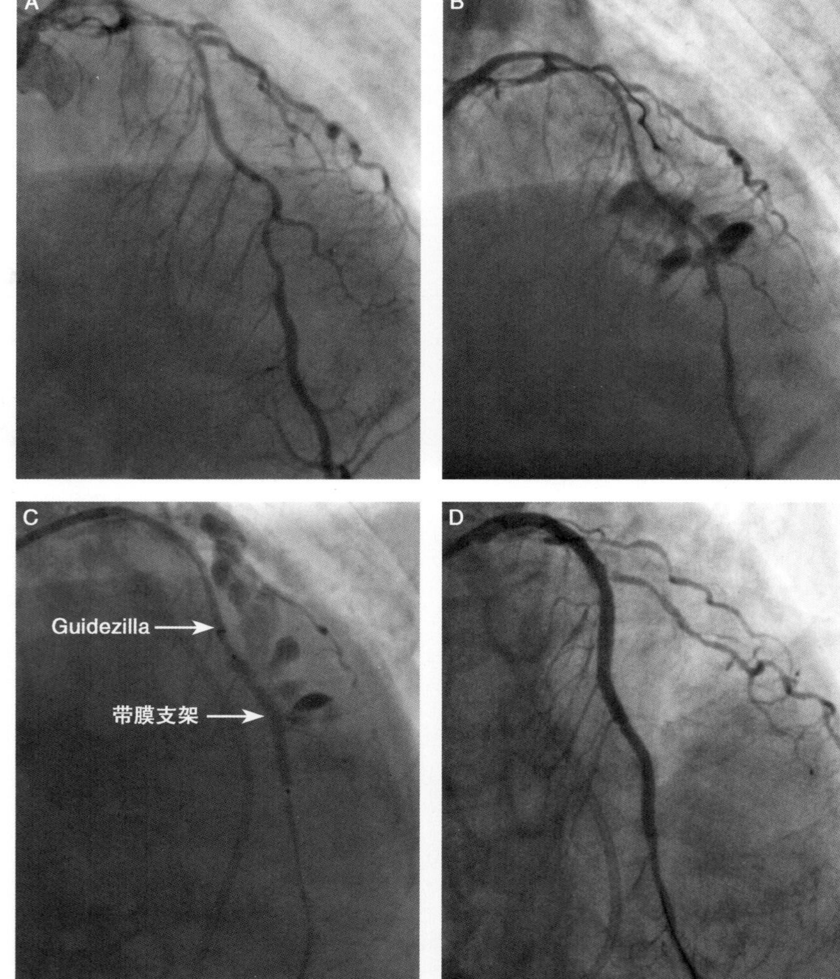

80 岁男性患者。劳力性心绞痛。左主干中远段狭窄 30% 伴钙化，左前降支近中段长病变，狭窄 70%～80% 伴重度钙化和扭曲；左回旋支细小，开口狭窄 50%，第一钝缘支中段狭窄 60%（A）；右冠状动脉全程弥漫性病变，狭窄 70%～80%。介入经过：取 6F EBU3.5 左指引导管送至左冠状动脉口，0.014” Runthrough 导丝通过病变送至前降支远端，经 130cm Finecross 微导管交换旋磨导丝送至前降支远端，1.5mm 旋磨头以 18 万转/min 旋磨前降支病变 3 次，造影示前降支远段局部造影剂渗出（B），2.5mm×15mm 球囊无法通过前降支近段病变，在 Guidezilla 支撑下先后送 2.5mm×15mm、2.5mm×15mm 非顺应性球囊于前降支病变处以 10～12atm×10s 多次扩张，残余狭窄 50%，于前降支中远段置入 2.5mm×28mm 自制带膜支架，10atm×10s 扩张释放（C），于前降支中段至左主干近段串联置入 2.75mm×38mm、3.0mm×28mm 依维莫斯药物支架，10～12atm×10s 扩张释放，再取 2.5mm×15mm、3.0mm×15mm 及 3.5mm×15mm 非顺应性球囊于支架内和支架连接处 18～20atm×10s 扩张塑形，复查造影示支架扩张满意，无残余狭窄，TIMI 血流 3 级（D）。

图 25-7　自制带膜支架封闭旋磨穿孔

血位置。②带膜支架通过困难：钙化病变严重者，连普通支架通过都比较困难，带膜支架尤其是自制带膜支架的通过更是问题。在反复前送尝试中，支架外膜很有可能毁损、卷缩、变形。建议延长导管保护下输送。③钙化小结刺破覆膜：钙化小结可刺破高压球囊或预扩张球囊，因此完全有可能刺破支架覆膜。④支架贴壁不良：带膜支架释放后，后扩张球囊直径和压力是个两难选择，太大可能加重血管撕裂范围，太小可能支架贴壁不良。两者均可导致封堵失败。

尽管有弹簧圈跨越破口封堵旋磨穿孔的个例报道（图 25-8、图 25-9）[6]，但存在主支血管血栓形成、封堵不可靠等缺点，不提倡采用。

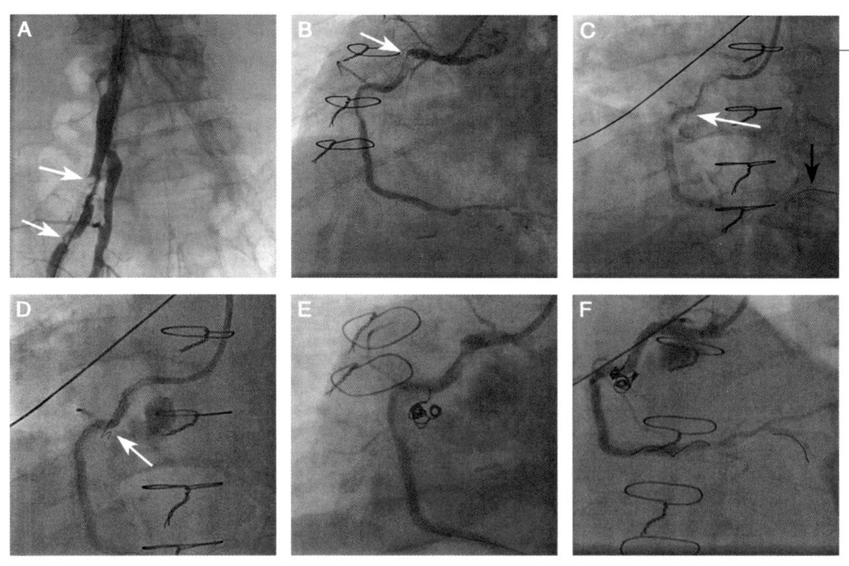

A. 右髂外动脉严重狭窄成角；
B. 右冠状动脉近段严重狭窄伴成角钙化；
C. 旋磨后出现 Ellis Ⅲ级穿孔；
D. 将导丝调整进入血管破口，沿导丝送入微导管；
E. 送入弹簧圈，主体位于心包腔，跨越血管破口，一小部分突入右冠状动脉内；
F. 最后造影，无造影剂外渗。

图 25-8　弹簧圈跨越破口封堵旋磨穿孔[6]

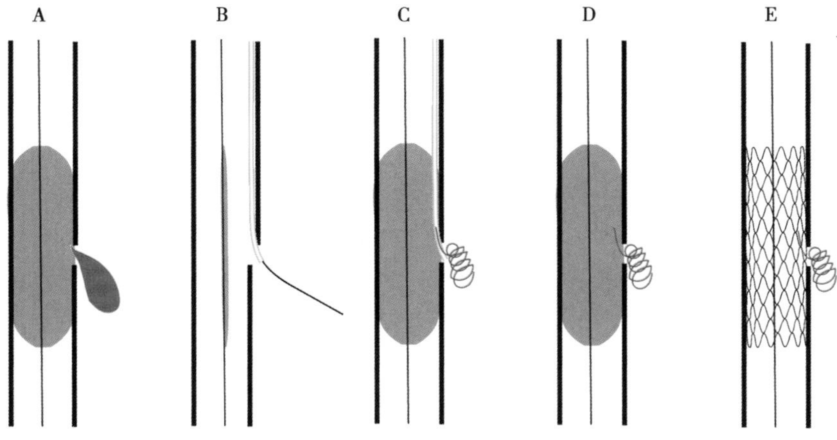

A. 大血管穿孔后，球囊临时封堵；
B. 导丝引导下，将微导管跨越破口；
C. 释放弹簧圈；
D. 撤离微导管，继续球囊封堵；
E. 释放支架。

图 25-9　弹簧圈跨越破口封堵旋磨穿孔示意图

三、旋磨导丝断裂

旋磨导丝一旦断裂，旋磨头就像脱缰的野马，极有可能诱发次生性灾难——冠状动脉穿孔。此情景最常见于成角病变处。旋磨导丝断裂的常见情形和对策总结如下（图 25-10）[7]：

1. 导丝严重成角（严重成角病变、大角度分叉、指引导管成角） 推送过快过猛就可能旋磨到成角后“反折”的导丝（图 25-11）。对策：调整指引导管方向避免导丝成角；严重成角病变建议“halfway”定点缓慢旋磨。

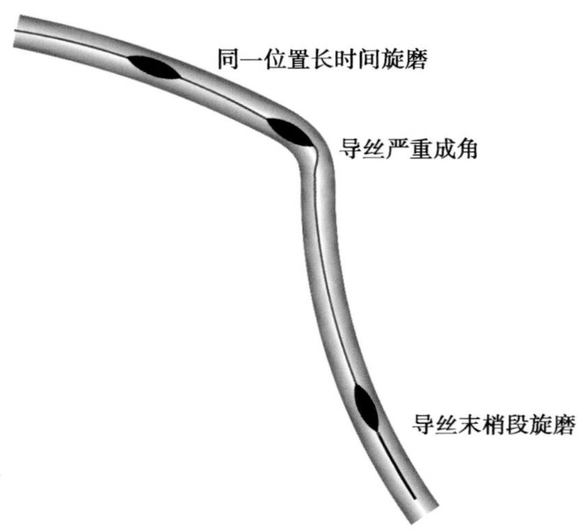

图 25-10　旋磨导丝断裂的常见原因

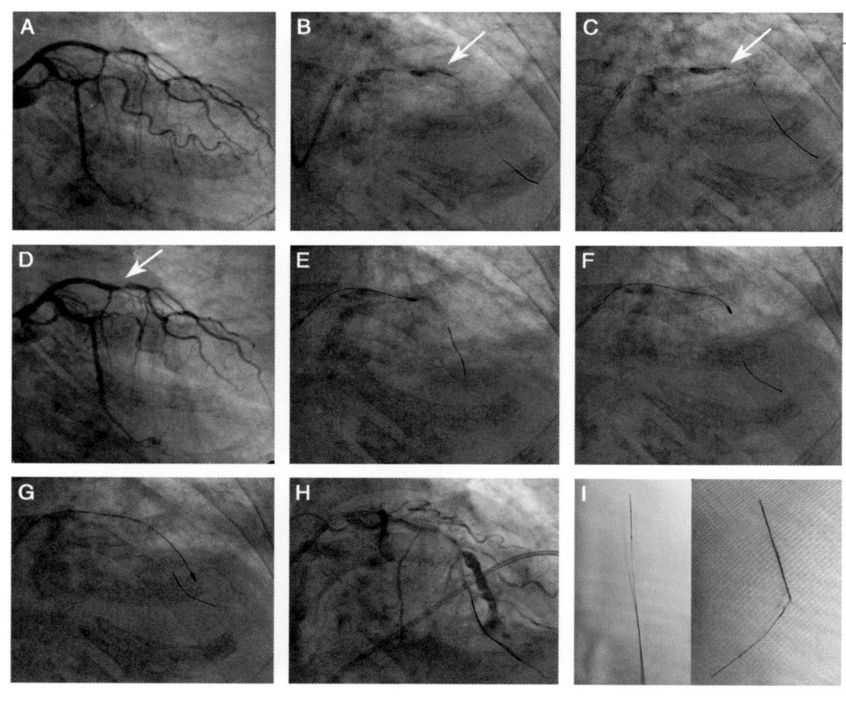

75 岁女性患者。2 年前急性下壁 ST 段抬高型心肌梗死（STEMI），造影显示冠状动脉三支病变，右冠状动脉置入支架。1 个月前 NSTEMI，造影显示前降支中远段严重钙化性狭窄（A）。球囊扩张不良（B）。中段支架置入后扩张不良（C）。1 个月后再发心绞痛，造影显示前降支支架内严重再狭窄（D）。决定旋磨，1.25mm 旋磨头 190 000RPM 旋磨 4 次（E）后通过中段钙化病变，但第 3 对角支后前降支中远段仍有严重钙化病变，第 2 轮旋磨（F）时导丝断裂，旋磨头穿出血管外（G）。导致 Ellis Ⅲ 穿孔（H）和心脏压塞。心包穿刺同时，立即经微导管换入普通工作导丝，2.5mm×20mm 球囊于前降支中段临时性封堵。急诊外科手术，但术中未能发现断裂的导丝。6d 后，介入抓捕器取出（I）。

图 25-11　成角病变旋磨诱发导丝断裂和冠状动脉穿孔[8]

2. 铁棒磨成针　在一个位置反复、长时间高速旋转磨头旋磨，可损伤甚至磨断旋磨导丝。对策：如果对同一病变定点反复旋磨，可稍微前后调整下导丝，避免旋磨头总是跟导丝的一个位置接触。另外，全程保证旋磨导丝的稳定无晃动（尾端锁紧），旋磨液的足量灌注（润滑和降温），减少局部能量。

3. 向前旋磨时导丝后退，旋磨头接触导丝的 2.2cm 长度的粗直径末梢段。对策：旋磨导丝尽量放在主支远端，保证远端 2.2cm 长度的粗直径段远离旋磨节段。不要将旋磨头推进指引钢丝的尖端（安全设计，旋磨头无法通过导丝顶端）。

4. 旋磨导丝操控性差，徒手直接进旋磨导丝旋转可能导致导丝嵌顿和断裂。对策：尽量采用微导管换入旋磨专用导丝。

四、无复流

无复流是最常见、后果严重、术者相关的、可预防的并发症。问题是，既然旋磨碎屑直径小于红细胞，怎么会微血管栓塞和无复流?

1. 机制　斑块旋磨产生的微粒大小不一，88% 微粒小于 12 μm，换言之 12% 微粒大于 12 μm；即使微粒等同红细胞直径（6~9 μm），但僵硬不可变形，通过微循环能力差；因此旋磨后微栓塞是不可避免的（图 25-12），冠状动脉血流储备一般下降 1/10~1/30。但微栓塞严重才会产生临床无复流。

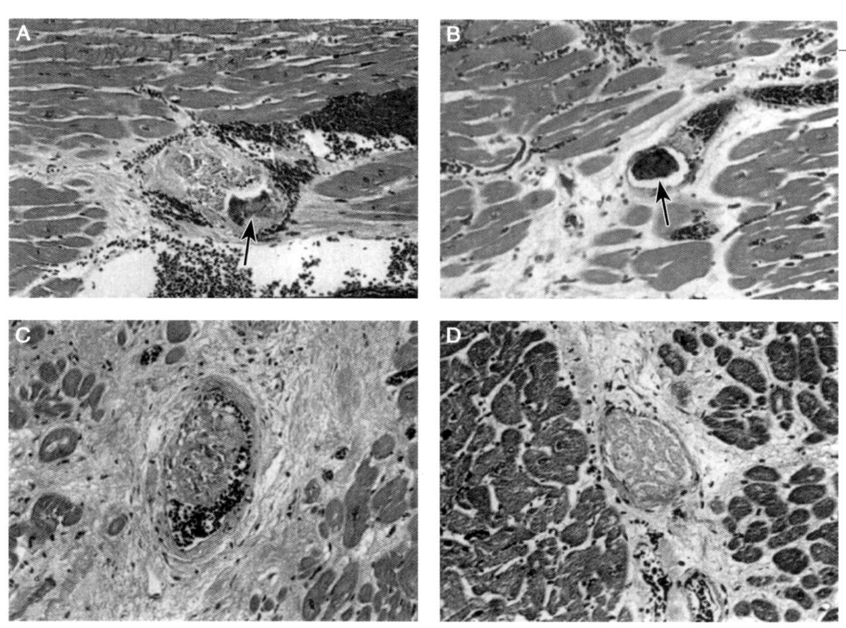

钙化颗粒(A~B)，钙化微粒和血小板、纤维蛋白混合物(C)，血小板血栓(D)。

图 25-12　旋磨后心室壁间微小动脉栓塞的病理学证据[9]

旋磨无复流有三大机制（图 25-13），其中远端血管床细小（弥漫性病变、微血管病变、心脏功能低下等）属于不可变因素，此类患者一旦无复流后果严重；低灌注压属于稳定因素，相对次要；最主要因素是短时间内微粒产生过多。长靶病变和旋磨高阻力是无复流的临床预测因素。据目前的理解，旋磨过快或过

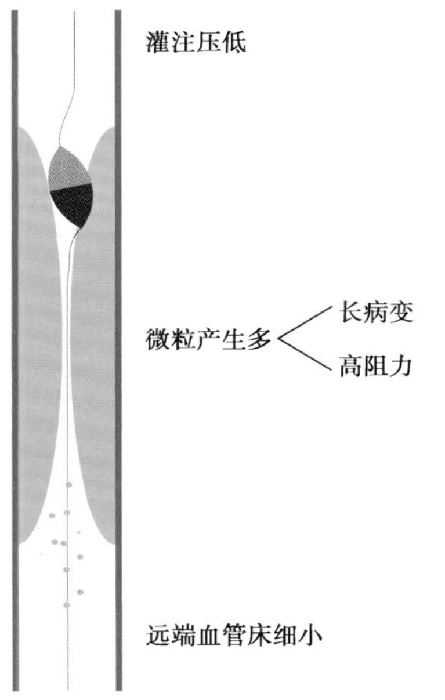

图 25-13　旋磨无复流三大机制

慢均是微栓塞和无复流的危险因素。转速过快（如 >18 万 RPM）可能触发血小板聚集，但旋磨头转速越慢（如 <14 万 RPM），微粒越大，值得强调的是高阻力病变（旋磨头难通过、指引导管后退、转速下降 ≥5 000RPM）转速衰减，产生微粒增大，增加微栓塞风险。

2. 对策 旋磨无复流比血栓无复流后果更为严重，尤其是远端血管床细小患者（弥漫性病变、微血管病变、心脏功能低下等）。一旦发生，治疗手段并无特殊之处，主要是微导管内扩血管药物和替罗非班的应用，提高灌注压等。因此关键在预防。

预防的关键是减少单位时间内微粒产生数量：长节段病变分段旋磨、严格控制旋磨时间并适当延长间歇时间（图 25-14、图 25-15）。另外，维持冠状动脉的有效灌注压，高危患者旋磨前可适当提高心率和血压，必要时临时起搏器和 IABP 保驾。

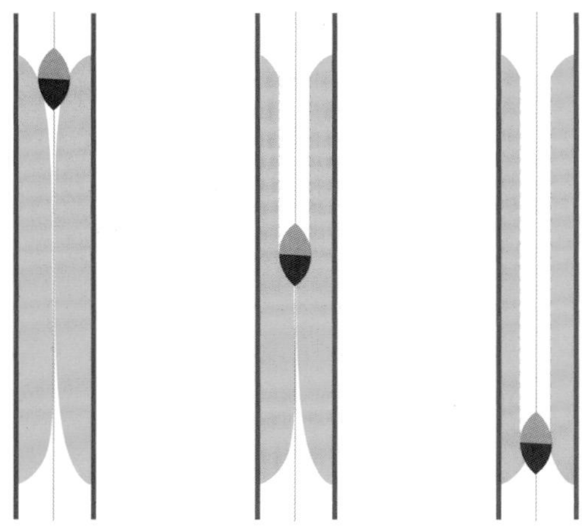

图 25-14 分段旋磨

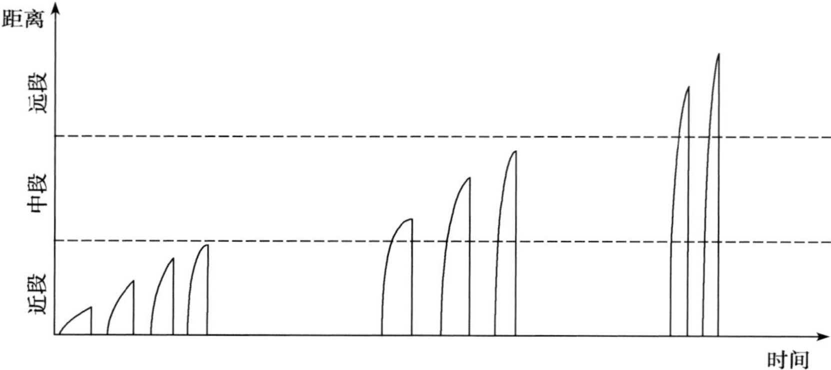

图 25-15 间歇性旋磨和分段旋磨示意图

五、小结

再次强调，几乎所有旋磨并发症均与暴力快速操作有关，只有温柔操作，才能规避旋磨并发症。

参考文献

［1］ SULIMOV D S，ABDEL-WAHAB M，TOELG R，et al. Stuck rotablator：the nightmare of rotational atherectomy. Euro Intervention，2013，9：251-258.

［2］ FOURNIER S，IGLESIAS J F，ZUFFI A，et al. Entrapment of rotational atherectomy burrs in freshly implanted stents：First illustration of the rolled-up phenomenon. J Invasive Cardiol，2016，28：E132-E133.

[3] SAKAKURA K，AKO J，MOMOMURA S. Successful removal of an entrapped rotablation burr by extracting drive shaft sheath followed by balloon dilatation. Catheter Cardiovasc Interv，2011，78：567-570.

[4] MECHERY A，JORDAN P J，DOSHI S N，et al. Retrieval of a stuck rotablator burr（"Kokeshi phenomenon"）and successful percutaneous coronary intervention. J Cardiol Cases，2016，13：90-92.

[5] CHIANG C H，LIU S C. Successful retrieval of an entrapped rotablator burr by using a guideliner guiding catheter and a snare. Acta Cardiol Sin，2017，33：96-98.

[6] INGRASSIA J，YOUN Y J，LEE J，et al. Novel approach to coronary artery perforation repair. Catheter Cardiovasc Interv，2019，93：E98-E100.

[7] 荆全民，马剑英. 避免旋磨导丝断裂的操作技巧. 365 医学网.［2017-02-26］. http：//www. 365heart. com/show/117856. shtml.

[8] LAI C H，SU C S，WANG C Y，et al. Heavily calcified plaques in acutely angulated coronary segment：high risk features of rotablation resulting in rotawire transection and coronary perforation. Int J Cardiol，2015，182：112-114.

[9] ARB A，ROBERTS D K，PICHARD A D，et al. Coronary artery morphologic features after coronary rotational atherectomy：insights into mechanisms of lumen enlargement and embolization. Am Heart J，1995，129：1058-1067.

第 26 章　旋磨后支架置入导致血管穿孔病例和反思

一、病例介绍

1. 病史　75 岁男性。反复胸痛 10 余天。外院冠状动脉 CT 血管造影（CTA）示前降支和第一对角支严重狭窄。有高血压和高脂血症病史，吸烟 60 年，2~4 包/d。

2. 冠状动脉造影　前降支近中段长病变伴明显钙化，狭窄 80% ~90%，累及第一对角支开口和近段狭窄 90%，较小第二对角支开口狭窄 90%（图 26-1）。较小回旋支狭窄 50% ~60%。右冠状动脉狭窄 30%。

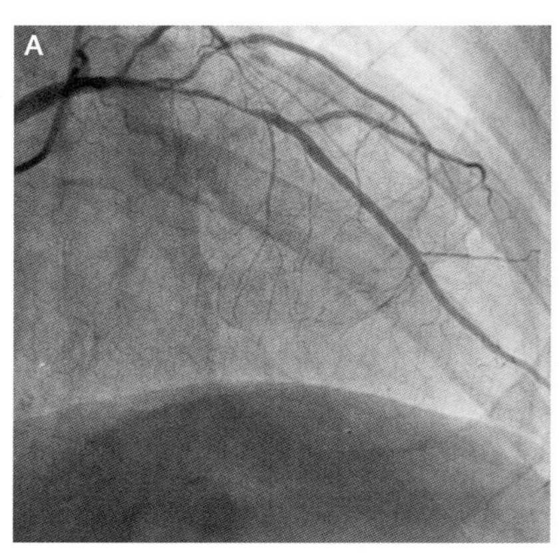

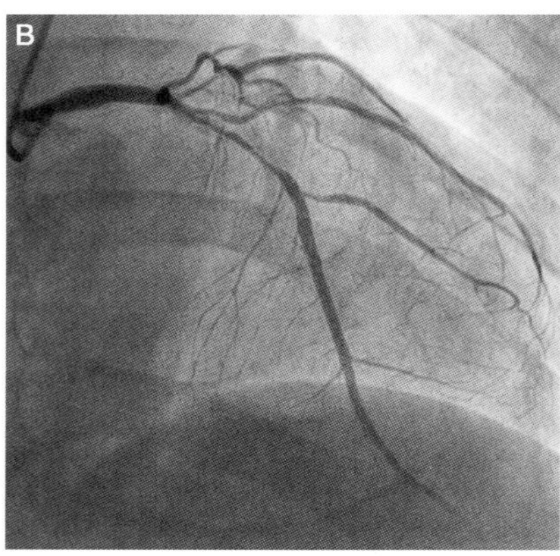

A. 右肩位；
B. 头位。

图 26-1　造影显示前降支近段真性分叉病变伴钙化

3. PCI 策略制订　前降支分叉钙化病变，总体感觉手术难度中等。病变有 4 个特点：前降支中段和左主干直径相差较大，需要 2 个支架置入，远段支架直径 3mm，近段支架直径 3.5~4mm；前降支近段局部钙化，可能要高压球囊预扩张；第一对角支粗大，且为 1.1.1 真性分叉，可采取双支架治疗，但鉴于钙化比较严重，拟主动球囊保护；第二对角支也不算太小，但为 0.0.1 病变，且位于病变远端，球囊拘禁对支架药物涂层影响较大，准备单纯球囊预扩张。

4. 手术过程　6F EBU3.5 指引导管至左冠口，2 根 Runthrough 和 1 根 Sion 导丝分别送至前降支和第一、第二对角支远端。Sprinter 2.0mm×20mm 球囊通过阻力较大，16atm 扩张不良，Resolute Integrity 3.0mm×22mm 支架均无法通过钙化节段（图 26-2）。再取 Quantum 2.75mm×12mm 和 Hiryu 3.0mm×15mm 球囊先后 12~20atm×10s 多次扩张前降支近中段，球囊扩张不

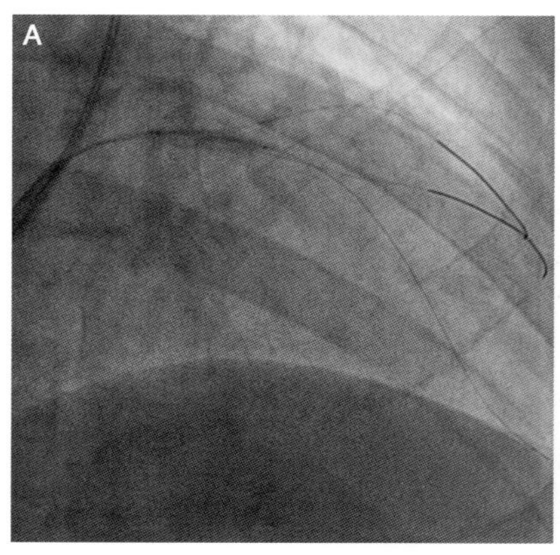

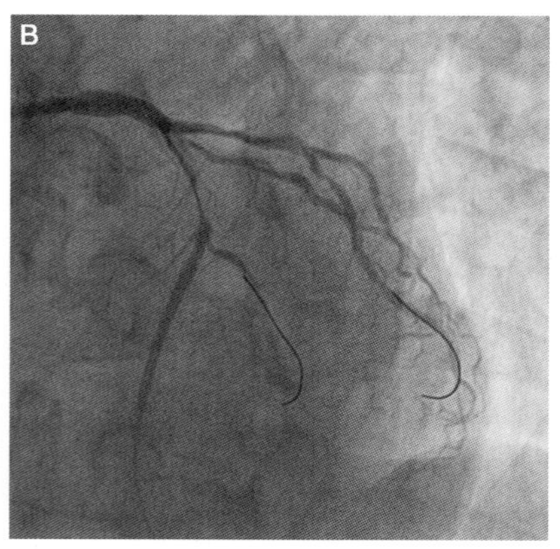

图 26-2　2.0mm×20mm 顺应性球囊 16atm×5s 逐段扩张（A），夹层形成（B），3.0mm×22mm 支架无法通过

佳，但局部夹层形成。Sprinter 2. 0mm×20mm 球囊 8~10atm×10s 扩张第一和第二对角支近段。反复尝试支架均无法通过，第二对角支 2. 0mm 球囊锚定后支架依旧无法通过（图 26-3、图 26-4）。

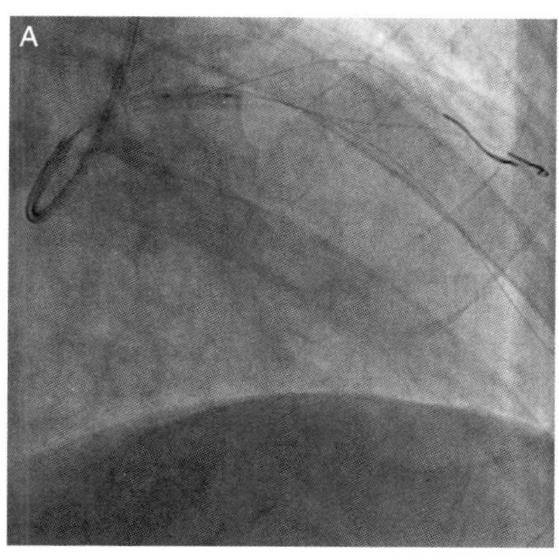

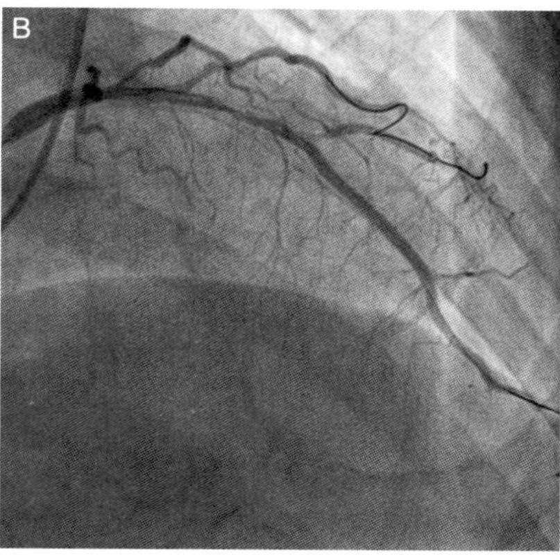

图 26-3　2. 75mm×12mm 非顺应性球囊 12~20atm×10s 多次扩张（A），夹层稍加重（B），支架依然无法通过

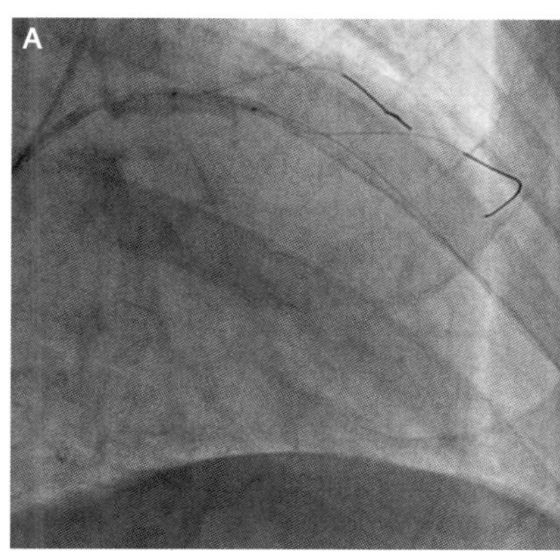

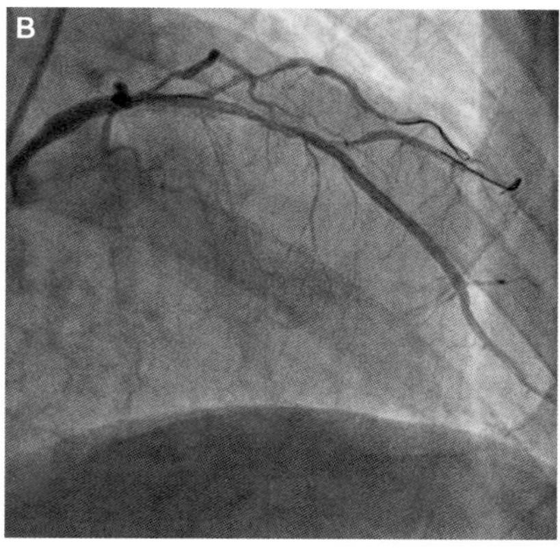

图 26-4　3. 0mm×15mm 非顺应性球囊 12~20atm×10s 多次扩张（A），夹层似加重（B），支架仍然无法通过

决定启动旋磨治疗，1. 5mm 旋磨头 17 万 RPM 旋磨通过病变 6 次（图 26-5），然后 Quantum 2. 75mm×12mm 球囊 20atm×10s 扩张，球囊扩张良好，但支架仍然无法通过。球囊引导 Guidezilla 延长导管至前降支中段，于前降支中段成功置入 3. 0mm×22mm 支架 10atm×10s 释放，稍回撤支架球囊 12atm×5s 扩张。造影显示前降支和对角支显影良好，无造影剂渗漏（图 26-6）。然后左主干远端-前降支近段串联置入 3. 5mm×22mm 支架 10atm×10s 释放，复查造影显示前降支近中段大片造影剂外渗（图 26-7）。

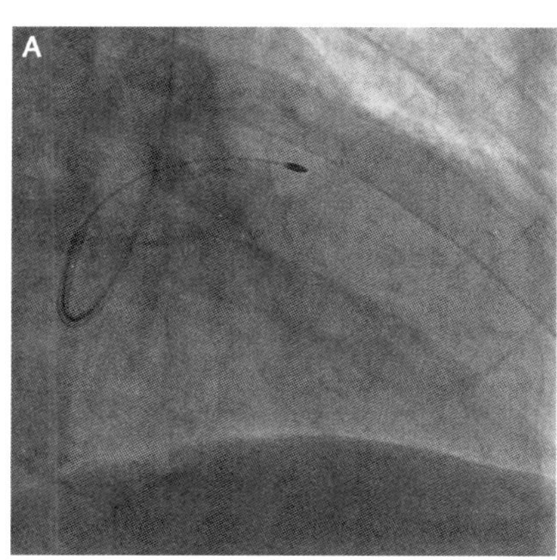

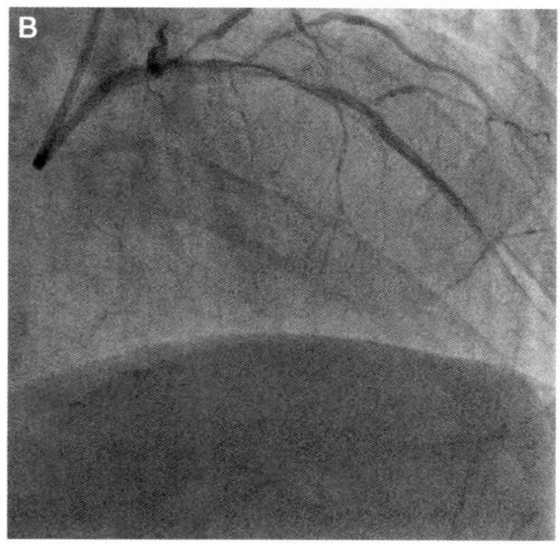

图 26-5　1. 5mm 旋磨头 17 万 RPM 旋磨 6 次（A），夹层进一步加重（B），支架仍然无法通过

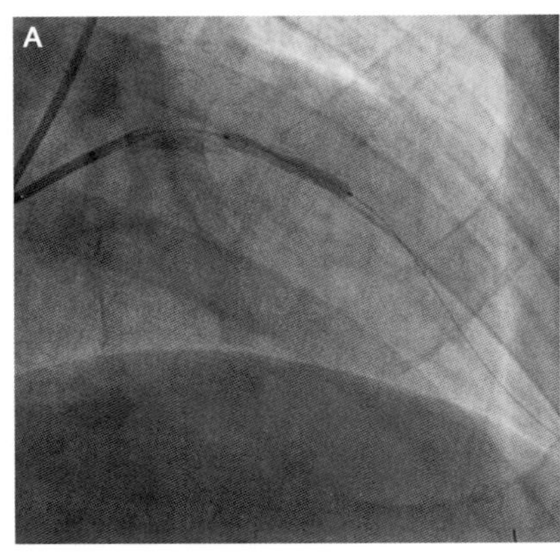

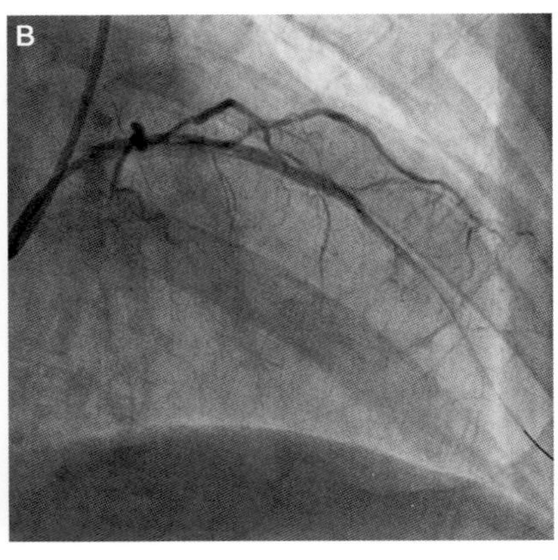

图 26-6 2. 75mm×12mm 非顺应性球囊 20atm×10s 扩张（A），Guidezilla 支持下，3. 0mm×22mm 支架成功通过钙化节段，10atm 释放于前降支近中段。冒烟显示支架两端无夹层形成（B）

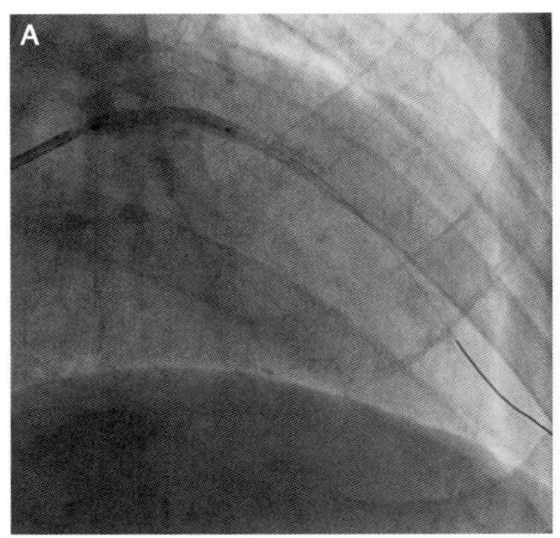

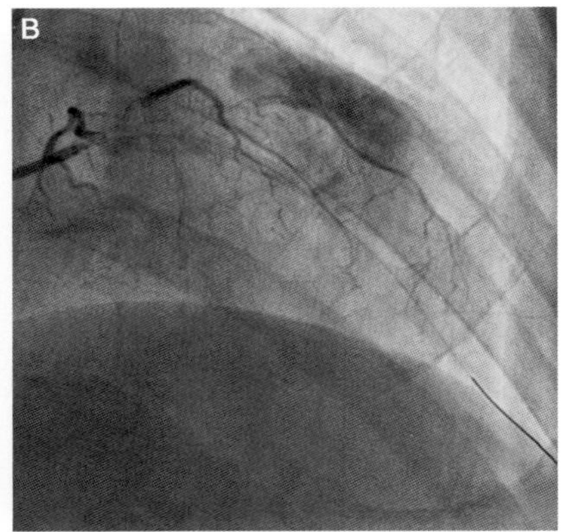

图 26-7 3. 5mm×22mm 支架 10atm 释放于前降支近段（A）。冒烟显示大量造影剂外渗（B）

5. 抢救过程

■ 10s：送入 Hiyu 3. 0mm×15mm 球囊至前降支近段 12atm 扩张（图 26-8），同时紧急呼叫麻醉科、心外科。

■ 1min：剑突下心包穿刺（喷射性引流），患者阿斯发作。

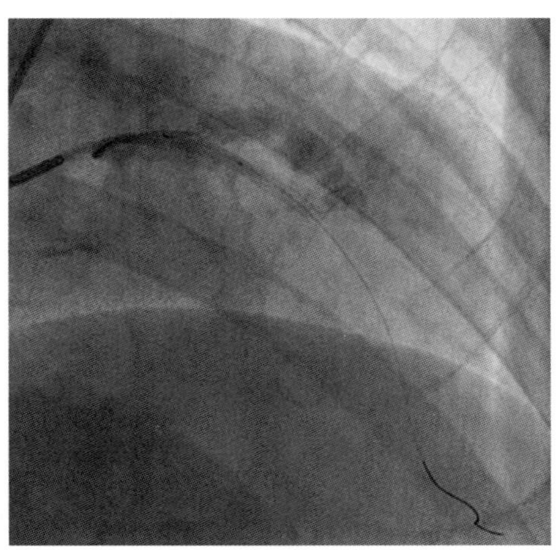

图 26-8 3. 0mm×15mm 球囊 12atm 前降支近段扩张，大量造影剂继续外渗

■ 3min：穿刺股静脉和颈内静脉自体血液回输，患者血压、心率基本恢复正常。

■ 5min：气管插管和机械通气。

■ 20min：送达外科手术室。至开胸时 30min 内心包抽吸血液并回输 50 次×60mL＝3 000mL。血压维持在 90～95/50～60mmHg，心率 85～95 次/min。

■ 30min：紧急开胸（图 26-9），见前降支近段喷射性出血。建立体外循环后 AO-SVG-LAD 搭桥，前降支缝合止血，止血过程历时 30min。术中出血 2 000mL。术后小剂量去甲肾上腺素和多巴酚丁胺维持下血压 97/60mmHg，心率 78 次/min。

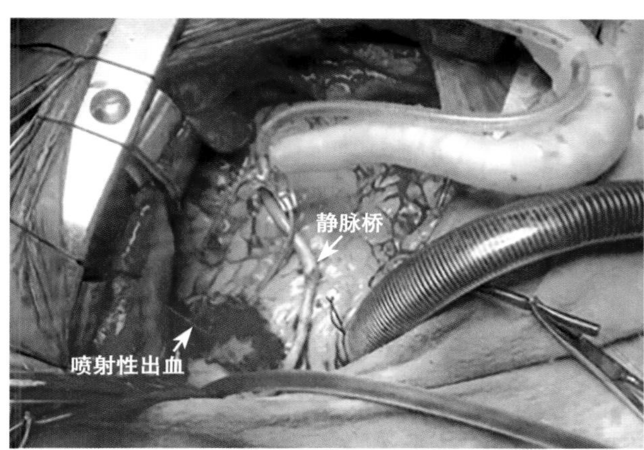

图 26-9　开胸后见前降支近段喷射性出血

6. 随访　术后患者生命体征稳定，心包引流量第 1 天 1 200mL，第 2 天 220mL，第 3 天 170mL，第 4 天撤机，第 7 天拔除心包引流管。术后出现发热，最高体温 39℃，支气管镜下吸痰加抗生素（比阿培南＋万古霉素）后控制。术后第 7 天转至普通病房，第 9 天出院（表 26-1）。

表 26-1　患者住院情况

日期	心包引流量/mL	T/℃	BP/mmHg	HR/(次·min^{-1})	Hb/(g·L^{-1})	CTnT/(ng·mL^{-1})	NT-proBNP/(pg·mL^{-1})	临床病情
11 月 16 日	1 200	37	95/30	95	97	1.93	1 720	转入心内监护室
11 月 17 日	220	39	110/44	91	82	2.14	1 437	转入心外监护室
11 月 18 日	170	38.4	127/54	90	79	2.64	1 602	
11 月 19 日	150	37.8	101/55	80		3.05	1 070	停去甲肾上腺素 拔除气管插管
11 月 20 日	80	37.2	139/62	80	72			
11 月 21 日	20	37	135/60	85	71	2.09	1 438	
11 月 22 日	0	36.8	140/72	80	80	1.9	1 456	拔除心包引流管 转普通病房
11 月 23 日		37.1	132/75	82				
11 月 24 日								出院

T：体温；BP：血压；HR：心率（heart rate）；Hb：血红蛋白（hemoglobin）；CTnT：心肌肌钙蛋白 T（cardiac troponin T）；NT-proBNP：N 末端 B 型利钠肽前体（N-terminal pro-B type natriuretic peptide）。

二、讨论

（一）冠状动脉严重破裂的处理

本例突发冠状动脉破裂大出血，极端凶险，可谓千钧一发。抢救成功归功于各环节的流畅配合，其中迅速采取心包穿刺和外科手术是关键。

紧急心包穿刺：所谓养兵千日用兵一时，介入医师必须掌握仰卧位剑突下心包穿刺的基本功，紧急穿刺时“时间就是生命”。该患者若心包穿刺延误数分钟，后果不堪设想。

尽快外科手术：对于主要血管严重破裂出血，心包穿刺后及时外科处理是最有效的处理策略。如外科手术需要等待或不具备条件，可尝试带膜支架。但带膜支架成功率和可靠性不及外科手术。

各个环节的流畅配合：包括及时的气管插管和外科手术。

1. 关于球囊临时封堵的反思　该患者为什么不发生室颤？答案可能是：及时缓解心脏压塞，又避免严重心肌缺血。冠状动脉穿孔直接死亡原因有两个：心脏压塞和心肌缺血。球囊封堵是抢救冠状动脉穿孔的第一步，是一把双刃剑。尽管少数患者经球囊临时封堵即可成功止血，但绝大多数患者需要进一步永久性封堵。因此，球囊封堵的主要目的是暂缓或避免心脏压塞，为永久性措施争取时间，故而名曰“临时性”球囊封堵。何为临时？相对于带膜支架、弹簧圈封堵或外科手术结扎而言，球囊封堵是临时性的。这一认知的潜台词是球囊封堵应该持续到永久性封堵进行，意味着长时间球囊扩张。但是，冠状动脉主支血管破裂时，即使是短时间封堵，心肌缺血顿抑很有可能诱发血流动力学异常，导致室颤、急性左心衰竭、心源性休克等次生性灾难，甚至成为抢救失败的直接原因。因此，重要血管封堵需要重新定义“临时”的时间长度。笔者认为，重要冠状动脉穿孔的球囊封堵只要持续到心包穿刺成功即可。因为心包穿刺后无心脏压塞隐患，已经达到球囊封堵的目的；延长封堵时间可能诱发更为严重的致死性并发症。总之，球囊封堵时间需要权衡心脏压塞和心肌缺血的风险利弊（图 26-10），相关内容可参考相关章节。

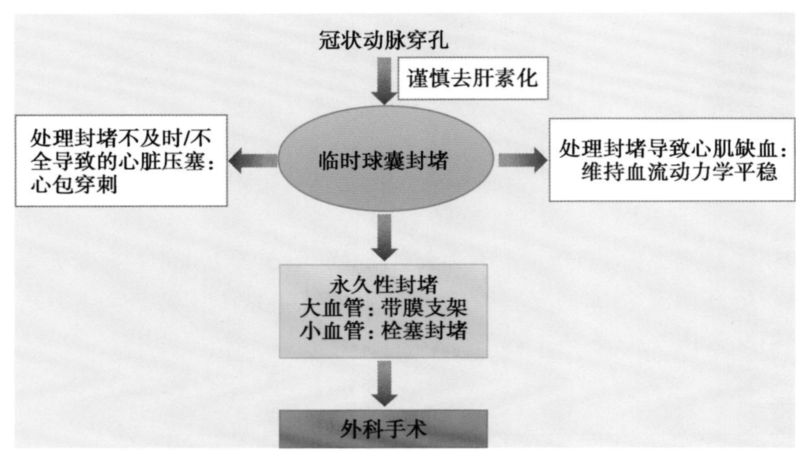

图 26-10　冠状动脉穿孔的处理流程

2. 为何不尝试带膜支架　带膜支架是冠状动脉穿孔的关键性处理手段之一[1]。但根据中山医院经验，钙化病变一旦发生血管撕裂大出血，要以外科手术为第一准备，在无条件外科手术或需要较长时间等待时，带膜支架仅作为一种尝试手段。理由有三：①输送困难。②封堵效果不可靠：钙化血管的扩展性和弹性回缩能力极差，正常支架置入时贴壁不良发生率就极高，带膜支架贴壁不良意味着封堵失败。尤其是支架后血管破裂时，支架内再次置入带膜支架，双层支架贴壁更加困难。③累及重要分支：尤其是前三叉附近带膜支架置入将闭塞重要分支，如前降支、回旋支、中间支或对角支，导致严重后果。本例穿孔附近就存在非常粗大、供血范围极大的第一对角支和回旋支。

（二）冠状动脉破裂的预测

该病例综合了血管破裂的多个危险因素（图 26-11）。①血管钙化：老年人血管壁弹性降低，局部钙化后脆性增加，尤其是偏心性钙化时支架单向扩张容易血管破裂；②球囊扩张：大球囊反复高压扩张导致明显夹层形成，一方面血管壁完整性被破坏，另一方面壁内血肿诱发局部管壁张力升高，更加易破裂；③夹层后旋磨：由于旋磨导丝位于夹层内，旋磨路径改变导致钙化消融作用不足，但血管壁结构遭受进一步破坏，夹层加重，破裂风险增加；④支架置入：该患者按照一般原则选择 3.5mm 支架，支架单向膨胀后，最终导致血管破裂。

1. 血管可扩张性问题　支架后血管是否破裂取决于支架大小和血管可扩张性。目前缺乏血管可扩张性的体内外实验数据和预测模型。临床上只是经验性地根据患者年龄、血管僵硬度、影像学钙化情况加以初步判断，对于老年患者、钙化病变、负性重构病变、心肌桥病变，尤其是预扩张后局部夹层严重，导丝位于夹层内的患者，选择小一型号的支架，后扩张压力也要保守一点。即便如此，也存在血管穿孔的风险（图 26-12）。

A

B

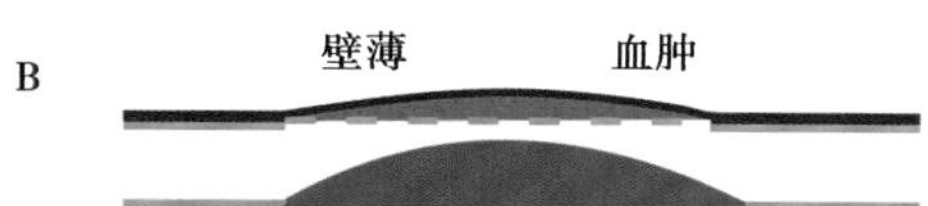

C

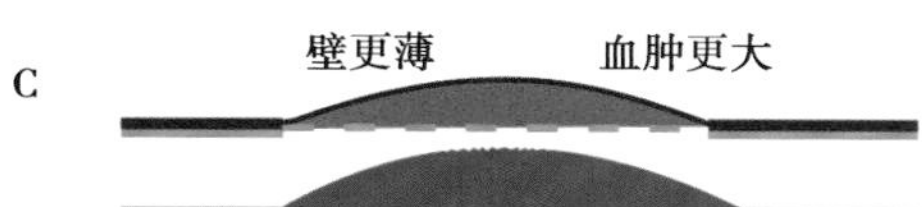

D

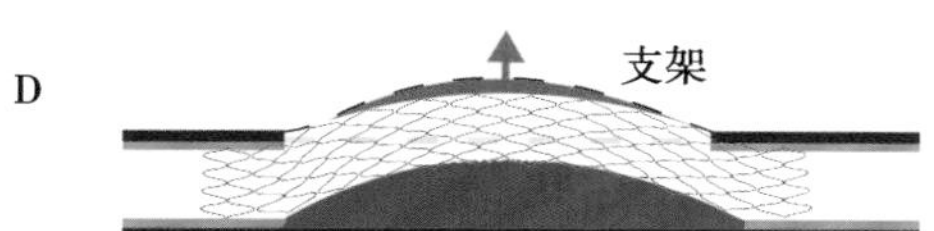

A. 基础病变为偏心性钙化病变，管壁整体上硬脆，易于破裂；
B. 球囊扩张后非钙化区偏心性扩张，诱发夹层形成，导致血管壁完整性破坏和局部管壁张力升高，更加易于破裂；
C. 夹层后旋磨路径改变，钙化消融作用不足，但血管壁结构进一步破坏，夹层进一步加重，破裂风险进一步增加；
D. 支架单向膨胀，最终导致血管破裂。

图 26-11　偏心性钙化支架后血管破裂的发生机制示意图

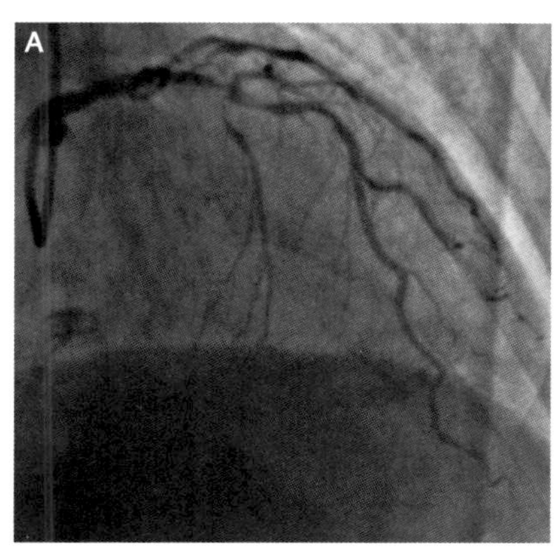

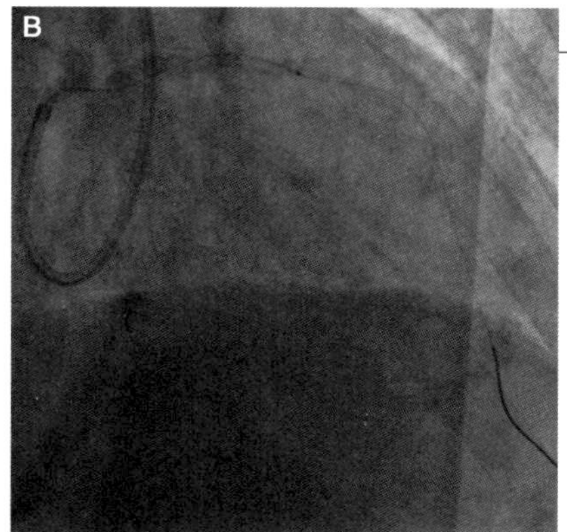

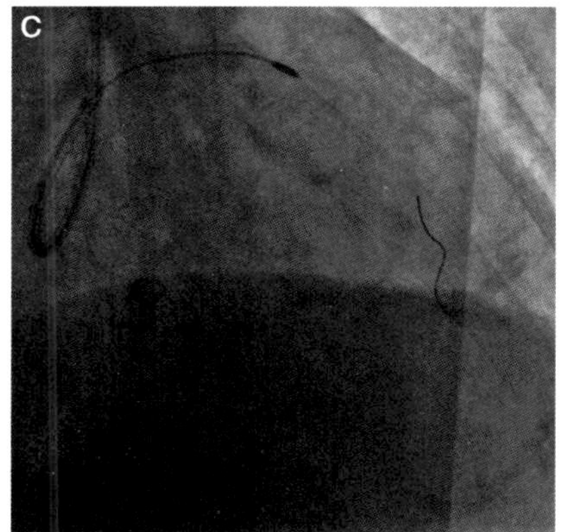

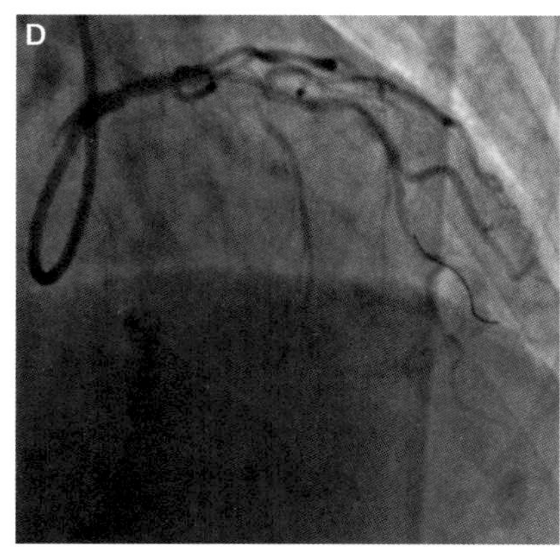

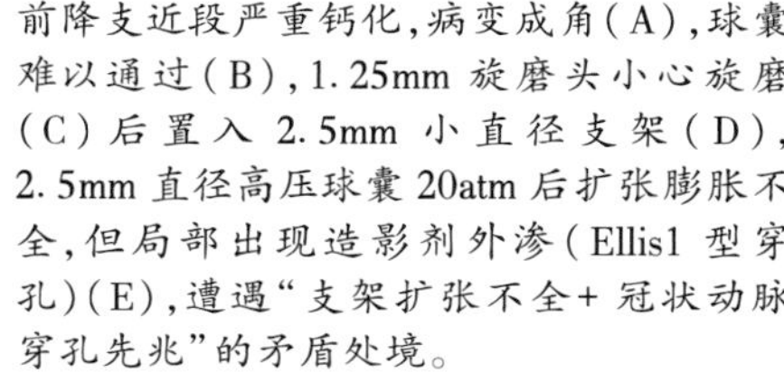
前降支近段严重钙化，病变成角（A），球囊难以通过（B），1.25mm 旋磨头小心旋磨（C）后置入 2.5mm 小直径支架（D），2.5mm 直径高压球囊 20atm 后扩张膨胀不全，但局部出现造影剂外渗（Ellis1 型穿孔）（E），遭遇“支架扩张不全+冠状动脉穿孔先兆”的矛盾处境。

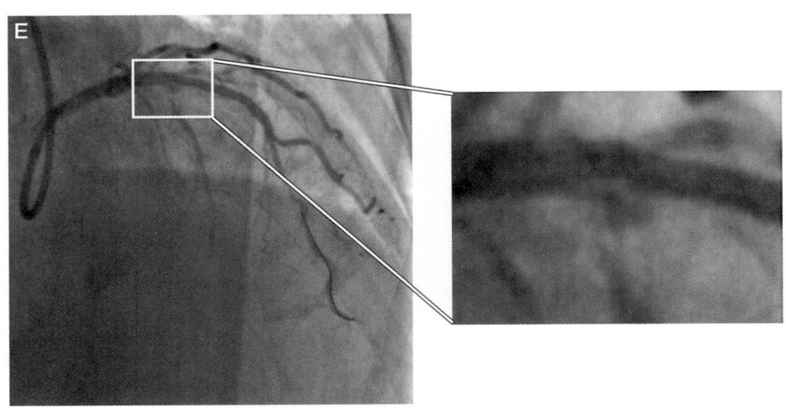

图 26-12 钙化病变可扩张性差，易破裂

2. 导丝位于假腔并不少见，何时支架会破裂 CTO 开通后，不少导丝位于血管内膜下；旋磨或球囊扩张后诱发夹层形成，导丝也常位于夹层内，对于这一类患者，如何预测血管破裂/穿孔风险也是一项挑战，迄今并无专门研究。笔者曾总结部分病例发现，置入正常尺寸的支架似无额外风险（图 26-13）。

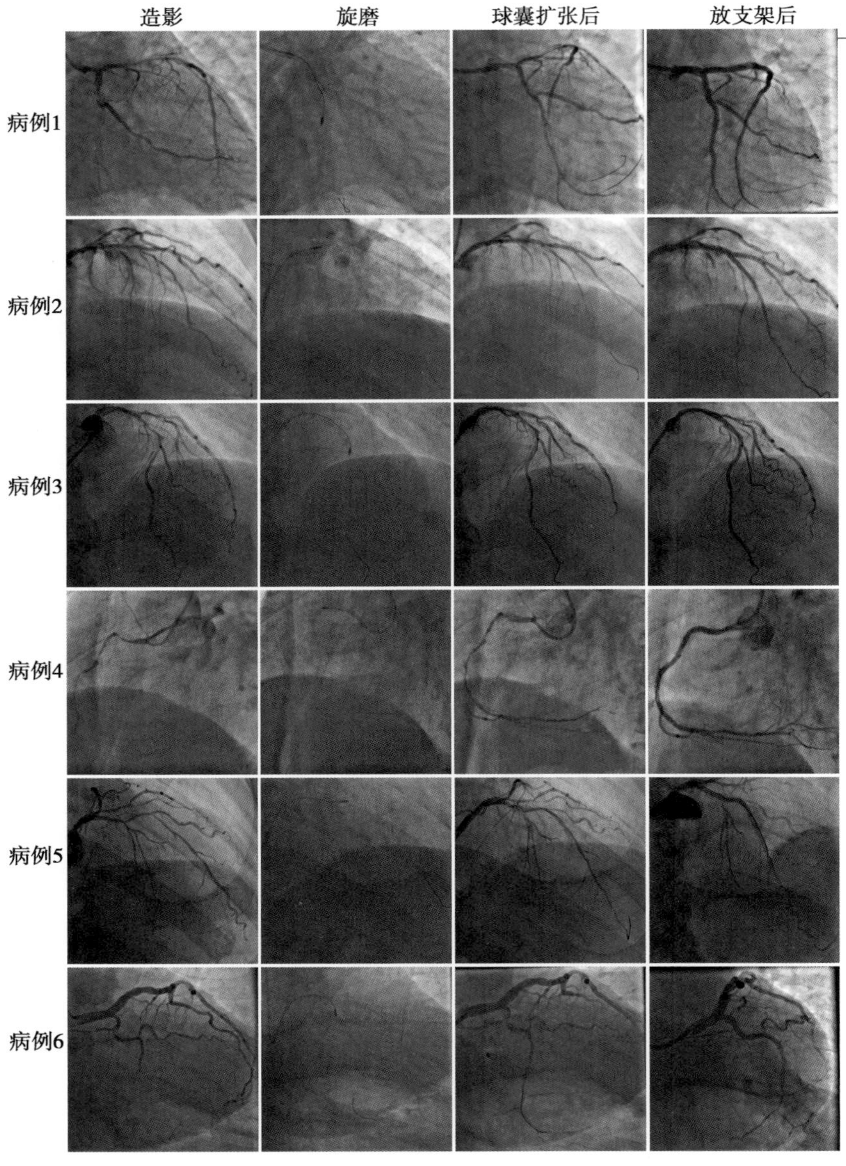

7 例患者均为严重钙化成角病变，旋磨+球囊扩张后均诱发夹层形成，导丝位于夹层内，但置入支架后未观察到血管破裂现象。

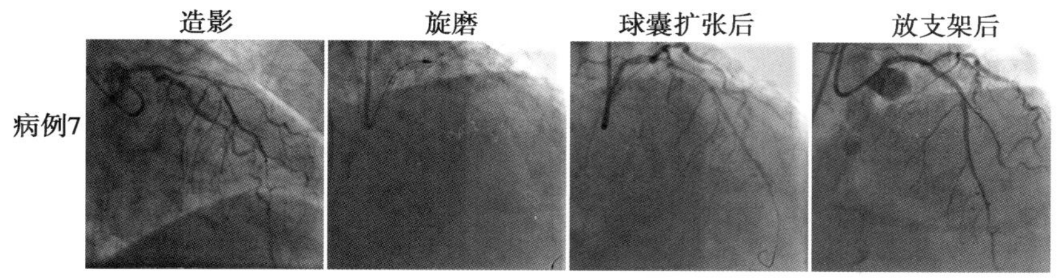

图 26-13　导丝位于冠状动脉夹层内的病例，放支架后结果良好

3. 主动性/被动性旋磨问题　实际工作中，预扩张球囊未能扩张病变时，会根据病变情况和个人习惯选择：①立即启动旋磨。②IVUS 或 OCT 准确评价钙化严重程度，决定旋磨与否。③继续尝试非旋磨手段（如高压球囊、切割球囊、加强导管支撑等），尤其是无旋磨设备时。多数患者可奏效，少数患者依旧无法扩张，需要进行被动性旋磨。④中止手术，转外科手术或保守治疗。

“应该尽早启动旋磨”，一旦遭遇后续并发症时，我们总是这样反思。被动性旋磨的效果永远逊色于主动性旋磨。球囊扩张后撕裂钙化病变肩部导致夹层和血肿，甚至导丝嵌入夹层中，旋磨路径的改变减少了旋磨头接触钙化的机会；夹层旋磨存在扩大血肿甚至诱发血管穿孔的额外风险。总之，被动性旋磨时疗效降低，副作用增加。实属无奈之举，故名特殊适应证。该患者选择了 1.25mm 小旋磨头，旋磨后造影显示夹层加重并不明显，随后支架通过依旧受阻，说明旋磨本身并非血管破裂的主要因素。

尽早要多早呢?《冠状动脉钙化病变诊治中国专家共识》[2] 建议：多数钙化病变用球囊以 16atm 的压力即可展开，当球囊扩张压力达 16atm 而未充分扩张病变时，不宜强行扩张，可行旋磨术治疗。

参考文献

[1] COPELAND K A，HOPKINS J T，WEINTRAUB W S，et al. Long-term follow-up of polytetrafluoroethylene-covered stents implanted during percutaneous coronary intervention for management of acute coronary perforation. Catheter Cardiovasc Interv，2012，80：53-57.

[2] 王伟民，霍勇，葛均波. 冠状动脉钙化病变诊治中国专家共识. 中国介入心脏病学杂志，2014，22：69-73.

第五篇　急诊经皮冠状动脉介入术解码

第 27 章　急诊经皮冠状动脉介入术的不能承受之轻

急诊经皮冠状动脉介入术（PCI）尽快开通急性闭塞血管，可挽救濒死心肌，提高生存率，是迄今为止最有效的急性心肌梗死（AMI）救治手段，意义非凡。但从医师的“自虐观”出发，有两个现象值得重视：

1. AMI 患者存活并非都是急诊 PCI 的功劳。从 AMI 救治历史看，CCU 将 AMI 院内死亡率从 30% 降低一半，是第一功臣；而紧急溶栓将死亡率从 15% 再降低一半；急诊 PCI 凭借更加可靠的血管开通率，将死亡率从 7% 左右再次降低一半，实属不易（图 27-1）。但鉴于绝大部分 AMI 患者 D-B（door to balloon）时间，即患者从进入医院大门到再灌注（血管打开、血流恢复）的时间超过 6h，挽救的心肌细胞数量可能没有想象得那么多。

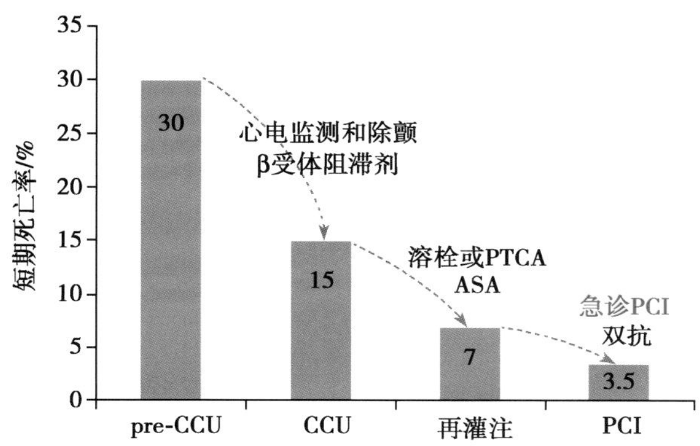

图 27-1　AMI 死亡率变迁示意图

2. AMI 患者死亡可能是急诊 PCI 惹的祸。AMI 本来就是危急重症，死亡率高无可厚非。但值得指出的是，PCI 手术操作稍有不慎也可能成为患者死亡的诱因，成为“压垮骆驼的最后一根稻草”。

一根稻草就能压垮一头骆驼？这个骆驼肯定不是一般的病骆驼，而是奄奄一息的垂死骆驼。AMI 是危急重症，与坏死面积相当的陈旧性心肌梗死（old myocardial infarction，OMI）相比，由于 AMI 额外存在顿抑心肌（存活但无功能的心肌），而且缺乏心肌肥厚/扩张等心脏代偿机制，也缺乏应对心输出量下降的全身适应性改变，因此血流动力学障碍更加显著。事实上，AMI 患者 PCI 风险的决定因素是泵功能，关键临床指标是血压、心率和肺部啰音。

本章讨论的内容主要局限于心脏功能极差或血流动力学显著异常的 AMI 患者。对于这类患者，任何不慎操作，或可成为不能承受之轻（图 27-2）。如何正确掌握急诊 PCI 操作细节，这便是本章的要义。

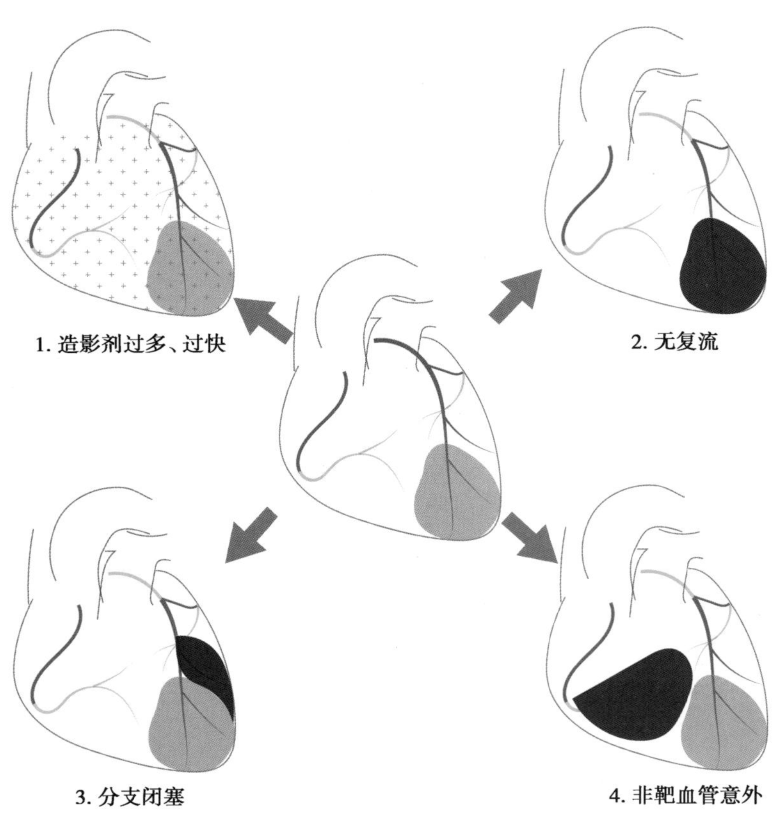

图 27-2　急诊 PCI 的“最后一根稻草”

一、造影剂

曾经历过 1 例极端的缺血性心肌病、NSTEMI 患者，术前超声心动图示射血分数（ejection fraction，EF）30%。当术者非常流畅、快速地做完标准体位造影（左冠 6 体位、右冠 3 体位）（图 27-3）后，患者突发血压下降、心率减慢，伴阿斯综合征发作。排除常见术中低血压原因（血管闭塞、血管穿孔、过敏反应、迷走反射）后，考虑与短时间内快速大量的造影剂诱发心肌缺血、加重心力衰竭有关。

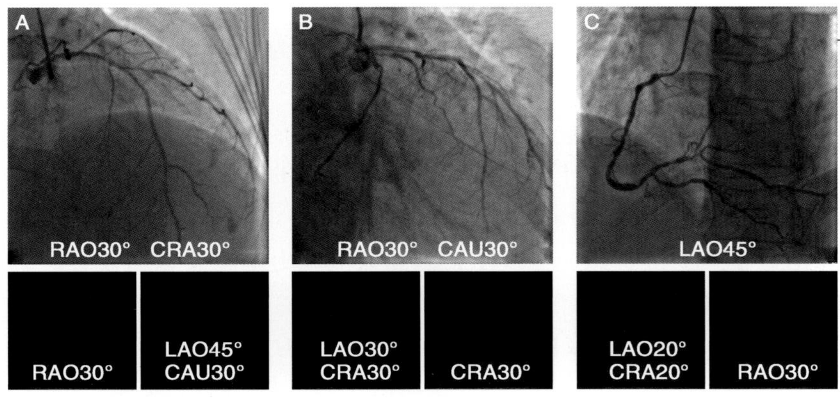

图 27-3　造影剂诱发心搏骤停

68 岁女性患者，有糖尿病病史。反复胸闷、胸痛 5 年，加重 2d。术前超声心动图 EF30%，左心室舒张末期内径 59mm，收缩末期内径 47mm，左心室各节段室壁运动不同程度减弱。诊断为缺血性心肌病、NSTEMI。2min 内快速完成左右 9 个体位的冠状动脉造影，显示三支弥漫性严重病变。造影刚结束患者突发心搏骤停伴阿斯发作，经心脏按压 1min 后恢复意识，病情渐趋平稳，结束手术。3d 后在 CABG 前全麻时再次发生心搏骤停、死亡。上一行 A、B 和 C 分别是需要保留的 3 个体位造影，包括左冠状动脉头位和足位、右冠状动脉左前斜位，下一行黑图表示可暂且省略的造影体位。

一般情况下，强调冠状动脉造影体位的标准性和系统性，如中山医院常规采用 9 个体位，即左冠 6 体位［右前斜位（right anterior oblique，RAO）30°、RAO 30° +头位（cranial，CRA）30°、RAO 30° +足位（caudal，CAU）30°、左前斜位（left anterior oblique，LAO）45° +CAU 30°、LAO 30° +CRA 30°、CRA30°］加上右冠 3 体位（LAO 45°、LAO 20° +CRA 20°、RAO 30°）。短时间内反复多次造影对于一般患者没有问题，但

对于基础心功能极差的患者（如急性大面积心肌梗死、三支严重病变、缺血性心肌病）来说，可能就是灾难性的。因此，急诊造影建议简化体位，常规采取 3 个体位造影，包括左冠状动脉 CRA 30° 和 CAU 30°、右冠状动脉 LAO 45°，必要时临时增加。

二、无复流

无复流指闭塞的心外膜血管经介入或溶栓开通，但血流明显缓慢（TIMI 血流 0~2 级）或心肌仍无有效组织灌注。微血管栓塞和钙超载/自由基损伤介导的再灌注损伤被认为是无复流的主要机制。关于急诊无复流，有 3 个重大的、挺有意义的问题需要回答。

1. 已经心肌梗死，无复流又有何妨　梗死区心肌已经缺血坏死或顿抑无功能，那么无复流损伤还能有什么危害呢？事实上，梗死是一个自缺血区中央向周边波浪状进展的动态过程，梗死周边区接受正常区心肌的血流救济，残存大量的存活心肌。如一旦发生微血管栓塞，将彻底封闭救济通道，相当于发生梗死延展，将进一步恶化心脏功能。因此，无复流的危害并非堵塞了前向血流通道（原本就是闭塞状态），而是封闭了逆向血流微通道（原先侧支或微通道开放）。

2. 为何急诊无复流大多预后良好　一方面，诚如上述，无复流区域心肌已经发生梗死，因此无复流危害的确不及择期 PCI 小；另一方面，血栓微栓子和斑块微栓子的后果完全不同：血栓微栓子具有可变性、可溶性和可吸收性，尤其是在目前强力抗栓（双联抗血小板负荷剂量 +GP Ⅱ b/Ⅲ a 受体拮抗剂）条件下，更易消散，因此血栓堵塞效应为一过性、暂时性；而斑块微栓子不易分散吸收，堵塞效应相对持久。AMI 患者急诊行 PCI 时，大多为血栓微栓塞导致的无复流，表现为一过性的严重心脏反应，绝大多数患者能安全渡过数分钟的急性无复流反应，并无长期或慢性后遗症或并发症。严重持续的无复流临床上多见于斑块负荷过重或旋磨的择期 PCI 患者，而并非血栓负荷重的急诊 PCI 患者（该论点在血栓抽吸章节也有相应论述）。

3. 哪些无复流可致死　无复流的危害取决于微栓子的数量、性质和基础心功能状态。微栓子越多，损伤面积越大（空间性）；微栓子越不容易消散，损伤越持久（时间性）；基础心脏功能越差，越不容易耐受。由此推论：基础心脏功能极差 +大量微栓塞 +斑块碎屑微栓塞 = 死亡可能！这就能理解，为何左主干或前降支近段急性闭塞患者的无复流极有可能是致死性的（图 27-4）：其一，心脏功能极差；其二，血管粗大导致栓子数量众多；其三，血栓栓子危害相对较轻，若是粗大支架置入挤出大量粥样斑块栓子，后果最为严重。

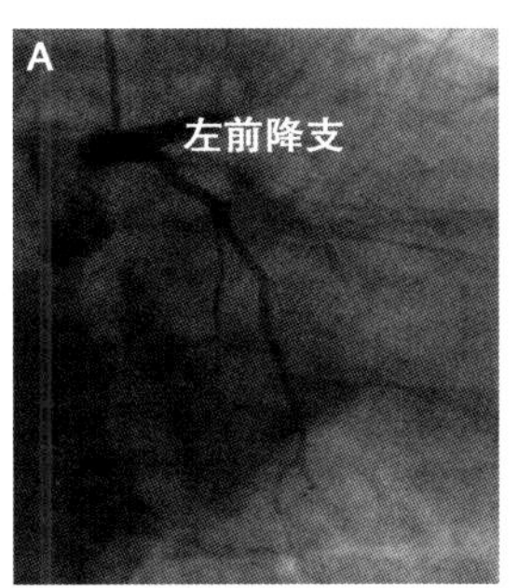

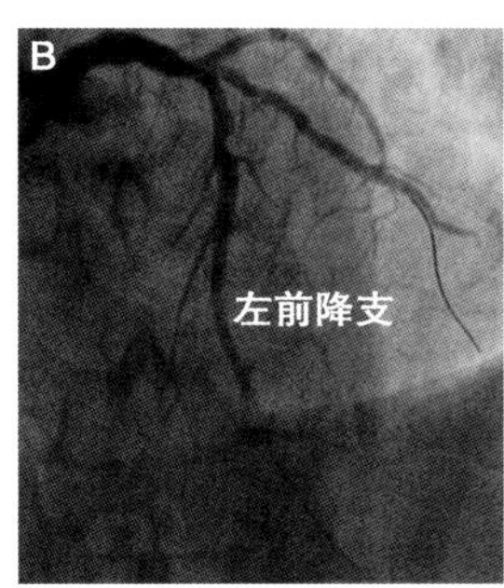

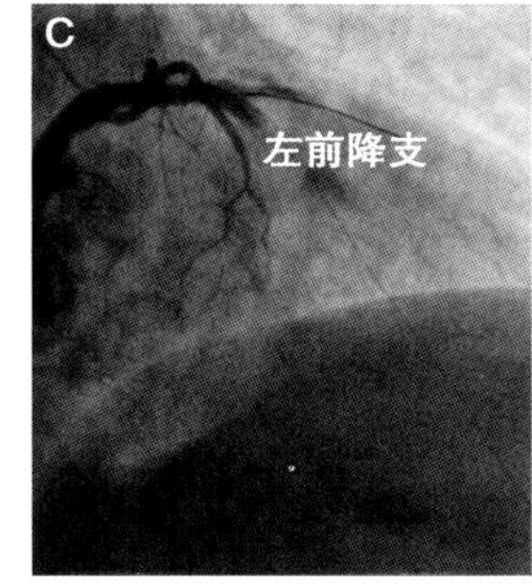

图 27-4　急诊无复流导致死亡

58 岁男性患者，广泛前壁 AMI。造影显示粗大前降支近段完全闭塞（A），回旋支的第一钝缘支和第二钝缘支闭塞。右冠状动脉临界病变。前降支 Thrombuster 抽吸血栓 3 次，抽吸出两块 2mm×4mm 左右红色血栓，前向血流恢复为 TIMI 2 级（慢血流）（B）。冠状动脉内注射替罗非班 20mL 后，直接置入 4. 0mm×30mm 药物支架 12atm×20s 释放，出现前降支无复流，经微导管先后分次注射替罗非班 10mL、硝普钠 400μg、维拉帕米 200μg，无复流（C）未见缓解，期间患者血流动力学恶化并突发室颤，抢救无效死亡。

上述 3 个问题的答案可归纳为有层次的 3 句话：总会有影响；一般危害小；偶尔会死人。通晓上述观点，将有助于各位术者正确预测无复流的发生和后果，从而采取正确的手术策略，譬如争论旷日已久的左主干急性闭塞的开通策略问题。

三、分支闭塞

先看一个病例：急性前壁心肌梗死。造影显示前降支近段发出粗大对角支后急性闭塞，对角支近段狭窄 80%（图 27-5A）。第 1 根导丝是开通前降支，还是留守对角支？前降支开通后（图 27-5B），如何处理分叉病变？

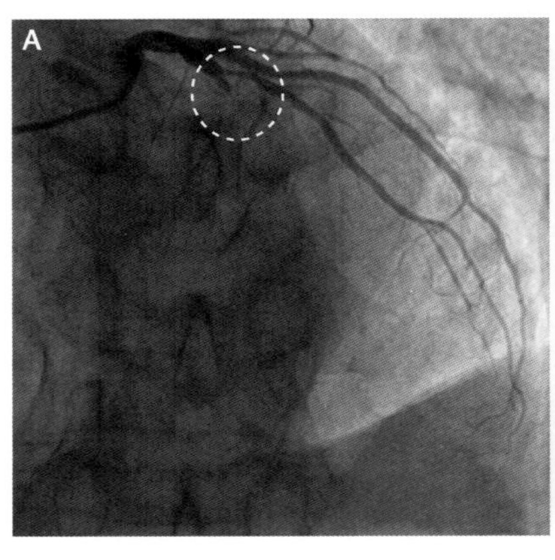

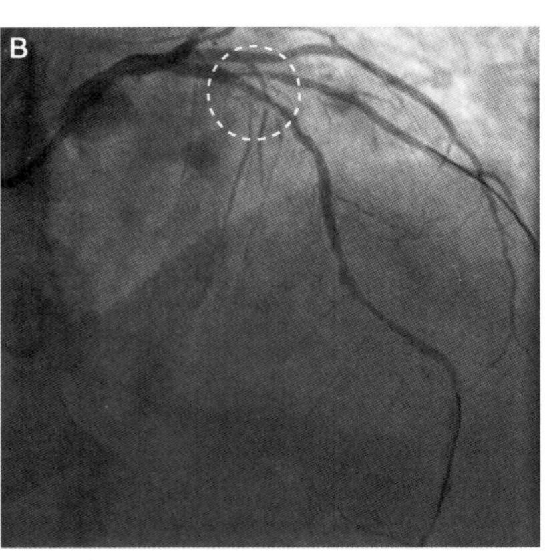

图 27-5 闭塞近端高危的分支血管

问题没有标准答案，但有内在原则。原则就是：未闭塞的对角支，其重要性远大于闭塞的前降支。急诊 PCI 可以不开通闭塞血管，但不可以闭塞通畅的分支。因此，在笔者急诊实践中，第 1 根导丝永远是分支保护。至于主支开通后，如何有效保护对角支通畅，做分支球囊拘禁还是双支架技术，那是智者见智的事情。总原则是坚决保护对角支通畅。

另一个病例为前降支发出对角支处齐头闭塞（图 27-6A），开通前降支并行球囊扩张后，由于斑块移位导致对角支次全闭塞（图 27-6B）。此时绝对不能收手，必须保证对角支血流心肌梗死溶栓治疗（thrombolysis in myocardial infarction，TIMI）分级 3 级才能下台，至于采取分支球囊拘禁还是双支架技术，都是可以的。

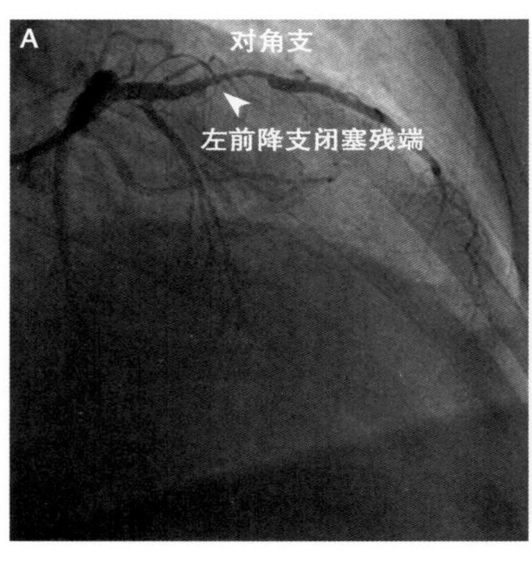

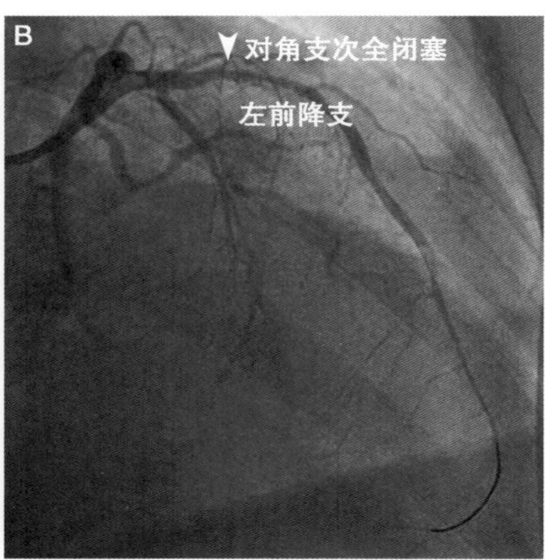

图 27-6 斑块移位导致近端分支闭塞

急症 PCI 引发近端分支闭塞的机制除了斑块和分叉脊挤压移位外，更为多见的是血栓被带到近端，导致近端分支血栓栓塞（图 27-7）。不管机制如何，原则还是一样的：坚决保护近端分支通畅。不容丢失任何一根通畅分支。

介入治疗实践中笔者体会到，相比其他分支闭塞，对角支闭塞的临床后果更为严重，可能与其闭塞后不易形成侧支、供血的前侧壁心肌功能比较重要等因素有关。

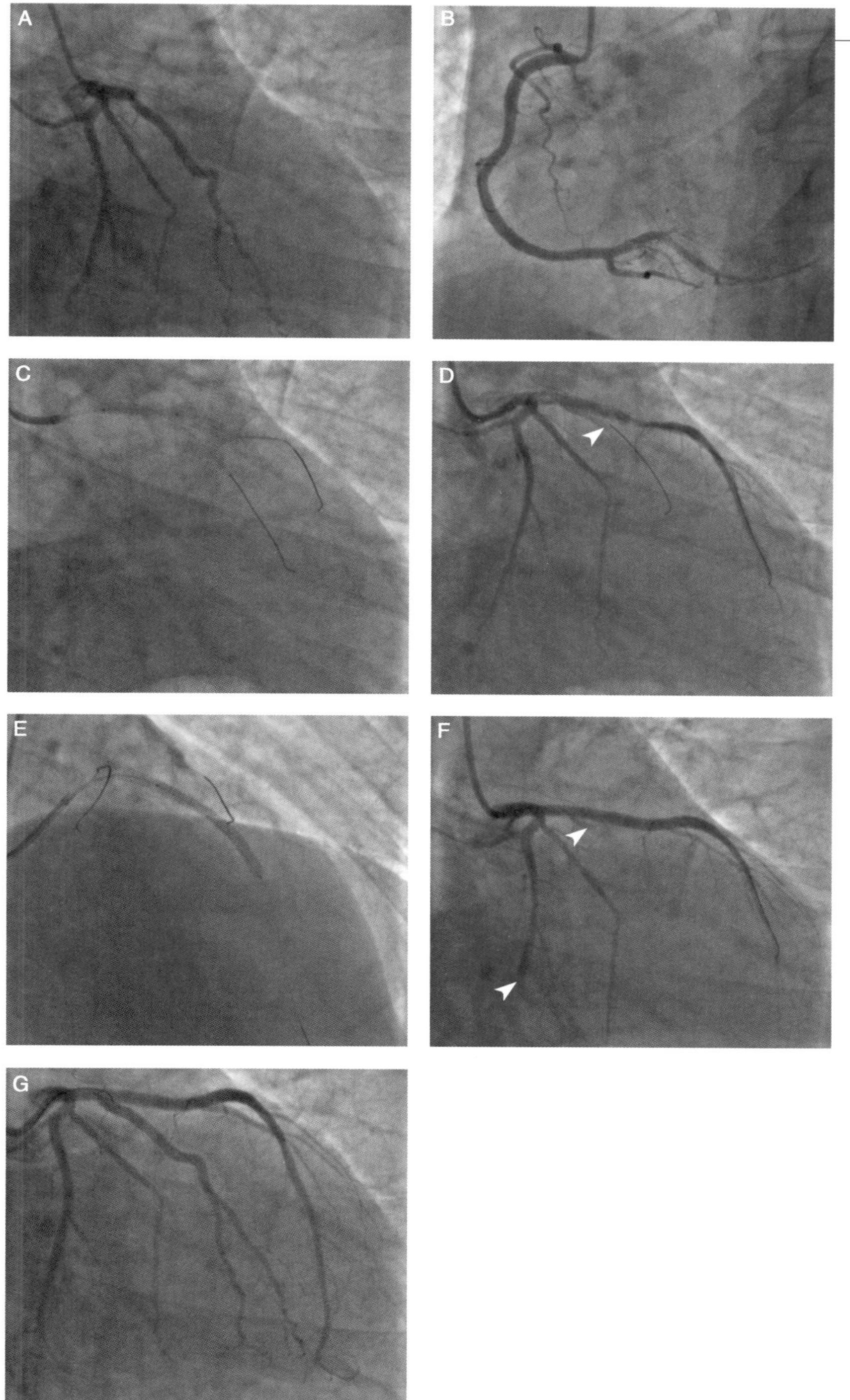

61 岁男性患者。急性前壁心肌梗死，有吸烟和前降支 PCI 病史。造影示前降支近段发出粗大第一对角支后，支架内血栓形成伴血管完全闭塞（A），右冠状动脉未见异常（B）。前降支血栓抽吸和球囊扩张（C）后，前向血流恢复，但血栓带入粗大第一对角支导致闭塞（D）。前降支新支架置入（E）后，对角支和回旋支均出现闭塞（F），患者出现胸痛症状。予血栓抽吸、冠状动脉内替罗非班 20mL、局部球囊扩张等措施后，前降支、对角支和回旋支所有血流均恢复 TIMI 3 级（G）。

图 27-7　血栓被球囊带到近端，引发近端分支闭塞

四、非靶血管干预

尽管非靶血管干预是 AMI 急诊 PCI 的Ⅱa 类指征，尤其对于心源性休克患者。这是一个极具争议的指南意见。一方面，开通非靶血管无疑对于心脏功能恢复具有重大意义；另一方面，对于这类奄奄一息的患者而言，开通非靶血管具有极大风险，手术操作时间延长、造影剂的延长使用、可能的无复流、球囊或支架一过性阻塞非靶血管等均可成为“最后一根稻草”。笔者理解，这类患者开通非靶血管对改善生活

质量非常重要，但手术风险极高，可能置患者于死地。保命是改善生活质量的前提。只有术者有成功的把握和信心时，才值得尝试，否则可先开通罪犯血管保命，然后待病情稍稳定再处理非罪犯血管（图27-8）。

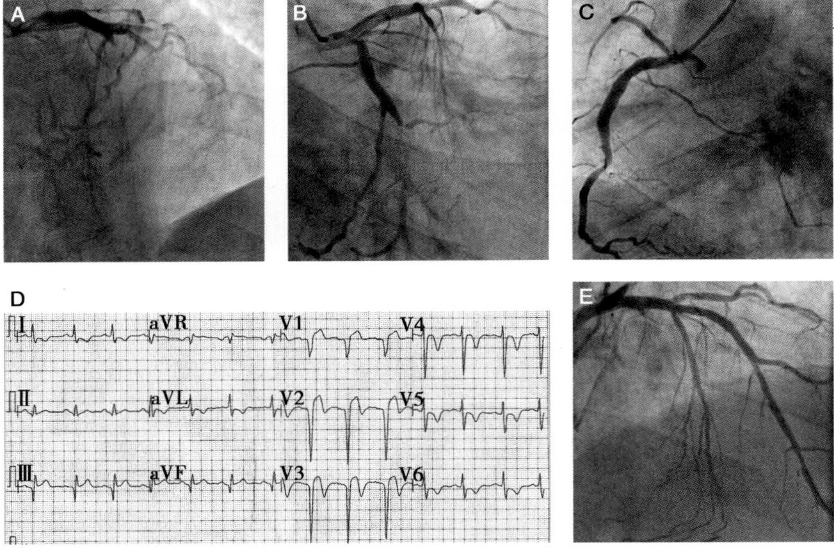

图 27-8　急症 PCI 仅干预靶血管

47 岁男性患者。活动后咽部不适 2 个月，加重伴大汗 11h。临床诊断急性前壁心肌梗死入院。急诊造影显示三支中段闭塞（A~C）。根据造影和心电图表现，确定前降支为罪犯血管（D）。干预前降支后结束手术（E）。患者 1 个月后再次入院开通回旋支和右冠状动脉。

严重的非 ST 段抬高性心肌梗死，存在基础心脏功能较差、三支弥漫性病变、靶血管判断不清等特点。一旦干预的血管出现意外并发症和急性闭塞，常可导致严重后果（图 27-9）。

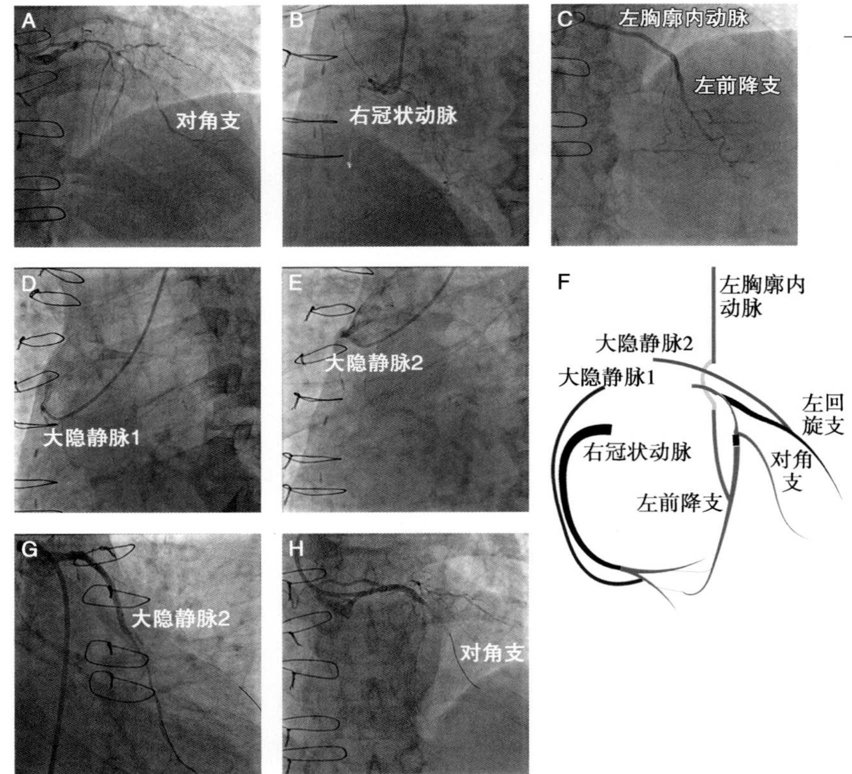

图 27-9　急症 PCI 干预非靶血管失败，导致严重后果

65 岁男性患者。冠状动脉旁路移植术（CABG）后 7 年（不详），反复胸痛 1 个月，加重 3d 入院。有糖尿病、吸烟史。急诊心电图示Ⅰ、Ⅱ、aVF 导联 ST 段呈水平型及下垂型压低 0.5~1.0mm，Ⅰ、aVL、V3~V6 导联 T 波双相、低平、倒置≤2.5mm；心脏标志物示 cTnT 0.186ng/mL，NT-proBNP 866.8pg/mL，随机血糖 27.4mmol/L。入院心率 80 次/min，血压 105/76mmHg。入院诊断为非 ST 段抬高性心肌梗死。入院后超声心动图见左心室多壁段收缩活动减弱，左心室射血分数（left ventricular ejection fraction，LVEF）40%。冠状动脉造影见右冠状动脉和回旋支自身闭塞，大隐静脉桥血管（Saphenous Vein Graft，SVG）（包括 SVG1-RCA 和 SVG2-LCX）开口也完全闭塞。患者心脏血供来源为 LIMA-LAD-PDA，还有弥漫性钙化性 95% 狭窄的左主干-对角支（left coronary artery-diagonal branch，LM-Dia）（A~F）。SVG2 近段可见造影剂残留征象，考虑靶病变。血栓抽吸、注射替罗非班（欣维宁）20mL、球囊扩张后置入 3.0mm×28mm 药物支架，血流 TIMI 2~3 级（G）。鉴于患者仍有症状，干预严重狭窄的 LM-Dia。但球囊扩张后出现夹层和急性血管闭塞（H），患者出现胸痛、呼吸困难、血压下降、心搏骤停（逸搏心率）。经实施心脏按压+心肺复苏、气管插管+机械通气、右股动脉置入 IABP 等综合性抢救措施后转危为安，CCU 监护 1 周后出院。

五、其他

其他所有能导致心肌缺血加重的操作均可能成为“最后一根稻草”，如一过性主动脉瓣反流（图 27-10）、球囊扩张（图 27-11）等。

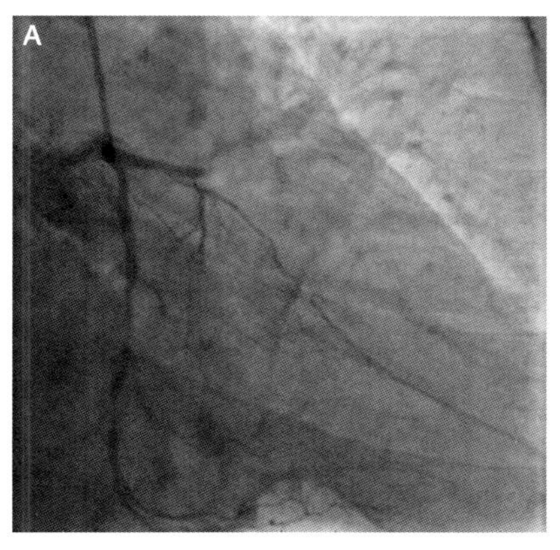

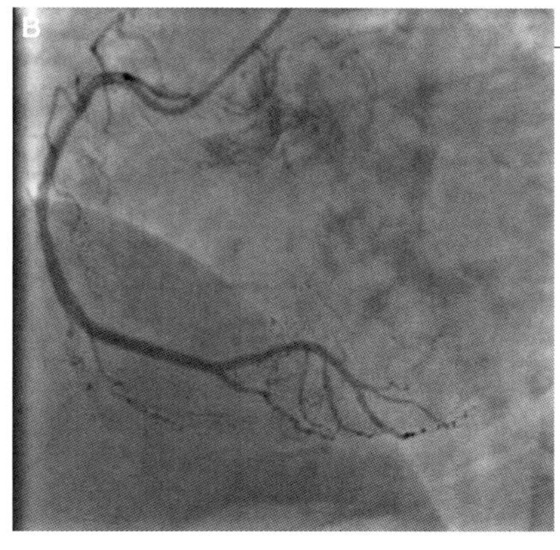

75 岁男性患者。急性前壁心肌梗死，心率 110 次/min，血压 80/50mmHg，紧急 3 体位造影发现前降支闭塞，回旋支狭窄 95%（A、B）。为减少造影剂用量，凭借经验指引导管进入“左冠口”，随后导丝进入，走向符合“前降支”，球囊过一下“前降支闭塞段”（C）。导管推注造影剂发现指引导管竟然进入左心室（D）。与此同时，患者突发室颤、抽搐。除颤！撤离导管！最后重新调整大腔并顺利完成介入治疗（E）。

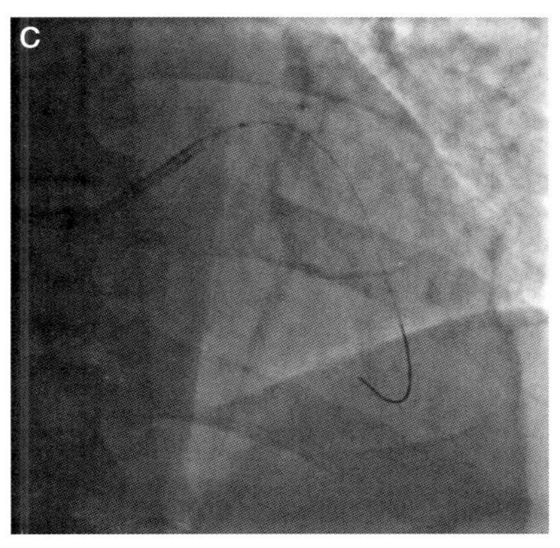

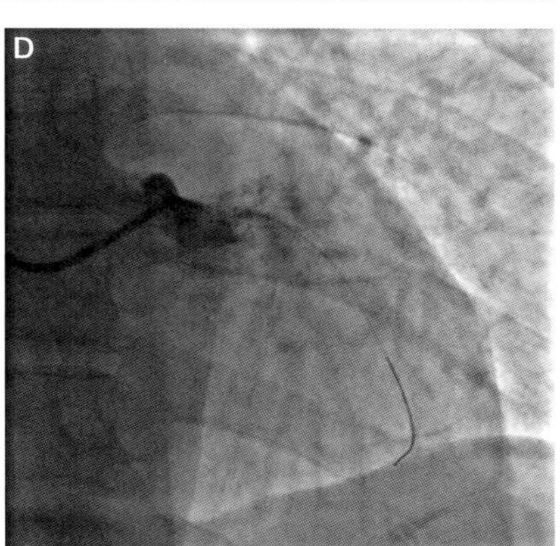

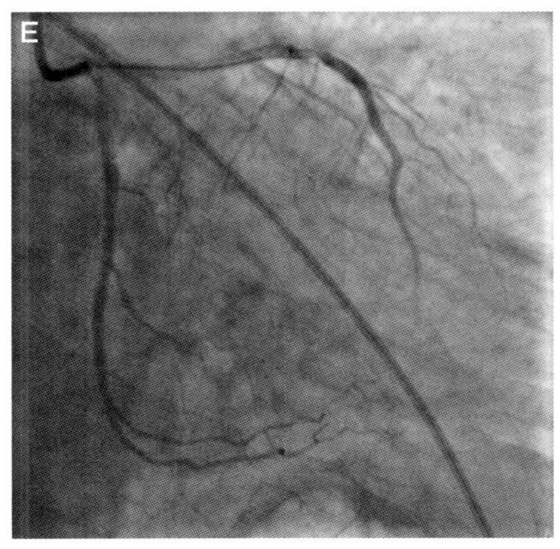

图 27-10　一过性主动脉瓣反流导致室颤

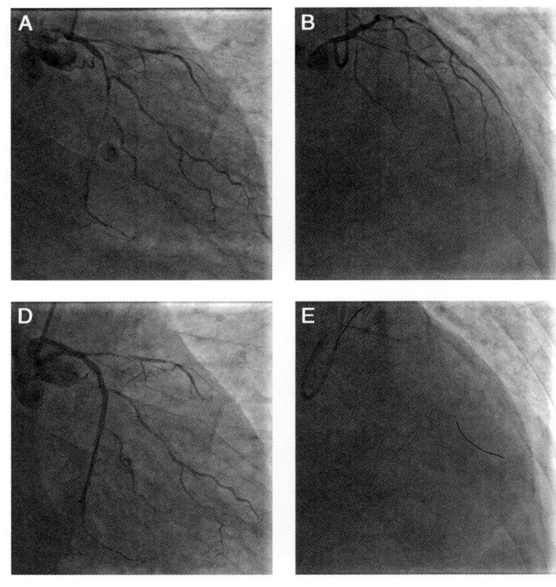

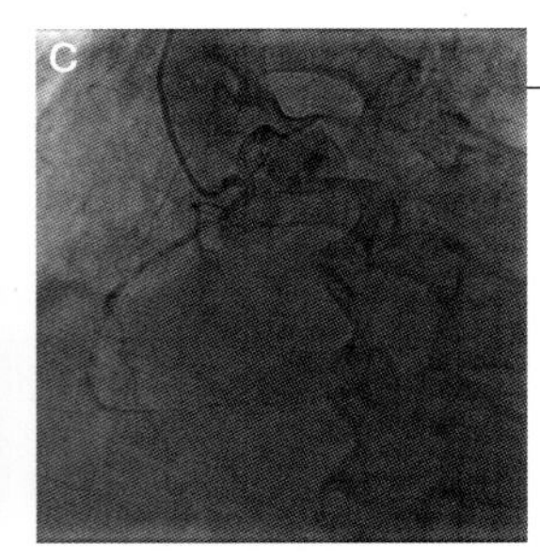

62岁男性患者。反复胸闷、胸痛发作18个月，加重10d。诊断为非ST段抬高性心肌梗死。有高血压、糖尿病、吸烟、脑梗死等病史。查cTnT3.57ng/mL，NT-proBNP 12 197pg/mL，血清肌酐（serum creatinine，Scr）208μmol/L，造影显示冠状动脉三支弥漫性病变，狭窄80%～95%（A～C）。回旋支顺利置入2.5mm×38mm和2.5mm×28mm两枚支架（D），前降支送入球囊扩张时（E），患者心率减慢、血压下降，随之心搏骤停，抢救无效死亡。该病例说明，对于基础心脏功能差、三支弥漫性病变的患者，过导丝、扩球囊、释放支架、推注造影剂等常规操作均可能成为"压垮骆驼的最后一根稻草"。

图27-11 球囊扩张导致死亡

六、小结

急诊PCI最高原则：不要雪上加霜，不要做"最后一根稻草"！

雪，是既有梗死。
霜，是新发缺血。
那是无休止的造影，挤走了血，干旱的心肌更加干涸；
那是无复流，微循环堵塞，边缘心肌失去了侧支的微薄供养；
那是分支闭塞，新的梗死，生命中不能承受之重；
那是没分寸的非靶血管操作，中流砥柱再也不能有所闪失；
霜，是压垮骆驼的最后一根稻草！

第 28 章　血栓抽吸的内在逻辑

临床指南是指导临床实践的准则，既要摆事实，又要讲道理。回头看看目前关于血栓抽吸的临床指南，似乎有点“不讲理”。最新的国内外指南[1~3]对血栓抽吸意见非常一致：即不推荐常规应用。尤其是欧洲心脏病学会（European Society of Cardiology，ESC）指南将常规血栓抽吸列为Ⅲ类推荐。

笔者的困惑在于：既然冠状动脉血栓堵塞是导致 STEMI 的主要病理机制，那么抽吸血栓应该有百利而无一害，减少血栓脱落从而减少微血管堵塞和无复流，减少血栓贴壁吸收后继发支架贴壁不良。理论上推论，抽吸总是好的。大血栓抽吸大获益，小血栓抽吸小获益，但都是获益。那么，为什么小血栓不需要常规抽吸呢？下面做以下分析。

一、不推荐常规抽吸的理由

不推荐常规抽吸的理由，可以简单归纳为：利不大 + 弊不小→总体无获益→不推荐。

1. 利不大　常规血栓抽吸为何获益有限？PCI 抽吸血栓可减少血栓负荷，其最大好处是减少无复流。但血栓微栓塞导致的无复流是一过性的严重心脏反应，绝大多数患者能安全度过数分钟的急性无复流反应，并无长期或慢性后遗症或并发症。事实上，严重持续的无复流临床上多见于斑块负荷过重或旋磨的择期 PCI 患者，而并非血栓负荷重的直接 PCI 患者。微栓塞物质不同，无复流的表现和结局不同：前者为斑块碎屑，后者为血栓颗粒。血栓物质具有可变性、可溶性和可吸收性，尤其是在目前强力抗栓（双抗负荷 + Ⅱb/Ⅲa 拮抗剂）条件下，更易消散，因此血栓堵塞效应为一过性、暂时性的；而斑块颗粒不易分散吸收，堵塞效应相对持久。由此可见，STEMI 患者血栓抽吸固然有用，但获益有限，尤其是长期获益不明显。

2. 弊不小　假如不考虑其风险，血栓抽吸总是好的，大获益、小获益，都是获益。但问题就出在风险（坏处）上。血栓抽吸的风险主要源自体循环栓塞（主要是脑卒中），少见但严重，正是由于该并发症在很大程度上抵消了血栓抽吸的有限疗效[4]，使常规血栓抽吸总体无获益。

二、增利减弊

尽管指南不推荐常规抽吸血栓，但仍有“非常规”的余地：血栓负荷较重、支架血栓患者仍可考虑抽吸。但从逻辑上分析并不成立。从利弊分析可知，一方面，大量血栓患者无复流累及心肌面积广、持续时间长，后果比较严重，因此血栓抽吸获益更大；另一方面，大量血栓患者在操作过程中也更有可能发生血栓脱落和体循环栓塞。从理论上分析，大量血栓患者抽吸，利大弊也大。反之，少量血栓患者抽吸，利小弊也小。因此，获益的关键不在于血栓多少，更在于减少弊处（体循环栓塞）（图 28-1）。

1. 增利　选择性抽吸。对两类患者，抽吸很重要。①高血栓负荷：对于大量血栓的患者，无复流累及面广、持续时间长，后果比较严重，应该不厌其烦地反复抽吸，甚至可以使用 5-in-6 子母导管深插（图 28-4~图 28-6）、指引导管深插进行抽吸等。②基础心脏功能差：对于心脏显著扩大、基础心功能极差的患者，即使只是造影就可能诱发室颤或心脏停搏。可以理解，即使是一过性的、轻微的慢血流就可能是压垮心脏功能的“最后一根稻草”。因此，根据笔者的实践体会，建议对这类患者应该抽吸血栓，抽出一点是一点。

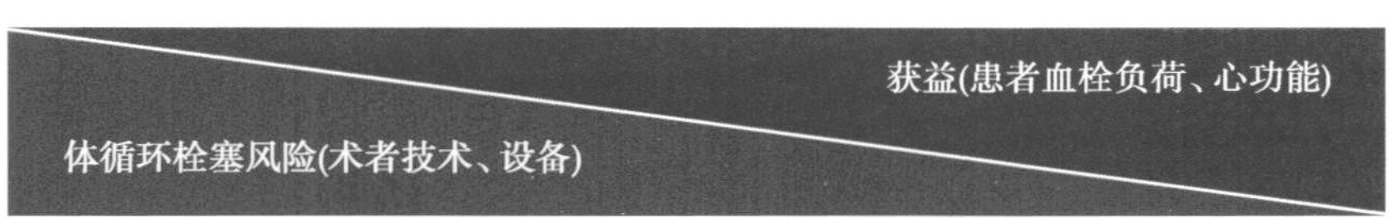

图 28-1　血栓抽吸的利弊分析

2. 减弊　规避体循环栓塞。假如将风险降低到零，血栓抽吸总是好的：大获益、小获益，都是获益。

血栓抽吸致使血栓进入体循环（如脑栓塞）的发生机制，可能有以下 5 种情形：主动脱落、被动脱落、前向注入、逆向泛起、震荡搏出（图 28-2）。所有这 5 种机制均易发生在指引导管未到位时。

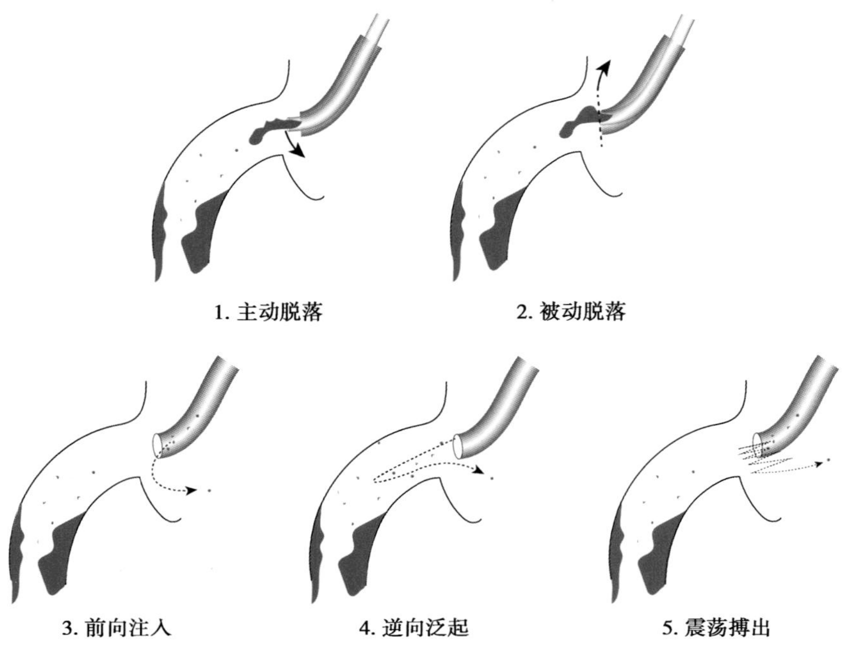

图 28-2　血栓抽吸发生体循环栓塞的 5 种机制（指引导管未到位时更易发生）

针对上述血栓抽吸发生体循环栓塞的机制，表 28-1 中总结了相应的对策。值得注意的是，有一句话重复了 5 次：指引导管一定要尽量送入冠状动脉内，不能脱离冠状动脉口。如导管口不能送至冠状动脉口，不能进行抽吸。

表 28-1　血栓抽吸发生体循环栓塞的机制及其对策

机　　制	对　　策
抽吸导管撤离时未负压，抽吸导管口部血栓被动脱落	抽吸导管退出时保持负压，以免血栓脱落 指引导管送入冠状动脉内，不能脱离冠状动脉口
抽吸导管、指引导管和冠状动脉口三者同轴性差，抽吸导管撤离时口部血栓被挤压/切割，血栓主动脱落	尽量保证抽吸导管、指引导管和冠状动脉口三者同轴性 指引导管送入冠状动脉内，不能脱离冠状动脉口
指引导管注射造影剂/药物，前向受阻而逆流，血栓沉渣逆向泛起	冠状动脉造影或冠状动脉内注射药物必须轻柔，由于前向血流中断或缓慢，血栓碎屑容易随近段血流翻转进入主动脉内。轻柔的标准是不出现冠状动脉口造影剂/注射药物的反流，尤其是经过导丝搅动或抽吸导管抽吸，血栓碎屑增加，但前向血流未恢复时，更应控制注射力度 指引导管送入冠状动脉内，不能脱离冠状动脉口
指引导管注射造影剂或药物，导管内血栓直接前向注入	退出抽吸导管后指引导管必须排空，以排出指引导管内脱落血栓碎屑 指引导管一定要尽量送入冠状动脉内，不能脱离冠状动脉口
脉动血流，冠状动脉口和指引导管口附近血栓被震荡搏出	指引导管送入冠状动脉内，不能脱离冠状动脉口

三、血栓抽吸是一项技术活

由此可见，血栓抽吸并没有想象中那么简单，其实是一项技术活，总原则是抽得越彻底越好，同时避免将血栓带到血管远端分支、近端分支或主动脉内。具体注意事项总结如下（以 ThrombusterⅡ为例）：

1. 推送抽吸导管　ThrombusterⅡ导管杆无金属编织成分，因此配有预置钢丝，推送时预置钢丝不要抽出，直到冠状动脉口或闭塞近端。许多术者抱怨 ThrombusterⅡ抽吸导管容易打折影响输送，其实跟过早撤离内部钢丝有关。有时由于近端血管扭曲、钙化或严重狭窄，抽吸导管无法到达或通过罪犯病变，可采取球囊预扩张、双导丝支撑、更换指引导管等方法。

2. 抽吸方法　①由近及远：一旦抽吸导管头端到达闭塞近端，即可开始负压抽吸，边抽吸边前送导管。有术者送至远端开始抽吸，可能导致血栓推送至远端或分支血管，影响后续抽吸。②抽吸过程注意有无回血：如有回血，可闭塞血栓节段缓慢往返数次；如无回血，说明导管被较大血块阻塞，即可回撤抽吸导管。③抽吸过程中可旋转抽吸导管，利于抽吸口变换方向抽吸出更多血栓。

3. 回撤抽吸导管是核心技术[3, 5, 6]　①必须负压状态：如果抽吸注射器抽吸过满，残余负压不足，可导致抽吸血栓脱落至近端分支或主动脉。②保证指引导管和冠状动脉开口同轴，最好在冠状动脉内甚至罪犯节段内。由于 ThrombusterⅡ导丝腔较短，回撤时导丝可能在指引导管与冠状动脉口之间打弯或打结，此时暴力操作容易导致抽吸导管口部血栓脱落，应适当前送抽吸导管以松解导丝，必要时撤出整套介入器械。③撤出抽吸导管后，放开 Y 阀充分排出指引导管内血液和可能的血栓，如抽吸导管撤离后压力曲线低平，高度提示导管内大血栓堵塞，需要主动回抽血液，必要时撤出并冲洗指引导管。

4. 抽不完的血栓　血栓抽吸次数上不封顶，但要注意患者失血过多。必要时可考虑 5in6 子母导管深插、指引导管深插进行抽吸。如血栓负荷实在太重，可强化抗栓治疗后再延迟介入治疗。

四、病例介绍

血栓抽吸病例见图 28-3～图 28-7。

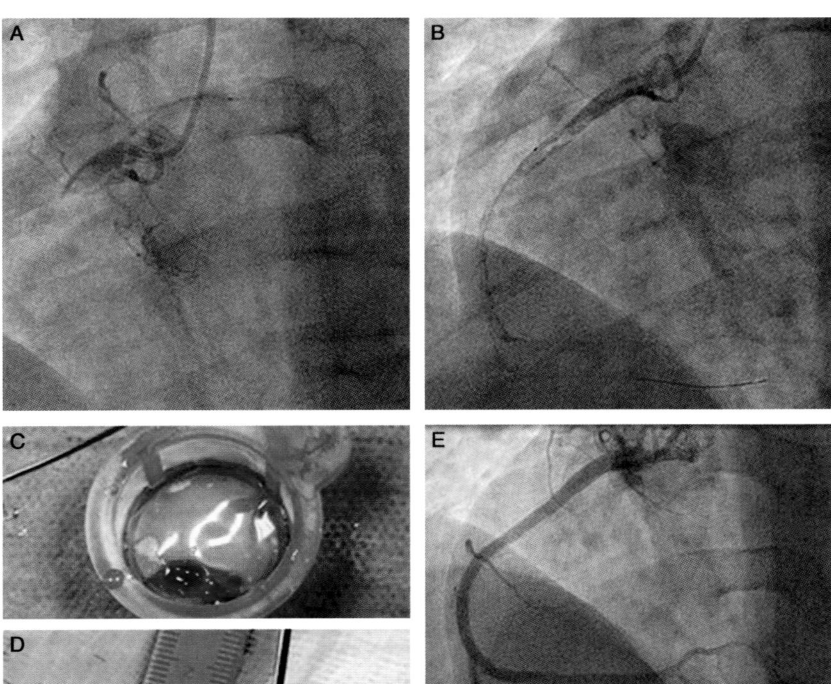

29 岁男性患者。急性下壁心肌梗死。冠状动脉造影显示右冠状动脉近段完全闭塞(A)，导丝通过后造影显示近中远段大量血栓负荷(B)，Export XT 抽吸导管抽吸出大块血栓(C)，每次抽吸导管回撤时，保证全程负压吸引状态，保证指引导管进入冠状动脉内。其中有一次回撤导管发现大块血栓突出抽吸导管头端，长达 10mm(D)。最后完成支架置入(E)。

图 28-3　抽吸导管头端血块

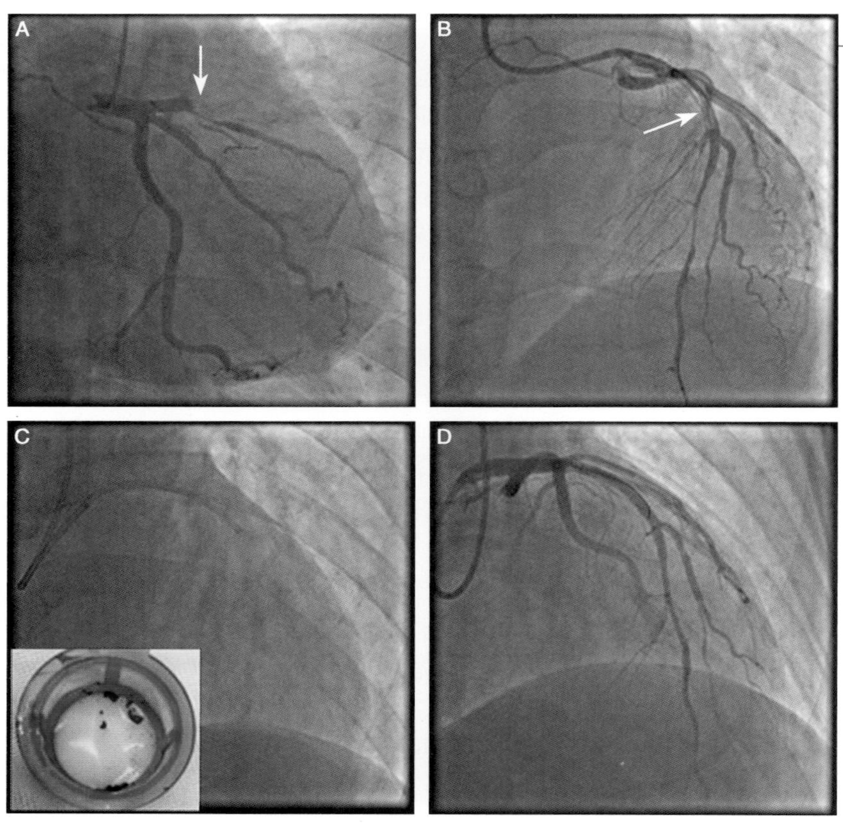

急性前壁心肌梗死患者经桡动脉造影证实前降支近段闭塞(A),Thrombuster Ⅱ 抽吸导管抽出少量血栓,前降支见大量血栓影(B),5 in 6 子母导管抽吸出大量血栓(C)。支架置入后结果良好(D)。

图 28-4　前降支大量血栓

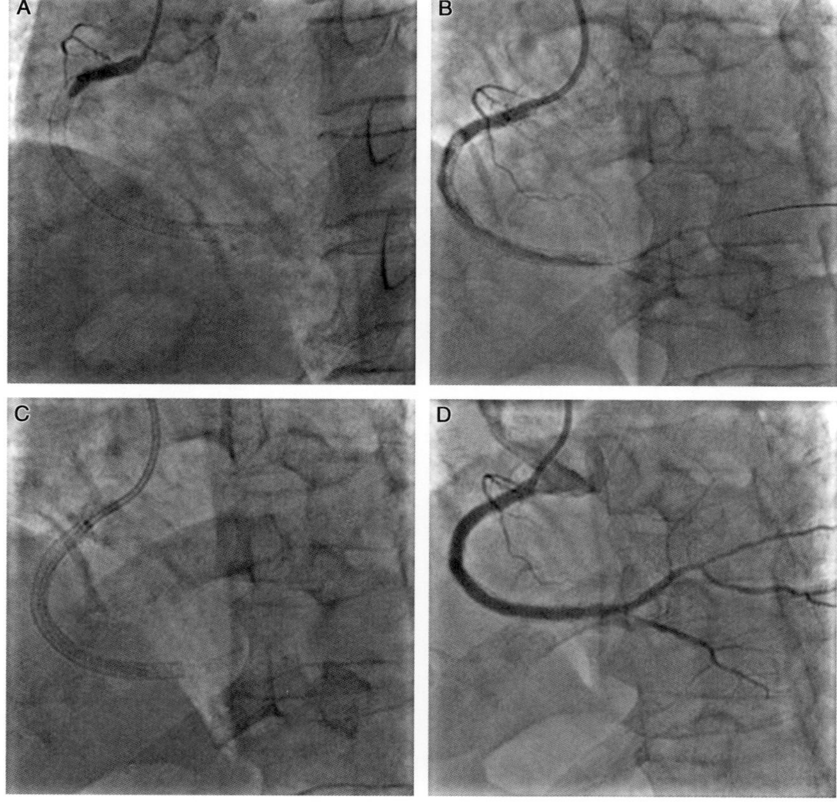

急性下壁心肌梗死患者经桡动脉造影证实右冠状动脉支架内血栓(A),Thrombuster Ⅱ抽吸导管抽出少量血栓,见大量残余血栓影(B),5 in 6 子母导管抽吸出大量血栓(C)。经球囊扩张后造影结果良好(D)。

图 28-5　支架内大量血栓形成

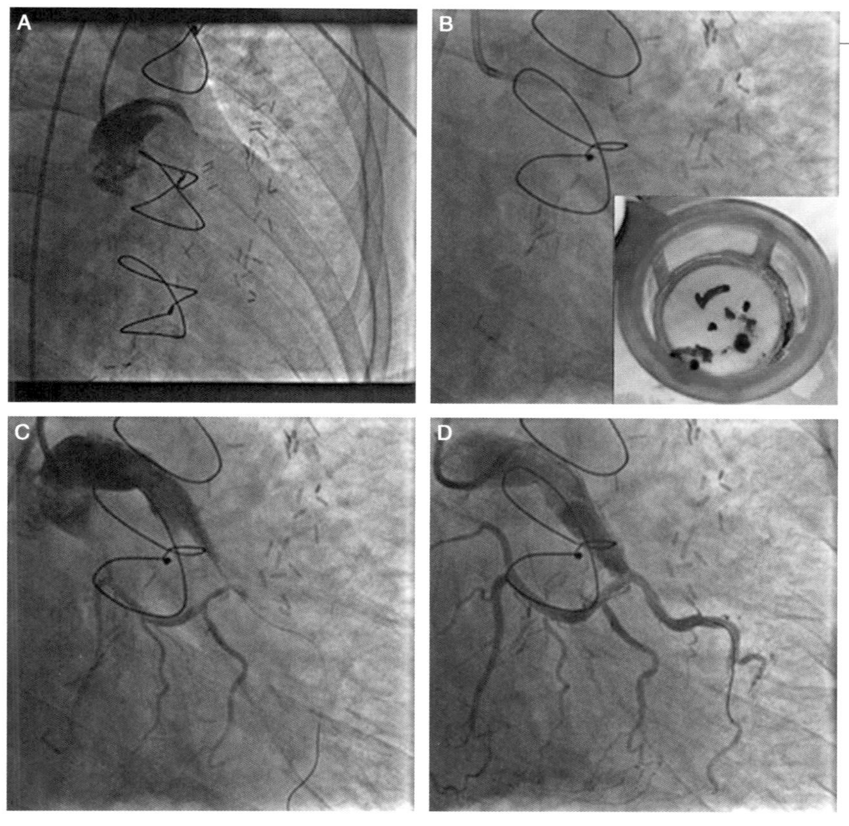

川崎病患者。有 LIMA-LAD，AO-RA-RCA 搭桥手术病史。因急性冠脉综合征（acute coronary syndrome，ACS）入院。股动脉造影证实桥血管通畅，但左冠状动脉近段严重瘤样扩张伴血栓性闭塞（A），Thrombuster Ⅱ和 5 in 6 子母导管反复抽吸 30 余次，抽出大量血栓（B），回旋支血流恢复（C），球囊扩张动脉瘤颈部后造影结果良好（D）。除长期双抗外，该患者术后长期抗凝治疗。

图 28-6　瘤样扩张合并大量血栓形成

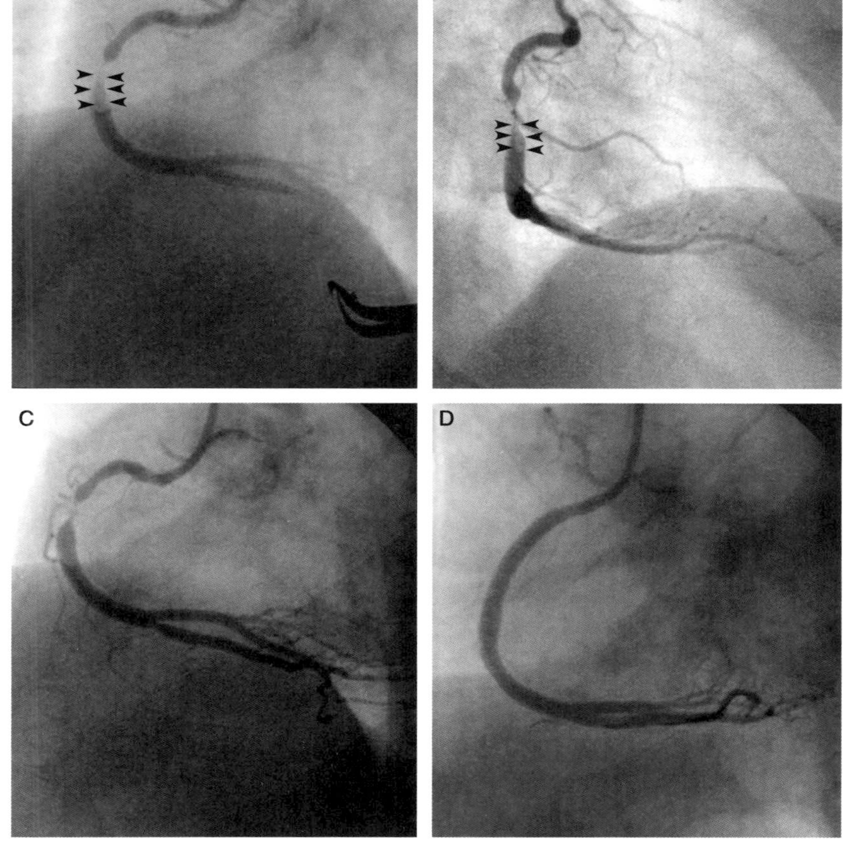

急性下壁心肌梗死患者。经桡动脉造影证实右冠状动脉中段严重狭窄伴血栓影（A、B），Thrombuster 抽吸导管未抽吸出血栓，指引导管无回血，怀疑指引导管血栓堵塞。但负压撤出指引导管，冲洗未见血块。鞘管无回血，怀疑鞘管阻塞。负压撤出鞘管，冲洗未见血块。桡动脉搏动消失。穿刺右股动脉造影示右冠状动脉中段原漂浮血栓影消失（C）。支架置入后结果良好（D）。超声检查发现桡动脉远端栓塞（E），抗凝治疗 3 个月后血块消失（F）。

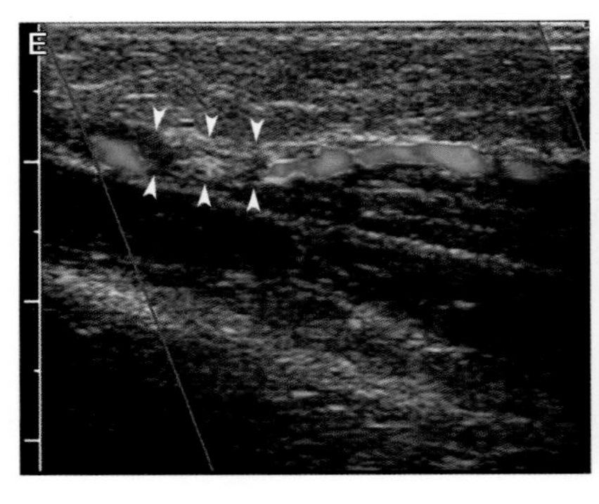

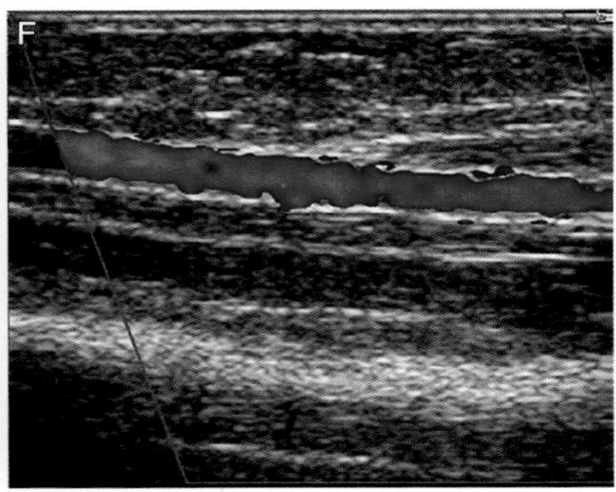

图 28-7 外周血管栓塞[7]

五、小结

假如抽吸水平很高或有新型的抽吸装置，可避免体循环栓塞并发症，那么，常规抽吸肯定也是有利的[5]。

假如抽吸水平有限，总原则是常规不抽，因为“获益不大，并发症少而严重”；可以选择性抽吸，即基础心脏功能差或血栓负荷重的患者需要抽吸。

手术操作治疗很难像药物治疗方案那样均质化、标准化，因此判读操作类的临床试验、专家共识、指南推荐要相当慎重。要客观评估不同医疗机构、同一机构不同术者、同一术者不同时间的技术水准。

附录 1 血栓抽吸临床试验数据分析[4]

2017 年最新一项荟萃分析纳入 TAPAS、TASTE 和 TOTAL 3 个临床试验，共计 19 047 例患者。术后 30d 心血管死亡率有降低趋势，但无统计学差异 [抽吸组 221/9 155（2. 4%）单独 PCI 组 262/9 151（2. 9%），危险比 0. 84；95% CI 0. 70~1. 01，P =0. 06]。脑卒中和 TIA 发生率有增加趋势，但也无统计学差异 [抽吸组 66 例（0. 8%），单独 PCI 组 46 例（0. 5%），似然比 1. 43；95% CI 0. 98~2. 10，P =0. 06]。心肌梗死、支架内血栓、心力衰竭和靶血管再次重建均无差异。高血栓负荷（TIMI 分级≥3）亚组，血栓抽吸降低心血管死亡风险 [170（2. 5%）vs 205（3. 1%），危险比 0. 80，95% CI 0. 65~0. 98，P = 0. 03]，但脑卒中和 TIA 发生率也增加 [55（0. 9%）vs 34（0. 5%），似然比 1. 56，95% CI 1. 02~2. 42，P =0. 04]。STEMI 患者常规抽吸并不改善临床预后。但在高血栓负荷亚组可减低心血管死亡风险，但缺血性脑卒中和 TIA 风险增加。

附录 2 常用抽吸导管及其特点[3]

常见手动血栓抽吸导管的头端设计与性能参数见表 28-2。

表 28-2　常见手动血栓抽吸导管的头端设计与性能参数

品牌	系列	头端设计	头端形状	抽吸腔形状	导丝交换腔段横截面	抽吸腔内径远端/近端/mm	远段最大外径/mm	远端抽吸腔截面积/mm^2	抽吸效率/($cc \cdot min^{-1}$)	抽吸导管杆部长度/cm	导丝交换腔长度/cm	亲水涂层长度/cm	标记带距离头端/mm	杆部金属编织	预置钢丝	预置钢丝特性	专用注射器配置	可供选择型号
Medtronic	Export AP	前向斜切短头端		圆形		1.07/1.09	1.72	0.93	52	140	9	40	1.5	全程可变编织	无	无	30mL×2	6F
Medtronic	Export Advance	前向斜切短头端		圆形		1.09/1.12	1.70	0.94	67	140	21	38	1.5	全程可变编织	有	由近及远逐渐变细	30mL×2	6F
Kaneka	Thrombuster Ⅱ	前向斜切长头端		半圆形		1.18/1.05	1.70	0.78	40	140	1	30	4	无金属编织	有	近端/远端粗细一致	30mL×2	6F
Kaneka	Thrombuster Ⅲ GR	前向斜切长头端		圆形		1.06/1.06	1.70	1.06	61	140	12	30	4	固定编织	有	近端/远端粗细一致	30mL×2	6F/7F
Terumo	Extractor (Eliminate)	前向斜切长头端		圆形		0.79/0.95	1.68	0.79	49	140	23	40	4	固定编织	有	由近及远逐渐变细	30mL×2	6F/7F/8F
Zeon	ZEEKⅣ	凹型长头端		圆形		0.93/1.09	1.30	0.87	NA	135	1.7	30	1.2	固定编织	有	近端/远端粗细一致	30mL×2	6F
Goodman	Rebirth Pro	斜切长头端		圆形		0.98/0.98	1.63	0.92	NA	136	22	60	7	固定编织	有	近端/远端粗细一致	30mL×2	6F/7F
Merit	ASAP	斜切短头端		半月形		0.76/0.76	1.68	0.98	50	139	20	30	2	固定编织	无	无	30mL×2	6F

注:远端最大外径,导丝交换腔段最大外径;NA 为无数据。相关参数均以 6F 导管为准。

参考文献

[1] IBANEZ B, JAMES S, AGEWALL S, et al. 2017 ESC Guidelines for the management of acute myocardial infarction in patients presenting with ST-segment elevation: The Task Force for the management of acute myocardial infarction in patients presenting with ST-segment elevation of the European Society of Cardiology (ESC). Eur Heart J, 2018, 39: 119-177.

[2] 中华医学会心血管病学分会介入心脏病学组，中国医师协会心血管内科医师分会血栓防治专业委员会，中华心血管病杂志编辑委员会. 中国经皮冠状动脉介入治疗指南（2016）. 中华心血管病杂志，2016，44（5）：382-400.

[3] 中国医师协会心血管内科医师分会冠状动脉血栓抽吸共识专家组. 冠状动脉血栓抽吸临床应用专家共识. 中华医学杂志，2017，97（21）：1624-1632.

[4] JOLLY S S, JAMES S, DZAVIK V, et al. Thrombus aspiration in ST-segment-elevation myocardial infarction: An individual patient meta-analysis: Thrombectomy trialists collaboration. Circulation, 2017, 135: 143-152.

[5] MANGIACAPRA F, STICCHI A, BARBATO E. Thrombus aspiration in primary percutaneous coronary intervention: still a valid option with improved technique in selected patients! Cardiovasc Diagn Ther, 2017, 7: S110-S114.

[6] SCHIELE F, ECARNOT F. Does thrombo-aspiration still have a place in the treatment of myocardial infarction? BMC Cardiovasc Disord, 2016, 16: 97.

[7] LIN M S, WU L S, CHENG N J, et al. Thrombus aspiration complicated by systemic embolization in patients with acute myocardial infarction. Circ J, 2009, 73: 1356-1358.

第 29 章　冠状动脉非阻塞性心肌梗死

约 5% 的急性心肌梗死（AMI）患者行冠状动脉造影并无明显阻塞，称为冠状动脉非阻塞性心肌梗死（myocardial infarction with nonobstructive coronary arteries，MINOCA）[1,2]。AMI 概念就包含了血管阻塞，何来 MINOCA？非阻塞究竟是什么含义？MINOCA 近年成为一个时尚的诊断，殊不知，诊断 MINOCA 无异于诊断“胸痛待查”。

一、概念外延

心肌损伤（cTn 升高）、心肌梗死（cTn 升高+缺血证据）、MINOCA（cTn 升高+缺血证据+无阻塞）是逐级包含的 3 个概念（表 29-1）。从概念上分析，MINOCA 的诊断首先要排除两类疾病（图 29-1，表 29-1），即所谓的假性 MINOCA。

表 29-1　MINOCA 的诊断要素

要素	描　述
心肌损伤	cTn 升高（肾功能损害时 cTn 也升高，应动态监测加以鉴别）
心肌缺血	缺血性症状 缺血性心电图（ST-T 明显变化、新出现 LBBB、病理性 Q 波形） 缺血性影像学（节段性存活心肌减少或室壁运动异常） 直接证据（冠状动脉造影或尸检发现冠状动脉内血栓）
无阻塞	冠状动脉造影狭窄<50%

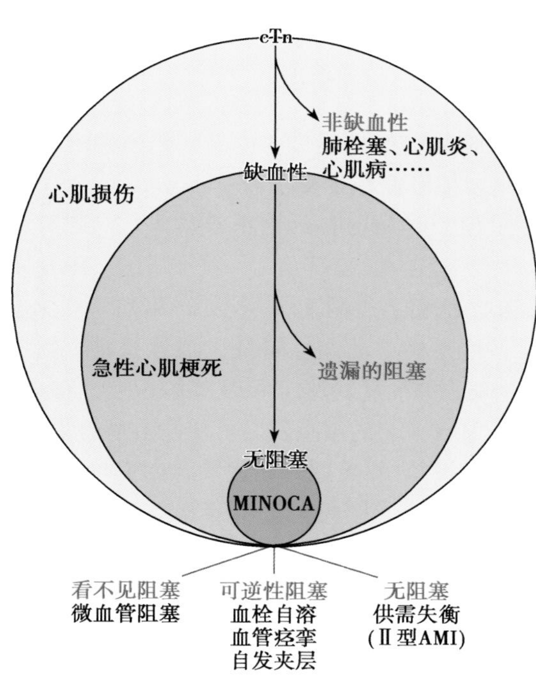

图 29-1　心肌损伤、心肌梗死、MINOCA 的概念

1. 不属于心肌梗死的心肌损伤　引起 cTn 升高的原因很多，首先要排除非冠状动脉性（非缺血性）的 cTn 升高，最重要的有 3 种疾病：急性肺栓塞、急性心肌炎和应激性心肌病。

2. 被遗漏的血管闭塞　详见下一章。

二、概念内涵

MINOCA 的概念本身就是悖论：AMI 指心肌损伤源自血管阻塞（缺血），没有血管阻塞的心肌损伤，就不应该是 AMI 范畴。MINOCA 的科学理解应该是：造影冠状动脉非阻塞性心肌梗死。也就是说，尽管冠状动脉造影没有发现血管阻塞的直接证据，但存在心肌缺血（血管阻塞）的其他证据。恰似刑警赶到凶杀案现场，未发现罪犯一般。MINOCA 是基于冠状动脉造影的一个诊断，具有历史局限性。

冠状动脉造影未见血管阻塞，理论上可分为 3 种情形（图 29-2）：看不见的微血管阻塞、真正的无阻塞（2 型心肌梗死，即供需失衡）、可逆性阻塞。

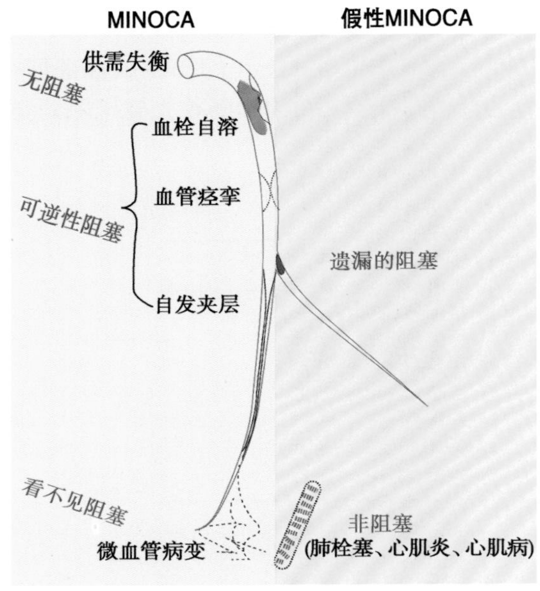

图 29-2　MINOCA 概念内涵和概念外延（鉴别诊断）

1. 微血管阻塞　包括微血管痉挛、微血管栓塞、微血管炎（尤其是内皮细胞靶向性的 PVB19 病毒引起的心肌炎）等。由于目前研究手段有限，认识不足，更多地停留在推测阶段。

2. 2 型心肌梗死　2 型心肌梗死提法本身就存在争议，其病因和诊治重点均不在 AMI，而是严重的全身性疾病。

3. 可逆性阻塞　所谓可逆性阻塞，就是冠状动脉曾经发生过阻塞并导致了 AMI，但在冠状动脉造影时，血管已经再通。这种冠状动脉阻塞，具有一过性、可逆性、动态性特征。血栓自溶、冠状动脉痉挛和自发性夹层均可表现为动态性阻塞，临床症状往往也呈现为胸痛反复发作-反复缓解特点，有时无法确定 AMI 发生节点，影响急诊 PCI 时间窗的判断。从诊治价值看，MINOCA 的重点就是可逆性阻塞的鉴别诊断。

（1）血栓自溶：凝血和纤溶是一种动态平衡机制。不管何种类型的冠状动脉内血栓形成，一旦发生血栓，纤溶随即启动。作为纠错机制，纤溶活动可部分溶解血栓。因此，实施冠状动脉造影时，血栓部分或大部分可自溶，血管阻塞程度变轻。但往往会留下自溶不完全的证据，冠状动脉造影需要注意残余血栓征象和远端栓塞征象，并采用腔内影像学探寻血栓的病理基础。

冠状动脉内血栓形成的原因，包括动脉粥样斑块（破裂、斑块侵蚀、钙化小结）、遗传性血栓形成（凝血因子Ⅴ基因 Leiden 突变，蛋白 C、蛋白 S 缺乏等）、获得性血栓形成（抗磷脂综合征、骨髓增生性疾病等）、血栓栓塞（心房颤动、心脏瓣膜病等）。现有专家共识，往往将遗传性血栓形成、获得性血栓形成、血栓栓塞作为 MINOCA 的单独类型专门列出。这并不合理，因为从发病基础看，无论是遗传性或获得性血栓形成，还是血栓栓塞，均表现为冠状动脉内血栓影像，若有自溶，才可能表现为 MINOCA，这与斑块破裂继发血栓并无区别。

（2）冠状动脉痉挛：正常人类冠状动脉管腔内径自发性改变幅度可达 20% 之多，体外研究可见自发性节律性收缩[3]。在强烈、持续的致痉挛因素刺激下（烟、酒、毒品、药物等），冠状动脉可持续、严重收缩，并诱发心肌梗死。作为自发舒缩活动的加剧和恶化，冠状动脉痉挛是一个耗能过程，因此其本身也具有自发性缓解的倾向，具有动态性阻塞的临床特征。

（3）自发性夹层：设想一下自发性壁内血肿形成过程，首先在局部形成局限性血肿，体积逐渐增大，张力逐渐增高。体积增大导致管腔狭窄加重甚至闭塞，张力增高导致血肿扩展。一旦血肿纵向扩张，势必导致局部狭窄减轻，从而呈现动态性阻塞的临床特征。

三、鉴别诊断流程

MINOCA 是一组高度异质性的疾病组合。病因不同，治疗也完全不同。诊断 MINOCA 相当于“胸痛待查”，是鉴别诊断的开始，而非诊断的终结。MINOCA 可作为入院时的过渡性诊断，出院诊断应该具体化。

MINOCA 的鉴别诊断如同破案。大部分 AMI 患者冠状动脉造影可发现对应血管的血栓性闭塞。一旦发现“AMI”患者冠状动脉造影无阻塞，应该结合临床表现，仔细重新分析造影图像，并选择性进行特殊检查（表 29-2）做出新的诊断。诚如“福尔摩斯”破案，在直接罪证被掩盖或毁灭时，尽量在“推论”基础上寻找新的证据。

表 29-2　MINOCA 的鉴别诊断线索

分类	疾病	临床线索	造影线索	进一步检查
假性 MINOCA	肺栓塞	卧床、制动等诱因 肺-心-深静脉血栓（deep vein thrombosis，DVT）表现 V1～V4 导联 T 波倒置和经典 $S_1Q_3T_3$	无特殊	D 二聚体 肺动脉 CTA
	心肌炎	前驱感染	无特殊	超声心动图（心包渗出） 心脏磁共振检查（cardiovascular magnetic resonance，CMR）（心肌炎症） 心肌活检（心肌炎症）
	应激性心肌病	绝经后女性，心电图 T 波深宽倒置	无特殊	左心室造影 超声心动图 CMR
	被遗漏的阻塞	典型 AMI	心电图（electrocardiogram，EKG）定位基础上，寻找分布空白区	不需要
真性 MINOCA	血栓自溶	无特殊	斑块不稳定征象 血栓征象	光学相干成像（optical coherence tomography，OCT）/IVUS
	冠状动脉痉挛	中年吸烟男性，反复凌晨胸痛	冠状动脉内注射硝酸甘油 器械诱发痉挛现象	痉挛激发试验
	自发性夹层	青中年女性，无危险因素	夹层征象 中远段冠状动脉突然变细	OCT/IVUS
	微血管病变	不明	慢血流	冠状动脉血流储备 微血管阻力
	供需失衡	贫血、低血压、休克等严重全身性疾病	无特殊	血液学检查 心外科疾病

1. 人群预判　中年吸烟男性，反复出现凌晨胸痛，首先考虑冠状动脉痉挛。中青年女性，突发胸痛，首先考虑自发性夹层形成。绝经后女性，心电图T波深宽倒置和QTc延长，首先考虑应激性心肌病，部分有心理或生理应激、急性脑卒中、嗜铬细胞瘤等诱因。肺栓塞患者有长期卧床、制动、手术、创伤、恶性肿瘤等诱因；临床表现注意肺三联征（呼吸困难、胸痛、咯血）、心三联征（心动过速、低血压、晕厥）、DVT三联征（单侧下肢水肿、疼痛、浅静脉曲张）；心电图最常表现为Ⅲ、aVF和V1～V4导联T波倒置；经典$S_1Q_3T_3$并不常见。急性心肌炎1～3周前有前驱感染发热病史；与AMI不同，心肌炎的心电图特点是不典型、广泛性、持久性；cTn升高特点是早期性、显著性、持久性。

2. 造影识别　首先要排除有无遗漏的闭塞血管，需要根据心电图定位表现，寻找闭塞血管征象、侧支血供、冠状动脉走行和分布空白区。

其次是识别血栓自溶、冠状动脉痉挛和自发夹层的造影学表现。血栓可以再通，但往往会残留斑块不稳定征象，包括血栓征象、病变边缘不规则、溃疡、龛影、影像模糊等。造影完全正常或者边缘光滑的轻中度狭窄不能轻易地视为罪犯病变，“血栓自溶”或“冠状动脉痉挛”有时会成为误诊漏诊的“保护伞”。

冠状动脉痉挛常见征象是弥漫性小冠状动脉，即比正常人冠状动脉直径显著变细，尤其是仔细观察冠状动脉开口部位或分叉部位内径尚正常时，要怀疑冠状动脉弥漫性痉挛的可能性；也可表现为局限性对称性狭窄。单纯从冠状动脉造影角度鉴别痉挛或斑块需要丰富的经验，最简单的方法是养成良好的习惯：在发现狭窄后、介入干预前，常规冠状动脉内注射硝酸甘油。另外注意，如器械（导管、导丝、腔内影像学检查、支架置入等）诱发冠状动脉痉挛现象，常提示自发性痉挛的诊断。尽管乙酰胆碱或麦角新碱激发试验有助于痉挛诊断，但在ACS时激发试验的诊断价值和安全性有待商榷。

冠状动脉自发夹层造影表现为管腔外造影剂残留、内膜片充盈缺损、多个管腔、螺旋形夹层等（1型），但2型和3型表现为非特异性的、程度和长度不一的血管狭窄，特点是管壁光滑。但仅凭造影往往难以确诊，极易和冠状动脉痉挛、粥样硬化等相混淆，需要腔内影像学（OCT/IVUS）加以证实或排除。

3. 特殊检查

（1）左心室造影：冠状动脉造影结束后，可后续实施的检查包括左心室造影和腔内影像学检查。如考虑应激性心肌病，可首选左心室造影，表现为短暂性左心室心尖/中段功能障碍（心尖球形），超过单条血管支配的室壁，无法用冠状动脉疾病解释。如考虑可逆性冠状动脉阻塞，可选择腔内影像学检查。

（2）腔内影像学：IVUS和OCT对可逆性冠状动脉阻塞的鉴别意义最大，可识别造影不能发现的不稳定斑块征象（斑块破裂、斑块侵蚀、钙化小结、残存血栓）、冠状动脉夹层征象，也能提示冠状动脉痉挛征象（中膜增厚）。

（3）冠状动脉血流储备（CFR）：指冠状动脉微循环接近最大程度扩张时，冠状动脉血流量与静息状态下相应指标的比值，是针对心外膜大冠状动脉和微循环血流的综合测量。在没有心外膜冠状动脉梗阻性病变的情况下，CFR下降可以反映冠状动脉微血管疾病。冠状动脉内多普勒导丝可以直接测量血管内的血流速度，充血状态与静息时的比值被定义为冠状动脉血流速度储备（coronary flow velocity reserve，CFVR），是公认的CFR替代指标。

（4）心脏磁共振成像（CMR）：初步评估未能明确病因者，推荐常规行CMR。CMR可通过T2相心肌水肿、钆延迟增强（late gadoliniumenhancement，LGE）、室壁运动异常等参数确定心肌损伤为缺血性（AMI）、炎症性（急性心肌炎），抑或应激性心肌病。但不能进一步明确缺血性的具体病因[4, 5]（表29-3）。

表29-3　心脏磁共振对MINOCA的鉴别诊断价值

项目	急性心肌梗死	急性心肌炎	应激性心肌病
运动异常	受累冠状动脉分布一致	广泛运动异常	左心室中段和心尖部
心肌水肿(T2)	与运动异常部位一致的心内膜下或透壁水肿	心外膜下水肿(下外侧壁多见)	左心室中段和心尖部透壁性水肿
LGE	信号高 心内膜下或透壁 与受累冠状动脉一致	心外膜下或中层 与冠状动脉分布无关	较少或无

四、病例介绍

MINOCA 病例介绍见图 29-3~图 29-7。

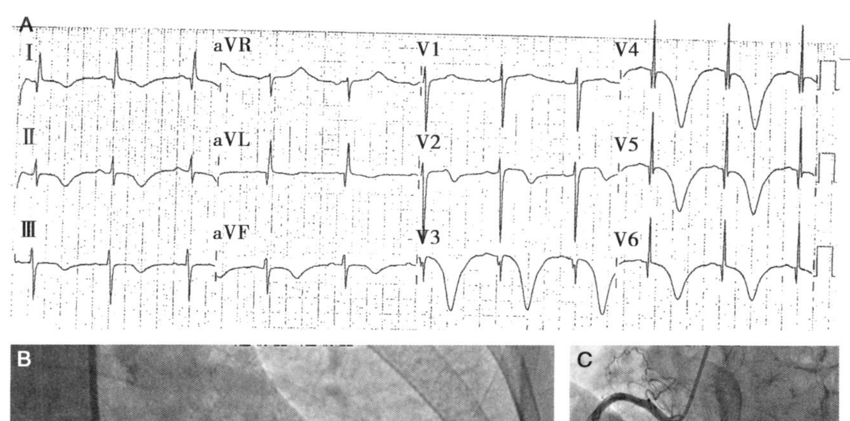

67 岁女性患者。无其他心血管危险因素。阵发性胸闷伴恶心 11h。心电图示胸前导联宽大倒置 T 波，cTnT 0.85ng/mL，NT-proBNP 620pg/mL。冠状动脉造影正常，左心室造影诊断为应激性心肌病。

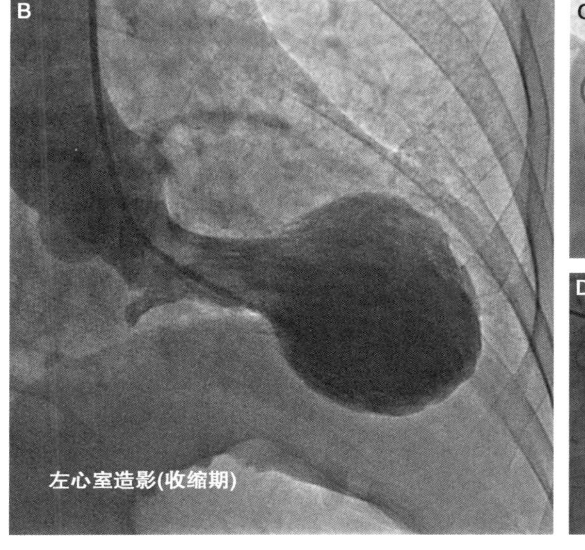

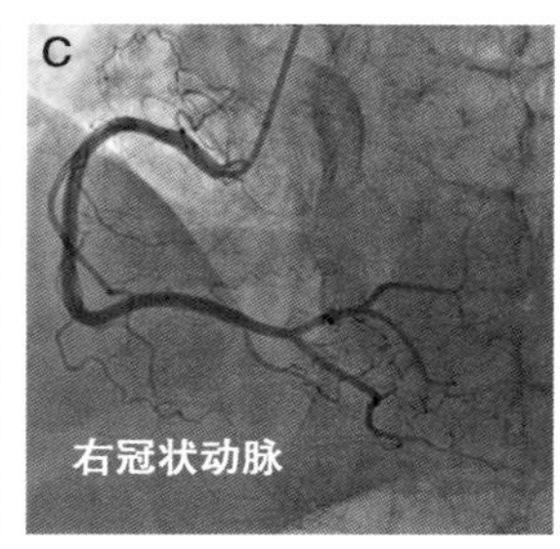

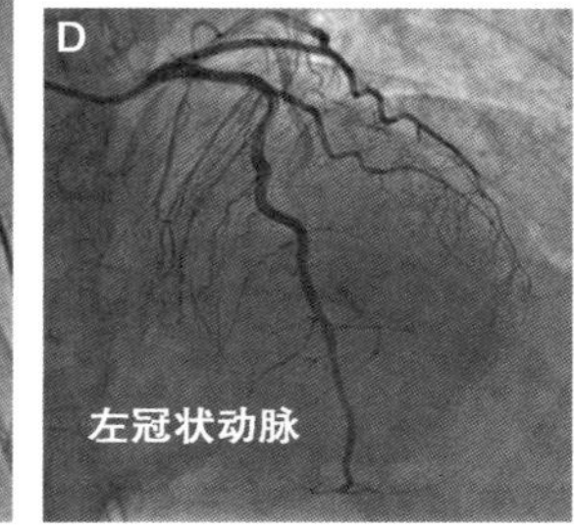

图 29-3　应激性心肌病

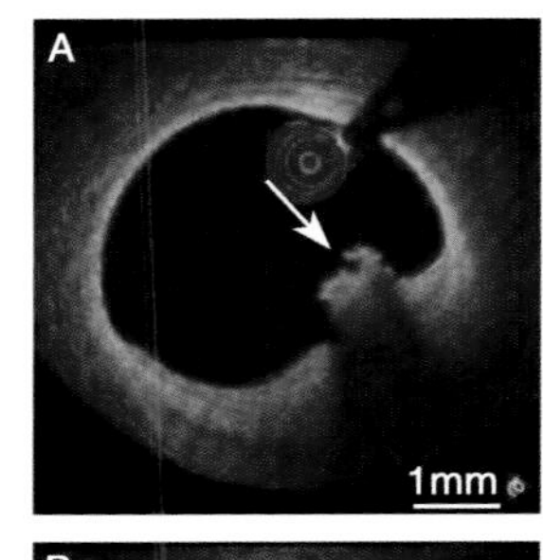

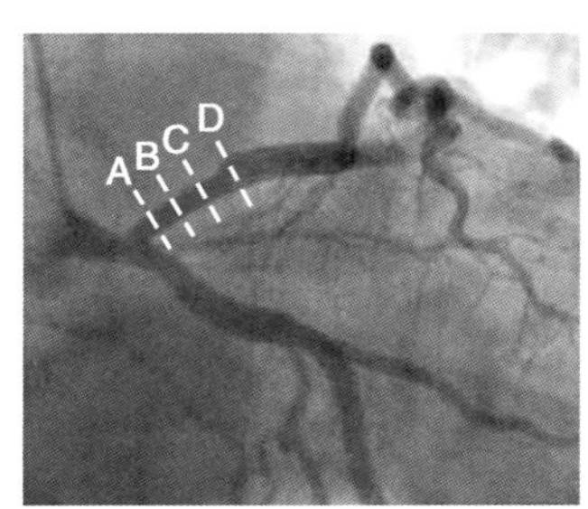

37 岁男性患者。有吸烟史。胸痛 2d。心电图示前壁 ST 段抬高，cTnT 1.5ng/mL。冠状动脉造影见前降支近段临界病变，OCT 发现明显血栓征象，推测发病机制为斑块破裂或侵蚀基础上血栓形成，完全堵塞血管导致透壁性心肌损伤，表现为 ST 段抬高；然后血栓自溶后残留部分血栓。

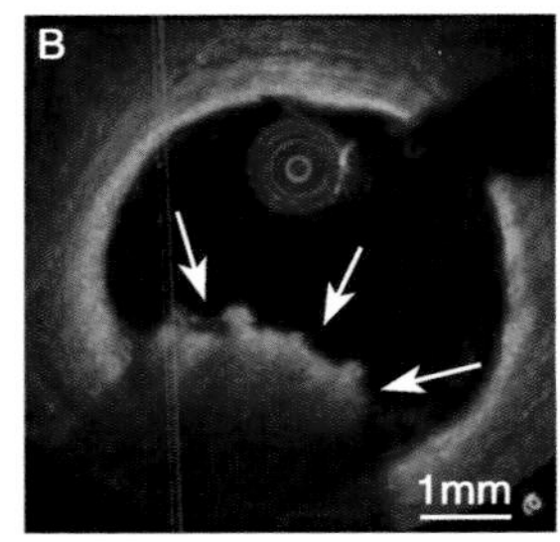

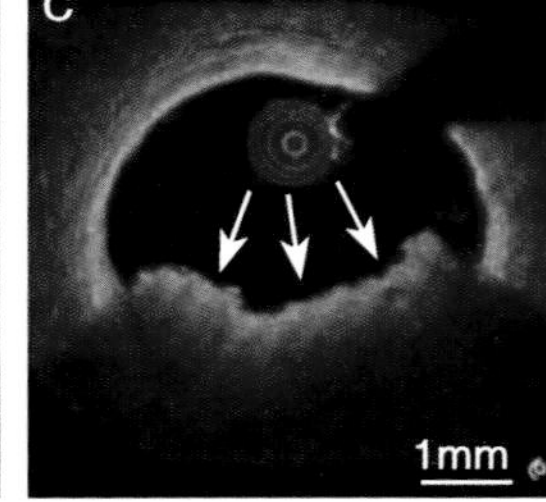

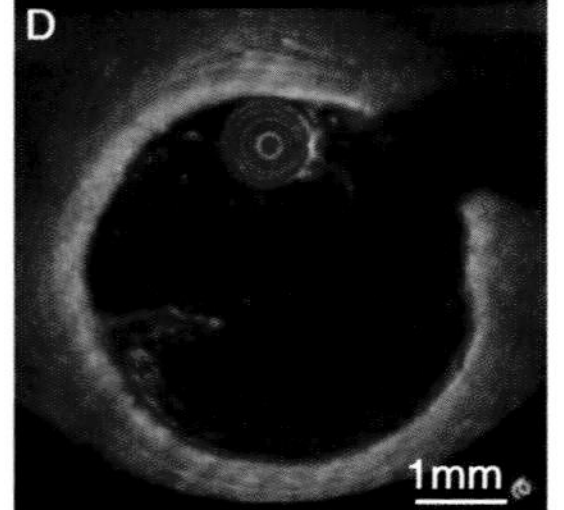

图 29-4　血栓自溶

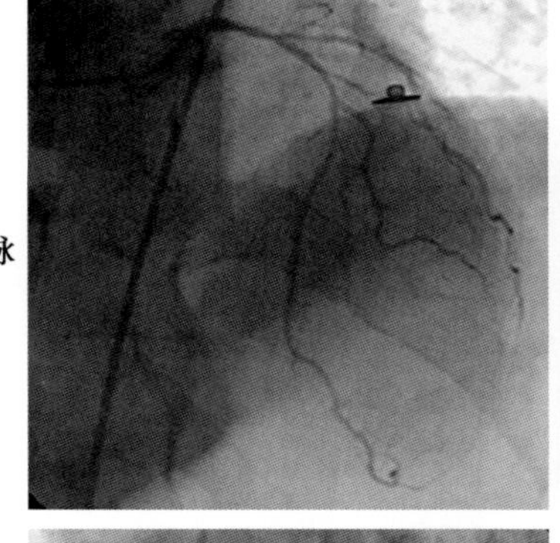
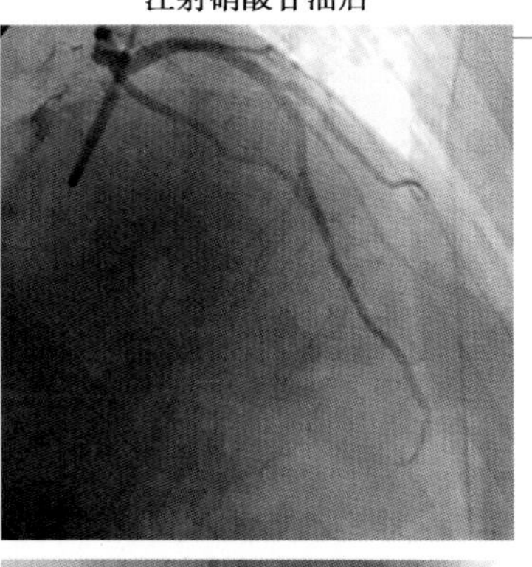
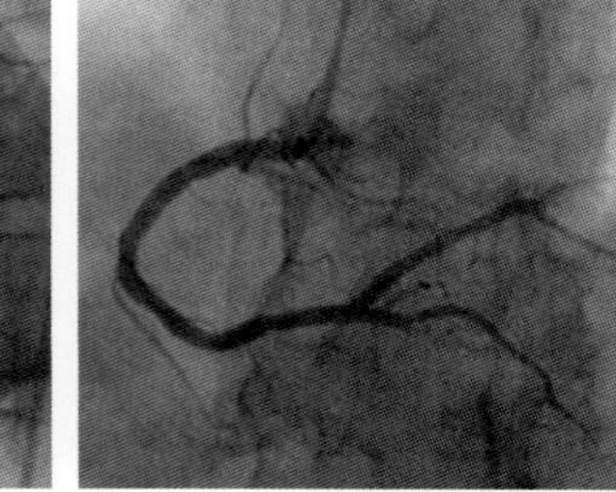

58岁男性患者。有吸烟史。上腹痛2h,院内晕厥1次。心电图示Ⅲ度AVB,Ⅱ、Ⅲ、aVF ST段抬高;CK 365ng/mL,CK-MB 49ng/mL,肌红蛋白1 286.4ng/mL,TnI 0.34ng/mL。造影显示弥漫性冠状动脉变细,冠状动脉内注射硝酸甘油后缓解,诊断为冠状动脉痉挛。

图 29-5 血管痉挛性 AMI

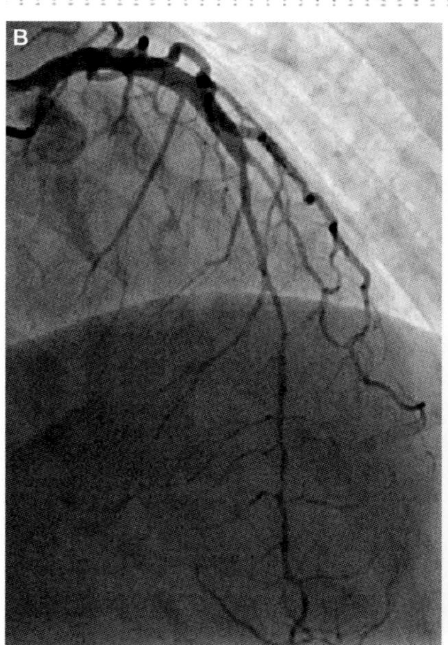

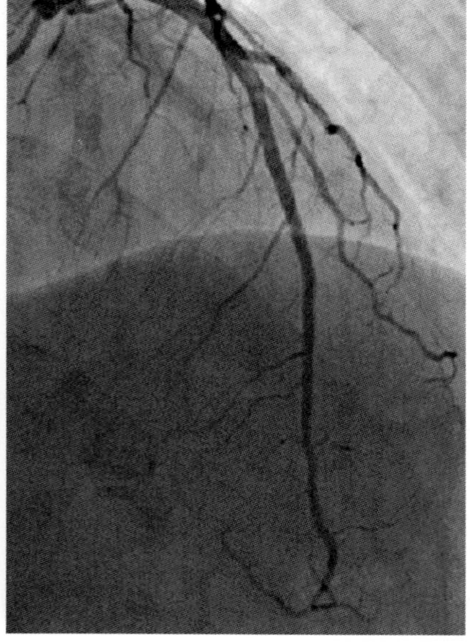

47岁女性患者。胸痛1周,加重2d。心电图示前壁和下壁心肌梗死(A)。cTnT 0.820ng/mL,CK-MB 35U/L。冠状动脉造影见前降支中段发出对角支后突然弥漫性变细,末梢端绕过心尖部供应下壁心肌(B),提示壁内血肿形成。保守治疗3个月后复查造影示左前降支狭窄消失(C),提示血肿吸收。

图 29-6 自发性冠状动脉夹层

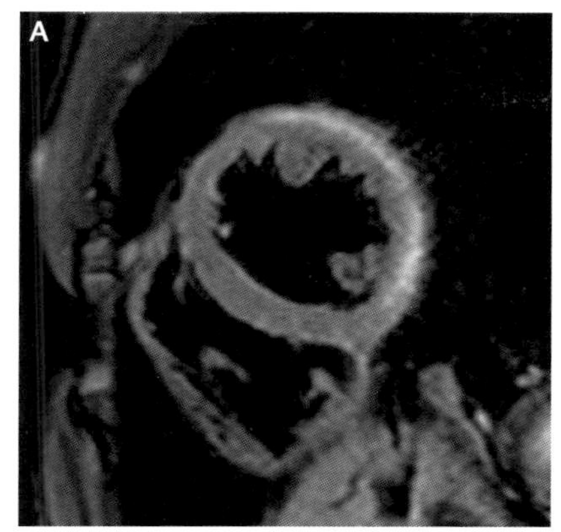

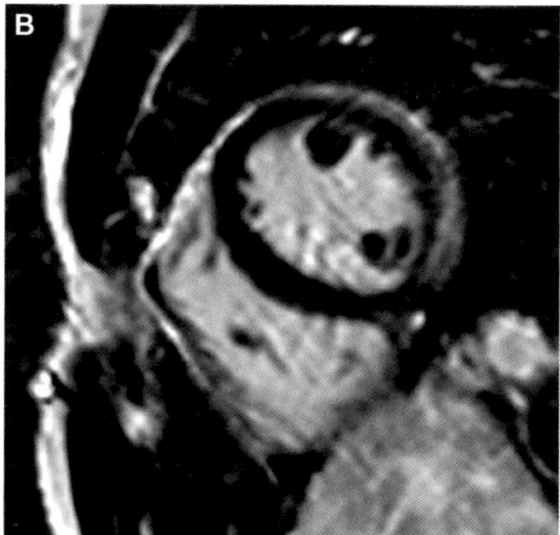

心肌炎磁共振成像表现为 T2 相心外膜下水肿（A），增强相表现为心外膜下增强（B）。

图 29-7　急性心肌炎

参考文献

[1] AGEWALL S，BELTRAME J F，REYNOLDS H R，et al. ESC working group position paper on myocardial infarction with non-obstructive coronary arteries. Eur Heart J，2017，38：143-153.

[2] TAMIS-HOLLAND J E，JNEID H，REYNOLDS H R，et al. Contemporary diagnosis and management of patients with myocardial infarction in the absence of obstructive coronary artery disease：A scientific statement from the American heart association. Circulation，2019，139：e891-e908.

[3] GINSBURG R，BRISTOW M R，HARRISON D C，et al. Studies with isolated human coronary arteries. Some general observations，potential mediators of spasm，role of calcium antagonists. Chest，1980，78：180-186.

[4] FERREIRA V M. CMR should be a mandatory test in the contemporary evaluation of "MINOCA". JACC Cardiovasc Imaging，2019,12（10）：1983-1986.

[5] SECHTEM U，SEITZ A，ONG P. MINOCA：unravelling the enigma. Heart，2019，105：1219-1220.

第 30 章 识别易遗漏的闭塞血管

大约 5% 的急性心肌梗死（AMI）患者冠状动脉基本正常，套用新名词就是冠状动脉非阻塞性心肌梗死（MINOCA）。但在诊断 MINOCA 之前，要认真问一下自己：冠状动脉真的没有闭塞吗?

有时，闭塞血管是“隐身高手”，在高度紧张的急诊氛围下造影读片容易遗漏。遗漏闭塞血管属于急症 PCI 的低级错误，危害巨大。其最大危害是由于术者的疏忽或缺乏经验，患者失去开通血管、挽救心肌的最佳时机。本章挑选了几个“已经遗漏”或“差点遗漏”的病例，提请介入新手们注意，切莫借“血栓自溶”“痉挛缓解”为名导致漏诊误诊发生。AMI 寻找犯罪血管是急症介入的基本功，只怕想不到，不怕找不到。

一、避免遗漏的方法

遗漏血管无一例外地表现为分叉处血管的齐头闭塞（图 30-1）。如主支血管闭塞，误将分支当作主支血管；如分支血管闭塞，误以为无此分支。因此，若急诊造影未发现明确罪犯血管，在诊断 MINOCA 之前，务必睁大眼睛，根据以下几点辨认出“隐身”的罪犯血管。

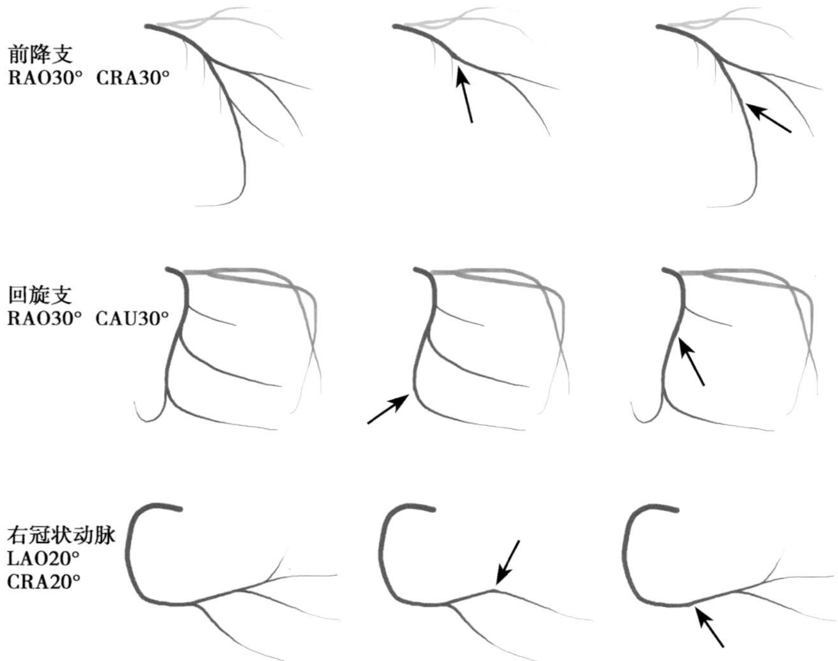

图 30-1 容易漏诊的冠状动脉闭塞位置（箭头）

（1）心电图：在急诊冠状动脉造影之前，要尽可能了解患者的临床信息，特别是仔细阅读心电图，预判闭塞血管。在心电图精准定位心肌缺血部位的基础上，聚焦寻找不稳定征象、侧支血供、冠状动脉走行和血管分布空白区域。

（2）不稳定征象：尤其关注血管分叉处闭塞的蛛丝马迹，包括造影剂残留或影像模糊、溃疡/龛影、细小缓慢血流（TIMI 1~2 级）等。

（3）侧支血供：与慢性完全闭塞性病变（CTO）不同，急性完全闭塞性病变（acute total occlusion，ATO）常缺乏侧支。但缺乏不等于没有，闭塞后侧支形成的影响因素很多，很多 ATO 病变远端具有细微侧支。少数严重狭窄基础上的急性闭塞，甚至可以出现非常良好的侧支循环。

（4）冠状动脉走行和分布：要建立冠状动脉的整体概念，回旋支和右冠状动脉所在的房室平面分别围绕在左右房室沟的两侧，排列成心脏的“短轴环”；前降支和后降支所在的室间隔平面围绕在室间沟的前后侧，排列成心脏的“长轴环”（图 30-2）。掌握冠状动脉血管及其主要分支的最佳观察体位（表 30-1），熟悉每个造影体位下不同冠状动脉血管的正常走行。在判断患者冠状动脉左右优势分布的前提下，及时发现“跑偏”或异常走行的冠状动脉分支，及时发现血管分布空白区域。比如，对于一个右冠状动脉优势型患者，如果造影发现右冠状动脉和回旋支都比较小，而前降支又没有绕过心尖到达后心室间沟的时候，一定要注意不要遗漏可能闭塞的远端 LCX 或闭塞的 PLA/PDA。

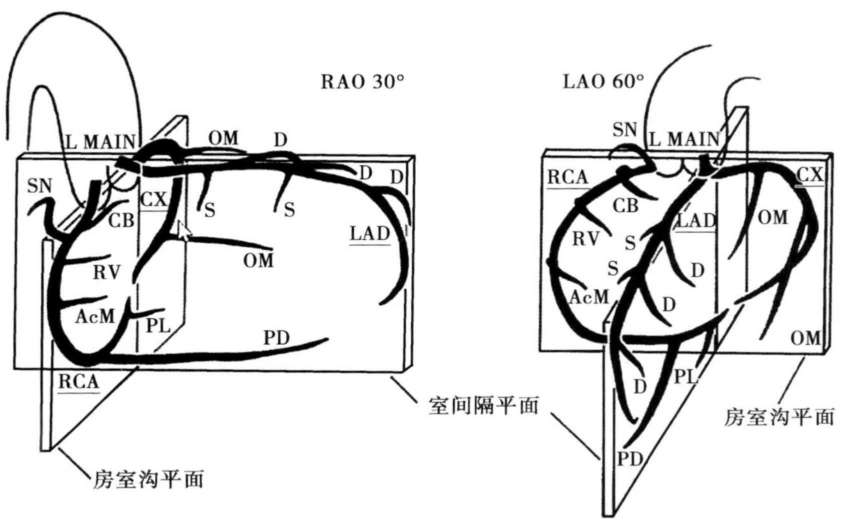

图 30-2　冠状动脉整体观

表 30-1　不同冠状动脉部位的常用投照体位（中山医院）

左主干	前降支	回旋支	右冠状动脉
开口 RAO/AP/LAO30°+CRA30°	近段 RAO30°/AP/LAO45°+CAU30°	近段 AP/LAO45°+CAU30°	近段 LAO45°
体部 AP	中远段 RAO30°/AP+CRA30°	中段 RAO30°+CAU30°	中段 RAO30°
前三叉 AP/LAO45°+CAU30°		远段 RAO30°/AP+CRA30° RAO30°	后三叉 LAO30°+CRA30° CRA30°

AP：正位（anterior poster）。

二、病例介绍

病例 1　跑偏的“前降支”

57 岁男性患者。吸烟史。突发胸痛 30min。当地医院急诊查心电图 V1 ~ V5 导联 ST 段抬高伴 T 波高耸，cTnI 0.124ng/mL，诊断为急性前壁广泛心肌梗死。发病后 3h 当地医院急诊行冠状动脉造影示三支血管轻度粥样硬化，狭窄 20% ~ 50%，考虑“血栓自溶”，常规抗栓和抗凝药物治疗，病情稳定出院（图 30-3）。

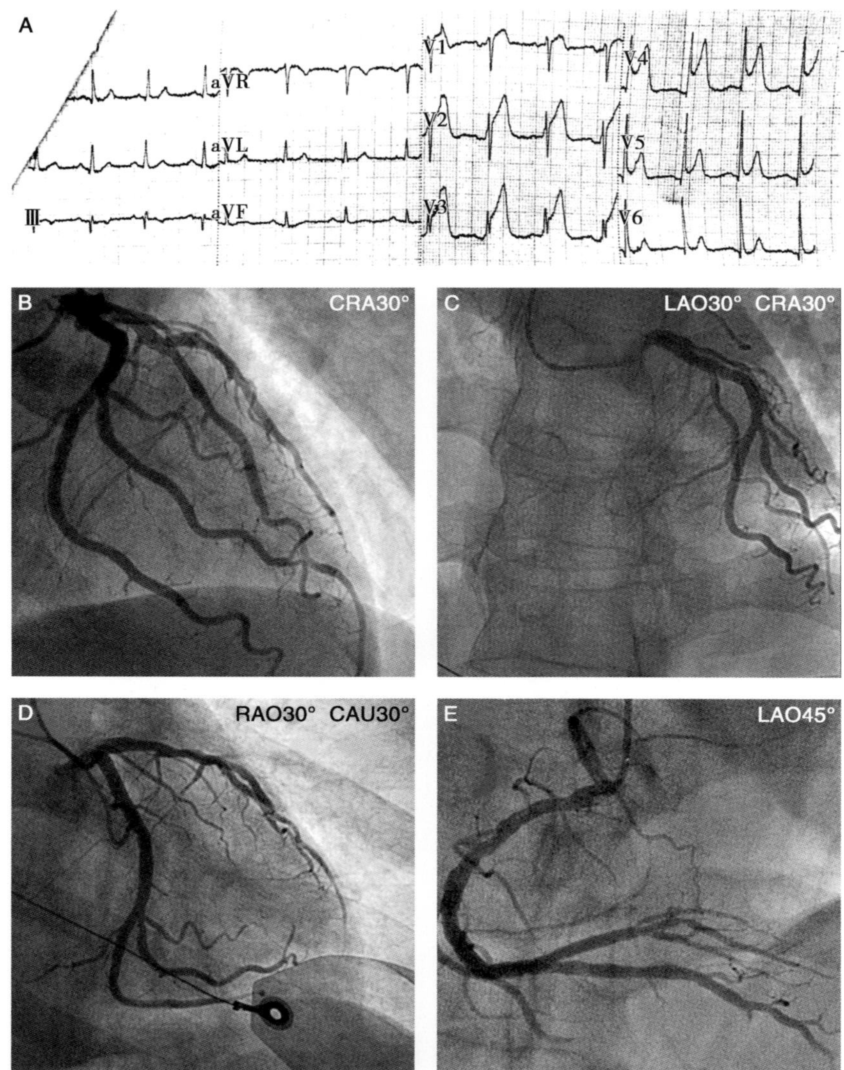

A. 急诊心电图；
B~D. 为急诊左冠状动脉造影结果；
E. 为右冠状动脉造影结果。

图 30-3　急诊心电图和第一次冠状动脉造影

10d 后患者就诊中山医院，咨询长期用药事项。门诊医师凭借对 MINOCA 诊断的一贯警惕心理，要求阅读原造影光盘。读片高度怀疑前降支中段闭塞，怀疑术者当时误将对角支当成了前降支。理由如下：①一般血栓自溶会留下蛛丝马迹，如残余血栓，斑块破裂征象、残余严重狭窄等。本例造影均未发现。②如心脏位置正常（不是横位心），头位（CRA）30°时前降支垂直走向，左前斜位（left anterior oblique，LAO）30° CRA30°时前降支斜向左下角（图 30-4，红色虚线）。但本例患者所谓的“前降支”明显跑偏了（图 30-3，白线），更符合对角支的走向。③仔细观察，可见血流缓慢的血管闭塞残端（图 30-4，红色箭头），形态学类似“间隔支”，很有可能是闭塞的前降支。因此，初步推论当地急诊造影误将对角支当作“前降支”，而遗漏了真正的闭塞前降支，也错过了最佳的 PCI 时机。

发病第 14 天再次造影发现前降支已经再通，恢复 TIMI 3 级血流（图 30-5），置入支架。

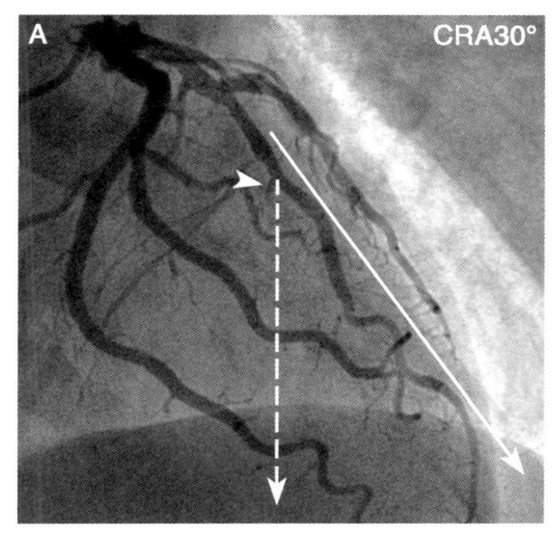

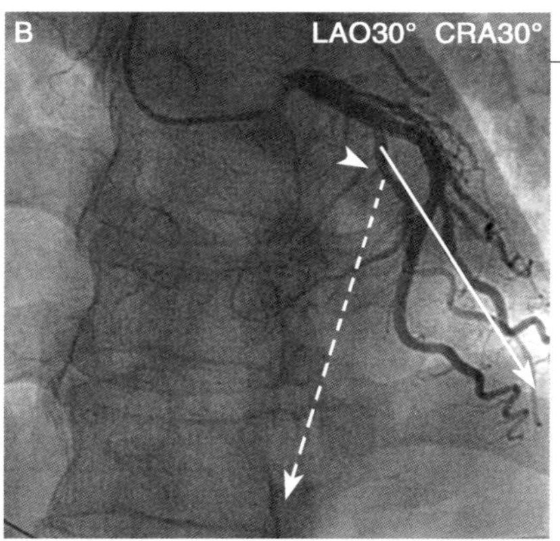

头位(A)和左肩位(B)造影发现前降支闭塞征象(箭头),原术者误将对角支(白实线)当作前降支,推测白色虚线为真正的前降支走向。

图 30-4 重新分析造影图像

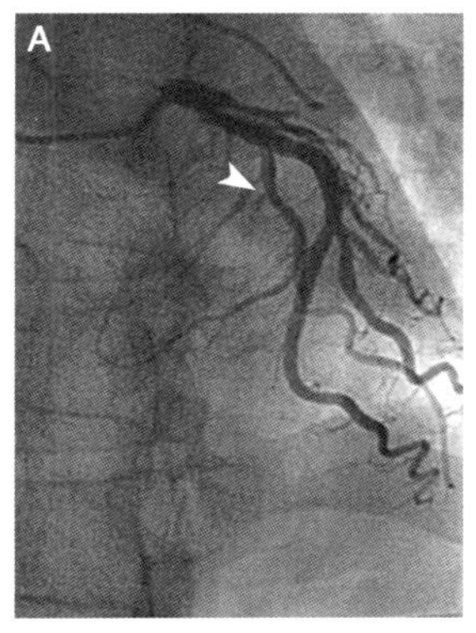

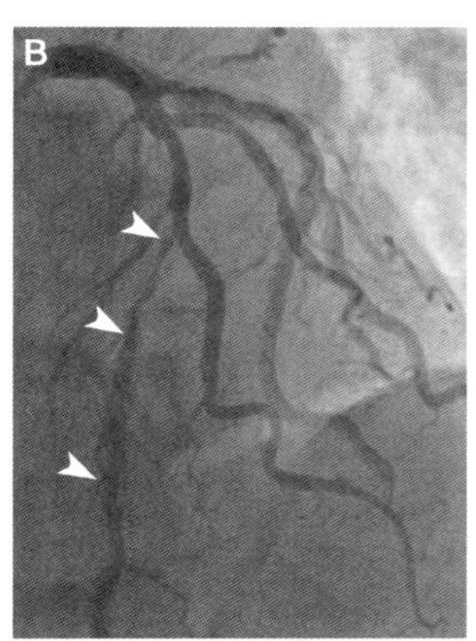

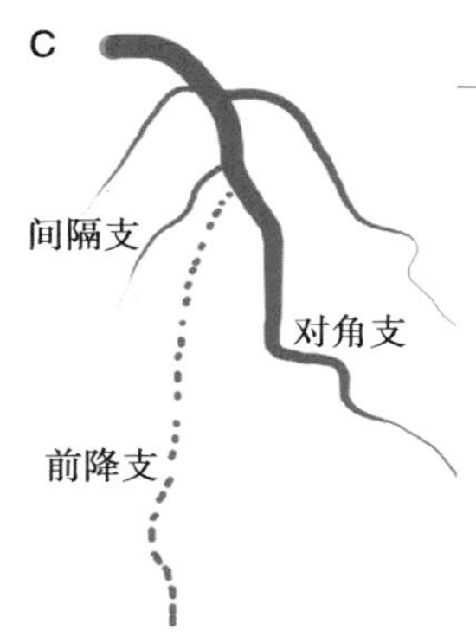

A. 外院第一次造影(LAO30° CRA30°),箭头为次全闭塞前降支;
B. 第二次造影(LAO30° CRA30°),箭头为再通的前降支;
C. 闭塞示意图,虚线为闭塞的前降支。

图 30-5 漏诊证实

接下来通过另一个病例，加深前降支跑偏的印象。

病例 2 “前降支”的跑偏和留白

79 岁女性患者，有高血压和脑梗死病史。反复胸闷、气促 2 周。心电图提示陈旧性广泛前壁心肌梗死，频发室性早搏（图 30-6）。超声心动图示左心室多壁段收缩活动异常，室间隔穿孔，LVEF 50%，cTnT 0. 139ng/mL，NT-proBNP 24 974pg/mL。患者诊断为急性广泛前壁心肌梗死演变期，合并室间隔穿孔，KILLIP 3 级。

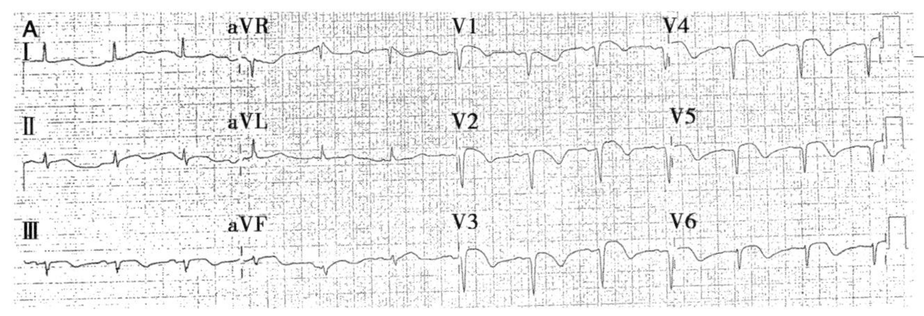

A. 住院心电图;
B~D. 左冠状动脉造影结果;
E. 右冠状动脉造影结果。注意血管走向和供血空白区(虚线区域),未见侧支。

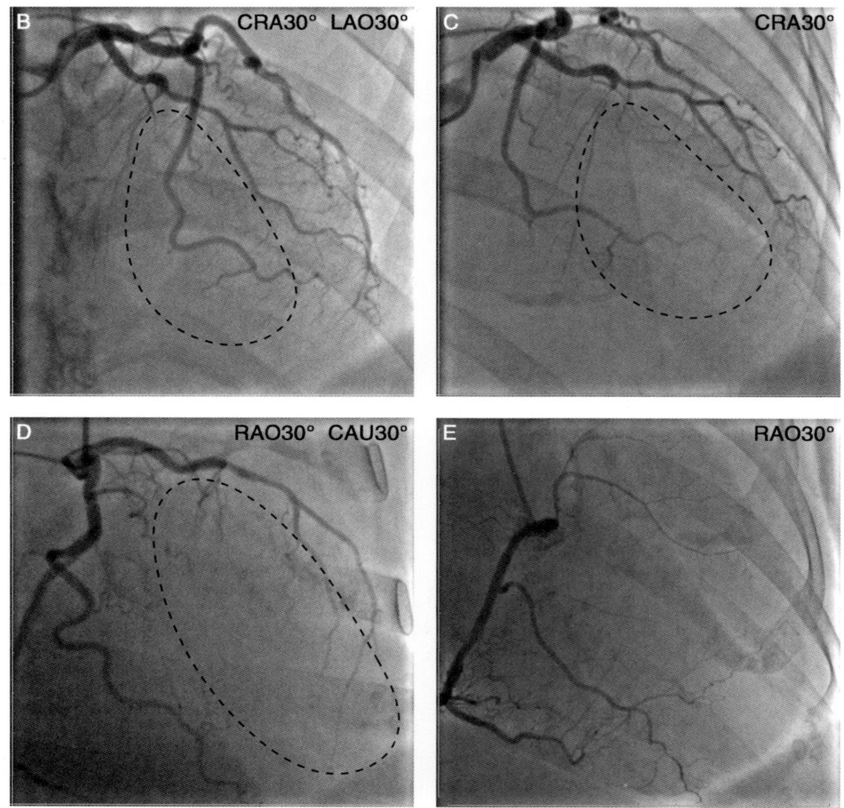

图 30-6 容易遗漏的前降支中段闭塞

冠状动脉造影判断为前降支中段发出粗大对角支后完全闭塞。尽管闭塞局部并无任何残留血栓或其他征象，回旋支和右冠状动脉未见侧支供应前壁，但根据跑偏的前降支、前壁和心尖区呈“空白地带”的影像学证据，结合该患者明确而危重的病史、心电图和超声心动图结果，罪犯血管不太容易漏诊。患者随后转心外科行“室间隔穿孔修补+室壁瘤切除+左心室成形+IABP”手术。遗憾的是，术后 2 周患者死于多脏器功能衰竭。

本病例的价值在于：单纯从影像学的角度，一旦前降支在粗大对角支处闭塞（并不少见），新手容易将对角支误认为前降支。因此，需要警惕血管跑偏、血供空白区等关键征象。

病例 3 侧支的价值

68 岁女性患者。有糖尿病、高脂血症和高血压病史。活动后胸痛半年，加重 2h。心电图示 V2 ~ V4 导联 ST 段水平型压低 0. 5 ~ 3mm，cTnT 0. 058ng/mL。诊断为 NSTEMI。

左冠状动脉造影显示前降支近段狭窄 80%，“前降支中远段细小”；但右冠状动脉造影和双侧造影显示侧支供应粗大前降支远段，提示前降支中段闭塞，原先预判的“前降支远段”实为对角支分支。这也合理解释了症状和心电图表现（图 30-7）。

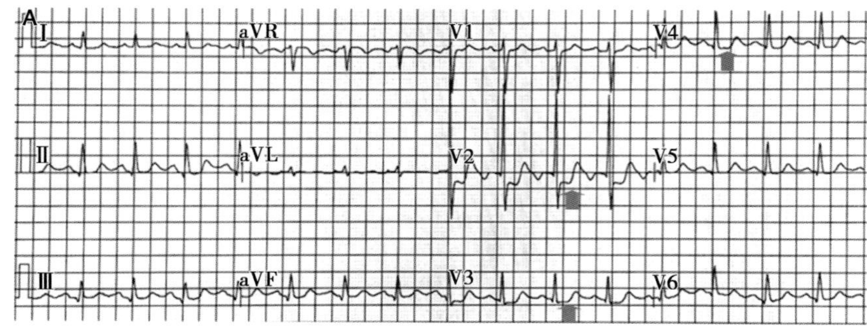

A. 发作心电图；
B ~ C. 左冠状动脉造影，前降支除近段狭窄 80% 外，中远段较小，走向怪异，但无任何闭塞征象；
D. 右冠状动脉造影；
E. 双侧造影显示侧支供应粗大前降支远段，提示前降支中段闭塞。

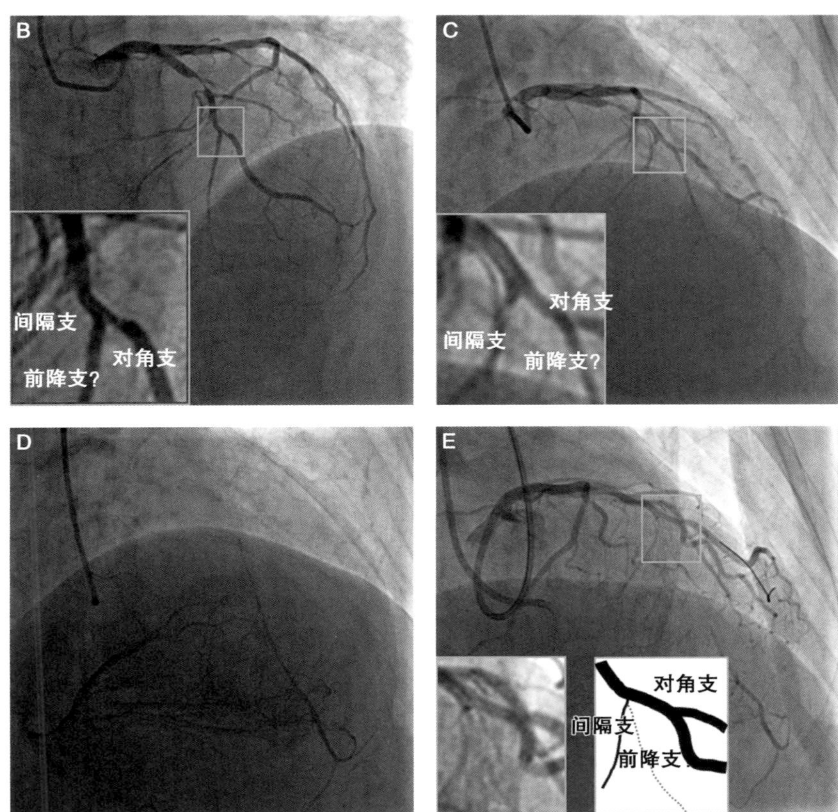

图 30-7　侧支提示闭塞部位

该患者前降支闭塞局部并无任何蛛丝马迹，只是感觉“前降支”走行比较异常，未到达心尖部；侧支较为丰富，估计前降支闭塞病变为慢性过程。如在重度狭窄基础上急性闭塞或闭塞时间较长，常可观察到明显侧支，有助于闭塞血管的检出。如无侧支提示，前降支闭塞漏诊的可能性大大提高。此时，仔细观察右冠状动脉-后降支没有优势支配心尖部，即心尖部存在“血管分布空白区”，将有助于前降支闭塞的诊断。

病例 4　容易漏诊的分支闭塞

36 岁男性患者。高血压病史。胸痛 21h。心电图 Ⅰ、aVL 导联 ST 段稍抬高，V2 导联递增不良，CTnT 0. 644ng/mL。5d 后行冠状动脉造影，初步观察未见明显异常。仔细研读心电图估计对角支闭塞可能，再次仔细读片发现第二对角支（D2）开口闭塞，球囊扩张后细小对角支“现身”（图 30-8）。

本例患者闭塞血管细小，开通血管本身的临床意义并不大，其真正的意义在于明确诊断，避免“MINOCA”这种不是诊断的诊断，有利于后续正确的长期用药。

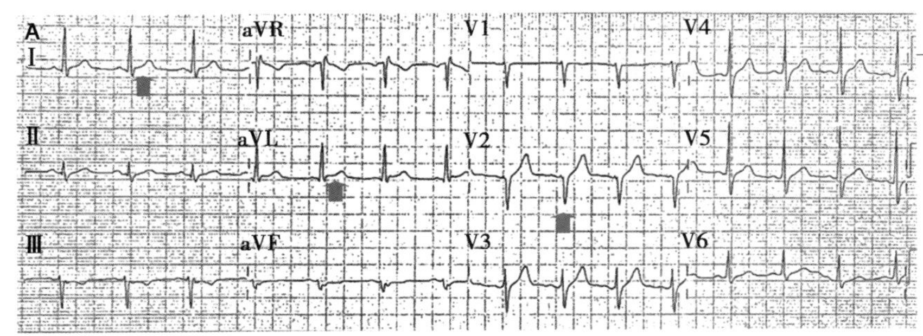

A. 为心电图；
B. 为冠状动脉造影，第二对角支（D2）开口闭塞（白色箭头），呈模糊显影和轻微造影剂残留征象；
C. 为 1. 5mm 球囊扩张后显露细小对角支（红色箭头）。

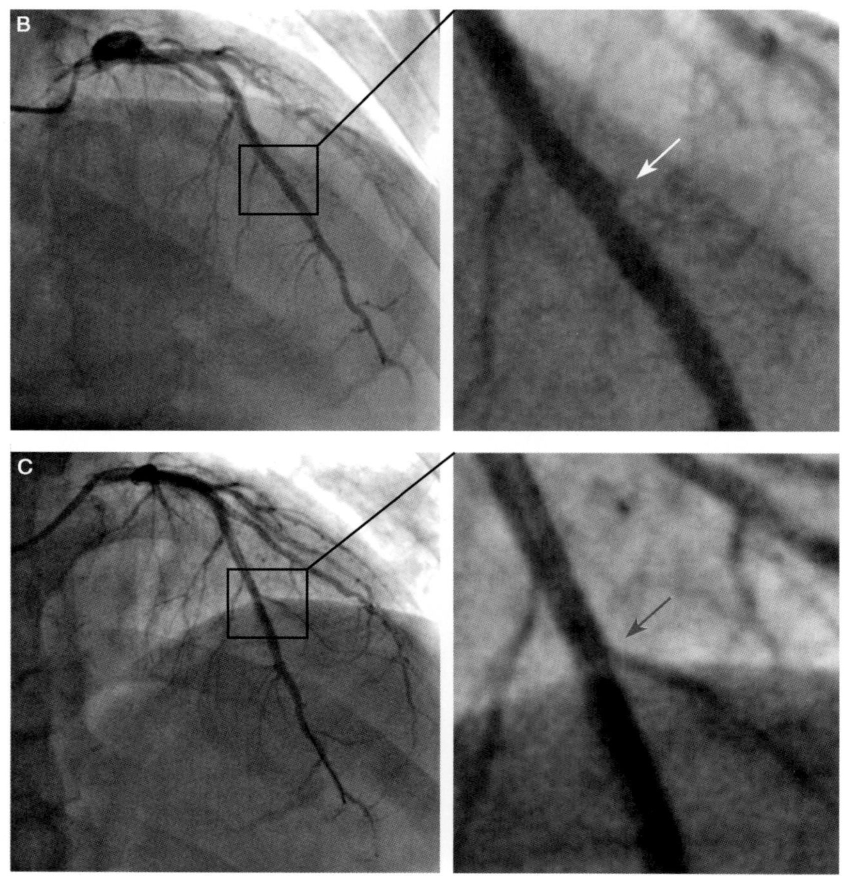

图 30-8　细小分支闭塞

病例 5　漏诊的静脉桥闭塞

63 岁女性患者。高血压、糖尿病和系统性红斑狼疮病史。CABG 术后 10 年，胸痛 9h。急查 cTnT 0. 169ng/mL，心电图示急性下壁后壁心肌梗死。CABG 细节不详。

急诊冠状动脉造影显示前三叉严重狭窄 90%，前降支和回旋支近段完全闭塞，右冠状动脉近段完全闭塞伴钙化。LIMA-D1 动脉桥血管通畅，并为前降支中远段和后降支提供部分侧支。非选择性主动脉造影示“主动脉-钝缘支”静脉桥血管通畅（图 30-9）。术者考虑右冠状动脉为罪犯血管，但采用普通工作导丝 Runtrough 和 Sion 均未能通过，术者考虑右冠状动脉 CTO 病变，结束手术。

次日查房，上级医师重新分析病情如下：①心电图心肌梗死定位为下壁和后壁，后壁心肌梗死罪犯血管大多为回旋支闭塞，右冠状动脉相对少见。但患者回旋支和钝缘支经桥血管显影良好，提示罪犯血管为右冠状动脉，而且是优势型右冠状动脉。②右冠状动脉自身血管从影像学上分析，符合 CTO 特点，术者尝试未能通过，进一步证实慢性闭塞。那么，最大可能是右冠静脉桥血管发生急性闭塞。③患者 CABG 手术病史不详。但右冠状动脉搭桥术式有 2 种：“主动脉-后降支”模式或“主动脉-钝缘支-后降支”模式。非选择性主动脉造影未发现右冠静脉桥血管显影或开口闭塞征象，那么，是否是“主动脉-钝缘支-后降支”序贯静脉桥发生急性闭塞？④仔细观察“主动脉-钝缘支”静脉桥，发现钝缘支吻合口后次全闭塞征象（血流 TIMI 0~1 级）。原先认为的“主动脉-钝缘支”静脉桥实际上为“主动脉-钝缘支-后降支”静脉桥。

随即安排再次造影，静脉桥-钝缘支吻合口后血流恢复 TIMI 3 级，狭窄 95%，予 2. 5mm×15mm 球囊扩张后残余狭窄<30%，显示粗大的后降支和左心室后支（图 30-10）。

又是分叉部位！ 本例的特殊性在于静脉桥血管和自身冠状动脉之间的“侧-侧”吻合口发生急性闭塞，相当于分叉处闭塞。对于 CABG 患者，术者应该了解外科搭桥不同的术式，仔细阅读外科手术记录或冠状动脉 CTA 图像，识别不同体位下桥血管的走向，重点观察吻合口病变。

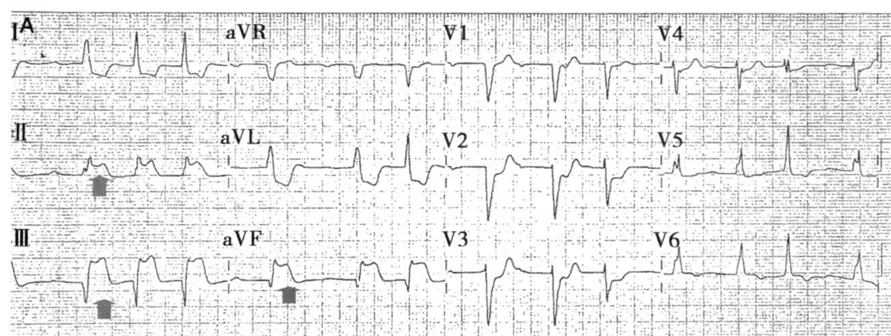

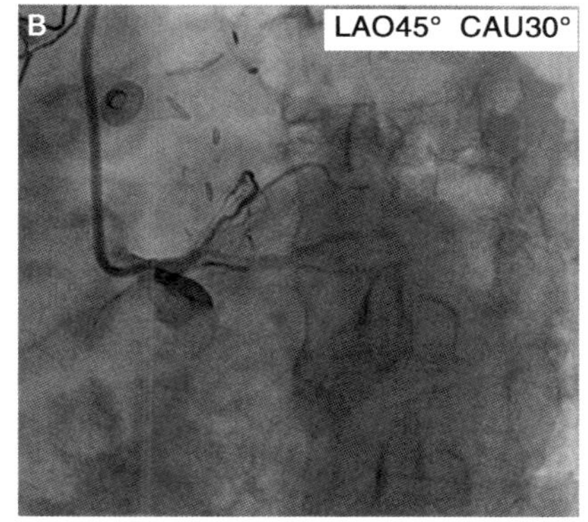

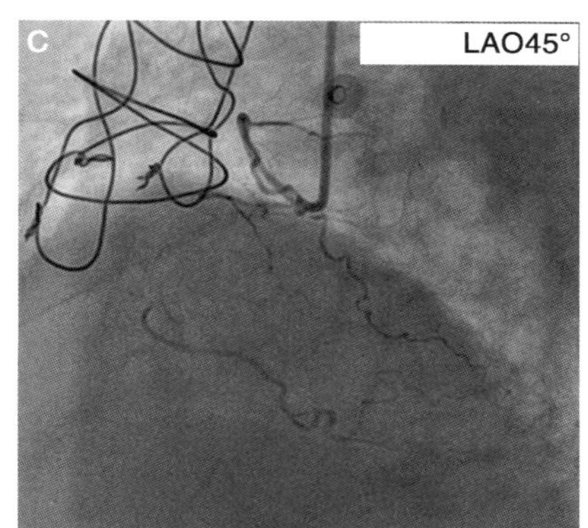

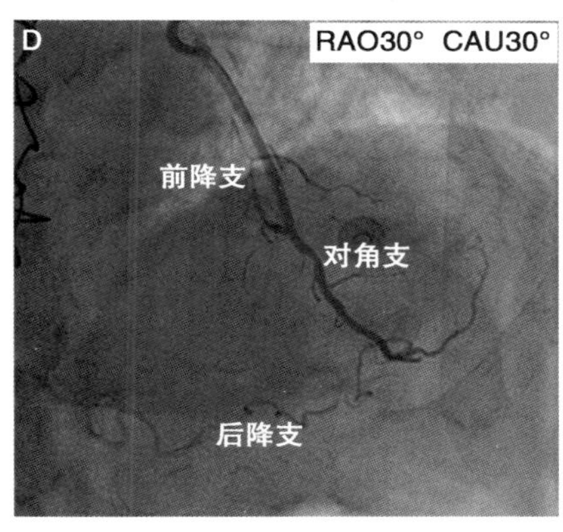

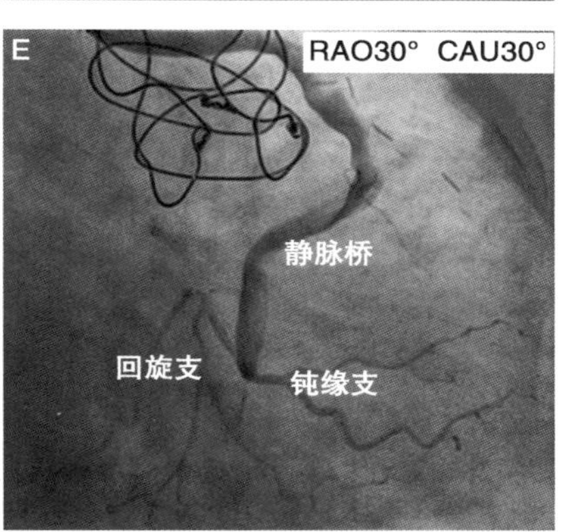

A. 急诊心电图；
B. 左冠状动脉造影；
C. 右冠状动脉造影；
D. 左内乳动脉桥造影；
E. 静脉桥造影。

图 30-9　急诊心电图和急诊造影

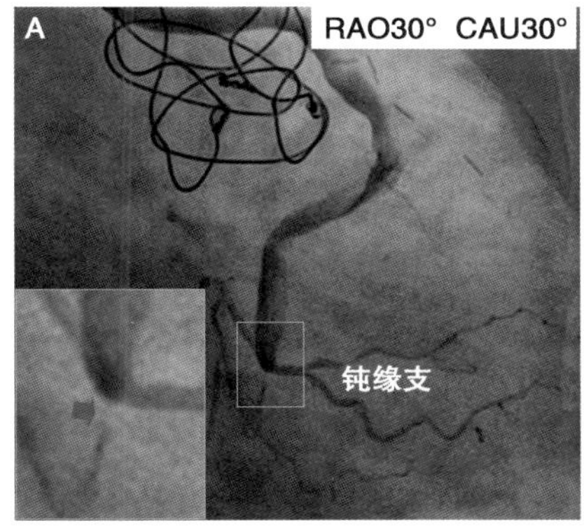

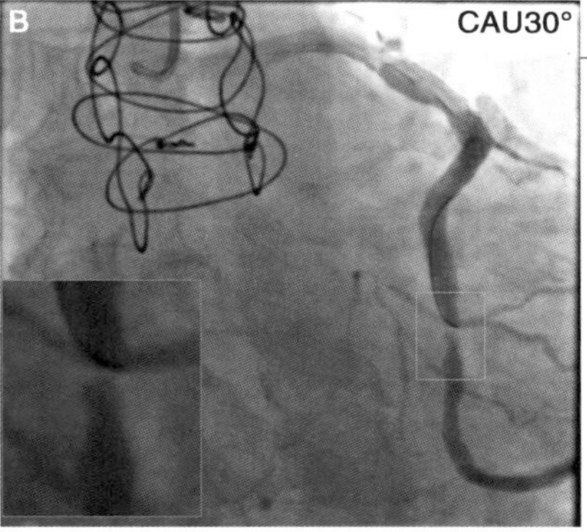

A. 急诊静脉桥造影，次全闭塞，导致漏诊；
B. 次日静脉桥造影，狭窄减轻至 95%，前向血流恢复；
C～D. 球囊扩张后，显示粗大的后降支和左心室后支；
E. 示意图红色虚线为静脉桥闭塞段，黑色虚线为自身血管严重狭窄/闭塞段。

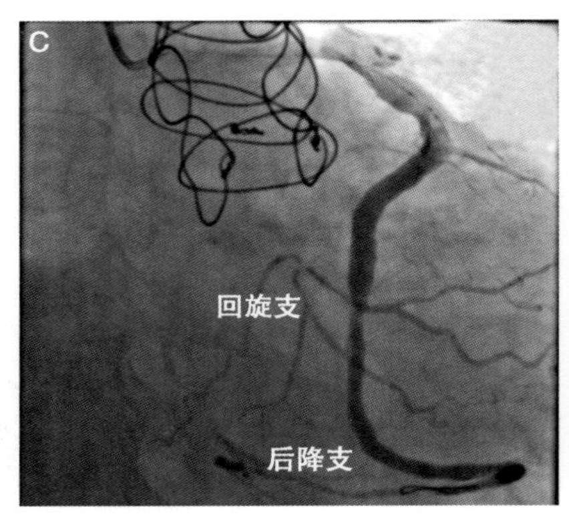

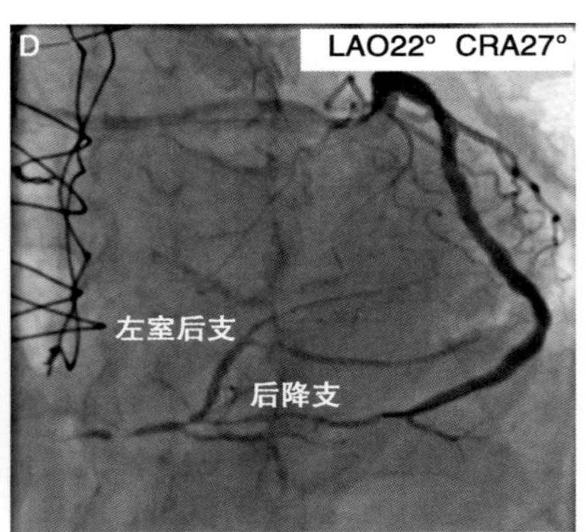

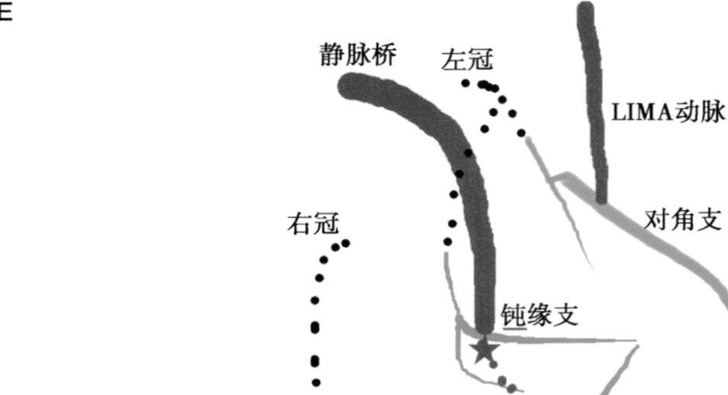

图 30-10　静脉桥血管 PTCA

病例 6　支架置入的是"前降支"还是"对角支"

38 岁男性患者。有吸烟史。2 个月前因突发胸痛伴呕吐于当地医院就诊。心电图示急性前壁心肌梗死，急诊造影示前降支中段狭窄 90%，予前降支近中段置入 1 枚支架（未见影像资料）。

患者出院后一直有胸闷不适，活动耐量明显降低，来中山医院就诊。心电图示陈旧性前壁心肌梗死，超声心动图示左心室前壁、前间隔收缩活动减弱至消失，心尖圆钝、收缩活动消失，左心室内径 60/48mm，LVEF 35%，心包腔少量积液（5mm）。随后安排冠状动脉造影：发现支架置入位置为前降支-对角支，而非前降支，真正的前降支自支架中远段发出，开口狭窄 60%，血流 TIMI 2~3 级。

合理的推测是急诊造影时，前降支在发出对角支处齐头闭塞，术者并未发现闭塞的前降支靶血管，而是错误地把粗大的对角支当成前降支罪犯血管，并置入支架。等前降支血栓溶解后再通，显露正凶。急诊 PCI 空忙一场，未能识别、开通真正的靶血管，导致前壁濒死心肌无法被及时挽救，未能更好地阻止心肌梗死后心力衰竭的进展（图 30-11）。

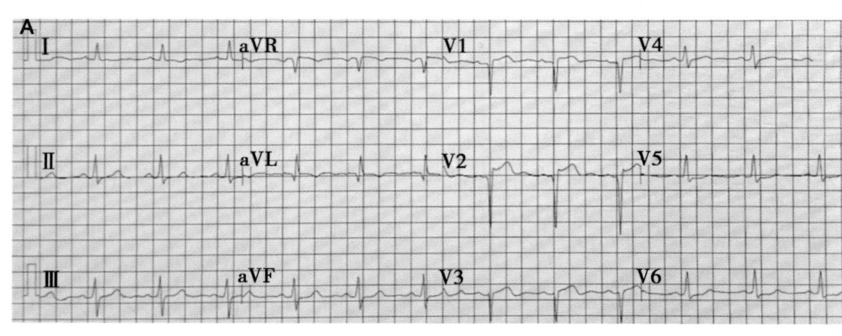

误将对角支认为前降支，并置入支架。
A. 为室壁瘤样改变心电图；
B. 为急诊 PCI 术后 2 个月复查造影，前降支血流已经恢复，支架位于前降支-对角支；
C. 为示意图。

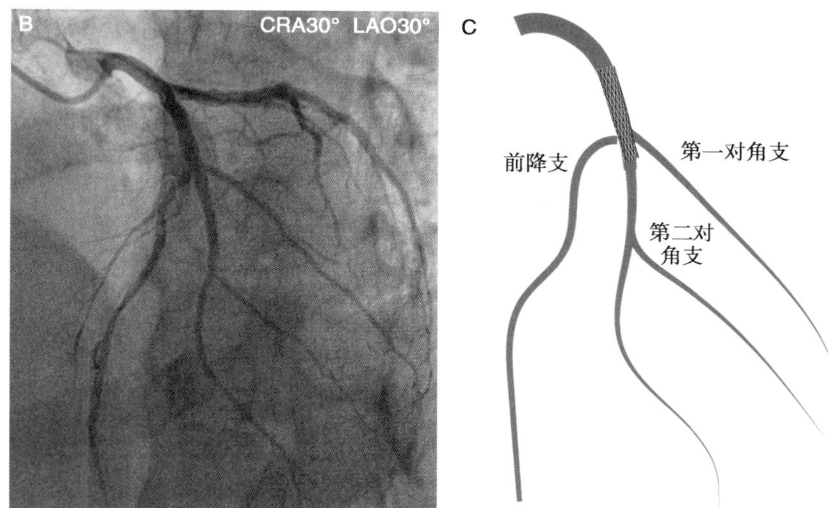

图 30-11　误诊导致误治

第31章　识别主动脉夹层

胸痛中心的建立对快速救治急性心肌梗死（AMI）厥功至伟。“时间就是心肌，就是生命”，患者一旦发生胸痛，将被通过绿色通道短时间内转送至导管室。硬要鸡蛋里挑骨头的话，快速是仓促的近义词，过分强调速度往往意味着牺牲质量。因此，特殊类型的“AMI”在第一条防线（临床防线）往往不能被识别，被迫转移到第二条防线（造影防线）。介入医生除了修炼介入基本功之外，也必须抓紧夯实临床基本功，及时识别一些隐身在“AMI”背后的元凶。

主动脉夹层（aortic dissection，AD）累及冠状动脉开口、继发AMI罕见，但误诊率和病死率极高。临床上常被诊断为一般的AMI，但其治疗显然有别于单纯AMI：①药物治疗禁止溶栓，避免抗栓、抗凝；②造影并非禁忌，但介入操作耽误外科处理时，甚至扩展夹层；③需要尽早外科手术。因此，急诊造影如能敏锐地捕捉到AD的蛛丝马迹，对AD的及早诊治意义重大。

本章以病例为引子，从影像、临床两个方面梳理主动脉夹层并发AMI的提示线索。

一、引子

54岁男性吸烟患者。持续性剧烈胸痛15h。伴冷汗，晕厥1次。当地诊断为急性下壁心肌梗死伴低血压休克，多巴胺静滴后转至我院。患者呈休克貌，心率104次/min，血压114/72mmHg［多巴胺5μg/（kg·min）］。心电图示窦性心动过速，Ⅱ度Ⅰ型房室传导阻滞，急性下壁右心室心肌梗死（图31-1）。急查cTnT 5.670ng/mL；肌红蛋白914.5ng/mL，NT-proBNP 469.5pg/mL，D二聚体2.99mg/L。诊断为急性下壁右心室心肌梗死，行直接PCI治疗。

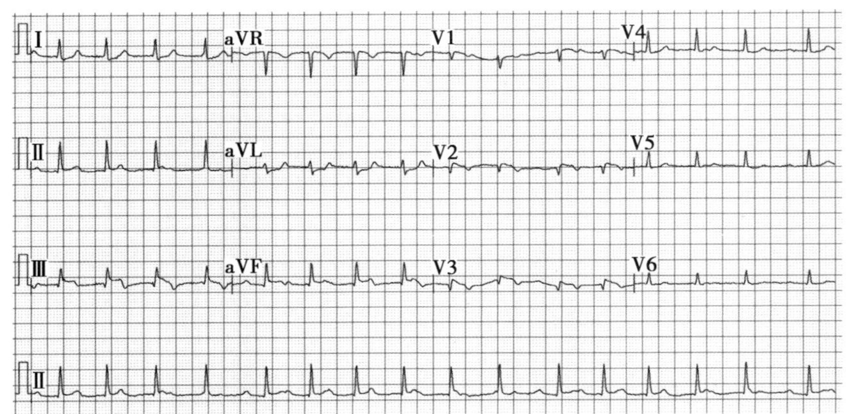

图31-1　入院心电图

急诊造影见左冠状动脉除前降支心肌桥外无明显狭窄，右冠状动脉开口次全闭塞，导管注射硝酸甘油100μg×2次无缓解。右冠状动脉开口至近段快速置入4.0mm×20mm药物洗脱支架（图31-2）。术后安全返回CCU，3μg/（kg·min）多巴胺维持下血压110/70mmHg，心率100次/min。

医师在术中总感觉哪里不对劲。首先是右冠状动脉造影时导管到位难度较大；其次是孤立性右冠状动脉开口次全闭塞，不能用导管头诱发痉挛解释；其次是支架释放前右冠状动脉开口明明定位精确良好，在无呼吸心跳影响定位的情况下，最后造影居然提示右冠状动脉开口2~3mm并无支架覆盖。术后仔细复盘，发现其他不少影像学疑点（图31-3），如升主动脉管腔形态改变（变平直，变窄）、中度主动脉瓣反流、主动脉根部右侧可疑造影剂残留等。一个可怕的诊断浮现于脑海：升主动脉夹层！ 经CTA和超声心动图证实患者为Startford A型主动脉夹层（图31-4）。

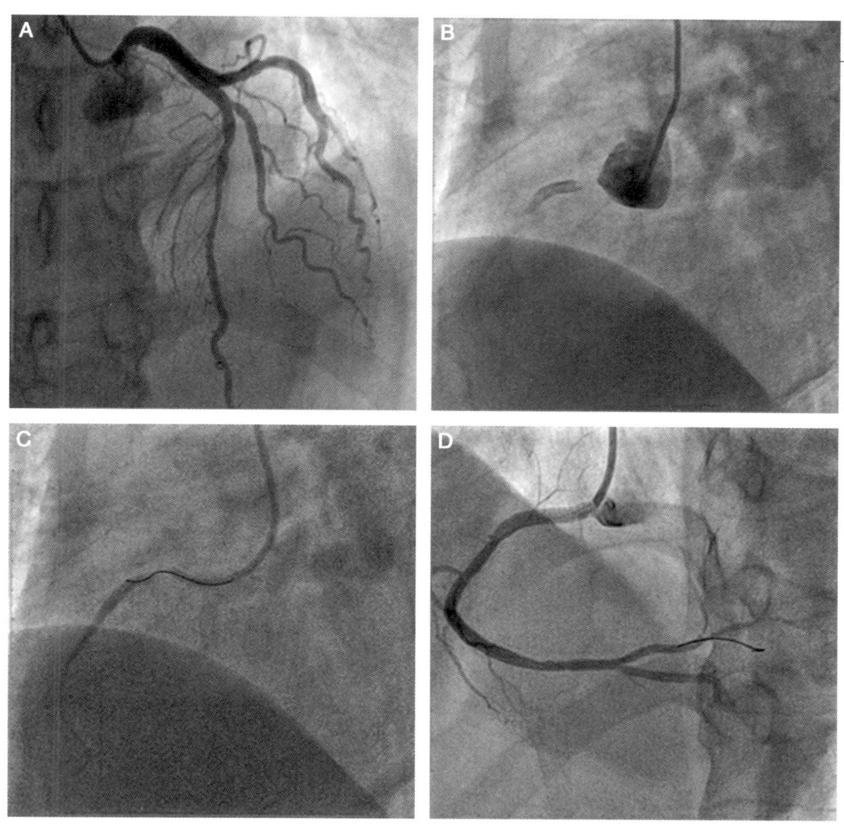

A. 左冠状动脉造影；
B. 右冠状动脉造影；
C. 导丝通过狭窄开口；
D. 置入支架后结果。

图 31-2　急诊 PCI 过程

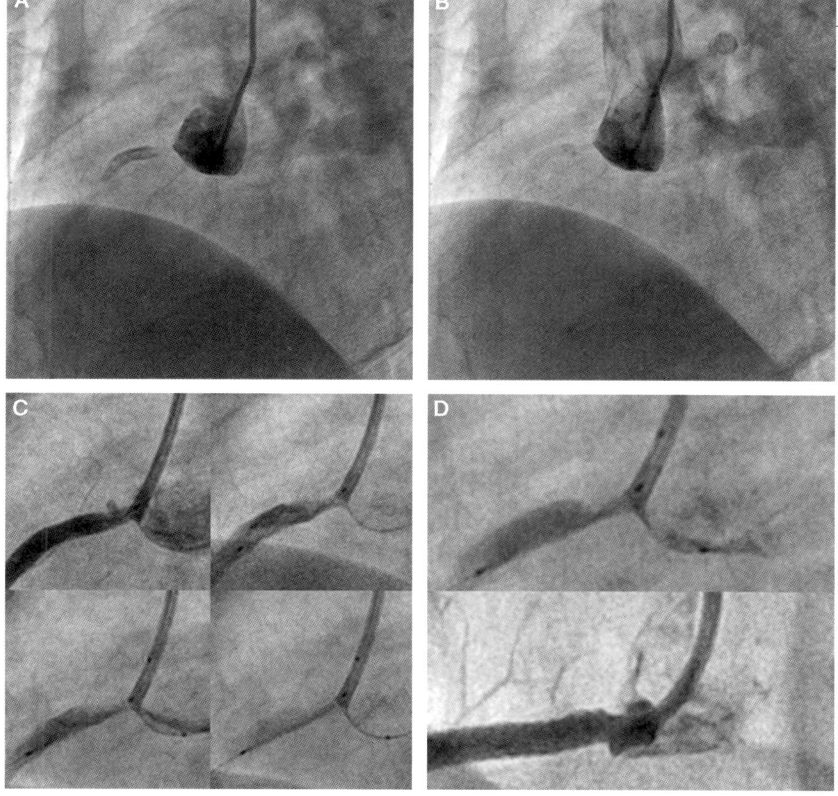

A. 孤立性右冠状动脉开口狭窄；
B. 升主动脉管腔形态改变（变平直，变窄）和主动脉瓣反流；
C. 可疑的夹层直接征象；
D. 意外的右冠状动脉开口支架覆盖不全。

图 31-3　介入疑点

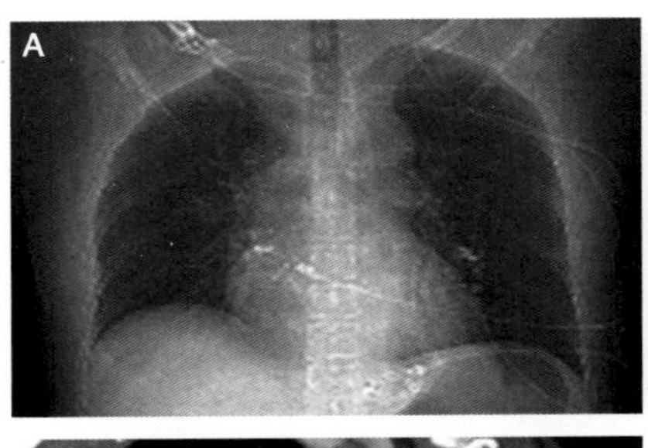

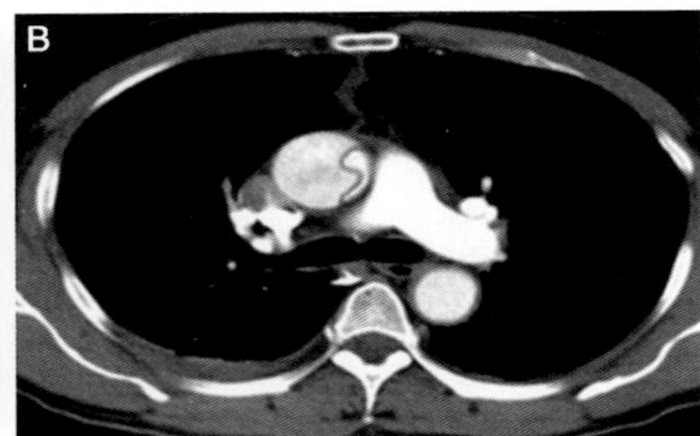

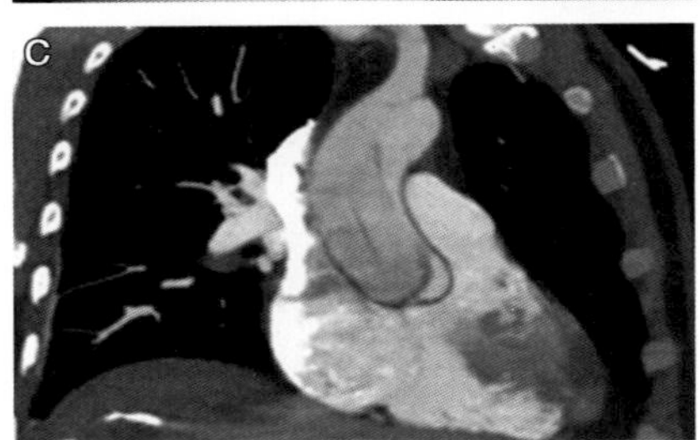

A. 后前位胸片；
B. 横断面成像；
C. 冠状面成像。

图 31-4 CTA 证实 A 型主动脉夹层

二、亡羊补牢：急诊 PCI 识别 AD 魅影

根据 AD 的发病机制和病理学特点，在详细回顾复旦大学附属中山医院历年病例、搜索 Pubmed 相关个案报道[1~13]的基础上，笔者尝试总结直接 PCI 提示 AD 的线索（图 31-5），在急诊冠状动脉造影和介入治疗过程中，如发现以下情况应警惕 AD。

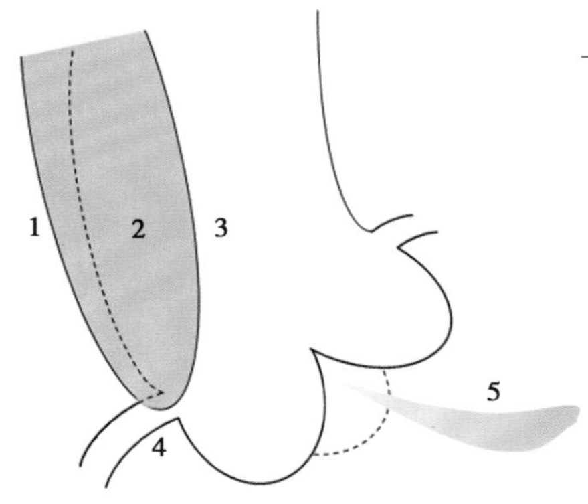

1. 后前位透视上纵隔增宽，升主动脉外缘膨出与管腔距离增宽；
2. 主动脉夹层直接征象；
3. 升主动脉管腔形态变平直、变窄，造影导管口难以到位；
4. 孤立性冠状动脉开口狭窄，开口精确定位效果不佳；
5. 主动脉瓣反流等。

图 31-5 冠状动脉造影提示主动脉夹层的常见征象示意图

1. 后前位透视上纵隔增宽。

2. **难以找到冠状动脉开口** 由于升主动脉管腔变形影响造影导管操作，冠状动脉开口变形、位移或闭塞等原因，造影导管口常难以顺利到位，有时需要非选择性主动脉根部造影。

3. **升主动脉间接征象** 非选择性主动脉根部造影可揭示一些经常被忽视的征象，包括升主动脉管腔形态变平直、变窄，升主动脉外缘膨出与管腔距离增宽，不同程度的主动脉瓣反流等。

4. **孤立性冠状动脉开口狭窄** 冠状动脉开口病变属于常见病因，但其余冠状动脉节段基本正常的所谓“孤立性”开口病变往往提示特殊病因。需要警惕导管头刺激诱发痉挛或主动脉疾病累及冠状动脉口。主动脉血肿压迫显示为向心性或偏心性开口狭窄，边缘光滑；冠状动脉壁内血肿压迫显示为冠状动脉开口和近段向心性狭窄或发白；有时可观察到冠状动脉开口和近中段夹层直接征象。

5. **升主动脉直接征象** 导管真腔造影有时可显示主动脉夹层直接征象；有时仅隐约显现微小夹层征象，需要仔细观察。偶尔导管直接进入主动脉假腔，轻轻冒烟发现造影剂滞留。

6. **PCI 线索** 如本例支架释放前定位良好，但释放后出现不可思议的开口覆盖不全征象。

一旦造影怀疑 AD，应该做升主动脉造影。主动脉造影原先是诊断 AD 金指标，因有扩大夹层的潜在风险，目前已经被 CTA 替代。如患者已经下台，应立即超声心动图或 CTA 检查。更多案例详见后面的病例介绍。

Startford A 型 AD 导致心肌缺血的机制可简单概括为压迫、剥离、断裂。这 3 种机制刚好对应 Neri 分型的 3 种亚型：A 型（压迫）是由于冠状动脉外血肿（如主动脉或心包血肿）对冠状动脉开口处的外在压迫，或主动脉内膜片堵塞冠状动脉开口，冠状动脉结构正常；B 型（剥离）是由于主动脉夹层撕裂至冠状动脉，冠状动脉假腔对真腔的挤压；C 型（断裂）是最严重的类型，冠状动脉从主动脉根部离断，直接导致冠状动脉阻塞（图 31-6）。值得指出的是，逆向撕裂至冠状动脉开口的主动脉内膜片可形成“活瓣”，舒张期内膜片向主动脉瓣方向脱垂，从而导致间歇性冠状动脉阻塞[14]。该分型不仅有助于心脏外科手术治疗的策略制订，但对心内科介入医师理解冠状动脉造影图像也大有裨益。

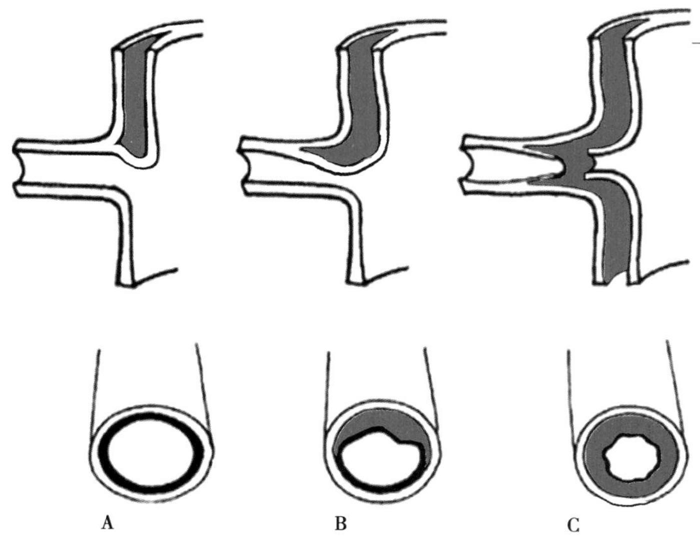

A. 主动脉血肿或活瓣，冠状动脉正常；
B. 冠状动脉血肿；
C. 冠状动脉离断（引自本章参考文献[15]，略有着色修改）。

图 31-6　A 型主动脉夹层累及冠状动脉的 Neri 分型

AD 主要累及右冠状动脉，故下壁 AMI 更为常见，只有少数累及左主干开口引起前壁 AMI。究其原因，可能与主动脉和冠状动脉的解剖位置有关。首先，胸主动脉呈现环形，在血流动力学作用下，原始破口常位于主动脉环的外侧面，如升主动脉右前方，主动脉弓的后外侧，因此，假腔常位于主动脉外侧，真腔常位于内侧，这也是 AD 真假腔的鉴别方法之一。而右冠状动脉恰恰位于外侧缘。其次，AD 逆行撕裂才累及冠状动脉口，越高者越容易累及。在冠状动脉造影时，感觉左冠状动脉开口位置高于右冠状动脉，这与升主动脉根部从左心室向右前方发出有关。若以主动脉瓣环为基准，右冠状动脉开口位置实际上要高于左冠状动脉开口。

三、人间正道：造影前识别 AD

血管造影曾被认为是 AD 诊断的“金标准”，因此造影发现 AD 并非“事故”。而且 PCI 和外科修复夹层并不相悖。不少学者报道，对于心源性休克等血流动力学不稳定的患者，PCI 可以作为外科术前的桥接和过渡手段[1~13]。

但造影本身是有创性检查（尤其是股动脉途径），可诱发或加重主动脉夹层；而且延误外科急诊手术时机。另外，造影发现主动脉夹层，假如有人追问“夹层是不是造影导管诱发”，百口莫辩，由此可见急诊造影前临床识别 AD 的重要性。急性胸痛拟诊为 AMI 患者，如果有以下“反常胸痛”和“反常血压状态”情况，应怀疑主动脉夹层可能：

（1）胸痛更严重、更持续、更广泛，不能完全用心肌梗死解释。如突发撕裂样疼痛，剧烈难以忍受，持续不缓解，可向背部、腹部、下肢及颈部放射等。但这属于主观性指标，鉴别价值有限。

（2）胸痛和心电图不匹配：AD 发生和累及冠状动脉开口并非同步，AD 胸痛在前，AMI 在后，因此临床可表现为胸痛持续时间与心电图表现和肌钙蛋白升高程度不匹配。这需要医师洞悉 AMI 心电图和酶学动态变化规律。

（3）肌钙蛋白和 D 二聚体不匹配：ACS 时冠状动脉血栓负荷远不及肺栓塞和 AD，因此 D 二聚体显著增高的胸痛应该怀疑肺栓塞和 AD。

（4）高血压+休克外貌：AD 患者因剧痛而有休克貌、焦虑不安、大汗淋漓、面色苍白、心跳加速，但血压常不低或者反常增高。

（5）高血压+右心室心肌梗死：AD 最易累及右冠状动脉开口，表现为下后壁+右心室 AMI。右心室 MI 常伴低血压，但一般相对容易纠正，经导管/静脉注入 250mL 生理盐水血压可明显上升。如伴反常的高血压，应该高度警惕 AD 累及右冠状动脉可能性。反之，如低血压极难纠正，在排除机械合并症（如乳头肌断裂/功能不全、心脏破裂）的情况下，应考虑 AD 可能性。因为 AD 血肿严重阻断主动脉前向血流、合并严重主动脉瓣反流，外膜破裂出血/渗出时，可出现顽固性低血压。

（6）四肢血压差异大，桡动脉和/或足背动脉搏动减弱、不对称。

（7）AD 的其他特点：夹层血肿涉及主动脉瓣环或 AD 血肿严重阻断主动脉前向血流时可发生急性严重的主动脉瓣反流，故主动脉瓣区可新发舒张期吹风样杂音，脉压增宽。

一旦临床有上述表现，应及时进行大动脉 CTA 检查，排除主动脉夹层后再进行抗血小板、抗凝、溶栓或介入手术等。对于急性心肌梗死患者进行便携式床旁超声心动图检查，是一种有效的筛选方法，一方面超声心动图可以评估室壁运动异常、提供急性心肌梗死的诊断依据，并评估心脏功能，另一方面可排除或证实主动脉夹层这一致死性疾病。

四、外科处理

传统手术方法需缝闭冠状动脉开口行 CABG 手术，目前提倡尽可能行冠状动脉修复手术（图 31-7）：A 型冠状动脉开口内膜完整，只需将冠状动脉开口直接吻合至人工主动脉（直接吻合法）；B 型需要切开冠状动脉清理血肿后，吻合至人工主动脉；C 型需要切除部分冠状动脉开口部分，再经短段的静脉桥或人工血管连接到人工主动脉。

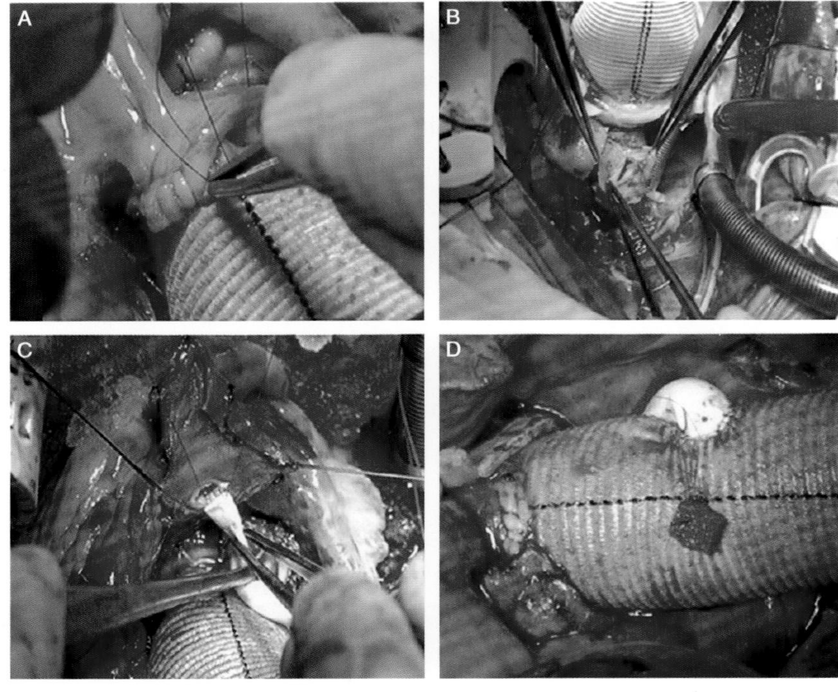

首先人工主动脉置换（A），切除损害的冠状动脉开口节段（B），再经短段的静脉桥或人工血管连接到人工主动脉（C~D）。

图 31-7　冠状动脉修复手术[16]

五、AD-AMI 病例介绍

AD-AMI 病例见图 31-8~图 31-14。

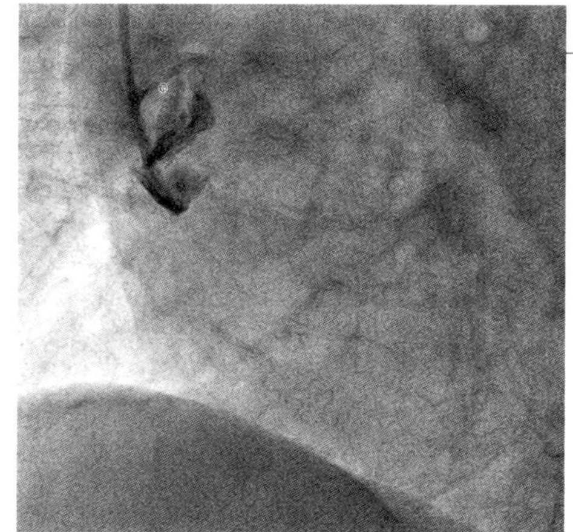

70 岁男性患者。阵发性胸痛 4d,1h 前晕厥 1 次。心电图示窦性心动过速,Ⅱ、Ⅲ、aVF、V4~V6 导联 ST 段弓背抬高 1~2mm,提示急性下壁、前侧壁心肌梗死。急诊造影经右侧股动脉送入 6F JR4 导管至升主动脉轻推造影剂提示造影管位于主动脉夹层内,术中病情迅速恶化死亡,床旁超声证实升主动脉瘤样扩张伴夹层,中大量心包积液。

图 31-8 AD 患者冠状动脉造影过程中死亡

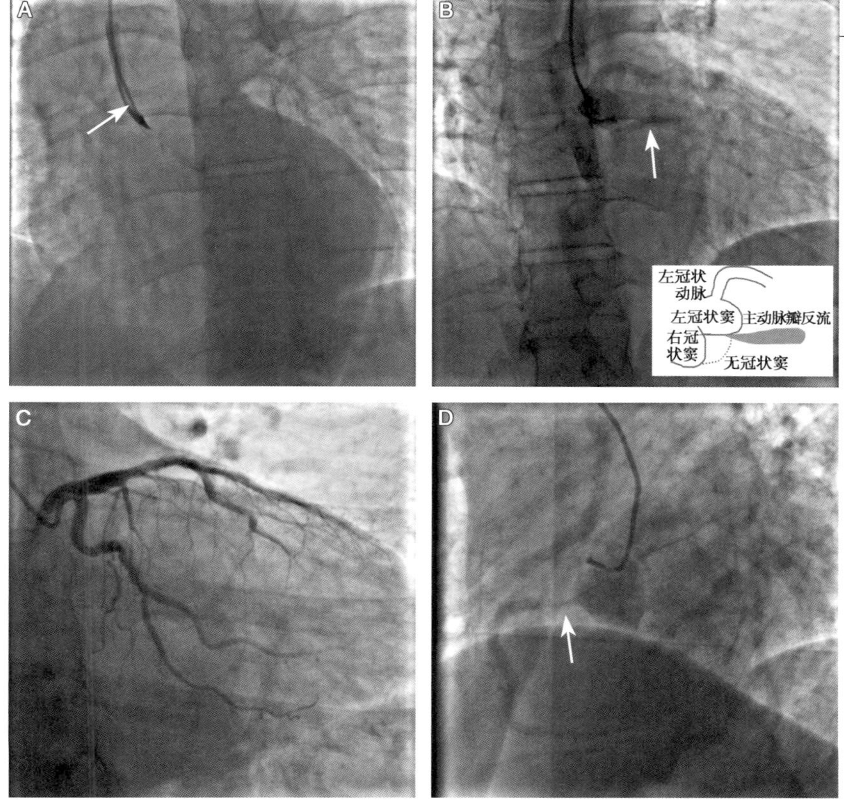

68 岁男性患者。急性下壁心肌梗死。提示 AD 的冠状动脉造影征象包括:

A. 狭小变形的升主动脉腔;

B. 主动脉瓣反流;

C. 左冠状动脉造影正常;

D. 右冠状动脉开口次全闭塞。

图 31-9 AD 累及右冠状动脉开口

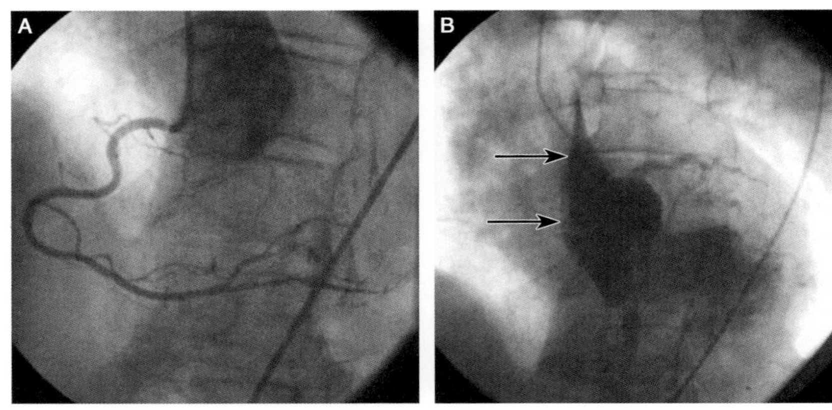

80岁男性患者。急性下壁心肌梗死。选择性左冠状动脉造影未见狭窄，右冠状动脉开口严重狭窄（发白）（A），主动脉造影进一步确诊为主动脉夹层，可见严重主动脉瓣反流（B）。

图31-10　AD累及右冠状动脉开口，严重狭窄

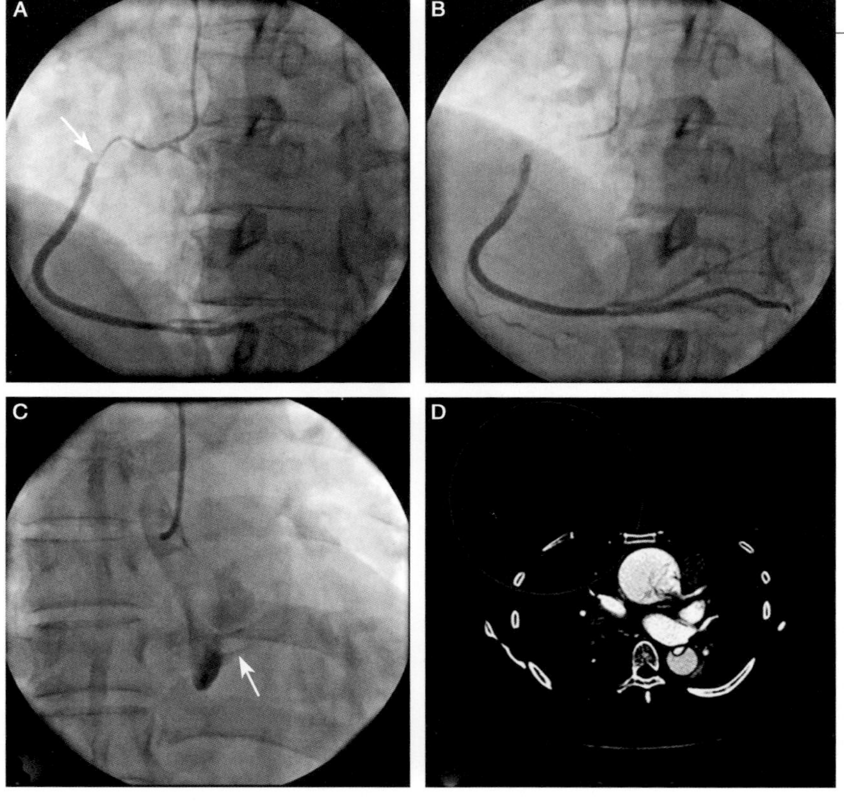

56岁男性患者。急性下壁心肌梗死。造影显示右冠状动脉近中段严重狭窄，夹层样表现（A~B）。升主动脉变窄，轻度主动脉瓣反流（C）。主动脉CTA证实A型主动脉夹层（D）[17]。

图31-11　AD累及右冠状动脉，右冠状动脉近中段夹层

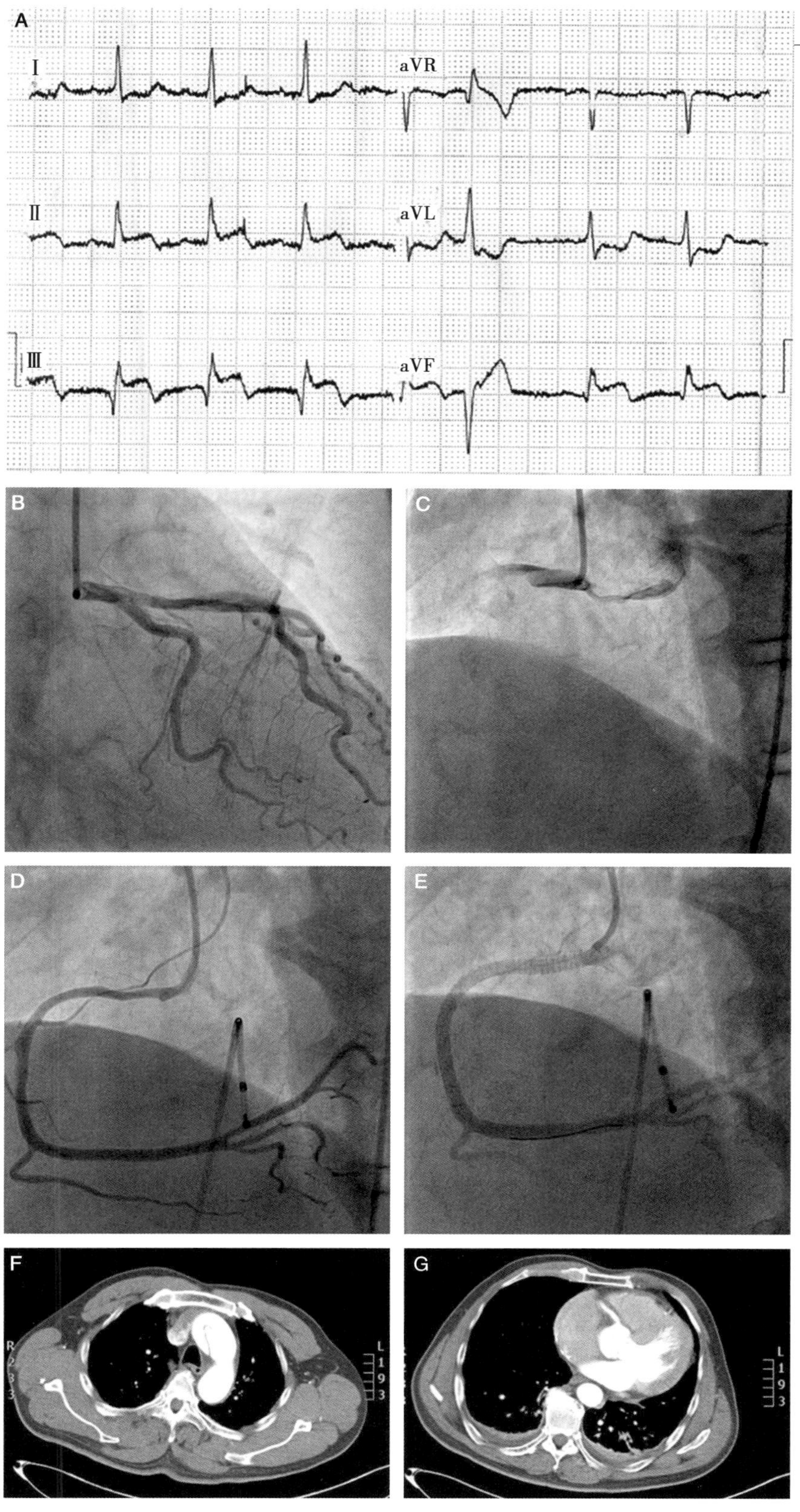

51 岁男性患者。高血压史。急性下壁右心室心肌梗死(A)。造影显示左冠状动脉正常(B)，右冠状动脉开口夹层(C)。入支架后结果良好(D、E)。术后 CTA 证实 A 型主动脉夹层(F、G)[11]。

图 31-12　AD 累及右冠状动脉，近中段夹层

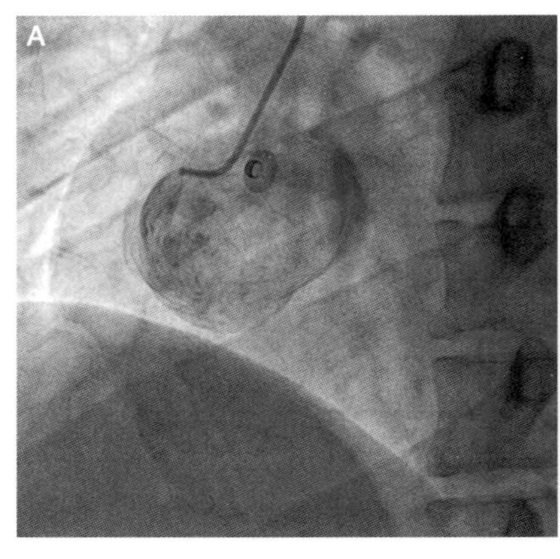

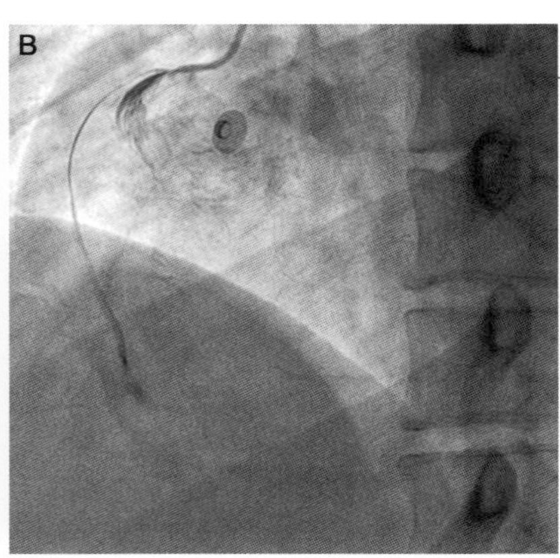

图 31-13　右冠状窦瘤合并夹层累及右冠状动脉开口

37 岁男性患者。高血压史。胸痛 9h。诊断为急性下后壁、右心室心肌梗死。cTNT 0.182ng/mL，D-D 0.52mg/L。5F TIG 导管造影见左冠状动脉未见明显狭窄，未找到右冠状动脉。6F JR4 导管行右冠状动脉造影见右冠状窦极其宽大(A)，右冠状动脉开口至近中段狭窄 99%，远段 TIMI 血流 0~1 级(B)，考虑主动脉夹层撕裂至右冠状动脉口。胸腹主动脉 CTA：主动脉根部近右冠状窦处瘤样扩张，右冠状动脉未见显示，升主动脉至主动脉弓部壁内环形低密度影，壁内血肿可能，夹层不除外。超声心动图示主动脉右冠状窦瘤样扩张，左心室下壁后壁及后室间隔收缩活动异常，少量心包积液。在全身麻醉下行右冠状窦瘤切除术+冠状动脉搭桥术+David 手术。术中见升主动脉宽 35mm，右冠状窦明显扩张，壁增厚硬化，沿右房室沟一直延续至下壁；切开右冠状窦瘤壁，长度 4cm，壁厚，合并陈旧性夹层表现。最终诊断为右冠状窦瘤合并夹层，继发急性心肌梗死。手术顺利。

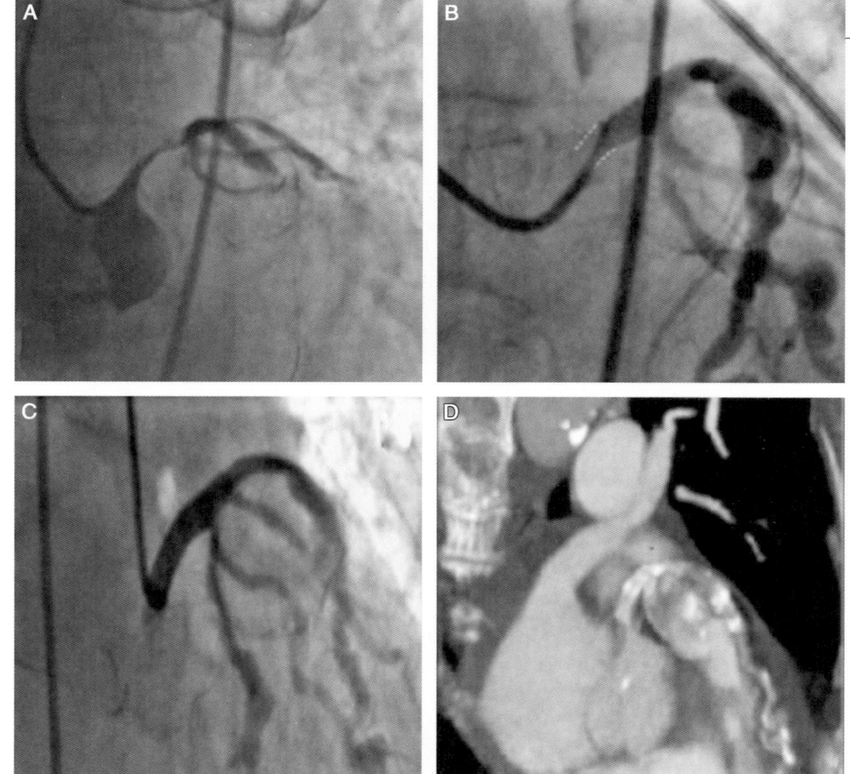

图 31-14　AD 累及左主干[1]

77 岁女性患者。3 个月前前降支近段 PCI 病史。此次突发胸骨后疼痛伴低血压休克就诊。心电图示普遍性 ST 段压低和 aVR 导联 ST 段抬高。急诊造影示左主干病变(A)，左主干置入支架，返回病房后反复室性心动过速，立即再次返回导管室造影，示左主干开口部位(左主干之间近端)新发严重狭窄(B)，串联置入另一枚支架后造影良好(C)。术后超声心动图和主动脉 CTA 发现升主动脉夹层累及左冠状动脉口(D)。准备外科手术前患者猝死。

六、小结

要识别疑难病、罕见病，要有知识储备，凡事必多想一步，待物必精细一层。AMI 特殊病因不少，需要提高临床警惕，从临床表现、检验指标、影像学等各个方面识别疑点、尽早诊治。

参考文献

[1] ARRIVI A，TANZILLI G，PUDDU P E，et al. Acute aortic dissection mimicking STEMI in the catheterization laboratory：early recognition is mandatory. Case Rep Cardiol，2012，2012：367542.

[2] BARABAS M，GOSSELIN G，CREPEAU J，et al. Left main stenting-as a bridge to surgery-for acute type A aortic dissection and anterior myocardial infarction. Catheter Cardiovasc Interv，2000，51：74-77.

[3] CAMARO C，WOUTERS N T，GIN M T，et al. Acute myocardial infarction with cardiogenic shock in a patient with acute aortic dissection. Am J Emerg Med，2009，27：899，e893-896.

[4] CARDOZO C，RIADH R，MAZEN M. Acute myocardial infarction due to left main compression aortic dissection treated by direct stenting. J Invasive Cardiol，2004，16：89-91.

[5] GOHBARA M，ENDO T，KIMURA K，et al. Left main trunk stenting in a case of acute aortic dissection：a case report. Clin Case Rep，2017，5：1649-1653.

[6] HANAKI Y，YUMOTO K，I S，et al. Coronary stenting with cardiogenic shock due to acute ascending aortic dissection. World J Cardiol，2015，7：104-110.

[7] IKARI Y，HARA K，TAMURA T，et al. Intracoronary stenting of a coronary occlusion resulting from an aortic dissection. Cathet Cardiovasc Diagn，1995，36：160-163.

[8] LEE S W，HONG M K，KIM Y H，et al. Bail-out stenting for left main coronary artery dissection during catheter-based procedure：acute and long-term results. Clin Cardiol，2004，27：393-395.

[9] OKAMOTO M，AMANO T，MATSUOKA S，et al. A case of acute myocardial infarction due to left main trunk occlusion complicated with aortic dissection as diagnosed by intravascular ultrasound. Cardiol Res，2012，3：232-235.

[10] SHIMAMURA J，KUBOTA H，TONARI K，et al. Acute aortic dissection with left main coronary malperfusion treated with precedent stenting followed by a definitive surgery. Kyobu Geka，2010，63：537-541.

[11] WANG Z G，ZHAO W，SHEN B T，et al. Successful treatment of a case of acute myocardial infarction due to type A aortic dissection by coronary artery stenting：A case report. Exp Ther Med，2015，10：759-762.

[12] YIP H K，WU C J，YEH K H，et al. Unusual complication of retrograde dissection to the coronary sinus of valsalva during percutaneous revascularization：a single-center experience and literature review. Chest，2001，119：493-501.

[13] ZHU Q Y，TAI S，TANG L，et al. STEMI could be the primary presentation of acute aortic dissection. Am J Emerg Med，2017，35：1713-1717.

[14] 刘雁翔，孙晓刚. 急性 Stanford A 型主动脉夹层累及冠状动脉的研究进展. 中华胸心血管外科杂志，2017，33：628-631.

[15] NERI E，TOSCANO T，PAPALIA U，et al. Proximal aortic dissection with coronary malperfusion：presentation，management，and outcome. J Thorac Cardiovasc Surg，2001，121：552-560.

[16] TANG Y F，ZHANG G X，LIAO Z L，et al. Surgical treatment of coronary malperfusion with acute type a aortic dissection. Chin Med J (Engl)，2016，129：1000-1002.

[17] TANG L，HU X Q，ZHOU S H. Acute stanford type a aortic dissection mimicking acute myocardial infarction：a hidden catastrophe which should prompt greater vigilance. Acta Cardiol Sin，2014，30：493-496.

第 32 章　识别冠状动脉血栓栓塞

40 年来，冠心病领域研究的最大突破是血栓学说的提出，其核心思想是急性冠脉综合征的主要发病机制是斑块破裂/侵蚀基础上继发原位血栓形成。血栓也成为急诊冠状动脉造影的特征性影像。

偶然情况下，急诊冠状动脉造影所见的血栓影像并非原位血栓形成，而是冠状动脉血栓栓塞（coronary thromboembolism，CTE）。对此，一般的临床思辨过程见图 32-1。

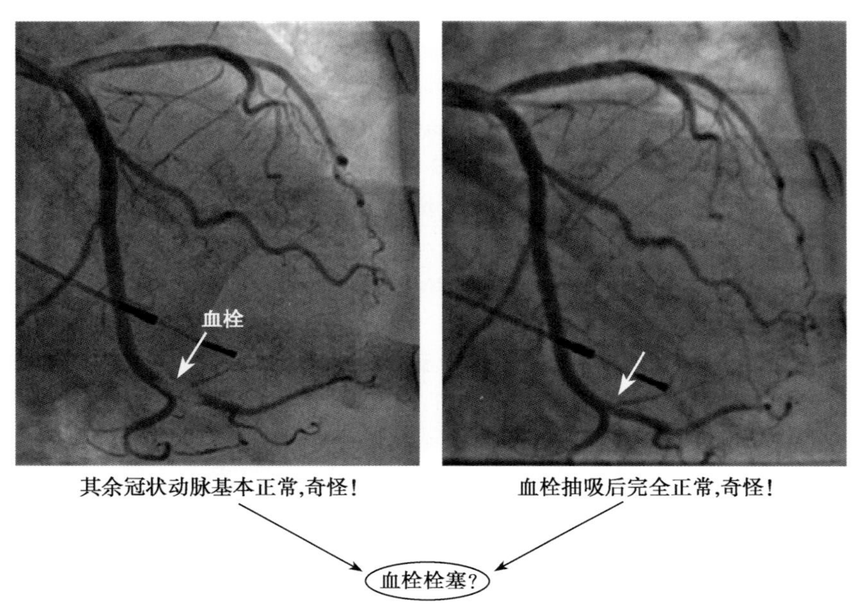

图 32-1　冠状动脉血栓栓塞的怀疑线索

一、为什么要鉴别

血栓形成和血栓栓塞是两个不同概念，前者为“原住民”，需要局部介入治疗和抗血小板治疗；后者为“客家族”，重点是原发病治疗和抗凝治疗。治疗方案迥异，凸显出鉴别诊断的重要性。

1. 治疗不同　CTE 急症处理的最大特点是以血栓抽吸和抗凝（不是抗血小板）为主，不需要支架置入。血栓抽吸是 CTE 最直接、最有效的治疗方法[1, 2]：多数患者血栓抽吸后冠状动脉恢复正常，避免支架置入；即使无法有效抽吸出血栓，但可促进心肌梗死溶栓治疗（TIMI）血流恢复，或将血栓推送至更远端，从而减少心肌损伤、降低死亡率[3]；血栓抽吸物的病理学检查将为 CTE 诊断提供额外信息[4]；尽管常规血栓抽吸已被列为急诊 PCI Ⅲ类指征，但我们相信，不管是血栓形成还是血栓栓塞，规范的血栓抽吸是能够获益的。

抽吸对大块血栓或远端血栓效果不佳，前者难以抽吸干净，后者抽吸导管难以送达。因此，部分患者只能Ⅱb/Ⅲa 抗栓、抗凝为主体的保守治疗[5]。Shibata 等报道的 52 例 CTE 患者中，保守治疗比例高达 52%[3]。

由于冠状动脉本身并无病变，或有轻度病变但斑块无破裂或侵蚀征象，因此 CTE 原则上应该避免支架置入[6, 7]。

CTE 的长期用药方案和一般 ACS 不同。由于 CTE 最常见的原因为房颤（73%），其治疗应纳入房颤的总体抗凝治疗方案中，如冠状动脉正常，不需要“ABCDE”方案。

2. 预后不同　CTE 短期预后略好，但长期预后较差。2015 年 Tatsuhiro Shibata 的研究[3]发现，CTE 组 30d 心血管死亡率稍低于非 CTE 组，但长期预后较差，5 年血栓栓塞事件发生率为 10.4%，5 年心血管主要不良事件（major adverse cardiovascular events，MACE）发生率为 27.1%（图 32-2），凸显出长期充分抗凝治疗的重要性。

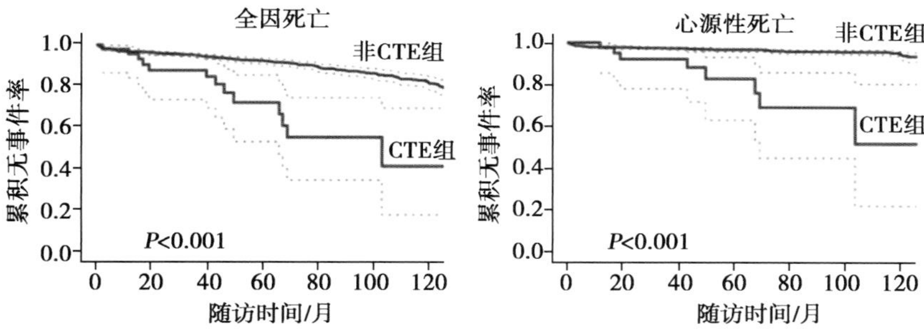

图 32-2　CTE 短期预后好，但长期预后较差[3]

二、如何诊断和鉴别诊断

冠状动脉内血栓不外乎 3 种来源：原位血管、近端血管、左心系统。CTE 的诊断过程其实就是排除原位血栓形成、近端血栓形成的鉴别诊断过程。血栓本身影像学特点（如形态和长度）并无多大价值。按照这个逻辑思维，笔者将 CTE 的诊断思路重新整理（图 32-3）。如此，就能很好地理解 2015 年日本国立循环器官病研究中心（National Cerebral and Cardiovascular Center，NCVC）诊断标准（表 32-1）。[3]

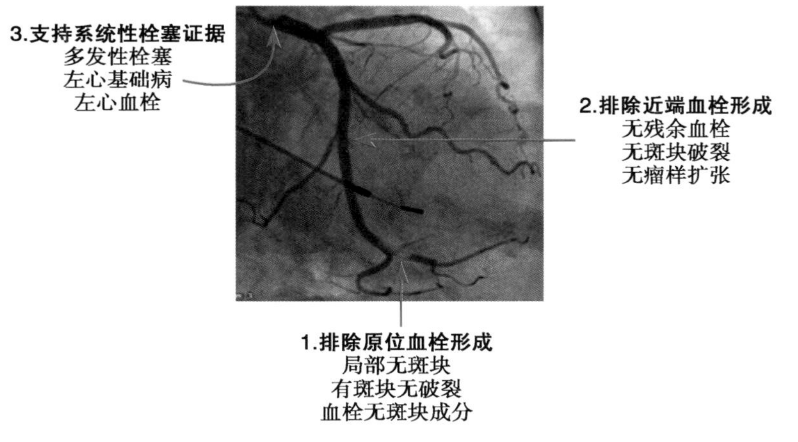

图 32-3　CTE 的诊断逻辑

表 32-1　日本 NCVC 诊断标准[3]

标准	说　明
主要标准	冠状动脉造影显示血栓栓塞，但无动脉粥样硬化证据
	冠状动脉多处栓塞
	伴系统性栓塞，但无 AMI 导致的左心室血栓

续表

标准	说　明
次要标准	冠状动脉造影显示其余血管狭窄<25%
	发现血栓来源[经胸超声心动图、经食管超声心动图、CT、磁共振成像(magnetic resonance imaging,MRI)]
	存在栓塞危险因素:房颤、心肌病、风湿性心脏病、人工心脏瓣膜、卵圆孔未闭、房间隔缺损、心外科手术史、感染性心内膜炎或高凝状态
确诊 CTE:≥2 个主要标准;1 个主要标准+≥2 个次要标准;3 个次要标准 可疑 CTE:1 个主要标准+1 个次要标准;2 个次要标准 CTE 排除标准:血栓病理检查发现斑块成分;冠状动脉血运重建史;冠状动脉瘤样扩张;血栓近段血管 IVUS/OCT 发现斑块破裂或侵蚀	

1. 排除原位血栓形成　急性冠脉综合征的主要发病机制是斑块破裂/侵蚀基础上继发血栓形成。因此，原位血栓的特点是“3 有”：有斑块、斑块有破裂或其他不稳定征象、血栓内有斑块成分。反之，“3 无”（即无斑块、无破裂、无斑块成分）时应该考虑 CTE。

（1）冠状动脉造影显示血栓抽吸后为正常血管。如血栓抽吸后“完全正常”，则高度提示 CTE；但要真正确认有无斑块不稳定征象，需要腔内影像学检查，因为造影无法有效识别斑块破裂/侵蚀征象。事实上，栓塞与冠状动脉本身病变严重程度并无任何关系，冠状动脉狭窄部位也可发生血栓栓塞，但此时单凭血管造影更难与斑块基础上继发血栓形成相鉴别。

（2）IVUS/OCT 未发现局部斑块破裂/侵蚀征象。猝死尸检发现引起冠状动脉血栓形成的前 3 位原因分别是斑块破裂（60%）、斑块侵蚀（30%）和钙化结节（5%）。IVUS 可判断有无斑块，并识别斑块破裂，有助于诊断 CTE（图 32-4、图 32-5）。斑块侵蚀指纤维帽在没有破裂的情况下血液直接与没有内皮细胞的冠状动脉内膜接触，受分辨力限制，造影与 IVUS 很难鉴别斑块侵蚀，但 OCT 分辨力高（10~15μm），能够大致判断斑块侵蚀：①明确的斑块侵蚀：附壁血栓，覆盖的斑块纤维帽完整；②可能的斑块侵蚀：附壁血栓，但覆盖的斑块结构不可识别，只能根据血栓近端或远端无脂质池、无浅表钙化推理其存在（图 32-6）。

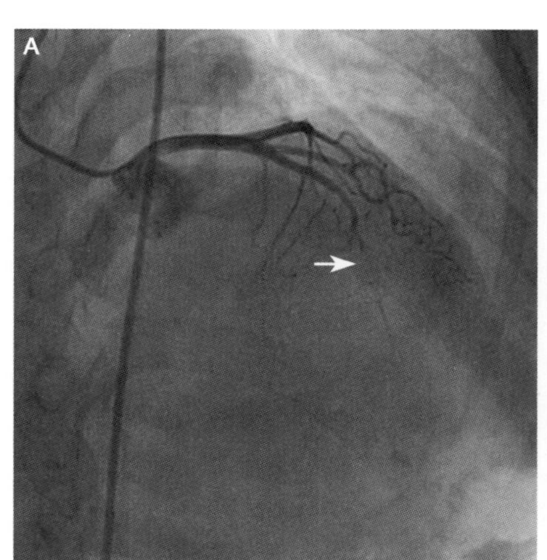

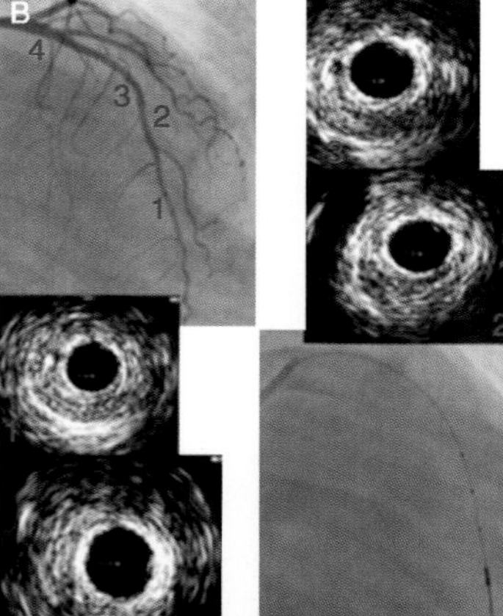

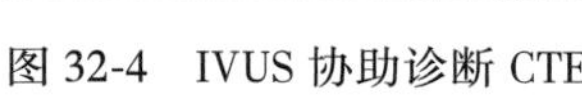

22 岁女性患者。前壁 STEMI。二尖瓣狭窄并发慢性房颤病史。
A. 冠状动脉造影示前降支堵塞；
B. 导管抽吸后前降支恢复正常，IVUS 检查未发现明显斑块。后经胸部超声发现左房血栓。[8]

图 32-4　IVUS 协助诊断 CTE

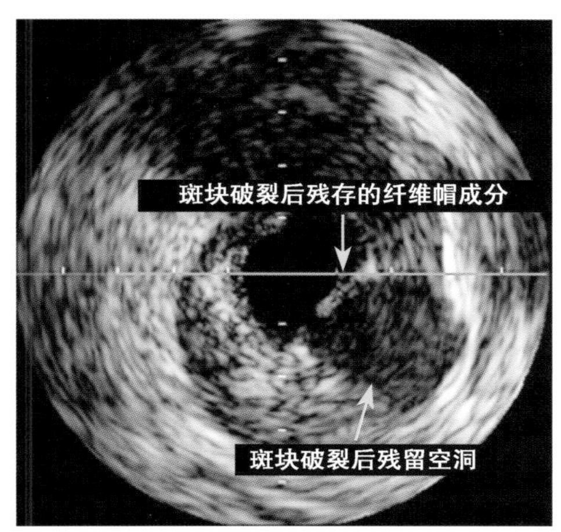

图 32-5　IVUS 检测斑块破裂，表现为纤维帽断裂伴空腔[9]，可排除 CTE 诊断

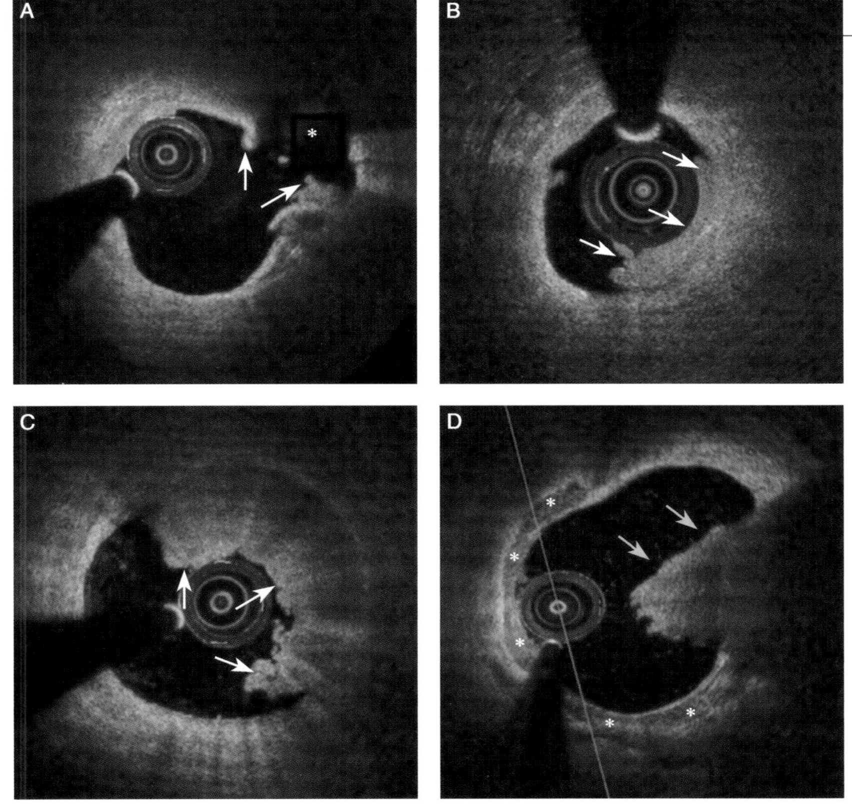

A. 斑块破裂：纤维帽断裂（箭头）伴空腔（*）；
B. 明确的斑块侵蚀：附壁血栓（箭头），但斑块纤维帽完整；
C. 可能的斑块侵蚀：大块血栓（箭头），血栓所覆盖的斑块结构不可识别，但血栓近端或远端邻近未见脂质池及浅表钙化；
D. 钙化结节：血栓（箭头），下方见浅表外突的钙化（*）[10]。

图 32-6　OCT 检测斑块破裂、侵蚀和钙化结节，从而排除 CTE 诊断

（3）血栓抽吸物病理学检查无胆固醇结晶等斑块成分（图 32-7、图 32-8）。但即使是原位血栓形成，抽吸物检测到斑块成分的概率也小于 50%，因此血栓病理学检查只能作为参考。

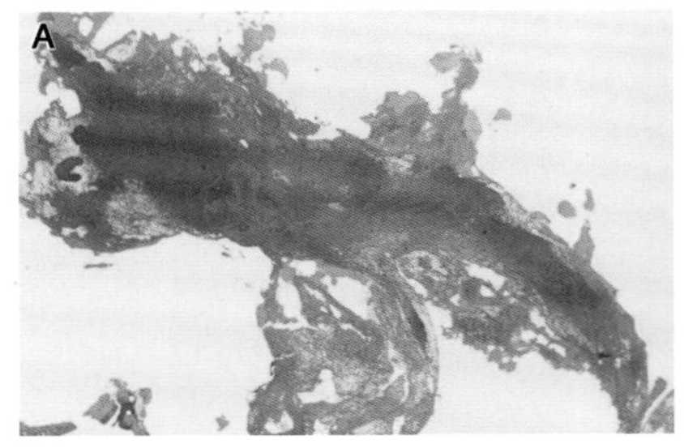
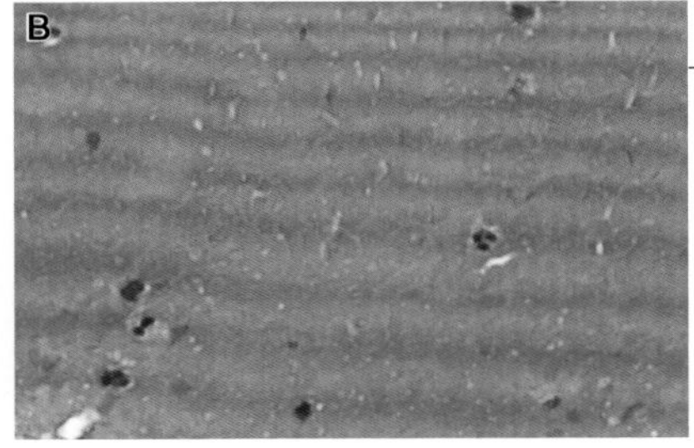
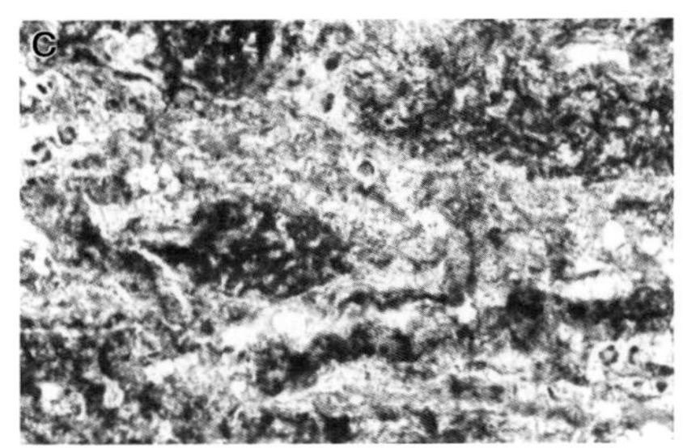
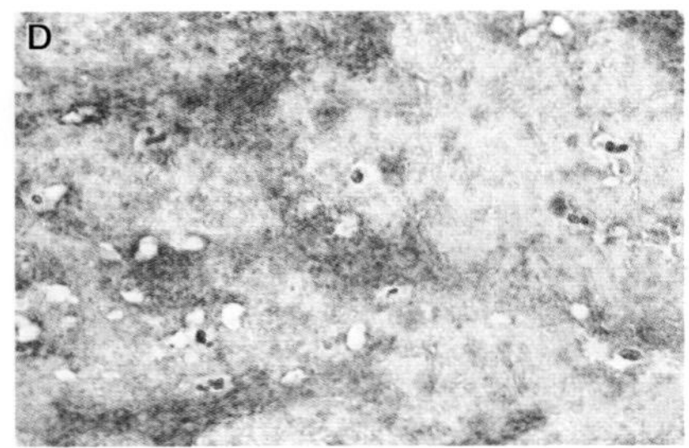

可见大量红细胞（A）（HE 染色，×5.52）、散在白细胞（B）（HE 染色，×200）、大量纤维蛋白（C）（磷钨酸苏木精染色，×200）和成簇血小板（D）［糖蛋白Ⅱb（CD41）免疫组化染色，×200］[11]。

图 32-7　栓塞血栓病理学检查

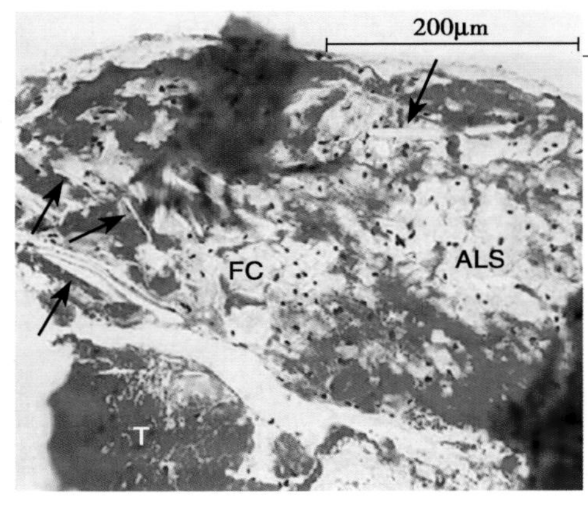

病理检查见典型的斑块成分（HE 染色）：胆固醇结晶（箭头）、泡沫细胞（FC）、无定型脂质成分（ALS）、聚集血小板和凝血物质[12]。

图 32-8　冠状动脉原位血栓形成

2. 排除近端冠状动脉血栓脱落　近端冠状动脉严重的瘤样扩张，由于局部血流瘀滞，可导致局部血栓形成，脱落后导致远端血栓栓塞（图 32-9）。近端冠状动脉斑块破裂/侵蚀后继发血栓形成，脱落后也可导致远端血栓栓塞。这两种情况属于冠状动脉系统内部血栓栓塞，与一般意义上的冠状动脉血栓栓塞不同，其近端血管常残留血栓征象和原发病征象（瘤样扩张或斑块破裂），因此鉴别并不困难。

3. 支持系统性栓塞的证据

（1）多发性冠状动脉栓塞[14]或合并系统性栓塞支持血栓栓塞（图 32-10、图 32-11）。

（2）血栓来源/危险因素。经胸超声心动图、经食管超声心动图、CT、MRI 可发现左心系统血栓。值得注意的是，感染赘生物、左房黏液瘤也可导致冠状动脉异物栓塞。注意栓塞危险因素，包括房颤、心肌病、风湿性心脏病、人工心脏瓣膜、卵圆孔未闭、房间隔缺损、心外科手术史、感染性心内膜炎或高凝状态等。据报道 CTE 最常见原因为房颤（73%），尤其是未使用华法林治疗或使用华法林但国际标准化比率（international normalized ratio，INR）低于 1.8 的房颤患者[3]。

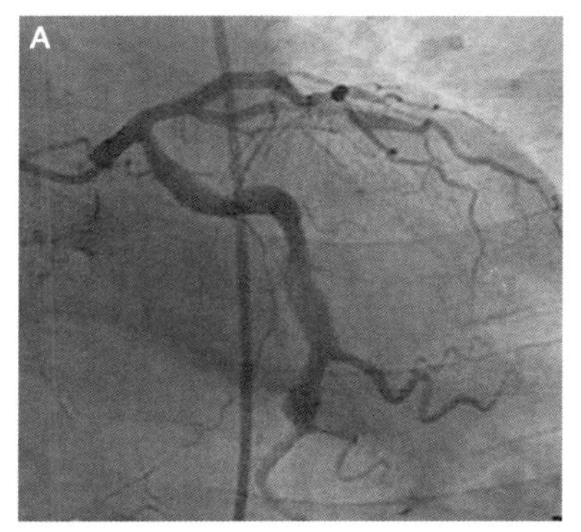

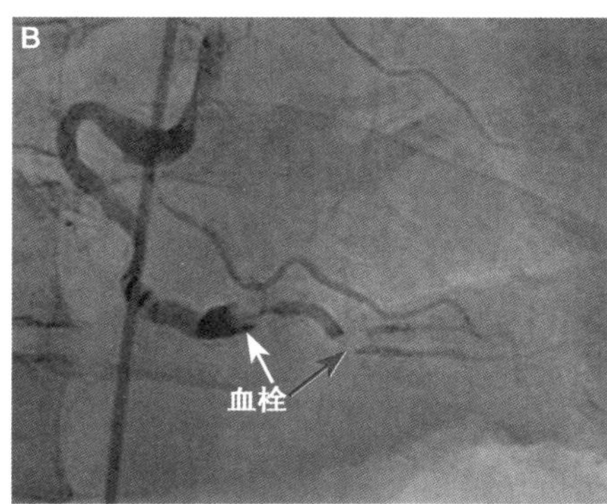

65 岁患者。有川崎病史。10 年内发生 3 次下壁 AMI。冠状动脉造影显示回旋支近中段（A）和右冠状动脉近中段瘤样扩张，右冠状动脉中远段血栓形成（白色箭头），脱落后导致远端分支栓塞（红色箭头）（B）[13]。

图 32-9　近端冠状动脉血栓脱落

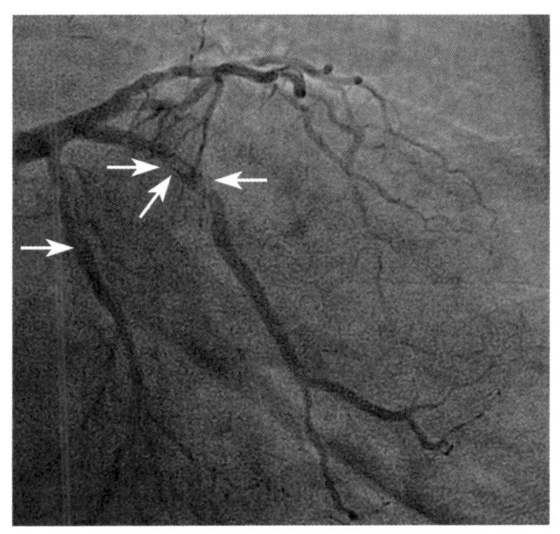

图 32-10　回旋支和高位对角支同时出现血栓征象，多发性血栓应该考虑 CTE 诊断[14]。

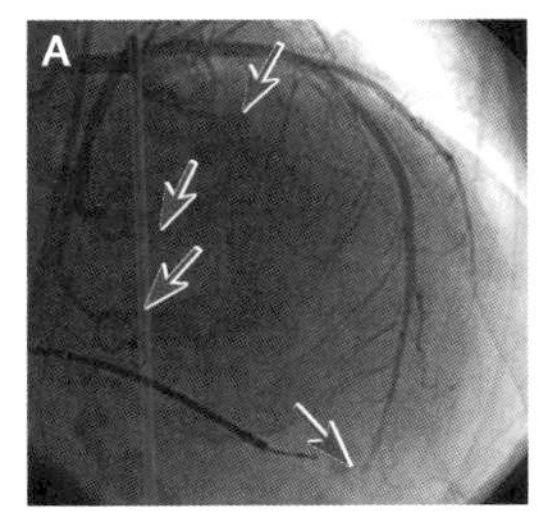

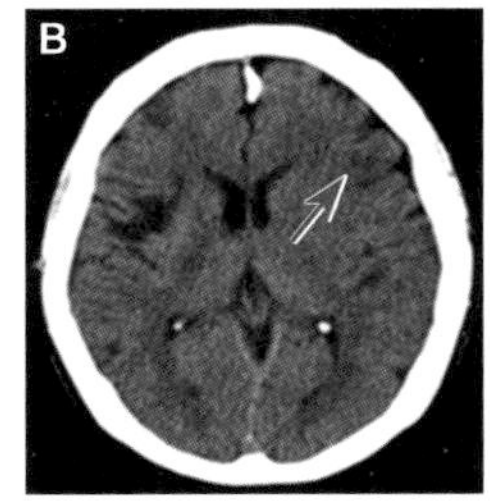

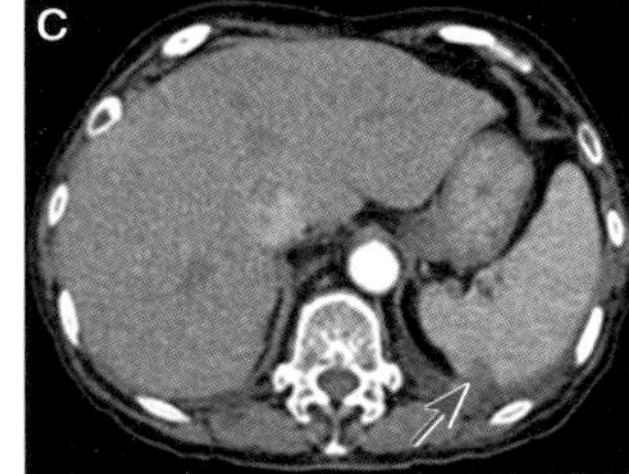

64 岁女性患者。STEMI，有慢性房颤病史。冠状动脉造影示前降支和回旋支远端多处堵塞（A），CT 示脑梗死（B）和脾梗死（C）。高度提示 CET 诊断。随后食管超声心动图发现左心耳血栓，导管抽吸物示血栓内无动脉粥样硬化成分。患者几乎符合 NCVC 所有标准[3]。

图 32-11　多发性冠状动脉血栓+系统性栓塞

基于上述认识，对本章病例（图 32-1）进行了进一步针对性检查，包括腔内影像、血栓病理学、基础病筛查，最后证实 CTE 的诊断（图 32-12）。

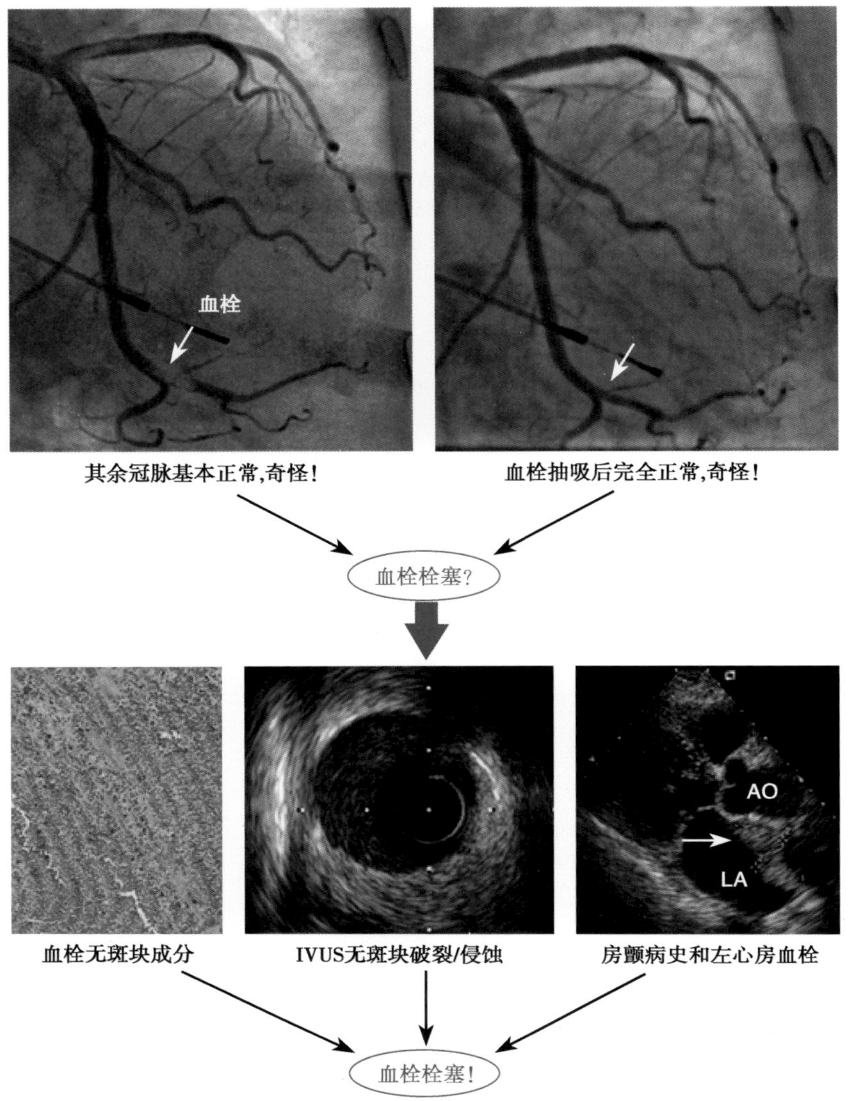

图 32-12　冠状动脉栓塞的临床诊断思路

三、补充知识点

1. CTE 的一般知识　冠状动脉血流量占心输出量的 4%～5%，为脑血流量的 1/3，但在系统性栓塞事件中，冠状动脉栓塞相当少见，明显低于血流量比例。据报道 AMI 患者中血栓栓塞仅占 2.9%[1～3]。这是为何？可能原因有：主动脉根部血流极其快速，冠状动脉位于主动脉根部，几乎呈直角发出，而且冠状动脉灌注主要是舒张期[6]。从相关文献资料看，冠状动脉栓塞好发部位依次为前降支>回旋支>右冠状动脉[6, 15]。

文献描述冠状动脉栓塞的典型征象为冠状动脉内球形充盈缺损[6]、骑跨性血栓[7]，但事实上血栓的影像学形态并无特征性，临床上无法据此区分血栓栓塞和血栓形成。据观察，栓塞血栓延伸长度有限，提示在栓塞血栓基础上很少继发血栓形成。而原位血栓形成可以形成较大面积的“延绵不绝”的大量血栓。如套用“*VIRSHOW* 原理”也可解释，斑块破裂基础上血栓形成具备血管壁损伤、斑块局部释放致凝性物质、血流淤滞三大条件，而血栓栓塞只有血流淤滞一个条件。

2. 房颤和冠心病/AMI 关系的认识演变　冠心病和房颤是最主要的两大老年心脏病。因为这两种疾病与年龄增长密切相关，有共同的危险因素，常并存，互相加重病情。其关系“说不清、道不明”，伴随关系还是因果关系？谁因谁果？

（1）历史上，冠心病一直被认为是房颤的主要病因之一，地位仅次于“风湿性心脏病”（早年）或“高血压”（近年）。

（2）随着冠状动脉造影的普及，人们发现冠心病和房颤并无明显的因果关系：其一，合并房颤的胸闷患者冠状动脉造影阳性率显著低于无房颤的患者，即房颤可能是冠心病的负性预测因素；其二，总体而言，冠心病患者的房颤发生率并不增加。

（3）但在某些可引起心房扩大（缺血性心肌病）或心房张力过高（急性心肌梗死）的特定冠心病亚群，冠心病的确可导致房颤；反过来，少数情况下，房颤的心房血栓偶尔流入冠状动脉，可导致冠状动脉血栓栓塞和急性冠脉综合征，这就是本章节重点阐述的内容。

因此，现阶段比较合理的关系判断是：大多伴随，有时因果。

有了这层认识，如果再次碰到 AMI+房颤的患者，要注意两个方面：其一，不会是房颤导致的心肌梗死吧？如此，治疗迥异。其二，不会是心肌梗死导致的房颤吧？如此，说明病情较重。

四、小结

急诊冠状动脉造影发现血栓呈多支血管分布、血栓抽吸后完全正常、其余血管正常时，应当怀疑 CTE 诊断；为确立诊断，应该对靶病变进行腔内影像学检查，对血栓抽吸物进行病理学检查，并努力寻找血栓源头和危险因素。CTE 急诊处理以抽吸为主，长期治疗以抗凝为主。

参考文献

[1] HUANG A L，MURPHY J C，SHAW E，et al. Routine aspiration thrombectomy improves the diagnosis and management of embolic myocardial infarction. Catheter Cardiovasc Interv，2016，87：642-647.

[2] BLANKENSHIP J C. When in doubt，aspirate. Catheter Cardiovasc Interv，2016，87：648-649.

[3] SHIBATA T，KAWAKAMI S，NOGUCHI T，et al. Prevalence，clinical features，and prognosis of acute myocardial infarction attributable to coronary artery embolism. Circulation，2015，132：241-250.

[4] KOTOOKA N，OTSUKA Y，YASUDA S，et al. Three cases of acute myocardial infarction due to coronary embolism：treatment using a thrombus aspiration device. Jpn Heart J，2004，45：861-866.

[5] STOEL M G，von BIRGELEN C，ZIJSTRA F. Aspiration of embolized thrombus during primary percutaneous coronary intervention. Catheter Cardiovasc Interv，2009，73：781-786.

[6] ILIA R，WEINSTEIN J M，WOLAK A，et al. Coronary thrombus in ST elevation myocardial infarction and atrial fibrillation. J Thromb Thrombolysis，2013，35：119-122.

[7] HERNANDEZ F，POMBO M，DALMAU R，et al. Acute coronary embolism：angiographic diagnosis and treatment with primary angioplasty. Catheter Cardiovasc Interv，2002，55：491-494.

[8] SINHA S K，JHA M J，RAZI M，et al. Acute myocardial infarction due to coronary artery embolism in a 22-Year-Old woman with mitral stenosis with atrial fibrillation under warfarinization：successful management with anticoagulation. Am J Case Rep，2017，18：361-366.

[9] HONG Y J，AHN Y，JEONG M H. Role of intravascular ultrasound in patients with acute myocardial infarction. Korean Circ J，2015，45：259-265.

[10] JIA H，KUBO T，AKASAKA T，et al. Optical coherence tomography guidance in management of acute coronary syndrome caused by plaque erosion. Circ J，2018，82：302-308.

[11] SAKAI K，INOUE K，NOBUYOSHI M. Aspiration thrombectomy of a massive thrombotic embolus in acute myocardial infarction caused by coronary embolism. Int Heart J，2007，48：387-392.

[12] KLEINBONGARD P，KONORZA T，BOSE D，et al. Lessons from human coronary aspirate. J Mol Cell Cardiol，2012，52：890-896.

[13] ABUGROUN A, VILCHEZ D, HALLAK O, et al. A history of Kawasaki disease from childhood and coronary artery ectasia with recurrent ST elevation myocardial infarction: a therapeutic challenge. Cardiol Res, 2017, 8: 344-348.

[14] WANG L W, OMARI A, MULLER D W, et al. Coronary artery embolization after successful surgical ablation of atrial fibrillation. Circulation, 2013, 127: 960-961.

[15] PRIZEL K R, HUTCHINS G M, BULKLEY B H. Coronary artery embolism and myocardial infarction. Ann Intern Med, 1978, 88: 155-161.

第 33 章 识别自发性冠状动脉夹层

自发性冠状动脉夹层（spontaneous coronary artery dissection，SCAD）是一种独特的冠状动脉疾病。病理基础是内膜撕裂或外膜滋养血管出血导致中膜内血肿（图 33-1），可表现为急性冠脉综合征甚至猝死。在年轻女性中属于常见病，占 50 岁以下女性急性冠脉综合征的 24%。

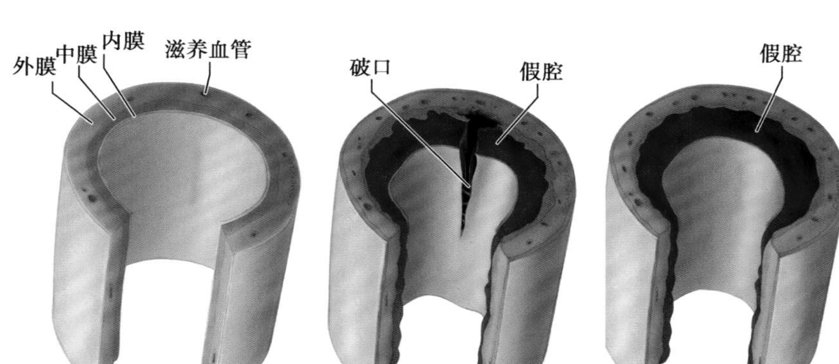

A. 正常冠状动脉；
B. 血管内膜破口致撕裂，流入动脉壁形成假腔；
C. 滋养血管自发出血形成壁内血肿[1]。

图 33-1 SCAD 发病机制示意图

由于 SCAD 总体发病率较低，导致临床上对其危险因素、临床特点的认识不足，对其治疗策略的选择存在较大争议。近年来，随着冠状动脉造影、CT 成像、血管内超声和光学相干断层扫描等影像新技术的发展和普及，SCAD 检出率明显增加。

SCAD 属于冠心病，但与动脉粥样硬化无明确关系，那病因是什么呢？经典的医源性冠状动脉夹层表现为对比剂平行管腔征象，事实上 SCAD 影像学表现并不等同于器械导致的医源性夹层，那又可表现为什么呢？血管狭窄需要 PCI 干预，自发性夹层的具体用药或介入过程有何特别之处？本章将以病例为引子，简要介绍 SCAD 的发病机制和临床诊断，随后几章将介绍处理原则。

一、病因

SCAD 病因的认识经历了“粥样硬化→妊娠相关→肌纤维发育不良”3 个历史阶段。

早年认为冠状动脉粥样硬化是 SCAD 的主要病因，SCAD 是冠状动脉粥样硬化的特殊表现形式。但后来认识到，自发性冠状动脉夹层的患者通常没有冠状动脉疾病的典型危险因素。尽管冠状动脉粥样硬化基础上可并发自发性夹层，即粥样硬化可能也可参与 SCAD 的发生发展，但其作用并非主流。

SCAD 好发于年轻女性，早年回顾性研究更是发现围妊娠期（妊娠、分娩和产后早期）女性占所有 SCAD 的 30%，由此建立起“妊娠和激素导致 SCAD”的学说。妊娠可导致骨盆和全身结缔组织疏松化，并伴全身高血流动力学状态。不难理解，血管中层基质结构疏松化+高血流剪切力可诱发 SCAD 的发生。但是，随后研究发现，妊娠相关 SCAD 比例仅占 5%，并非 SCAD 的主因。与此类似的是，血管炎、风湿性疾病、中膜退行性变等疾病均与 SCAD 相关，但也只有小部分 SCAD 患者合并这些疾病。

那么 SCAD 的主因是什么呢？2011 年 Saw 等回顾造影资料时，对 SCAD 患者进行股动脉造影和放置血管闭合装置，意外地发现髂动脉肌纤维发育不良（fibromuscular dysplasia，

FMD）。随后多个研究发现 SCAD 人群中 FMD 患病率高达 50% ~90% 。

肌纤维发育不良一种较为罕见的先天性疾病。人群发病率约为 4% ，尤其多发于中青年女性，是一种发生于动脉系统而又不同于动脉粥样硬化或血管炎表现的特殊病变，主要病理特征为血管中层发育不良，引起平滑肌分布异常。FMD 可累及几乎全身所有动脉血管，常见部位包括肾动脉、颈动脉、腋动脉、桡动脉、髂动脉、椎动脉等，典型表现为狭窄和扩张相间的串珠样或波浪状病变（图 33-2）。FMD 多数情况为良性疾病，患者无症状，小部分严重者可出现肾梗死或肾血管性高血压、卒中等[2]。

FMD 累及冠状动脉少见，且表现不同于其他血管，常表现为壁内血肿和夹层（图 33-3），临床上常以急性冠脉综合征就诊，后果常较严重。一旦冠状动脉造影发现 SCAD，需要通过 CTA 或磁共振血管成像（magnetic resonance angiography，MRA）筛查其他血管病变，才能实现 FMD 的诊断。遗憾的是，FMD 迄今并无特效治疗。

总体来说，血管夹层的发生（不管主动脉、冠状动脉或其他动脉）无外乎两种原因，内因为血管中层变性薄弱，外因为外力冲击。详见表 33-1。本病例血管破口刚好位于肌桥部位，不能排除肌桥的机械收缩力参与夹层的发生。

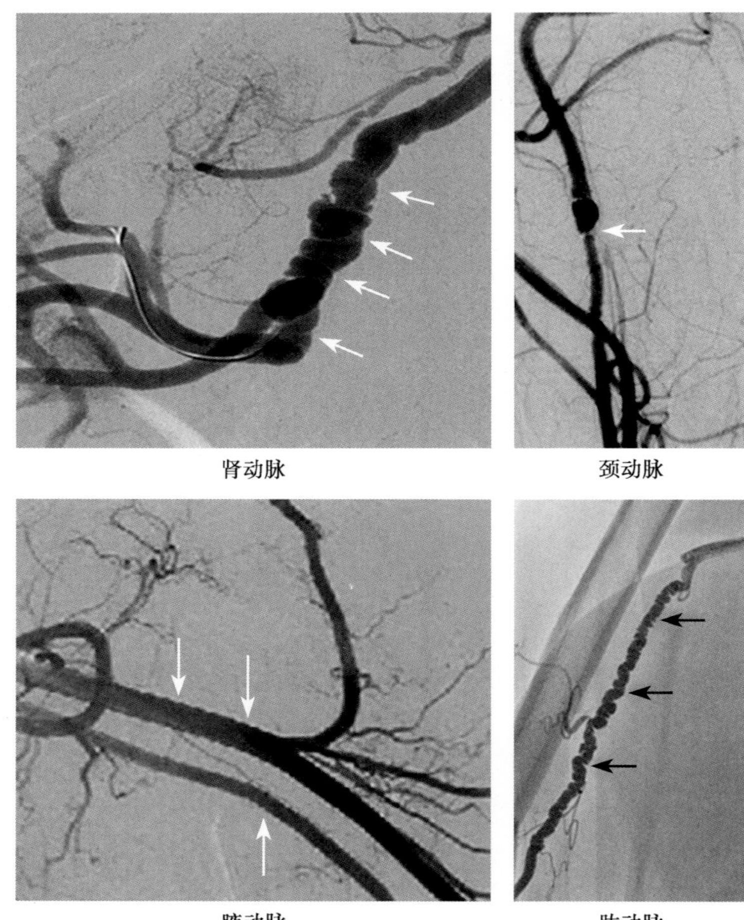

图 33-2　非冠状动脉血管 FMD 的典型表现[3-5]

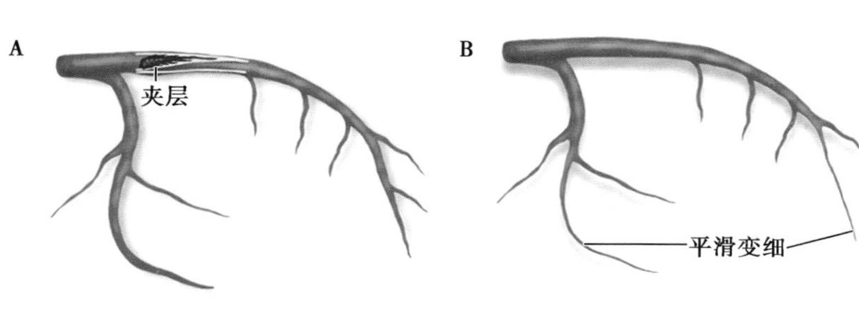

A. 夹层；
B. 平滑变细；
C. 壁内血肿；
D. 迂曲。

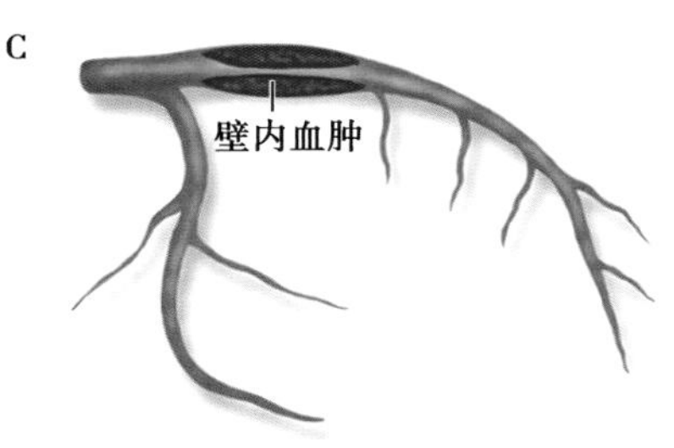

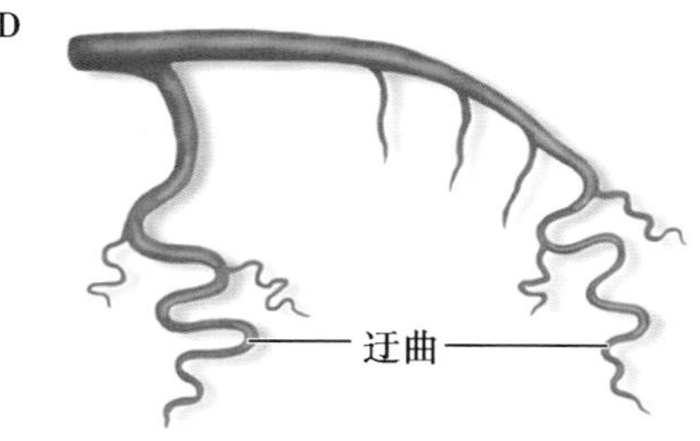

图 33-3　冠状动脉 FMD 表现形式[3]

表 33-1　SCAD 病因和诱因

病因（血管中层病变）	诱因（外力冲击）
1. 肌纤维发育不良 2. 结缔组织变性或炎症，如囊状中层坏死（马方综合征、埃勒斯-当洛综合征）、系统性红斑狼疮、类风湿性关节炎、结节性多动脉炎、巨细胞性动脉炎、韦格纳肉芽肿、川崎病、结节病 3. 妊娠和激素相关，如妊娠、口服避孕药、雌激素、孕激素、β-人绒毛膜促性腺激素（human chorionic gonadotropin，β-HCG）、睾酮、糖皮质激素	1. 血压突然升高，如在高强度运动、强大精神压力、分娩、剧烈 Valsava 动作（干呕、呕吐、咳嗽、排便）情况下 2. 冠状动脉痉挛、心肌桥

二、诊断

笔者曾回顾性分析复旦大学附属中山医院 SCAD 住院患者的临床特点，发现缺乏冠心病危险因素的青中年女性急性冠脉综合征患者，要考虑 SCAD 可能。介入医师应熟悉 SCAD 的造影表现，必要时血管内超声证实。SCAD 一般采用药物保守治疗，高危 SCAD 患者 PCI 治疗时要慎防夹层扩展[6]。

传统的冠状动脉夹层诊断及其美国国立心肺血液病研究所（National Heart，Lung，and Blood Institute，NHLBI）分型的研究对象主要是介入并发症患者，造影描述为管腔外造影剂残留、内膜片充盈缺损、多个管腔、螺旋形夹层等。但这些描述源于介入并发症，与 SCAD 有明显不同。Saw J 等提出了 SCAD 新的影像学标准，分为 3 种类型[1，7]：1 型为经典夹层类型，有多个透光腔征象；2 型和 3 型为壁内血肿，表现为非特异性的、程度和长度不一的血管狭窄，特点是管壁光滑。但仅凭造影往往难以确诊，极易和冠状动脉痉挛、粥样硬化等相混淆，容易漏诊和误诊（图 33-4）。介入医师应该熟悉其冠状动脉造影表现，并采用必要的腔内影像学（OCT/IVUS）加以证实或排除（图 33-5）。

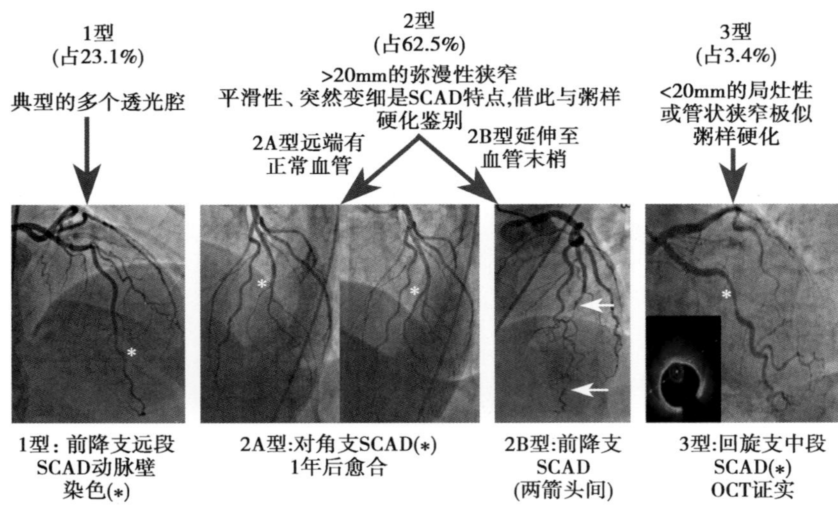

图 33-4　SCAD 的造影分型[1]

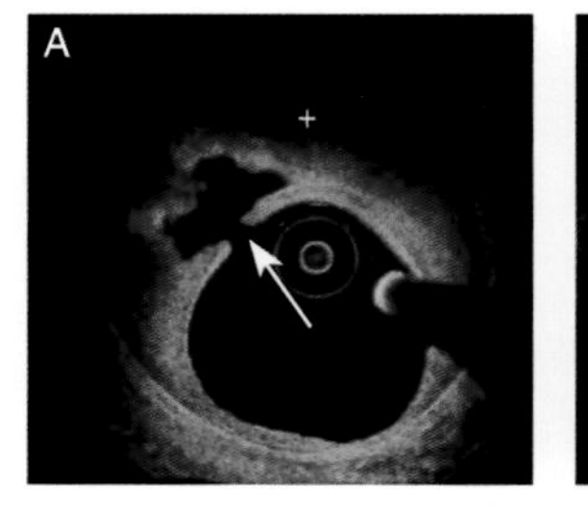

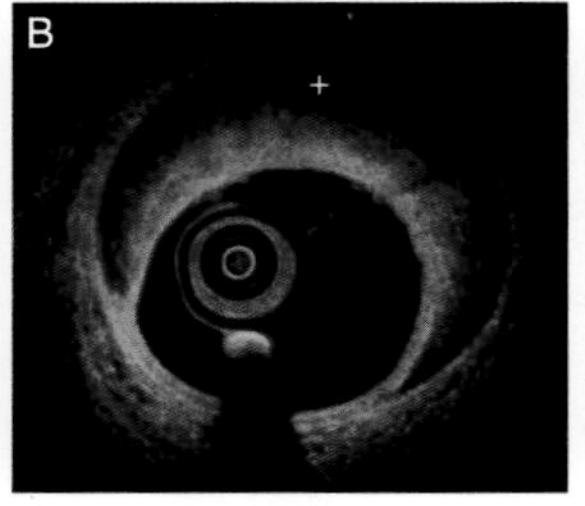

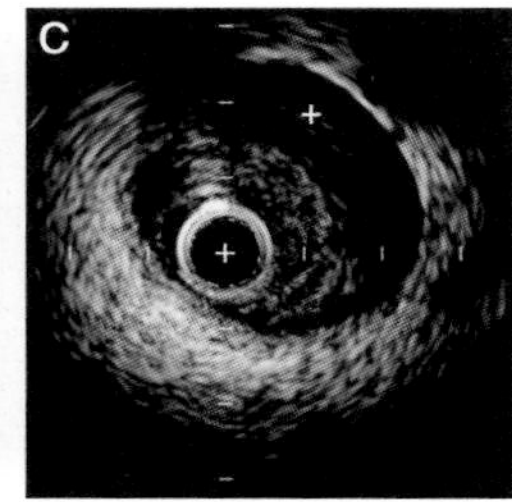

A. OCT 影像显示假腔和壁内血肿(IMH)(+)、内膜破口(箭头)；
B. OCT 影像显示假腔和 IMH(+)；
C. IVUS 影像显示假腔和 IMH(+)。

图 33-5　SCAD 冠状动脉内影像学表现[1]

三、病例

41 岁女性患者。因“餐后突发压榨性胸痛 3h”来复旦大学附属中山医院就诊。无既往胸痛史。无糖尿病、高血压、血脂异常、家族早发冠心病等病史。否认风湿性疾病、吸烟史、避孕药物和毒品接触史。15 年前顺产 1 女。查体：血压 110/75mmHg，心率 72 次/min，心律齐，各瓣膜听诊区未闻及杂音。EKG 示：窦性心律，V2~V5 导联 ST 段抬高（图 33-6）。心肌标志物：CK-MB 612ng/mL，cTnT 3.1ng/mL。诊断为急性前壁心肌梗死。患者拒绝急诊冠状动脉造影和溶栓治疗，予抗血小板、低分子量肝素、他汀、ACE 抑制剂和硝酸酯类等常规药物治疗。1h 后症状缓解，ST 段回落到基线，20h 后 CK-MB 恢复到正常范围。

2d 后行冠状动脉造影，术前常规冠状动脉内注射硝酸甘油 200μg。左主干未见狭窄，前降支中远段弥漫性狭窄 40%~60%，病变近端可见心肌桥征象，收缩期受压 50%（图 33-7），右冠状动脉和回旋支正常。鉴于患者为冠状动脉基本正常的急性心肌梗死，予常规左心室造影和血管内超声（IVUS）检查。左心

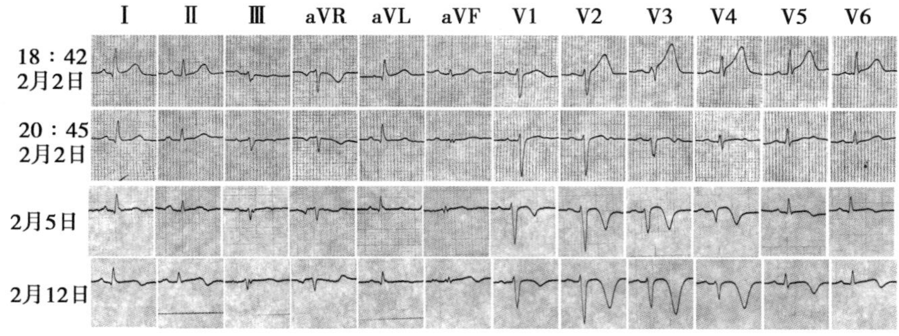

图 33-6　心电图演变

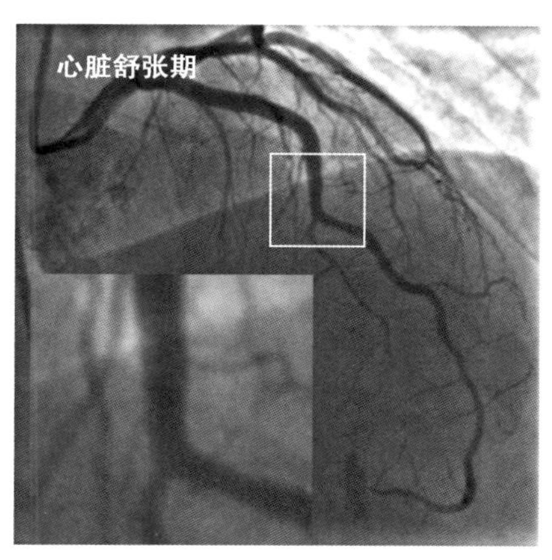

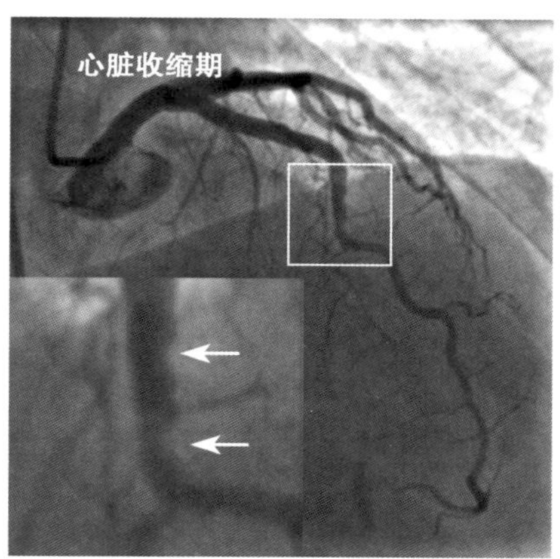

图 33-7　冠状动脉造影结果

室造影见心尖部室壁收缩运动减弱，LVEF 65.7%。IVUS 检查前降支未见粥样斑块形成，但中远段狭窄节段壁内血肿形成，血管旁见半月透声区，血管内面积收缩期和舒张期分别为 4.6mm² 和 7.9mm²（变化幅度 42%），提示心肌桥存在，心肌桥节段内找到夹层破口（图 33-8）。

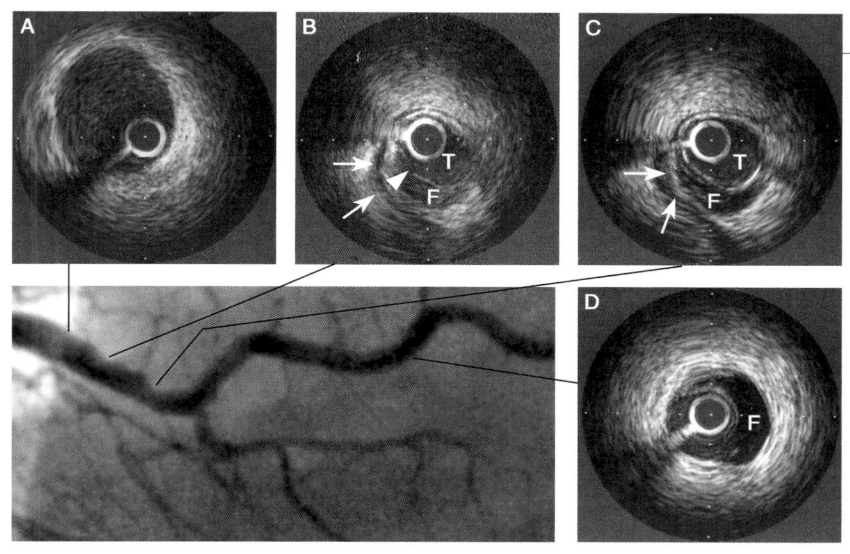

A～D. 分别为前降支中远段不同部位的血管内超声图像，其中 B 图真腔（T）和假腔（F）之间可见破口（三角箭头），血管旁可见心肌桥半月征（→）。

图 33-8　冠状动脉内超声检查

由此，患者冠状动脉病因诊断明确：自发性冠状动脉夹层导致的急性心肌梗死。鉴于前降支血管狭窄程度不重，对血流并无显著影响，加上患者总体病情恢复平稳，未予介入干预。2 个月后复查冠状动脉 CTA，前降支血管腔轻微狭窄，未显示夹层征象（图 33-9）[8]。

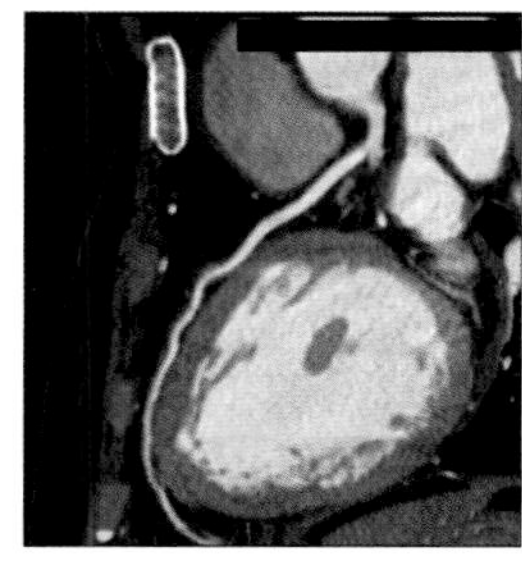
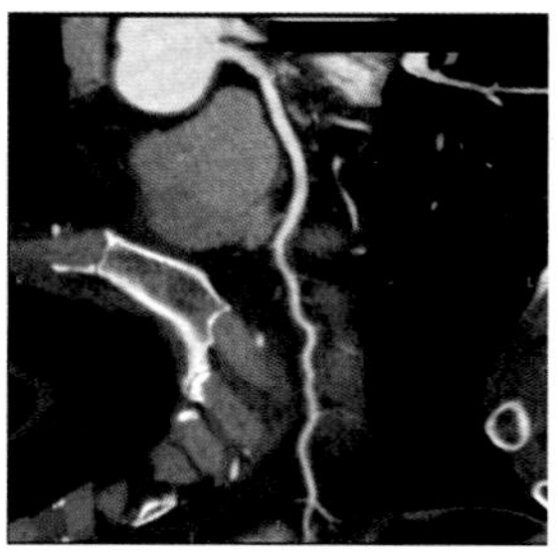
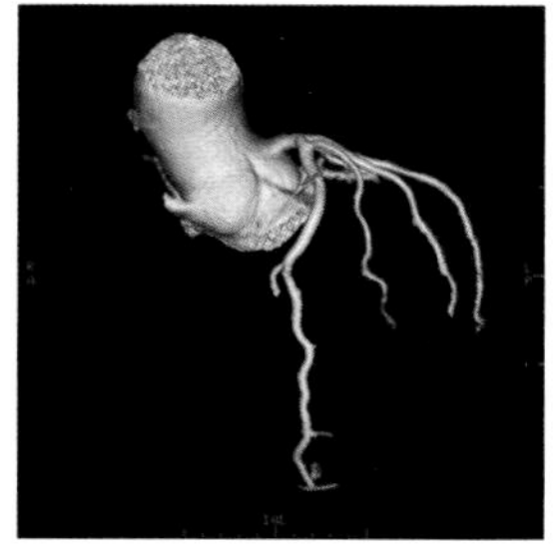

图 33-9　复查冠状动脉 CTA

四、小结

SCAD 并没有想象得那么少见。无冠心病危险因素的年轻女性 ACS 患者，要高度怀疑 SCAD 的可能，并尽早通过影像学或介入手段明确病因。肌纤维发育不良是最常见病因。

参考文献

[1] SAW J，MANCINI G B，HUMPHRIES K H. Contemporary review on spontaneous coronary artery dissection. Journal of the American College of Cardiology，2016，68：297-312.

[2] SAW J，BEZERRA H，GORNIK H L，et al. Angiographic and intracoronary manifestations of coronary fibromuscular dysplasia. Circulation，2016，133：1548-1559.

[3] MICHELIS K C，OLIN J W，KADIAN-DODOV D，et al. Coronary artery manifestations of fibromuscular dysplasia. Journal of the American College of Cardiology，2014，64：1033-1046.

[4] OLIN J W，FROEHLICH J，GU X，et al. The United States registry for fibromuscular dysplasia：results in the first 447 patients. Circulation，2012，125：3182-3190.

[5] MILLER M B，FLORES D R，Ⅲ. Fibromuscular dysplasia of the brachial artery. N Engl J Med，2017，376：e2.

[6] 黄浙勇，杨虹波，宋亚楠，等. 基于单中心的中国人群自发性冠状动脉夹层临床特征与治疗策略. 中国临床医学，2018，188-193.

[7] SAW J. Coronary angiogram classification of spontaneous coronary artery dissection. Catheter Cardiovasc Interv，2014，84：1115-1122.

[8] GE J B，HUANG Z Y，LIU X B，et al. Spontaneous coronary dissection associated with myocardial bridge causing acute myocardial infarction. Chinese Medical Journal，2008，121：2450-2453.

第 34 章　自发性冠状动脉夹层的不介入原则

近年来，医者对自发性冠状动脉夹层（SCAD）有了两大认识进展：其一，SCAD 并非罕见病，在年轻女性冠心病中甚至属于常见病，占 50 岁以下女性急性冠脉综合征的 1/4；其二，保守治疗后大部分患者血肿可吸收（图 34-1）。鉴于此，笔者提出不介入（药物保守治疗是王道）、少介入（保住大血管、恢复前向血流）、轻介入（避免血肿扩展）三大原则。本章阐述不介入原则。

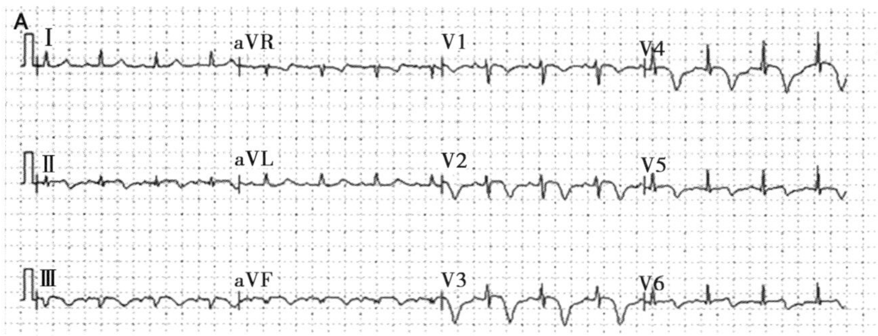

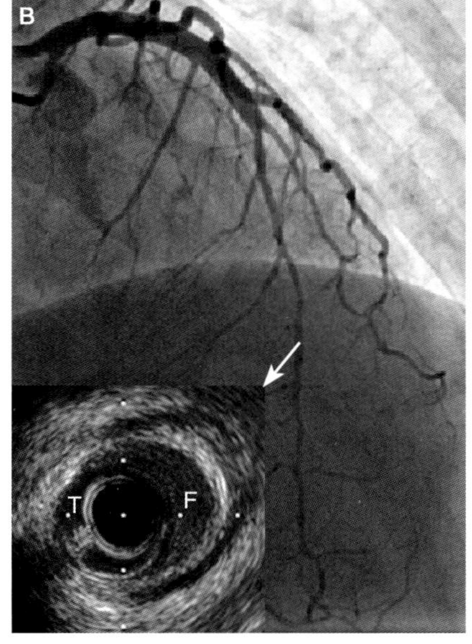

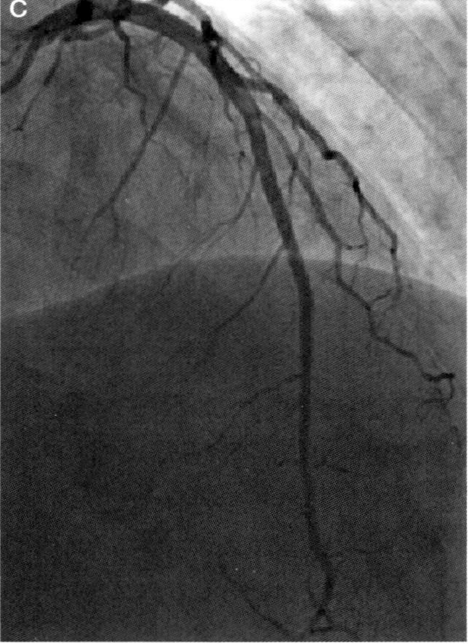

47 岁女性患者。胸痛 1 周，加重 2d。心电图示Ⅱ、Ⅲ、aVF 导联异常 q 波；Ⅱ、Ⅲ、aVF、V2 ~ V4 导联 ST 段呈弓背向上型抬高 0.5 ~ 1.0mm，T 波双相、倒置（A）。cTnT 0.820ng/mL，CK-MB 35U/L。冠状动脉造影见前降支中段发出对角支后突然弥漫性变细，末梢端绕过心尖部供应下壁心肌(B)，提示壁内血肿形成(2B 型)。予保守治疗，口服阿司匹林、氯吡格雷、阿托伐他汀、美托洛尔、贝那普利等，住院观察 7d 后出院。3 个月后复查造影示左前降支狭窄消失(C)，提示血肿吸收。

图 34-1　SCAD 保守治疗的有效性

一、药物治疗

不介入原则并非禁止介入，而是指 PCI 仅局限于高危患者，如症状不稳定、血流动力学不稳定、心电学不稳定或左主干夹层患者。“保守治疗是王道”的意义在于提醒介入医师，避免草率尝试支架治疗血流正常的 SCAD。

PCI 并非首选策略的原因如下：①SCAD 常表现为临界病变，前向血流基本正常，不需要 PCI；②SCAD 没有斑块，大部分壁内血肿能在 1 个月左右自行吸收，不需要 PCI（图 34-1）；③不管是药物治疗还是介入干预，目前手段均无法阻止 SCAD 再发。2017 TCT 会议上，Rajiv Gulati 教授分析了 17 项有关 SCAD 的研究，保守治疗患者院内结局显著优于 PCI 患者，SCAD 所致血管完全闭塞行 PCI 患者院内死亡率 2%，PCI 失败率 27%（失败定义为导丝不能进入真腔或支架置入后无复流），需紧急行冠状动脉旁路手术者达 17%；对血流正常的 SCAD 施行

PCI易导致紧急CABG增加，PCI操作失败率高。因此SCAD最高层面的介入技巧是“不做介入”，只要血流正常，建议保守治疗。

不介入并非不治疗。“保守治疗”仍需治疗，但SCAD处理和一般的动脉粥样硬化性狭窄处理相迥异（表34-1）。根据中山医院的实践体会，保守治疗有两个内涵：其一，以β受体阻滞剂（而不是他汀类）和阿司匹林为基础药物的治疗，建议长期用药；其二，监护3~5d，这是由于3.5%~10%的SCAD患者住院期间出现病情进展[1]，需要紧急血运重建治疗。

表34-1　冠状动脉自发性夹层和粥样硬化性狭窄的处理原则对比

措施	粥样硬化	自发性夹层
PCI	冠心病治疗的主要手段	尽量“不介入”，如影响血流，可“少介入”“轻介入”（详见下两章内容）
抗栓	ACS治疗基石	（1）内膜撕裂容易导致血栓形成，有人建议经验性双抗1年 （2）理论上，Ⅱb/Ⅲa受体拮抗剂和抗凝药可以缩小假腔内血栓，但强力抗血小板和抗凝夹层容易延展，故一般不用，但缺乏临床试验 （3）溶栓属于禁忌，可扩大夹层，已有临床证据
他汀	基础用药	无粥样硬化者不用
β受体阻滞剂	抗心肌缺血，抗室性心律失常，改善心室重构，改善预后	长期应用（观点衍生自主动脉夹层），主要是减少动脉壁剪切力；抗心肌缺血，抗室性心律失常，改善心室重构，改善预后
ACEI/ARB	心肌梗死后，尤其是左心室功能障碍者使用	心肌梗死后，尤其是左心室功能障碍者使用

ACEI：血管紧张素转换酶抑制剂（angiotensin-converting enzyme inhibitor）；ARB：血管紧张素受体阻断剂（angiotensin receptor blocker）。

二、加强住院监护，慎防短期复发

壁内血肿和自发夹层的血管阻塞程度具有动态性。具有正反两方面意义。正面意义来说，壁内血肿具有自动缓解的特性：冠状动脉壁内血肿闭塞血管后由于血肿张力过大向血管两端或分支“分流”，导致局部闭塞短时间内缓解，临床常表现为非冠状动脉阻塞性心肌梗死（MINOCA），急性期生存率很高，院内死亡率低于5%。从负面意义来说，壁内血肿也具有再次加重的特性。壁内出血具有自发性，加上局部血肿向周围分流后的“负压吸引机制”，血肿有可能短期内或长期后再次发生。文献报道3.5%~10%的患者住院期间出现病情进展[1]，因此即使保守治疗也需要监护3~5d。

三、坚持长期用药，减少长期再发

目前对SCAD的病因和发生机制缺乏完整认识，但有一点是肯定的：由于基础病的长期存在，SCAD存在远期再发的可能性。文献报道SCAD 2年复发率15%[2]，5年复发率达27%[3,4]，因此对SCAD患者应长期用药，尽量纠正危险因素和触发因素，并长期随访心脏事件。若是妊娠相关性SCAD，应该避免再次妊娠。所谓SCAD长期复发，其实大部分发生在不同的冠状动脉或同一冠状动脉的不同节段[5]，因此，称为“再”发可能更为恰当。下面介绍一再发病例。

31岁女性患者。胸痛2h入院。无重要疾病史和心血管危险因素。心电图示急性前侧壁STEMI。急诊冠状动脉造影显示前降支近段完全闭塞，回旋支和右冠状动脉正常（图34-2）[6]。

球囊预扩张后，串联置入3.0mm×24mm、2.75mm×30mm、2.75mm×22mm 3枚支架，症状缓解，造影结果良好（图34-3A）。1周后，患者出现呼吸困难和肺部啰音等心力衰竭症状，利尿、扩血管处理后复查造影，显示第一对角支夹层形成，血流变慢TIMI 2级，前降支近端狭窄60%~70%，反复注射硝酸甘油未缓解（图34-3B）；右冠状动脉和回旋支正常。结合病史，推测为血肿扩展所致。予患者行外科搭桥手术（SVG-D1，LIMA-LAD）。

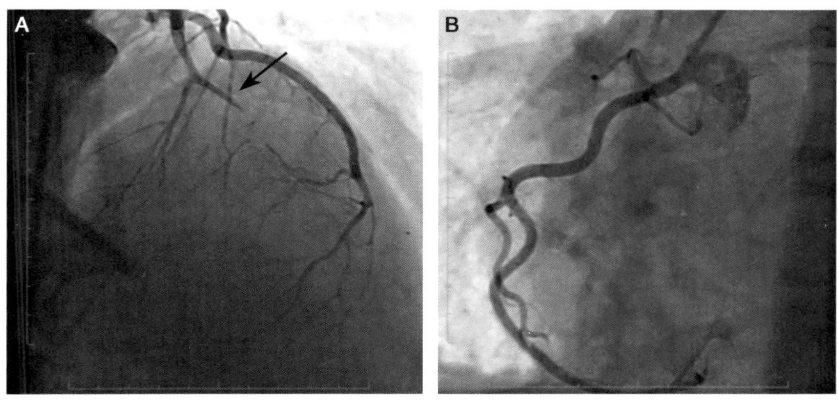

图 34-2　急诊造影：前降支近段完全闭塞（A），右冠状动脉正常（B）[6]

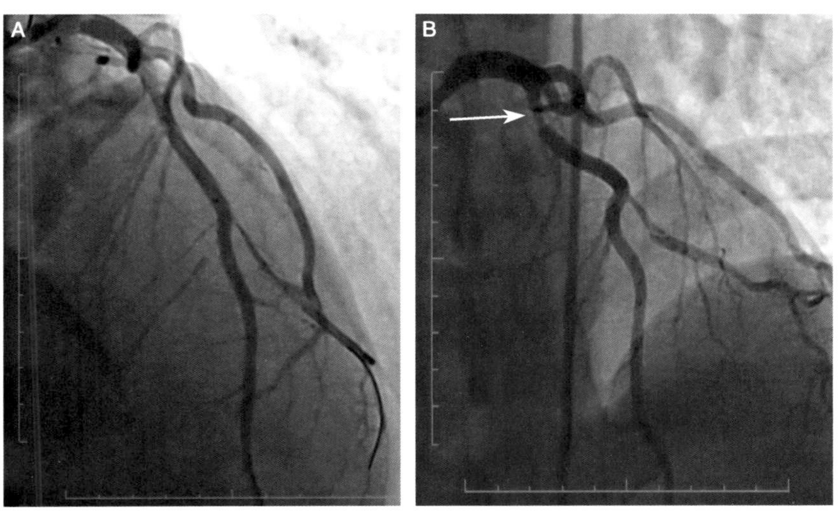

图 34-3　前降支支架置入后即刻效果良好，1 周后血肿扩展导致对角支夹层形成（A），前降支近段狭窄加重（B）[6]

1 年后，患者再次胸痛发作，心电图提示急性下壁心肌梗死。急诊造影显示前降支近端基本正常（提示近端血肿吸收），中远段原支架通畅，2 根桥血管通畅（图 34-4）。但右冠状动脉长程夹层形成，几乎累及全程，远端血流受限。右冠状动脉近中段串联置入 3. 0mm×16mm 和 2. 75mm×32mm 药物支架（图 34-5）。4d 后顺利出院。

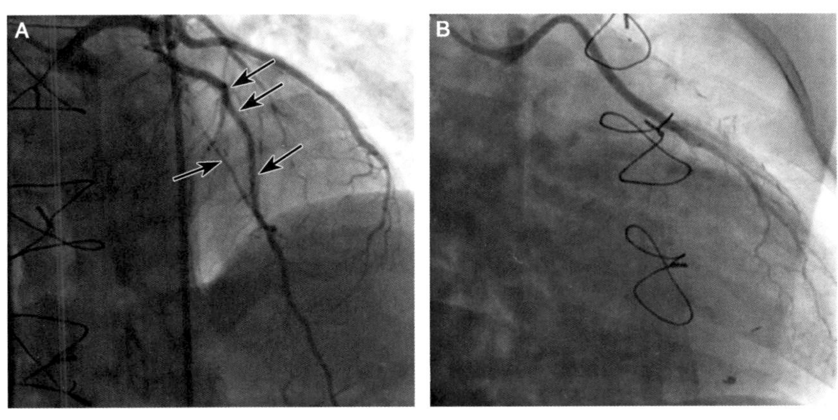

图 34-4　LIMA-LAD（A）和 SVG-D1 桥血管通畅（B）[6]

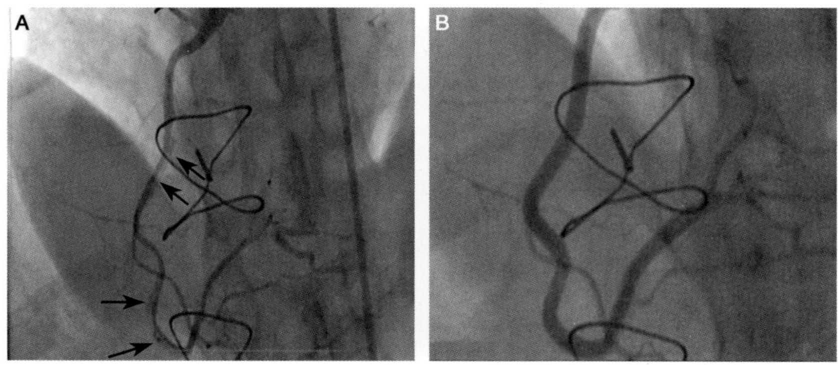

图 34-5 右冠状动脉长程夹层形成（A），置入支架后造影结果良好（B）[6]

回顾该病例处理过程，笔者认为，危险因素控制和药物治疗可以更积极些，而介入干预和外科手术可以更保守谨慎些。

四、血肿可吸收，但不完全

血肿是可以吸收的，试想一下，桡动脉穿刺途径出血时，可引起前壁严重肿胀，但经过1~2个月几乎可恢复正常。但是，血肿吸收是不完全的。试想一下，外科或动物实验二次手术时，粘连总是比较严重，因此，出血部位总归要残留一些纤维化成分。因此，冠状动脉壁内血肿可以吸收，但事实上会残留轻微的管壁增厚和管腔狭窄，甚至残留永久性假腔通路。只是不影响血流动力学，临床意义不大，可以当作“完全”吸收（图 34-6）。

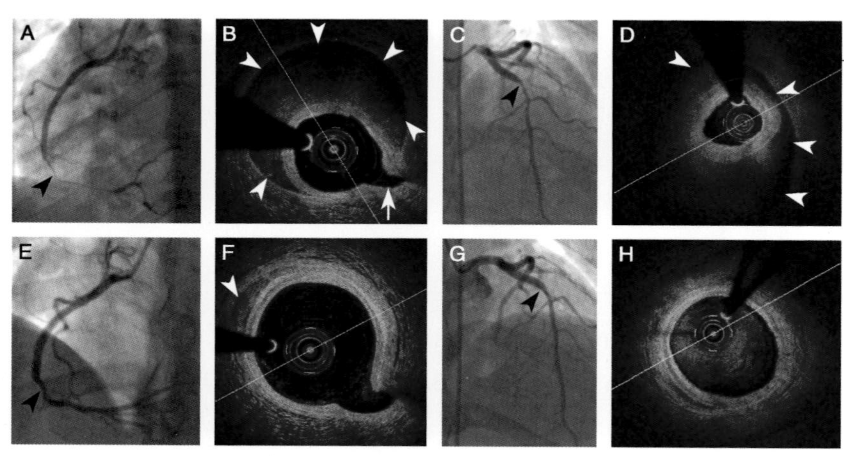

31岁女性患者。胸痛。心电图提示下壁STEMI。造影发现右冠状动脉远段和前降支中段管状狭窄，TIMI 3级血流（A和C）。OCT证实为壁内血肿（B和D，箭头），未发现内膜破口。由于患者胸痛消失，决定保守治疗。3个月后复查造影和OCT检查（E~H）。血肿明显吸收，血管腔显著扩大，但仍可见轻度残余狭窄（E和G，箭头）。

图 34-6 壁内血肿吸收后管壁增厚[7]

参考文献

[1] SAW J，MANCINI G B，HUMPHRIES K H. Contemporary review on spontaneous coronary artery dissection. Journal of the American College of Cardiology，2016，68：297-312.

[2] SAW J，AYMONG E，SEDLAK T，et al. Spontaneous coronary artery dissection：association with predisposing arteriopathies and precipitating stressors and cardiovascular outcomes. Circ Cardiovasc Interv，2014，7：645-655.

[3] TWEET M S，ELEID M F，BEST P J，et al. Spontaneous coronary artery dissection：revascularization versus conservative therapy. Circ Cardiovasc Interv，2014，7：777-786.

[4] NAKASHIMA T, NOGUCHI T, HARUTA S, et al. Prognostic impact of spontaneous coronary artery dissection in young female patients with acute myocardial infarction: a report from the angina pectoris-myocardial infarction multicenter investigators in Japan. Int J Cardiol, 2016, 207: 341-348.

[5] SAW J. Spontaneous coronary artery dissection. Can J Cardiol, 2013, 29: 1027-1033.

[6] ERMIS N, YASAR E, CANSEL M. Recurrent spontaneous dissection affecting different coronary arteries of a young female. Anatol J Cardiol, 2016, 16: 137-138.

[7] JOHNSON T W, SMITH D, STRANGE J W, et al. Spontaneous multivessel coronary intramural hematoma: an insight with OCT. JACC Cardiovasc Imaging, 2012, 5: 1070-1071.

第 35 章　自发性冠状动脉夹层的少介入原则

一、传统介入治疗：长支架多支架置入

传统上，冠状动脉介入界对冠状动脉夹层的容忍度较低。动脉粥样硬化病变介入治疗的标准是，影像学成功的标准不仅要求恢复 3 级血流，残余狭窄<30%，而且要求支架两端无明显夹层。尤其是 PCI 过程中血管夹层意味着心肌梗死和死亡风险显著增加，一般需要补植支架以消除风险。

早年笔者在处理 SCAD 时，也习惯性地采取上述介入标准。理论上分析，采用长支架或多支架技术可有效封闭夹层，避免血肿扩展。因此，SCAD 传统介入要求长支架完全覆盖、多支架置入。长支架置入要求支架两端超出血肿 5~10mm；如夹层过长，可采用“先远端-再近端-后中间”的支架置入策略。在一些病例，确实能达到完全封闭血肿的目的（图 35-1）。

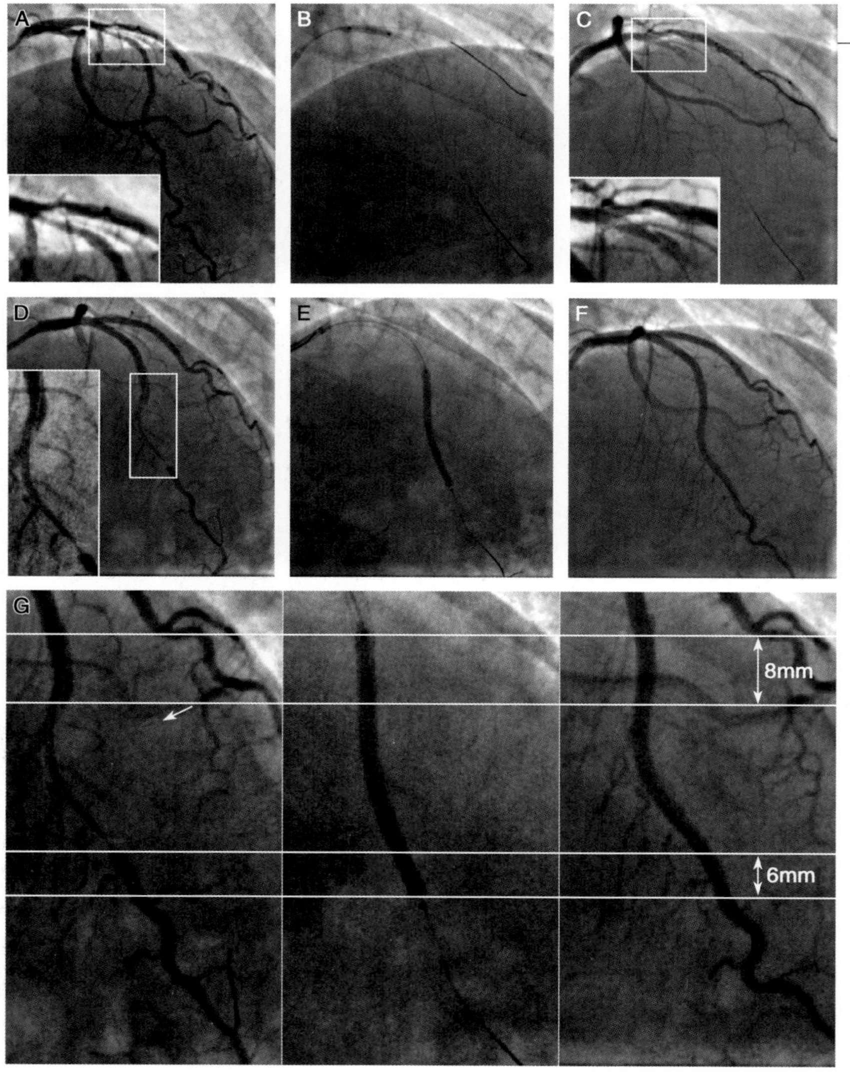

图 35-1　长支架治疗 SCAD

58 岁女性患者。高血压病 10 年。反复活动后胸闷 2 个月。心电图示 ST 段在 V2~V6 导联呈水平型压低 0.5~1.0mm。冠状动脉造影见前降支-对角支分叉病变，前降支狭窄 85%，第一对角支开口狭窄 90%（A），其余血管均未见异常。6F EBU3.5 送入左冠状动脉口，Runthrough/SION 导丝送至前降支和对角支远端，Sprinter 2.5mm×15mm 球囊于前降支中段及对角支开口 10atm×10s 扩张（B）。复查造影见夹层形成，前降支血流 TIMI 0 级（C）。采用 Crush 技术，对角支和前降支先后置入 2.5mm×18mm 和 3.0mm×38mm 药物支架，复查造影示前降支支架远端长程夹层形成伴壁内血肿（D）。前降支中远段串联置入 2.5mm×38mm 西罗莫司（雷帕霉素）药物支架（E），远端超过血肿 5mm，复查造影支架完全覆盖病变，血肿未进一步向远段扩展（F）。对比病变和支架位置，可以看出支架超出血肿 5~10mm（G）。回顾分析该病例，中年女性，其余血管无病变，因此前降支分叉病变极有可能是壁内血肿形成（3 型），保守治疗可能是最佳选择。

二、保守介入治疗:抓大放小

事实上，SCAD 对 PCI 的反应难以预测，真正严重的壁内血肿极易随着支架的置入不断递进式扩展，陷入“血肿-支架-血肿-支架……”的恶性循环中，常一直撕裂到细小的远段血管，令术者尴尬不已，被迫止手；令患者经济上不堪重负。由于壁内血肿大多可自行吸收，因此 SCAD 所致 ACS 不同于动脉粥样硬化所致 ACS，其介入成功的定义应为血流的改善，而与残余狭窄或夹层无关。对绝大多数 SCAD 患者而言，放支架的目的并非完全覆盖血肿，而是恢复主干血管的前向血流，即使支架远端残存血肿或夹层，也应该果断住手。自发夹层的 PCI 目标是保住大血管（抓大放小），远段血流 TIMI 3 级（恢复血流），这就是少介入原则（图 35-2）。

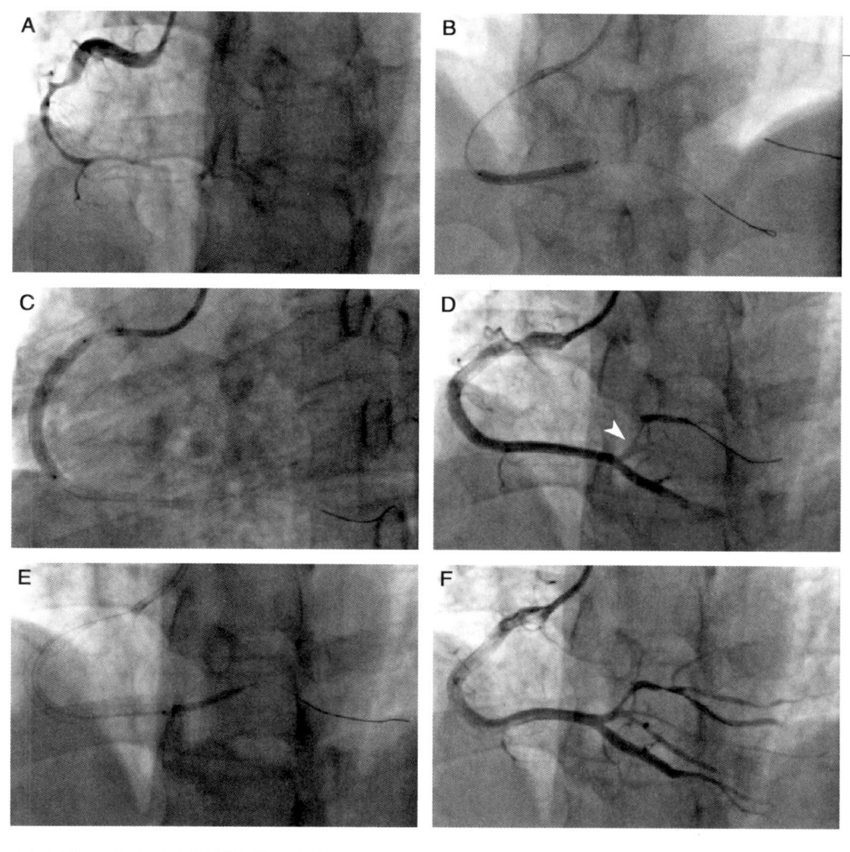

47 岁男性患者。无吸烟等心血管危险因素。8d 前因下壁 STEMI 在外院急诊造影，RCA 自近段完全闭塞，行血栓抽吸未恢复血流，病情稳定后转来我院。冠状动脉造影示左冠状动脉正常，侧支供应右冠状动脉远端；右冠状动脉粗大，中段次全闭塞，血流 TIMI 1 级（A）。血管内超声检查示右冠状动脉中远段及左心室后支近中段壁内血肿。球囊扩张后血流未恢复，采用支架治疗。于右冠状动脉近段至远端由远及近串联置入 3.0mm×38mm、4.0mm×38mm 依维莫司药物支架（B~C），造影示左心室后支近段严重狭窄，TIMI 血流 1~2 级（D）。2.0mm×20mm 球囊最重狭窄处 6atm 低压扩张（E），血流恢复 TIMI 3 级，结束手术（F）。

图 35-2　少介入原则治疗 SCAD

最近，随着技术革新，SCAD 的 PCI 处理又有了新的器械选择[1]，但“少介入原则”不变。①采用切割球囊引流壁内血肿，有不少个案报道[2]。临床上应用的对斑块或血肿具有切割作用的球囊有切割球囊（cutting balloon）、双导丝球囊（dual-wire balloon）和 AngioSculpt 球囊[3, 4]。但存在两大弊端：其一，有效性值得质疑：冠状动脉血管壁本身具有一定的可扩张性，加上所谓的球囊刀锋并不锋利，因此，割破内膜进行引流并不容易；其二，安全性值得质疑：切割球囊本质上也是球囊，为割破内膜层需要一定的膨胀压力，可能出现意料之外的情况，即内膜未割破，血肿先行扩展了。②冠状动脉夹层支架置入的即刻风险为血肿扩展，长期顾虑为血肿吸收后普遍存在支架贴壁不良现象[5]。尤其是 SCAD 往往需要长程多支架置入。生物可吸收支架的优势在于支架吸收后，贴壁不良现象将消失，从而减少再狭窄和支架内血栓的风险[6]。因此理论上，与金属支架相比，可吸收血管支架（bioresorbable vascular scaffold，BVS）具有很好的理论优势。目前仅有十余例个案报道，经验有限。

因此，基于器械进展，有人提出“时尚”的 SCAD 介入模式：在腔内影像学指导下，先用切割球囊尝试割破血肿，如效果不理想，行生物可吸收支架置入，最终达到大血管通畅，远段血流恢复的目的。再次强调，SCAD 的原则是恢复血流和抓大放小。

三、切割球囊病例

47 岁女性患者。绝经前。无任何危险因素。因急性严重胸痛拟诊 STEMI 入院。冠状动脉造影示前降支中段完全闭塞，回旋支和右冠状动脉正常。血管内超声发现自发性冠状动脉夹层形成（图 35-3）。2. 5mm 切割球囊 2atm 扩张前降支远段，4atm 扩张前降支中段。血流恢复 TIMI 3 级。OCT 证实壁内血肿节段的内膜片被切断，真腔和假腔互相连通（图 35-4）。患者恢复良好，6 个月复查造影示前降支通畅，OCT 示夹层愈合，内膜增厚，但远段残留部分假腔（图 35-5）[2]。

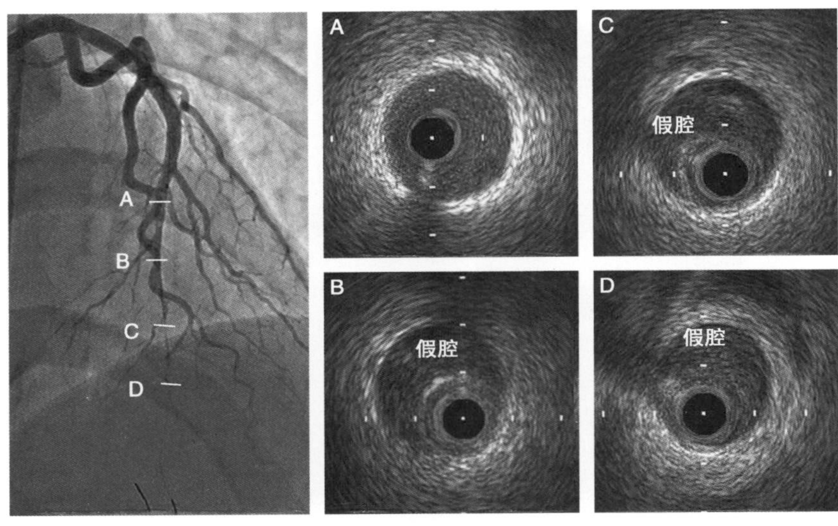

A. 为正常节段；
B~D. 显示夹层形成。

图 35-3　壁内血肿的造影和 IVUS 图像

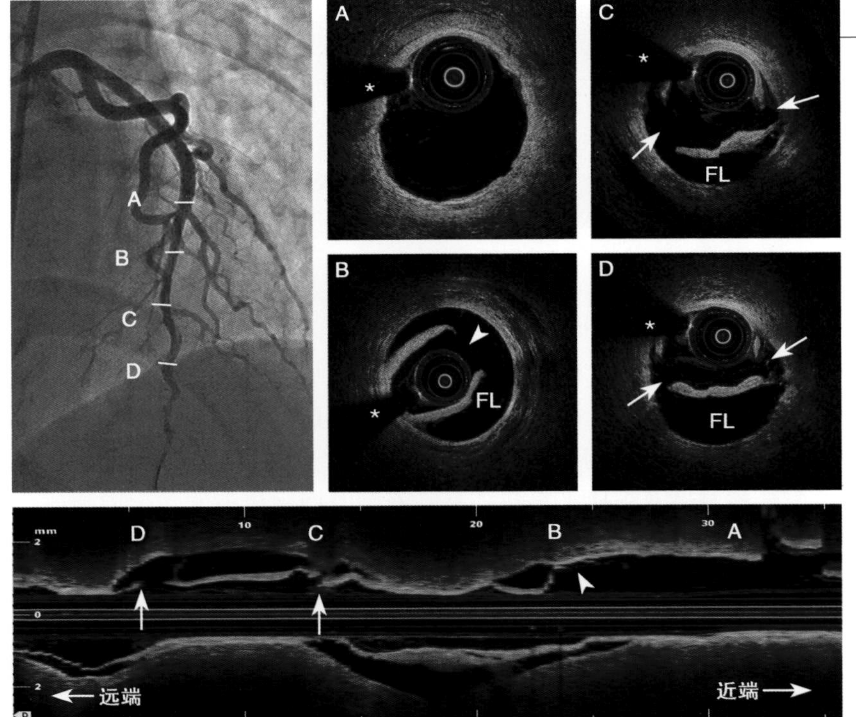

A. 为正常前降支近段；
B~D. 显示壁内血肿节段的内膜片被切断，真腔和假腔互相连通。

图 35-4　球囊切割结果

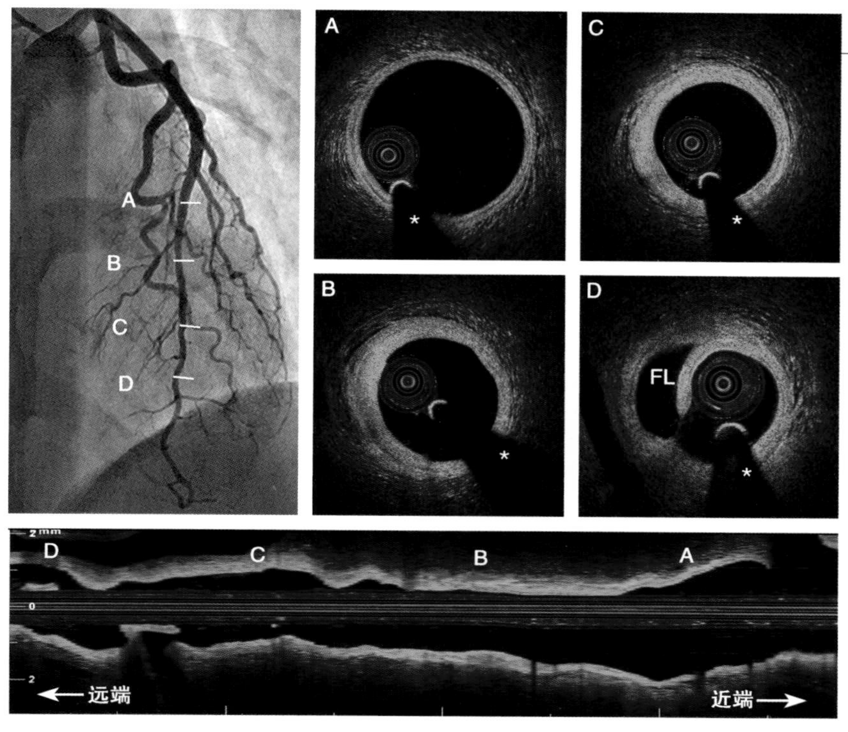

A. 为正常前降支近段。前降支中段血肿吸收，但愈合的内膜增厚（B～C）；前降支远段残留较小的假腔（D）[2]。

图 35-5　随访结果

四、AngioSculpt 球囊

AngioSculpt 球囊介绍见图 35-6、图 35-7。

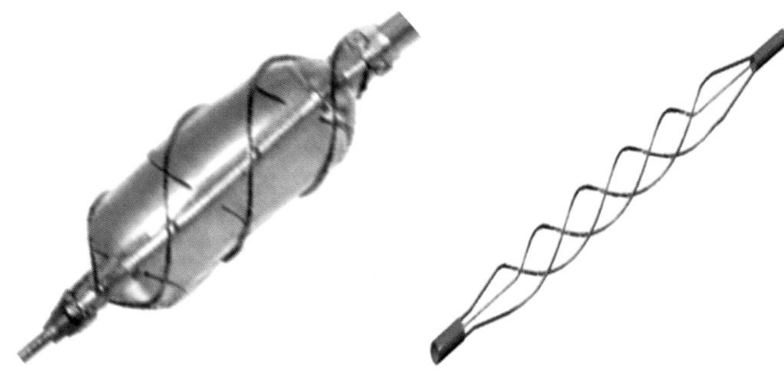

图为切割球囊的改进版，3 条镍钛合金丝包绕半顺应性球囊表面形成一个笼子。球囊扩张时螺旋形金属丝发生滑动和旋转运动，产生线性切割作用。AngioSculpt 球囊的刀片长度是双导丝球囊的两倍、切割球囊的 1.5 倍。

图 35-6　AngioSculpt 球囊介绍

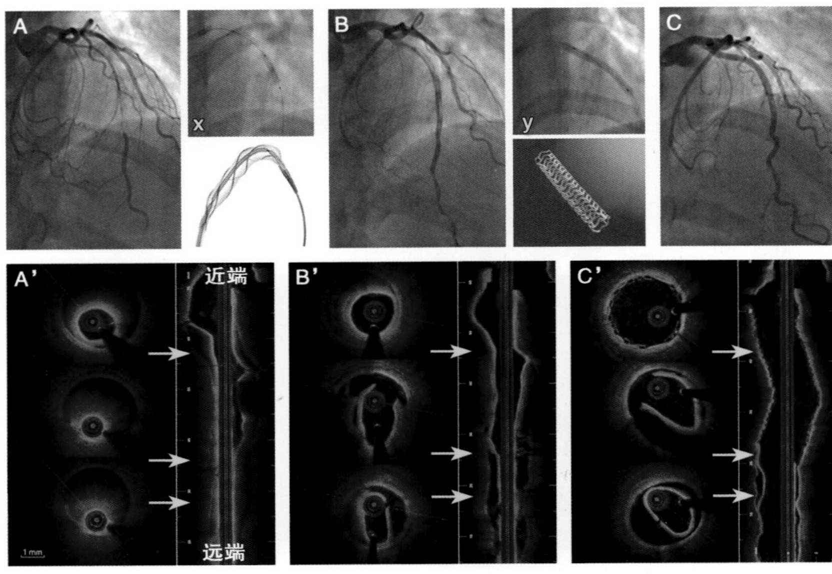

图 35-7 AngioSculpt 球囊对血肿开窗[3]

46 岁女性患者。2 年内有 7 次准备体外受孕性激素使用史。少量吸烟。因急性前壁心肌梗死入院。急诊冠状动脉造影发现前降支近中段第一间隔支后长程狭窄，形态学符合壁内血肿诊断，远段 TIMI 1 级血流(A)。OCT 检查发现真腔受血肿明显压缩，未发现内膜撕裂和血栓形成征象(A')。采取保守治疗还是介入治疗？鉴于患者有持续性胸痛，血流减慢，决定采取介入干预。AngioSculpt 3mm×15mm 积分球囊开窗减压，血流恢复(B)。OCT 检查证实内膜出现夹层破口(B')，真腔扩大，血肿压缩。前降支近段置入 3.5mm×28mm 生物可吸收支架(BVS)(y)，复查造影(C)和 OCT(C')示支架定位和贴壁良好，尽管支架远端有内膜片持续存在，但未限制血流，患者症状缓解，心电图恢复正常，未补置入支架，结束手术。1 个月后心脏功能正常。

五、生物可吸收支架病例

生物可吸收支架治疗 SCAD 见图 35-8。

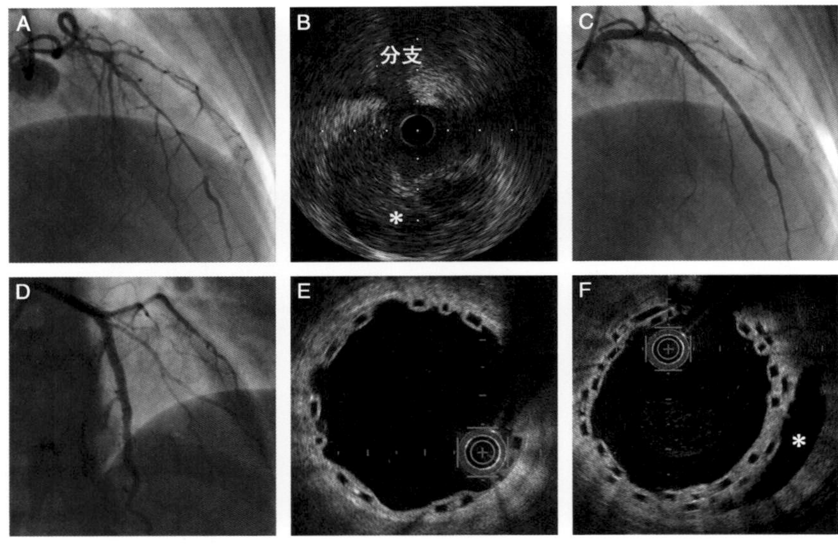

图 35-8 生物可吸收支架治疗 SCAD[7]

32 岁女性患者。因急性胸痛，诊断为前壁 STEMI 行急诊 PCI。造影显示左主干至前降支弥漫性严重狭窄(A)，IVUS 发现广泛壁内血肿形成(B)。串联置入 4 枚雅培生物可吸收支架(3.0mm×28mm、3.5mm×28mm、3.5mm×12mm、3.5mm×28mm)(C)，OCT 示支架扩张和贴壁良好。1 年后患者诉咽喉部紧缩感，复查造影示支架通畅(D)，OCT 示支架扩张良好，支架梁组织覆盖(E)，但普遍存在贴壁不良，尤其是分叉部分(F)。建议支架吸收之前坚持双抗治疗。

参考文献

[1] RUGGIERO A, CUCULO A, CENTOLA A, et al. How should I treat an extended spontaneous coronary artery dissection in a young woman without cardiovascular risk factors mimicking Takotsubo cardiomyopathy? Euro Intervention, 2016, 12: e1073-e1076.

[2] YUMOTO K, SASAKI H, AOKI H, et al. Successful treatment of spontaneous coronary artery dissection with cut-

ting balloon angioplasty as evaluated with optical coherence tomography. JACC Cardiovasc Interv，2014，7：817-819.

[3] MOTREFF P，BARBER-CHAMOUX N，COMBARET N，et al. Coronary artery fenestration guided by optical coherence tomograhy before stenting：new interventional option in rescue management of compressive spontaneous intramural hematoma. Circ Cardiovasc Interv，2015，8：e002266.

[4] ALKHOULI M，COLE M，LING F S. Coronary artery fenestration prior to stenting in spontaneous coronary artery dissection. Catheter Cardiovasc Interv，2016，88：E23-27.

[5] Lempereur M，Fung A，Saw J. Stent mal-apposition with resorption of intramural hematoma with spontaneous coronary artery dissection. Cardiovasc Diagn Ther，2015，5：323-329.

[6] CERRATO E，TOMASSINI F，ROLFO C，et al. Spontaneous coronary artery dissection treated with biovascular scaffolds guided by intravascular ultrasounds imaging. Cardiovasc Interv Ther，2017，32：186-189.

[7] WATT J，EGRED M，KHURANA A，et al. One-year follow-up optical frequency domain imaging of multiple bioresorbable vascular scaffolds for the treatment of spontaneous coronary artery dissection. JACC Cardiovasc Interv，2016，9：389-391.

第 36 章　自发性冠状动脉夹层的轻介入原则

SCAD 患者冠状动脉自发情况下尚能产生夹层，不难想象，任何外力（指引导管冲击、导丝误入假腔、血管内超声探头刺激、球囊扩张、支架释放等）均极易诱发或加重壁内血肿。特别常见的情形是，PCI 术前未意识到壁内血肿，把壁内血肿当作一般斑块性狭窄处理，球囊扩张或支架置入后导致壁内血肿顺行或逆行扩大，出现难以收场的尴尬局面。

因此，自发性夹层的处理尽量保守治疗（不介入），如影响血流才介入（少介入），介入过程要温柔操作（轻介入）。轻介入的目的是规避介入过程中形形色色的陷阱，避免各种器械操作诱发壁内血肿的加重和恶化（表 36-1）。本章以病例形式向大家展示形形色色的 PCI 陷阱。

表 36-1　SCAD 介入治疗技巧总结

器械	操作技巧
导管	指引导管等操作要小心，深插和注射造影剂过快或过多可加重或诱发夹层
导丝	夹层闭塞血管后导丝进入血管真腔有相当难度。需要仔细研读图像，区分真腔和假腔，避免进入夹层。尽管理论上 OCT 或 IVUS 指导有助于鉴别真假腔，但其本身可加重夹层，需要视情况而定 一旦介入过程中发现夹层扩展，应在血管闭塞前立即送入导丝，建立介入通道
球囊	理论上切割球囊有助于切破壁内血肿，减少支架置入时血肿扩展风险。但球囊本身可扩张夹层，过大切割球囊也存在冠状动脉破裂穿孔风险
支架	支架置入要避免血肿扩展，采用长支架，两端超出血肿 5~10mm；如夹层过长，可采用“先远端-再近端-后中间”的支架置入策略 支架释放压力和非顺应性球囊扩张压力不能过大，以免血肿扩展 理论上优选生物可降解支架，支架材料吸收后可有效避免血肿吸收后支架贴壁不良，减少支架内血栓风险

一、指引导管诱发血肿扩展

37 岁女性患者。无高血压、糖尿病等病史。2017 年 3 月 1 日下午 5 点因情绪激动后出现胸闷、胸痛，持续约 30min。在当地医院查心电图示 Ⅰ、Ⅱ、Ⅲ、aVF、V3~V6 导联 ST 段呈水平型压低 1~3mm，伴 T 波正负双向或浅倒置。随访心电图 ST 段压低较前好转，患者拒绝冠状动脉造影。3 月 2 日再次出现胸痛，性质同前。至医院急查心电图示，Ⅱ、Ⅲ、aVF 导联 ST 段抬高 0.5~1.5mm，Ⅰ、aVL、V2~V6 导联 ST 段呈水平型压低 0.5~1mm，cTnT 0.512ng/mL，NT-proBNP 1 049pg/mL，CK-MB 57U/L，CK 495U/L，考虑急性 ST 段抬高型下壁心肌梗死。

急诊冠状动脉造影见前降支中段心肌桥，远段血管稍细，回旋支未见狭窄（图 36-1A、图 36-1B）。5F TIG 导管行右冠状动脉造影初步显示右冠状动脉开口较粗，其余全程弥漫性狭窄 50%~60%，累及后降支和左心室后支近段，左心室后支中段次全闭塞，未见明显血栓征象（图 36-1C）。结合病史考虑患者为非粥样硬化性病变，壁内血肿可能性大。拟行血管内超声检查证实。送入 6F JR4 指引导管至右冠状动脉口附近，非选择性造影结果同前（图 36-1D）。轻柔调整指引导管进入右冠状动脉口，造影见全程夹层形成，前向 TIMI 血流 2~3 级（图 36-1E）。患者立即出现胸痛，心率自 100 次/min 下降至 50 次/min，血压自 110/70mmHg 下降至 90/60mmHg。穿刺右股静脉置入临时起搏器，调整起搏频率 70 次/min。考虑患者为冠状动脉自发夹层形成，结束手术，建议保守治疗，3 个月后复查造影。

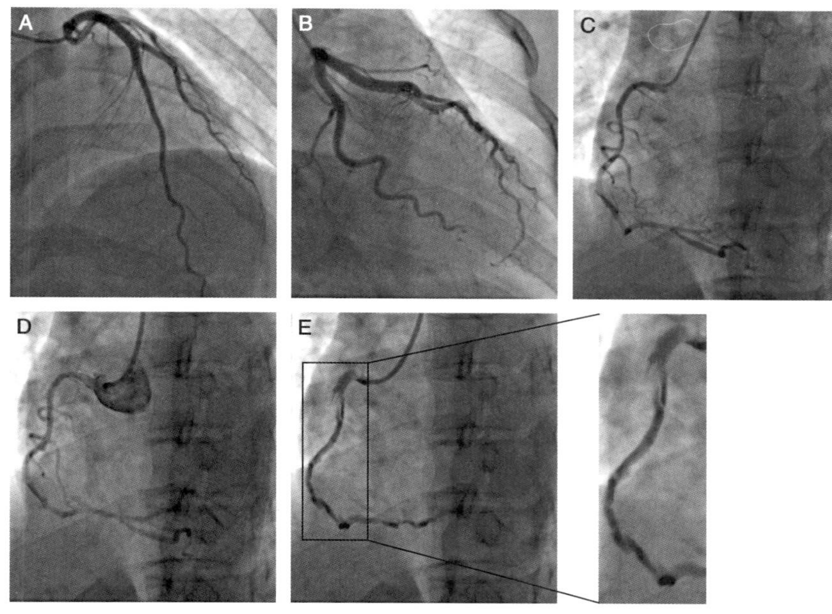

A~B. 左冠造影；
C. 右冠造影；
D. 右冠 JR4 非选择性造影；
E. 右冠 JR4 选择性造影诱发夹层。

图 36-1　指引导管诱发壁内血肿转变为广泛夹层形成

回病房后复查心电图示Ⅲ、aVF 导联 ST 段较前抬高，超声心动图示左心室下壁、后壁收缩活动消失。予硝酸甘油静脉维持，加用倍他乐克口服，起搏器调至 60 次/min。术后第 2 天（2017 年 3 月 5 日）19：01 患者突发晕厥，心电监护提示室性心动过速，予胸外按压+电除颤后复律，予静滴利多卡因，鉴于不能排除血管痉挛因素参与室颤发作，予贝尼地平、地尔硫䓬口服。后患者未再有胸闷、胸痛及室性心律失常等发作，随访心肌标志物下降（图 36-2）。3 月 13 日出院。出院用药包括阿司匹林、氯吡格雷、瑞舒伐他汀、缬沙坦、贝尼地平、地尔硫䓬等。

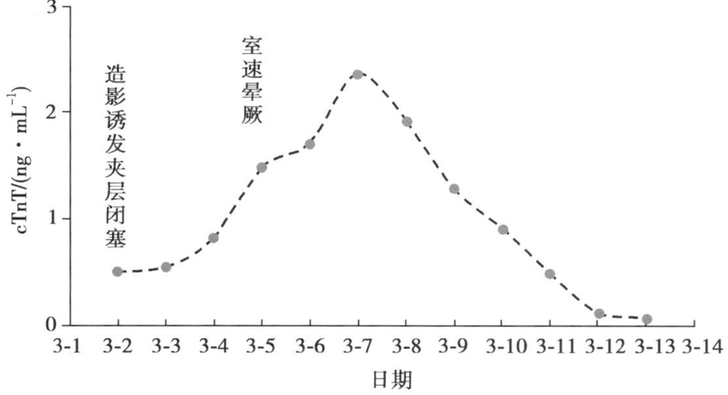

图 36-2　肌钙蛋白变化曲线，与典型的 STEMI 不同

事后诸葛亮：①回头看，最好的做法是避免 JR4 指引导管进入右冠状动脉口，普通工作导丝漂入右冠状动脉，然后进行轻柔造影和 IVUS 检查。一旦出现闭塞，也有抢救通道。②根据心电图和造影表现，前降支有可能受累，但 IVUS 检查可能加重血肿，尤其是在右冠状动脉出现闭塞情况下，一切以患者生命安全为首务，因此前降支 SCAD 只能是推测。③本例患者心肌肌钙蛋白的动态演变与经典的 STEMI 不同，反映了壁内血肿和自发夹层的血管阻塞程度具有动态性。

二、导丝误入假腔

26 岁女性患者。2017 年 3 月引产史。2017 年 5 月 20 日因“情绪激动后突发胸闷 8h”就诊外院，急诊 ECG 示急性前壁心肌梗死，cTnI 0.21 μg/L，CK 196U/L，CK-MB 57U/L。常规抗血小板、低分子量肝素等治疗。5

月 29 日冠状动脉造影示左冠状动脉双开口，前降支开口起完全闭塞，可见血栓影，远段血管丢失，回旋支未见明显狭窄，右冠状动脉中段狭窄 50%。考虑患者自发性冠状动脉夹层可能，未行 PCI 术。

2017 年 6 月 7 日入院。仍有干咳，可平卧，血压 96/60mmHg，双肺叩诊清音，两肺呼吸音清，心界不大，心率 90 次/min，律齐，双下肢不肿。cTnT 0. 015ng/mL，NT-proBNP 2 320. 0pg/mL。超声心动图示左心室多壁段收缩活动异常，LVEF 41%。进一步完善风湿免疫指标和全身磁共振血管成像（MRA）的基础上，2017 年 6 月 13 日行冠状动脉造影检查。

5F TIG 导管行左冠状动脉造影见前降支与回旋支分别开口于主动脉，前降支开口起夹层形成，前向血流 TIMI 2 级（图 36-3A、图 36-3B）；左回旋支未见狭窄，右冠状动脉中段狭窄 50% 伴夹层征象。取 6F

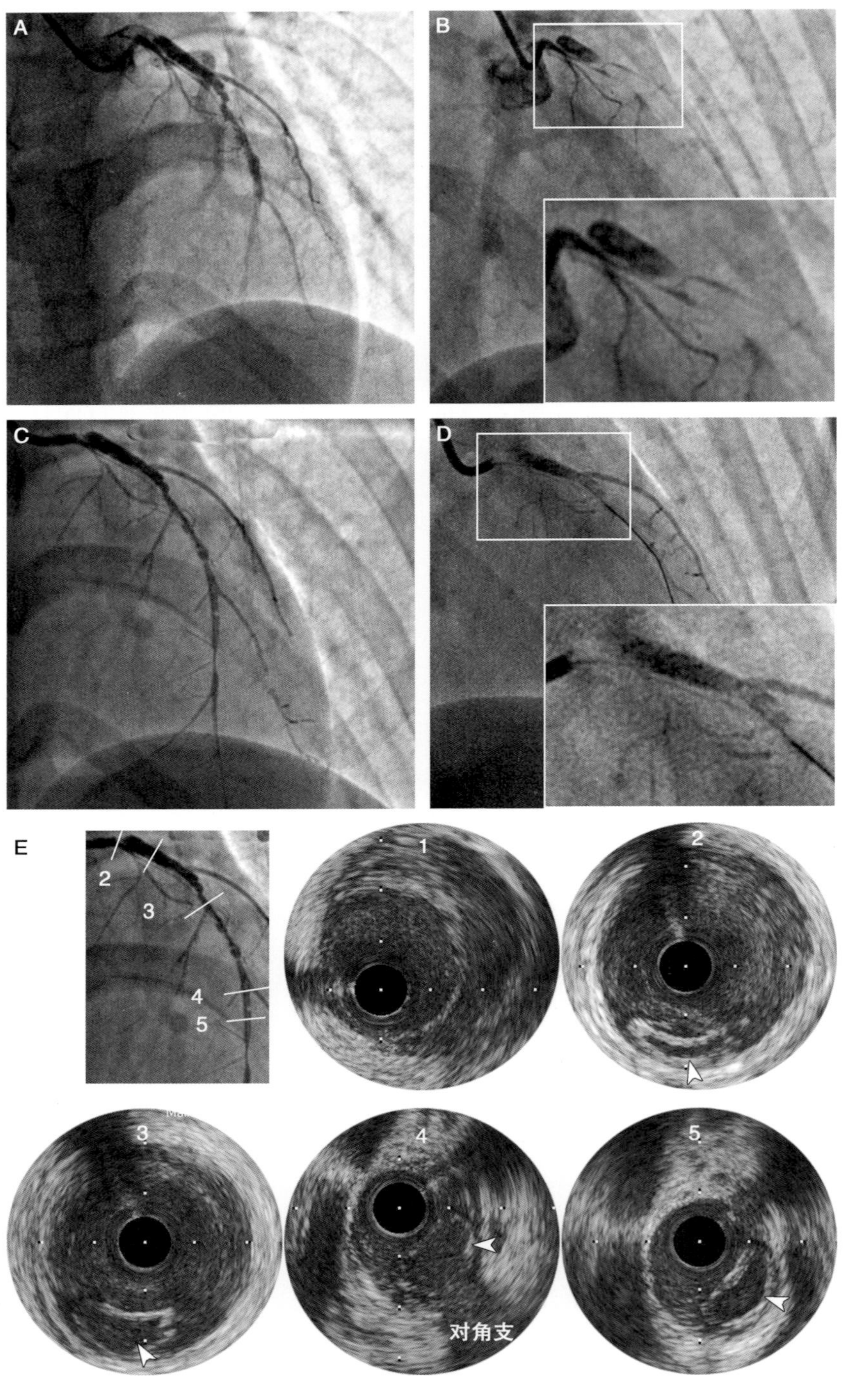

图 36-3　冠状动脉造影时前降支全程夹层形成（A、B），反复调试前向导丝仍进入血肿假腔（C~E）

JL3.5 指引导管至左冠状动脉口，Sion 导丝送至前降支远端（图 36-3C、图 36-3D），IVUS 检查示前降支近中段夹层伴血肿形成，导丝在假腔内（图 36-3E）。

穿刺左侧桡动脉，6F JR4.0 指引导管至右冠状动脉口，Sion 导丝经右冠状动脉-间隔支侧支逆向送至前降支，进而至左冠状动脉指引导管内，推送 Corsair，然后 RG3 导丝体外化。正向 IVUS 检查前降支导丝在真腔内，Flextome 2.5mm×10mm、3.0mm×10mm、3.5mm×10mm 切割球囊至前降支近中段扩张切割。复查造影示前降支恢复前向血流 TIMI 3 级，近中远段夹层征象，前降支近中段置入 3.0mm×38mm 依维莫司药物支架，复查造影及 IVUS 示前降支近中段支架贴壁良好，中远段残余夹层征象，末梢端血管闭塞（图 36-4）。

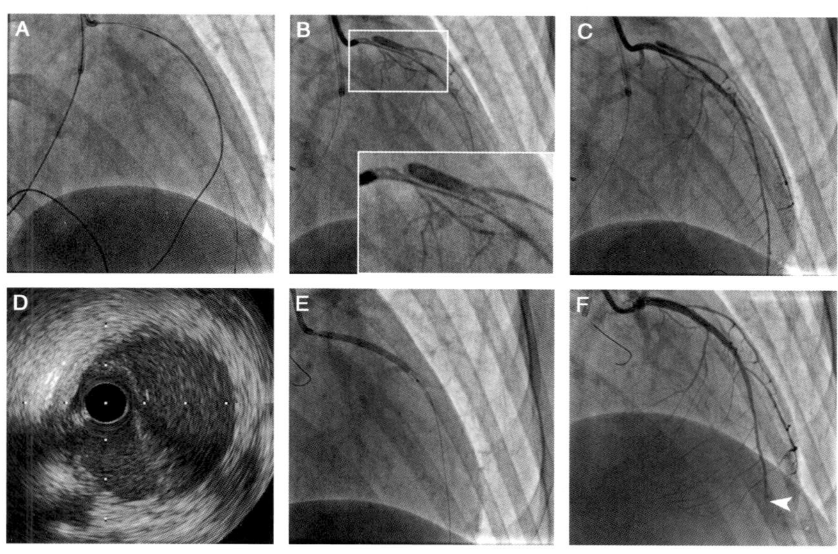

图 36-4　逆向导丝进入前降支真腔（A~C），IVUS 证实后（D），近中段置入支架（E），复查造影时前降支末梢端血管闭塞（F）

遗憾的是，由于患者梗死面积过大，血管开通时间过晚，于术后第 4 天死于心力衰竭和恶性心律失常。

事后诸葛亮： 不管是自发性夹层，抑或医源性夹层，导丝是介入处理的首要难关。事先仔细读图，甄别假腔和真腔是关键。事后分析，该患者前降支开口处真腔非常细小，假腔异常粗大，导丝极易进入假腔并“顺利”送至前降支远段，因此有时不能迷信手感，SCAD 介入前仔细读图才是头等大事。

三、球囊诱发血肿扩展

本例与上例（图 36-3、图 36-4）为同一患者（26 岁女性患者，急性前壁心肌梗死，前降支自发夹层形成）。该患者除左冠状动脉病变外，右冠状动脉中段狭窄 50% 伴可疑局限性夹层征象（图 36-5A，箭头）。逆向法成功将 Sion 导丝和 150cm Corsair 微导管经右冠状动脉-间隔支侧支送至前降支真腔，进一步处理前降支夹层后，撤离 Sion 导丝和 Corsair 微导管，造影发现右冠状动脉中段血肿加重狭窄至 90%，TIMI 血流 2~3 级（图 36-5B）。IVUS 证实壁内血肿诊断。决定采用球囊切割技术。Flextome 3.0mm×10mm 切割

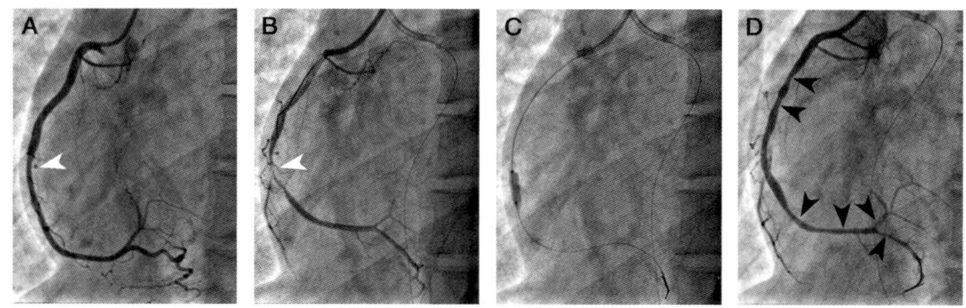

图 36-5　右冠状动脉中段中度狭窄（A），微导管和导丝刺激后加重（B）。切割球囊扩张后（C），血肿向两端扩展（D）

球囊 6atm×8s 扩张切割后（图 36-5C），造影示右冠状动脉中段狭窄明显改善伴夹层征象，前向血流 TIMI 3 级。但右冠状动脉近段、右冠状动脉远段、左心室后支和后降支出现不同程度的新发狭窄，提示血肿扩展（图 36-5D）。鉴于狭窄程度不重，未进一步处理。

四、支架置入诱发血肿扩展

47 岁女性患者。上腹部闷胀感伴左上肢放射痛 1d 就诊。心电图提示 ST 段在 V1～V3 导联抬高 0.2～0.4mm，CK-MB 224U/L，cTnT 3.27ng/mL。以急性前间壁心肌梗死收住院。冠状动脉造影见左主干未见明显狭窄；左前降支开口处至中段长病变，最重狭窄 90%，第一对角支相对细小。左回旋支和右冠状动脉未见明显狭窄（图 36-6）。

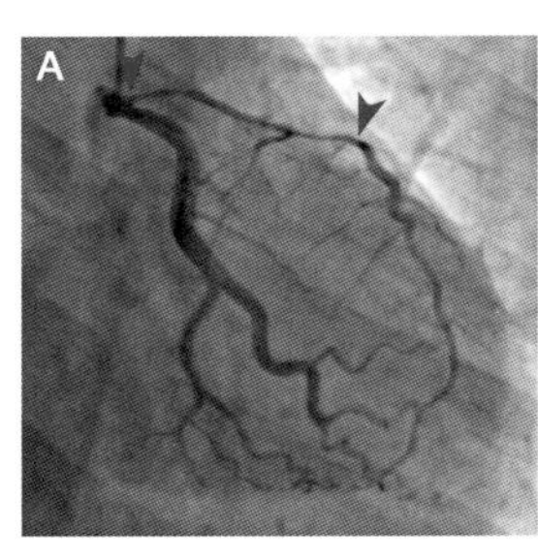

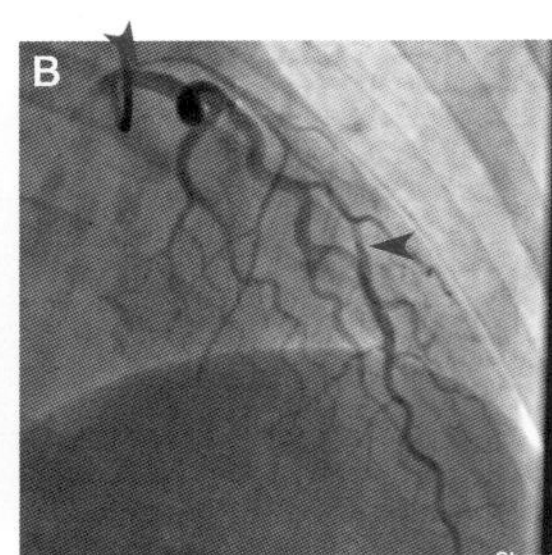

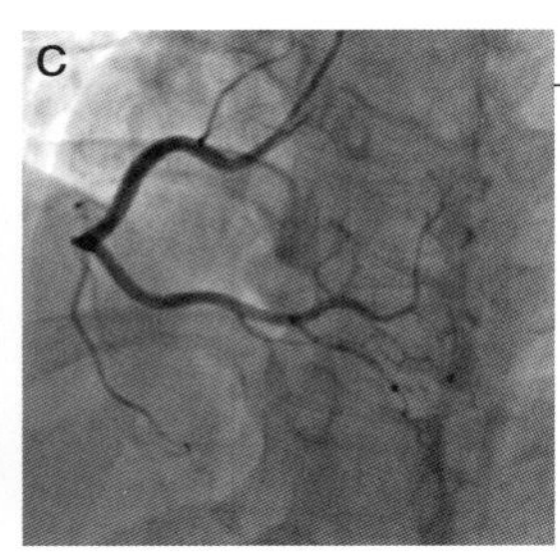

A～B. 为左冠状动脉造影，红色箭头之间为左前降支长病变；
C. 为正常右冠状动脉。

图 36-6　冠状动脉造影

常规介入治疗。取 6F EBU3.5 指引导管送入左冠状动脉口，0.014” Runthrough 导丝通过病变处送至前降支远端，2.0mm×20mm 球囊扩张后，前降支中段-左主干近段串联置入 2.75mm×38mm 和 3.5mm×38mm 依维莫斯药物支架，10atm×10s 扩张释放（图 36-7A）。

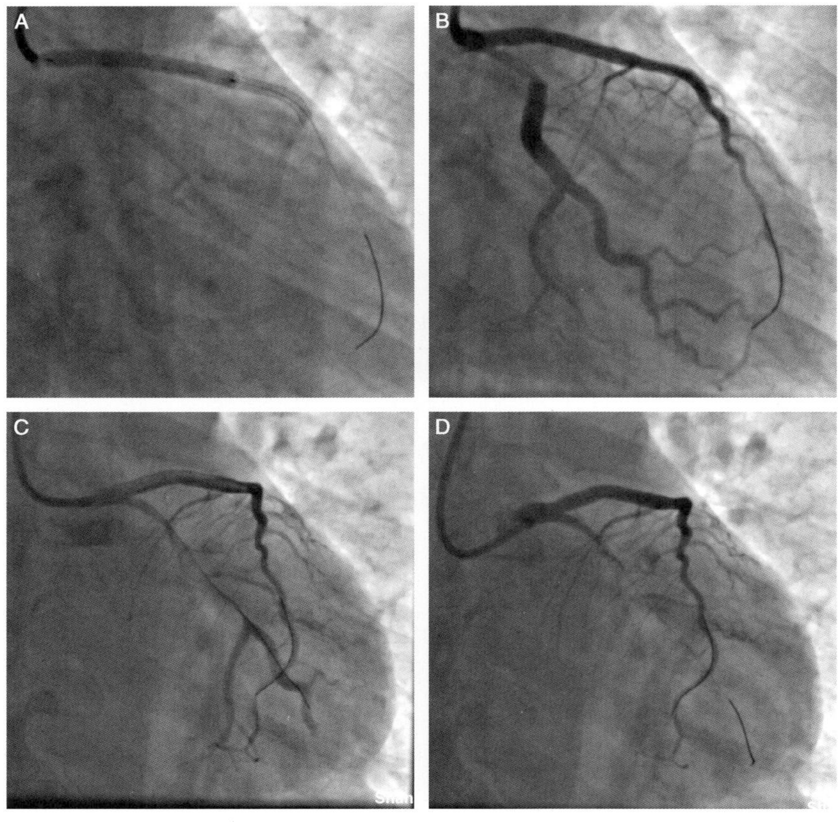

图 36-7　前降支-左主干的支架置入（A）诱发回旋支近段血肿形成（B）导丝操作促进血肿延展（C～D）

意外出现：复查造影发现回旋支近段突然出现显著管状狭窄（图 36-7B），考虑壁内血肿形成。立即送入 0.014”Sion 导丝，前送至钝缘支时有一定阻力。复查造影示回旋支血流 TIMI 0~1 级（图 36-7C、图 36-7D）。患者出现胸痛，血压和心率下降，监护导联 ST 段抬高。

鉴于 Sion 导丝可能进入假腔，尝试 Runthrough 导丝顺利无阻力地送至回旋支远端，经 Runthrough 导丝于左主干-回旋支近段置入 4.0mm×28mm 药物支架（图 36-8A）。顺利开通回旋支，但钝缘支完全闭塞。患者症状缓解。随后先后取 Sion、FielderXT、Pilot50 导丝反复尝试均无法进入钝缘支真腔（图 36-8B）。手术以回旋支开通而钝缘支闭塞结束（图 36-8C）。

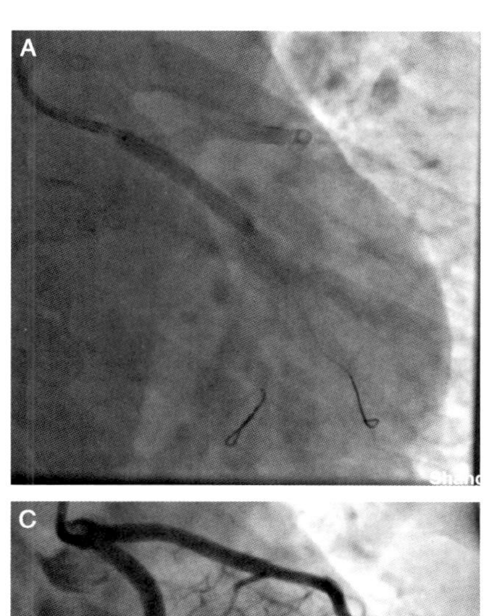

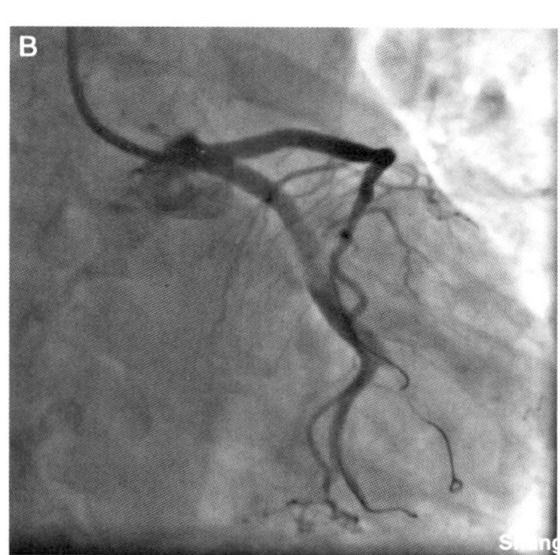

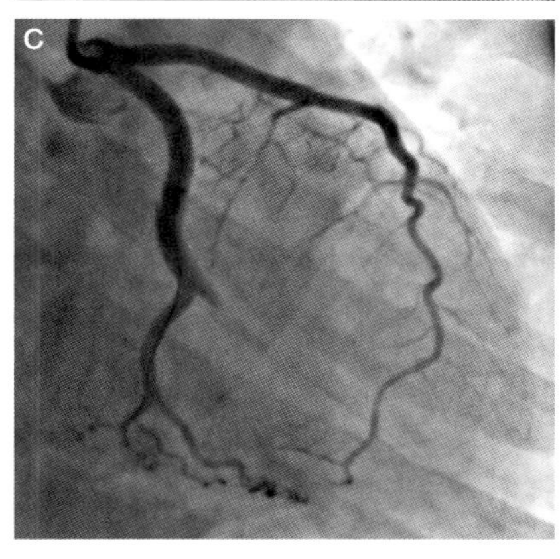

图 36-8　回旋支支架置入后，回旋支远段开通，但钝缘支闭塞

回顾病史，患者中年女性，无经典冠心病危险因素。前降支近中段造影图像呈比较典型的壁内血肿征象。随后查自身抗体示抗核抗体着丝点 1∶320；抗核抗体浆颗粒 1∶100；抗着丝点抗体（+）；抗线粒体 M2 亚型抗体（+）。患者否认反复皮疹、光敏、口腔溃疡、口眼干燥、关节痛、肌肉酸痛等不适，风湿科会诊考虑未分化结缔组织病。予硫酸羟氯喹 100mg 2 次/d。出院后服用西洛他唑、替格瑞洛、倍他乐克缓释片、瑞舒伐他汀、培哚普利等药物。

9 个月后复查造影见前降支和回旋支支架通畅，钝缘支血流恢复 TIMI 3 级（图 36-9A），回旋支全程和钝缘支近段见夹层形成，假腔呈蔓藤状包绕血管真腔周围（图 36-9B~图 36-9D）。

事后诸葛亮：①壁内血肿的延伸方向和后果：壁内血肿的扩张一般沿自身血管向远段和近段延伸，本例血肿原先局限于前降支近中段，当中远段先行支架置入后，封闭了血肿的前向出路，只能向近端延展；当第 2 个长支架延伸至左主干时，无意中也封闭了其逆向通路。此时，血肿转而向分支分流，粗大的回旋支（相当于其最大的分支通路）成为牺牲品。对于急性心肌梗死患者而言，任何粗大分支的急性丢失都可能是致命的。本患者幸免于难，一方面受益于术前前降支血流已经自行恢复，前壁心肌梗死接近“流产性”心肌梗死；另一方面得益于回旋支经处理后恢复部分血流。②本例患者冠状动脉狭窄呈平滑性、突然变细，实为比较典型的 SCAD 图像，如结合 47 岁女性患者，无危险因素，SCAD 的诊断呼之欲出。如我们能在阅读造影图像时多留个心眼，IVUS 证实后采取保守治疗，可能是该患者最佳选择。省支架、省费用、省心肌。

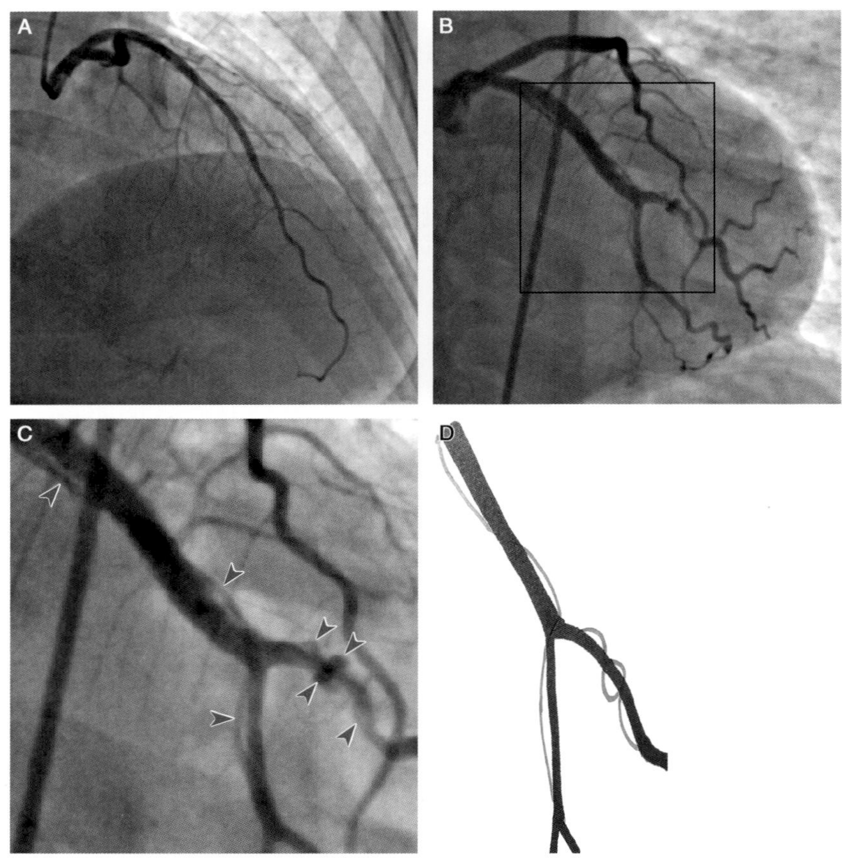

图 36-9　术后 9 个月复查造影见回旋支夹层形成，假腔呈蔓藤状包绕血管真腔周围

五、支架和血管内超声相继诱发血肿扩展

50 岁女性患者。无任何心血管危险因素。因反复出现活动后胸痛 1 个月行冠状动脉造影，见前降支近中段偏心性长病变，前降支其余节段、回旋支、右冠状动脉均无异常（图 36-10A）。冠状动脉内注射硝酸甘油前降支病变未缓解。本患者为前降支孤立性严重病变。因中年女性且无经典冠心病危险因素，术者对病因心存疑虑，但并未施行血管内超声（IVUS）检查，按照动脉粥样硬化予以介入治疗。前降支近中段置入 4. 0mm×38mm 依维莫司药物支架 12atm×10s 释放时，发现支架近端造影剂残留，随后造影剂残留扩展到回旋支近中段（图 36-10B、图 36-10C）。患者诉胸闷，血压轻度下降。

立即置入回旋支导丝，前降支和回旋支血管内超声检查示前降支支架远端血管正常（图 36-10D），支架置入处血管壁（图 36-10E）、左主干（图 36-10F）、回旋支近中段（图 36-10G）均见壁内血肿征象，其中回旋支近段接近闭塞。采用 T 形支架技术，先后于回旋支近中段和左主干置入 2. 75mm×32mm 和 4. 0mm×9mm 药物支架（回旋支支架超出血肿 10mm）（图 36-10H、图 36-10I）。患者症状缓解。复查造影回旋支支架远端血管恢复正常。

但 IVUS 导管送入遭遇阻力，稍用力送入后检查示回旋支远段血肿征象伴血管痉挛，血流 TIMI 3 级（图 36-10J），提示 IVUS 检查诱发了回旋支远段血肿形成。基于“抓大放小”和“血流恢复”原则（即左主干、前降支和回旋支近段支架置入，远端血流恢复），结束手术。住院观察 4d 后顺利出院。

事后诸葛亮：①本例患者和上例如出一辙，但狭窄病变并非典型，仅凭印象几乎难以和粥样硬化鉴别。如结合 50 岁女性，无危险因素等临床特点，然后采用 IVUS 证实，患者可避免介入陷阱。②患者出现回旋支夹层征象后，最短时间内将导丝送入真腔，为后续处理赢得机会。③尽管 IVUS 检查是壁内血肿的关键性影像学确诊手段，也是评价支架置入疗效的有效方法，但采用前必须前瞻性估计相关血管血肿加重闭塞的后果。如后果不能承受之重，不做也罢。

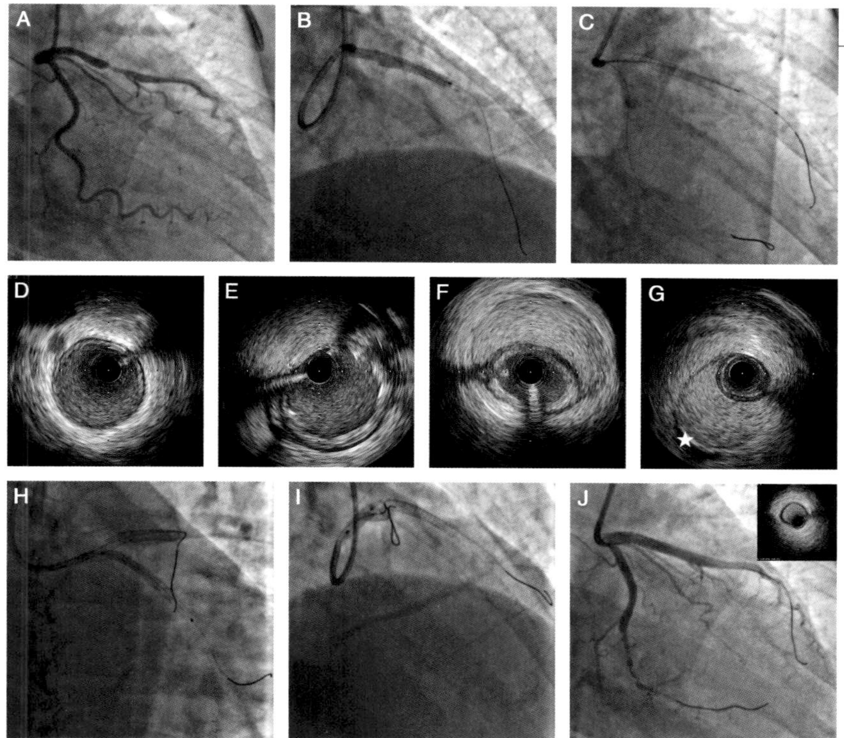

前降支近中段偏心性长病变(A)，置入支架后左主干远端(B)和回旋支近段(C)造影剂残留(箭头)，血管内超声证实前降支支架置入处远段正常(D)，但支架置入处(E)、左主干(F)、回旋支近中段(G)均见壁内血肿征象。回旋支近中段和左主干置入支架(H,I)。造影回旋支远段血管正常。IVUS 导管通过新出现回旋支远段血肿征象伴痉挛(J)。

图 36-10　支架和血管内超声相继诱发血肿扩展

第 37 章　急诊抢救急性心肌梗死的病例和反思

由于患者固执地拒绝血运重建，冠状动脉严重三支病变患者经历“NSTEMI→STEMI→急性左心衰竭→心源性休克→心搏骤停”的噩梦。家属幡然醒悟，医护上演“生死时速”。心脏按压、心肺复苏同时成功穿刺股动脉和股静脉，建立生命通道；迅速置入临时起搏和 IABP 装置，使心脏恢复跳动；迅速开通前降支和右冠状动脉，重建心肌血运。抢救团队凭借多学科的无缝配合、正确的救治策略、娴熟的手术技巧为患者赢得最后的一线生机。

一、入院病史

76 岁女性患者。因“反复胸闷、胸痛 1 个月，再发 1d”于 2015 年 3 月 6 日入院。患者 1 个月前反复出现活动后胸闷、胸痛症状，针刺样伴明显压迫感，伴有肩背部放射痛，每次持续时间 3～5min，含服硝酸甘油可稍缓解。至医院门诊，2 月 28 日冠状动脉 CTA 示冠状动脉三支弥漫管壁高低不等密度斑块影，管腔广泛不规则狭窄，左前降支近段及右冠状动脉中段均有狭窄超过 75%，回旋支狭窄情况观察欠清晰（图 37-1）。患者及其家属拒绝冠状动脉造影和介入治疗，予以阿司匹林、替格瑞洛、瑞舒伐他汀、单硝酸异山梨酯、倍他乐克缓释片等治疗，症状缓解。3 月 5 日 23：00 出现胸闷、胸痛症状，含服硝酸甘油稍缓解，后又反复多次发作，含服硝酸甘油均可稍缓解。3 月 6 日晨至医院急诊。查心电图：①窦性心律；②逆钟向转位；③ST 段改变（以 R 波为主导联 ST 段呈水平型压低 1～4mm）；④T 波改变（T 波在 V2～V6 导联双相、倒置≤5mm）（图 37-2）。心肌肌钙蛋白 T 0.039ng/mL；氨基末端利钠肽前体 260.4pg/mL。以急性冠脉综合征收入院心内科进一步治疗。既往有高血压病史 15

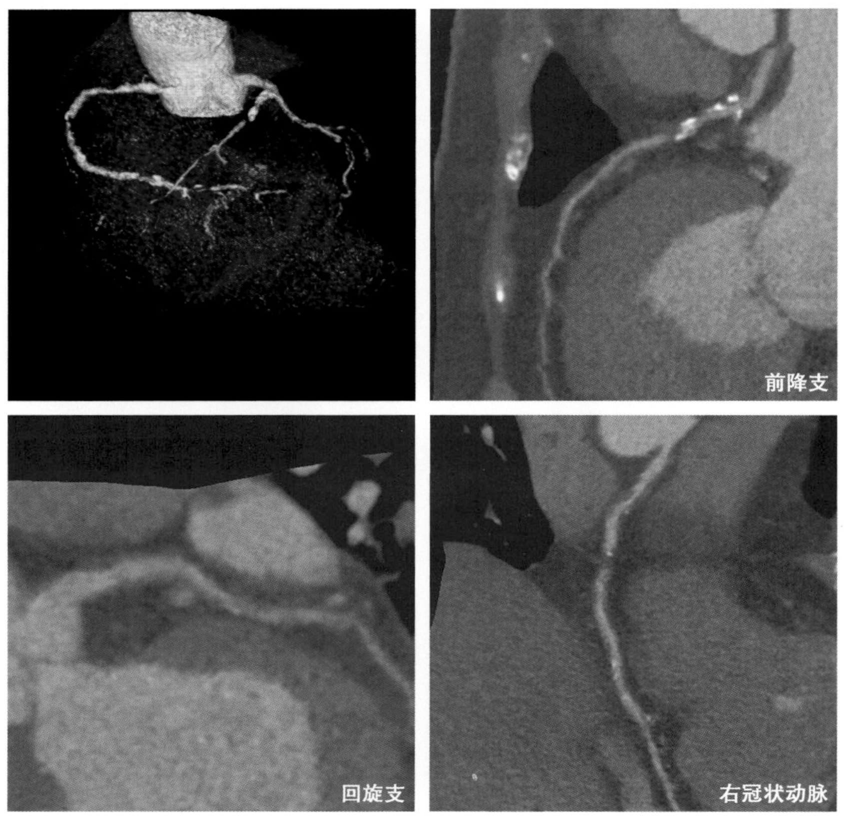

图 37-1　冠状动脉 CTA

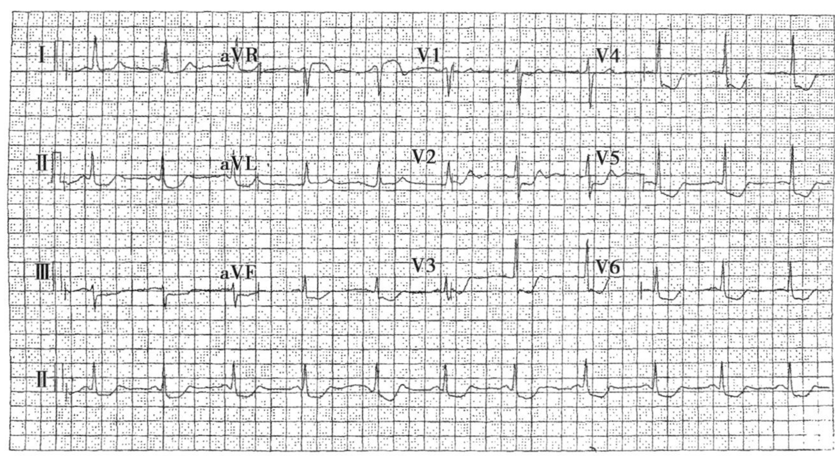

图 37-2　急诊心电图

年，最高为 160/100mmHg，服用缬沙坦+倍他乐克控制血压；2 型糖尿病病史 10 年，服用格列吡嗪+二甲双胍控制血糖。

入院体温 36.7℃，脉搏 67 次/min，呼吸 17 次/min，血压 115/65mmHg。神志清楚，查体合作，自动体位，平卧位。无颈静脉怒张，双肺呼吸音粗，未闻及干湿性啰音。心音有力，律齐，心率 67 次/min，各瓣膜听诊区未闻及病理性杂音。腹软，无压痛及反跳痛，肝脾肋下未触及。双下肢无明显水肿。

二、病情演变

患者入院诊断为急性非 ST 段抬高型心肌梗死（NSTEMI），高血压病（2 期，极高危），2 型糖尿病。患者为合并糖尿病和高血压的老年女性，CTA 示三支病变，最近症状恶化，呈静息性心绞痛，心电图广泛导联 ST 段缺血性压低>1mm，心肌标志物轻微升高。患者为极高危患者，需要紧急介入治疗，但患者拒绝。

入院后予吸氧、心电监护、双联抗血小板、低分子量肝素抗凝，辅以他汀稳定斑块、硝酸酯类药物扩冠、减少心肌耗氧、降压改善心肌重构等常规治疗。但病程中患者仍有静息状态下胸痛反复发作，静滴硝酸酯类药物治疗效果不佳，心电图呈动态改变（图 37-3、图 37-4），并相继出现胸前导联 ST 段抬高和病理性 Q 波，心肌标志物显著升高（表 37-1），考虑 NSTEMI 向 STEMI 转变，多次反复向患者及其家属解释病情严重性和急诊 PCI 必要性，均因有直系家属未回国而坚决拒绝，并拒绝溶栓治疗，要求自己联系医师择期介入治疗。期间根据病情调整用药，主要予调整硝酸异山梨酯（异舒吉）滴速及浓度，替罗非班 6mL/h，发作时予硝酸甘油舌下含服。

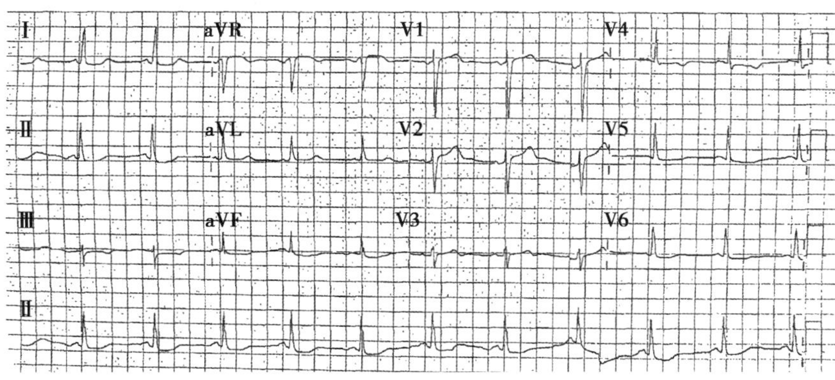

图 37-3　心电图

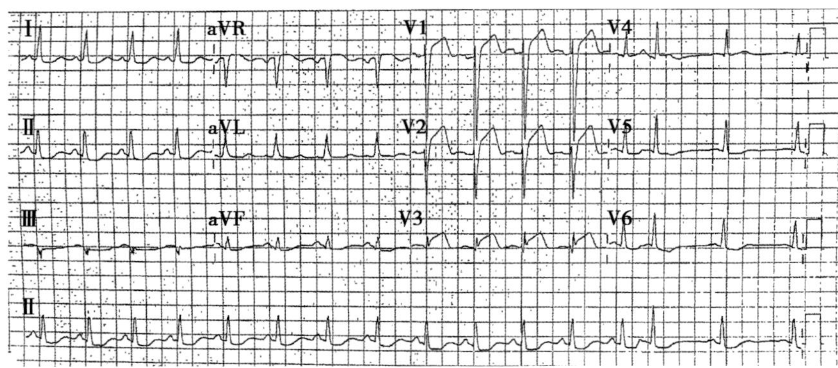

图 37-4　心电图

表 37-1　心肌标志物演变

日期	cTnT/(ng·mL^{-1})	CK-MB/(U·L^{-1})	NT-proBNP/(pg·mL^{-1})	Scr/(μmol·L^{-1})
2015-3-5	0.039	12	260.4	
2015-3-6	0.131	21	423.4	54
2015-3-7	1.8	117	4 741	50
2015-3-8	2.21	60	7 029	
2015-3-9	1.79	86		70
2015-3-10	1.64	89		

3 月 10 日中午 12:00 拉大便后突发喘息、胸闷、全身冷汗。查体：烦躁，心率 110 次/min，律齐，血压 106/73mmHg，双下肺可及少-中量湿啰音，右下肺尤甚，颈静脉无怒张，肝颈回流征（-），心电图未见动态变化（图 37-5）。考虑急性心功能不全，嘱端坐位，面罩 Bipap 辅助通气，加大吸氧浓度，呋塞米 20mg 泵入，后随访患者血压降低，予暂停硝酸异山梨酯，加用多巴胺 60mg+多巴酚丁胺 60mg iv（4mL/h），患者诉症状较前稍好转，心率 110 次/min 左右，血压 90/53mmHg。

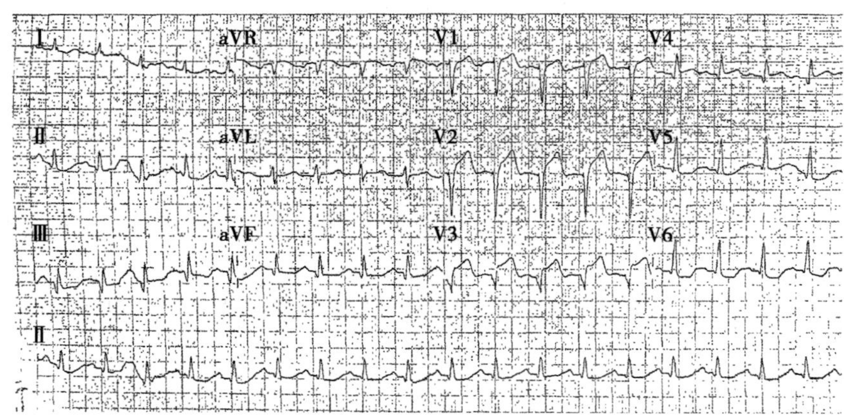

图 37-5　心电图

3 月 10 日 21:30 患者意识进行性淡漠，血压进行性下降（多巴胺维持下 55～85/35～40mmHg），心率 85～95 次/min，氧饱和度 96%。患者已经无力拒绝的情况下，再次与患者家属沟通，体检和床旁超声心动图基本排除机械并发症后，立即送导管室紧急 PCI 处理。

三、PCI 过程

3 月 10 日 22:00（入院第 5 天）患者被送至导管室门口时，神志不清，呼之不应，双侧股动脉无搏动。持续心脏按压、心肺复苏、气管插管同时行介入干预。心电监护和 DSA 透视证实患者电机械分离。

1. 临时起搏和主动脉内球囊反搏 穿刺右侧股静脉，置入 8F 血管鞘，送入起搏电极导线至右心室心尖部，固定良好后导线远端连接于体外临时心脏起搏器，起搏频率设置在 100 次/min。穿刺右侧股动脉，置入 8F 动脉鞘，降主动脉内置入 IABP 导管。在 IABP 和临时起搏支持下，患者心脏奇迹般地恢复自主机械收缩，维持血压 85～100/40～55mmHg、心率 100 次/min（图 37-6）。

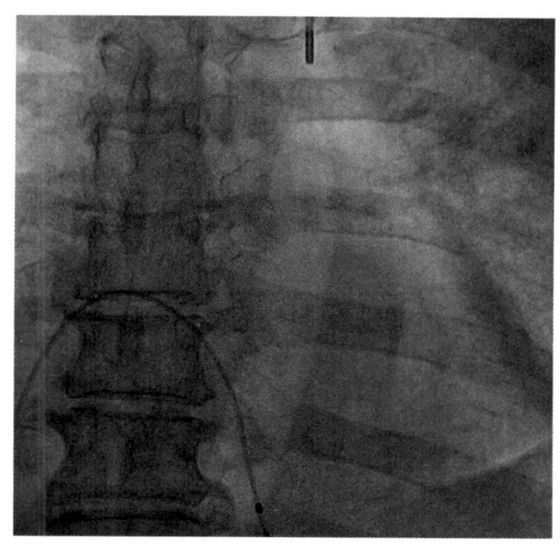

图 37-6 起搏 IABP

2. 左冠状动脉造影 穿刺左侧股动脉，置入 7F 动脉鞘，送入 6F JL4 导管行左冠状动脉造影见左主干远段管壁不规则；左前降支近中段长病变，狭窄最重 99%，中段完全闭塞；左回旋支全程弥漫性病变，近段狭窄 95%，钝缘支近段狭窄 30%～40%。送入 6F JR4 导管行右冠状动脉造影见右冠状动脉全程弥漫性病变，近段狭窄 70%，中段次全闭塞，远段狭窄 50%，左心室后支狭窄 95%，后降支狭窄 50%（图 37-7）。

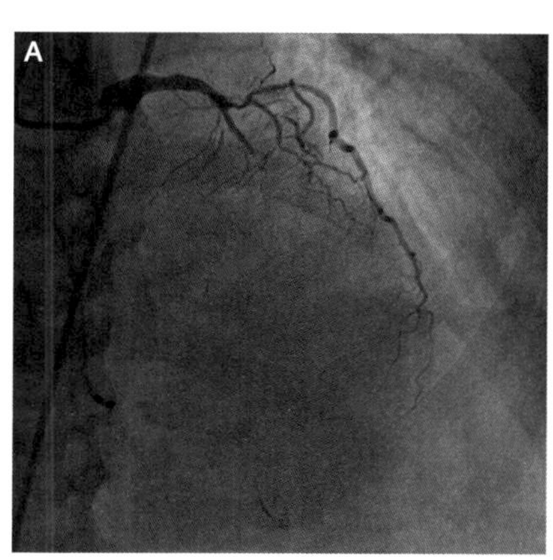

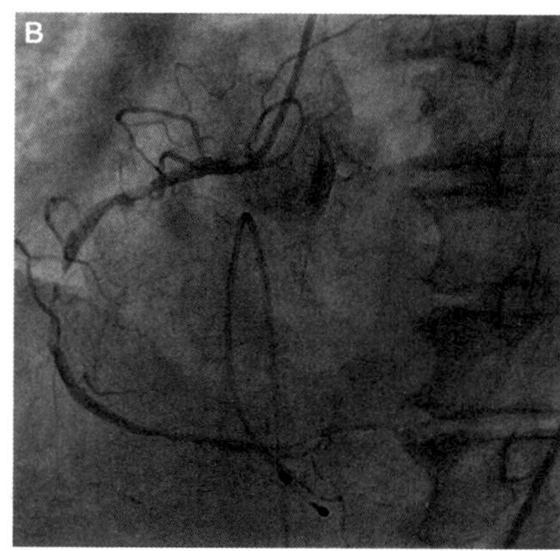

A. 左冠状动脉；
B. 右冠状动脉。

图 37-7 冠状动脉造影

3. 介入治疗 本病例为冠状动脉三支病变，前降支中段完全闭塞+回旋支 95% 狭窄+右冠状动脉次全闭塞。患者为心源性休克后心搏骤停患者，最短时间内、最少造影剂开通最多血管，决定开通前降支和右冠状动脉。

6F EBU 3.5 左指引导管送入左冠状动脉口，0.014” Runthrough 导丝通过病变处送至左前降支远端，Sapphire 2.0mm×20mm 球囊于左前降支病变处 10atm×10s 扩张，置入 2.5mm×24mm 依维莫斯药物支架 12atm×10s 扩张释放，复查造影示支架扩张满意，无残余狭窄，左前降支 TIMI 血流 3 级（图 37-8）。

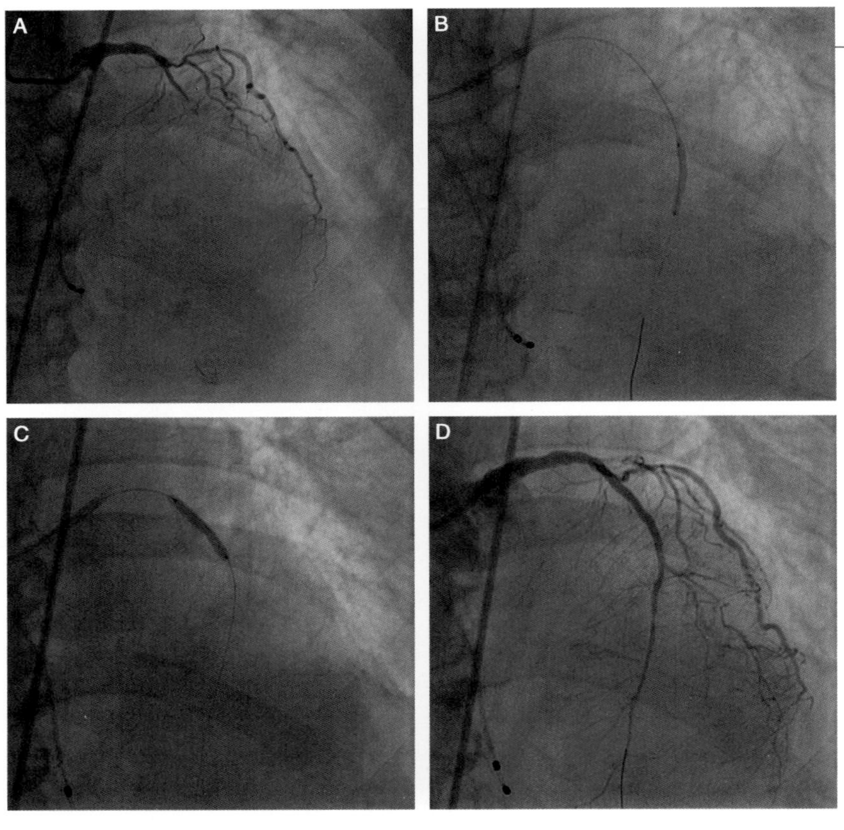

A. 介入前造影；
B. 球囊扩张；
C. 支架置入；
D. 介入后造影。

图 37-8　左冠状动脉介入治疗

6F JR4 指引导管送入右冠状动脉口，0. 014” Runthrough 导丝通过病变处送至右冠状动脉远段，2. 0mm×20mm 球囊于右冠状动脉病变处 10atm×10s 扩张，于右冠状动脉中段和近段串联置入 3. 5mm×28mm 及 3. 5mm×32mm 依维莫斯药物支架均 12atm×10s 扩张释放，于冠状动脉内注射替罗非班 12mL，复查造影示支架无残余狭窄，右冠状动脉远段 TIMI 血流 3 级（图 37-9）。

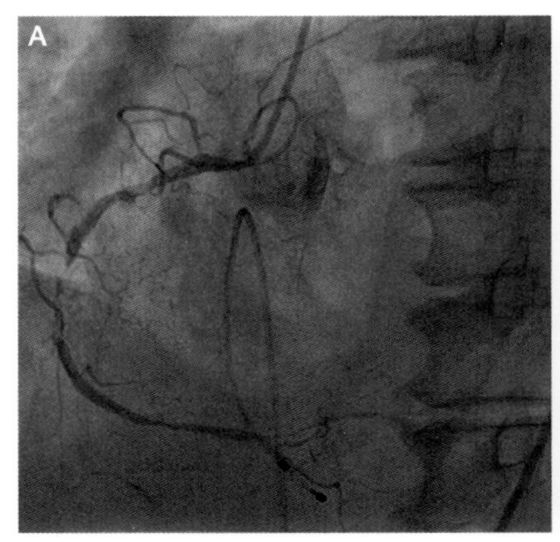

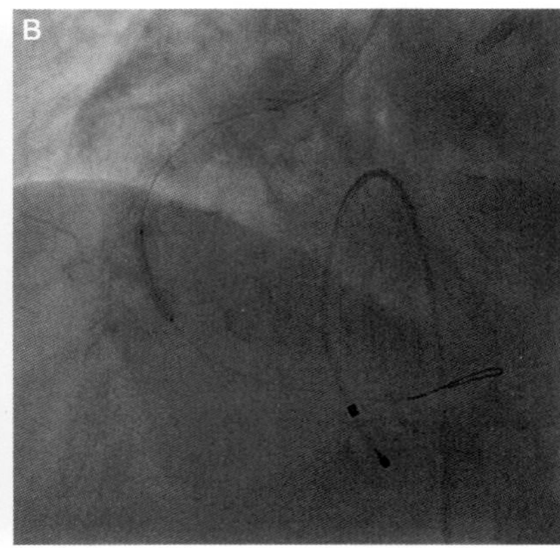

A. 介入前造影；
B. 球囊扩张；
C. 支架置入；
D. 介入后造影。

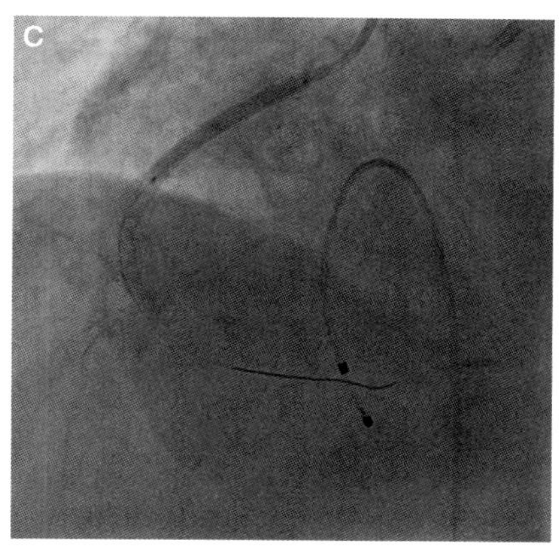

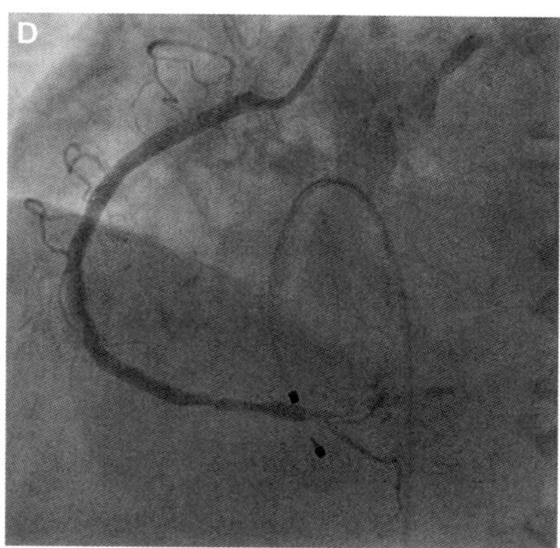

图 37-9　右冠状动脉介入治疗

四、PCI 术后及随访

血运重建后，患者返回重症监护病房，气管插管机械通气、IABP 和临时起搏支持下血压 95~100/45~50mmHg、心率 100 次/min，术后替罗非班 5mL/h，维持 24h。拔管后逐步恢复术前口服用药，尤其注意加强双联抗血小板和心肌梗死后心力衰竭的防治。

床旁超声心动图（3 月 11 日）：①左心室多壁段收缩活动异常，室间隔、前壁收缩活动减弱至消失，心尖部圆钝，收缩活动消失。左心室内径 43/35mm，左心室射血分数（LVEF）35%；②左心房增大（内径 47mm）伴中度二尖瓣反流；③主动脉瓣钙化（图 37-10）。

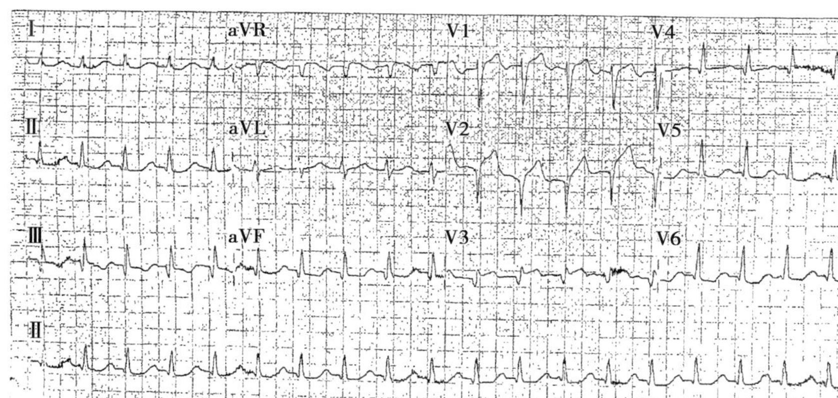

图 37-10　术后心电图

五、讨论

1. 病例特点　本例为冠状动脉严重三支病变的老年女性，合并糖尿病和高血压病史，由于家属的不配合，疾病发展经历“NSTEMI→STEMI→急性左心衰竭→心源性休克→心搏骤停”的经典演变过程。最后时刻，医护人员上演“生死时速”。抢救团队凭借多学科的无缝配合、正确的救治策略、娴熟的手术技巧为患者赢得最后的一线生机。

2. 救治经验　①疾病进展的根源在于冠状动脉急性进行性闭塞，因此开通血管是根本对策。但在心搏骤停的严峻条件下，心脏按压、心肺复苏、气管插管、机械通气是介入干预的前提，相关学科的配合至关重要。②心搏骤停时由于静脉系统淤血扩张、动脉系统缺血塌陷，心脏按压又无法产生足够的动脉搏动感，因此，心肺复苏同时穿刺股动脉非常困难。医师凭借丰富的介入经验，精确地穿刺股动脉和股静脉，迅速建立生命通道。③置入临时起搏和 IABP 装置，迅速使心脏恢复跳动，这是点睛之笔。④开通血管和支架置入，从技术层面讲并不复杂，关键是尽量减少造影剂，减少二次损伤。由于患者心脏功能低下，开通罪犯血管“前降支”，也一起处理了右冠状动脉。

3. 救治反思　值得思考的是，在心脏监护病房，患者为何进展如此迅速？①家属主观原因：愚昧无知。在医患沟通中呈现“皇帝不急太监急”的怪象。面对医护人员苦口婆心地反复解释甚至“威逼”，家属固执己见，拒绝采信尽早血运重建的科学决策，这是导致病情进展的直接原因。至于内在心态，不得而知。②客观原因：基础冠心病严重。早先冠状动脉 CTA 就提示冠状动脉三支严重狭窄伴钙化，在此基础上，只要斑块稍有进展，或少量血栓形成，或冠状动脉轻度收缩，均可导致心肌缺血的急剧加重和心肌梗死。③治疗主观原因：在家属拒绝血运重建的前提下，医师是否可以做得更好？例如，作为高危 ACS，冠状动脉三支病变，需要更积极的抗血小板治疗。

第六篇　冠状动脉穿孔解码

第 38 章　冠状动脉穿孔的处理流程

当年实习时，带教老师谆谆告诫：医生不一定治得好病，但底线是不要给患者雪上加霜。富有哲理，富有人文关怀。后来发现，哲理好讲，实践难行。因为几乎所有的医疗行为，都有其潜在的并发症，所以不敢理直气壮地再将这句话转告给学生。作为一名上进的医生，对医疗行为过程的并发症，只能做到“3 个尽力”：尽力预见并发症，尽力将其降至最低，尽力将其处理周全。

所有 PCI 介入并发症的临床处理均围绕“3 个尽力”展开。接下来的几章将聚焦冠状动脉穿孔，分享中山医院的经验教训和处理技巧。本章先对冠状动脉穿孔的处理流程做一简明扼要的概述。

一、分型

冠状动脉穿孔发生率并不高，仅为 0.2% ~ 0.6%，但穿孔后心脏压塞发生率达 17% ~ 42%，死亡率高达 9% ~ 11.1%，其严重性可见一斑。导丝/球囊/支架操作和斑块去除治疗可导致不同病理类型的穿孔（图 38-1）。最经典的冠状动脉穿孔程度分型是 1994 年 Ellis 提出的三型法[1]（表 38-1）。Ellis Ⅲ型指≥1mm 的大缺口导致喷射状出血，是最凶险的类型，常短时间内出现心脏压塞，死亡率高达 7% ~ 44%，20% ~ 40% 病例需要紧急外科手术[2, 3]。

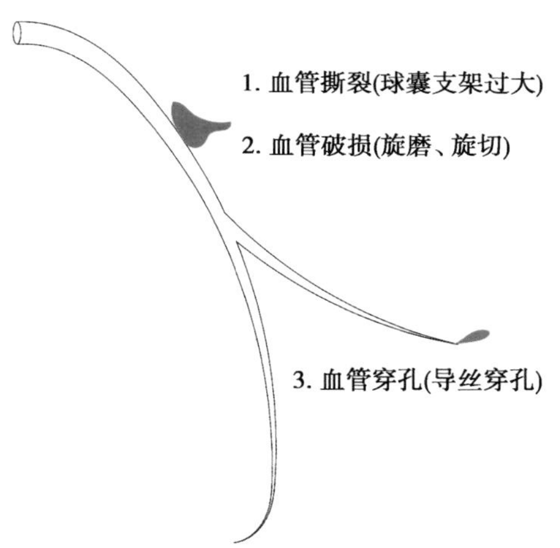

图 38-1　冠状动脉穿孔的病理学分类

表 38-1　冠状动脉穿孔分型[4, 5]

作者	分　型
Ellis	Ⅰ型：局限于外膜下，局部溃疡状或蘑菇状突出；死亡率 0.3%
	Ⅱ型：心肌内或心包内局限性片状造影剂渗漏；死亡率 0.4%
	Ⅲ型：造影剂喷射状持续外流，心包腔迅速显影；死亡率 21.2%
Fukutomi	Ⅰ型：心包染色，但无造影剂外渗
	Ⅱ型：心包染色，造影剂喷射状外渗
Kini	Ⅰ型：心包染色，但无造影剂外渗
	Ⅱ型：造影剂外渗进入心包、冠状窦或心腔

罕见情况下，冠状动脉穿孔会呈现迟发性形式[6]，即PCI过程中并无可见的造影剂外渗，但患者送回病房后进展为心脏压塞，临床易被误诊为心肌缺血再发。必须牢记，PCI术后患者出现胸痛或心力衰竭症状，建议参考“心肌缺血-心包积液或填塞-肺栓塞或主动脉急诊-纵隔血肿”的鉴别诊断思路。

二、病因和危险因素

冠状动脉穿孔的病因和危险因素总结见表38-2和图38-2~图38-11[4, 7]。少数操作习惯粗暴的介入医生可能也是冠状动脉穿孔的“独立危险因素”。当然，复杂病变比例高的介入高手们也可能是“独立危险因素”。

表38-2 冠状动脉穿孔的病因和危险因素

客观原因(血管病变)
高龄女性
CTO病变
钙化病变
迂曲成角病变
弥漫性小血管病变
心肌桥病变
主观原因(器械操作)
粗人:医师经验不足或技术操作不规范
导丝:85%的冠状动脉穿孔与亲水性硬导丝有关
球囊:球囊过度扩张或球囊破裂导致血管全层撕裂,球囊/血管直径比>1.1时破裂风险增加2~3倍
支架:支架选择过大或后扩张压力过大
旋磨、旋切等去斑块操作

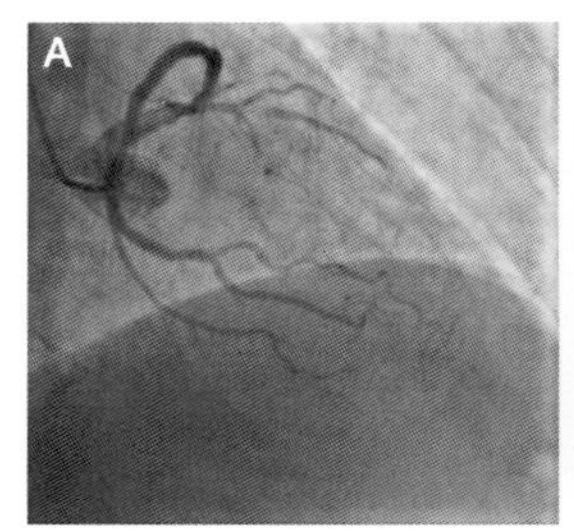

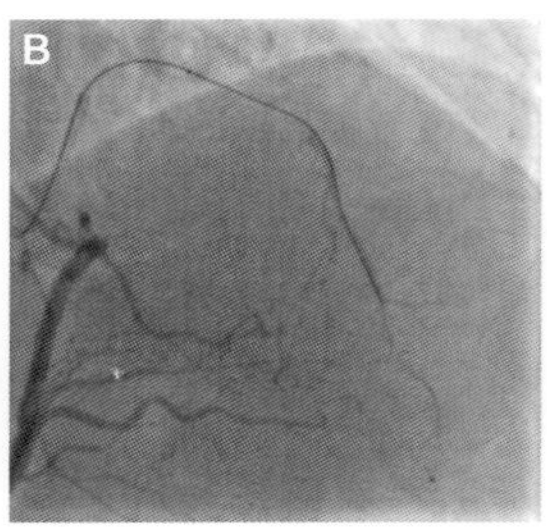

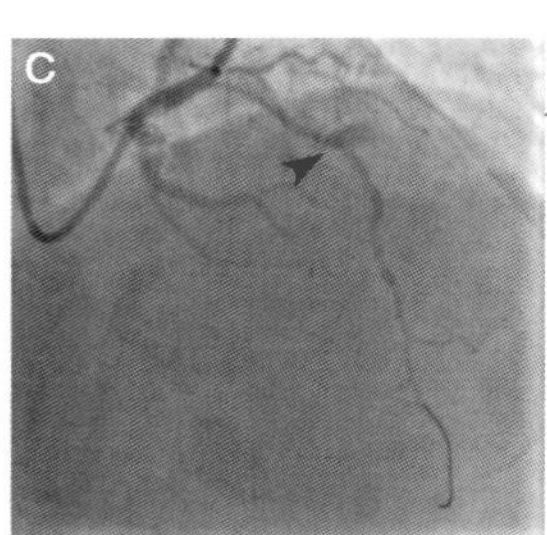

前降支近中段CTO病变(A),正向导丝通过闭塞段送至远段真腔(B),球囊扩张闭塞段后出现冠状动脉穿孔(C)。

图38-2 CTO病变+导丝假腔段球囊扩张=冠状动脉穿孔

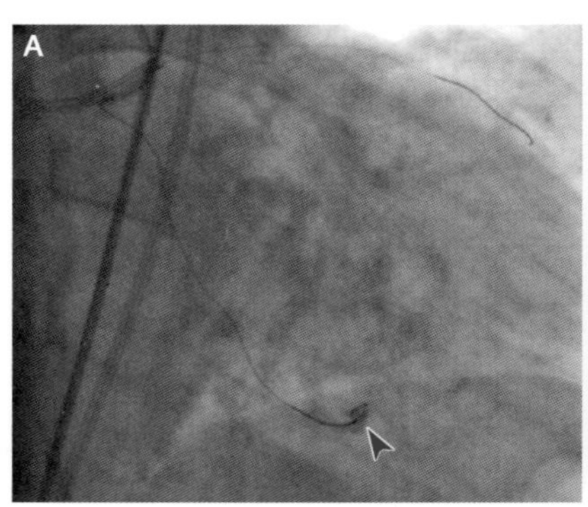

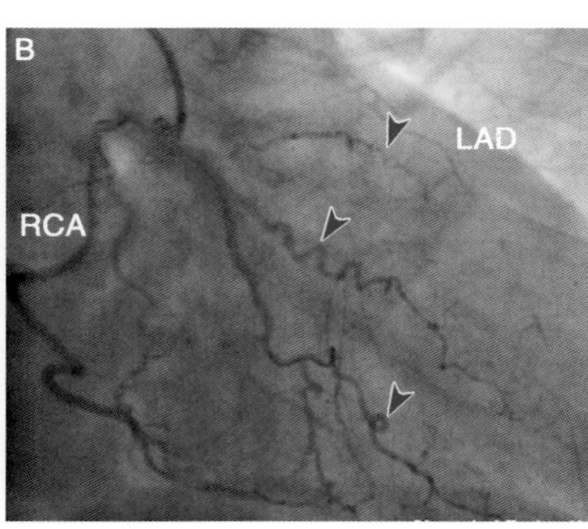

前降支近中段CTO病变,钝缘支经“弹簧圈”样迂曲的心外膜下血管提供侧支(A),微导管支撑下Sion导丝反复尝试难以通过迂曲侧支循环,微导管造影发现侧支穿孔(B)。

图38-3 CTO病变+导丝引导微导管通过极度扭曲侧支=冠状动脉穿孔

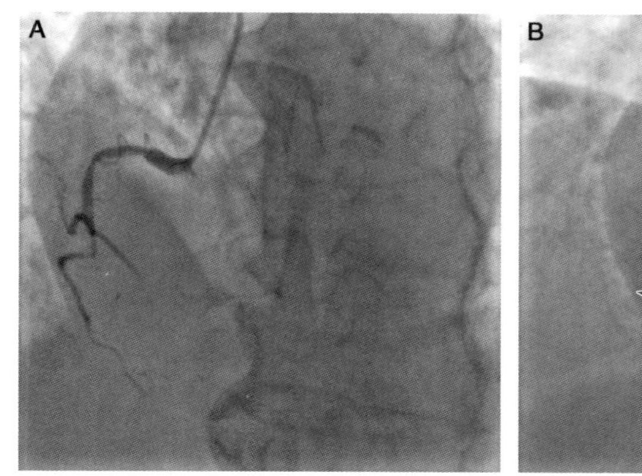

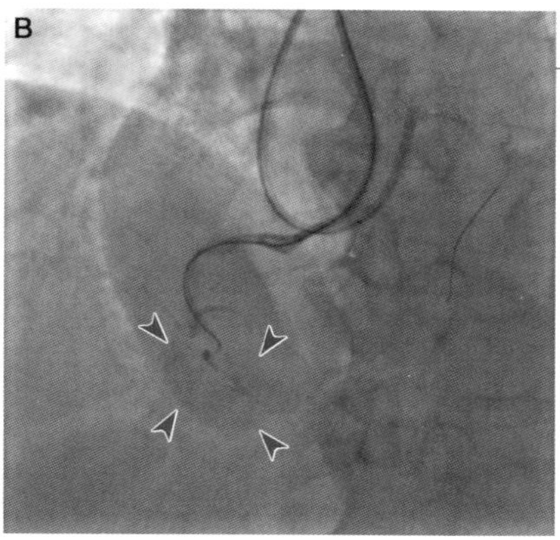

右冠状动脉中段 CTO 病变(A),更换多根导丝最终 Pilot200 导丝通过闭塞段但未能进入真腔,造影发现房室沟血肿(B)。

图 38-4 CTO 病变+超滑硬导丝进入血管外=房室沟血肿

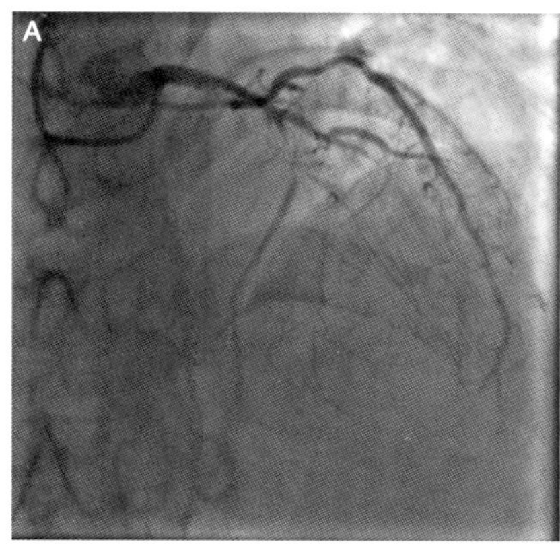

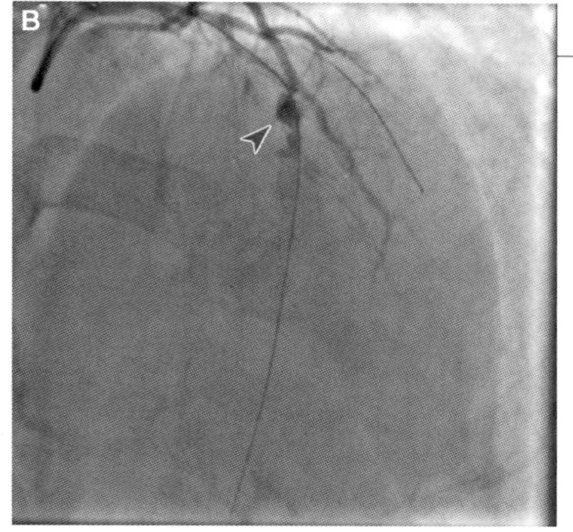

前降支近中段 CTO 病变(A),正向导丝穿出血管进入心包腔,但术者误以为进入真腔,贸然球囊扩张闭塞段,出现冠状动脉破裂(B)。

图 38-5 CTO 病变+导丝进入假腔球囊贸然扩张=冠状动脉穿孔

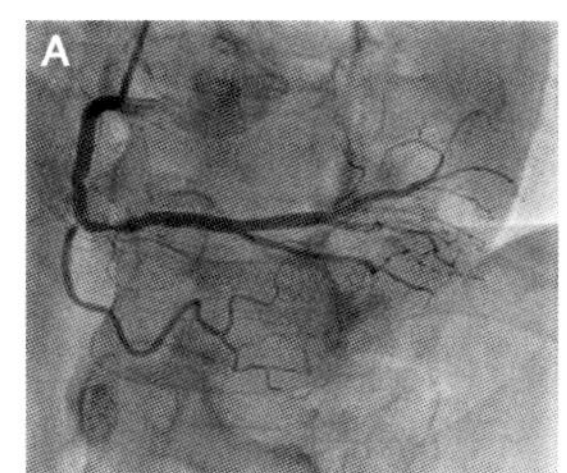

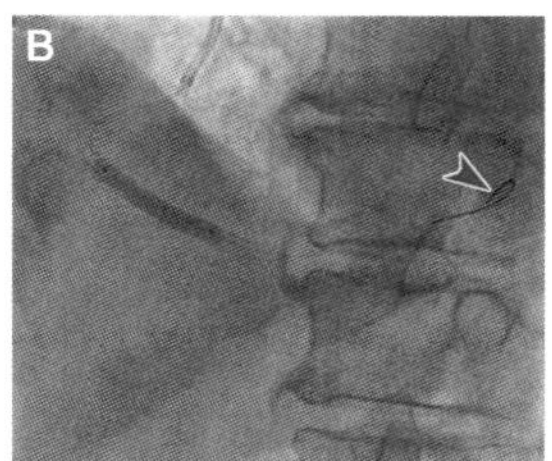

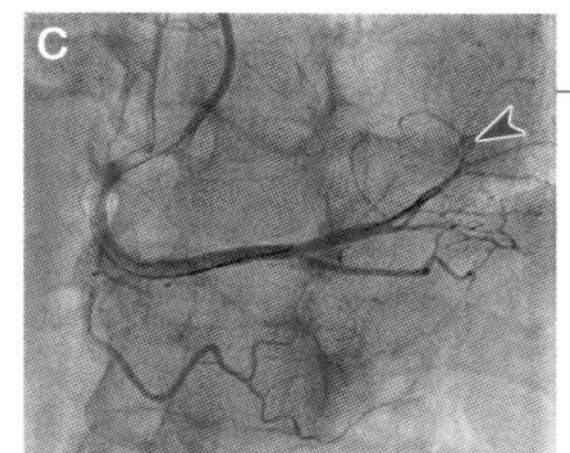

右冠状动脉中段病变(A),介入过程中工作导丝末梢端形态学类似“knuckle”环,事实上为过度前送进入左室后支细小分支,(B),导致冠状动脉末梢端穿孔(C)。

图 38-6 导丝过度前送=冠状动脉穿孔

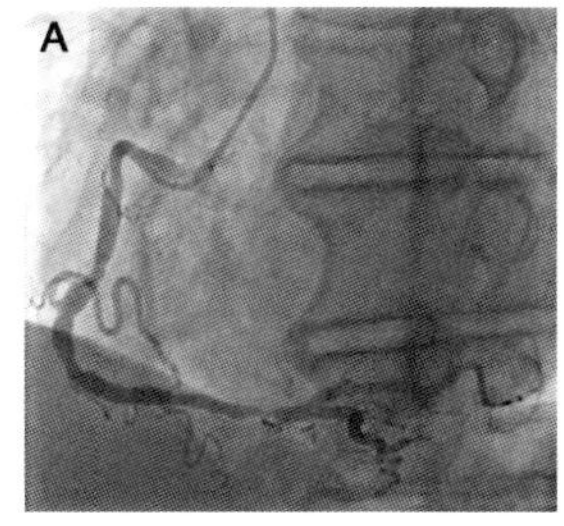

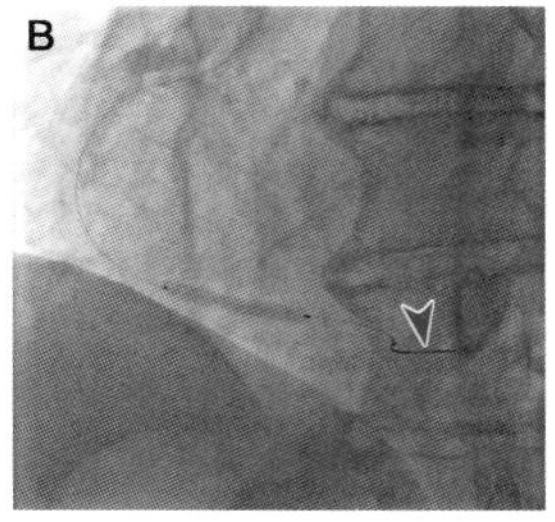

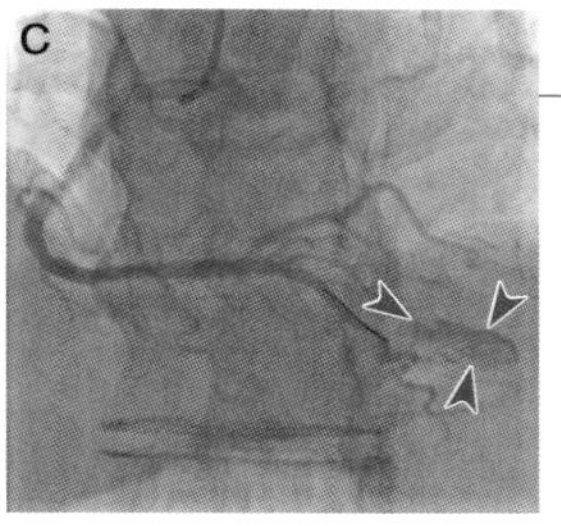

右冠状动脉远段病变(A),介入过程中工作导丝末梢段卷曲形成真正的“knuckle”环(B),过度前送导致冠状动脉末梢端穿孔(C)。

图 38-7 前端卷曲导丝过度前送=冠状动脉穿孔

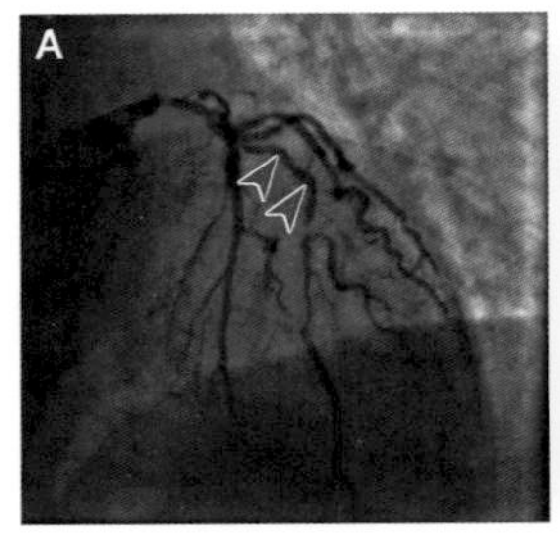
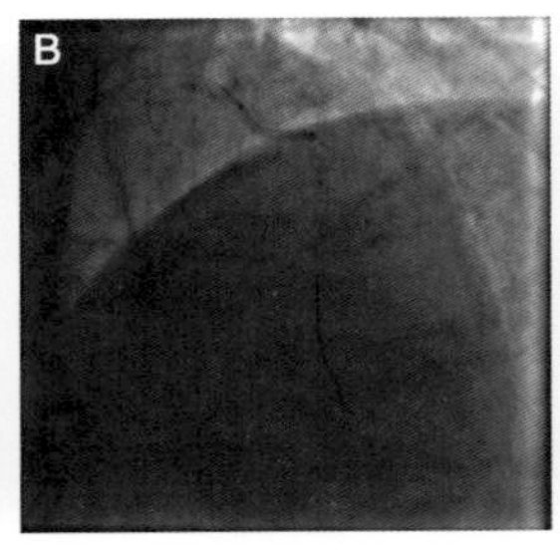
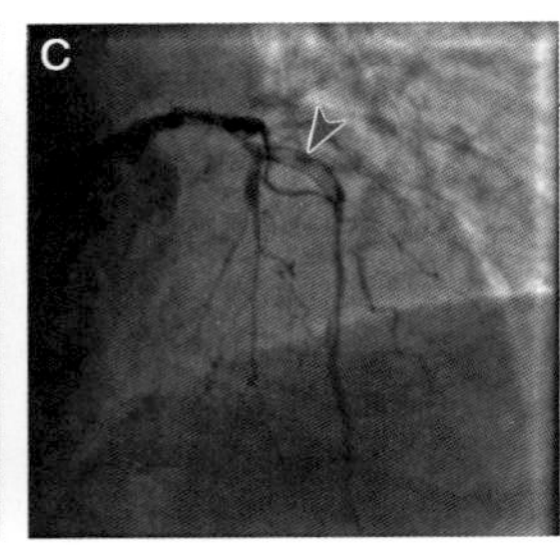

前降支中段极度成角病变(A),2.5mm直径预扩张球囊充盈后与前降支长轴明显成角(B),导致冠状动脉严重夹层和穿孔(C)。

图 38-8 极度成角病变+球囊扩张=冠状动脉穿孔

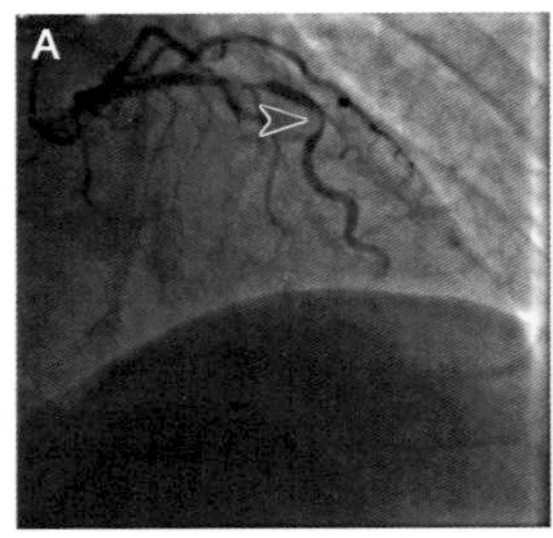
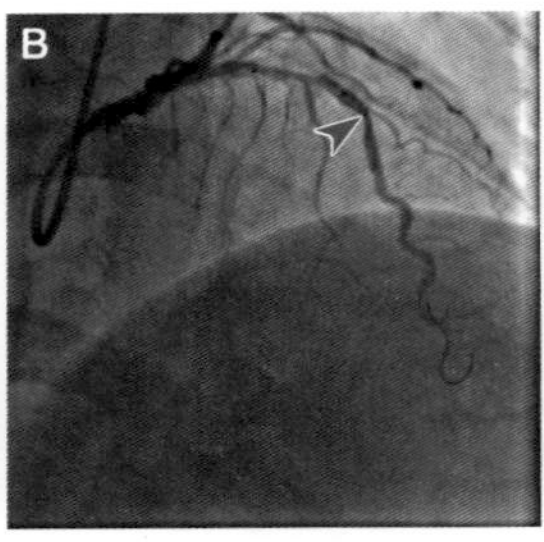
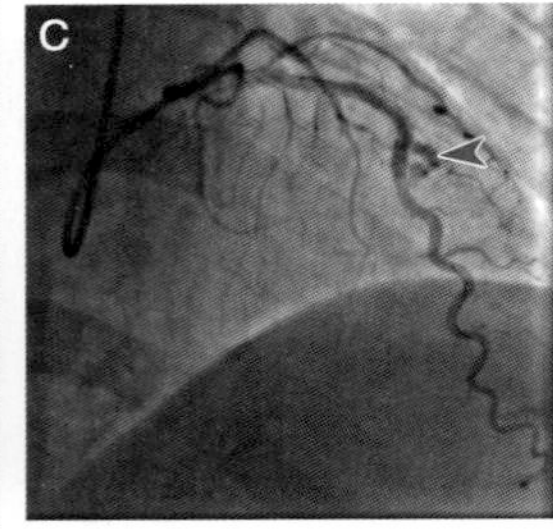

前降支中段严重钙化成角病变(A),预扩张后置入3.0mm直径支架,支架明显膨胀不全(B),3.0mm直径非顺应性球囊扩张后导致冠状动脉破裂(C)。

图 38-9 钙化成角病变+支架后扩张过度=冠状动脉穿孔

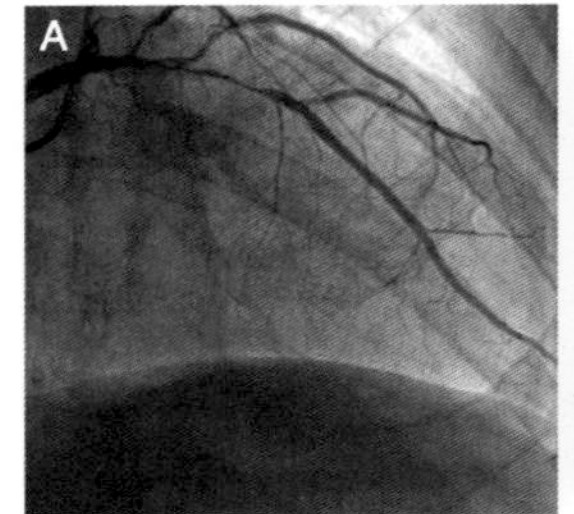
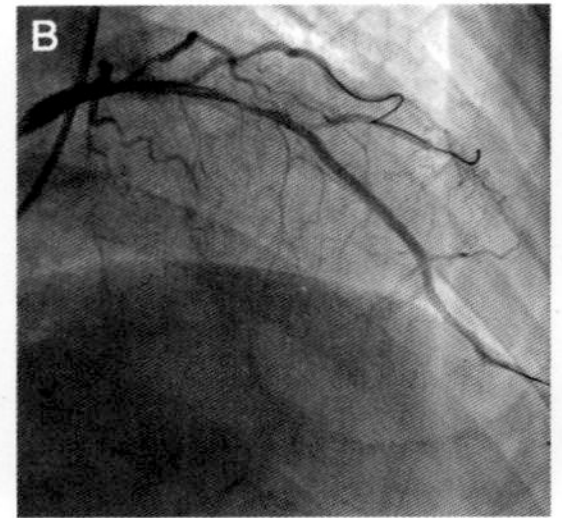
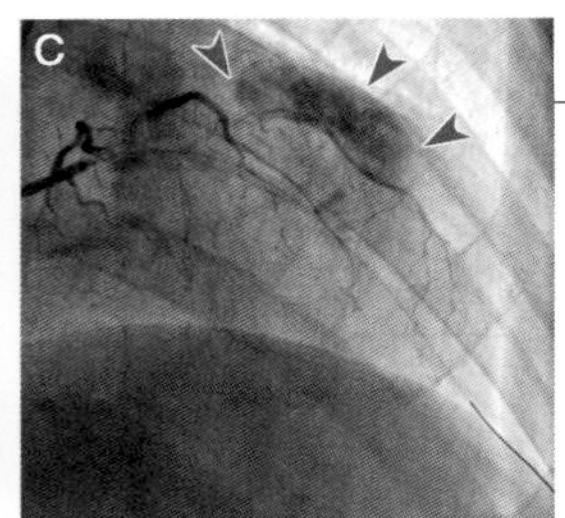

前降支近中段严重钙化病变(A),1.5mm旋磨头旋磨后局部夹层形成(B),3.5mm直径支架置入后冠状动脉破裂(C)。

图 38-10 钙化病变+旋磨后血肿+支架扩张=冠状动脉穿孔

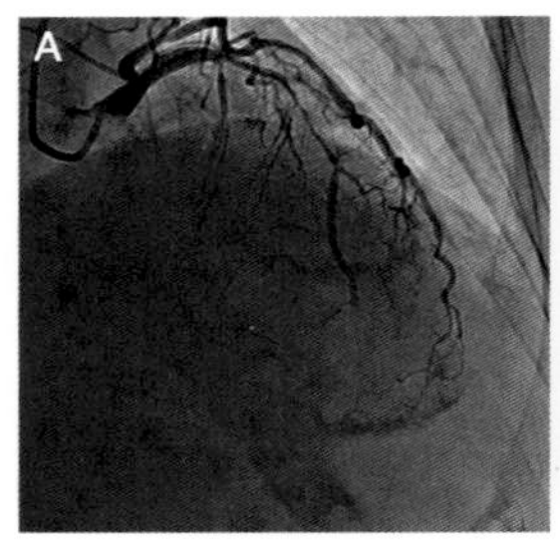
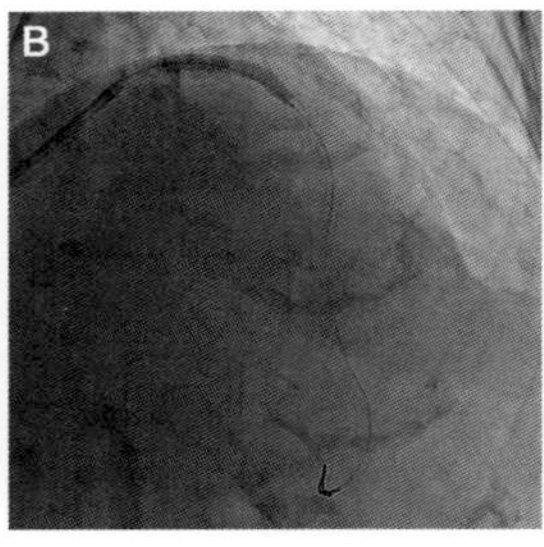
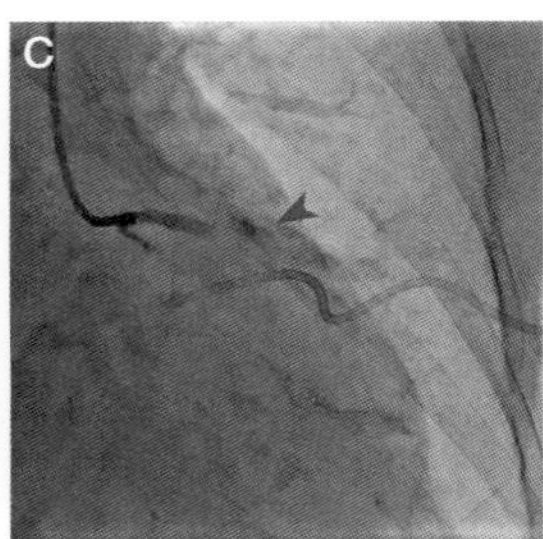

低体重老年女性,前降支近中段严重钙化病变(A),球囊预扩张后,3.5mm直径支架置入(B),冠状动脉破裂(C)。

图 38-11 老年女性钙化病变+支架过大=冠状动脉穿孔

三、预防

冠状动脉穿孔的风险贯穿 PCI 全程，自导丝进入冠状动脉伊始就如影相随。首先，要识别预判穿孔高危患者，包括钙化、成角、分叉病变，特别要注意 CTO 病变和心肌桥狭窄病变。其次，常规操作动作要细腻，不要成为“粗人”。最后，要留意冠状动脉穿孔的先兆征象，及时识别轻度穿孔，避免穿孔的恶化。中山医院心内科的回顾性研究发现，部分 Ellis Ⅲ型穿孔病例其实有早期征兆，若能早期识别并加以处理，可有效避免进展为Ⅲ型严重穿孔（图 38-12、图 38-13）。

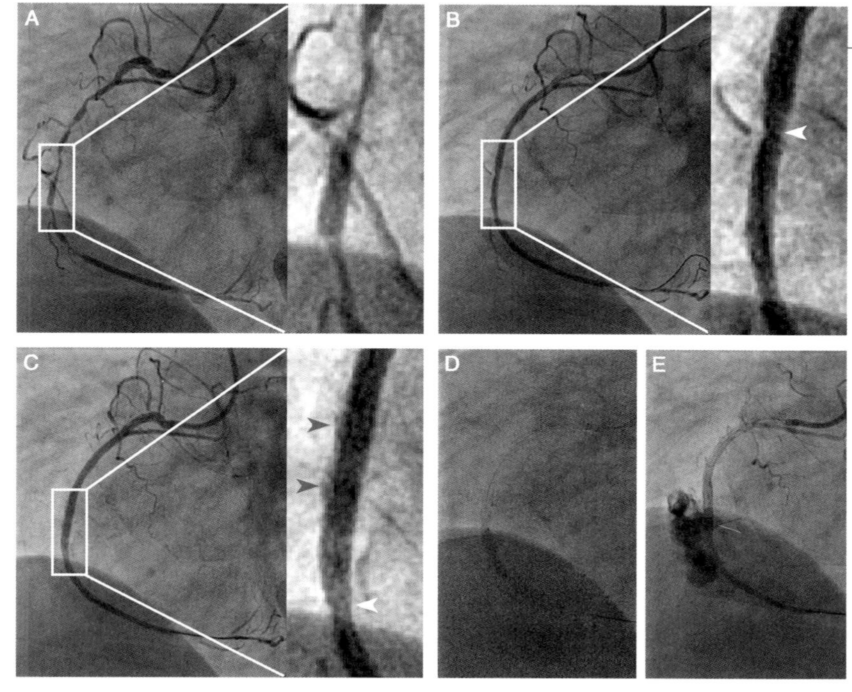

A. 右冠状动脉弥漫性严重狭窄；
B. 串联置入支架后，发现有两处支架扩张不良(白色箭头)；
C. 近段后扩张，出现少量造影剂呈云雾状渗出支架外(红色箭头)，但术者未观察到；
D. 继续后扩张远段；
E. 最终出现严重的喷射性外渗(红色箭头)，转外科紧急手术。

图 38-12　冠状动脉穿孔的先兆征象

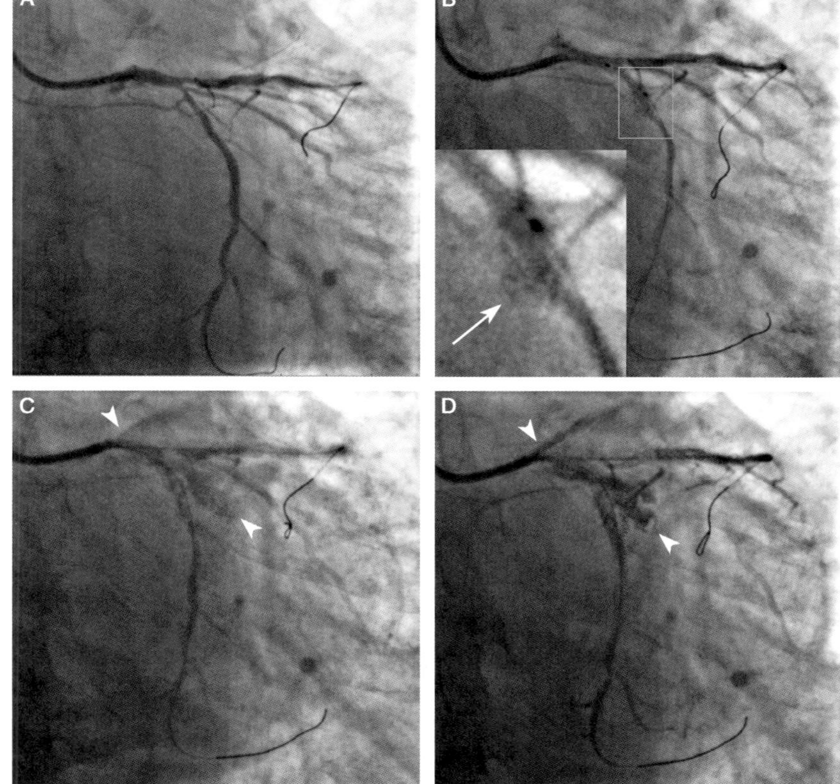

A. 左主干和前三叉严重钙化性狭窄；
B. Flextome 3.0mm×10mm 切割球囊 10atm×10s 切割前降支和回旋支近段，回旋支近段出现夹层和微量造影剂呈云雾状渗出(箭头)，但术者未觉察；
C. 继续切割回旋支开口和左主干，回旋支开口和左主干开口出现大片外渗(箭头)；
D. 左主干-回旋支置入 3.0mm×29mm 支架，喷射性外渗有所加重(箭头)，心包穿刺后转外科紧急手术。

图 38-13　冠状动脉穿孔的先兆征象

避免冠状动脉穿孔的 PCI 操作要点如下：

1. 时刻警惕导丝位置，尤其是亲水性硬导丝。
2. 球囊和支架输送困难时，注意导丝和指引导管的相对运动，避免导丝过度深插。

3. 导丝前端卷曲只是相对安全，过度深插同样可导致末梢段血管穿孔。

4. 预扩张球囊扩张压不能超过爆破压。

5. 球囊和支架直径不能过大，尤其是前降支中段（常为心肌桥部位），钙化伴成角病变等。

6. 球囊和支架直径不能过大，注意区分参考血管是正常阶段还是瘤样扩张。

7. 导丝通过 CTO 病变，真假腔判断不明时，球囊通过要慎重，球囊直径和扩张压力遵循“从小到大”原则。

8. 导丝通过 CTO 病变，在确认远端真腔之前，微导管跟进要慎重。

9. 对于难以扩张的病变或支架，可用小一号非顺应性球囊超高压扩张，可有效避免在病变扩张或支架扩张的瞬间发生血管破裂。

10. 对于难以扩张的病变或支架，也可尝试延长球囊扩张时间，而不是持续增加压力，所谓“时间换空间”策略。

11. 小心进行高风险的 PCI 操作，包括旋磨、旋切等。

四、处理

1. 首要的处理：球囊封堵　笔者绘制了冠状动脉穿孔的处理流程图（图 38-14），在整个流程中，长时间低压球囊扩张处于首要地位。也就是说，一旦确认冠状动脉穿孔，应该立即低压扩张球囊临时封堵，然后稳定情绪，整理思路，思考下一步对策。切忌心怀侥幸心理，未处理就下台（图 38-15）；也切忌乱了章法。

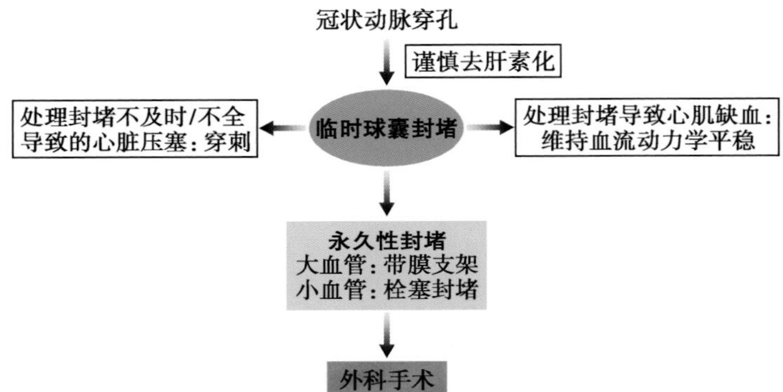

图 38-14　冠状动脉穿孔的处理流程

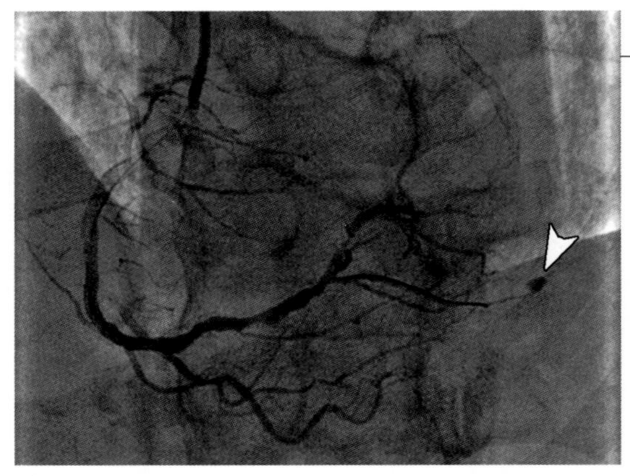

图 38-15　冠状动脉末梢穿孔未及时处理导致心脏压塞

67 岁男性患者。有高血压和糖尿病病史。因前降支 PCI 术后 7 年，胸痛加重 1 周入院。冠状动脉造影见右冠状动脉弥漫性病变，中段狭窄 95%，右冠状动脉中段至近段置入 2.5mm×38mm、2.75mm×12mm 两枚支架，造影结束后降支远端微小血管穿孔，但消散较快，Ellis Ⅱ～Ⅲ型，床边超声心动图示极少量心包积液。观察 10min，血压 116/74mmHg、心率 76 次/min，患者无主诉不适。术者未及时处理，未行球囊封堵或弹簧圈封堵，直接送回病房。术后半小时，患者突发意识障碍、呼之不应，伴出冷汗，BP 56/36mmHg，HR 90 次/min，床旁超声心动图示中量心包积液，诊断为心脏压塞，心源性休克。立即心包引流 160mL 血性心包积液，患者意识转清，BP 90/60mmHg，HR 80 次/min；并予深静脉置管开通静脉通路扩容，24h 输液 4 000mL，悬浮红细胞 4U，血浆 200mL，24h 心包引流血性液体 1 350mL，次日 BP 130/70mmHg，HR 83 次/min，随访超声心动图示心包腔内见少量积液。

何为低压？一般球囊扩张的目的是产生一定压力，以扩张病变或释放支架；但冠状动脉破裂时球囊扩张的目的是次全阻断血流，血流瘀滞+胶原和组织因子暴露诱发血凝块封闭穿孔口；压力过大可损伤血管内膜甚至加重血管破裂。术者应根据血管直径和球囊直径灵活安排，如直径相当，一般 2~6atm 即可。

何为长时间？理论上，球囊封堵时间越长，穿孔处血凝块越易形成，经纤维蛋白交联后越发牢固。只要球囊扩张时间足够长，没有穿孔不能愈合。BAT 技术的实践也可印证该设想。试想 BAT 技术处理桡动脉痉挛/夹层/破裂时，经过 PCI 完成时间（估计 0.5~1h）的指引导管封堵后，基本上所有破裂桡动脉均可愈合。因此，可以推论，只要时间足够长，绝大多数冠状动脉破裂均可通过球囊封堵成功止血。

球囊临时性封堵可诱发心肌缺血，表现为两个方面：①普通球囊长时间扩张可以导致心肌梗死。笔者在做猪急性心肌梗死实验模型时发现，前降支结扎 20min 后再灌注尚不足以造成成块心肌细胞坏死，但结扎 30min 后开始出现明显心肌梗死，自缺血中心区心内膜面向周边扩展。由于猪心脏病理生理和人类非常接近，因此可以推论球囊封闭时间 20min 是比较合理的[8]。实践中，一般以 10~15min 为一周期，若未成功但有减少趋势，继续下一个 10~15min。初学者最容易犯的错误是短时间内反复减压球囊复查造影，其后果不仅仅是穿孔处难以形成血栓，更是增加了出血时间，增加了心脏压塞风险。②短时间心肌缺血，即使无细胞坏死，也会诱发心肌顿抑。当冠状动脉主支血管的短时间堵塞，也很有可能诱发剧烈胸痛、恶性心律失常、急性左心衰竭、心源性休克等次生性灾难，甚至成为患者死亡的直接原因。因此，球囊封堵的时间取决于血管大小和患者耐受程度。对于小血管或末梢血管穿孔，尽量长时间封堵，如未奏效，转换为永久性封堵手段；对于大血管穿孔，封堵时间临时性封堵，一旦心包穿刺成功，建议尽早解除封堵以恢复灌注。

事实上，灌注球囊可很好地解决球囊封堵诱发的心肌缺血问题[9]，遗憾的是国内并无多少中心备有此类球囊。作为替补方案，微导管远端灌注技术[10]也可有效解决该问题：经另一导丝将微导管送至穿孔部位远端，在球囊低压扩张同时向微导管注射自身血液。

除扩张持续时间外，球囊封堵的成功与否取决于穿孔类型、破口大小、抗凝剂和抗栓剂使用等因素。一般支架穿孔耗时最长，球囊穿孔其次，导丝穿孔最短。尽管有报道球囊封堵成功率可高达 2/3[11]，但笔者的实践提示未必那么有效，半数以上的患者需要进一步干预，这可能与封堵时间不足（受制于心肌缺血）有关。如外渗量未减少甚至增加，应尽早考虑进一步手段，如带膜支架或栓塞治疗。

偶尔的，左主干和前降支近段由于有比较丰富的弹力纤维和平滑肌，破裂后血管可生理性回缩，侥幸自发性止血。

2. 有争议的处理：逆转抗栓药物作用　肝素和血小板 GPⅡb/Ⅲa 受体拮抗剂显著增加球囊封堵穿孔的难度，逆转抗栓剂的益处显而易见。去肝素化时，一般用量为 1mg 鱼精蛋白：100U 肝素，但应考虑到肝素半衰期因素，最好控制激活凝血时间（activated clotting time，ACT）<150s 或活化部分凝血活酶时间（activated partial thromboplastin time，APTT）<60s。有鱼精蛋白胰岛素应用史的糖尿病患者禁用。值得强调的是，去肝素化导致冠状动脉内血栓特别是支架内血栓的风险激增，因此是否值得使用学界争议颇大。笔者对此持谨慎意见，不主张常规去肝素化。有人建议，如决定使用鱼精蛋白，需要撤离冠状动脉内所有器械，以免发生冠状动脉内血栓。

如患者应用血小板 GPⅡb/Ⅲa 受体拮抗剂应停用。输注血小板对依替巴肽（埃替非巴肽）和替罗非班的抗血小板作用无效。幸运的是，肾功能正常时，埃替非巴肽和替罗非班半衰期很短，停用后很快失效[12]。逆转比伐卢定的唯一办法是静脉输注新鲜冰冻血浆。

3. 关键性处理：带膜支架或栓塞　对球囊封堵后心包持续渗出或不能耐受球囊封堵治疗的患者，若穿孔位于冠状动脉近中段，可行带膜支架置入治疗；若穿孔位于血管远端，可行栓塞治疗。带膜支架和栓塞治疗的出现极大降低了心脏压塞发生率和紧急 CABG 手术比例，已经成为严重冠状动脉穿孔的关键性处理手段[13]。

（1）带膜支架：最早的带膜支架是 1996 年开始报道的自体静脉支架，外科切下自体大隐静脉、髂静脉等然后缝合到支架上（图 38-16），缺点是需要血管外科支持，耗时较长，不适合急诊使用。目前国外使用最为广泛的是聚四氟乙烯（polytetrafluoroethylene，PTFE）带膜支架（图 38-16，表 38-3），也有心包带膜支架[14]的报道。PTFE 带膜支架的出现具有革命性意义，能成功封闭绝大部分近中段冠状动脉穿孔，从而避免外科手术，极大地改善了冠状动脉穿孔的预后[15]。

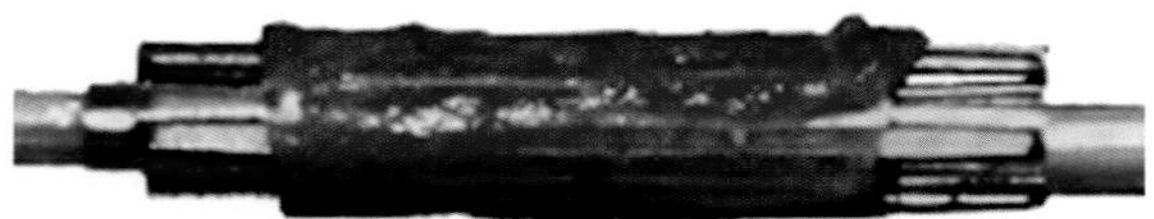
自体静脉覆盖支架

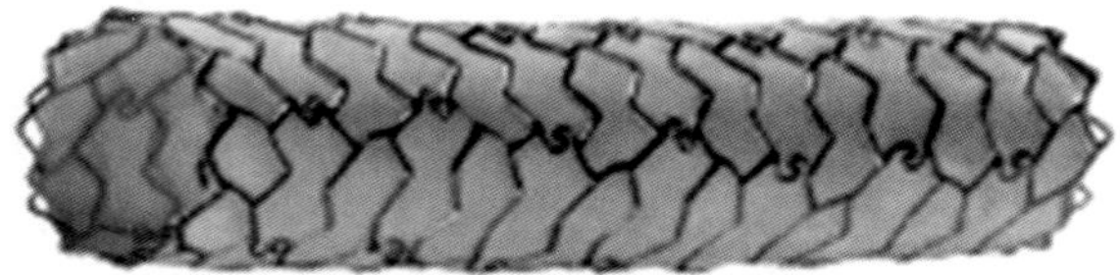
PTFE覆盖支架(JOSTENT Graftmaster)

图 38-16 带膜支架

表 38-3 国外常用冠状动脉带膜支架

支架名称	特点
Symbiot	双层 PTFE 覆盖自膨胀 RADIUS 镍支架
Jostent	单层 PTFE，被双层自膨胀不锈钢支架所夹合
Nuvasc	单层 PTFE 覆盖不锈钢支架，特点是 PTFE 上装载有促进内皮化的细胞黏附蛋白 P-15

由于目前国内导管室基本没有现成的预载带膜支架，众多专家自力更生，各显神通，创制出了支架外覆盖球囊、两层支架间夹带球囊、支架外覆盖 3M 薄膜等多种“土制”带膜支架。后续章节将介绍 3M 薄膜带膜支架的一些制作技术细节。

带膜支架并非无所不能，其局限性主要包括：①带膜支架的柔顺性和通过性远远低于普通支架，常难以到达/通过严重钙化或严重扭曲部位，支架“卡壳”成为带膜支架的致命伤。双指引导管辅助下带膜支架置入技术（最好 7F）、Gardzilla 导管（带膜支架体外预载）、5in 6 导管有助于支架到位，但仍有部分病例难以成功。②带膜支架由于内皮化延迟和致栓作用，亚急性血栓形成高于传统支架，Al-Lamme 等报道 PTFE 带膜支架内血栓形成发生率高达 8.6%。IVUS 指导下充分后扩张和长程充分抗血小板治疗有助于降低血栓风险。一般认为，带膜支架后双联抗血小板时程应该长于普通支架[16]，小样本量研究建议 2 年双联抗血小板治疗。③长期再狭窄比例很高，甚至高达 50%。④造成分支闭塞。

（2） 栓塞封堵治疗：穿孔位于较小的冠状动脉或冠状动脉远端，可行冠状动脉栓塞封堵治疗，可用于封堵的血栓形成物质有弹簧圈、凝血酶、吸收性明胶海绵、胶原、纤维蛋白胶、氰基丙烯酸酯胶、三丙烯微球、聚乙烯醇颗粒、无水酒精、自体血凝块和自身皮下脂肪组织等。栓塞物质的选择原则是“有什么，用什么”，尽量不用致炎性较强的吸收性明胶海绵等物质。目前临床最常用的为弹簧圈。假如导管室未配备任何栓塞材料，自体脂肪/血凝块是不二选择。

应用带膜支架或栓塞封堵的一大缺陷是封堵球囊放气回撤至最终带膜支架或弹簧圈释放的时间延误较长，可能导致急性心脏压塞的发生。双指引导管技术可缩短此“黑色”时间延搁，将在后续章节中专门介绍。

4. 心脏压塞的监测和处理 一旦发现冠状动脉穿孔，不能只顾低头处理穿孔本身，还要侧身询问患者症状主诉，更要侧目监护仪关注血流动力学状态。静脉输液可能有助于防治心脏压塞和低血压，但疗效有限。及早床旁超声心动图监测心包积液状态和心脏压塞征象。即使积液量不多，一旦有心脏压塞倾向，应立即心包穿刺。患者仰卧位急诊心包穿刺有一定的难度，是心脏介入医生必须掌握的必杀技。

5. 最后的手段：外科治疗　紧急外科手术是冠状动脉穿孔最后的治疗手段，包括特氟隆补片或心包补片修补、结扎穿孔血管和 CABG 手术。一旦球囊封堵出现严重心肌缺血后果，或者带膜支架失败，立即转外科手术。必须指出，“最后”并不意味着要拖延患者到心脏压塞状态；也不是说一定要尝试所有方法失败才转外科手术。对于较大穿孔，可直接紧急外科治疗。灌注球囊是外科手术过渡期的重要手段，如无灌注球囊，间歇性普通球囊封堵+心包穿刺引流也有助于患者渡过难关。

五、小结

冠状动脉穿孔是少见而严重的 PCI 并发症。长时间球囊封堵基础上置入带膜支架或栓塞治疗是封闭穿孔的主要手段。紧急外科修补是救命的“最后一根稻草”。处理时不能只盯着穿孔本身，还要兼顾血流动力学状态，一旦有心脏压塞倾向，应立即心包穿刺。尽早发现、及时处理是高手，而预判穿孔高危患者才是超高手，所谓“上医治未病”。

参考文献

[1] ELLIS S G，AJLUNI S，ARNOLD A Z，et al.Increased coronary perforation in the new device era.Incidence，classification，management，and outcome.Circulation，1994，90：2725-2730.

[2] SHIMONY A，ZAHGER D，Van STRATEN M，et al.Incidence，risk factors，management and outcomes of coronary artery perforation during percutaneous coronary intervention.Am J Cardiol，2009，104：1674-1677.

[3] Al-LAMEE R，IELASI A，LATIB A，et al.Incidence，predictors，management，immediate and long-term outcomes following grade Ⅲ coronary perforation.JACC Cardiovasc Interv，2011，4：87-95.

[4] CHIN YONG A，WEI CHIEH J T.Coronary perforation complicating percutaneous coronary intervention-A case illustration and review.ASEAN Heart J，2013，21：3.

[5] SHIMONY A，JOSEPH L，MOTTILLO S，et al.Coronary artery perforation during percutaneous coronary intervention：a systematic review and meta-analysis.Can J Cardiol，2011，27：843-850.

[6] DE MARCO F，BALCELLS J，LEFÈV RE T，et al.Delayed and recurrent cardiac tamponade following distal coronary perforation of hydrphilic guidewires during coronary intervention.J Invasive Cardiol，2008，20：E150-153.

[7] 戴士鹏，徐泽升.冠状动脉穿孔所致的心脏压塞.国际心血管病杂志，2015，42：26-28.

[8] WANG X，GE J.Balloon occlusion types in the treatment of coronary perforation during percutaneous coronary intervention.Cardiol Res Pract，2014，2014：784018.

[9] GORGE G，ERBEL R，HAUDE M，et al.Continuous coronary perfusion balloon catheters in coronary dissections after percutaneous transluminal coronary angioplasty.Acute clinical results and 6-months follow-up.Eur Heart J，1994，15：908-914.

[10] ISHIHARA S，TABATA S，INOUE T.A novel method to bail out coronary perforation：Micro-catheter distal perfusion technique.Catheter Cardiovasc Interv，2015，86：417-421.

[11] MEGURO K，OHIRA H，NISHIKIDO T，et al.Outcome of prolonged balloon inflation for the management of coronary perforation.J Cardiol，2013.

[12] ROGERS J，LASALA J.Coronary artery dissection and perforation complicating percutaneous coronary intervention.J Invasive Cardiol，2004，16：493-499.

[13] COPELAND K A，HOPKINS J T，WEINTRAUB W S，et al.Long-term follow-up of polytetrafluoroethylene-covered stents implanted during percutaneous coronary intervention for management of acute coronary perforation.Catheter Cardiovasc Interv，2012，80：53-57.

[14] CHEN S，LOTAN C，JAFFE R，et al.Pericardial covered stent for coronary perforations.Catheter Cardiovasc In-

terv，2015，86：400-404.

[15] AL-MUKHAINI M，PANDURANGA P，SULAIMAN K，et al.Coronary perforation and covered stents：an update and review.Heart Views，2011，12：63-70.

[16] TAKANO M，YAMAMOTO M，INAMI S，et al.Delayed endothelialization after polytetrafluoroethylene-covered stent implantation for coronary aneurysm.Circ J，2009，73：190-193.

第 39 章　3M 薄膜自制带膜支架

带膜支架是冠状动脉穿孔的关键性处理手段，能成功封闭绝大部分冠状动脉近中段穿孔，从而避免外科手术，极大地改善了冠状动脉穿孔的预后[1]。Symbiot、Jostent、Nuvasc 等预载带膜支架的研发上市为临床处理冠状动脉穿孔提供了强有力的武器。但是，目前国内导管室基本没有现成的预载带膜支架，一旦与冠状动脉穿孔发生“遭遇战”，慌乱与抱怨之余，何以自救?

事实上，带膜支架一直有就地取材的优良传统。最早的带膜支架是自体静脉覆盖支架，而后出现支架外覆盖球囊、二层支架间夹带球囊、支架外覆盖 3M 薄膜等多种“土制”带膜支架。下面将介绍 3M 薄膜带膜支架的一些制作技术细节。必须强调，由于 3M 薄膜黏性极强，黏手后不易操作，平时多加练习才可熟能生巧，才能在遭遇冠状动脉穿孔时泰然处之。

一、制备技巧

（图片中以支架球囊代替支架）

1. 准备器械　剪刀（最好直头剪）、3M 薄膜、支架（图 39-1）。

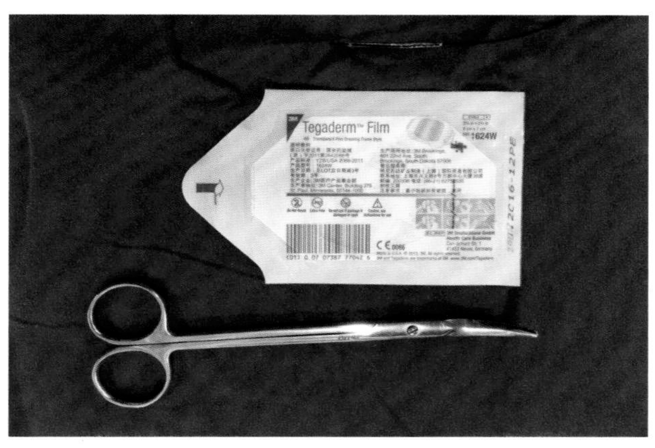

图 39-1　准备器械

2. 裁剪薄膜　裁剪区域的选择是制约带膜支架制作速度的关键瓶颈，选择不当将无谓地增加制作时间。而在冠状动脉穿孔时，时间就是心肌，时间就是生命。3M 薄膜特别黏手，而且与封纸不易分离，因此需要借助 3M 薄膜两端硬纸边的自然撕口。因此，理想的裁剪区域为两端硬纸撕口侧（图 39-2），具体剪切范围见图 39-3 绿色框。

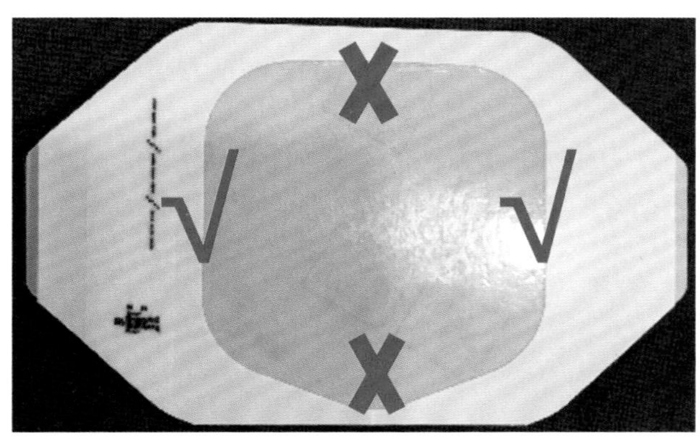

图 39-2　3M 薄膜可裁剪区域

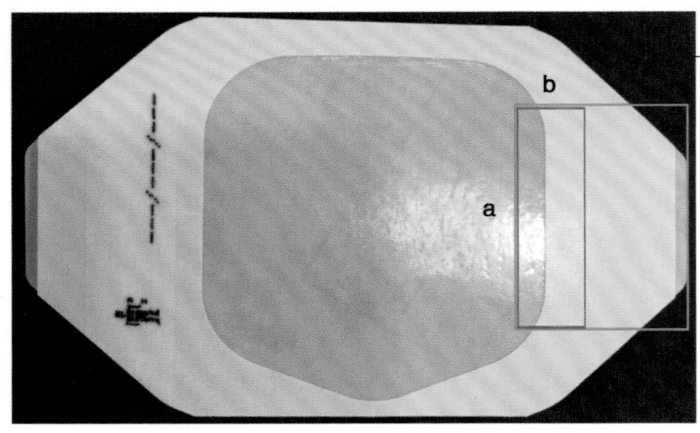

绿框为剪切范围,红框为估计最终贴到支架区域。

图 39-3 剪切区域和贴膜区域

裁剪片当中，真正贴到支架上的贴膜区域如图 39-3 红色框所示。

贴膜长度 a = 支架长-2mm。贴膜长度要比支架短 2mm 以上（图 39-4），如果太长，一方面会黏住支架球囊，导致支架球囊难以回撤，若使劲回撤有可能将支架扯出；另一方面，贴膜突出支架边缘将增加支架边缘血栓和再狭窄风险。

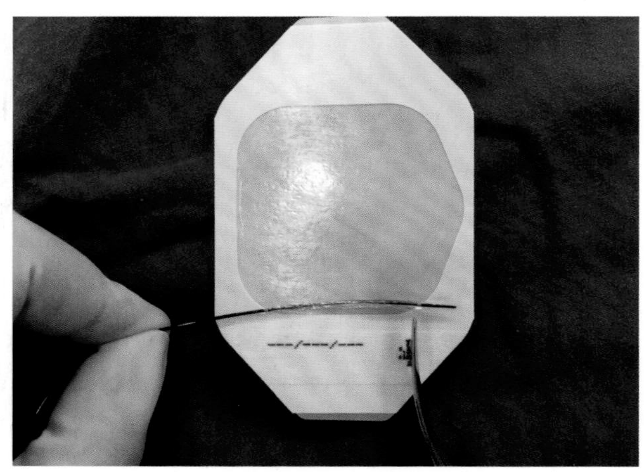

图 39-4 裁剪贴膜的长度要比支架短 2mm 以上

贴膜宽度 b = 支架未释放时周长×2。支架未释放时直径为 0. 038~0. 044in（1in = 2. 54cm），计算 2 倍周长为 6~7mm，所以膜的宽度一般为 8mm[2]。贴膜圈数为何推荐 2 圈？有专家担心，超过 3 圈膜时，张力过大，可能影响支架的膨胀，或者支架释放后会被强大的弹性回缩力压缩，导致支架球囊退不出来或者退出来会发生支架脱载的严重后果。笔者做过相应的体外实验，发现手工制作的各层薄膜之间贴合并不严密，支架外即使包绕 10 圈，也不存在支架膨胀不全或膨胀后弹性压缩等情况。但随着圈数的增加，无疑将显著增加支架输送难度，也增加支架内血栓或再狭窄的风险，因此，只要保证覆膜完整性，圈数越少越好，这是推荐 2 圈的内在逻辑。

3. 支架卷膜 注意是支架卷膜，而不是膜卷支架。将膜放在手上，轻轻转动支架将膜裹在支架上（图 39-5），不要试图用手去操作膜。当包绕支架两圈贴膜时，剪去多余部分，最后撕掉硬纸边（图 39-6）。

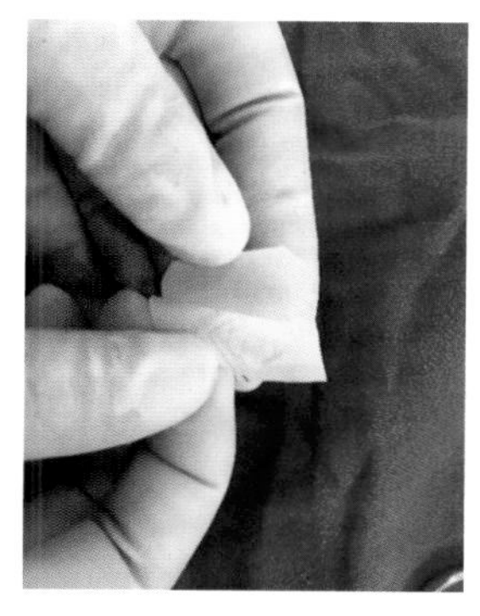
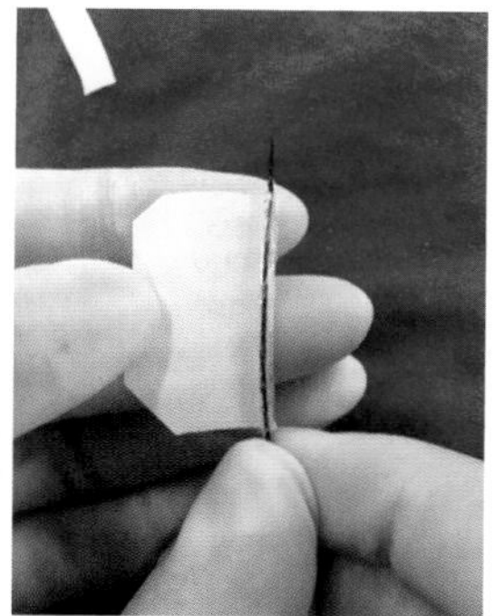
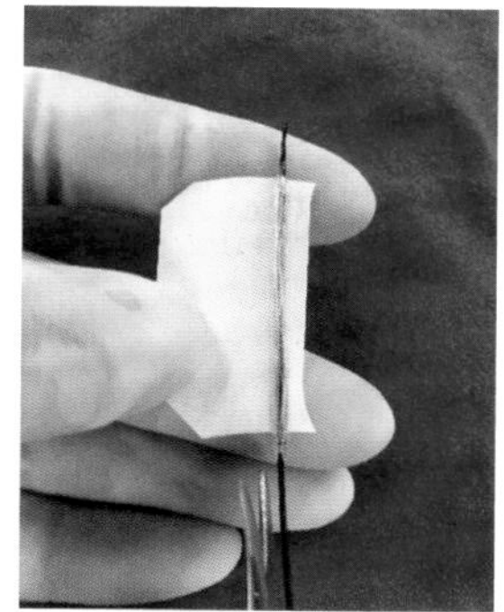

图 39-5　支架卷膜

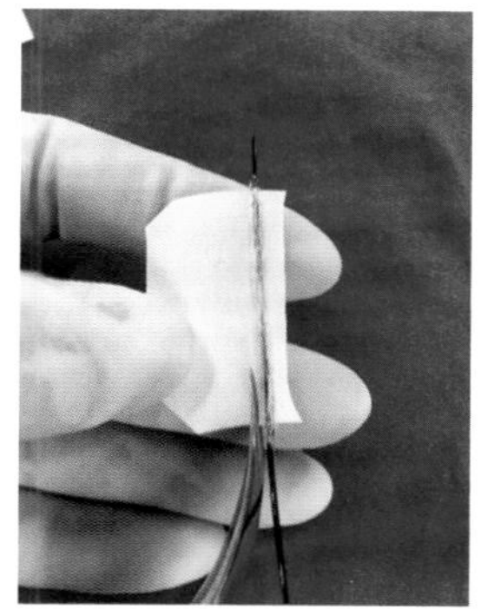
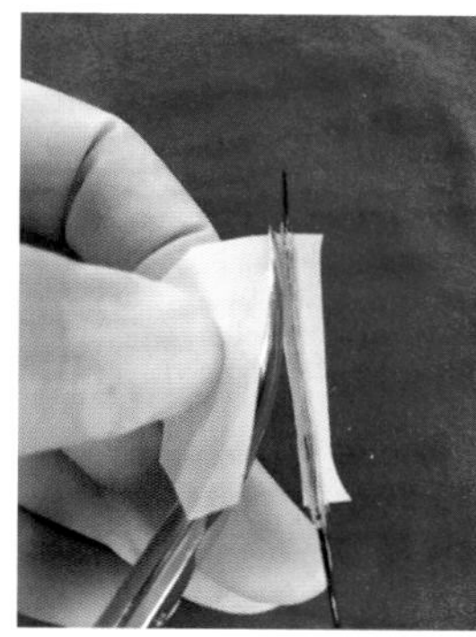
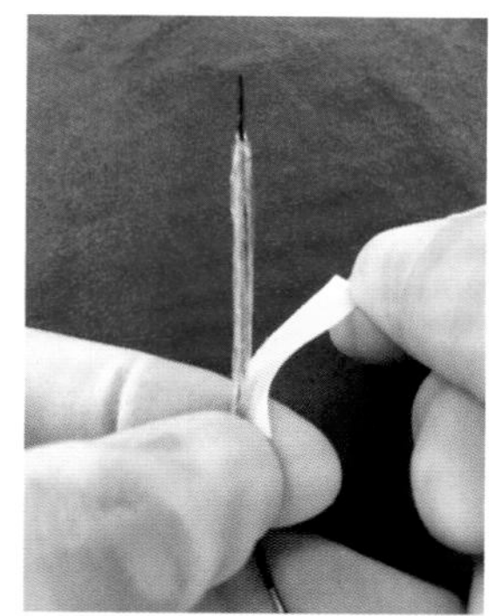

图 39-6　卷膜去纸

二、应用案例

75 岁男性患者。因反复发作性胸闷 10 年，加重 1 个月入院。入院诊断为急性冠脉综合征、高血压病、心房颤动、脑梗死后遗症。冠状动脉造影示左前降支近中段完全闭塞（图 39-7），左回旋支近段狭窄 85%，第二钝缘支完全闭塞；右冠状动脉近、中段狭窄 99%，右冠状动脉远端侧支供应左前降支中远段。

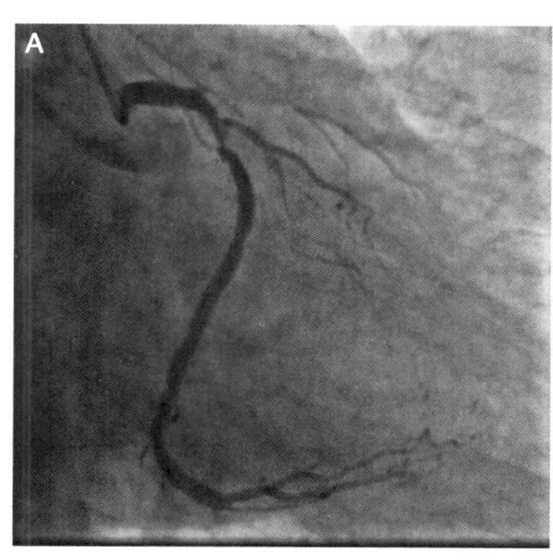

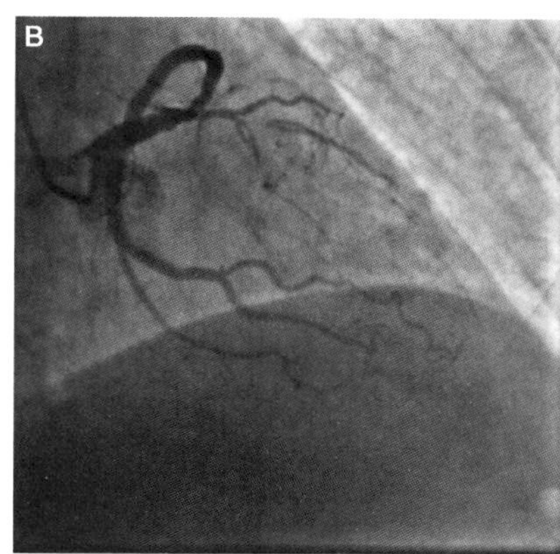

A. 肝位；
B. 右肩位。

图 39-7　左冠状动脉造影示前降支 CTO 病变

右冠状动脉顺利置入支架。取 6F EBU3.5 指引导管至左冠状动脉口，0.014" Miracle3 导丝在 Finecross 微导管支撑下通过前降支闭塞处送至其远端，对侧造影确认导丝远端位于血管真腔。前送微导管通过闭塞段后换入 Runthrough 导丝至前降支远端，先后取 1.5mm×15mm 球囊和 2.5mm×20mm 球囊于闭塞病变处 10atm×10s 扩张，复查造影示前降支中段血管穿孔、造影剂外渗（图 39-8）。

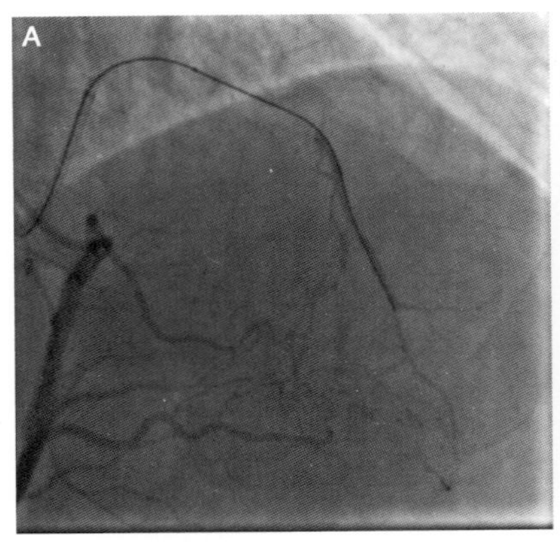

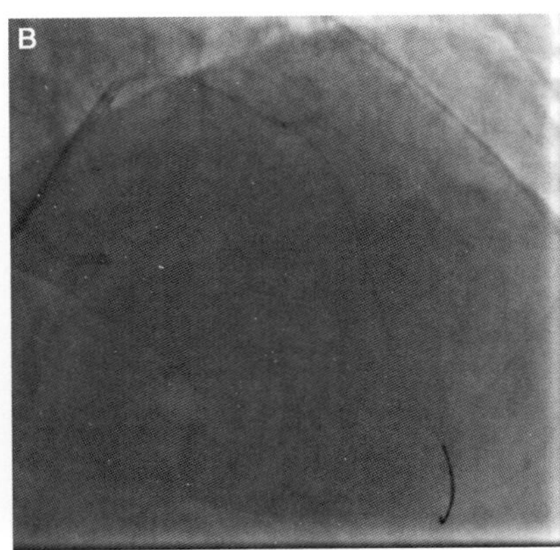

A. 导丝通过闭塞段，对侧造影证实位于真腔；
B. 右肩位 1.5mm×15mm 球囊扩张闭塞段；
C. 前降支中段穿孔。

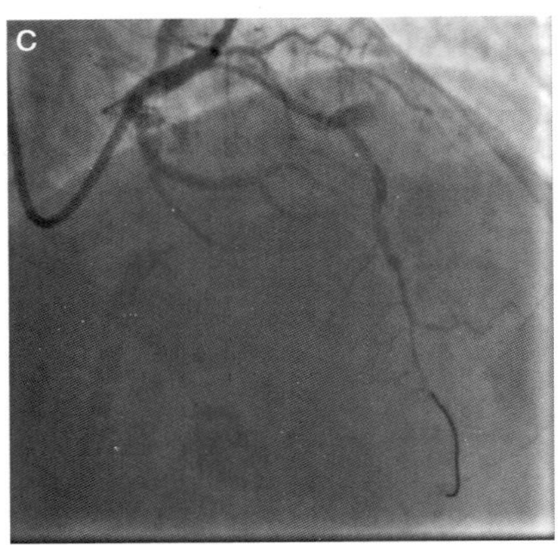

图 39-8　球囊扩张闭塞段后血管穿孔

前降支中段至开口置入 2.5mm×38mm 依维莫司药物支架 12atm×15s 扩张释放，2.75mm×15mm 非顺应性球囊于支架近段内 16atm×10s 扩张，造影显示血管穿孔未封闭。2.5mm×20mm 球囊于支架内 6atm 扩张，封堵血管约 2h，造影显示血管穿孔未封闭、造影剂外渗明显（图 39-9）。

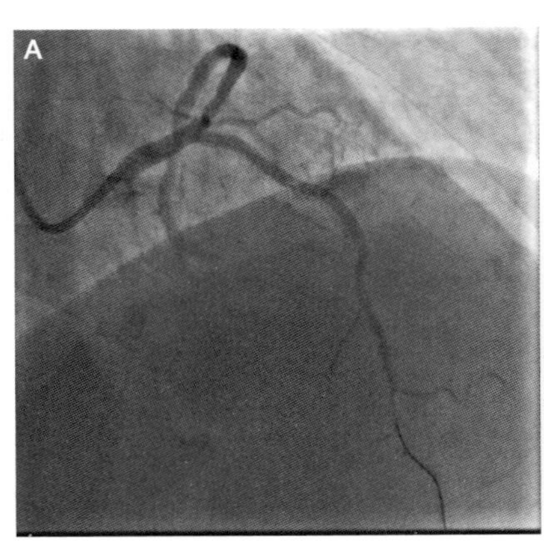

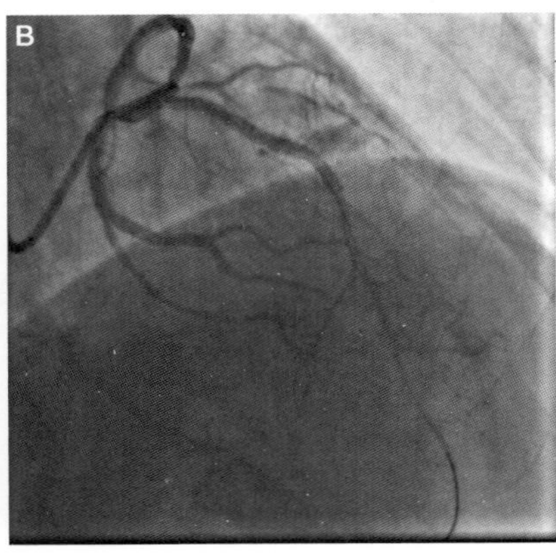

A. 非带膜支架置入后造影，仍见造影剂渗漏；
B. 球囊长时间封堵后造影，渗漏未减轻。

图 39-9　普通支架置入和球囊长时间持续封堵无效

自制 2.5mm×16mm 带膜支架，10atm×10s 扩张释放于穿孔部位，再取 2.5mm×20mm 球囊于支架内 12atm×10s 多次后扩张，复查造影示造影剂外渗现象消失，支架扩张满意，支架置入处无残余狭窄，前降支前向血流通畅，TIMI 血流 3 级（图 39-10）。

术终患者血压偏低，床旁超声心动图显示心包积液 10mm 左右，行心包穿刺，抽出 250mL 心包积液后，患者血压恢复 120/76mmHg 左右，复查超声心动图提示心包积液基本消失。术后第 5 天顺利出院。

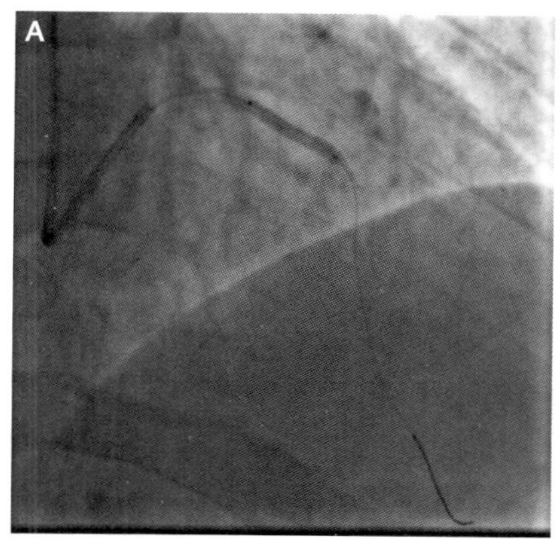

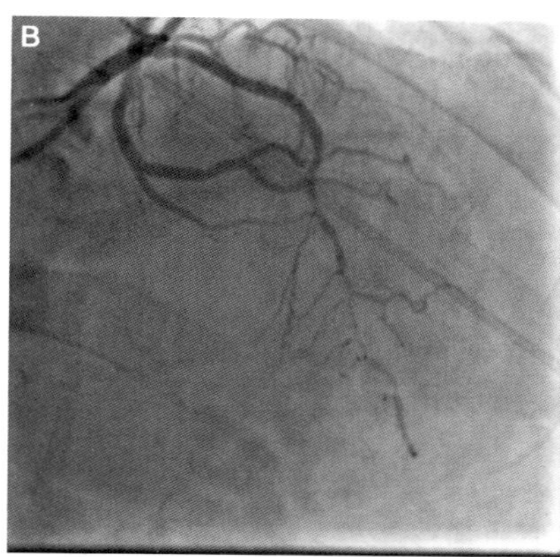

A. 带膜支架置入；
B. 复查造影示渗漏消失。

图 39-10　自制带膜支架置入后成功封闭穿孔

三、注意事项

1. 自制带膜支架通过性较差，可采用双指引导管技术和 Guidezilla 或 5in 6 导管技术。

2. 3M 薄膜的致炎性和致栓性、支架内血栓形成和再狭窄的发生率等关键性安全性指标缺乏研究。小样本量研究建议，置入商用 PTFE 带膜支架后需要 2 年双联抗血小板治疗。笔者认为，自制带膜支架的工艺水平肯定不及商业带膜支架，可进一步延长抗血小板时间，同时加大调脂力度。

3. 带膜支架置入部位分支闭塞，如闭塞重要分支（回旋支、中间支、粗大对角支），可导致严重后果。因此，需要权衡利弊。

4. 严重钙化病变一旦发生血管撕裂大出血，要以外科手术为第一准备，在无条件外科手术或需要较长时间等待时，带膜支架仅作为一种尝试手段。原因是带膜支架输送困难，更重要的是封堵效果并不可靠。钙化血管的扩展性和弹性回缩能力极差，正常支架置入时贴壁不良发生率就极高，带膜支架贴壁不良意味着封堵失败。尤其是支架置入后血管破裂时，支架内再次置入带膜支架，双层支架贴壁更加困难。

参考文献

[1] AL-MUKHAINI M，PANDURANGA P，SULAIMAN K，et al. Coronary perforation and covered stents：an update and review. Heart Views，2011，12：63-70.

[2] TAKANO M，YAMAMOTO M，INAMI S，et al.Delayed endothelialization after polytetrafluoroethylene-covered stent implantation for coronary aneurysm. Circ J，2009，73：190-193.

第 40 章　双指引导管技术

冠状动脉穿孔是 PCI 的少见而严重的并发症[1, 2]，球囊低压基础上带膜支架置入是严重冠状动脉穿孔的关键性处理手段[3]。血栓形成和再狭窄发生率过高是带膜支架的中长期缺陷，该技术的即刻使用还存在另外两大问题：①球囊封堵-带膜支架置入存在一定的时间延搁，即带膜支架送入时通常需要撤离球囊，此时间段通常是导致心包出血剧增、病情恶化的关键时期。因此，短时间内快速完成带膜支架置入是术者最大的心愿。②带膜支架的通过性远远低于普通支架，常难以到达严重钙化或严重扭曲部位。即使是近年新研发的外形更小、通过性更佳的单层带膜支架（如 Papyrus BK Biotronik 或 Bentley Innomed），但问题依旧存在。何况国内基本没有现成的预载带膜支架，“土八路式”的自制带膜支架质量良莠不一，通过性无疑逊色不少。

本章介绍一下 Ben-Gal Y 等 2010 年率先报道的双指引导管技术，该技术有助于带膜支架在最短时间内送达靶部位[2, 4~7]，可能在关键时刻助介入医师一臂之力。

一、操作步骤

1. 一旦穿孔，立即用 PCI 球囊（预扩球囊或支架球囊均可）低压扩张，封闭穿孔位置。

2. 建立另一条血管入路，一般选择股动脉径路。第 2 根指引导管送至冠状动脉开口附近，稍后撤原指引导管，使其脱离冠状动脉开口，然后调整第 2 根指引导管进入冠状动脉开口。

3. 沿着第 2 指引导管，将新的 PTCA 导丝送至封闭球囊上方，助手减压球囊，主刀医生在短时间内迅速将导丝送至血管远端，然后继续扩张封闭球囊。

4. 沿着新的导丝，将带膜支架送至封闭球囊上方（新导丝受到封闭球囊的挤压锚定，有利于带膜支架获得足够支撑通过近段血管）。

5. 负压封闭球囊并后撤至冠状动脉近段或第 1 根指引导管，在短时间内迅速将带膜支架送至血管穿孔节段，释放支架封闭穿孔（图 40-1）。

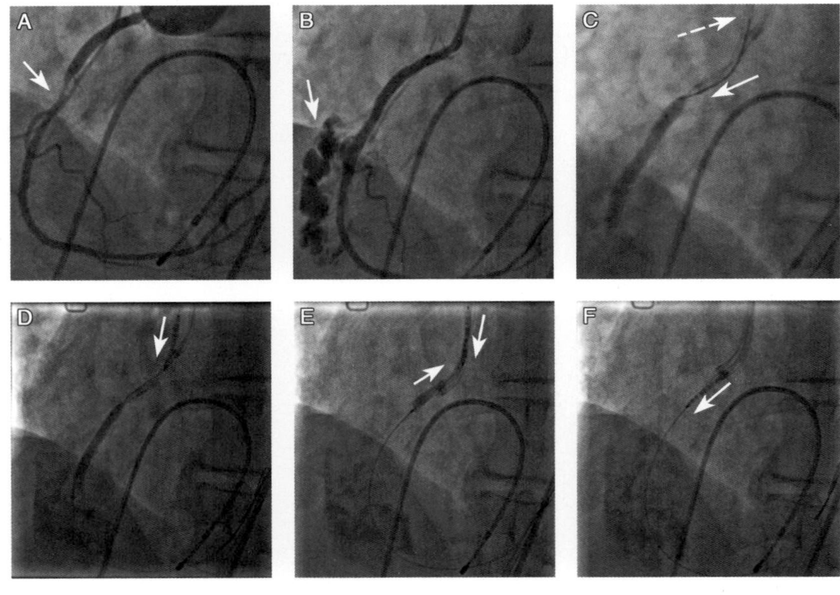

右冠状动脉中段严重狭窄(A)，置入支架后冠状动脉穿孔(B)。立即用球囊低压扩张封闭穿孔，同时穿刺股动脉送入第 2 根指引导管，稍后撤原指引导管，随后调整第 2 根指引导管进入右冠状动脉开口(C)。沿着第 2 指引导管，将新的 PTCA 导丝送至封闭球囊上方，减压球囊同时将导丝通过球囊部位送至远端，重新扩张封闭球囊。沿着新的导丝，将带膜支架送至封闭球囊上方(D)，负压封闭球囊并后撤至指引导管(E)，迅速将带膜支架送至血管穿孔节段(F)，释放支架封闭穿孔(G~H)[6]。

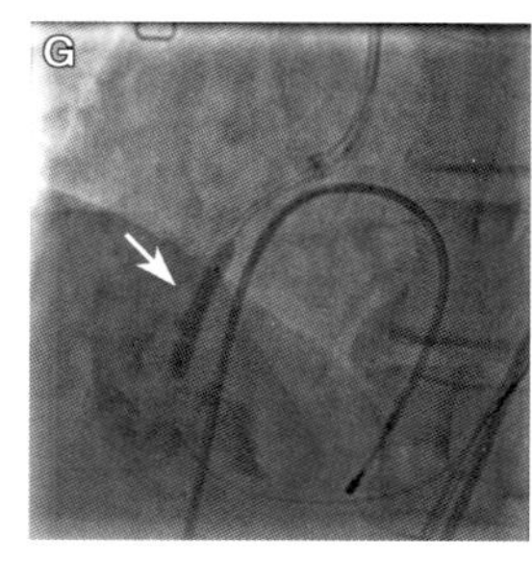

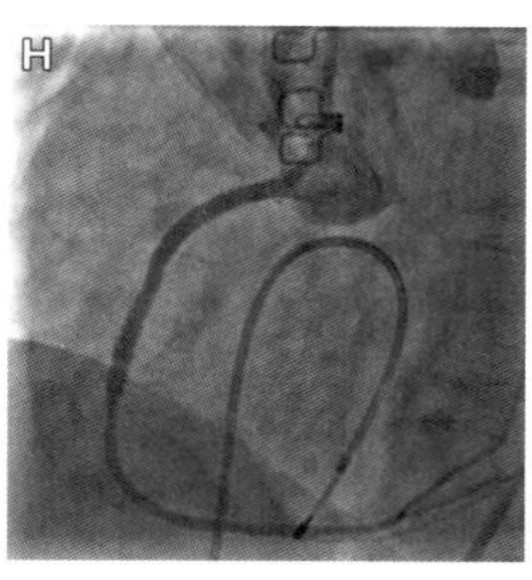

图 40-1　双指引导管辅助下带膜支架置入技术的操作步骤

6. 第一套介入系统（封闭球囊及其相应导丝和指引导管）不能过早撤离，只有确认带膜支架完全封闭穿孔后才能撤离[5]。如带膜支架置入后仍有心包渗出，可对覆膜支架进行后扩张或再次置入覆膜支架。仍有持续心包渗出，应行外科开胸穿孔修补治疗，必要时同时行冠状动脉搭桥手术。

由此可见，双指引导管辅助下带膜支架置入技术有两大优点，刚好弥补带膜支架置入的两大顾虑。①经第 2 指引导管送入带膜支架时，不需要撤离低压扩张球囊，缩短冠状动脉出血时间，避免心脏压塞；②经第 2 指引导管送入的导丝受到低压扩张球囊的挤压，相当于导丝锚定技术，有利于带膜支架通过近段的扭曲钙化节段。

二、应用案例

80 岁女性患者。合并糖尿病、血脂异常和高血压病多年。本次因劳力性心绞痛入院。行冠状动脉造影，结果显示冠状动脉系统严重钙化，前降支中远段严重狭窄，回旋支远段严重狭窄。决定干预前降支病变。穿刺右侧桡动脉，XB3. 5 指引导管就位，Whisper 导丝送至前降支远段，前降支中段顺利置入支架 1 枚。但 2. 25mm×15mm 球囊预扩前降支远段病变后，复查造影发现造影剂喷射状渗漏，发生Ⅲ型穿孔（图 40-2）。该球囊立即重新扩张止血。鉴于血管较为粗大，破口较大，决定采取带膜支架封闭破口。选择 JOSTENT Graft-Master 2. 8mm×16mm 冠状动脉预装带膜支架，但反复尝试难以通过中段原支架部位，怎么办?

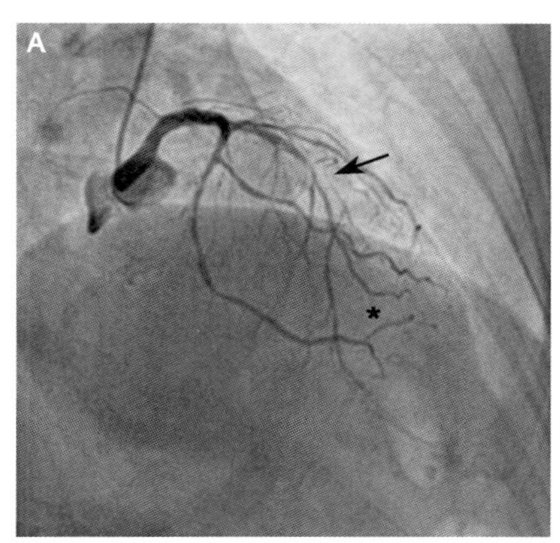

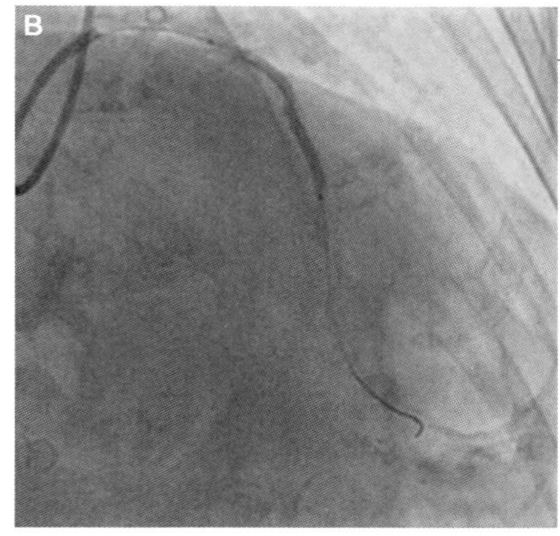

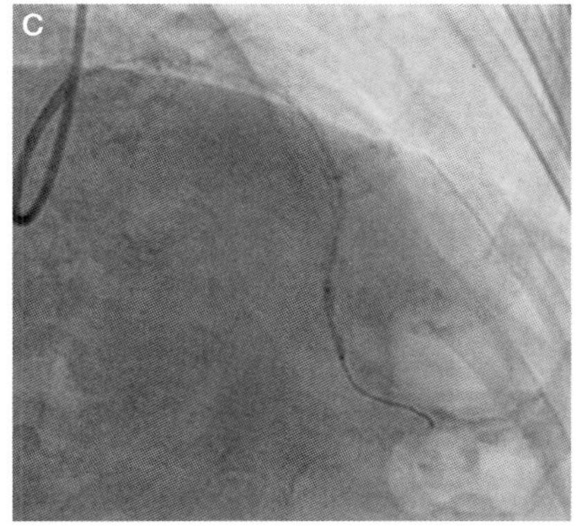

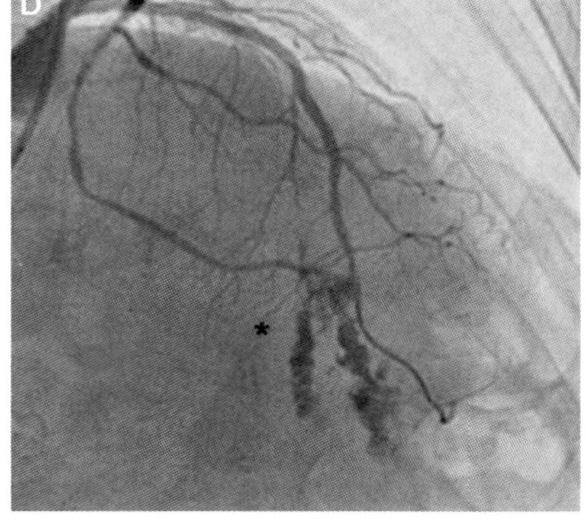

显示前降支中远段严重狭窄(A)，中段置入支架(B)，但远段球囊扩张(C)后出现冠状动脉穿孔(Ellis Ⅲ型)(D)[4]。

图 40-2　冠状动脉造影

立即穿刺右股动脉，7F EBU 指引导管送至升主动脉。在球囊继续扩张的同时，将 XB3.5 指引导管后撤脱离左主干开口，然后将股动脉途径的 7F EBU 指引导管调整至左冠状动脉口。取另一 Whisper 导丝送至穿孔远端，此时导丝受远段扩张球囊的挤压锚定，带膜支架获得足够支撑成功送至远段靶部位，支架释放后穿孔得以封闭（图 40-3）。结束手术复查超声心动图发现极微量心包积液，术后 3d 顺利出院。

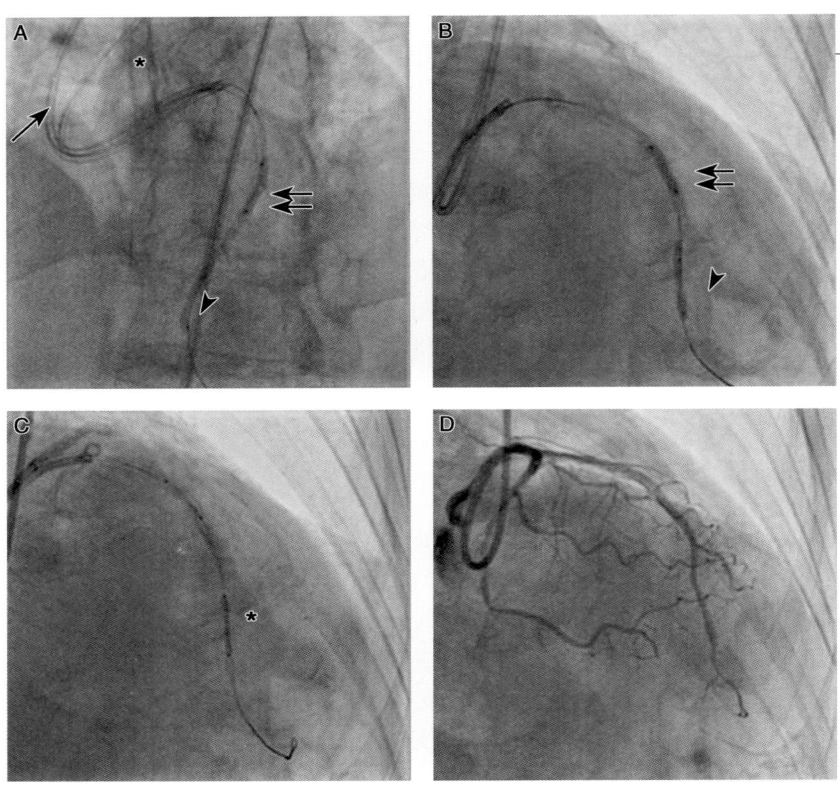

双指引导管同时送至左冠状动脉口，一个球囊扩张封闭血管远段穿孔部位，另一球囊后扩张中段支架（A～B）。高压球囊后扩张中段支架后，利用锚定技术，带膜支架成功送至穿孔部位（C），支架释放后穿孔得以封闭（D）。

图 40-3　双指引导管辅助下带膜支架置入

三、局限性

Rother[6]曾应用该方法治疗 8 例Ⅲ型冠状动脉穿孔患者，结果并不乐观。4 例一次性成功；2 例患者带膜支架后残余穿孔需要长时间球囊封堵；1 例无法送入第 2 个带膜支架而紧急外科手术；1 例由于导丝无法送入远段，无法送入带膜支架，因大面积心肌梗死致心源性休克而死亡。Ⅲ型穿孔的病情严重性由此可见一斑。因此，尽管我们专题讨论并发症的处理技巧，但须牢记“上医治未病”的预防至上原则。

参考文献

[1] SHIMONY A，ZAHGER D，VAN STRATEN M，et al. Incidence，risk factors，management and outcomes of coronary artery perforation during percutaneous coronary intervention. Am J Cardiol，2009，104：1674-1677.

[2] AL-LAMEE R，IELASI A，LATIB A，et al. Incidence，predictors，management，immediate and long-term outcomes following grade Ⅲ coronary perforation. JACC Cardiovasc Interv，2011，4：87-95.

[3] COPELAND K A，HOPKINS J T，WEINTRAUB W S，et al. Long-term follow-up of polytetrafluoroethylene-covered stents implanted during percutaneous coronary intervention for management of acute coronary perforation. Catheter Cardiovasc Interv，2012，80：53-57.

[4] RODRIGUEZ-SANTAMARTA M，ESTEVEZ-LOUREIRO R，CUELLAS C，et al. Double guide catheter technique for sealing an iatrogenic coronary perforation. Res Cardiovasc Med，2016，5：e31388.

[5] BEN-GAL Y，WEISZ G，COLLINS M B，et al. Dual catheter technique for the treatment of severe coronary artery perforations. Catheter Cardiovasc Interv，2010，75：708-712.

[6] ROTHER J，TROBS M，LUDWIG J，et al. Treatment and outcome of coronary artery perforations using a dual guiding catheter technique. Int J Cardiol，2015，201：479-483.

[7] SILVER K H，BAUMAN W B，BERKOVITZ K E. Dual-catheter covered stenting：a novel approach to the treatment of large coronary artery perforations. J Invasive Cardiol，2003，15：348-350.

第41章 微导管远端灌注技术

微导管技术是处理冠状动脉穿孔的利器。君臣佐使，如果说球囊封堵+带膜支架/栓塞是君，那么，微导管技术就是能臣，能让穿孔处理更加安全、高效。

微导管技术指球囊封堵近段血流（临时止血）的同时，插入微导管至球囊远端，为远段血管的处理打开了一扇窗。通过该通道可以实现以下操作[1]。①远端灌注[2]：大血管破裂、球囊封闭穿孔点时，可通过该通道注射动脉血供养缺血心肌，安全实现长时间球囊封堵，而不出现严重心肌缺血并发症，从而提高球囊扩张封闭穿孔的成功率。此法也可作为带膜支架置入前或外科紧急手术转运前的临时过渡性保驾措施，减少意外事件。②栓塞治疗[1]：末梢血管穿孔、球囊堵塞近段血管时，可通过微导管通道直接栓塞治疗。通过超选择性造影可精确评价穿孔部位，从而实现可靠的栓塞效果；在此期间不需要抽瘪封堵球囊，不会加重心包积血，因此是一种快速、安全、高效的栓塞策略。③尝试开通 CTO：大血管破裂穿孔若长时间球囊封闭无效，通常需要双指引导管技术辅助下带膜支架置入[3]。但是，当 CTO 大血管穿孔而 CTO 又未开通时，无法置入带膜支架。唯一办法是延长球囊封堵时间和逆转肝素作用，如无法止血，则只能栓塞主支血管，导致无法后续开通 CTO 病变。此时可尝试通过微导管通道开通 CTO[1]。

6F 指引导管可同时输送 Finecross 微导管和 2.5mm 球囊，7F 指引导管可同时输送 Corsair 微导管和 2.5mm 球囊[4]。因此，不需要更换更大指引导管或双指引导管，便可快速实现该技术，避免心包积液量增加。这在桡动脉介入时代具有重要意义。需要注意的是，Corsair 外径较大，不能与球囊兼容于 6F 指引导管（表 41-1）。

表 41-1 指引导管对“微导管+球囊”的兼容性[1]

厂家	微导管	长度/cm	领域	最大外径/（$Fr \cdot mm^{-1}$）	内径/inch	弹簧圈栓塞兼容性	兼容导管/ Fr
Cordis	RAPID TRANSIT	70/150/170	多领域	2.8/0.93	0.021”	≤0.018″	≥7
Terumo	PROGREAT	110/130/150	多领域	2.9/0.97	0.022”	≤0.018″	8
	FINECROSS	130/150	心脏	2.4/0.79	0.018”	≤0.014″	≥6
Asahi	CORSAIR	135/150	心脏	2.8/0.93	0.015”	≤0.014″	≥7
	STRIDESMOOTH	125/150	多领域	2.8/0.94	0.022”	≤0.018″	≥7
Volcano	VALET	135/150	心脏	2.4/0.76	0.018”	≤0.014″	≥6
Imds	NHANCER PRO X	135/155	心脏	2.6/0.87	0.015”	≤0.014″	≥6
Vascular Solution	TURNPIKE	135/150	心脏	3.1/1.02	0.018”	≤0.014″	8

一、主支血管破裂：微导管远端灌注技术

低压球囊扩张封堵技术是处理冠状动脉穿孔的首要步骤，但存在长时间心肌缺血导致的 ST 段抬高、胸痛、低血压、致死性心律失常的风险。国内无灌注球囊[5]，国外介入中心即使有，各种直径规格也难以配备齐全。微导管远端灌注技术（distal perfusion technique）能较好地替代灌注球囊解决该问题[2]：经另一导丝将微导管送至穿孔部位远端，在球囊低压扩张同时向微导管注射自身血液，可起到灌注球囊类似的效果。此技术为球囊的长时间封堵杜绝后患，保驾护航。以冠状动脉主支血管破裂为例，介绍微导管远端灌注技术的操作流程（图 41-1）。

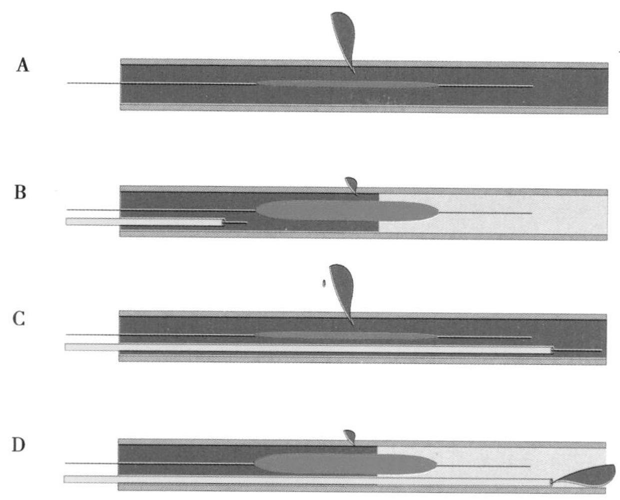

A. 球囊送至穿孔处临时封堵；
B. 将导丝和微导管送至扩张球囊近端；
C. 抽瘪球囊，迅速将导丝和微导管送至球囊远端，重新扩张球囊；
D. 抽出微导管内导丝，经微导管注射患者自身动脉血。最好穿刺另一动脉并置入动脉鞘，以收集自身动脉。

图 41-1　微导管远端灌注技术的操作流程[2]

常见疑问：

1. 球囊扩张会挤压微导管管腔吗　硅胶管体外实验表明，即使是 20atm 球囊扩张时，微导管管腔和血流量依旧保持不变[2]。

2. 微导管灌注流量多少　Finecross 微导管内径 0.018”，体外实验测定流量为 17～24mL/min，Corsair 微导管流量为 10～12mL/min，而灌注球囊流量达 22～32mL/min。因此，在灌注球囊缺乏的导管室，可优先采用 Finecross，Corsair 次选。

3. 微导管灌注流量够用吗　关于正常冠状动脉流量，教科书的一般描述如下：在安静状态下，人冠状动脉血流量为每百克心肌每分钟 60～80mL；中等体重的人，总的冠状动脉血流量为 225mL/min，占心输出量的 4%～5%。以左主干穿孔球囊封堵为例，正常左主干流量按照 75% 冠状动脉流量估计为 170mL/min（225mL/min×75%＝170mL/min），Finecross 微导管远段灌注量至少可达 17mL/min，相当于左主干正常流量的 1/10，也就是左主干面积狭窄 90% 时的血流量。

经微导管远端灌注治疗主支破裂的病例阐述详见图 41-2。

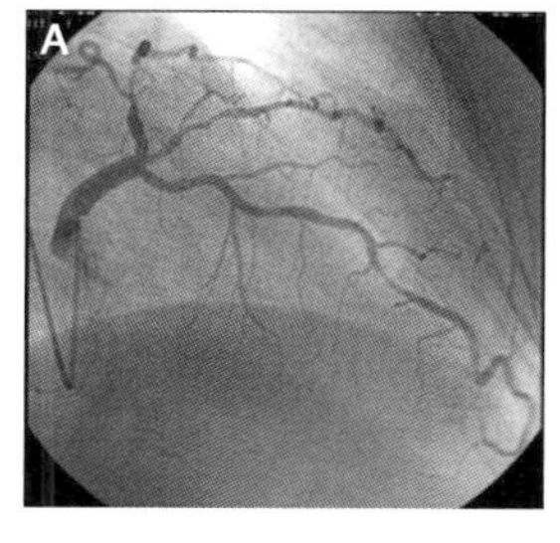

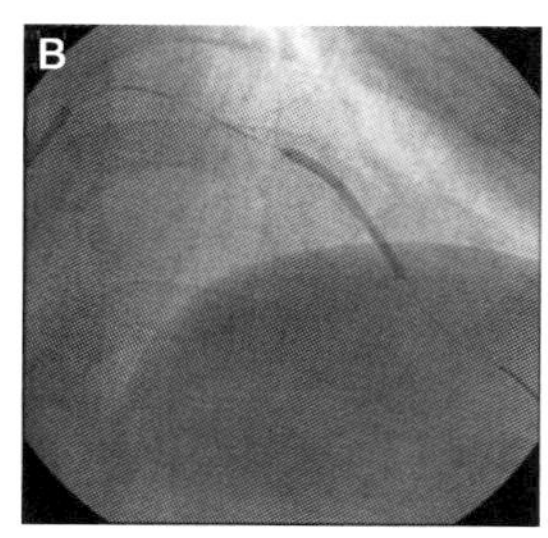

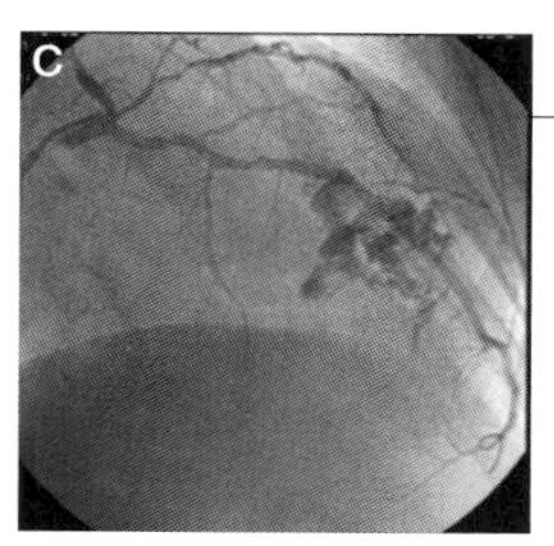

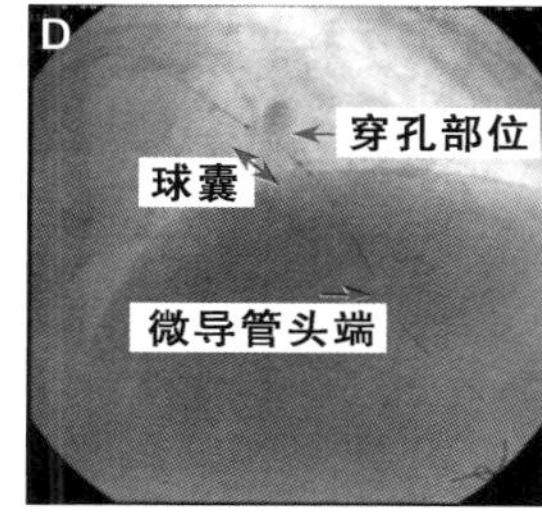

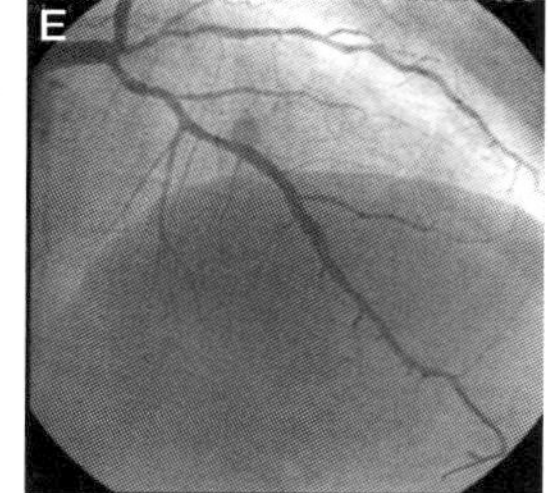

73 岁女性患者。造影显示前降支中段严重狭窄（A）。6F 指引导管到位后，IVUS 指导下置入 2.5mm×32mm 支架 1 枚（B）。2.75mm×10mm 非顺应性球囊扩张后冠状动脉穿孔（C）。立即 4atm 低压扩张该球囊止血，但患者出现胸痛，心电图出现 ST 段抬高（F）。为缓解心肌缺血，立即插入另一导丝和微导管至穿孔远端，然后经微导管注射自身动脉血（D）。扩张 20min 后成功止血（E）。期间患者 ST 段回落（G），再无胸痛发作，PCI 结束时超声检查无心包积液。

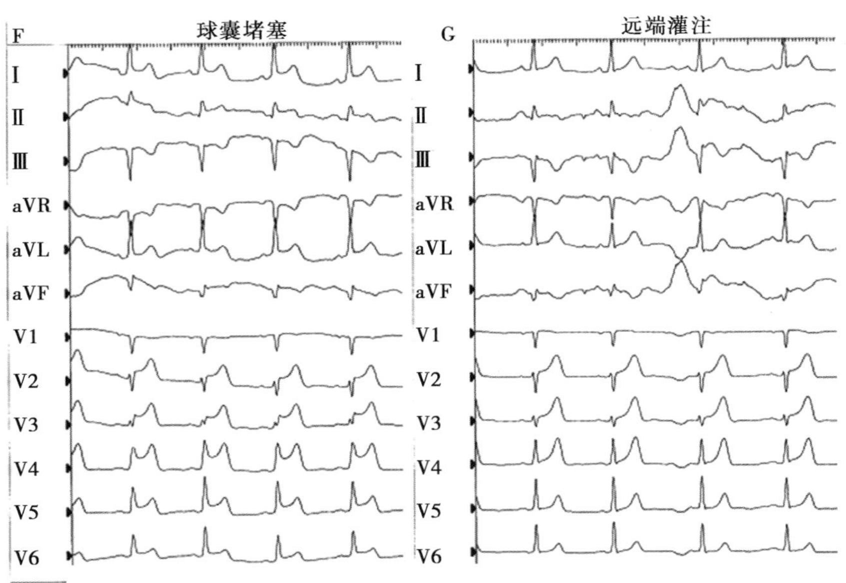

图 41-2　微导管远端灌注+球囊低压扩张治疗冠状动脉主支穿孔[2]

二、远端血管穿孔：经微导管弹簧圈封堵治疗

远端血管穿孔时，建议首先进行球囊扩张堵塞近段血管，然后送入微导管至球囊远端，具有两大优点：微导管超选择性造影可了解穿孔详情，包括有无穿孔、穿孔部位、大小多少等信息，不需要抽瘪球囊，减少心包出血机会；部分细小穿孔可能自行闭合，如无法闭合穿孔，可通过微导管行安全、高效的栓塞治疗。

案例讲解详见图 41-3 和图 41-4。

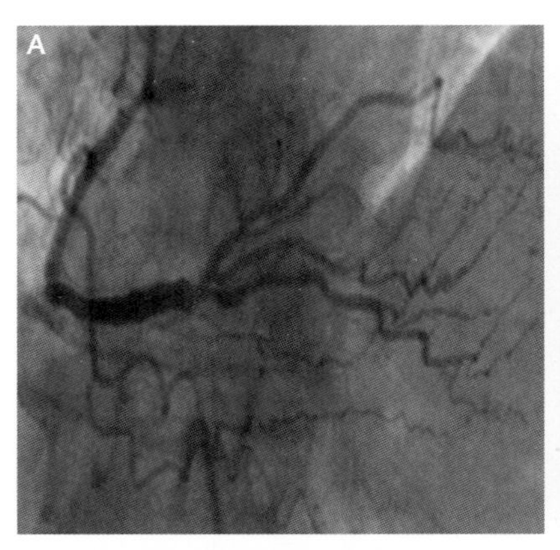

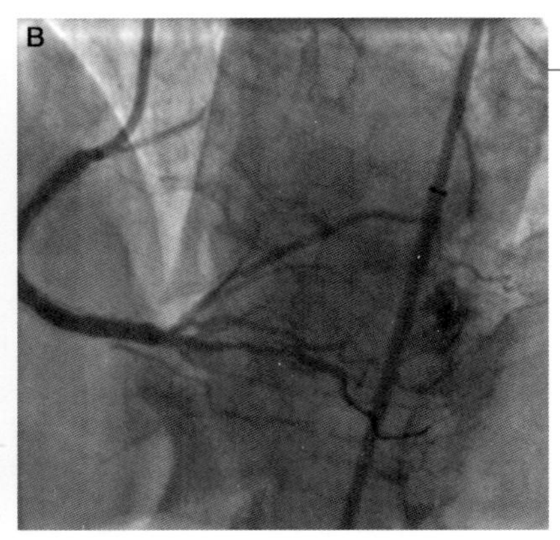

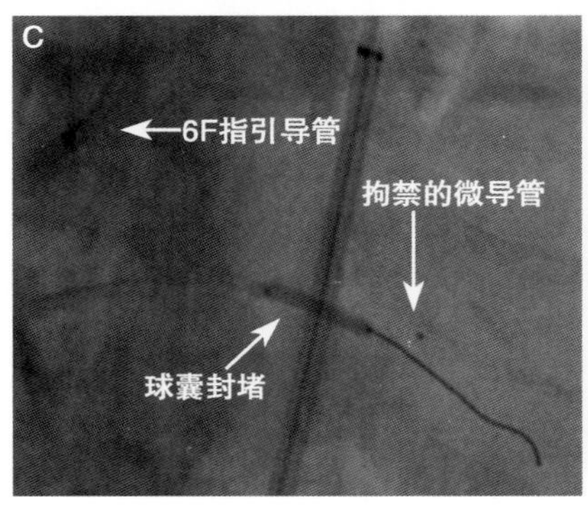

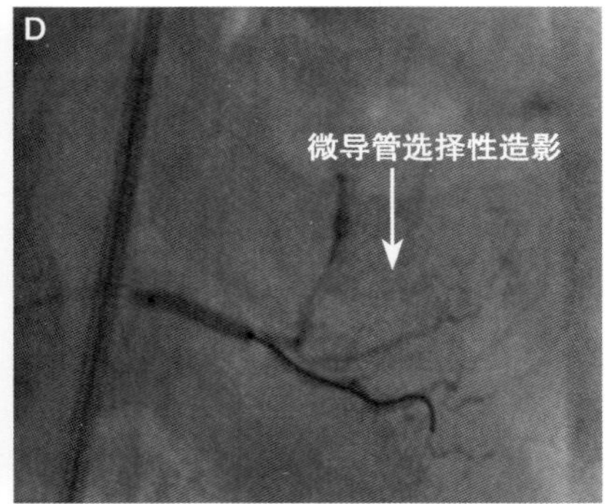

77 岁男性患者。运动平板试验阳性。造影显示右冠状动脉近段支架内再狭窄(A)。6FJR4 指引导管到位后常规置入支架，发现后降支分支远端导丝穿孔(B)。立即后降支球囊扩张，送入另 1 根导丝和 Finecross 微导管至封堵球囊近端，在抽瘪球囊的短时间内将导丝和 Finecross 微导管送至封堵球囊远端(C)。15min 球囊低压扩张，微导管超选择性造影仍有持续造影剂外渗(D)，提示封堵穿孔未成功。重新充盈球囊，经微导管送入 2 个弹簧圈(E)。封堵成功(F)。超声检查未见心包积液，次日出院。

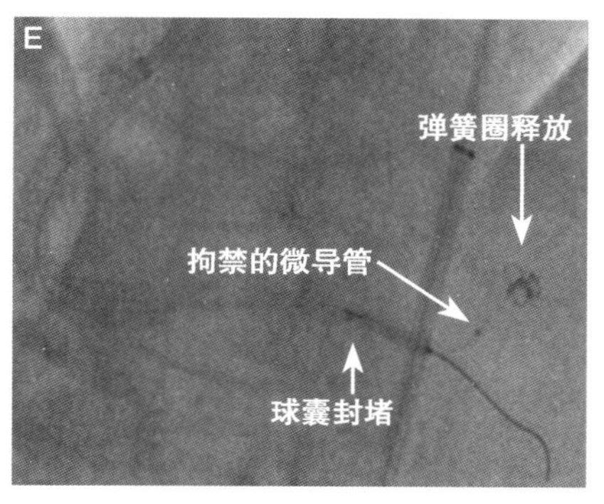

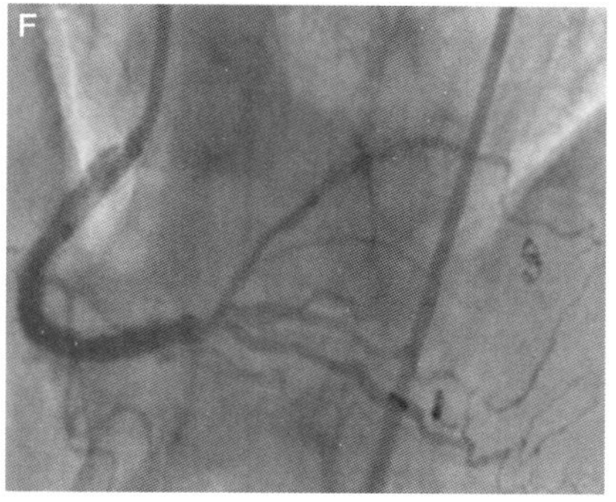

图 41-3　微导管辅助下，弹簧圈封堵导丝远端穿孔[1]

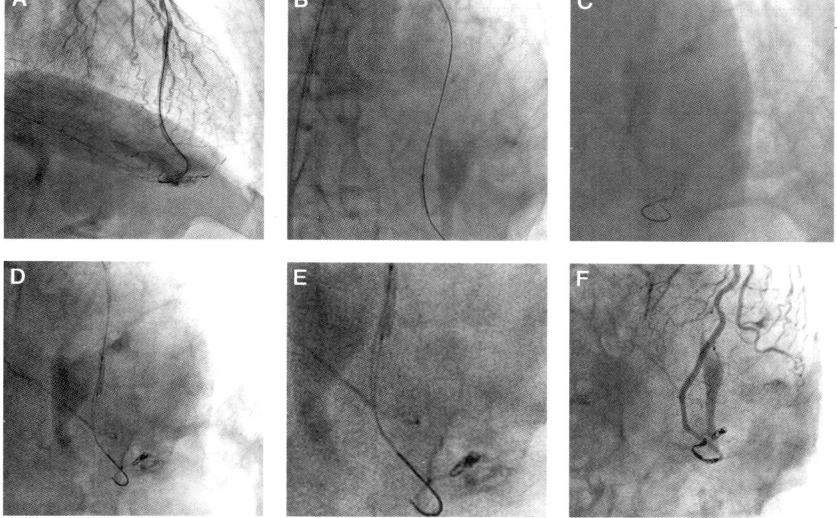

71 岁男性患者。劳力性心绞痛。造影显示右冠状动脉开口 CTO 病变，前降支提供侧支。决定采取逆向开通右冠状动脉 CTO。7F 指引导管到位，Sion 引导下 Corsair 微导管送至侧支血管，操作过程中微导管突然前冲，导致侧支穿孔（A）。立即送入另一导丝和 2.0mm 直径球囊封堵前降支远段（B），Corsair 换用 Finecross 微导管（此时前降支封堵球囊起到锚定导丝作用，交换微导管比较简单），微导管超选择性造影确定穿孔部位（C），经拘禁微导管送入弹簧圈封堵，成功封闭穿孔点（D～F）。超声提示极少量心包积液不需要穿刺，3d 后出院。

图 41-4　微导管辅助下，弹簧圈封堵导丝远端穿孔[1]

三、CTO 部位穿孔：经微导管导丝尝试开通 CTO 病变

CTO 病变处由于硬导丝反复尝试，或内膜下假腔过大，或球囊盲目扩张，容易导致闭塞段血管穿孔。可通过球囊拘禁的微导管超选择性造影，判断 CTO 入口，经微导管更换不同导丝，尝试开通远段 CTO 病变，成功后使用带膜支架开通 CTO 病变，同时封闭穿孔口（图 41-5）。

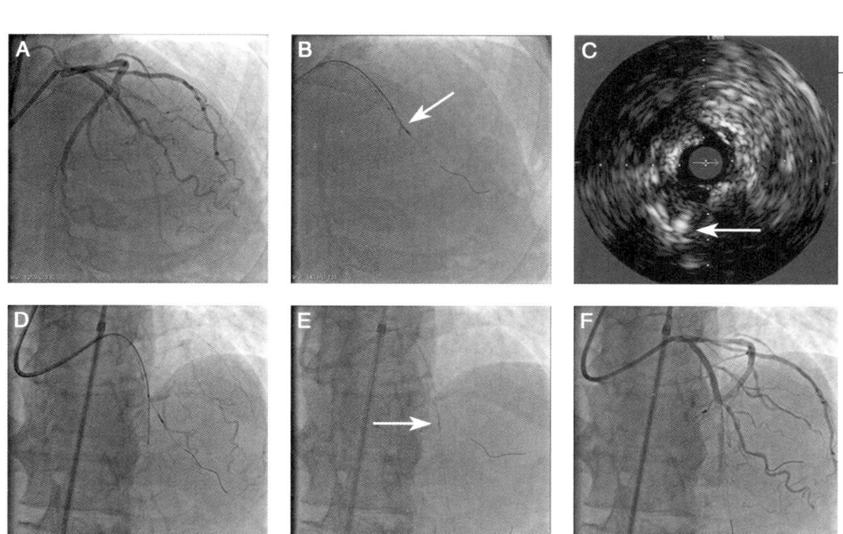

62 岁男性患者。劳力性心绞痛。冠状动脉造影显示前降支中段发出对角支后 CTO，呈截断型（A）。7F 指引导管到位后，普通导丝引导下，Finecross 微导管送至闭塞处，Volcano 超声探头沿 Sion Blue 导丝送至对角支开口（B），IVUS 指导下 Conquest Pro 12 穿透近端纤维帽（C），微导管通过闭塞段后换用普通软导丝（D），1.25mm 球囊预扩张（E），造影显示 Ellis Ⅲ级穿孔（F）。前降支近段 3.5mm 非顺应性球囊扩张止血（G）。但长时间扩张，仍难以止血（H）。临时减压球囊时送入另一导丝和微导管，通过拘禁微导管高选择性造影，判断 CTO 病变的入口（I），Miracle6 导丝顺利通过闭塞段到达前降支远段真腔（J）。预扩张后置入 3.5mm×19mm 带膜支架，开通血管同时封闭穿孔，一箭双雕（K）。IVUS 证实支架位置正确（L）。患者不需要心包穿刺，3d 后顺利出院。

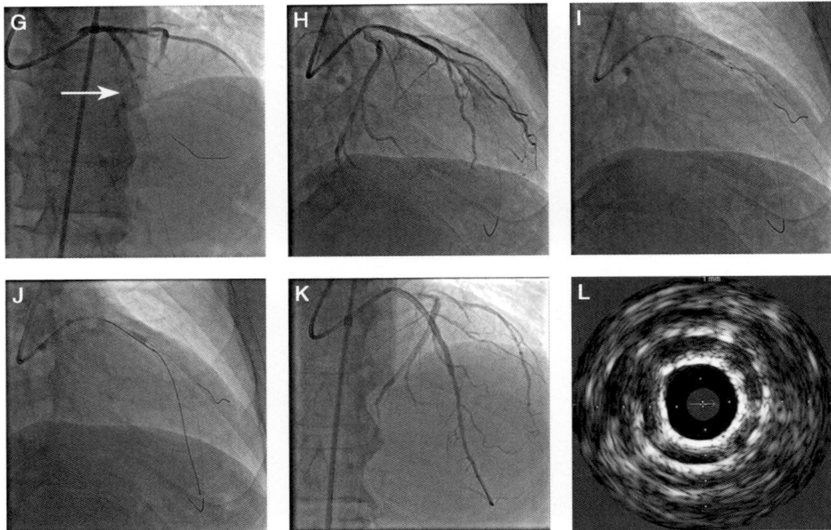

图 41-5 经微导管导丝尝试开通 CTO 病变[1]

参考文献

[1] GARBO R，OREGLIA J A，GASPARINI G L. The Balloon-Microcatheter technique for treatment of coronary artery perforations. Catheter Cardiovasc Interv，2017，89：E75-E83.

[2] ISHIHARA S，TABATA S，INOUE T. A novel method to bail out coronary perforation：Micro-catheter distal perfusion technique. Catheter Cardiovasc Interv，2015，86：417-421.

[3] BEN-GAL Y，WEISZ G，COLLINS M B，et al. Dual catheter technique for the treatment of severe coronary artery perforations. Catheter Cardiovasc Interv，2010，75：708-712.

[4] GHIONE M，AGUDO P，KILICKESMEZ K，et al. Tools and techniques-clinical：catheter compatibility in CTO recanalisation. Euro Intervention，2013，9：290-291.

[5] GORGE G，ERBEL R，HAUDE M，et al. Continuous coronary perfusion balloon catheters in coronary dissections after percutaneous transluminal coronary angioplasty. Acute clinical results and 6-months follow-up. Eur Heart J，1994，15：908-914.

第 42 章　自体脂肪颗粒栓塞技术

冠状动脉穿孔位于较小分支血管或血管末梢端，如球囊低压扩张无效，可行冠状动脉栓塞封堵治疗。目前临床最常用的为弹簧圈。事实上，可用于栓塞的材料远不止弹簧圈，凝血酶、吸收性明胶海绵、胶原、无水酒精等外源性物质均可用于栓塞封堵治疗。但并非每一个导管室常规配备这些材料。怎么办？就地取材。本章主要介绍自体脂肪栓塞封堵治疗[1]，顺便提及自体血凝块栓塞治疗。

一、操作步骤

1. 建立微导管通道　PTCA 导丝轻柔地送至穿孔小血管远端，微导管或 OTW 球囊导管沿着导丝送至穿孔部位近端，尽量接近穿孔确切部位，理想状态为堵塞血流（血管嵌顿）。

2. 取材　首选大腿、腹壁等富含脂肪的部位，避开重要的血管神经等解剖结构。如股动脉入路，可在腹股沟穿刺点取材。皮下脂肪组织一般取 1~2 块，直径 3~4mm。必要时缝合切口止血。

3. 颗粒制备　根据参考血管直径，将皮下脂肪剪成 1~3mm 直径的小颗粒，将脂肪颗粒放入盛有 2∶1 稀释造影剂的容器，然后吸入压力泵。软管朝上排气时，脂肪颗粒由于密度极低，漂浮并进入软管内。

4. 颗粒输送　撤离导丝，将压力泵软管与业已到位的微导管连接，缓慢推注 2mL 稀释造影剂，将脂肪颗粒推出微导管栓塞靶血管。

二、应用案例

80 岁男性患者，巨大胸主动脉瘤拟行外科手术，心肌核素显像提示下后壁缺血。冠状动脉造影示右冠状动脉近段严重病变，回旋支 CTO 病变，前降支提供侧支血供。右冠状动脉介入后，干预回旋支 CTO 病变。Miracle3 导丝换用 Conquest Pro 导丝顺利通过闭塞段送至远段，球囊扩张后复查造影发现细小分支穿孔，球囊长时间低压扩张、鱼精蛋白中和肝素均无效。将软导丝缓慢轻柔地送入穿孔血管，然后沿软导丝送入微导管，沿微导管注入皮下脂肪颗粒，第一次栓塞失败，第二次栓塞成功。重新肝素化，闭塞段置入 2.5mm×18mm 支架。3 个月后行主动脉手术，6 个月后复查冠状动脉造影示回旋支和右冠状动脉支架通畅（图 42-1）。

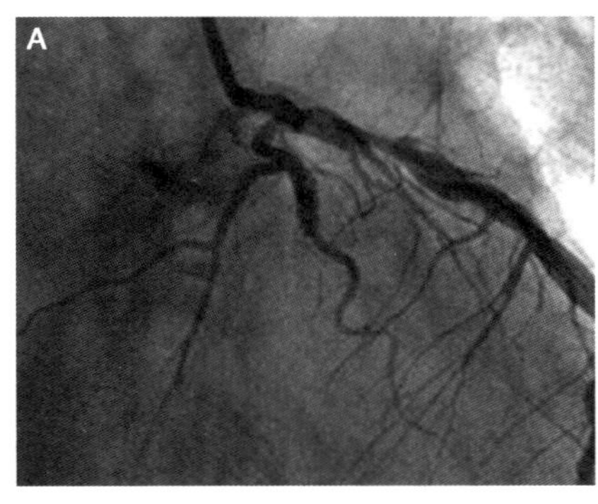

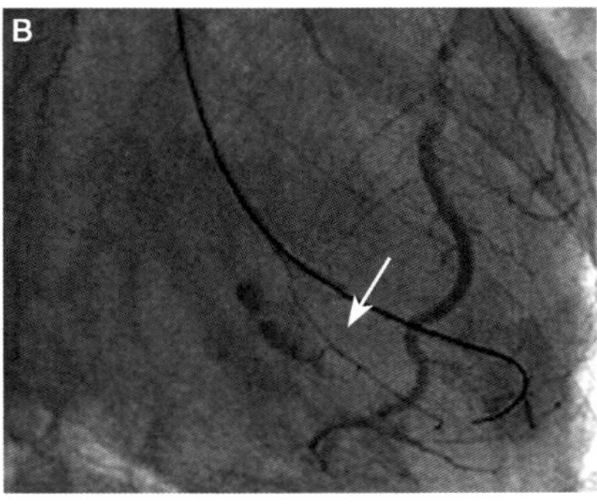

回旋支 CTO 病变(A)，硬导丝通过 CTO 病变，但导致分支穿孔(B)，软导丝和微导管轻柔送至穿孔血管(C)，经微导管皮下脂肪栓塞成功(D)。

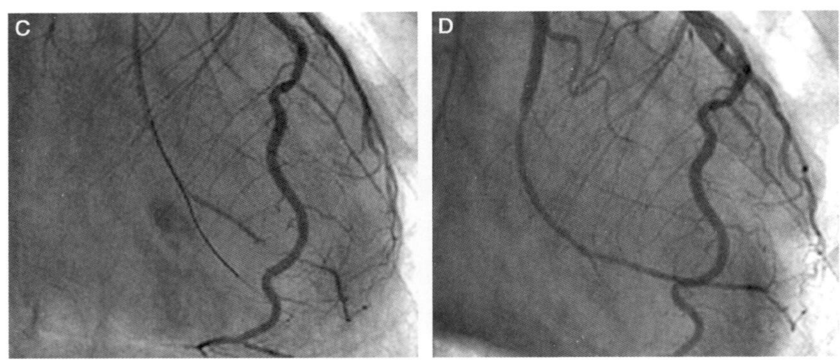

图 42-1 自体脂肪颗粒经微导管栓塞治疗冠状动脉穿孔

三、注意事项

脂肪栓塞法除了栓塞机制外，由于脂肪组织的脂肪细胞和成纤维细胞富含组织因子，还可通过外源性凝血途径诱发血栓形成，封闭出血点。相比外源性物质，自体脂肪栓塞具有以下优点：取材方便；操作简单，操作过程接近于微导管内注射药物；自体材料无排斥、不会进入静脉系统；不需要特殊器材，几乎无额外费用[1, 2]。

自体脂肪栓塞的局限性和注意事项：

（1） 脂肪栓塞结束后，应观察 15~30min，如仍有渗漏，可重复进行。

（2） 少数患者近端血管栓塞成功后，如存在侧支血流（如原先 CTO 病变），血液可逆向倒灌至穿孔口，因此出血依旧。如发现栓塞后心包积血继续增加、病情继续恶化，必须警惕这种可能性。此时可考虑进一步栓塞侧支血管（双向栓塞）。预防策略为栓塞位点尽可能接近或覆盖穿孔口。

（3） 尽管有人用 PTCA 导丝推送脂肪颗粒通过微导管，但由于脂肪颗粒松软，容易被导丝穿透或撕裂，导致不能送达靶血管，而留在微导管内。因此，笔者不推荐导丝推送法。

（4） 经微导管注射不适合较大脂肪颗粒，因此不太适合较大血管的穿孔。此时，推荐羊肉串法脂肪栓塞。操作要点：先将软导丝送至穿孔血管，然后将体积较大的脂肪块穿入体外导丝硬头（羊肉串），随后穿入球囊，球囊顶端推送脂肪块至穿孔靶点近端血管，回撤导丝至球囊内，脂肪块脱离，栓塞成功。

（5） 脂肪组织坏死可能释放一些生物活性物质或毒性物质，尚缺乏研究。

（6） 最理想的栓塞应该是急性期过后，栓塞物质被吸收，栓塞血管再通，尽可能减少梗死心肌。尽管脂肪栓塞血管部分病例可以再通，但确切的再通率缺乏研究。从栓塞血管再通的角度出发，自体血栓栓塞应该优于自体脂肪栓塞。但 PCI 过程中肝素化血液不太容易凝结，因此一般需要在鱼精蛋白去肝素化前提下制作血栓，但此时又面临自发性血栓形成的风险。因此，并不推荐常规使用血栓栓塞。自体血栓栓塞病例详见图 42-2。

（7） 任何一种栓塞治疗均需小心操作，以免误栓正常血管。

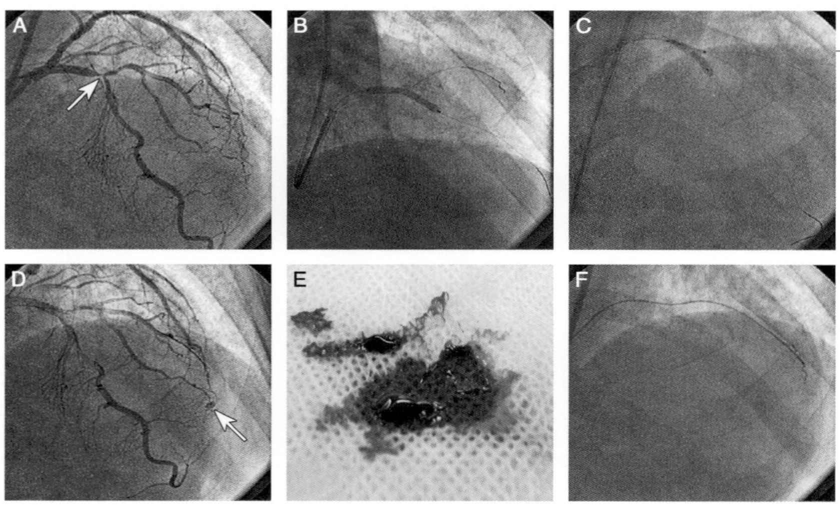

75 岁男性患者。劳力性心绞痛。冠状动脉造影示前降支分叉病变（A）。Filder 和 Whisper 导丝送至前降支和对角支远端，前降支置入 3.0mm×25mm 支架（B），与对角支做球囊对吻（C），撤离导丝后造影发现对角支远端造影剂外渗（D），考虑导丝穿孔。重新送入导丝，2.0mm×15mm 球囊低压扩张 60min、鱼精蛋白中和肝素（ACT 降至 124s）无效，尽管血流动力学平稳，但床旁超声发现心包积液持续增加。抽取鞘管内血液，体外震荡凝固成块（E），0.5mL 血凝块混悬于稀释造影剂，注入微导管（F）。封堵成功，观察 60min（G）。6 个月复查造影示血管通畅（H）。

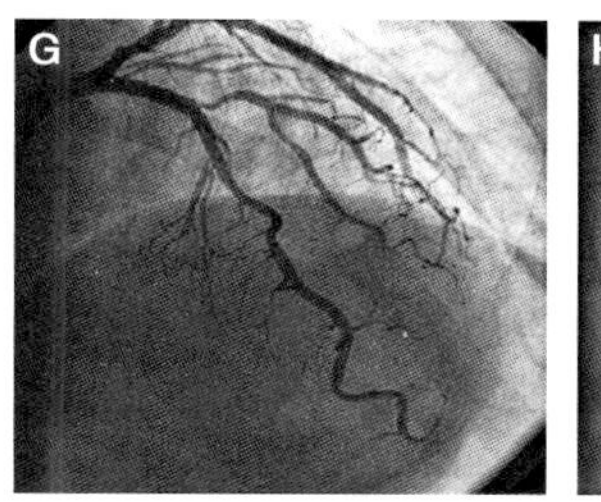

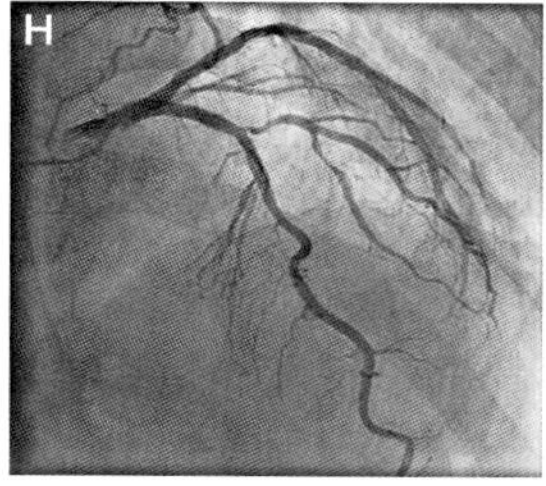

图 42-2　自体血凝块经微导管栓塞治疗冠状动脉穿孔[3]

参考文献

[1] HE L, HAN J, GUO L, et al. Effect of transcatheter embolization by autologous fat particles in the treatment of coronary artery perforation during percutaneous coronary intervention. Chin. Med. J., 2015, 128: 745-749.

[2] ODA H, ODA M, MAKIYAMA Y, et al. Guidewire-induced coronary artery perforation treated with transcatheter delivery of subcutaneous tissue. Catheter Cardiovasc Interv, 2005, 66: 369-374.

[3] TANAKA S, NISHIGAKI K, OJIO S, et al. Transcatheter embolization by autologous blood clot is useful management for small side branch perforation due to percutaneous coronary intervention guide wire. J Cardiol, 2008, 52: 285-289.

第43章　弹簧圈栓塞技术

微弹簧圈应用历史悠久，主要应用于脑动脉瘤、胃肠道出血、外周血管性疾病等，近年来也用于冠状动脉穿孔栓塞治疗。各种微弹簧圈和输送微导管的介绍详见相关网站[1]。

Tornado®栓塞微弹簧圈（Cook）为不透X线的柔软铂金丝所制，一级螺旋结构较细，可随血管形状塑形，可有效栓塞小动脉，是国内最常用的冠状动脉穿孔栓塞弹簧圈。本章将详细介绍Cook弹簧圈栓塞的基本操作技巧，进而重点关注CTO侧支穿孔的双向栓塞技术。

一、弹簧圈栓塞技巧[1,2]

1. 微弹簧圈选择　为保证释放后充分贴壁，弹簧圈直径最好稍大于靶血管直径（如25%）[2]。由于需要栓塞的末梢冠状动脉或侧支血管的直径为1~2mm，因此推荐选择直径2~3mm（锥形渐细）、长20mm的Cook微弹簧圈（型号MWCE-18S-3/2-Tornado，图43-1）。

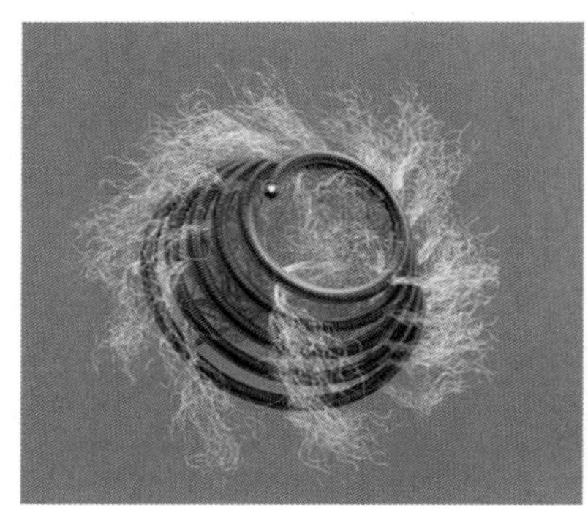

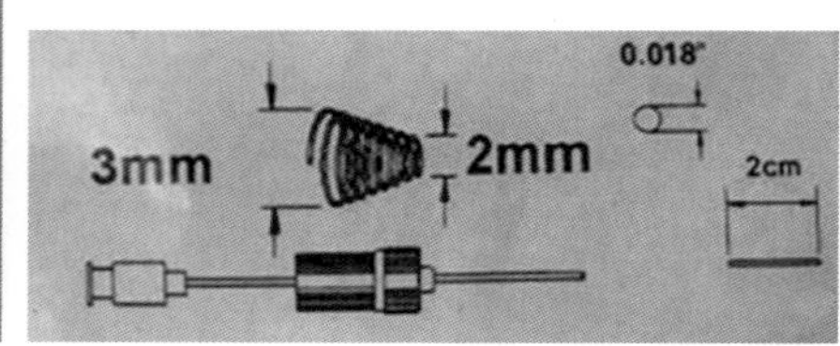

图43-1　MWCE-18S-3/2-Tornado弹簧圈的主要参数

2. 微导管选择　Tornado微弹簧圈金属丝的直径为0.018”，因此微导管内径必须≥0.018”。由于Corsair微导管头端内径只有0.015”（0.38mm），因此需要更换为Finecross微导管（内径0.018”，0.45mm）才能兼容Tornado微弹簧圈。

3. 微导管到位　微导管超选择性造影确认微导管头端位置、穿孔位置，确保微导管所在血管为穿孔源血管。微导管头端距离穿孔点5~10mm为宜。若距离过大，则心肌梗死范围过大；若距离过近，铂金丝可能穿出穿孔点，进入心包腔。

4. 冲洗微导管　在输送微弹簧圈前需要用生理盐水冲洗微导管，以排空残存血液或造影剂。Cook为纤维涂层微弹簧圈，可快速诱发微导管内残存血液形成血栓；而微导管内造影剂则可增加微弹簧圈输送时的黏滞阻力。

5. 推送微弹簧圈　尽管Cook弹簧圈可用生理盐水冲洗推送，但谨慎起见，一般使用导丝推送。首先装载弹簧圈进入微导管（图43-2），然后采用普通工作导丝即可将导丝推送出微导管。其要点是尽量快速到位，避免“栓塞”于微导管内。弹簧圈头端出微导管后，若继续前送受阻，需要稍后撤微导管，强力推送可能穿出血管外。

6. 重复栓塞　Cook弹簧圈释放后，确定弹簧圈形态、位置和效果。弹簧圈释放形态有助于预判栓塞部位和效果（图43-3）。弹簧圈可快速诱导局部血栓形成，若10~30s后仍有渗漏，可重复栓塞。

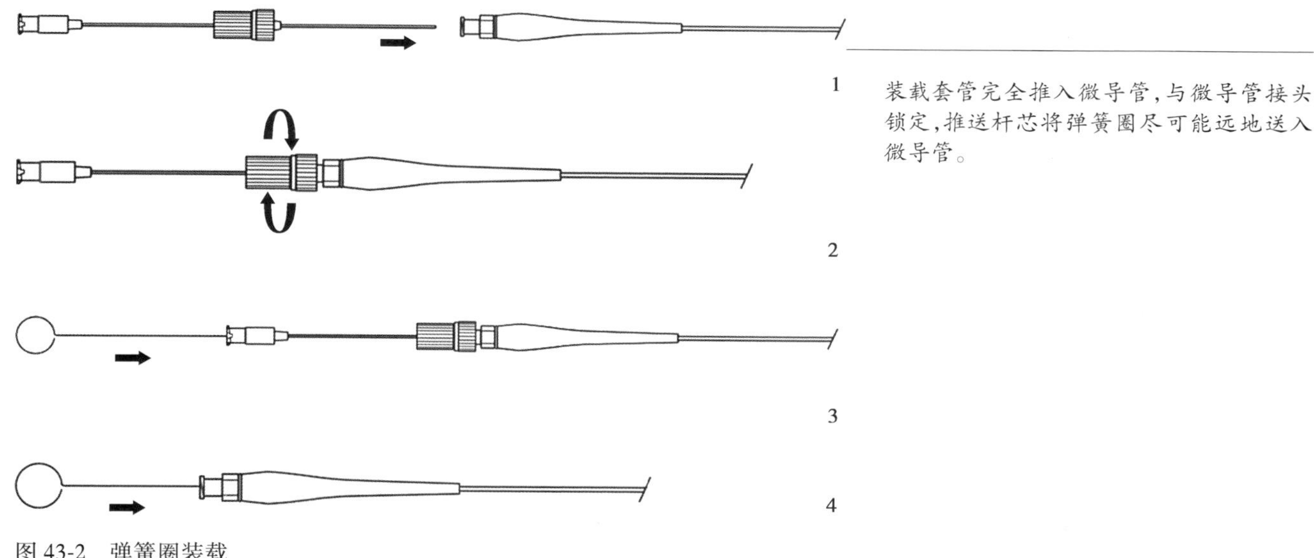

图 43-2　弹簧圈装载

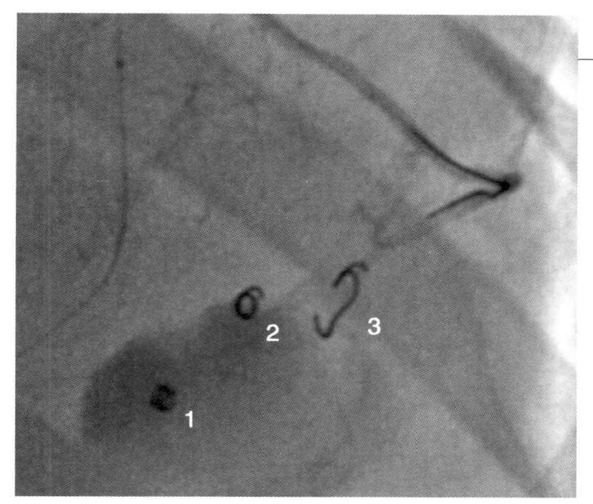

1 和 2 呈螺旋蜷缩状，说明局部空间较大，提示释放于小血管外（心包内）；3 呈伸展状，形态走向与小血管一致，为有效栓塞。

图 43-3　弹簧圈释放形态

二、弹簧圈栓塞机制

1. 机械阻塞　尽管螺旋状结构可增加横截面直径，但纤细的弹簧圈往往不足以完全阻塞血流。

2. 血栓形成　弹簧圈诱发的涡流、表面正电荷吸引负电荷的血小板和凝血因子、Cook 微弹簧圈表面的致凝性合成纤维（最重要），可有效诱导血栓形成。

3. 血管炎　弹簧圈可诱发血管内膜炎，进一步促进血栓形成和纤维化，最终永久性闭塞。

三、CTO 侧支穿孔的双向弹簧圈栓塞

CTO 病变逆向开通越来越普及，随之而来的是侧支通道穿孔也越来越多。侧支通道穿孔的严重性与穿孔部位有关：室间隔侧支血管穿孔，往往破入左心室或右心室，甚少破入心包腔导致心脏压塞；心外膜下侧支扭曲，周围缺乏心肌组织和脂肪结缔组织支撑，不但容易穿孔，穿孔后也容易心脏压塞。

与一般小血管穿孔不同，侧支穿孔需要二步造影确定穿孔点位置和血流来源。①微导管轻力造影：CTO 导丝通常在微导管支持下操作，由于微导管阻断部分血流，造影剂外渗现象不易发现。一旦怀疑侧支穿孔，微导管造影可更好地确认穿孔的精确位置和严重程度。强调轻力，是因为大力推注造影剂可能导致穿孔的扩大。②双侧造影：由于侧支血管的血液来源具有双源性，因此开通 CTO 病变后，侧支穿孔封堵可能需要“正向+逆向”双向栓塞（图 43-4）。

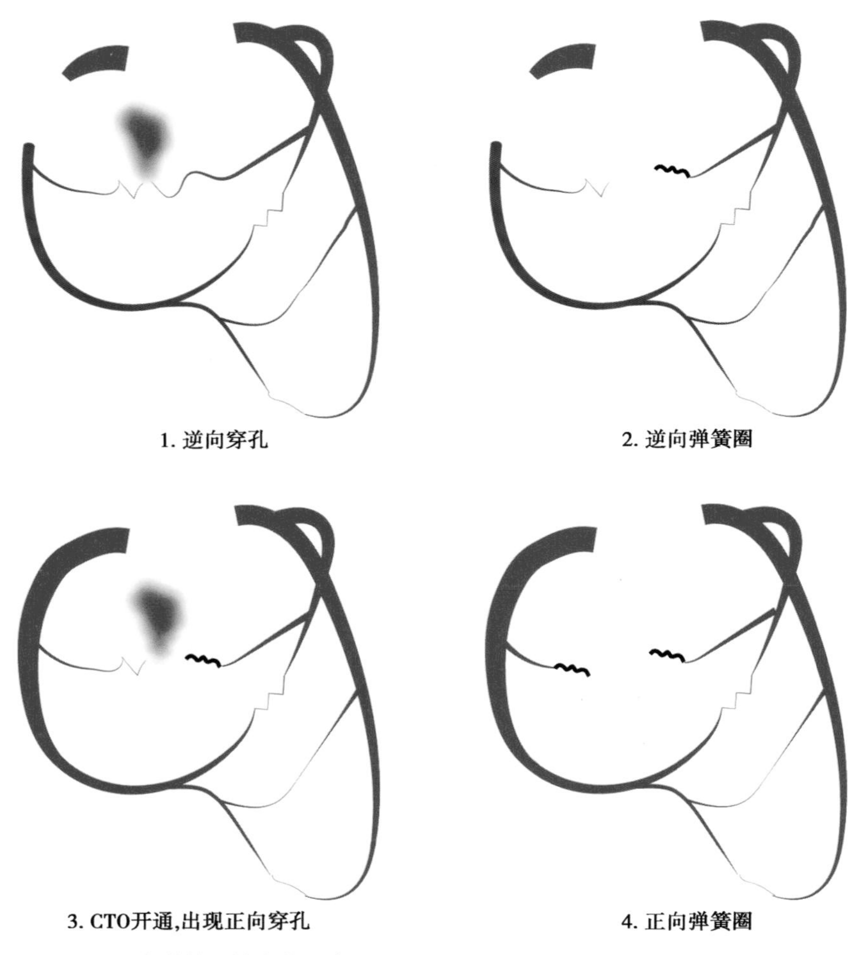

图 43-4　双向弹簧圈栓塞的示意图

下面通过两个病例阐述侧支穿孔的双源出血特性及双向弹簧圈栓塞技术的应用。

四、双向栓塞病例

病例 1　见图 43-5～图 43-8。

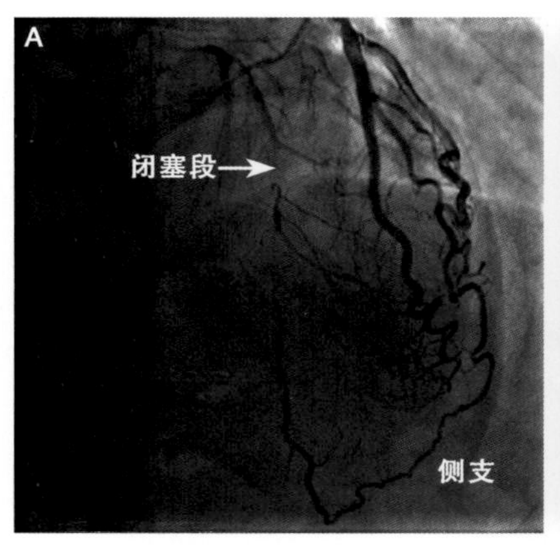

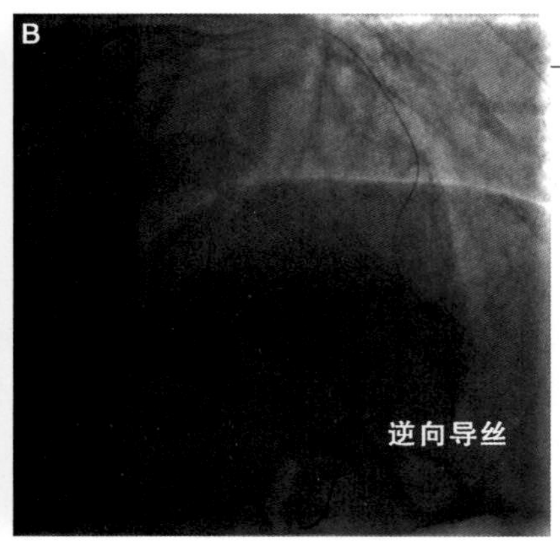

62 岁女性患者。不稳定型心绞痛。造影见前降支中段 CTO 病变,钝缘支向前降支提供心外膜下侧支循环(A)。右冠状动脉临界病变。拟行经钝缘支逆向开通前降支 CTO。6F EBU3.5 + Guidezilla 加强支撑,Corsair 微导管在 Sion 导丝引导下经“回旋支-钝缘支-侧支-前降支”成功送至前降支远端(B),微导管造影(C)和指引导管造影(D)见心外膜下侧支穿孔。

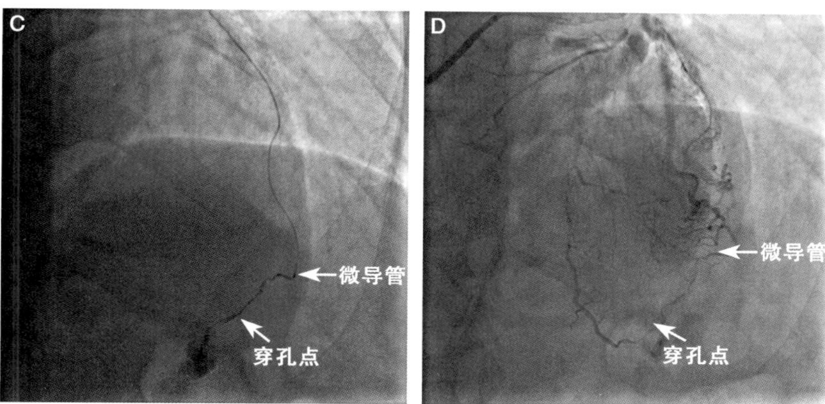

图 43-5　侧支穿孔发生

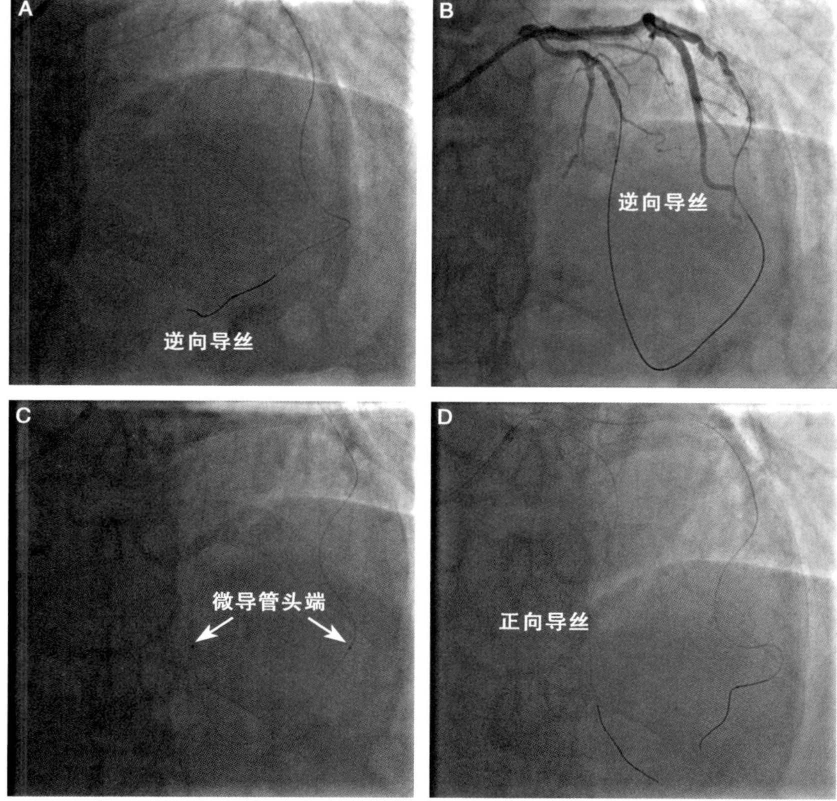

图 43-6　逆向开通 CTO

推送逆向微导管顺利通过穿孔节段，继续 PCI 治疗。更换 Gaia1 导丝顺利逆向通过闭塞段（A～B），延长导丝辅助下更换为 150cm Finecross 微导管并逆向推送至前向指引导管内，RG3 导丝体外化，前向送入 130cm Finecross 微导管至前降支远端（C），正向送入 Sion 导丝，撤出正向微导管，正向导丝就位（D）。

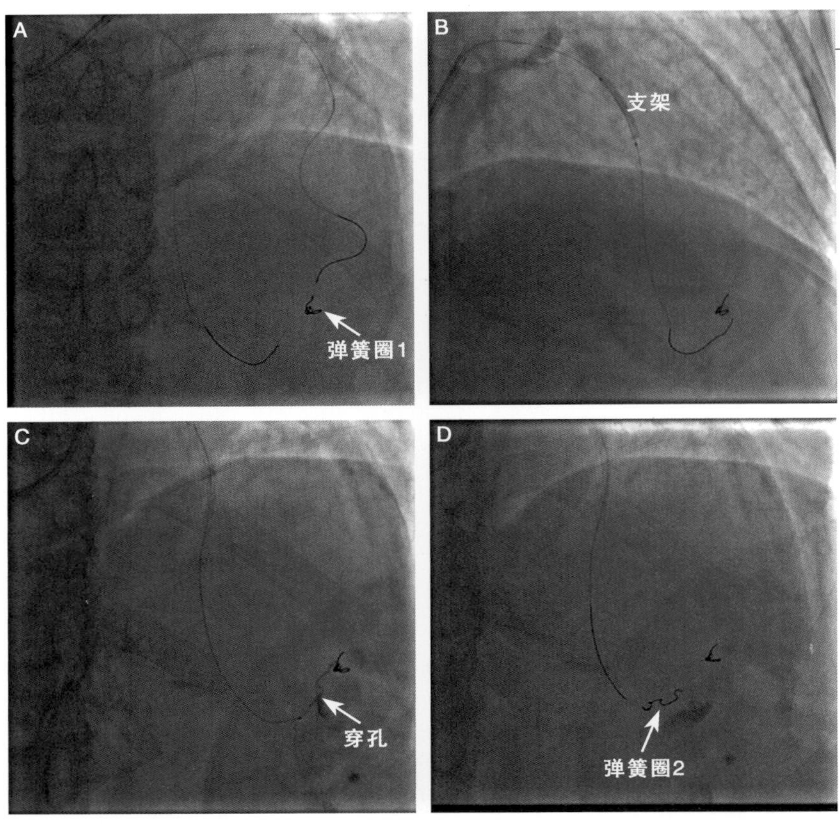

图 43-7　双向弹簧圈栓塞

撤出逆向 Guidezilla，回撤 RG3 导丝，经逆向 Finecross 微导管送入第一个弹簧圈栓塞穿孔部位(A，弹簧圈 1)。前降支闭塞病变处球囊扩张后置入支架(B)，复查造影示心外膜下侧支仍有造影剂外渗，正向送入 Finecross 微导管至穿孔近端定位(C)，然后经正向 Finecross 微导管送入第 2 个弹簧圈栓塞穿孔部位，复查造影示外渗消失(D，弹簧圈 2)。床旁超声心动图检查见中等量心包积液，心包穿刺抽出新鲜血液 240mL。

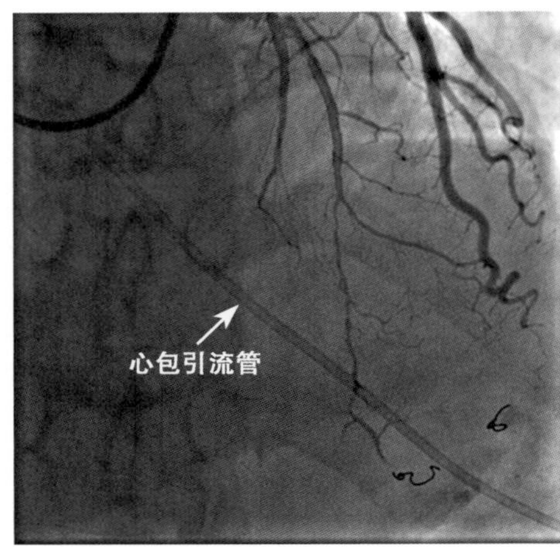

图 43-8　最后造影结果

病例 2　见图 43-9~图 43-12。

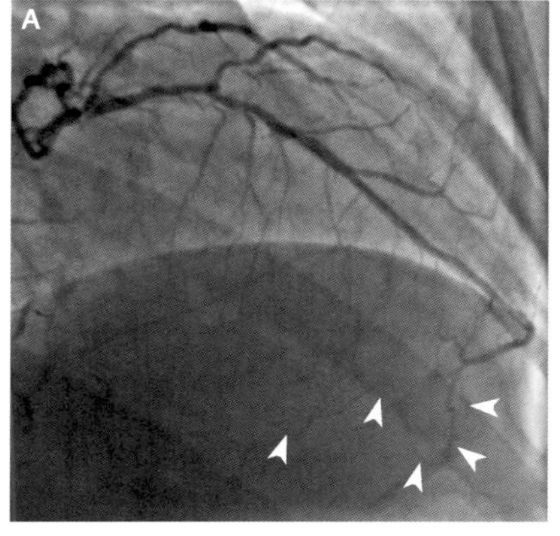

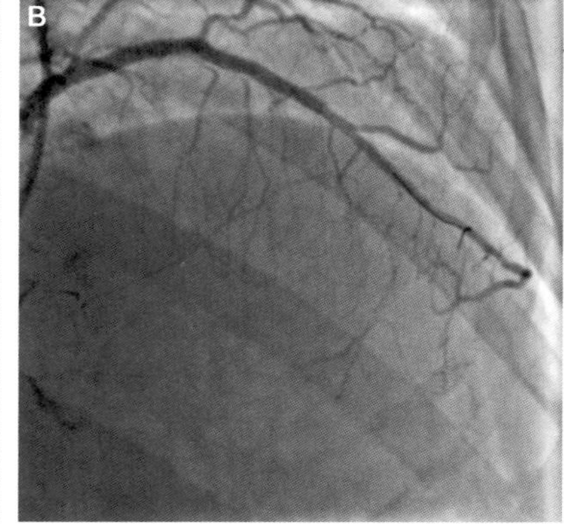

54 岁男性患者。活动后胸痛 10 余年。造影见左主干狭窄 60%，前降支近中段长病变狭窄 80% 伴钙化。回旋支较小。右冠状动脉起始部完全闭塞。左冠状动脉提供右冠状动脉中远段侧支循环，心尖部心外膜下侧支迂曲（A，箭头）。PCI 策略：鉴于右冠状动脉开口闭塞，无法确定开口位点，也无法提供良好支撑，故首选逆向径路开通。先于前降支-左主干置入 2 枚支架，完成左冠状动脉 PCI（B），然后开始逆向开通右冠状动脉 CTO。

图 43-9　冠状动脉造影和左冠状动脉 PCI

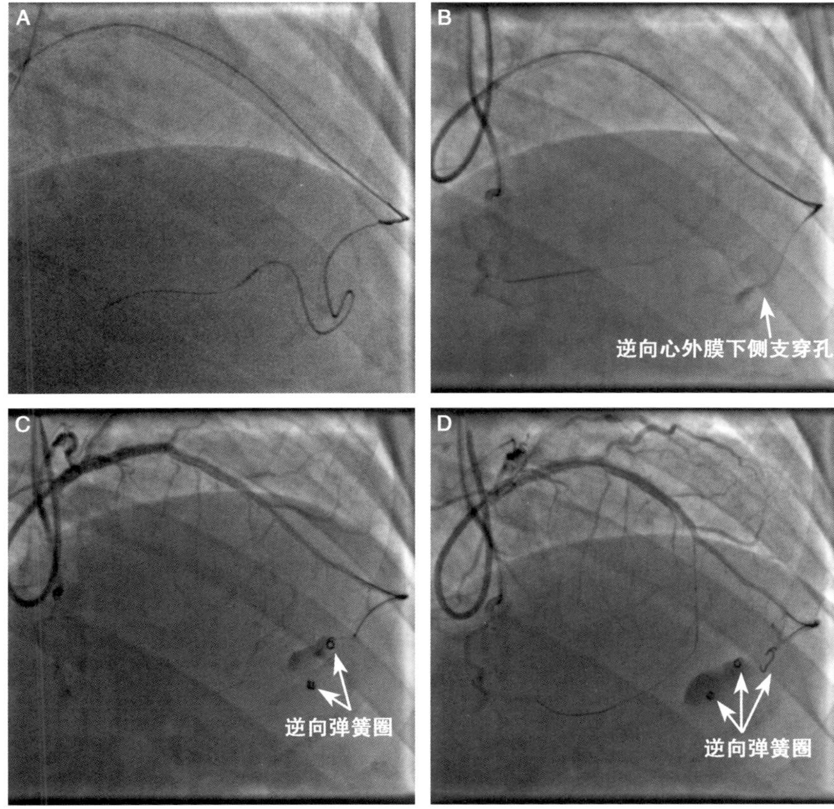

拟行逆向技术开通右冠状动脉 CTO 病变，0.014" Sion 引导 150cm Corsair 微导管通过心尖部心外膜下侧支送至右冠状动脉远段，先后尝试 FielderXTR、Gaia3、Pilot200、CP12 均不能逆行通过右冠状动脉闭塞段（A）。由于心外膜下侧支极度扭曲，微导管也无法送至右冠状动脉近中段。遂撤出微导管，造影见侧支穿孔（B），经逆向微导管送入 3 枚 2mm×2mm 弹簧圈，堵塞成功（C~D）。

图 43-10　侧支穿孔和逆向栓塞

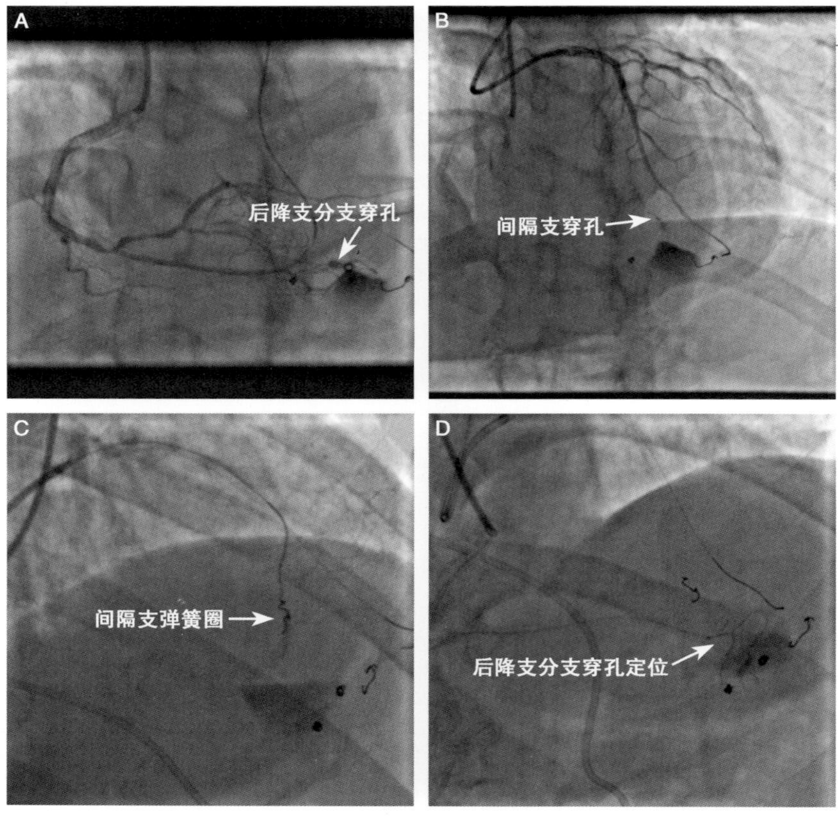

逆向失败后改用正向技术，未成功。尝试经间隔支逆向介入，150cm Finecross 微导管支持下 Conquest Pro 8~20 逆向推送至前向指引导管内，换入 RG3 导丝体外化，常规球囊扩张、IVUS 检查后完成右冠状动脉 PCI 治疗。复查造影时发现后降支分支（原心外膜下侧支封堵段的右室侧）明显穿孔，局部造影剂残留伴外渗（A）。同时间隔支也可见少量造影剂外渗（B）。此时患者出现胸闷、烦躁、大汗等心脏压塞症状，血压从 120/70mmHg 下降至 70/40mmHg，立即予剑突下心包穿刺并抽吸出 500mL 积血。同时调整 Finecross 微导管至穿孔近端，确定穿孔位置后，间隔支穿孔部位用弹簧圈 1 枚栓塞（C），后降支分支用弹簧圈 2 枚栓塞（D），复查造影示外渗消失。

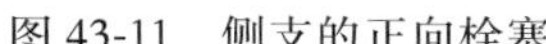
图 43-11　侧支的正向栓塞

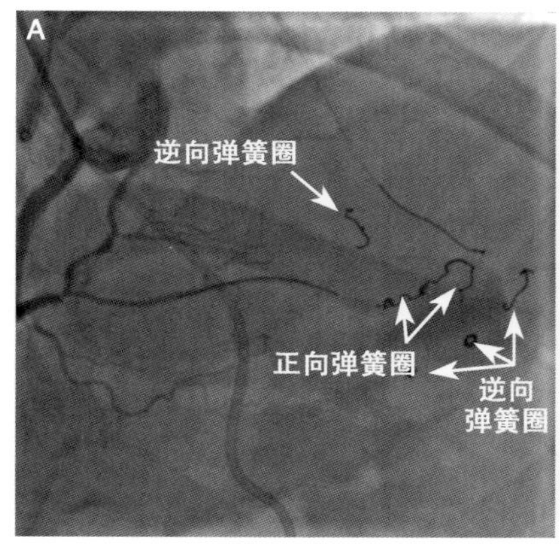

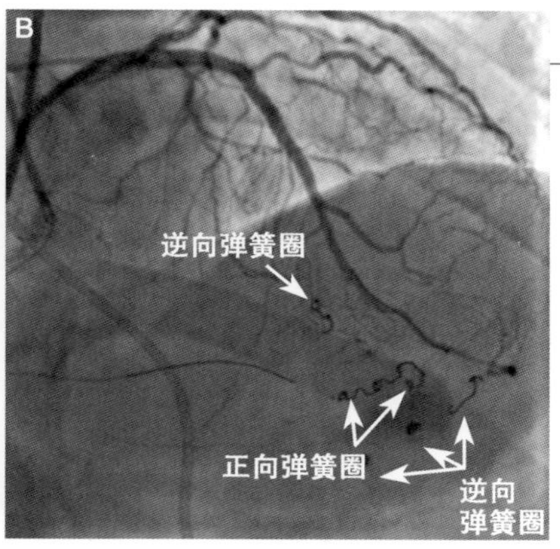

右冠状动脉逆向造影（A）和左冠状动脉正向造影（B）均未见造影剂渗漏，封堵成功。

图 43-12　最后造影结果

参考文献

[1] KATSANOS K，PATEL S，DOURADO R，et al. Lifesaving embolization of coronary artery perforation. Cardiovasc Intervent Radiol，2009，32：1071-1074.

[2] PONNUTHURAI F A，ORMEROD O J，FORFAR C. Microcoil embolization of distal coronary artery perforation without reversal of anticoagulation：a simple，effective approach. J Invasive Cardiol，2007，19：E222-225.

第 44 章　慢性完全闭塞性病变闭塞段穿孔的处理策略

球囊扩张是冠状动脉穿孔临时止血的第一手段，在平衡心肌缺血问题后，长时间球囊扩张甚至可以永久性封闭穿孔。对慢性完全闭塞性病变（CTO）而言，正向硬导丝可能在闭塞节段穿出血管，随后盲目自信地跟进微导管或球囊可导致大量出血和短时间内心脏压塞。

一旦导丝进入闭塞段后，要不时地多体位判断走向，在跟进微导管或球囊前必须确认位于血管结构内，这是避免闭塞段穿孔的关键预防措施。

一旦微导管穿透血管进入心包腔，不要急于撤离微导管，在想好、做好后续处理准备后再行撤离。盲目撤离微导管可导致大量出血和急性心脏压塞的发生。

一旦发生闭塞段大穿孔，立即在闭塞近端球囊扩张，这是临时的处理方法。由于 CTO 病变并不存在新发心肌缺血的顾虑，因此止血球囊可长时程扩张。理论上只要时间足够长，一般均可封闭血管破口（图 44-1）。尽管弹簧圈栓塞可能是一种不错的选择，但会妨碍 CTO 病变的后续开通，不鼓励使用。

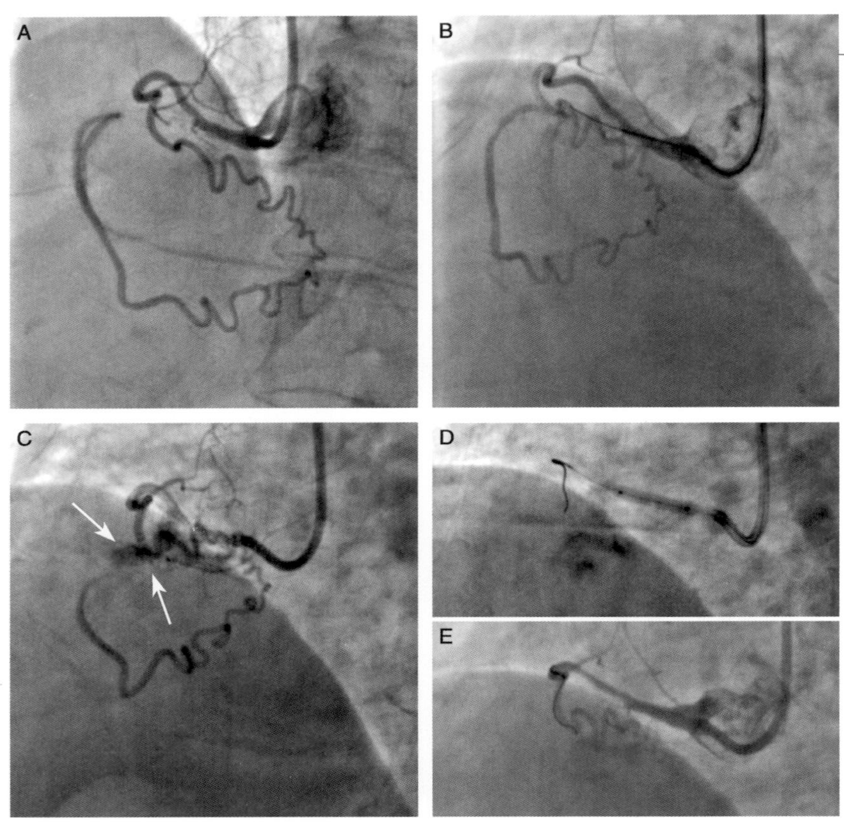

80 岁女性患者。劳力性心绞痛 10 年。造影示右冠状动脉近段 CTO 病变，圆锥支为右冠状动脉中远段提供 Rentrop 3 级侧支循环（A）。6F SAL0.75 指引导管送至右冠状动脉口，135cm Corsair 微导管支撑下，先后尝试 FeilderXT、UB3、Gaia3 导丝均未能到达远端真腔（B）。复查造影示闭塞段血管穿孔，造影剂外渗（C）。立即将 Sion 导丝送至圆锥支，右冠状动脉近段闭塞段近端 3.0mm×15mm 球囊 6atm 扩张封堵 30min（D），造影示穿孔成功封闭（E）。床旁超声心动图未见明显心包积液。

图 44-1　长时间球囊扩张封闭 CTO 闭塞段穿孔

那么，有无更为积极的措施呢？

一、新方法介绍

对于微导管或球囊扩张引发的闭塞段血管严重破裂，2017 年德国医生 Juan Luis Gutiérrez-Chico 等[1]首先描述一种新的方法：在止血球囊近端封闭的同时，调整导丝重入真腔，正向开通 CTO 病变后，将有效的封闭血管破口。如重入真腔条件不理想，止血球囊最好换用整体交换囊（OTW），利于交换不同硬度和塑形的导丝。由于操作过程中，闭塞近端球囊扩张，导丝回撤至球囊远端边缘尝试再入真腔，其形状类似西班牙乐器桑梆巴（Zambomba，[θɑ：mˈbɔmbɑ：]），因此，被称为 Zambomballooning 技术。

与上述的正向开通 CTO 不同，2019 年 Xenogiannis I 等[2]随后报道了利用逆向开通闭塞段来封闭穿孔的病例。事实上，封闭穿孔的原理是一样的：在近端球囊封闭的同时，不管是正向开通或逆向开通，不管是真腔开通或内膜下开通，由于斑块移位和内膜片挤压，原先的穿孔通道均可被压迫闭合（图 44-2）。

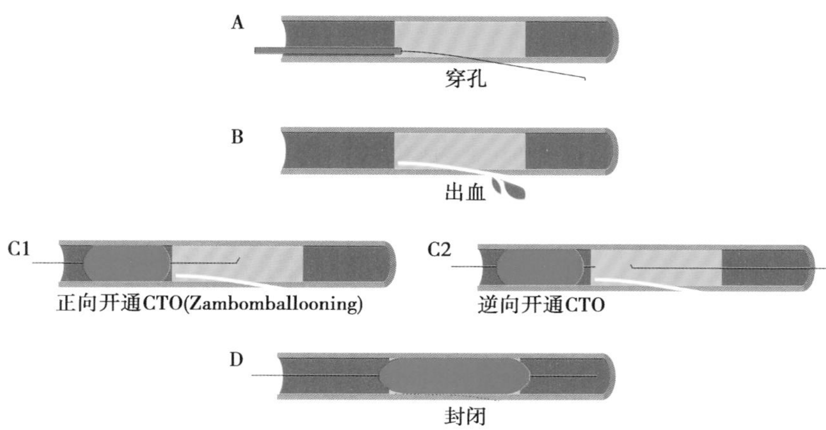

A. 导丝穿出血管外；
B. 如后续球囊或微导管通过，甚至球囊扩张，导致严重冠状动脉穿孔出血；
C1. Zambomballooning 技术，近端球囊扩张止血，导丝回撤到球囊远端边缘，利用球囊的支撑作用和进攻角度矫正作用，导丝重入真腔开通闭塞段；
C2. 逆向开通闭塞段；
D. 球囊扩张和支架置入引起斑块移位，压迫封闭原先的穿孔隧道。

图 44-2　CTO 封闭闭塞段穿孔的机制

该技术具有较大的局限性，并无普遍指导意义。①CTO 开通是前提。CTO 作为冠状动脉介入治疗的最后堡垒，需要术者丰富的经验，而且并不能保证均能成功。尤其是尝试正向开通时，尽管止血球囊对导丝具有支撑作用和进攻角度矫正作用，有助于导丝重入真腔，但正向单根导丝开通的概率并不是太大。②不管是正向还是逆向开通 CTO，往往需要较长时间，因此不适合病情不稳定的患者。③当导丝反复进入原穿孔通路时，有可能导致出血路径的扩大，进而妨碍球囊封堵效果。因此，事先需要综合评估自身实力和病变难度，对开通概率较大的患者，可选择性使用该技术。

二、病例

病例 1　正向开通闭塞段，封闭穿孔（图 44-3）。

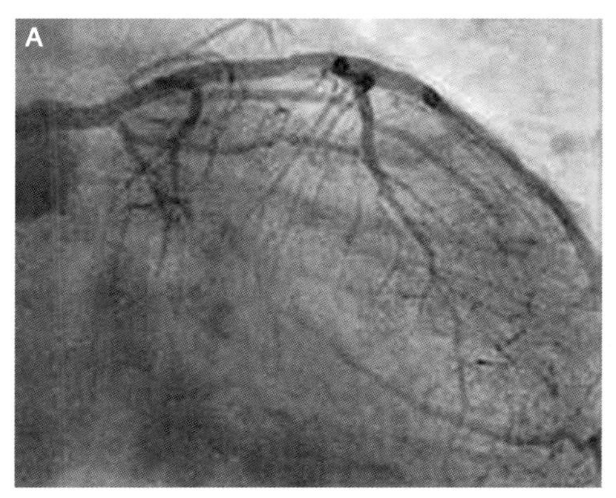

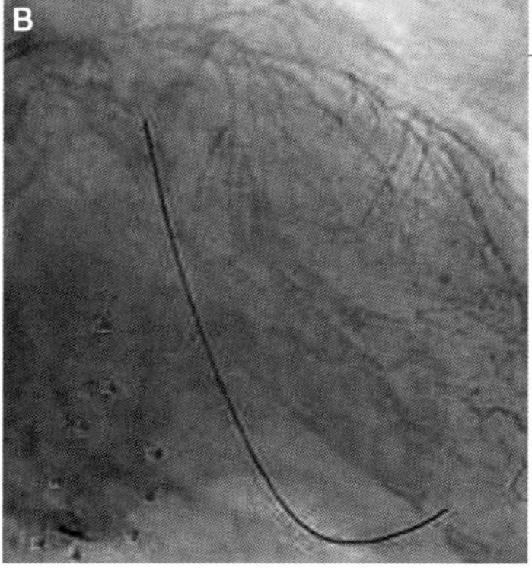

71 岁男性患者。稳定型心绞痛。回旋支近端 CTO 病变（A）。尝试正向开通，CARAVEL 微导管支持下 Gaia3 导丝穿越闭塞段送至远端，但微导管前送困难，回抽无血，提示导丝穿出血管。撤离微导管后，见大量造影剂渗出到心包腔（B）。立即送入单轨球囊，在闭塞段近端扩张止血。导丝回撤至球囊远端边缘（C）。形状类似西班牙乐器桑梆巴（zambomba）（D）。利用止血球囊的支撑作用和进攻角度矫正作用，导丝重入真腔。确认远端导丝进入真腔后，交换入预扩球囊扩张，造影见血管穿孔口被封闭（E）。最后结果良好（F）。患者 24h 后出院，无症状，超声心动图无积液。

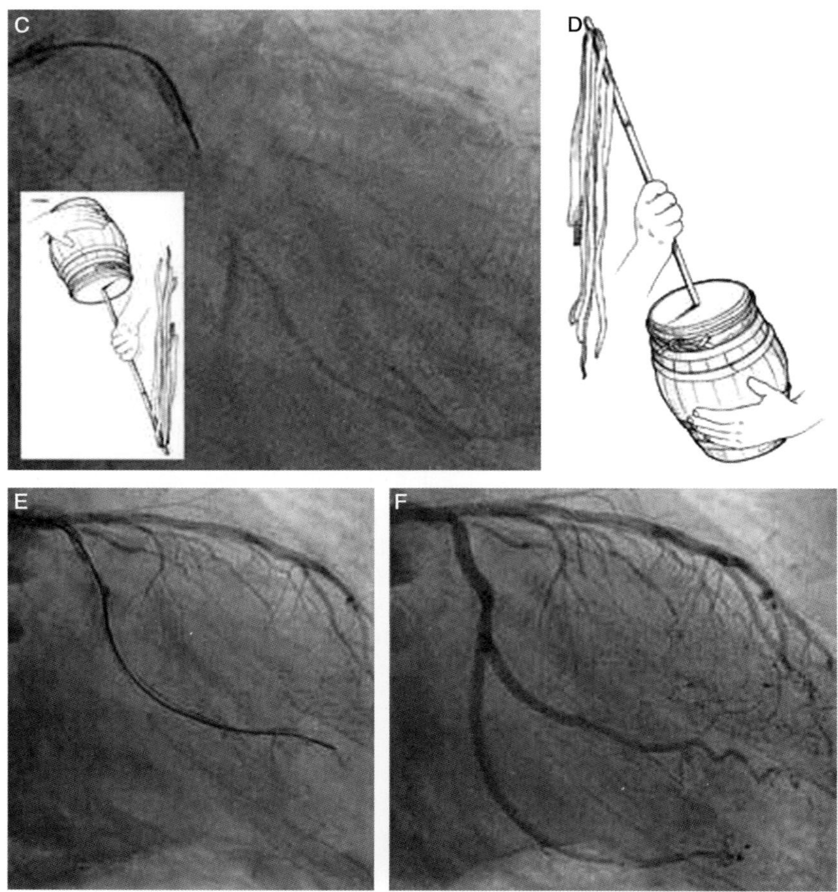

图 44-3　正向开通闭塞段，封闭穿孔（Zambomballooning 技术）[1]

病例 2　逆向开通闭塞段，封闭穿孔（图 44-4）。

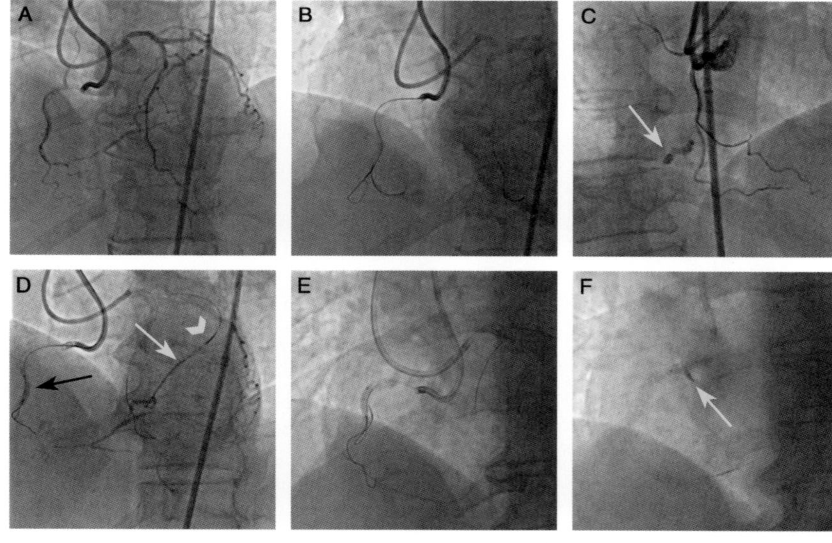

69 岁女性患者。劳力性心绞痛，有吸烟、高血压、高血脂和颈动脉斑块病史。冠状动脉 CTA 示严重钙化，造影示 LAD 狭窄 70%，右冠状动脉 CTO 病变(A)。前降支支架置入后仍有症状，拟开通右冠状动脉 CTO。右冠状动脉 CTO 近端纤维帽为钝头，远端血管弥漫性病变，由回旋支提供心外膜下侧支显影，回旋支严重钙化，中度迂曲。左冠状动脉 6-Fr 3.5XB，右冠状动脉 8-Fr AL 1.0。Turnpike LP 微导管送至近端纤维帽，Gaia 3 导丝升级为 Confianza Pro 12 后进入内膜下，微导管稍入闭塞段，导丝调整为 Fielder XT 并形成 knuckle(B)。后前位显像提示微导管和导丝穿出血管外。撤离微导管后前向造影证实 Ellis 3 级冠状动脉穿孔(C)。右冠状动脉近段送入 2.5mm 球囊扩张止血，患者血流动力学稳定(D)。然后尝试逆向开通 CTO。Suoh 03 导丝顺利通过对侧心外膜侧支，Turnpike LP 微导管跟进(E)，由于 6-Fr 3.5 XB 指引导管支撑不足，Pilot 200 无法逆向进入闭塞病变。穿刺左股动脉，8-F EBU 3.5 到位，Suoh 03 导丝引导下微导管重新到位，Fielder XT knuckle 后逆向通过闭塞段，穿孔渗漏消失。前向换入 3.5mm 球囊，采用 reverse CART 技术逆向导丝进入右冠状动脉近段真腔(F)，RG3 导丝体外化后，球囊扩张右冠状动脉近中远段，置入支架并后扩张。右冠状动脉开口-主动脉可见局部夹层(G)，开口置入 3.5mm×8mm 支架，最后结果良好，无血管渗漏(H)，超声心动图无积液，次日出院。

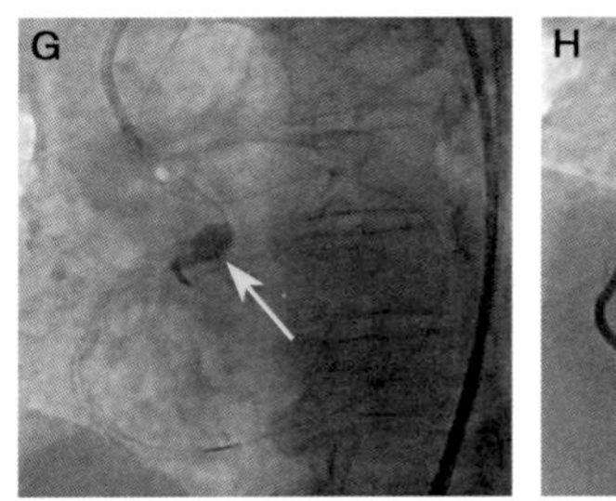

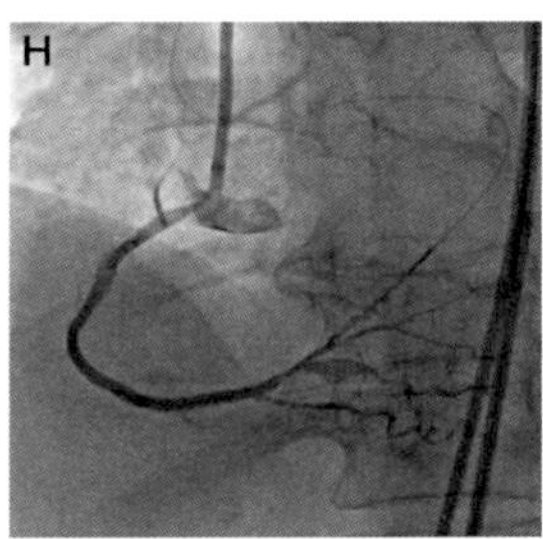

图 44-4　逆向开通闭塞段，封闭穿孔[2]

参考文献

[1] GUTIERREZ-CHICO J L. Zambomballooning: A novel technique to seal a coronary perforation complicating the intervention of a chronic total occlusion. Cardiol J, 2017, 24: 573-575.

[2] XENOGIANNIS I, TAJTI P, NICHOLAS BURKE M, et al. An alternative treatment strategy for large vessel coronary perforations. Catheter Cardiovasc Interv, 2019, 93: 635-638.

第 45 章　心包穿刺技术

1840 年，维也纳 Franz Schuh 医师首次演示心包穿刺术。在此后的 100 多年时间里，心包穿刺一直被认为是一项危险的技术操作。因为早年心包穿刺是基于心脏浊音界的判断，在床边盲目进行穿刺，致命性并发症发生率高达 11.4% ~20% 。

随着超声影像的普及，心包穿刺成功率大为提高，并发症得到有效控制。根据复旦大学附属中山医院的初步资料，致命性并发症已控制在 0.5% 以下。甚至可以说，大量心包积液的穿刺并无多少技术含量，与腹穿/胸穿并无多大差别。因此，心包穿刺术已成为心脏科医生必须掌握的一项基本技能。

但时至今日，冠状动脉穿孔等医源性出血导致少量心包积液急性填塞时，心包穿刺依然是一项危险的技术，存在“量少、平卧、盲穿、忙乱”四大挑战（表 45-1）。另一方面，尽快心包穿刺又是抢救患者生命的关键技术，此时的心包穿刺当之无愧地成为介入心脏医生的“必杀技”。

表 45-1　急性心脏压塞时心包穿刺的挑战

挑战点	解　释
量少	心包腔正常液体量 25~35mL，一旦在短时间内积聚到 100mL 时，即可产生心脏压塞症状。少量积液穿刺不但成功率低下，而且显著增加心脏穿孔的风险
平卧	介入医源性心脏压塞时，患者在紧急心包穿刺的同时需要仰卧位 DSA 下紧急介入封堵穿孔点。平卧体位穿刺显著增加损伤肝脏风险
盲穿	急诊心包穿刺现场不一定配备超声仪器，凭借透视影像和心脏压塞临床表现，介入医生应迅速做出心包穿刺的决定。盲穿或 DSA 透视下穿刺需要术者有比较丰富的经验
忙乱	急性心脏压塞抢救现场忙乱：因封闭出血点、心包穿刺、稳定血流动力学，甚至心肺复苏等众多抢救事项而“事忙”，因突发危急重症而“心乱”。此时心包穿刺需要术者有强大的心理素质和应急处理思路

DSA：数字减影血管造影（digital subtraction angiography）。

如何在忙乱的环境中，快速准确地进行无超声引导下紧急心包穿刺？本章将详解该技术细节和注意事项，帮助读者真正掌握紧急心包穿刺技术。

一、急性心脏压塞的临床识别

急性心脏压塞的及时识别是心包穿刺的前提，事关生死。超声检查意义重大，主要表现为心包积液基础上心脏塌陷。在紧急情况下，如无超声检查，可通过以下几方面加以识别。

1. 介入过程中，一旦发现 Ellis Ⅱ型、Ⅲ型冠状动脉穿孔或其他类型心脏穿孔，患者就存在心脏压塞的高度风险，就应做好紧急心包穿刺准备。

2. 密切观察患者临床表现。急性心脏压塞表现为 Beck 三联征：动脉压下降、静脉压上升和心脏小而安静。主要特点是心输出量显著降低，患者出现休克或休克前状态。患者突发呼吸困难、极度烦躁、全身冷汗、面色苍白或青紫，如不及时处理，随之转成抽搐、心源性猝死。值得强调的是，尽管典型的心包积液表现为心动过速，急性心脏压塞极早期会出现“反常性”的心动过缓，可能与心包腔内压力骤增触发迷走反射有关，其机制类似于血管迷走性晕厥。在心脏介入治疗过程中一旦出现低血压和心率减慢，如“迷走反射”阿托品无法缓解，应考虑心脏压塞的可能。DSA 透视也有助于急性心脏压塞和血管迷走性神经反射的鉴别。出血迅猛者直接表现为心脏停搏（而不是室颤）和阿斯综合征。

3. X 线透视征象。心脏搏动普遍性减弱是急性心脏压塞的主要 X 线表现，与体检“小而安静”心脏相对应。由于积液密度与心肌、血液无明显差别，很难直接识别心包积液。除非在两种特殊情况下，可直接观察到心包积液。其一是心脏介入治疗过程中新发的心包积液，造影剂随着血流进入心包腔而显影（图 45-1）。其二是特殊投照体位。积液位于心外膜脂肪层和心包脂肪层之间，而脂肪对 X 线吸收少而表现为透亮带，因此在特殊投照体位（X 线与房室沟或室间沟脂肪组织成切线位）时脂肪表现为透亮带，心包积液位于两层透亮带之间表现为“三明治征”（图 45-2）。

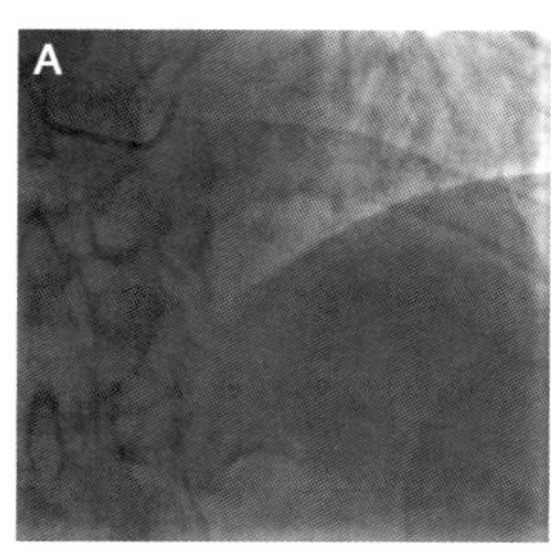

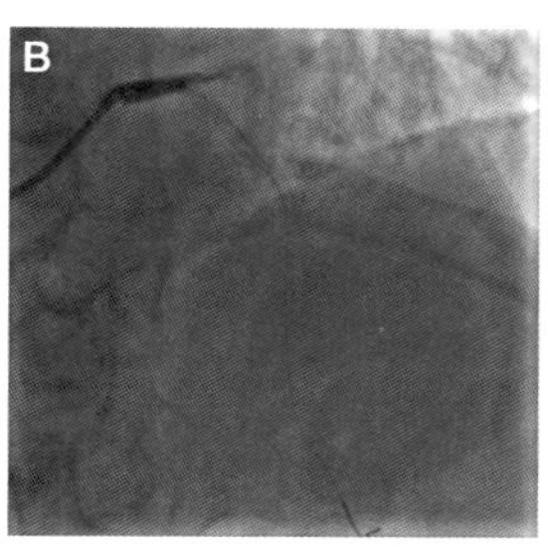

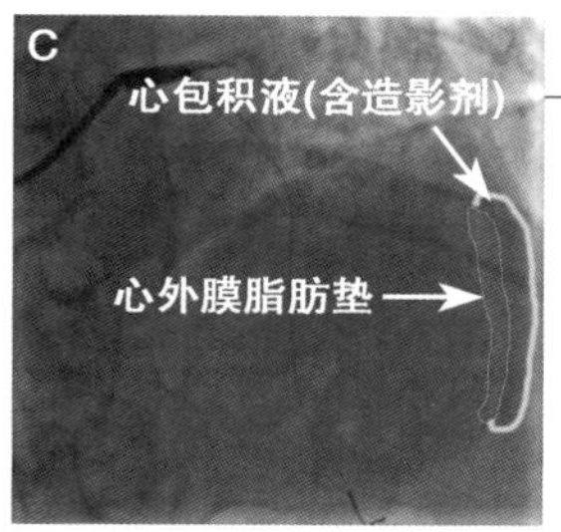

正位加头 30° PCI 前无心包积液（A），PCI 时冠状动脉穿孔引起心脏压塞，发现心包积液征象（B，C）。

图 45-1　心包积液（含造影剂）的 X 线征象

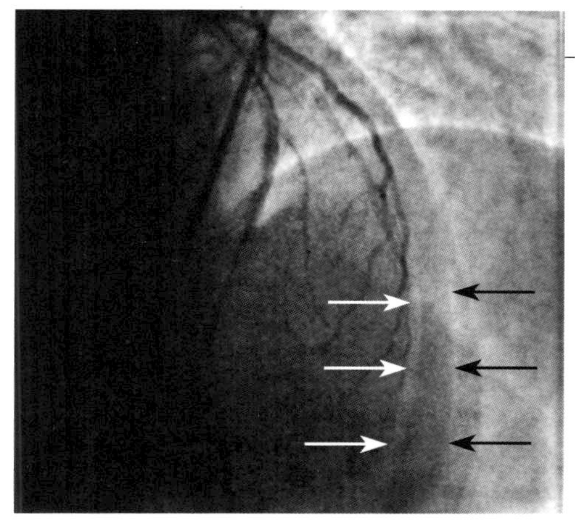

左肩位选择性左冠状动脉造影时，发现回旋支远端表面呈现“三明治征”：明显的心包积液居于心外膜脂肪层和心包脂肪层之间。

图 45-2　心包积液的 X 线征象

二、穿刺技巧

1. 穿刺入路选择　大量心包积液时，最常用的方法是超声定位下心尖部穿刺。但少量积液时，心尖部活动幅度过大，加上心尖部积液量少，并不适合穿刺。相反，剑突下途径不需要床旁实时超声监测，能抽吸少量心包积液，不易损伤肺组织和胸膜，具有心尖部途径无法替代的优点[1]。根据笔者的经验，在医源性急性心脏压塞、少量心包积液、无床旁超声心动图监测时，剑突下是首选穿刺点。缺点是肥胖患者穿刺路径长，当肝淤血、肝脏明显肿大时易损伤肝脏（表 45-2）。

2. 体位　必须强调患者尽量取半坐位。半坐位后膈肌下移，一方面心脏下移缩短进针距离，另一方面腹腔脏器下移可有效避免肝脏损伤。急性心脏压塞时患者往往无法半坐位（只能仰卧位），穿刺应格外小心，尤其是必须采用平入法（见后述）。笔者曾遇过 1 例患者，心脏支架置入过程中冠状动脉穿孔导致心脏压塞，患者仰卧位进行心包穿刺时，由于穿刺角度过大，损伤肝脏导致腹腔大出血，送肝脏外科手术修补。

3. 穿刺点　剑突下凹陷是心包盲穿时的传统位置，军医 Larrey 在抢救创伤性心脏压塞发明心包穿刺术时首先采用，并一直沿用至今。影像学研究证实，与剑突正下方穿刺点和左肋骨下穿刺点相比，左剑突肋骨角穿刺点位置更高，更少损伤肝脏，是最优穿刺点（图 45-3）。一般要求穿刺点选剑突与左肋弓缘交界点下 2cm，但应根据患者体重和腹壁厚度情况做上下位置调整，如肥胖者穿刺点位置偏下，以利于小角度平入法（见后述）进入心包腔。

表 45-2 心包穿刺入路的优缺点比较[2]

部位	描 述	优 点	缺 点
胸骨旁	穿刺点位于胸骨左缘,通常为第5肋间,位置刚好正对心脏裸区(无肺组织覆盖)	超声心动图指导价值最高	容易损伤左内乳动脉。相比剑突下,容易损伤肺组织
心尖部	穿刺点位于心尖冲动外侧 1cm,指向右肩部。左侧位有助于心尖部液体积聚	心尖部血管细小,损伤风险较小;左室壁厚,穿刺后不易出血;位置表浅,穿刺路径短	少量积液穿刺难度较大,容易损伤胸膜和肺
剑突下	穿刺点位于剑突与左肋弓缘交界点下 2cm,指向左锁骨中点	急诊盲穿时(无超声心动图指导)首选;不易损伤肺组织	有肝脏损伤风险

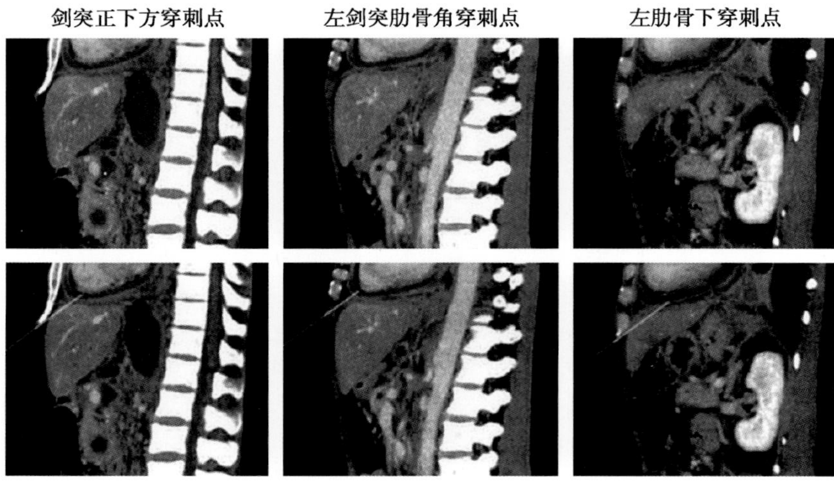

图 45-3 剑突下径路的比较

4. 穿刺方向 局麻后进穿刺针，针刺向上、稍后、稍左进入心包腔。关于左右方向上的进针角度，理论上左右锁骨外端之间的任何角度均可（图 45-4），但最好选择稍偏左，有研究表明最好是指向左锁骨中点[1]。关于前后方向上的进针角度，笔者主张小角度平入法。具体方法如下：穿刺针触及肋弓缘后注射少量麻醉剂，后撤少许后，压平穿刺针后紧贴肋骨（或胸骨）后面进入。此法与腹壁成角 15°~30°（小于传统教科书推荐的 30°~45°），有点类似浅表静脉穿刺法。平入法是仰卧患者（因各种原因无法坐位或半坐位）避免肝脏损伤的不二法门。由于穿刺针与心包前壁成角也很小，只要右室前壁前心包腔足以容纳穿刺针（无回声液性暗区在心脏舒张期≥5mm），即可安全刺入，有效地避免心肌损伤。

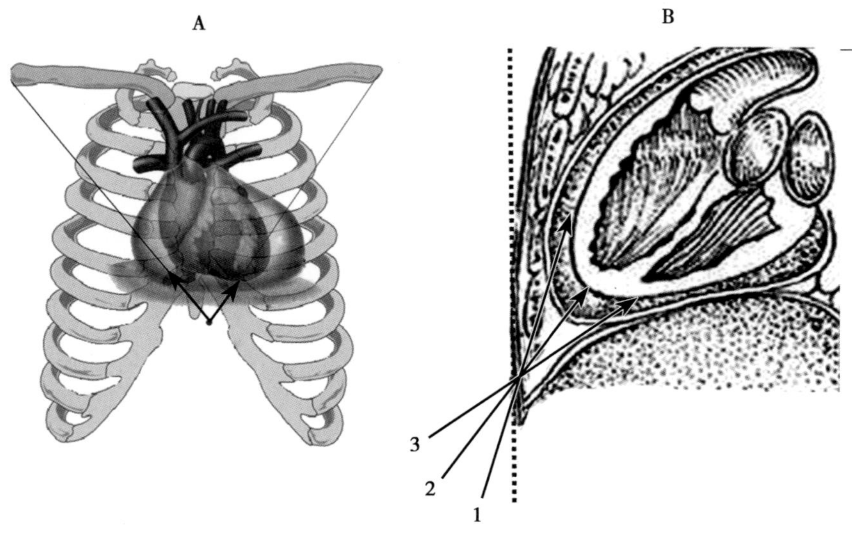

A. 为左右方向上的进针角度,范围较大。
B. 为前后方向上的进针角度:1 为小角度(15°~30°)平入法(提倡);2 为传统角度法(30°~45°);3 角度过大,容易损伤肝脏,应予屏弃。

图 45-4 剑突下途径穿刺的角度

5. 穿刺深度 剑突下穿刺沿途结构包括皮肤、浅筋膜、深筋膜和腹直肌、膈肌胸肋部、膈筋膜、纤维性心包及壁层心包，然后进入心包腔。成人进针深度为 3~5cm（与患者肥胖程度有关）。笔者曾遇到 1 例体重 90kg 心包积液病例，12cm 长的穿刺针无法送达心包，需要推挤剑突下软组织才能引流出积液。

最后提一句，术者的心理素质会干扰急诊操作水准，要镇静！要有舍我其谁的自信！

三、血性液体:心包腔 vs 心腔

当心包穿刺抽出血性液体，术者首先要判断穿刺针尖到了心室腔还是心包腔？即血性心包积液还是心内血液？假如误入心腔，及时发现而退针，一般无大碍；倘若浑然不觉，进一步插入直径更大的引流鞘，那就“捅了马蜂窝”。

确定穿刺针位于心包腔而不是心腔是心包穿刺成功的关键步骤之一。一般情况下，由于心包积液理化性状迥异于血液，单纯根据引流液体的外观可以判断穿刺针位置。有时心包穿刺引流抽出血性液体，且很难明确针头是进入心室、心房还是心包腔，此时鉴别血液和血性积液显得尤为重要（表 45-3）。

表 45-3 血性心包积液与心内血液的鉴别方法

方法	心包腔(心包积血)	心腔(心内血液)	评价
外观	暗红色或其他颜色	鲜红色,右心内血液稍暗	心包内新鲜血液时无法鉴别,因此仅作参考
滴纱布	蟹足样晕环明显	晕环不明显	
自凝	不自凝	自凝	
血气	各指标均低于静脉血		
血常规	HCT 低于静脉血		
导丝抽送刺激	无早搏	有早搏	不准确
注射硫酸镁	无反应	数秒后咽、舌灼热感	简便,穿刺前需备用硫酸镁
超声造影	位于心包腔	位于心腔内	简便,穿刺前需备用震荡 NS 和超声仪器
DSA 造影	位于心包腔	位于心腔内	简便,需在 DSA 室操作
诊断性放液	病情缓解	病情加重	需慎重

1. 影像学检查 如在数字减影血管造影（DSA）导管室，最方便的方法是送入穿刺导丝，观察其形态、走向和运动，判断导丝位于心腔抑或心包腔（图 45-5）。另一种实用的方法是在透视下经穿刺针注射少许造影剂，如果造影剂瞬即旋涡状消失，则针头在心腔内；反之，造影剂缓慢地层流样沉积，表明针头位置是准确的（图 45-6）。事实上，心包穿刺时，可以边进针边注射些许造影剂，可有效避免长程、过深进入心腔。第三种方法是将针头接通压力换能器，单独观察穿刺针压力可有效排除是否误入左右心室，但难以鉴别心包腔和右房，因为心包腔和右房的压力及波形曲线基本相同。

如有床旁超声，最直接的方法是直接观察心室腔内有无穿刺针金属强回声和彗星尾征（图 45-7）。另一种实用的方法是注射震荡生理盐水或超声造影剂确定针尖位置（图 45-8）。当心包腔内出现气体时提示针头位置正确；当心腔内出现气体时提示心脏穿孔；若未见震荡生理盐水，应考虑针头在胸腔内的可能，但积液量较大时可能有限的超声窗内均无法显示造影剂，需要在其他位置重新成像。

2. 诊断性放液 可诊断性放液 50~100mL，然后根据血流动力学反应加以判断，如心率加快、血压下降，提示位于心腔；如病情明显改善，提示位于心包腔。

3. 自凝性和实验室检查 将几毫升液体滴在干净纱布上，若液体凝固提示源自心腔；相反，若中心为深红色沉积物，周围为蟹足样淡红色渗液，则提示为心包源性。但是，在急性出血性心脏压塞（介入过程中医源性心脏穿孔、主动脉夹层破裂等）时，心包内血液未经心包的去纤维蛋白作用，也未经心包分泌、吸收等“处理”，心包积液本身就是血液。此时，抽出后即可自凝，难以与心血管腔内新鲜血液鉴别。甚至连血细胞比容和血气分析均难以鉴别，应考虑其他方法鉴别。因此该方法对于介入性急性心脏压塞鉴别价值不大。

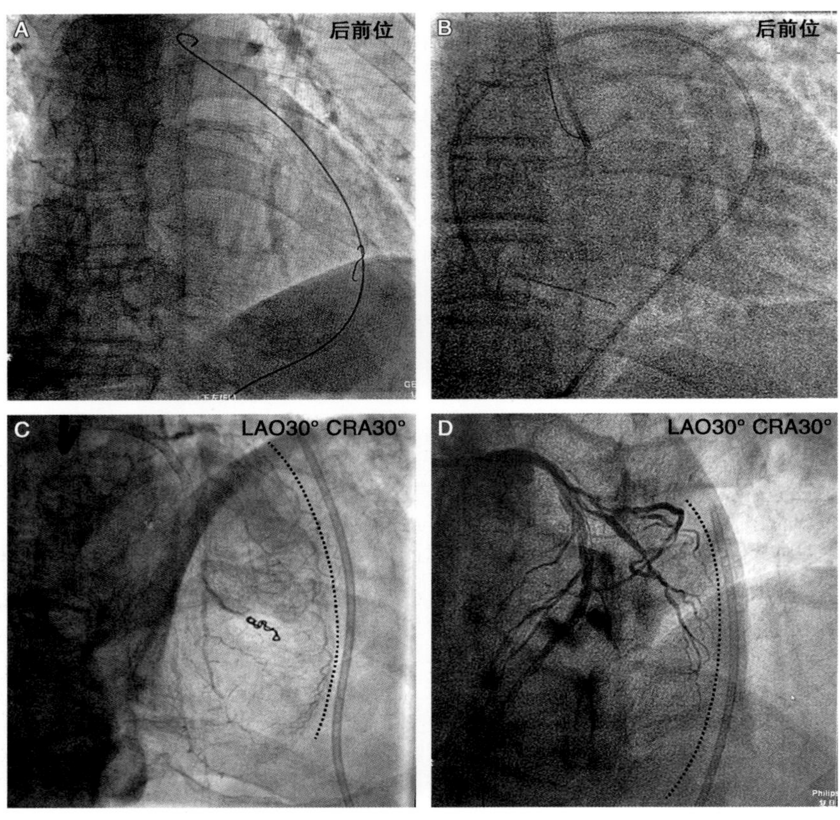

A~B. 导丝袢或导管位于心影周围，提示心包腔；
C~D. 为左肩位，能较好地显示心脏下后方的积液和引流导管位置，虚线代表心脏外缘。

图 45-5　根据导丝/导管位置和形态确认心包腔

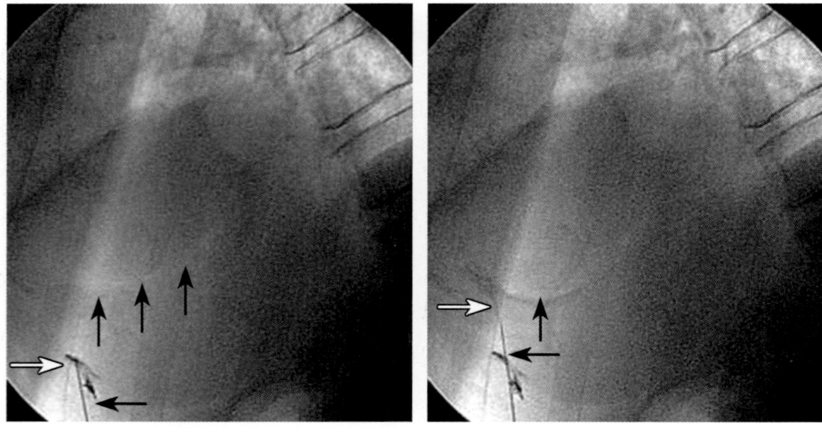

左图可见心包积液形成的低密度晕环（黑色垂直箭头）；右图为注射碘造影剂后，心包内充填造影剂，证实穿刺成功。白色箭头为针尖。

图 45-6　DSA 造影（侧位）确认心包腔[5]

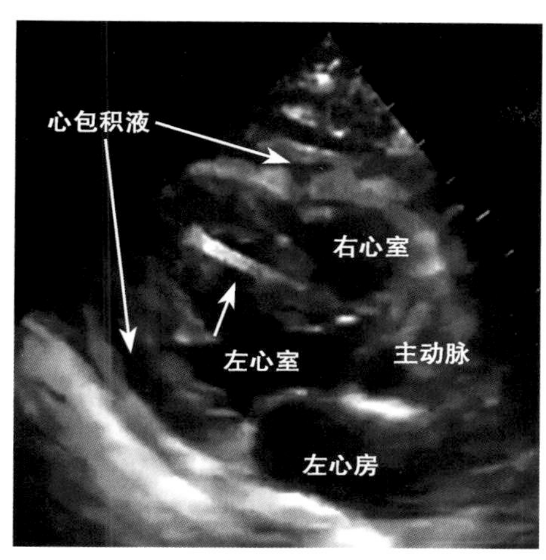

图 45-7　心尖部穿刺，超声发现穿刺针经心尖部进入左室，针尖抵达室间隔

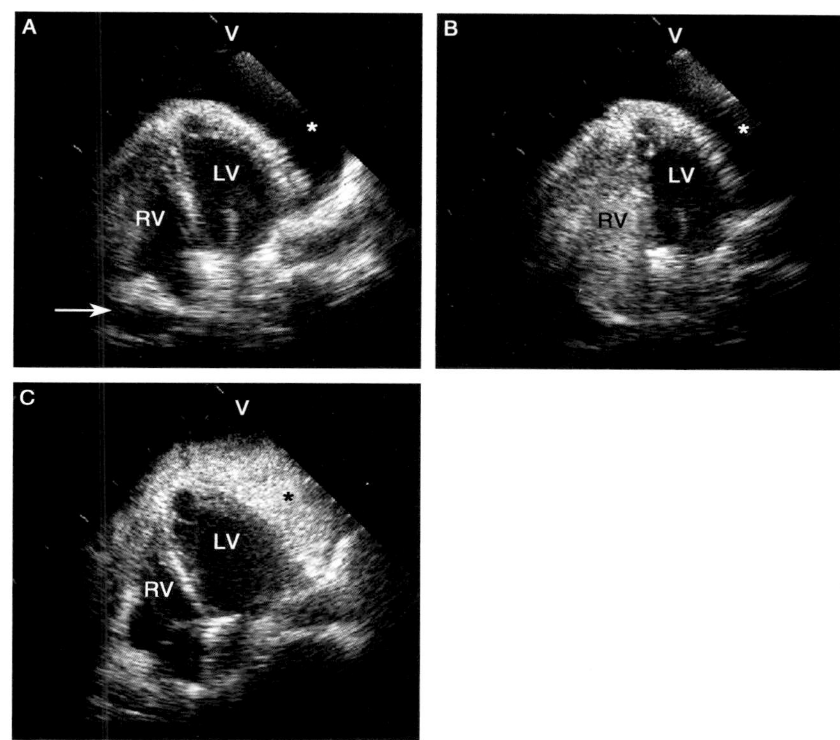

A. 大量心包积液；
B. 超声造影显示穿刺入右心室；
C. 后退穿刺针后超声造影位于心包腔。

图 45-8　超声造影确认心包腔[6]

4. 循环时间测定　从穿刺针注入 10% 硫酸镁 5mL，如果数秒后患者出现咽舌灼热感，说明穿刺针在心腔；如果阴性，说明在心包腔[3, 4]。注射药物也可用去氢胆酸盐、洛贝林等，该方法简单易行。顺便提一下，循环时间测定是测定循环功能的一种古老方法，正常臂至舌循环时间 9～16s（平均 12s，其中臂至肺 4～8s，肺至舌 4.5～10s），如大于 20s 提示左心衰竭、渗出性或缩窄性心包炎等。临床上已经很少使用。

四、心包穿刺并发症

心包穿刺既可救命，也可致命。心包穿刺主要危险来自穿刺针对沿途组织结构的损伤，包括心肌或冠状血管撕伤、心脏穿孔、严重心律失常、气胸、血胸、肝脏损伤等，严重者可致死。术者应该对心包腔的毗邻结构了然于胸（图 45-9）。

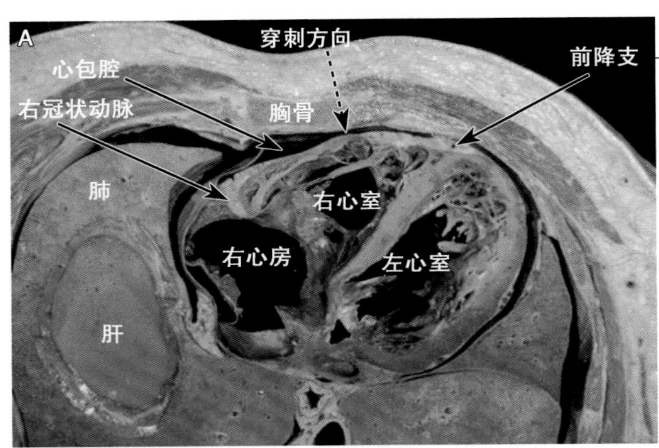

A. 为横断面；
B. 为正中矢状断面。

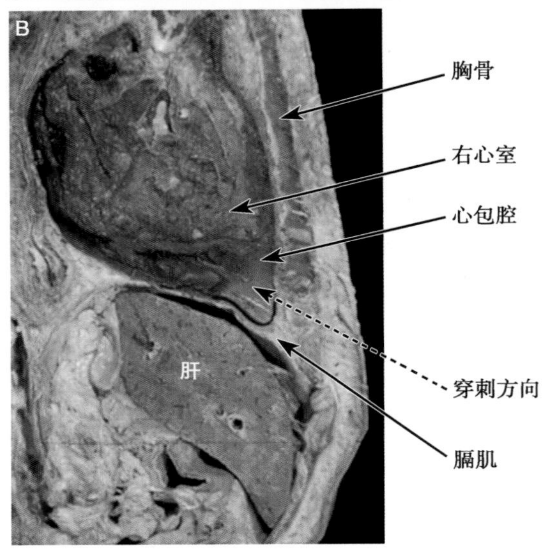

图 45-9　心包的毗邻结构[1]

早年心包盲穿时的致残率为 20%，死亡率高达 6%。X 线透视引导穿刺时并发症的发生率有所下降。随着超声引导穿刺的普及，心包穿刺术的安全性大大增加，Mayo 医学中心对 1 127 例超声引导下心包穿刺进行回顾性研究，主要并发症的发生率为 1.2%，包括 1 例因右室穿孔死亡，5 例需外科手术的非致命性穿孔，1 例肋下动脉损伤，5 例气胸，1 例持续性室性心动过速和 1 例菌血症。次要并发症的发生率为 3.5%，包括 11 例自发愈合的穿孔，8 例自限性气胸，9 例胸膜心包瘘管和 2 例非持续性室性心动过速。根据中山医院心内科的初步资料，致命性并发症已控制在 0.5% 以下。

1. 心肌和冠状血管损伤　穿刺针穿透心肌全层或心肌撕裂伤的发生率可高达 1%~5%。通常为无症状、自限性，尤其是进入左心室时。右心室穿孔时出血的可能性较高，但出血风险最大的是右心房撕裂伤。严重的心脏穿孔会引起新的心脏压塞，临床表现为诡异的“心包积液越抽越多”怪象，导致患者意外死亡。

（1） 左心室穿孔：左心室室壁厚，肌肉丰富，收缩期尽管左心室内压高，但心肌收缩闭合穿刺点，不会出血；舒张期左室舒张内压极低，出血量极少。事实上，19 世纪 50 年代经左室穿刺已经用于诊断疾病，最近穿刺左室途径已经用于先天性或结构性心脏病的器械治疗，鞘管直径大于 5F 者才需要闭合器封闭左室心尖部穿刺口[7]。因此，一般情况下，穿刺针甚至深静脉鞘误入左室问题不大，可直接拔除（图 45-10）。早期偶尔会有穿刺点出血。引流鞘放置左心室时间过长者，为防止室壁通道完全闭合困难，可逐渐减小贯通心包器械的直径，如 6F→5F→4F→导丝，同时建立另一路心包引流通道备用，申请输血备用。保留导丝等于保留了生命线，万一发生破口大出血，可再次送入鞘管封堵，为随后的镍钛闭合器封闭左心室破口或外科手术创造条件。左心室心肌变薄或瘢痕化（如陈旧性心肌梗死）是一种特殊情况，容易出血，需谨慎处理。有时左心室心肌穿刺损伤可诱发假性室壁瘤（图 45-11）。

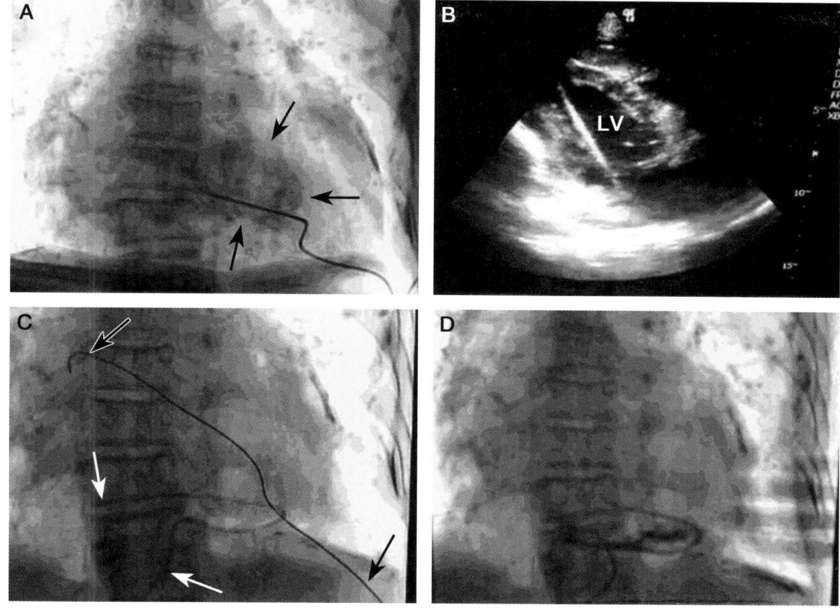

85 岁女性患者。因发热、心包积液待查入院。超声心动图示心尖部收缩期 18mm，经心尖部心包穿刺时深静脉鞘误入左心室，透视下经鞘管注射造影剂显示左室腔形态（A，箭头）。超声检查见左室鞘管回声（B）。经剑突下成功穿刺心包腔并置入另一深静脉鞘（C，白色箭头）。引流心包积液后，拔出左室内鞘管并换入导丝到心包腔（C，黑色箭头）。半小时后拔除导丝，保留剑突下鞘管，注射少量造影剂证实位于心包腔（D）。随访未出现心包积液增多和心脏压塞。

图 45-10　直接拔除误入左室的深静脉鞘

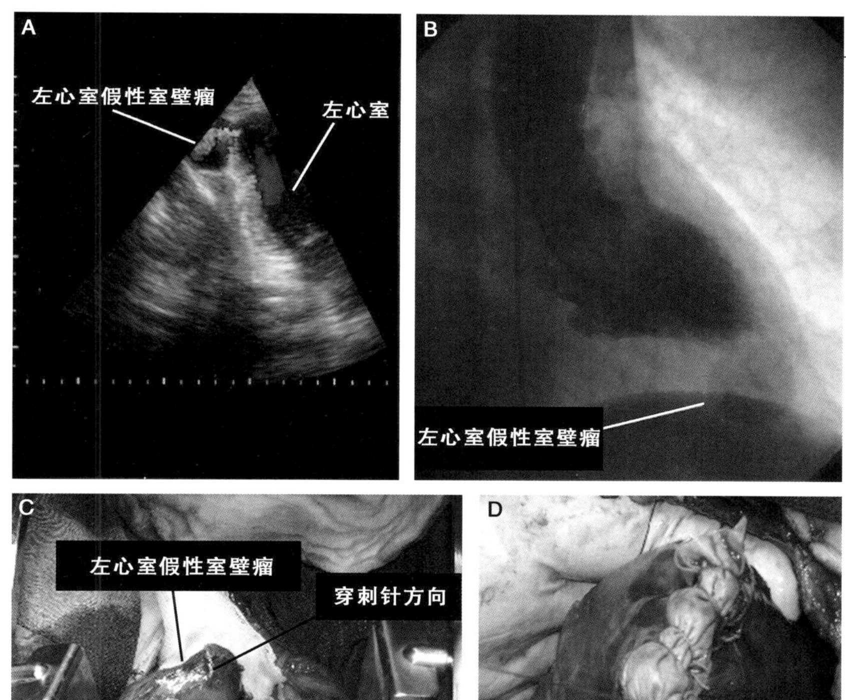

61 岁男性患者。粒单核细胞白血病。主诉咳嗽、发热和呼吸困难，出现大量心包积液和心脏压塞。心包穿刺后 1 个月，再发心脏压塞，再次行心包穿刺，抽吸出动脉血，怀疑进入左心室终止穿刺。超声心动图发现心包增厚，临床怀疑感染性心包积液。外科心包切开引流，手术顺利。15d 后，患者出现心力衰竭、发热、呼吸困难和咳嗽。超声心动图和 CT 发现左室心尖部假性室壁瘤（26mm×36mm）和少量心包积液，LVEF 60%（A）。左心室造影证实假性室壁瘤（B）。鉴于疾病进展快速，存在瘤体破裂风险，给予外科手术。术中发现左心室边界清楚的假性室壁瘤（C）。表面心包明显粘连。切除后，0 号缝线心包缝合，手术顺利（D）。

图 45-11　心包穿刺诱发假性室壁瘤[8]

（2） 右室穿孔：尽管心包穿刺时右心室穿孔发生率低于 1%，但右心室壁薄，收缩期不能闭合破口，容易持续性出血和心脏压塞。穿刺针右心室穿孔大多能自动闭合，但静脉鞘管送入右心室的死亡率可高达 65%，一般需要尽快介入封堵［房间隔缺损封堵器[9]或血管闭合器（图 45-12）[10]］或外科荷包缝合治疗，也有心包内注射纤维蛋白凝胶封闭右室穿孔的报道[11]。尽管有尝试直接拔鞘的报道，但毕竟是个例，不能抱有太多幻想。

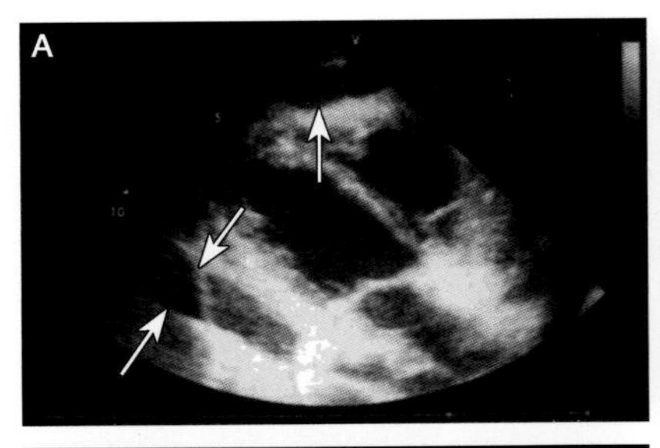

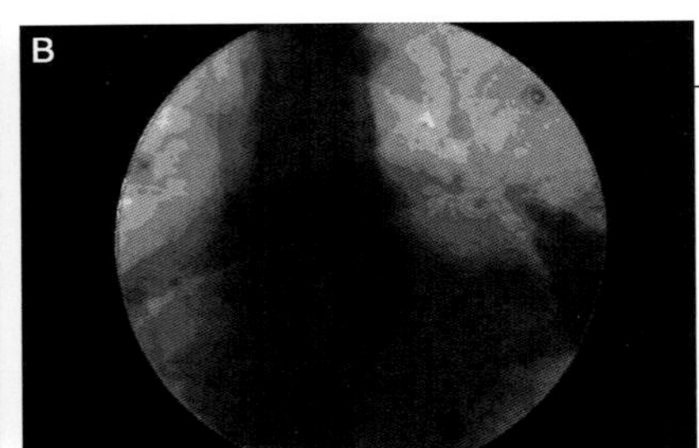

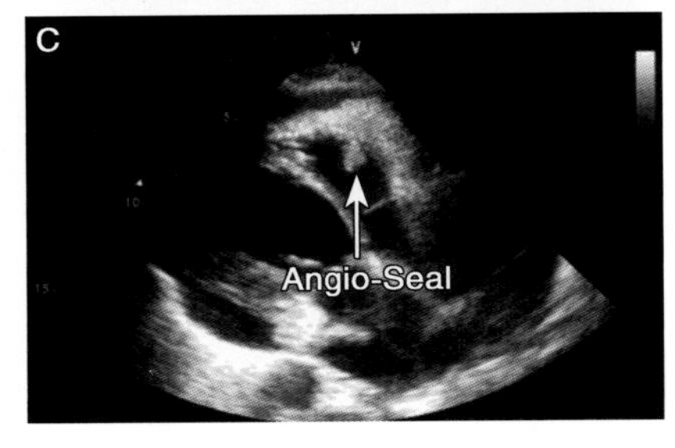

61 岁女性患者。直肠癌心包转移。表现为呼吸困难、乏力和胸痛，考虑心脏压塞入院。超声心动图显示大量心包积液和左室受压（A）。经剑突下心包穿刺，置入深静脉鞘，发现引流量很多，患者出现心率加快，低血压。考虑穿刺入右心室，急送导管室，引流管压力曲线显示为肺动脉波形；引流管注射造影剂，显示肺动脉影像，证实静脉鞘误入右心室（B）。鉴于病情极不稳定，而外科缝合右心室风险极大，成功施行 6F Angio-Seal 血管闭合器封堵。然后再次穿刺引流心包积液，超声检查显示少量心包积液，并可见闭合器壁内部分（C）。

图 45-12 血管闭合器 Angio-Seal 封堵心包穿刺导致的右室穿孔[10]

Güler E 等报道[12]，一名 52 岁女性结核性心包炎疑诊患者，剑突下诊断性心包穿刺时穿刺针引流出血性液体，受到纱布滴血试验结果的误导，盲目将深静脉鞘送入右室（震荡生理盐水超声检查证实）。在放置第 2 根心包引流管、做好外科手术准备前提下，成功直接拔除心包引流管。事后分析穿刺口未持续出血的原因，估计与患者脏层心包纤维化、血液未肝素化等有关。

（3） 右房穿孔：右房壁更薄，心肌更少，更易出血。穿刺针引发的右房穿孔在拔除穿刺针后大多能自动闭合，但持续出血的风险无疑大于右室。因此从严重性而言，右心房>右心室>左心室。

心肌或冠状血管损伤的防治措施：①术前操作者应亲自观察超声，了解心包积液量、分布，正确选择穿刺点、掌握好进针方向及深度。心包液性暗区在 5~10mm 时，应谨慎穿刺，最好在超声或 X 线引导下进行。②穿刺时一定带负压极缓慢进针，见液即停，若为血性液体，需验证后才送入引导钢丝。采用本章介绍的经剑突下途径，小角度紧贴胸骨和肋骨后进针（平刺法），因穿刺针几乎与心包壁呈切线方向，故不易伤及心肌及冠状血管。③及时识别后（参见穿刺针位置确认），处理方法是及时撤出穿刺针或引流管，再次穿刺引流或胸外科心包开窗引流。

2. 肺和胸膜损伤（气胸、血胸） 气胸是由于采用剑突以外途径时误穿肺组织所致。术前精确定位，并确定穿刺方向是防止出现气胸的关键。由于肺组织充满空气，因此可反射声波并妨碍心脏显影，因此超声引导定位发生气胸的危险性很低。对于女性患者心尖部穿刺时，由于左乳移位常使事先确定的穿刺点移位，应画出长纵线与某肋间交点为穿刺点，长纵线画在固定解剖标志上。气胸多为闭合性气胸，能自行吸收，若肺压缩 30% 以上时，应胸穿排气。

心尖部心包穿刺后，有时心包积液“神秘的”自行消失，应高度怀疑穿刺损伤胸膜，导致胸膜腔和心包腔贯通，心包积液“引流到”左侧胸腔。采用剑突下途径可避免发生气胸和血胸并发症。

3. 肝脏或腹部器官损伤 主要见于经剑突下途径穿刺时，在肝脏淤血明显肿大、患者体形肥胖、患者平卧位、操作者经验不足（穿刺角度过大）时容易发生。预防办法是患者尽量坐位或半坐位，采用小角度紧贴胸骨和肋骨后进针（平刺法）。

值得澄清的是，剑突下穿刺全程位于膈肌之上，并不途经膈肌（图 45-9）。一旦刺破膈肌，就有肝脏损伤的风险。

4. 动脉损伤　左胸廓内动脉在胸骨外缘 1~2cm 处下行，前肋间动脉沿肋骨下缘走行。因此经胸壁时，应在远离胸骨的肋缘上进行穿刺，以避免损伤肋间动脉和胸廓内动脉（图 45-13）。早年有人采用胸骨左缘第 3、4、5 肋间距胸骨左缘 2cm 以内为穿刺置管引流点，可能损伤胸廓内动脉，目前已经基本被废弃。

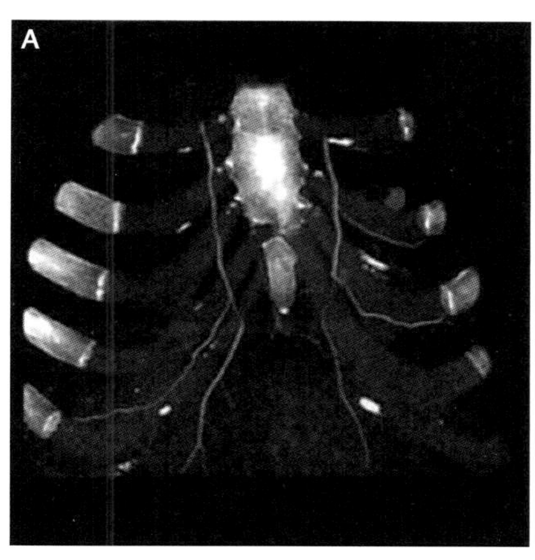

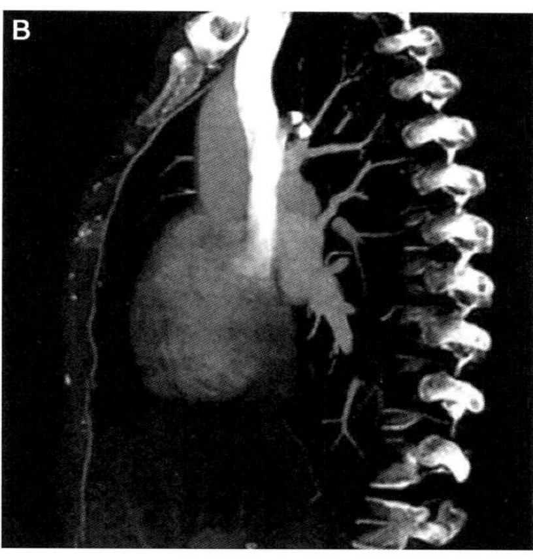

A. 冠状面血管成像；
B. 矢状面血管成像。

图 45-13　胸廓内动脉的 CT 造影

5. 急性肺水肿（心包解压综合征）　对急性心脏压塞而言，并不存在该并发症；但对慢性心脏压塞而言，这是心包引流最严重的并发症。

首先，慢性心包积液可导致心肌萎缩，一旦引流量过大或过快，回心血量迅速大量增加，左心室萎缩心肌无力泵出血液，引发肺循环被动性淤血，出现急性左心衰竭甚至心搏骤停；其次，心脏压塞的心腔以右心系统为主，解压后，右心系统的血流量增加程度明显大于左心系统，从而导致肺循环主动性充血（图 45-14）。

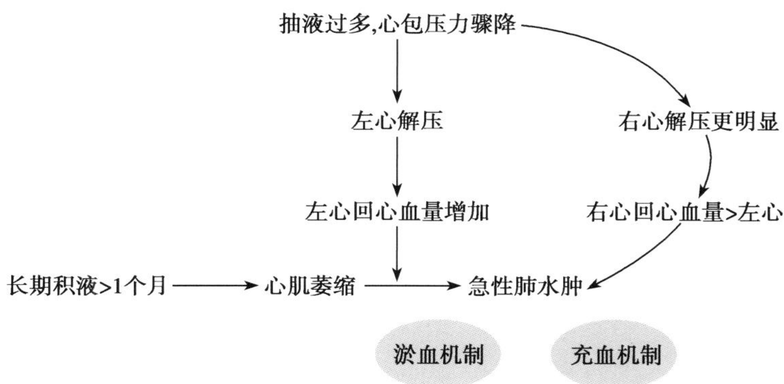

图 45-14　心包积液抽液过多导致急性肺水肿的机制

控制心包积液的引流量和速度是预防的关键。对于慢性心包积液，首次抽液量不超过 100~150mL，可使心脏压塞时的心包压力直线下降，然后缓慢放液 200~300mL，以后每天间断引流 400~600mL。这样既可快速降低心包内压力，又可避免第一次抽液及放液过快过多发生肺水肿。一旦发生急性肺水肿，死亡率高达 90% 以上。可紧急向心包内注射生理盐水 100~200mL，可尝试使用急性左心衰竭的治疗措施如利尿、减少静脉回流、强心等。

再次强调，对于短时间内发生的急性心包积液患者，放液量和速度并无限制，可尽快抽吸干净。

6. 血管迷走性晕厥　某些特异性体质的患者，在心包穿刺和放液过程中，会突然出现心悸、头晕、出汗、面色苍白、血压下降、窦性心动过缓等迷走反射症状。估计与情绪紧张、疼痛等相关。一旦发生，应及时平卧，静脉注射阿托品可减轻临床症状。

7. 与导管引流有关的并发症　导管引流心包积液以经剑突下途径为最佳选择。有些患者置管后出现引流管周渗液，为心包积液高压所致。应继续抽液 100~200mL，直至压力降低。引流导管阻塞比较常见。因中心静脉导管内径较小，为使引流充分彻底和防止导管阻塞，留置导管尽量放在心包最低的位置。每次放液后注入肝素盐水并用肝素帽封闭导管端口，尽可能用有多个侧孔的中心静脉引流导管。

参考文献

[1] PETRI N，ERTEL B，GASSENMAIER T，et al. "Blind" pericardiocentesis：A comparison of different puncture directions.Catheter Cardiovasc Interv，2018，92：E327-E332.

[2] KUMAR R，SINHA A，LIN M J，et al. Complications of pericardiocentesis：A clinical synopsis. Int J Crit Illn Inj Sci，2015，5：206-212.

[3] CHENG T O. What to do when bloody fluid is obtained on pericardiocentesis? Chest，2000，117：1525-1526.

[4] CHENG T O. Ventricle or pericardial space? Annals of internal medicine，1973，78：461.

[5] MAISCH B，RISTIC A D. Practical aspects of the management of pericardial disease. Heart，2003，89：1096-1103.

[6] SCHUSSLER J M，GRAYBURN P A. Contrast guided two-dimensional echocardiography for needle localization during pericardiocentesis：a case report. J Am Soc Echocardiogr，2010，23：683 e681-682.

[7] JELNIN V，DUDIY Y，EINHORN B N，et al. Clinical experience with percutaneous left ventricular transapical access for interventions in structural heart defects a safe access and secure exit. JACC Cardiovasc Interv，2011，4：868-874.

[8] PATANE F，SANSONE F，CENTOFANTI P，et al. Left ventricular pseudoaneurysm after pericardiocentesis. Interact Cardiovasc Thorac Surg，2008，7：1112-1113.

[9] BAKOS Z，HARNEK J，JENKINS N，et al. How should I treat an accidentally misplaced 8 Fr drainage catheter in the right ventricle? Euro Intervention，2014，10：768-770.

[10] PETROV I，DIMITROV C. Closing of a right ventricle perforation with a vascular closure device. Catheter Cardiovasc Interv，2009，74：247-250.

[11] ARAI H，MIYAMOTO T，HARA N，et al. Haemostasis with fibrin glue injection into the pericardial space for right ventricular perforation caused by an iatrogenic procedural complication. BMJ Case Rep，2016，2016：bcr2016215383.

[12] GULER E，BABUR GULER G，DEMIR G G，et al. Non-surgical treatment of a right ventricle puncture during diagnostic pericardiocentesis. Turk Kardiyol Dern Ars，2015，43：565-567.

第七篇　其他技术解码

第46章　次全闭塞病变的导丝技巧

PCI最大愉悦来自闭塞病变的开通，最糟心的莫过于弄闭了通畅血管。CTO病变仔细读片后，发现残存一丝前向血流，原来是次全闭塞！这是惊喜。导丝尝试难以通过病变，复查造影次全闭塞进展为完全闭塞！这是挫败。这种过山车般的情感体验，相信PCI术者不会陌生。

PCI成功和失败的分水岭，有时只源于一个不经意的动作，一个不经意的选择。次全闭塞更是如此，下面我们聊聊有关的技术细节。由于相关文献极少，本章节内容主要源自中山医院的临床实践。

一、仔细读片，发现不一样的次全闭塞

次全闭塞造影标准为冠状动脉TIMI 1~2级前向血流。术前预判前向血流微通道的性质，有助于预判手术难度，有助于正确选择导丝。

基于PCI操作体会，笔者将次全闭塞病例简单分为简单和复杂两种类型（图46-1）。①简单次全闭塞：包括两种情况。其一是急性血栓性次全闭塞，开通不存在大问题，普通工作导丝一般均能通过，进入内膜下的可能性较低（图46-2）。其二是99%慢性严重狭窄，残留微小的前向真腔通道，其开通难度中等，注意导丝选择和塑形（图46-3）。②复杂慢性次全闭塞：如慢性100%完全闭塞后，闭塞段前向不连续的或者迂曲的微通道形成；次全闭塞段局部成角、局部微小夹层、局部钙化结节造成改道等。这类病变的本质特点是微通道迂曲，粗看简单，一旦上手才发现是个“陷阱”。鉴别简单抑或复杂，并不是件容易的事儿，需要术前仔细阅读造影图像。

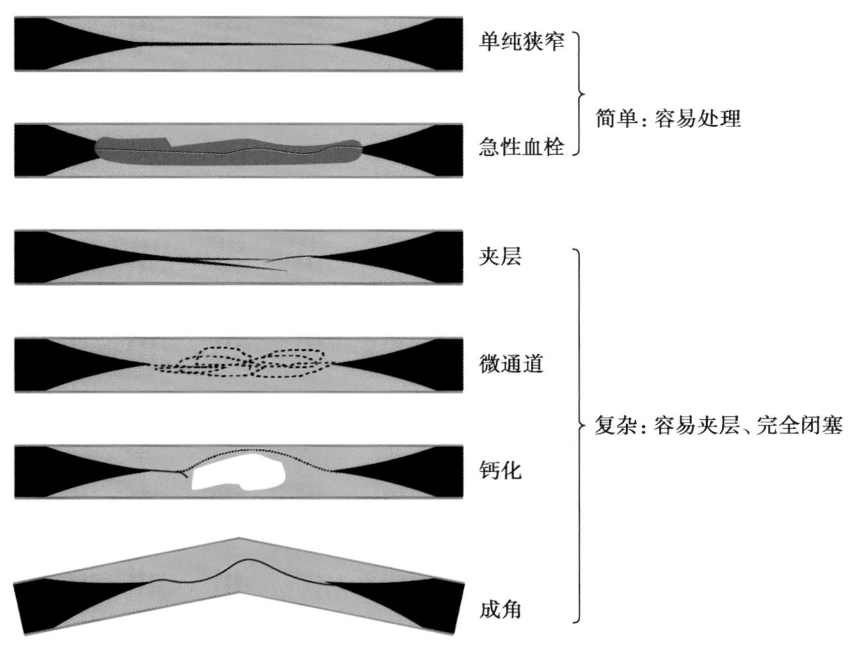

图46-1　基于介入操作的次全闭塞初步分型

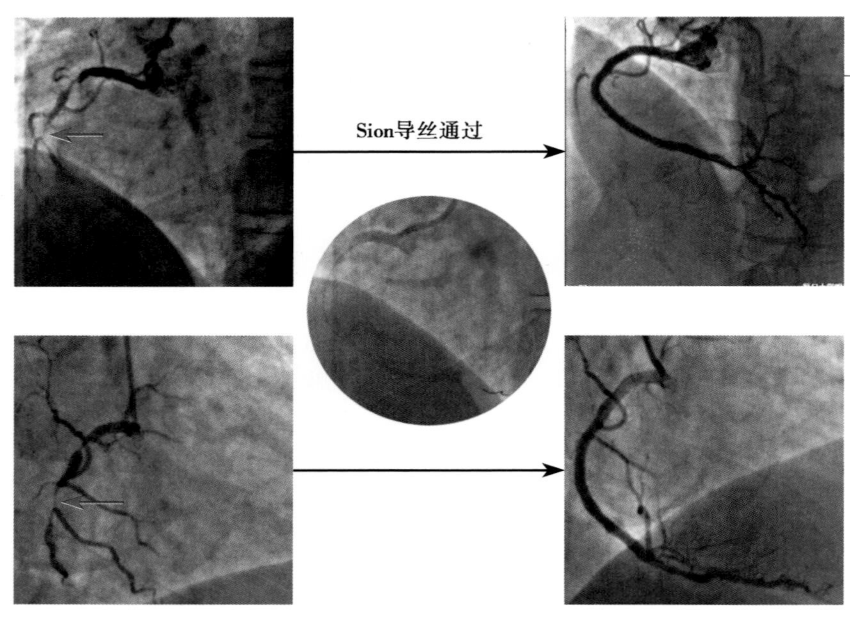

图 46-2　简单次全闭塞病例（急性次全闭塞）

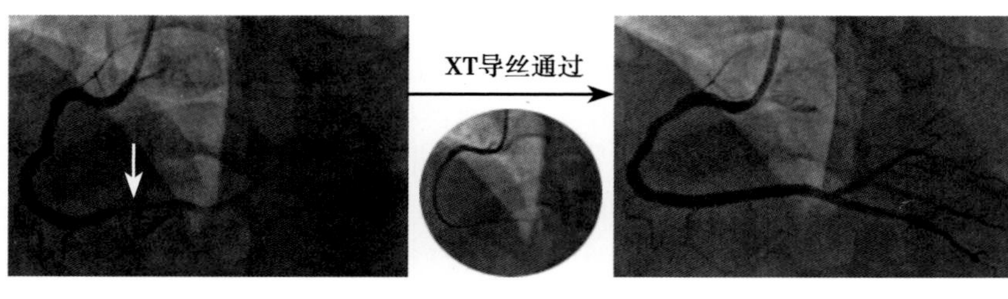

图 46-3　简单次全闭塞病例（慢性严重狭窄）

因此，一样的 TIMI 1~2 级，不一样的病理基础，意味着完全不同的手术难度和开通率。总体而言，直形者易，迂曲网状者难；粗者易，细者难。但 TIMI 1~2 级前向血流的存在，至少说明次全闭塞时微通道的直径或数量比 TIMI 0 级的 CTO 好很多，PCI 开通机会大得多。

二、PCI 技巧

那么，该如何把握有利条件，开通次全闭塞？关键在于顺利通过微通道。中山医院的经验是，其 PCI 不依赖力量，而依赖技巧：选择软的、细的、超滑的导丝，按照 CTO 塑形，轻柔操作，“滑”法通过次全闭塞微通道。将滑导丝滑过病变，正所谓“怎一个滑字了得”！

1. 导丝选择　微通道适配导丝最好具备为软、细、超滑特性。复习一下 CTO 病变的导丝选择原则：CTO 病变内存在微通道是锥形尖端的亲水涂层软导丝能够通过的病理组织学基础。鉴于此，次全闭塞首选导丝名称呼之欲出：Fielder XT 系列导丝（图 46-4）。

Fielder XT 导丝尖端直径 0. 009”，头端硬度 0. 8g，这种尖细、超软、亲水涂层导丝容易发现和寻找到闭塞病变的微孔道。Fielder XT-R 和 Fielder XT-A 头端直径均为 0. 010”，头端硬度分别为 0. 6g 和 1. 0g。与 Fielder XT 导丝相比，Fielder XTA/R 导丝的缺点是头端稍粗，但操控性更好，尤其是 Fielder XTR 导丝头端更软，笔者认为比较适合次全闭塞段比较扭曲容易进入假腔的患者（图 46-4）。

尽管简单类型的次全闭塞可以用普通工作导丝完成，但对于预判为复杂的次全闭塞病变，应该尽量避免尝试用普通工作导丝，如 Runthrough、BMW、Sion 导丝等通过次全闭塞病变，否则容易导致次全闭塞为完全闭塞，徒增后续开通难度。心存侥幸终将“一失手成千古恨”。

2. 导丝头端塑形　PCI 导丝塑形最基本原则是头端弯曲半径等于靶血管直径的导丝。次全闭塞病变微通

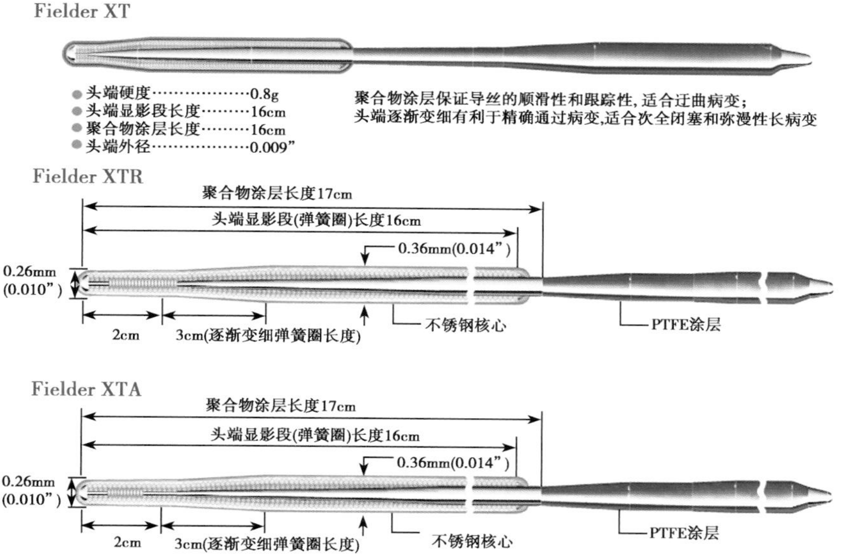

图 46-4　Fielder XT 导丝系列

道直径＜1mm 甚至只有 200μm，因此总原则是导丝尖端塑成尽量短（0.5~2mm）的小弯（一般不超过 45°）。Fielder XT 导丝由于尖端直径极细，塑形可短至 0.5mm。当闭塞血管管腔较大或近端血管显著迂曲时，可在距头端 3~6mm 处再塑一大弯（图 46-5）；当次全闭塞段有夹层、成角或钙化时，适当调整导丝塑形。

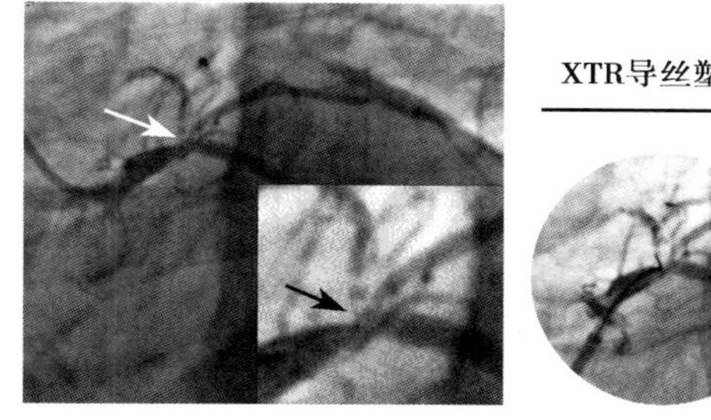

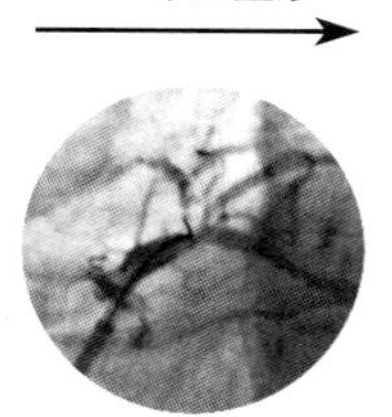
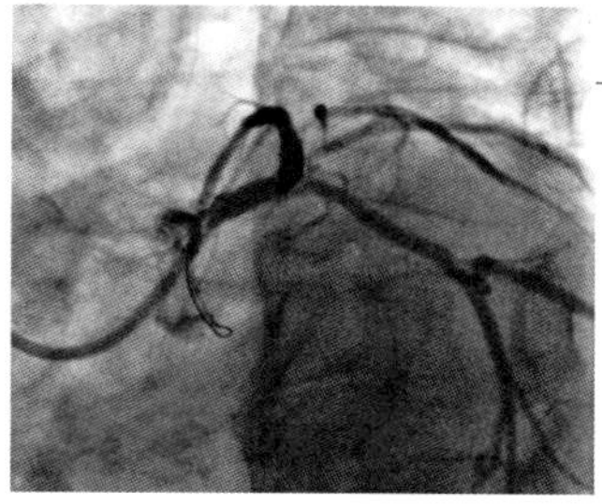

前降支开口次全闭塞，局部严重成角。选用头端比 Fielder XT 导丝更软的 Fielder XTR 导丝，降低进入夹层的风险。尽管次全闭塞的塑形原则是"短小"弯，但本例患者近端血管成角明显，故塑形角度较大，成功通过次全闭塞段。因此笔者对近段成角的次全闭塞经验是"XTR 导丝较大塑形"。

图 46-5　导丝塑形特例

3. 导丝操作技巧　"滑"法通过次全闭塞通道。导丝通过病变时，应轻轻旋转、轻柔前行，最好让导丝头端依靠心脏自身搏动慢慢滑过次全闭塞段。旋转方向应结合导丝塑形大小和病变段弯曲度而定，可以单方向轻柔旋转或左右轻柔旋转。由于超滑导丝前进阻力极小且触觉反馈差，进入内膜下不易被发现，因此，滑法的核心是轻柔，轻柔的标准是导丝头端不弓起。导丝前行过程中头端遇到阻力弓起或明显打弯时，需回撤导丝，再小心旋转推送（图 46-6）。"滑"（轻柔）的反义词是"钻"（用力）或"穿"（使劲）。"钻"或"穿"或暴力推送容易使导丝进入内膜下假腔，挤压真腔微通道，转变成解剖性完全闭塞病变。

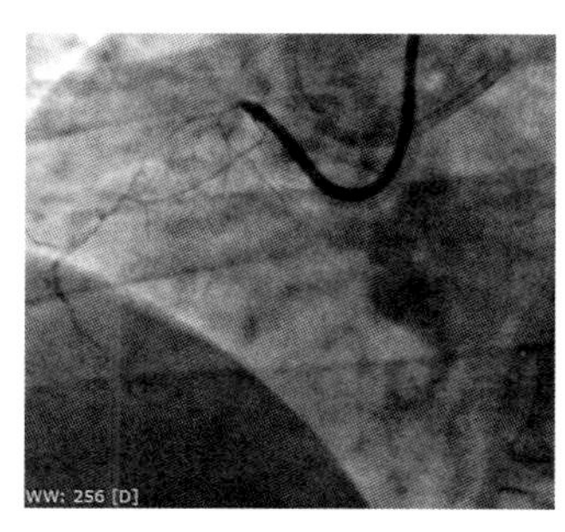

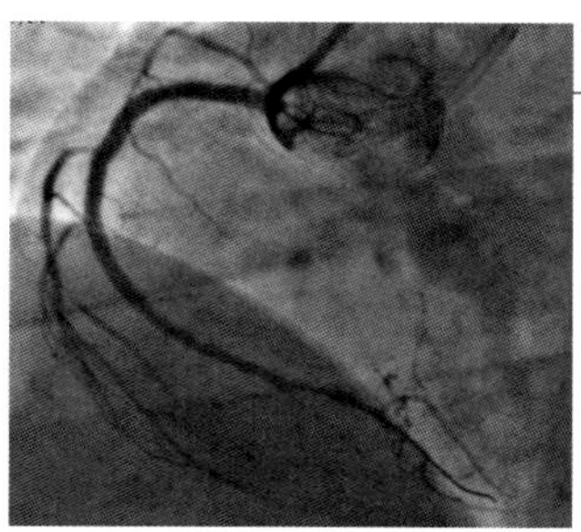

劳力性心绞痛患者，右冠状动脉长程严重狭窄。Fielder XT 导丝滑法顺利通过长程次全闭塞段。

图 46-6　滑法通过次全闭塞

另一个操作要点是时刻避免导丝进入假腔。判断导丝是否进入血管真腔的方法同 CTO 病变。①多体位投照或双侧造影证实导丝在闭塞段远端血管真腔。②导丝推送无明显阻力，前行顺畅，导丝头端能够灵活转动。③牢记血管走行方向，如导丝偏离方向，判断导丝进入分支还是假腔，如进入相应分支其行进路径可重复。④尽量避免微导管超选造影，以免诱发夹层甚至引起血管破损导致手术失败。如需要超选造影，先耐心回吸直至可见持续血液回流方可注射造影剂，否则提示微导管头端可能位于内膜下假腔。

次全闭塞一般不需要微导管支撑。微导管支撑后，导丝通过性大大加强，“软导丝滑动”可能变为“硬导丝钻穿”，增加导丝进入假腔的危险。除非在指引导管支撑不足、近段血管扭曲等情况下，可加用 Finecross 或 Corssair 微导管加强支撑。

三、次全闭塞开通失败的原因和病例

次全闭塞开通失败指导丝进入夹层导致 100% 完全闭塞（图 46-7 ~ 图 46-10）。开通失败的主观原因主要是不掌握双滑法的细节，包括导丝选择不当、导丝塑形不当、导丝用力过猛、导丝带出等。开通失败的客观原因是次全闭塞为复杂类型病变。一旦锥形尖端的亲水涂层导丝前行中遇到很大阻力，提示次全闭塞为复杂类型，如病变内迷宫样微孔道、病变内成角、病变内钙化或病变内夹层形成等，应停止操作，重新仔细阅片，根据具体情况适当调整导丝头端塑形，或根据 CTO 处理原则选择其他硬导丝。一旦出现夹层时，可尝试应用平行导丝技术、双腔微导管技术继续寻找真腔，可能会增加成功率（图 46-11 ~ 图 46-13）。

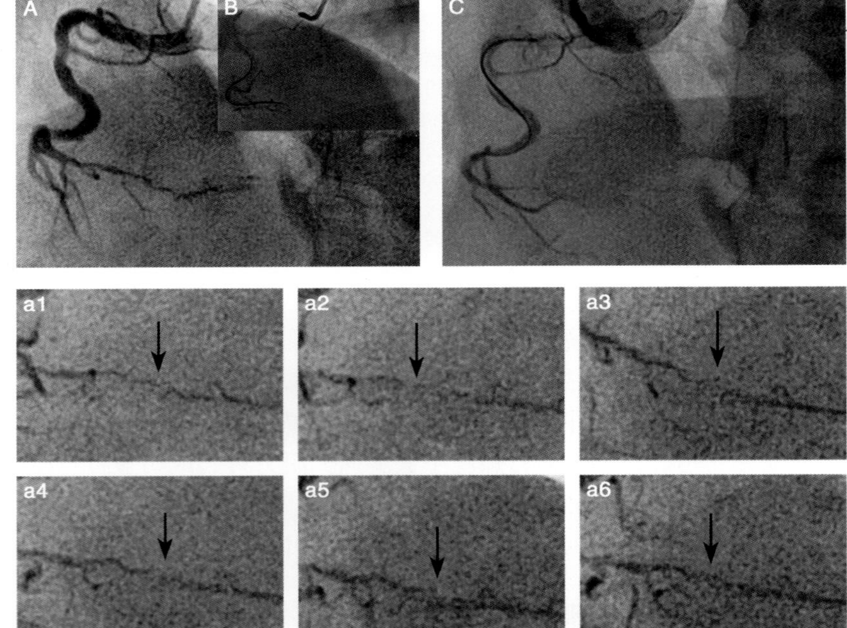

慢性完全闭塞伴微通道形成。右冠状动脉远段次全闭塞（A），术者尝试用 Sion 导丝通过（B），未果。复查造影示前向血流消失，转变为完全闭塞（C）。仔细逐帧阅片，发现闭塞段连续性不强（a1 ~ a6），极有可能为慢性完全闭塞伴微通道形成。该型“次全闭塞”可能为 100% CTO 病变，即使术者首先采用 Fielder XT 导丝也未必能成功，何况 Sion 导丝！

图 46-7　复杂次全闭塞失败病例

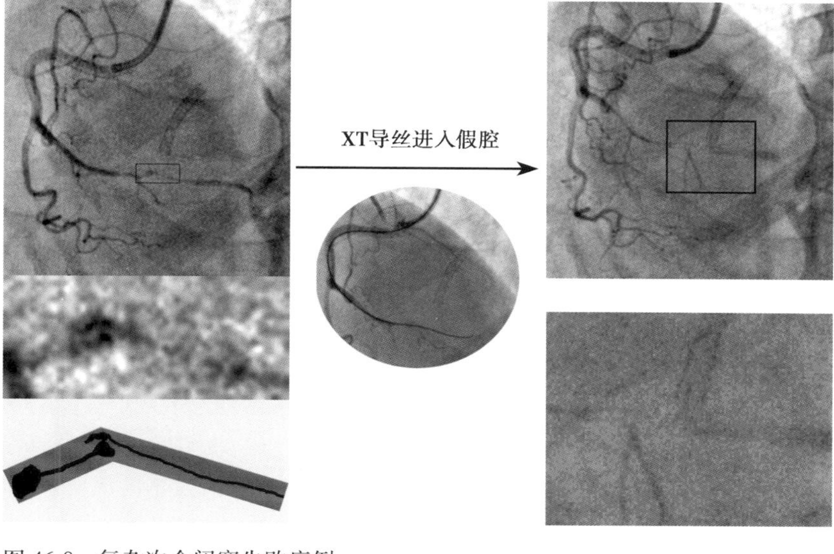

右冠状动脉远段次全闭塞，局部成角伴可疑微小夹层形成。Fielder XT 导丝未能送入真腔，导致夹层扩大和 100% 闭塞。

图 46-8　复杂次全闭塞失败病例

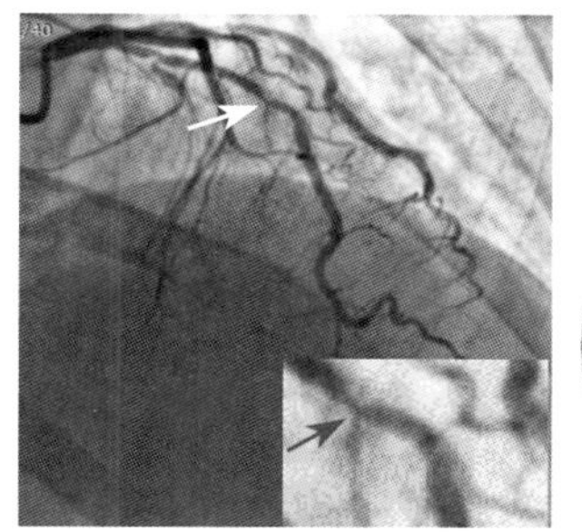

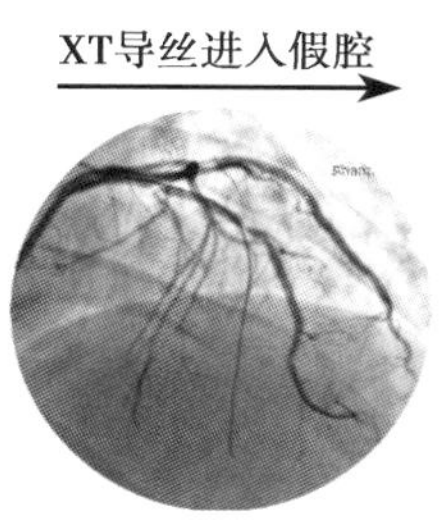

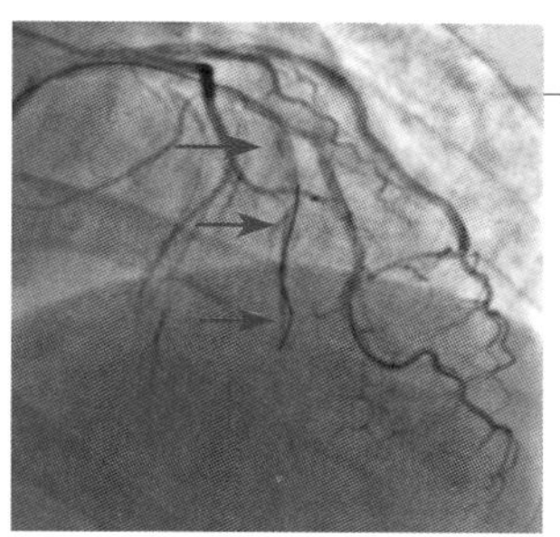

前降支中段发出对角支处次全闭塞，局部严重成角。Fielder XT 导丝进入假腔并盲目球囊扩张，导致夹层扩大和 100% 闭塞。

图 46-9　复杂次全闭塞失败病例

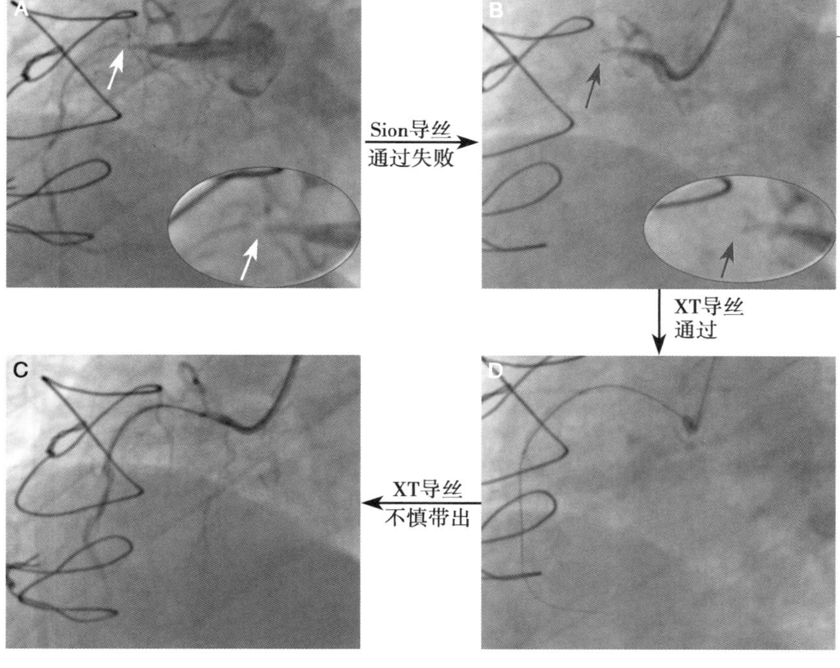

右冠状动脉次全闭塞病例，首先尝试 Sion 导丝，未能通过闭塞段，复查造影发现 100% 闭塞。换用 Fielder XT 导丝成功滑入远段真腔，随后球囊扩张。撤离球囊时术者不慎带出导丝，且反复尝试无法再次进入真腔，复查造影示长程夹层形成。

图 46-10　简单次全闭塞因操作失误而失败

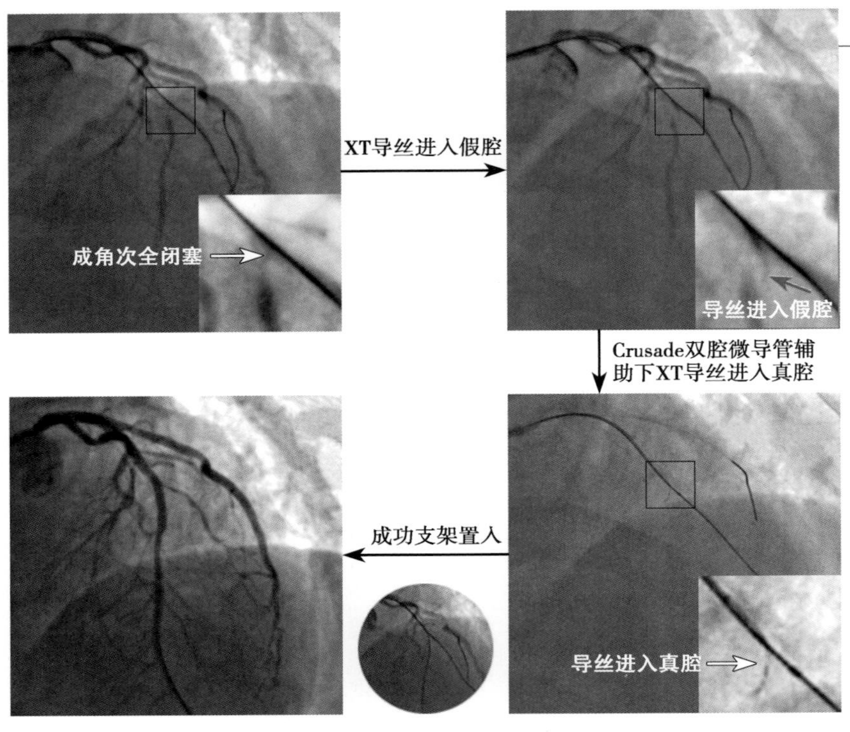

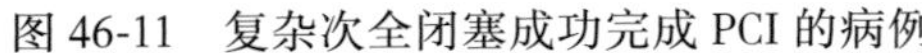

前降支中段发出对角支处次全闭塞，局部明显成角。Fielder XT 导丝进入假腔，但及时造影发现。Crusade 双腔微导管辅助下 XT 导丝成功滑入真腔，最后成功完成 PCI 治疗。

图 46-11　复杂次全闭塞成功完成 PCI 的病例

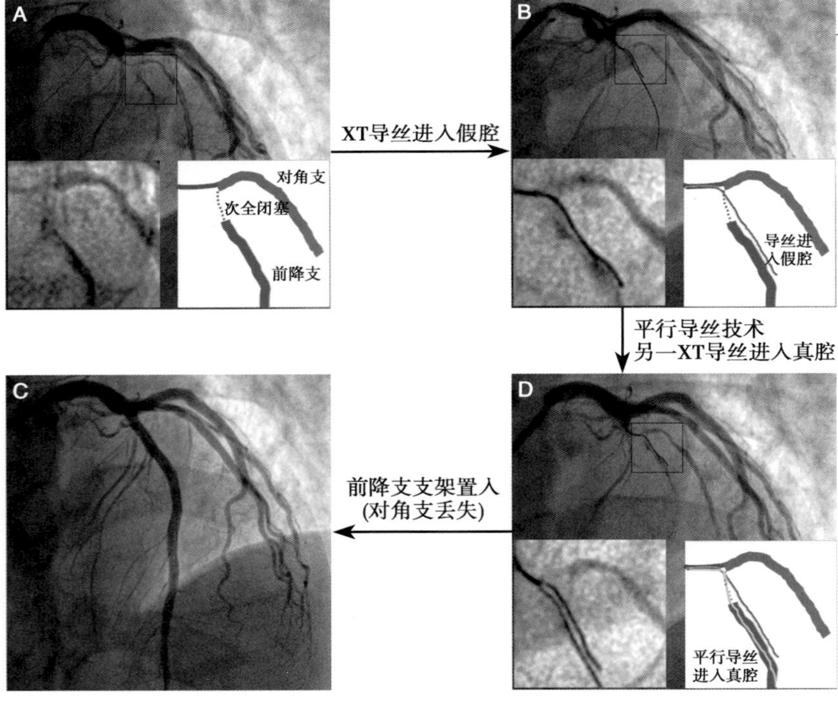

前降支中段发出对角支处次全闭塞，局部明显成角。尝试 Fielder XT 导丝进入假腔。采用平行导丝技术，第 2 根 Fielder XT 导丝加大塑形，成功调整入真腔，最后成功完成前降支支架置入，但遗憾的是对角支丢失。

图 46-12　复杂次全闭塞成功完成 PCI 的病例

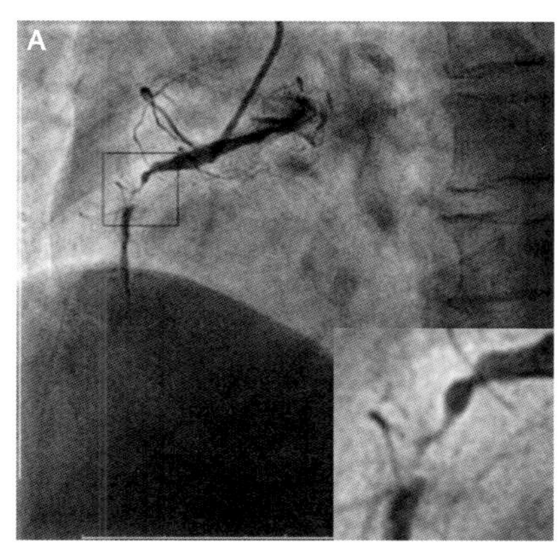

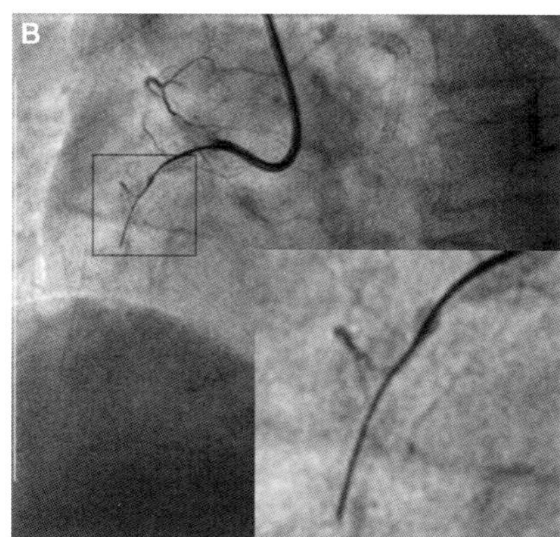

右冠状动脉近段次全闭塞处局部明显成角（A）。Fielder XT 导丝进入有阻力，造影证实导丝进入假腔（B）。及时调整导丝方向进入真腔，最后成功完成 PCI 治疗（C）。

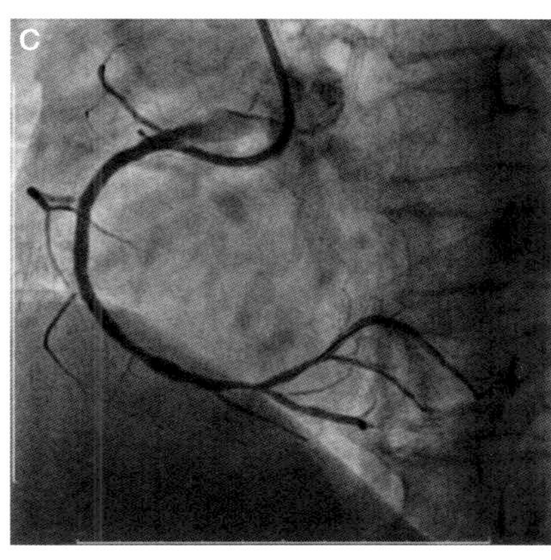

图 46-13　复杂次全闭塞成功完成 PCI 的病例

四、小结

一旦遭遇次全闭塞，仔细阅片初步判断复杂性，按照 CTO 病变严阵以待。导丝要滑（形容词），导丝要滑（动词）。滑导丝滑过病变是开通次全闭塞的关键技巧。

第 47 章　导丝嵌顿和导丝断裂的处理技巧

导丝残留于冠状动脉内，即使双联抗血小板情况下，也可诱发内皮损伤和血小板沉积，继发血栓形成，或导致慢性闭塞。基于此，有人利用导丝栓塞治疗冠状动脉穿孔。因此，原则上导丝断裂后，应首选介入法取出断段。所谓的保守治疗，其实是无法取出导丝的无奈之举，等同于介入取出失败。当断裂导丝位于细小血管，预判即使血管闭塞也不会带来严重后果时，可勉强接受所谓的“保守治疗”。如导丝滞留于较大血管，可行外科治疗。

一、上策:预判和预防

导丝嵌顿的基本原理包括被挤压、被缠绕。①分叉病变、扭曲钙化长病变、支架内再狭窄、CTO 病变容易发生导丝挤压（图 47-1）；②导丝通过上述复杂病变时，由于活动受限制，若单方向过度旋转容易缠绕；③当导丝头端被挤压缠绕时，用力后拉导丝将导致导丝断裂；④聚合物亲水涂层导丝的亲水涂层容易损伤剥脱，导致导丝容易解缠绕和断裂[1]。据不完全统计[2]，文献报道的 31 例导丝嵌顿和断裂患者中，5（13.5%）例发生于 CTO 介入，14（45%）例发生于分叉病变介入，11（35%）例发生于聚合物亲水涂层导丝。

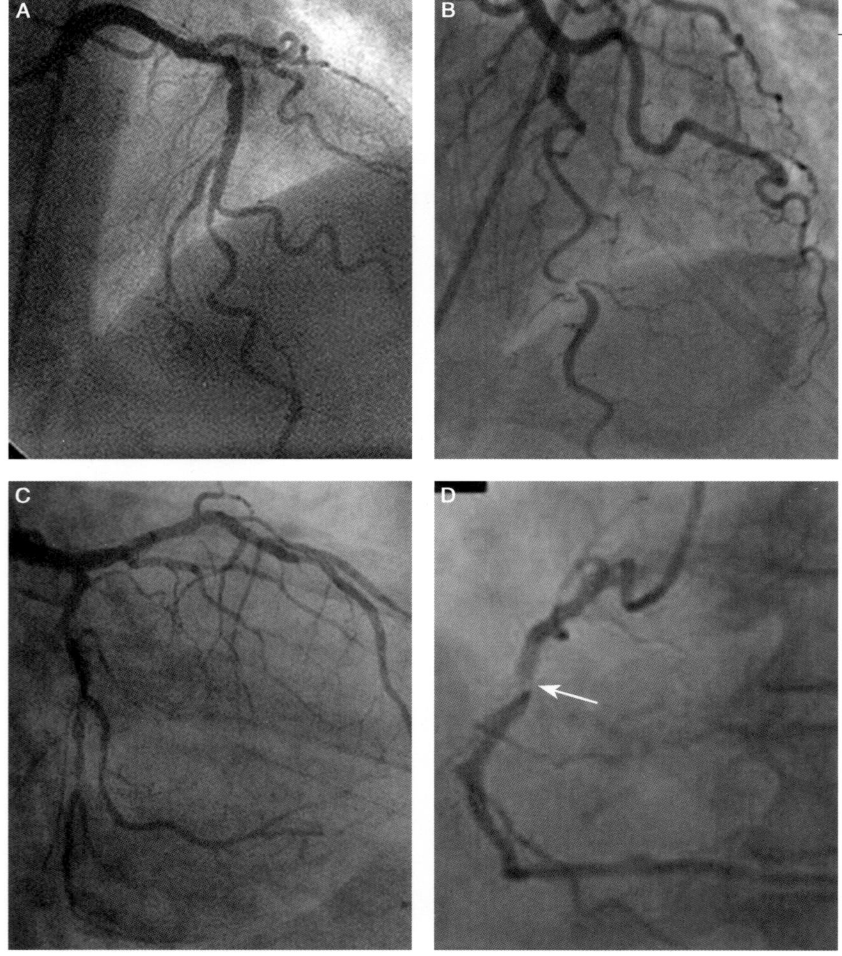

A. 扭曲长病变[3]；
B. 扭曲次全闭[4]；
C. 扭曲钙化次全闭[4]；
D. 支架内再狭窄[2]。

图 47-1　发生导丝断裂的病变特点

1. 拘禁导丝（分叉病变） 拘禁导丝技术是分叉病变的基本技术，但导丝拘禁于扩张支架和血管壁之间，存在导丝嵌顿的天然风险。钙化病变、高压扩张支架、拘禁导丝过长等，是导丝嵌顿的常见原因（表 47-1）。

表 47-1 预防分支导丝嵌顿的常规措施

步骤	注意事项
主支支架前，导丝进入分支保护	避免亲水涂层导丝 避免分支导丝过长 避免分支导丝头端回折成襻状 采用球囊拘禁可有效避免导丝嵌顿
主支支架释放时，导丝拘禁于分支	避免支架过大（支架：主支远端=1：1） 弥漫性病变串联支架技巧：先置入远段支架，近段支架在拘禁导丝锚定辅助下到位，然后撤离拘禁导丝，最后释放近段支架
主支支架释放后，近段后扩张	避免后扩球囊过大（球囊：主支近段=1：1） 病变充分预扩，直接置入支架可能导致贴壁不良，高压扩张增加导丝嵌顿危险 如支架扩张不全，先重置分支导丝，然后撤离拘禁导丝，最后高压扩张

2. 复杂病变 导丝通过扭曲钙化长病变、支架内再狭窄等复杂病变时，剪切力增加。尤其是导丝同一方向旋转发生缠绕时，容易嵌顿断裂。

3. 逆向导丝 导丝嵌顿常见于 Knuckle 技术时导丝过度旋转而不是前送，导致导丝打结。逆向技术操作导丝时，切忌单方向转动导丝 >180°，这是避免导丝缠绕、嵌顿的有效方法。

值得强调的是，尽管导丝断裂有病变和导丝的客观因素，但常是由于主观因素（预判不足和操作不当）所致。例如，导丝夹在两支架之间；导丝被支架压在钙化管壁上；复杂病变导丝通过高阻力时过度同向旋转导丝；高压球囊扩张支架后导致拘禁导丝嵌顿等。

二、中策：嵌顿导丝的撤离（球囊辅助法）

导丝嵌顿是断裂的前奏，一旦遭遇导丝撤离困难，严禁暴力牵拉，否则容易导致指引导管深插损伤冠状动脉、导丝断裂两大后果。术者需冷静思考，谨慎决策，寻找最佳策略，在导丝断裂之前将导丝完整取出体外。

冠状动脉导丝基本结构是由核心杆和柔软尖端组成（图 47-2）。核心金属杆远端缠绕一根微细金属丝并越过核心杆，外层附以聚合物涂层成为柔软尖端。核心杆不太可能嵌顿，嵌顿实际上指的是缠绕微细金属丝被血管壁和支架挤压，当用力回撤核心金属丝时，远端微细金属丝解缠绕，最后断裂。一旦导丝回撤遭遇巨大阻力，尤其是导丝头端出现解缠绕迹象，应及时停止用力回撤，避免导丝最终断裂。这是处理的机遇期，必须有清醒认识，想好万全之策。

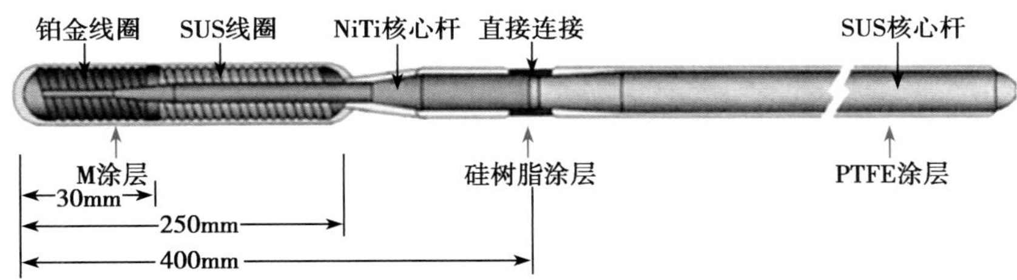

图 47-2 导丝基本结构（Runthrough NS）

那么，如何将导丝完整取出，而不发生断裂？笔者建议通过微导管超选择性注射硝酸甘油或维拉帕米后，经微导管或球囊回撤导丝。具体方法为：将指引导管或者球囊、微导管深插，尽量靠近嵌顿段导丝后回撤导丝，使回撤作用力能有效传递到导丝头端。理论上，穿透性微导管如 Tornus 和 Corsair 的推送性能卓越，可优先考虑。以嵌顿的拘禁导丝为例，阐述见图 47-3。经球囊/微导管会产生较大的前冲力量，会损伤局部血管结构或支架结构（图 47-4），须小心操作。

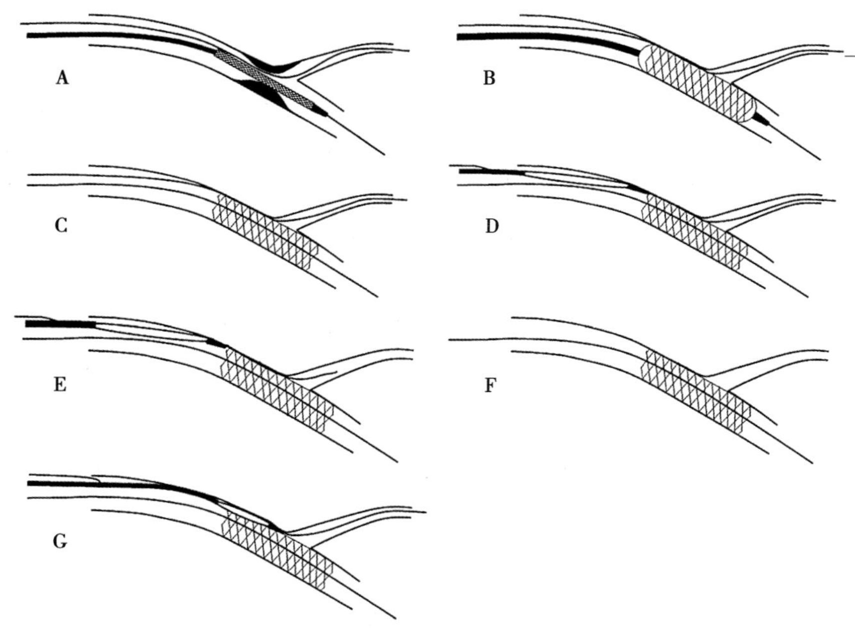

分支导丝保护，主支置入支架（A~B），分支拘禁导丝被嵌顿（C）。将球囊（原先预扩张球囊或支架球囊）沿嵌顿导丝送至支架近端（D），在球囊支撑下回撤嵌顿导丝（E），将嵌顿导丝拉出支架后，导丝和球囊一起拉出体外（F）。如果失败，送入小球囊（1.25~1.5mm）用力推入支架和血管壁之间，扩张球囊以扩大空间（G）。

图 47-3　球囊支撑下嵌顿导丝回撤技术[5]

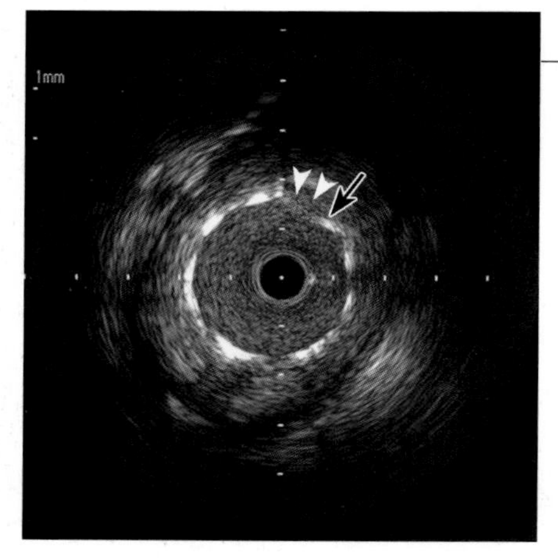

球囊支撑下，嵌顿的分支导丝回撤后，球囊前冲，导致主支支架近端局部贴壁不良（黑箭头）和支架梁缺失[5]。

图 47-4　导丝回撤导致支撑球囊前冲

三、下策：导丝断裂的处理

最糟糕的结果是嵌顿导丝远端微细金属丝解缠绕，继续用力回撤导丝，最终断裂在冠状动脉内。一旦发生导丝断裂，可以采用导丝缠绕（图 47-5、图 47-6）、网篮套取或者支架挤压技术（图 47-7），一般首选前两种方法进行处理，如果导丝断裂在血管中段，适合置入支架时，可以采取支架挤压技术。失败者可根据实际情况选择保守随访或外科手术（图 47-8，表 47-2）。

表 47-2　导丝嵌顿和断裂的介入处理

介入方法	应用条件
圈套器取出	常用，但前提是存在游离头端供圈套
导丝缠绕技术取出	导丝断裂在较小血管时可以采用，存在支架变形风险
置入支架压壁固定	导丝较短，血管较大
活检钳取出	大血管近段

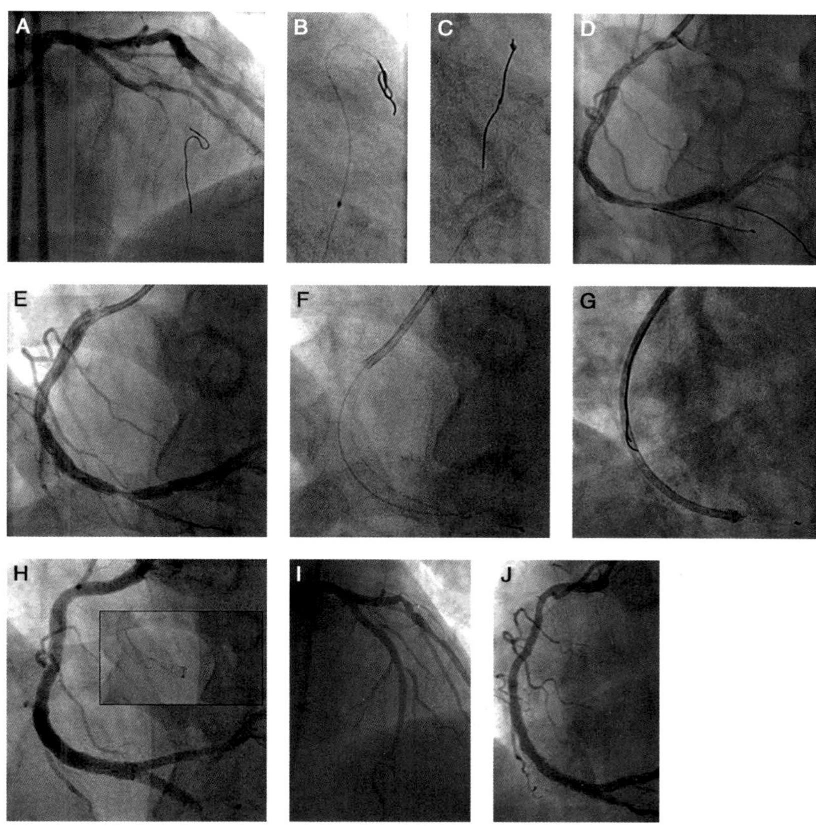

68 岁恶化性劳力性心绞痛患者。造影显示前降支中段 CTO，右冠状动脉经室间隔侧支提供远段血流，回旋支近段狭窄 80%。前向尝试失败，改用逆向。Fielder 导丝成功通过间隔侧支送至前降支闭塞远端（A），微导管支撑下导丝反复尝试，均无法穿过闭塞段。期间导丝远段打折（B），微导管和打折导丝一起回撤期间末梢段缠绕（C），最终嵌顿于后降支发出间隔支处（D）。用力回撤后，导致导丝缠绕段部分拉伸（E），然后完全拉伸（F），直至导丝断裂，残段遗留于右冠状动脉全程和指引导管口部。深插指引导管至右冠状动脉后三叉前以提高支撑力，同时用力旋转两根 BMW 导丝，将断裂导丝近段拉断回撤（G）。在 IVUS 指导下，自后降支近段至右冠状动脉中段置入两支架，将残留导丝贴壁（H）。前向法开通前降支 CTO 病变（I）和回旋支病变。12 个月随访显示血管通畅（J）。

图 47-5　导丝缠绕技术取出断裂导丝[6]

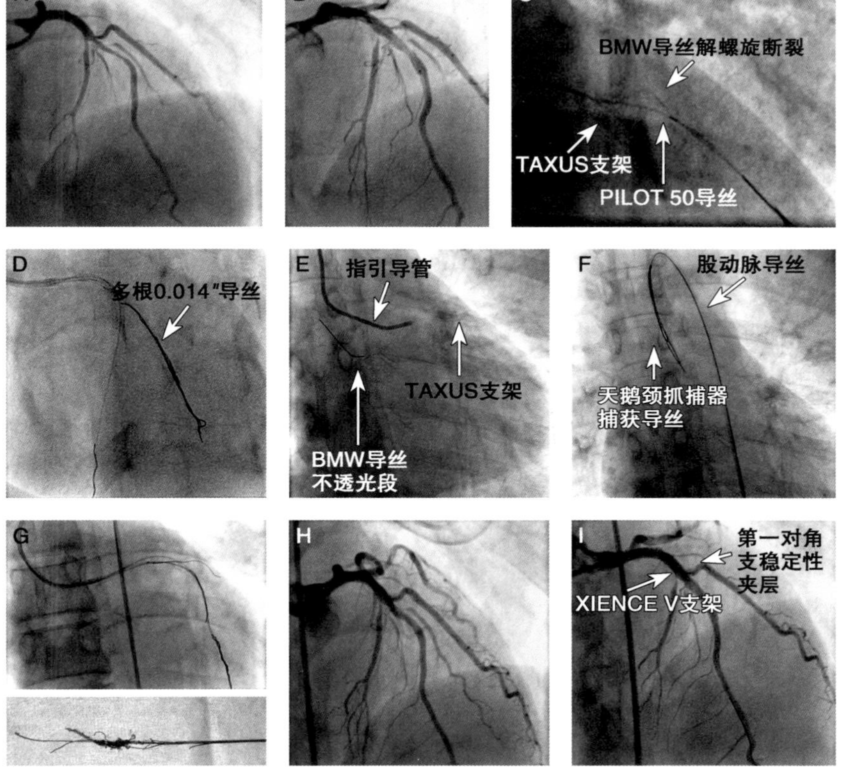

53 岁女性患者。急性前壁心肌梗死溶栓后。造影示前降支-对角支分叉病变（A）。BMW 导丝对角支保护后，未行预扩张，前降支直接置入 3.5mm×20mm 药物支架 15atm 释放（B）。由于严重扩张不全，4.0mm×12mm 球囊 20atm 后扩张。对角支开口狭窄加重，重置入 PILOT 50 导丝拟行对吻扩张。抽离 BMW 导丝时，发生解缠绕、断裂，导丝头端遗留于体内，自对角支跨越支架和前降支血管壁之间，一直延伸至导管内（C）。怎么办？对角支近段置入支架，只能封闭断裂导丝，游离于前降支支架外至主动脉的游离节段无法封闭，因此不适用。因此，首先尝试指引导管内扩张球囊，紧压导管内残留导丝，然后将指引导管和扩张球囊一起回撤，但未能抽出断裂金属丝。圈套器抓紧断裂导丝游离段未能成功，无法送入对角支抓捕对角支内游离导丝。最终采用导丝缠绕技术。多根非亲水导丝送入对角支，旋转成螺旋形，缠绕嵌顿导丝（D）。小心回撤导丝，将嵌顿导丝拉至指引导管内，导丝一端（显影段）漂浮于主动脉内，另一端仍挤压于前降支支架和血管壁之间（E）。如何将主动脉内导丝取出？穿刺股动脉送入另一 7F 指引导管，“鹅颈”式抓捕器成功取出部分嵌顿导丝（显影段）（F）。但不幸的是，嵌顿导丝再次断裂，遗留解缠绕的微细金属丝嵌顿于支架-血管壁之间，游离段反折通过支架内到主动脉根部。由于十分纤细，嵌顿紧密，圈套器难以取出。再次尝试导丝缠绕技术未能取出前降支内嵌顿导丝。最后，将多根导丝和低压扩张球囊送至前降支，螺旋状旋转以缠绕嵌顿导丝（G）。最后将嵌顿导丝连同支架、球囊一起回撤至指引导管，拉出体外（H）。前降支中段置入 3.5/28 XIENCE V 支架，4.5/8 Quantum 球囊后扩张，最终结果良好（I）。

图 47-6　多导丝和球囊缠绕技术拉出断裂导丝和已置入支架[7]

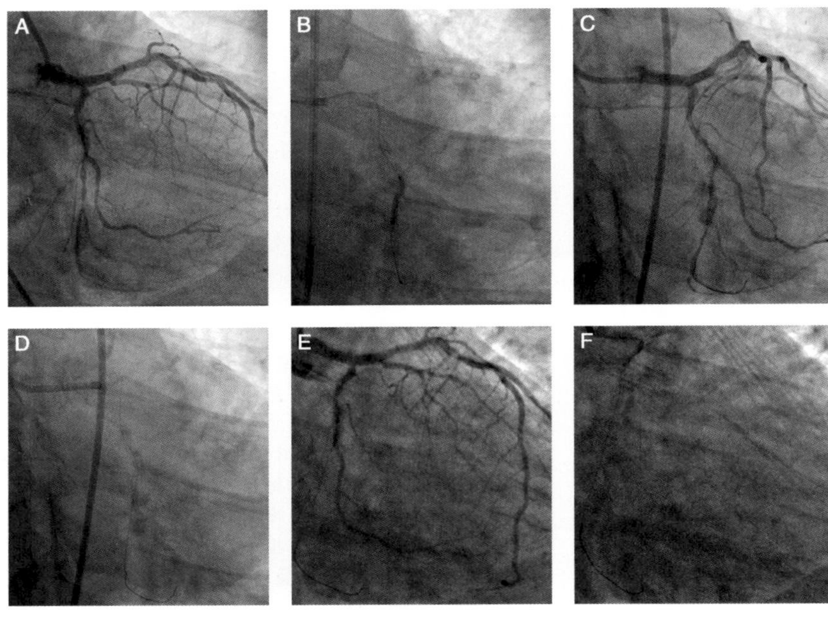

62 岁女性患者。有高血压、糖尿病和外周血管病病史。因心绞痛入院。造影显示回旋支弥漫性病变，中远段狭窄 95%（A）。Whisper 导丝送至回旋支远段，回旋支远段球囊预扩张（B）。复查造影显示导丝断裂，贯穿回旋支全程。TIMI 血流 3 级（C～D），未予处理。1 年后再发胸痛，cTnI 0.85ng/mL，诊断为 NSTEMI。造影回旋支远段完全闭塞 TIMI 0 级血流，钝缘支通畅（E～F）。超声心动图显示下后壁活动下降，LVEF 45%。经保守治疗后出院。6 个月随访患者无症状，未发生临床事件。

图 47-7　断裂导丝保守处理诱发闭塞[4]

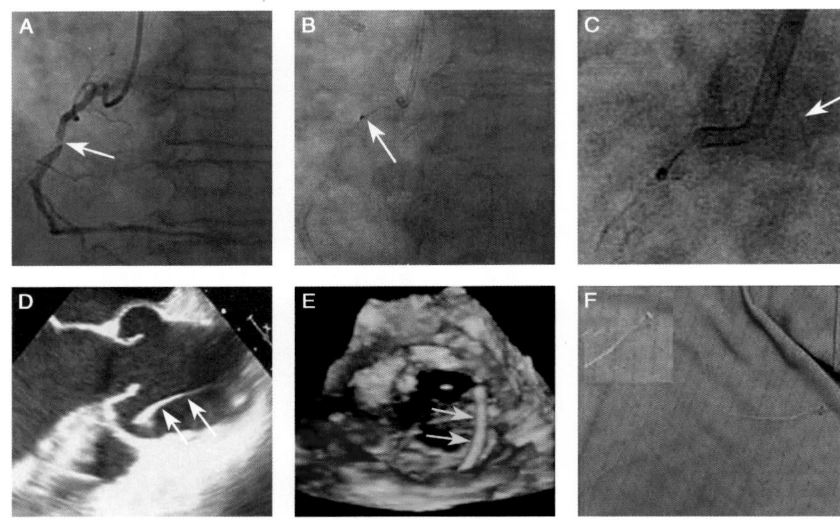

右冠状动脉中段支架内再狭窄（A），球囊扩张后导丝带出支架外，重新置入导丝时，导丝与原先支架发生缠绕打结（B）。用力回撤发生导丝断裂，造影和食管超声证实导丝近段位于主动脉内（C～E）。介入失败，最后外科手术取出断裂导丝（F）。

图 47-8　外科取出嵌顿导丝[2]

四、案例汇总

导丝断裂并发症并不多见。仔细阅读个例报道的发生原因、处理方式及其后果，就不难掌握该并发症的概况（表 47-3）。

表 47-3　2007—2015 年导丝嵌顿和断裂报道汇总[2]

年份	作者	年龄性别	血管	病变和处理方式	聚合物涂层导丝	嵌顿或断裂	处理	后果
2015	Tatli	56M	RCA	CTO，前向	无	内膜下 E+F	保守	无
2015	Park	55M	RCA	CTO，逆向	Yes	E+F	外科	心脏压塞
2015	Surhonne	51F	LAD	–	–	F	介入	无
2014	Alomari	62M	RCA	–	–	支架内 E+F	保守	–

续表

年份	作者	年龄性别	血管	病变和处理方式	聚合物涂层导丝	嵌顿或断裂	处理	后果
2014	Singh	65F	LAD	远段钙化 CTO	-	E+F	外科+CABG	无
2014	Taniguchi	72M	LAD	分叉病变，拘禁导丝	否	支架内 E	介入	无
2013	Kim	72F	LM	-	否	F	介入	亚急性支架内血栓，死亡
2013	Tamci	73F	LCX	Angulated，calcified	是	支架内 E+F	保守	无
2012	Karabay	67F	IMA	-	是	E+F	保守，心包穿刺	心脏压塞
2012	Sen	68F	LCX	分叉	是	F	保守	无
2012	Ito	85F	RCA	钙化扭曲	是	E+F	外科+CABG	心包和主动脉穿孔
2012	Al-Amri	28M	LAD	分叉病变拘禁导丝	-	E+F	外科+CABG	支架内血栓
2011	Sianos	68M	LAD	CTO，逆向	是	E+F	介入	无
2011	Owens	53F	LAD	分叉病变拘禁导丝	是	支架内 E+F	介入	无
2011	Modi	77M	LAD	钙化扭曲病变	-	支架内 E+F	外科+CABG	2 周后心绞痛
2011	Pourmogh-addes	65M	LAD	分叉病变拘禁导丝	-	E+F	保守	无
2010	Armstrong	61M	RCA	分叉病变次全闭塞	是	E+F	介入	无
2010	Burns	64M	LAD	分叉病变拘禁导丝	否	支架内 E+F	介入	无
2010	Pawlowski	71M	LM	分叉病变拘禁导丝	是	涂层剥脱	介入	无
2010	Karabulut	-	LCX	扭曲钙化	是	E+F	保守	无
2010	Karabulut	-	RCA	分叉	是	涂层剥脱	保守	无
2010	Karabulut	-	LCX	扭曲钙化	-	E+F	保守	无
2010	Kaplan	56M	RCA	-	-	E+F	保守	无
2010	Balbi	46F	LAD	分叉病变拘禁导丝	否	E+F	外科+CABG	无
2008	Demircan	58F	LCX	分叉病变	否	F	介入	无
2008	Capuano	63M	LAD	分叉病变拘禁导丝	否	E	外科+CABG	无

续表

年份	作者	年龄性别	血管	病变和处理方式	聚合物涂层导丝	嵌顿或断裂	处理	后果
2007	Kilic	53F	LCX	扭曲	-	E+F	保守	AMI
2007	Dawarzah	59F	LCX	次全闭塞	-	支架内 E+F	外科+CABG	无
2007	Dawarza	60M	LAD	分叉病变拘禁导丝	-	E+F	外科+CABG	AMI,死亡
2007	Cho	75F	LCX	CTO 严重钙化	否	E	介入后 CABG	无
2007	Collins	80M	LAD	分叉,远端 CTO	否	E+F	介入	无

E=嵌顿,F=断裂。

参考文献

[1] ARMSTRONG E J, SHUNK K A. Coronary guidewire circumcision during use of a Gopher support catheter: potential adverse interaction with polymer-jacketed wire design. Catheter Cardiovasc Interv, 2010, 76: 112-116.

[2] DANEK B A, KARATASAKIS A, BRILAKIS E S. Consequences and treatment of guidewire entrapment and fracture during percutaneous coronary intervention. Cardiovasc Revasc Med, 2016, 17: 129-133.

[3] VANGAAL W J, PORTO I, BANNING A P. Guide wire fracture with retained filament in the LAD and aorta. Int J Cardiol, 2006, 112: e9-11.

[4] KHAN S M, Ho D W, DINARAM T, et al. Conservative management of broken guidewire: Case reports. SAGE Open Med Case Rep, 2014, 2: 2050313X14554478.

[5] SAKAMOTO S, TANIGUCHI N, MIZUGUCHI Y, et al. Clinical and angiographic outcomes of patients undergoing entrapped guidewire retrieval in stent-jailed side branch using a balloon catheter. Catheter Cardiovasc Interv, 2014, 84: 750-756.

[6] SIANOS G, PAPAFAKLIS M I. Septal wire entrapment during recanalisation of a chronic total occlusion with the retrograde approach. Hellenic J Cardiol, 2011, 52: 79-83.

[7] OWENS C G, SPENCE M S. How should I treat a patient to remove a fractured jailed side branch wire? Euro Intervention, 2011, 7: 520-527.

第 48 章　窦房结动脉急性闭塞的良性过程

简洁和有效是介入治疗的基本原则。右冠状动脉介入治疗中，介入医师往往无视圆锥支、窦房结支、锐缘支等较小分支血管的状态。但该理念有时也会带来一些小麻烦。

一、病史简介

71 岁男性患者。因突发胸痛 6d 入院。患者 6d 前突发胸痛，伴出冷汗、四肢乏力不能站立，反复发作不能缓解。外院就诊 CTA 提示腹主动脉夹层（肾动脉开口以下，局限性），心肌酶（-），为行手术治疗住院。住院期间查 cTnI 进行性升高，1d 前高达 36. 6ng/mL，考虑为急性心肌梗死，遂转至我院就诊。EKG 示：①窦性心律；②不完全性右束支阻滞；③ST 段改变（ST 段在Ⅰ、aVL 导联呈水平型压低 0. 5mm）；④T 波改变（T 波在 V5、V6 导联低直立）；⑤Ⅱ、Ⅲ、aVF 导联 QS 型，伴 ST 段抬高 1mm。查心肌标志物：cTnT 5. 96ng/mL，NT-proBNP 2 851pg/mL。高血压病史 20 余年。吸烟史 40 年，30~40 支/d。查体：HR 75 次/min，BP 120/70mmHg，心律齐，各瓣膜听诊区未闻及杂音。入院诊断：急性下壁心肌梗死、主动脉夹层、高血压病。

二、PCI 过程

入院后常规 STEMI 药物治疗，并行冠状动脉造影：左主干未见明显狭窄；左前降支开口狭窄 40%，近段见溃疡征象，中远段弥漫性病变，多处狭窄 70%~80%，对角支未见狭窄。左回旋支和钝缘支未见狭窄。左冠状动脉向右冠状动脉远段提供少量侧支。右冠状动脉近段完全闭塞，右房支（窦房结动脉）通畅。于右冠状动脉中段-近段串联置入 3. 0mm×38mm、3. 5mm×23mm 西罗莫司药物洗脱支架。复查造影示右冠状动脉血流稍缓慢，右房支血流 TIMI 1 级。患者诉胸闷，心率自 70 次/min 减慢至 45 次/min，血压自 120/ 70mmHg 降低至 85/ 50mmHg。 分次静脉推注阿托品 1. 5mg，冠状动脉内推注替罗非班 20mL，Sion 导丝送至右心房支并用 1. 5mm×15mm 球囊过开口。复查造影右冠状动脉血流基本恢复正常，但窦房结动脉中远段血流未能恢复。术终，心率 52 次/min，血压100/60mmHg（图 48-1）。

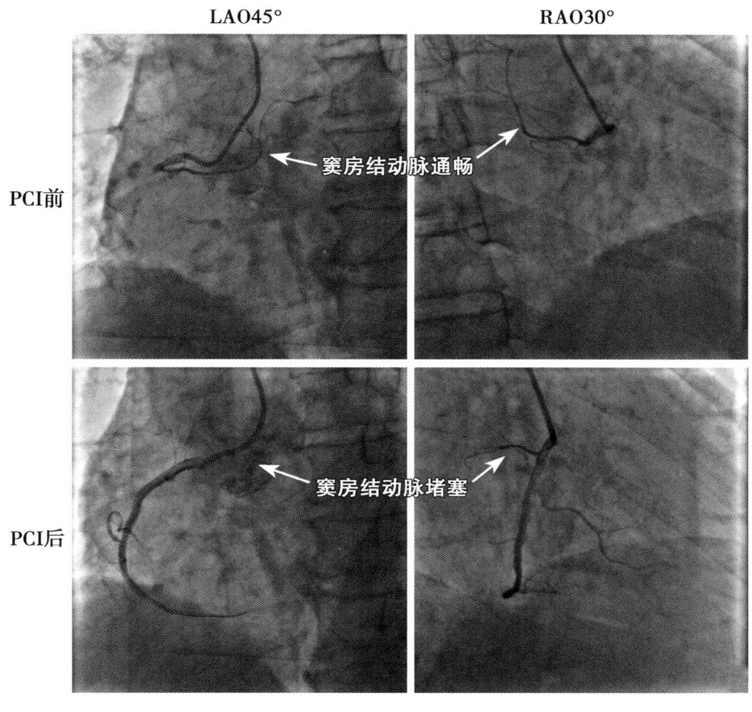

图 48-1　右冠状动脉 PCI：右冠状动脉主干开通，但窦房结动脉中段闭塞

三、病情演变

患者术后呈交界性心律，心率 45～50 次/min，BP 113/65mmHg 左右。停用倍他乐克，替罗非班 4mL/h，维持 48h 左右。术后第 2 天夜间 20：00 心电监护示心率最慢 35 次/min，为交界性心率，血压 97/42mmHg；23：15 心电监护示一过性窦性静止 >5s，交界性逸搏节律（30 次/min），但患者神清，对答可，无胸闷、胸痛等不适。复查心电图较前无明显 ST-T 改变，床旁超声未及心包积液。立即予阿托品 0. 5mg 静脉推注，随后经颈内静脉置入临时心脏起搏器。术后第 3 天起患者恢复为窦性游走心律，P 波形态略异于术前 P 波，P-R 间期略短，HR 60～65 次/min。术后第 9 天恢复正常窦性 P 波，拔除临时起搏器（图 48-2～图 48-5）。

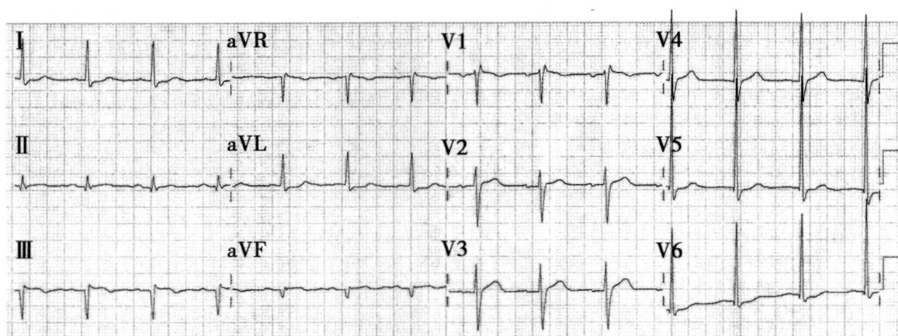

图 48-2　术前 12 导联心电图

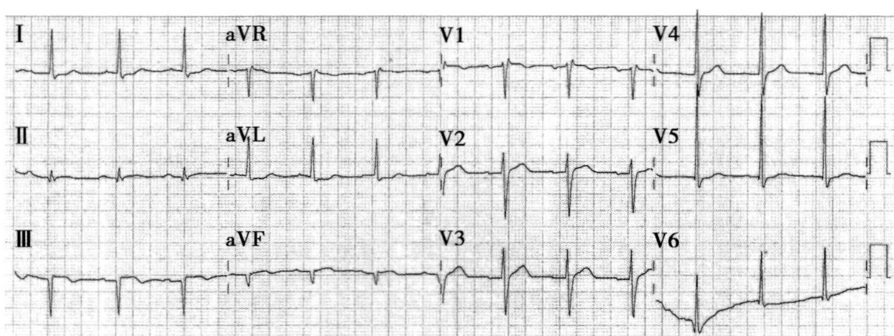

图 48-3　术后即刻 12 导联心电图

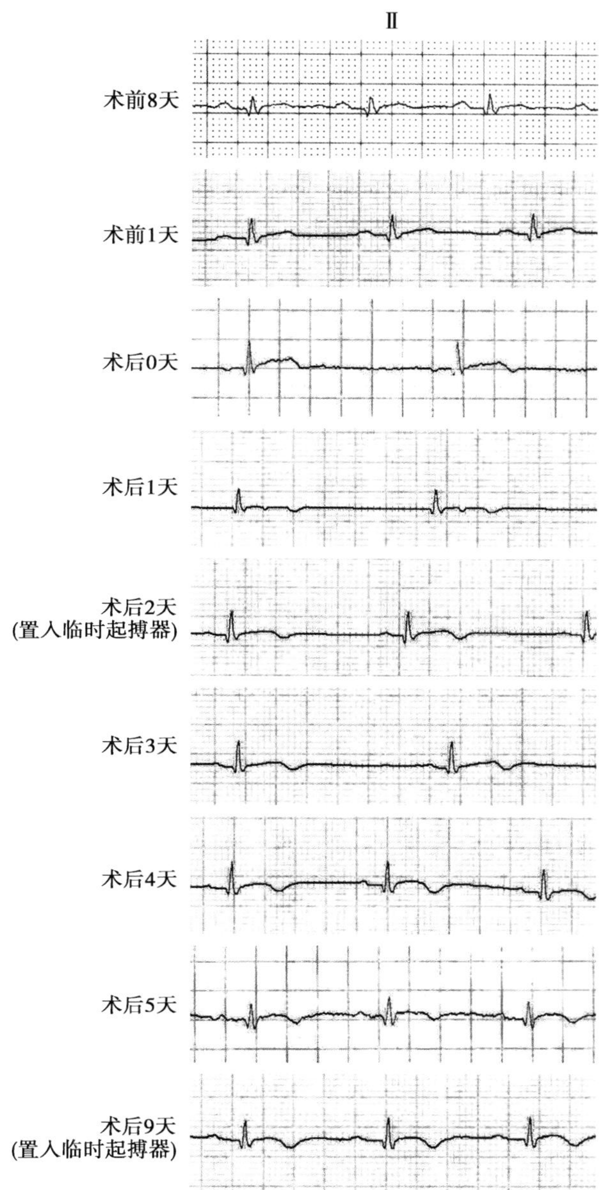

图 48-4　PCI 前后心电图演变（Ⅱ导联）

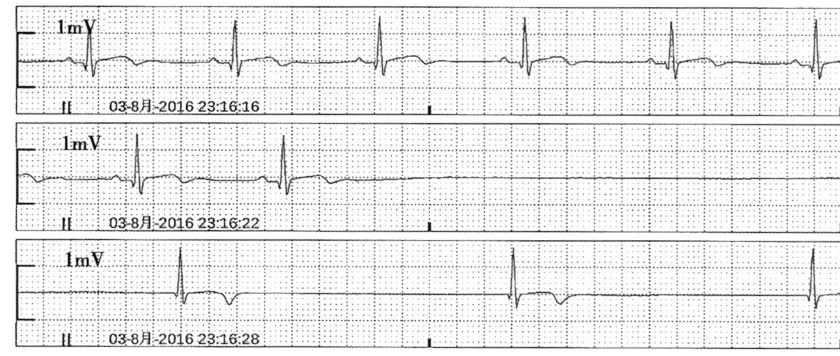

图 48-5　术后第 2 天出现窦性停搏长间歇

四、造影随访

术后第 14 天复查造影，显示窦房结动脉完全恢复通畅（图 48-6）。患者于次日出院。

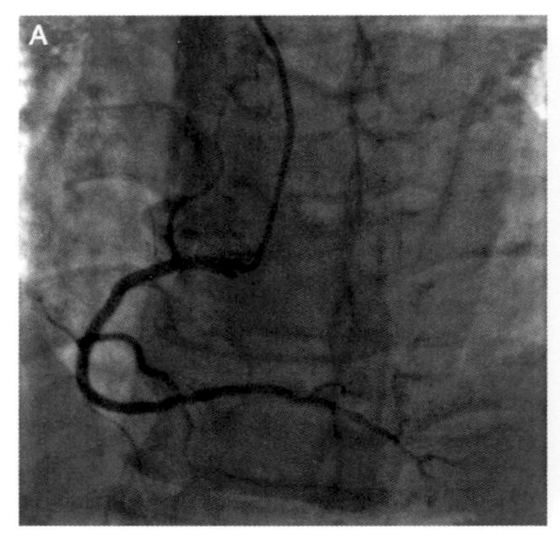

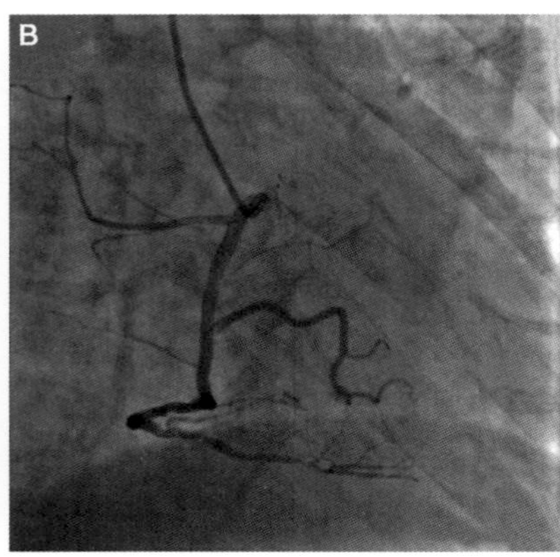

窦房结动脉血流恢复 TIMI 3 级，A 为左前斜 45°，B 为右前斜 30°。

图 48-6　术后 2 周复查造影

五、讨论

1. 窦房结大多由单支窦房结动脉供血　新月形窦房结位于上腔静脉和右心房交界处，特征为存在相对大的动脉，位于心外膜下紧邻终末嵴。窦房结及其周围组织的血液供应主要来自窦房结动脉，它起源于右冠状动脉近段或回旋支，内径 1~2mm，行径曲折。58% 起自右冠状动脉近段，向右经过很短的距离后，沿右心房前壁，在主动脉与右心耳间，绕过右心房，朝向上腔静脉的方向达到窦房结。38% 起自回旋支，首先沿左心耳向右走行，在升主动脉后方绕过左心房到达房间隔，再绕过右心房，朝向上腔静脉而达到窦房结。只有极少数（约 3%）由双侧共同供血[1]。窦房结动脉除为窦房结提供血液供应外，还有广泛的分支分布到左右心房壁及房间隔，并与其他心房支吻合。窦房结动脉的解剖学走向和组织学结构见图 48-7、图 48-8。

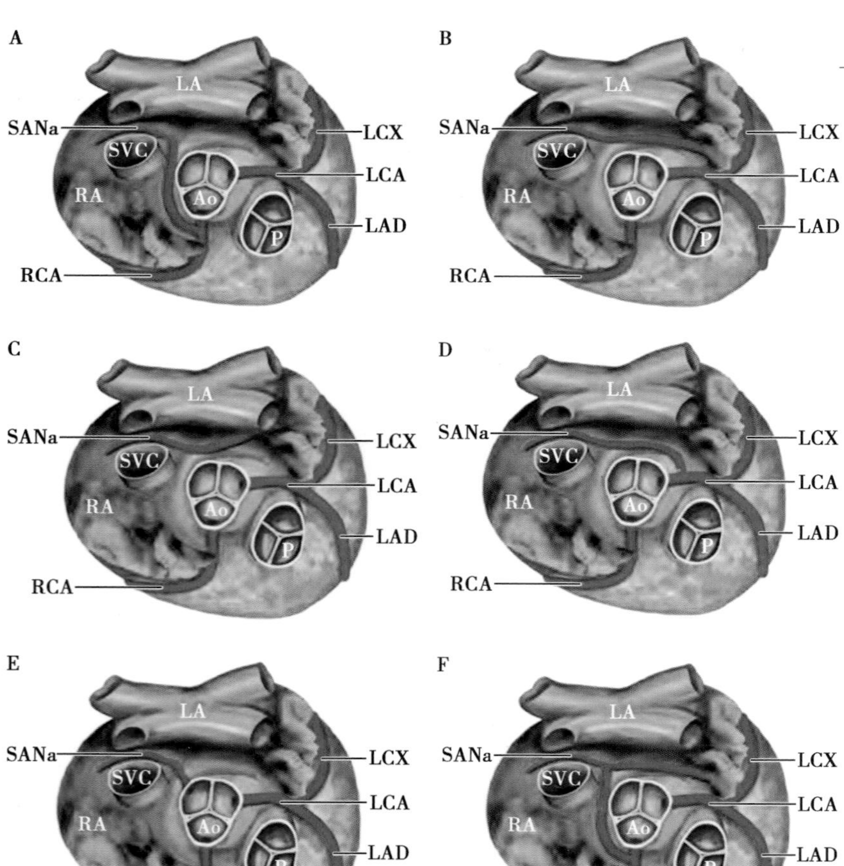

（A）源自右冠状动脉，（B）源自回旋支近段，（C）源自回旋支远段，（D）源自左主干，（E）源自主动脉，（F）双起源，分别源自右冠状动脉和回旋支。
LA：左房；RA：右房；SVC：上腔静脉；Ao：主动脉；P：肺动脉干；RCA：右冠状动脉；LCA：左冠状动脉；LCX：回旋支；LAD：前降支；SANa：窦房结动脉。

图 48-7　窦房结动脉的起源和走向[2]

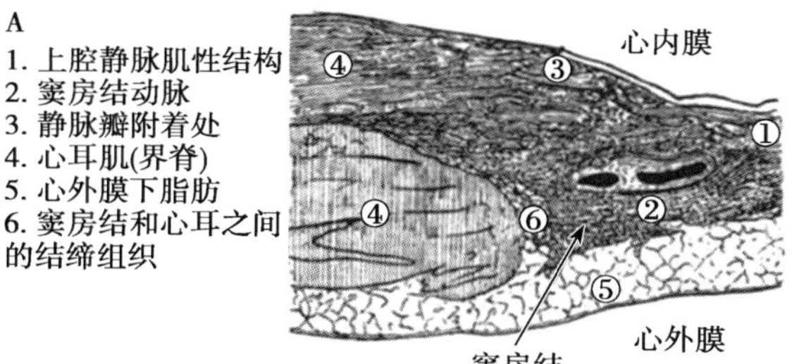

A. 窦房结组织学结构示意图；
B. 窦房结组织学切片。

图 48-8　窦房结组织学结构

2. 窦房结动脉闭塞并不少见　窦房结动脉本身很少闭塞，所谓的闭塞主要见于两种情况：一是窦房结动脉发出之前的右冠状动脉或左回旋支闭塞时，下游的窦房结动脉自然无血流；二是右冠状动脉近段病变 PCI 时，窦房结动脉出现开口斑块移位闭塞或血栓栓塞，其发生率高达 17.5%[3]。据统计资料显示右冠状动脉近段次全闭塞 PCI 过程中，窦房结动脉闭塞发生率约为 14%。

窦房结动脉垂直发自右冠状动脉或回旋支，加上窦房结动脉本身病变罕见，因此不易发生斑块移位导致的开口闭塞，即使发生也容易发生再通，恰似间隔支不易闭塞，容易再通。临床上常见的是右冠状动脉血栓或斑块脱落导致窦房结动脉栓塞（如本例）。也有报道，右冠状动脉中远段血栓随回撤球囊带入窦房结动脉[4]。PCI 过程中注意：①右冠状动脉近段窦房结动脉开口部位血栓病变要特别注意，最好有导丝保护窦房结动脉；②右冠状动脉中远段血栓病变球囊扩张后，半充盈球囊携带血栓至近段分支，因此球囊一定要等完全排空后后撤；③球囊突然减压可诱发附壁血栓或斑块脱落至血管腔，因此建议缓慢减压；④一旦发生血栓栓塞，抽吸或局部溶栓或抗栓可能有利于窦房结功能的更早恢复。

3. SNA 闭塞很少引起严重窦房结功能障碍　理论上，窦房结功能极易受到缺血影响：①绝大部分为单只血管供血，仅 3% 由双侧共同供血；②向窦房结供血的窦房结动脉是一条单一动脉，贯穿于窦房结中央，窦房结 P 细胞通过结缔组织直接附着于窦房结动脉上。因此，传统认为缺血是病态窦房结综合征除退行性变外的第二大病因。实验研究也证实，SNA 阻断可诱发窦性心动过缓、窦房传导阻滞、窦性静止、交界性逸搏节律、游走心律、室上性心动过速等多种心律失常。

但大量的临床事实正在颠覆该传统观点。一方面，随着冠状动脉造影的普及，20 世纪 70 年代就发现病态窦房结综合征和窦房结动脉狭窄并无直接关系[5]；2001 年的研究进一步证实，病态窦房结综合征患者即使合并冠心病也很少累及窦房结动脉[6]。另一方面，尽管右冠状动脉闭塞或再通时由于下壁心肌丰富的迷走神经介导迷走反射常出现窦性心动过缓，右冠状动脉近段闭塞时窦缓更为显著[7]，但在大量的右冠状动脉开口闭塞 AMI 病例中（右冠状动脉下游分支血管包括窦房结动脉必然受累闭塞），发生严重窦房结功能障碍（窦性静止和交界性心律）非常少见；PCI 继发性窦房结动脉闭塞不少，不少出现一过性窦性心动过缓（图 48-9），但真正引发窦性静止和交界性逸搏节律的大多局限于个案报道。

窦房结动脉闭塞不太容易导致严重窦房结功能障碍（窦性静止和交界性逸搏）的原因并不清楚，可能与窦房结对缺血并不敏感有关[8, 9]。

4. SNA 闭塞引起的严重窦房结功能障碍具有可逆性　少见不等于没有。目前国内外已有不少关于 SNA 闭塞引起的严重窦房结功能障碍的病例报道。核心问题是：窦房结急性缺血性损伤的自然病程和预后究竟如何？患者是否需要安装永久起搏器？

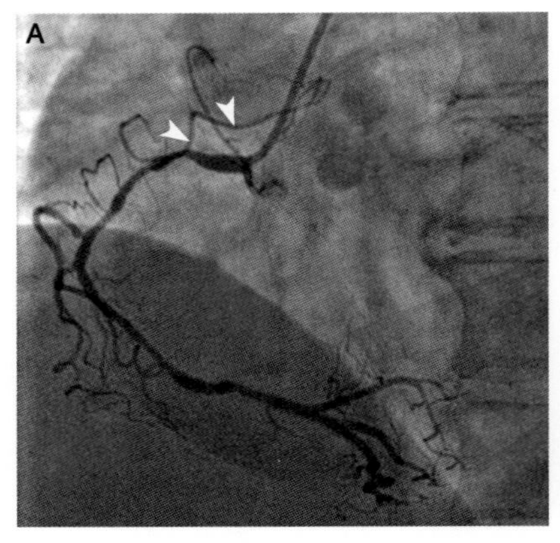

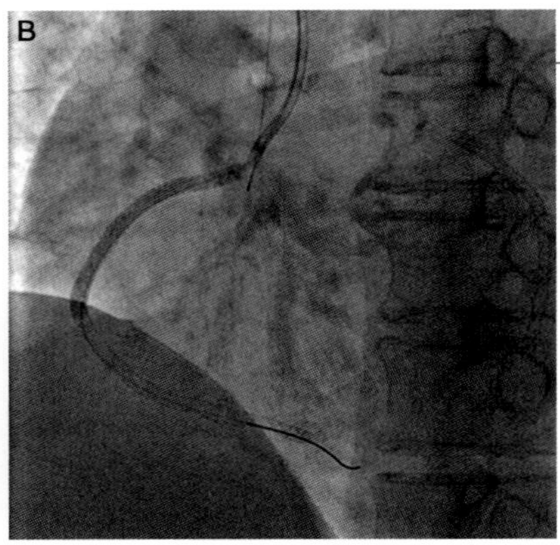

61岁女性患者。不稳定型心绞痛。冠状动脉造影见右冠状动脉弥漫性病变，狭窄80%，近段发出窦房结动脉（A，箭头）。中远段置入支架后，近段串联置入3.0mm×38mm西罗莫司药物支架12atm×10s扩张释放（B），患者出现一过性窦性心动过缓40次/min，静脉推注阿托品0.5mg后恢复。复查造影见窦房结动脉闭塞（C）。

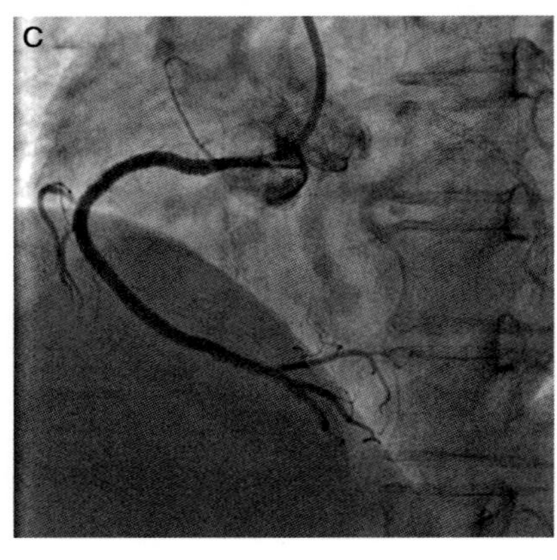

图48-9　SNA闭塞引起一过性窦性心动过缓

与本例类似，2000年Ahrensfield曾报道1例右冠状动脉PCI过程中窦房结动脉血栓栓塞病例，1周后窦房结功能自然恢复[10]。2006年报道回旋支血栓被回撤球囊带入窦房结动脉，经微导管注射尿激酶后成功再通，但窦房结功能延迟到第7天才完全恢复[4]。2012年Deeprasertkul P等个例报道窦房结动脉血栓抽吸后第6天才恢复窦性心律[11]。2007年Kotoku报道了迄今最大样本量的研究，80例右冠状动脉近段PCI患者中，14例（17.5%）窦房结动脉闭塞，其中4例（28%）出现一过性窦房结功能障碍（窦性静止和交界性逸搏），但均于3d内恢复窦性心律（有无恢复即刻血流不详）[3]。迄今为止急性缺血性窦房结功能障碍持续时间最长者为40d，由Abe于2008年报道：右冠状动脉PCI过程中窦房结动脉闭塞，出现交界性逸搏节律；第7天出现长间歇伴晕厥，置入临时起搏器；2周仍未恢复，置入永久性起搏器；28d出现房性早搏；40d恢复窦性心律；6个月复查造影显示窦房结动脉自行恢复血流[12]。总之，据目前有限的观察性资料，窦房结功能的急性缺血性损伤为一过性良性进程，大约1周时间可自行恢复。

窦房结功能自发性恢复的机制尚不清楚，可能与窦房结起搏细胞容易耐受缺血、窦房结动脉容易再通（垂直起源）、侧支容易建立或有额外供血渠道等机制有关。①窦房结对缺血并不敏感有关[8, 9]。②冠状动脉介入后闭塞分支的再通是一个比较常见的现象[13, 14]。③窦房结动脉与其他心房支常有吻合，有利于闭塞后侧支形成。④额外供血渠道。联想一下另一个有趣的“不会心肌梗死”的组织：心房肌和右心室心肌。它们在相应供血血管闭塞后，发生病理学意义上的心肌梗死并不容易，甚至有人质疑心房心肌梗死或右心室心肌梗死是个伪命题。那么，窦房结缺血和心房、右心室心肌缺血之间有无机制的雷同性？值得进一步探索研究。

无论怎样，上述研究对心内科医师临床实践具有重要的指导价值，那就是，不管窦房结动脉即刻血流有无恢复，急性缺血性窦房结功能障碍不要轻易、过早置入永久起搏器。

六、小结

窦房结动脉闭塞为良性疾病。虽然多见，但很少引发严重窦房结功能障碍，而且容易恢复，因此一般无需置入永久性起搏器。

参考文献

[1] KYRIAKIDIS M K, KOUROUKLIS C B, PAPAIOANNOU J T, et al. Sinus node coronary arteries studied with angiography. The American Journal of Cardiology, 1983, 51: 749-750.

[2] VIKSE J, HENRY B, ROY J, et al. Anatomical variations in thesinoatrial nodal artery: a meta-analysis and clinical considerations. PLoS ONE, 2016, 11: e0148331.

[3] KOTOKU M, TAMURA A, NAONO S, et al. Sinus arrest caused by occlusion of the sinus node artery during percutaneous coronary intervention for lesions of the proximal right coronary artery. Heart and Vessels, 2007, 22: 389-392.

[4] PARK J S, SHIN D G, KIM Y J, et al. Successful treatment of ischemic dysfunction of the sinus node with thrombolytic therapy: a case report. The Korean Journal of Internal Medicine, 2006, 21: 283-286.

[5] ENGEL T R, MEISTER S G, FEITOSA G S, et al. Appraisal of sinus node artery disease. Circulation, 1975, 52: 286-291.

[6] HSUEH C W, LEE W L, CHEN Y T, et al. The incidence of coronary artery disease in patients with symptomatic bradyarrhythmias. Japanese Heart Journal, 2001, 42: 417-423.

[7] SERRANO C V, JR., BORTOLOTTO L A, CESAR L A, et al. Sinus bradycardia as a predictor of right coronary artery occlusion in patients with inferior myocardial infarction. International Journal of Cardiology, 1999, 68: 75-82.

[8] MANGRUM J M, DIMARCO J P. The evaluation and management of bradycardia. The New England Journal of Medicine, 2000, 342: 703-709.

[9] YALCIN B, KIRICI Y, OZAN H. The sinus node artery: anatomic investigations based on injection-corrosion of 60 sheep hearts. Interactive Cardiovascular and Thoracic Surgery, 2004, 3: 249-253.

[10] AHRENSFIELD D, BALKE C W, BENITEZ R M, et al. Transient sinus node dysfunction in acute myocardial infarction associated with the use of a coronary stent. Catheterization and Cardiovascular Interventions: Official Journal of the Society for Cardiac Angiography & Interventions, 2000, 50: 349-351.

[11] DEEPRASERTKUL P, THAKUR R K. Sinus arrest following right coronary artery stent implantation. International Archives of Medicine, 2012, 5: 11.

[12] ABE Y, TAMURA A, KADOTA J. Prolonged sinus node dysfunction caused by obstruction of the sinus node artery occurring during coronary stenting. Journal of Electrocardiology, 2008, 41: 656-658.

[13] EHARA S, SHIMADA K, KOBAYASHI Y, et al. Short-and long-term outcomes of compromised side branches after Multi-Link stent implantation. Heart and Vessels, 2002, 16: 86-90.

[14] POERNER T C, KRALEV S, VOELKER W, et al. Natural history of small and medium-sized side branches after coronary stent implantation. American Heart Journal, 2002, 143: 627-635.

第 49 章　球囊扩张时间，多久才算久

早在 20 多年前的裸支架年代，Colombo 等[1]就发现支架低压释放导致扩张不充分和贴壁不良，引发支架内血栓和远期再狭窄。随后支架高压释放（high inflation pressure for adequate apposition，HIPAA）理念迅速被大家接受，“从中膜到中膜”原则被认为是支架置入技术的前提，随后衍生为“越大越好”原则。然而即使在这样的指导原则下，裸支架年代的支架贴壁不良比例依旧高达 20%[2]。

进入药物洗脱支架年代后，由于支架平台和用药方案的改进（如抗再狭窄药物、新型强效抗血小板药物、大剂量他汀类等），贴壁不良相关并发症的发生率大幅降低。具有讽刺意味的是，介入医生过分依赖药物和支架平台的作用，反而忽视了介入基本原则，支架贴壁不良的发生率不降反升[3]。为进一步减少再狭窄和血栓发生率，大家再次认识到球囊高压扩张的重要性。但球囊扩张的另一技术参数——球囊扩张时间，却一直游离在关注的边缘。

不管是预扩张球囊、支架球囊或后扩张球囊，更长时间扩张可更好扩张病变或膨胀支架。但究竟扩张多久才足够？人为而武断，美其名曰“凭个人经验”。大家可以留意一下支架释放过程中球囊扩张的时间，从主刀医生叫“加压”，到助手压力报数“2-4-6-8-10-12”，再到主刀医生叫“撤”，总共花费多长时间？10s？减去加压过程，球囊扩张的时间估计也就 5s。更何况，冠状动脉介入医生十有八九是急性子，台上的您读秒读得快，实际时间可能 5s 也不到。5s 够吗（图 49-1）？

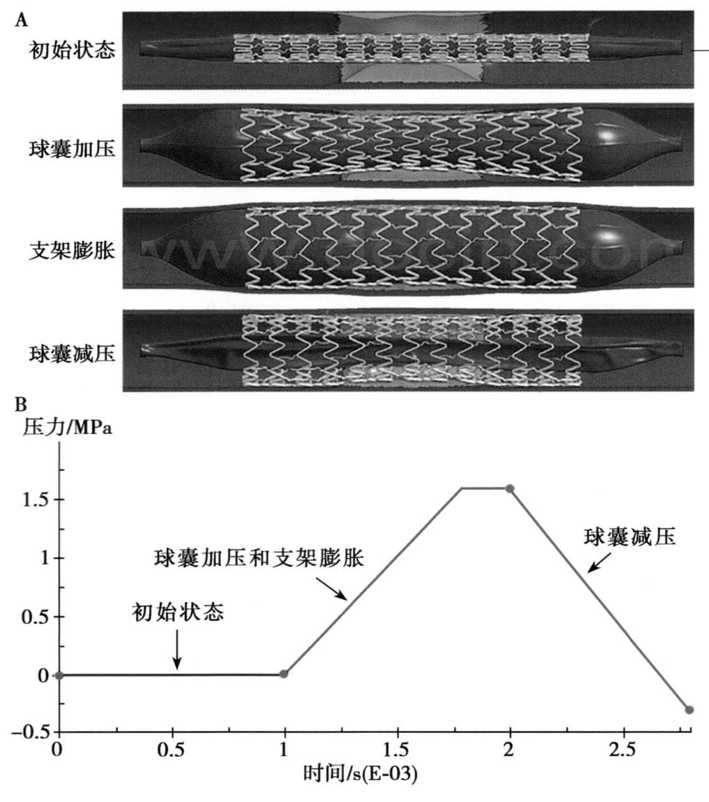

A. 支架释放过程示意图；
B. 支架释放过程的时间-压力曲线。

图 49-1　支架释放是一个过程

一、支架释放时间

Hovasse 等[4]前瞻性比较 5s、15s、25s 支架释放时间的支架扩张情况，发现支架扩张充分的

比例只有 24.0%、53.3%、68.0%（图 49-2）。得出的结论是：体内释放支架 5s 不够，即使 25s 也不够！

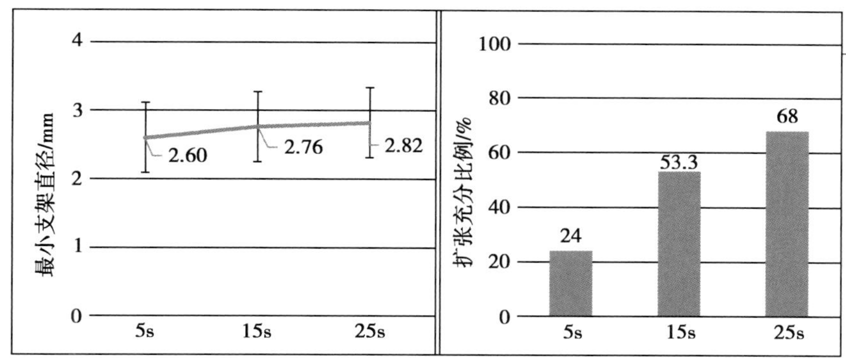

104 例患者（150 个病变），复杂病变（B2/C）占 26.9%，使用支架 Cypher Select（54.1%），Xience V（30.6%），Taxus Liberté（15.3%）。最小支架直径随支架扩张时间延长而增加：5s（2.60±0.51）mm，10s（2.76±0.51）mm，25s（2.82±0.52）mm（P <0.000 1）；最大支架直径也随支架扩张时间延长而增加：5s（3.21±0.51）mm，10s（3.32±0.52）mm，25s（3.36±0.54）mm（P <0.000 1）。根据“扩张充分”的 MUSIC 血管内超声标准（完全贴壁、对称指数≥0.8、最小管腔面积大于参考管腔面积的 80%），5s、15s、25s 支架扩张良好比例分别为 24.0%、53.3%、68.0%[4]。

图 49-2 5s、15s、25s 释放支架比较

Trindade 等[5]研究了不锈钢支架在体外塑料软管中的 14atm 释放的贴壁情况。球囊扩张 5s、15s、30s、60s、90s 后，支架完全贴壁比例为 60%、80%、100%、100%、100%。发现球囊扩张时间与扩张程度呈指数关系，体外释放 30s 能保证支架充分扩张和贴壁（图 49-3）。该研究具有重要实践意义，成为支架释放 30s 标准的主要理论依据。

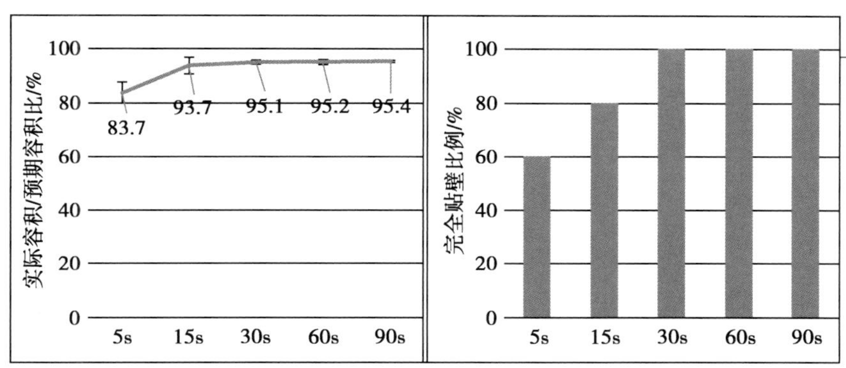

3.5mm×20mm 不锈钢支架在 3.5mm 内径体外塑料管以 14atm 释放，扩张 5s、15s、30s、60s、90s 的实际支架容积/预期支架容积比分别为 83.7% ± 3.9%、93.7% ± 3.1%、95.1% ± 0.6%、95.2% ± 0.9%、95.4% ± 0.3%，完全贴壁比例分别为 60%、80%、100%、100%、100%[5]。

图 49-3 支架释放时间的体外研究

继续增加扩张时间。有 3 个研究观察 60s 的支架释放效果（图 49-4、图 49-5），释放压力分别为 20atm[6]、14atm[7]、16atm[8]。不出所料，60s 支架释放的效果优于 10s、20s、30s，但令人意外的发现是：①即使采用 60s 方法，大部分仍然无法达到预期支架直径和最佳扩张[7]，即体内 60s 都不够！②由于支架两端血管接近正常，14atm×10~60s 支架近端和远端扩张良好[7]。结合前述体外实验，笔者推测，在支架大小选择合适的前提下，14atm×30s 可以达到支架远端的理想扩张状态。

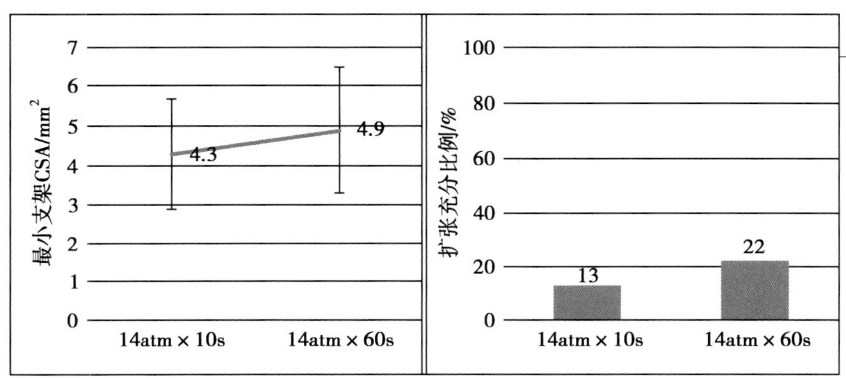

与 14atm×10s 相比，14atm×60s 支架置入时最小支架横截面积（cross-sectional area，CSA）明显增加［（4.9±1.6）mm^2 vs（4.3±1.4）mm^2］，支架扩张率（最小支架 CSA/参考血管 CSA）显著增加（71% ± 13% vs 60% ± 13%）。但即使采用 14atm × 60s 方法，大部分病变（78%）无法达到最佳扩张（充分支架扩张，最小支架 CSA ≥ 5.0mm^2 或≥80% 参考血管面积），最后 57% 的 60s 组和 43% 的 10s 组需要辅助性后扩张[7]。

图 49-4 60s、10s 释放支架比较

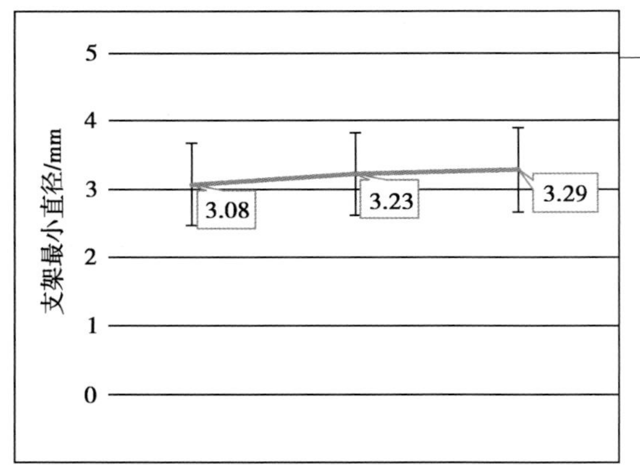

52 例患者置入 74 枚支架，支架释放压力（16.84±2.43）atm，预计直径（3.41±0.43）mm。连续测定支架球囊恒压扩张 10s、30s 和 60s 后的支架最小管腔直径（Minimal Lumen Diameter，MLD），并与说明书的预期直径比较。结果显示，从 10s 到 30s 支架最小直径大幅增加（0.15±0.02）mm，从 30s 到 60s 小幅增加（0.06±0.02）mm。因此，支架扩张至少 30s，但即使 60s 也无法达到预期直径[8]。

图 49-5　10s、30s、60s 释放支架比较

还有一个有意思的研究（支架球囊压力稳态和 100s 释放模式），其切入点并非支架扩张状态，而是球囊的“达稳时间”。当支架/球囊扩张后，由于病变扩张或支架/球囊自身系统的扩张，球囊压力会逐渐衰减，因此需要再次充盈球囊，才能达到球囊压稳态。2016 年 Vallurupalli 等[9]的研究方法是 16atm 释放支架，一旦 30s 内下降 0.3atm 便增压维持压力，30s 内压力下降≤0.3atm 时认为到达压力稳态（图 49-6）。结果发现支架系统体外达稳时间 33s；而体内病变部位释放支架时，球囊充盈时间 104s（30~380s）才能达到压力稳态，而 5% 的病例需要 180s 以上，而且未发现有任何临床特征或造影特征能够预测充盈时间。随访结果发现采用稳态压力时间新方法释放支架的患者心源性死亡风险和再次血运重建率均优于对照组[10]。2014 年 Cook 等[11]采用 OCT 研究也发现采用达稳时间（206±115s）释放支架较常规对照组（28±17s），能改善最小支架直径、最小支架面积和贴壁不良钢梁数、贴壁不良距离。

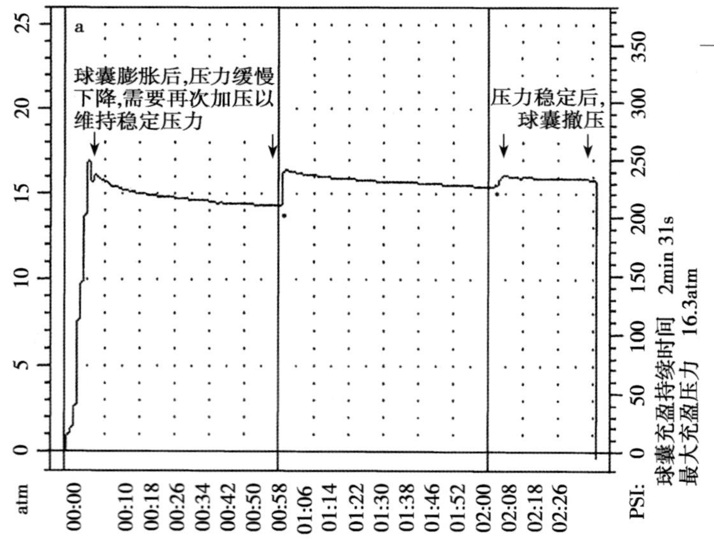

16atm 释放支架，压力逐渐衰减，60s 后衰减到 14.3atm，需要再次充盈[9]。

图 49-6　球囊压力衰减现象和达稳时间计算

下面介绍单纯球囊扩张（PTCA）时代的情况。为降低 PTCA 后急性闭塞和即刻残余狭窄，球囊扩张至少 1min。后报道[12]与 3min 扩张（3~5 次，每次 <1min）相比，12min 序贯扩张（3~5 次，每次 3~5min）可明显减少即刻管腔残余狭窄。文献报道最长球囊扩张时间为 5h（自灌注球囊），成功解决了 RCA 球囊后急性闭塞并发症[13]。

那么，支架释放究竟需要多久？单纯支架扩张和贴壁而言，越长越好，“the longer，the better”。但球囊过长时间充盈堵塞冠状动脉诱发的心肌缺血，患者能否耐受？在 Vallurupalli 等[9]100s 释放模式（30~380s）的堵塞过程中，仅有<3% 的患者需要提前结束，未有严重并发症发生，说明心肌缺血的耐受时间超

出预期。但对于基础心功能较差的患者，当处理左主干或近段冠状动脉病变时，长时间缺血可能导致灾难性后果，球囊扩张时间谨慎为妥，此时可采用短时间多次扩张的方法。支架扩张效果与扩张总时间相关，如 2 次 20s 扩张等同于 1 次 40s 扩张[14]。因此，扩张持续时间不是问题。

有问题的是疗效。上述研究显示，即使较高压（14~20atm）、长时间（1~2min）释放支架，仍然无法对抗血管病变的阻力，无法充分扩张病变。至此，我们终于明白，为何球囊扩张时间一直属于研究冷门。那么，可否进一步增加球囊压力优化扩张？由于球囊支架大部分为半顺应性球囊（Biomatrix、Titan、Driver、Prokinetic 支架）或顺应性球囊（Xience、Cypher、Vision 支架），过高的扩张压力将导致狗骨头现象：对“中间的硬节段”的扩张帮助有限，但引起“两端的软节段”的过分扩张，加剧血管损伤和损伤后修复反应，甚至导致血管夹层、血管穿孔、无复流等并发症[3]。尤其是顺应性球囊更容易扩张，高压扩张（如 >20atm）容易导致并发症（图 49-7）。提醒读者，注意各种不同支架球囊的顺应性情况以及支架说明书上的压力-直径量表。总之，要实现安全的充分扩张，支架球囊表示“有心无力”，还得求助于非顺应性球囊后扩张对“硬节段”精准高压扩张。

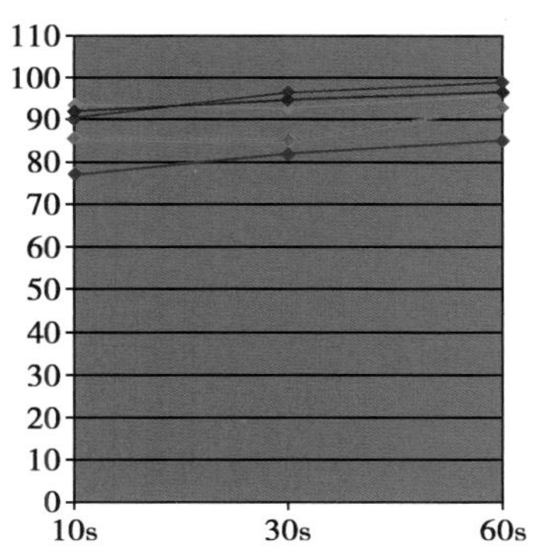

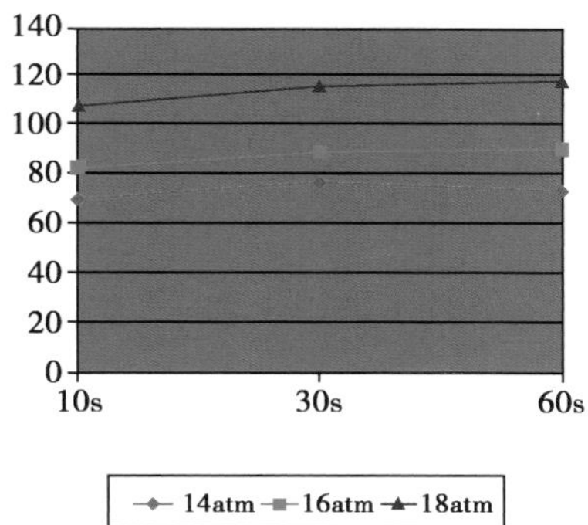

—◆—14atm —■—16atm —▲—18atm

Xience	0h 0m 10s	0h 0m 30s	0h 1m 0s
14atm	69.53	76.26	72.72
16atm	81.82	88.40	89.72
18atm	107.00	115.20	117.37

—◆—10atm —◆—12atm —◆—16atm —◆—18atm —◆—20atm

Biomatrix	0h 0m 10s	0h 0m 30s	0h 1m 0s
10atm	85.58	85.08	93.11
12atm	93.59	92.76	96.10
16atm	90.51	96.55	99.00
18atm	77.04	82.08	85.22
20atm	92.00	94.85	96.82

半顺应性 Biomatrix 支架球囊（左图）和顺应性 Xience 支架球囊（右图）在不同扩张压力-时间下的扩张直径百分比（实际直径/命名直径×100%）[9]。

图 49-7　顺应性支架球囊高压扩张可导致直径过大

由于支架两端的病变较轻或无病变，容易扩张；加上支架弹性回缩主要发生在支架中间，两端不易发生[15]，因此，支架释放的重点是要保证远端的充分扩张。只要坚持适当压力（略高于支架命名压，如 14~16atm，以补偿弹性回缩）和适当时间（30s），达成该目标并非难事。支架释放 30s，你值得等待。

在特殊情况下拟不实施后扩张时，应尽量延长支架释放时间，尽量保证整个支架的扩张充分。特殊情况指后扩张可能导致严重甚至致命的并发症。譬如，对于基础心功能较差的患者，后扩张可能导致较大分支血管闭塞、无复流或血管破裂；又如，急症 PCI 处理靶血管存在大量血栓负荷或大量软斑块可能导致严重无复流。

二、高压后扩张时间

非顺应性球囊高压后扩张应该是支架置入的标配术式，原因如下：

1. 支架球囊的局限性　与支架球囊（顺应性/半顺应性球囊）相比，非顺应性球囊具有以下优势：可以耐受高压（爆破压比较高）；即使高压，球囊直径也不会太大，在强力扩张病变同时不担心血管扩张过大；即使高压，球囊直径依旧均匀，不会发生狗骨头现象（图 49-8）[3]。

2. 非顺应性球囊后扩张的临床证据　早年的 MUSIC、POSTIT、CRUISE、TULIP 等研究显示，后扩张能改善预后。当代的一些研究（如 RESIST、OPTICUS、SIPS、PRESTO 等）显示，后扩张是否改善临床预后存

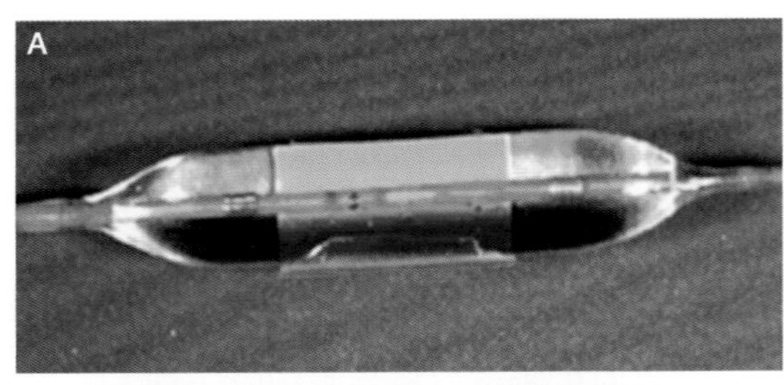

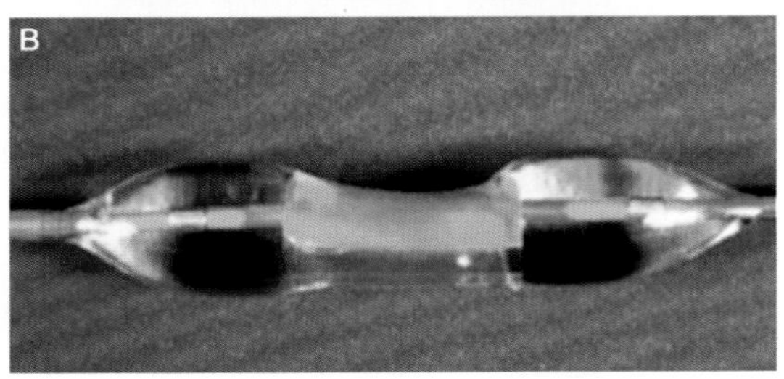

图 49-8 非顺应性球囊和半顺应性球囊 14atm 扩张，后者出现狗骨头现象

在矛盾。但几乎所有研究均表明，IVUS 指导下非顺应性球囊高压后扩张能增加支架内最小面积，促进支架贴壁,并改善靶血管血运重建率[16]。

3. 常规影像学低估支架贴壁不良 有时支架释放后复查造影发现扩张良好，无残余狭窄，但新的影像技术可敏感地发现扩张不良和贴壁不良[17]。检测灵敏度从高到低分别为 OCT >IVUS >StentBoost（支架影像增强显影技术）(图 49-9~图 49-11)。

鉴于支架球囊基本上无法完成“扩张充分、贴壁良好”的目标，笔者建议支架释放后，常规后扩张处理。

由于非顺应性球囊可耐受较大压力，时间参数并没有支架球囊那般重要。值得指出的是，某些钙化病变即使到 24~26atm 也不能扩开，此时就是体现扩张时间重要性的时刻了：反复长时间扩张（病例见图 49-12、图 49-13）。想想疲劳性骨折是怎么发生的，就会信心倍增!

既然几乎每个病例均需后扩张，那么，低压释放支架行吗? 记住，支架球囊释放永远是基础。后扩张球囊的定位再精确，也无法与支架球囊的“天然精确定位”相比。可以想象，非顺应性球囊后扩张支架边缘,不是稍突出支架，就是未完全覆盖支架。稍突出支架后扩张，可能导致支架外血管微小夹层；未覆盖支架后扩张，可能导致支架边缘端扩张不全。二者均与再狭窄/支架内血栓相关。因此支架球囊的充分释放是基础,后扩张是优化。由此可见，国内一些术者采用的“低压释放支架+高压后扩张”的模式并不能作为手术常规。

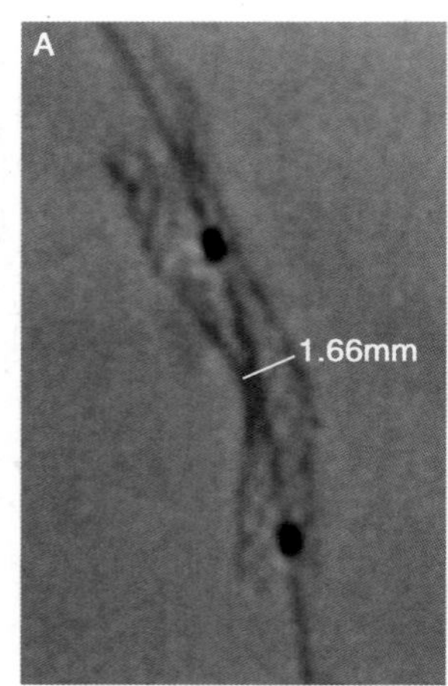

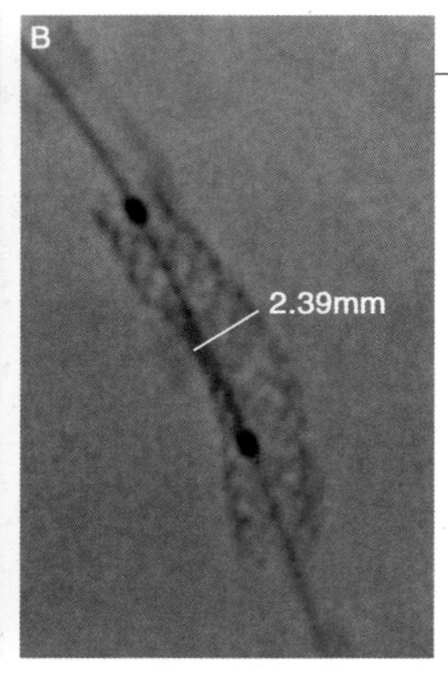

3. 0mm×16mm 支架 12atm 释放,软件测量最小支架直径 1. 66mm(A)。3. 5mm 非顺应性球囊 16atm 后扩张最小支架直径增加到 2. 39mm(B)[18]。

图 49-9 StentBoost 技术指导支架后扩张

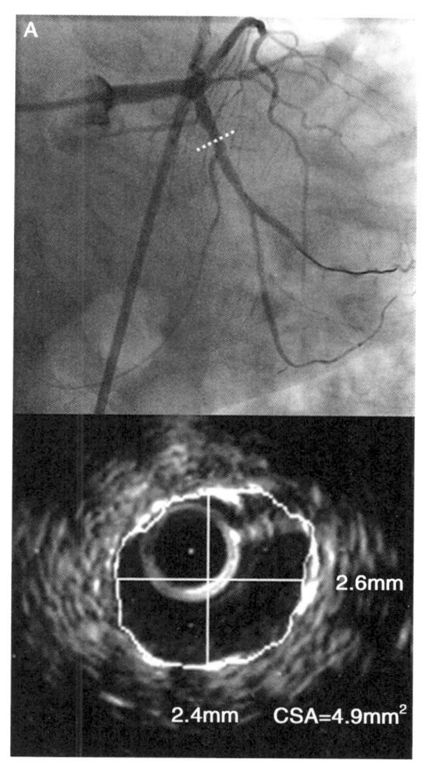

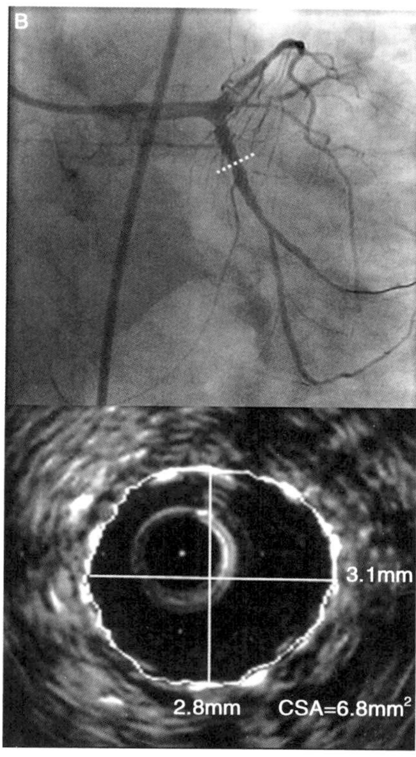

支架置入后造影显示支架扩张充分，但 IVUS 显示扩张不良，最小 CSA 4.9mm^2（A）；经非顺应性球囊后扩张，尽管造影图像与扩张前并无区别，但 IVUS 发现已经显著改善支架扩张情况，最小 CSA 增加到 6.8mm^2（B）[3]。

图 49-10　IVUS 指导支架后扩张

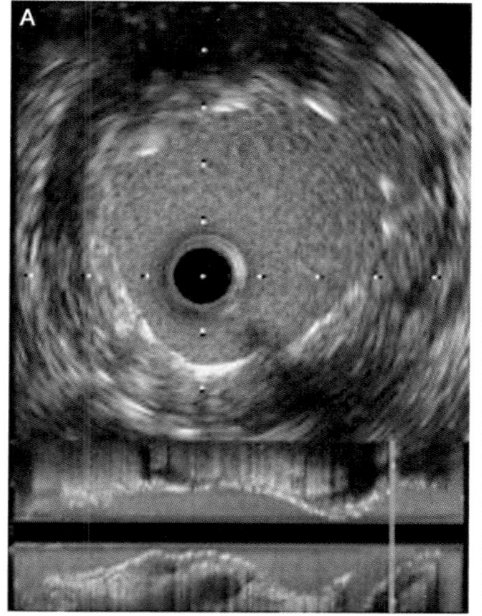

IVUS 显示支架理想扩张（A），但 OCT 检查发现贴壁不良存在（B）[19]。

图 49-11　OCT 评价支架贴壁不良

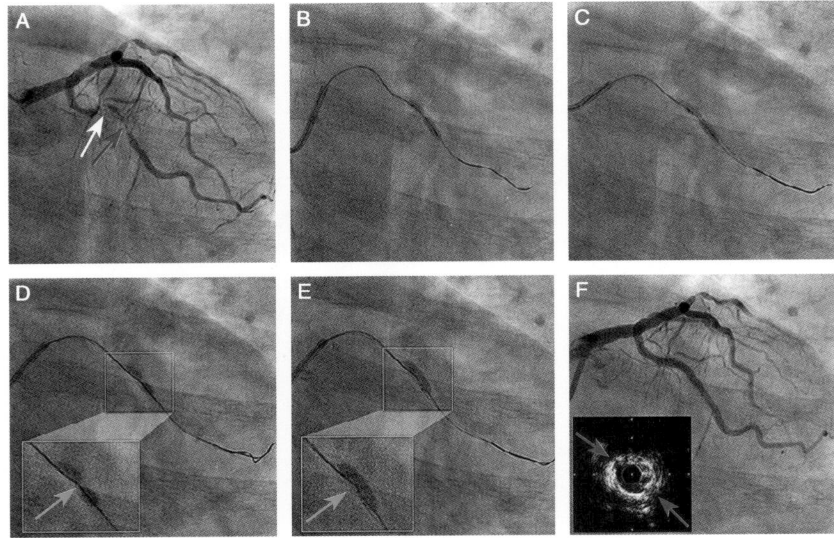

造影显示回旋支中段严重狭窄（A），2. 5mm×15mm 预扩张球囊 22atm 未能扩张（B），双导丝技术未成功（C），2. 5mm×15mm Scoreflex 棘突球囊（半顺应性）16atm 未成功（D），棘突球囊 16atm 扩张 7. 5min（每次 1min，共 8 次）终于成功扩张病变（E），IVUS 检查限制钙化病变表面两条裂隙（F）。

图 49-12　棘突球囊长时间预扩张[20]

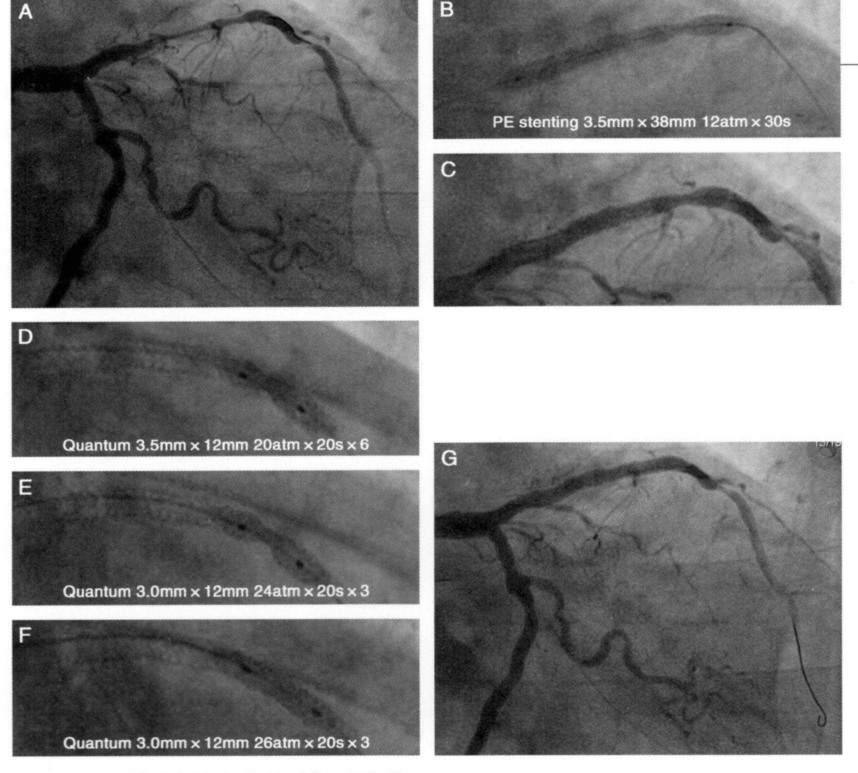

造影显示前降支近中段长程严重狭窄（A），2. 5mm×20mm 预扩张 12atm×10s 预扩张后置入 3. 5mm×38mm，药物支架 12atm×30s 释放，支架远段未能展开（B～C），3. 5mm×12mm 非顺应性球囊 20atm×120s（20s×6 次）未能扩开（D），3. 0mm×12mm 非顺应性球囊 24atm×60s（20s×3 次）未能扩开（E），继续加大压力 26atm×60s（20s×3 次）终于成功扩张病变（F），复查造影示支架扩张良好（G）。

图 49-13　非顺应性球囊长时间后扩张

基于以上讨论和认识，笔者提出支架释放“三步法”（图 49-14）。①支架释放：目标是支架远端扩张充分、贴壁良好，通过选择合适大小支架、14～16atm 释放压力、30s 释放时间实现。②常规后扩张：目标是近中段支架与直径较大/病变严重的血管节段贴壁，通过选择近中段血管直径匹配的非顺应性球囊、高压扩张、较长时间扩张来实现。③聚力后扩张：少数情况采用，目标是保证难以扩张的钙化节段充分扩张，通过选择小一号非顺应性短球囊、24～26atm 超高压力、超长时间扩张来实现。诚然，上述方法的前提是支架和球囊大小选择合适。

不管是支架球囊抑或后扩张球囊，均需保证一定压力和一定的时间。球囊扩张时间值得等待！

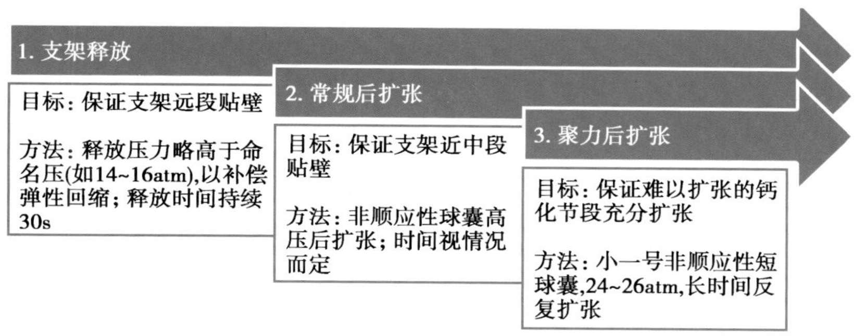

图 49-14　支架置入的基本模式

参考文献

[1] COLOMBO A, HALL P, NAKAMURA S, et al. Intracoronary stenting without anticoagulation accomplished with intravascular ultrasound guidance. Circulation, 1995, 91: 1676-1688.

[2] DE BRUYNE B, BARBATO E. Drug-eluting stent implantation: technique matters, more than ever. JACC Cardiovasc Interv, 2008, 1: 32-33.

[3] ROMAGNOLI E, SANGIORGI G M, COSGRAVE J, et al. Drug-eluting stenting: the case for post-dilation. JACC Cardiovasc Interv, 2008, 1: 22-31.

[4] HOVASSE T, MYLOTTE D, GAROT P, et al. Duration of balloon inflation for optimal stent deployment: five sonds is not enough. Catheter Cardiovasc Interv, 2013, 81: 446-453.

[5] TRINDADE I S, SARMENTO-LEITE R, SANTOS de FREITAS M, et al. Determination of the minimum inflation time necessary for total stent expansion and apposition: an in vitro study. J Invasive Cardiol, 2008, 20: 396-398.

[6] KAWASAKI T, KOGA H, SERIKAWA T, et al. Impact of a prolonged delivery inflation time for optimal drug-eluting stent expansion. Catheter Cardiovasc Interv, 2009, 73: 205-211.

[7] ASANO T, KOBAYASHI Y, FUKUSHIMA K, et al. Effect of balloon inflation time on expansion of sirolimus-eluting stent. Heart Vessels, 2009, 24: 335-339.

[8] SAHA M, POLIACIKOVA P, DE BELDER A, et al. Coronary stent implantation technique: prolonged inflation time maximizes stent expansion. J Invasive Cardiol, 2013, 25: 28-31.

[9] VALLURUPALLI S, BAHIA A, RUIZ-RODRIGUEZ E, et al. Optimization of stent implantation using a high pressure inflation protocol. Catheter Cardiovasc Interv, 2016, 87: 65-72.

[10] KIM M C, KIM J H. Stent optimization using adjunctive balloon dilatation in the era of sond-generation drug-eluting stents. Korean Circ J, 2017, 47: 686-688.

[11] COOK J R, MHATRE A, WANG F W, et al. Prolonged high-pressure is required for optimal stent deployment as assessed by optical coherence tomography. Catheter Cardiovasc Interv, 2014, 83: 521-527.

[12] CRIBITER A, Jolly N, ELTCHANINOFF H, et al. Angioscopic evaluation of prolonged vs standard balloon inflations during coronary angioplasty. A randomized study. Eur Heart J, 1995, 16: 930-936.

[13] BRENNER A S, BROWNE K F. Five-hour balloon inflation to resolve recurrent reocclusion during coronary angioplasty. Cathet Cardiovasc Diagn, 1991, 22: 107-111.

[14] IWAMOTO Y, OKAMOTO M, HASHIMOTO M, et al. Better stent expansion by two-time inflation of stent balloon and its responsible mechanism. J Cardiol, 2012, 59: 160-166.

[15] DANZI G, FIOCCA L, CAPUANO C, et al. Acute stent recoil: in vivo evaluation of different stent designs. Catheter Cardiovasc Interv, 2001, 52: 147-153.

[16] MURAOKA Y, SONODA S, TSUDA Y, et al. Effect of intravascular ultrasound-guided adjuvant high-pres-

sure non-compliant balloon post-dilation after drug-eluting stent implantation. Heart Vessels，2011，26：565-571.

[17] SHIN D H，HONG S J，MINTZ G S，et al. Effects of intravascular ultrasound-guided versus angiography-guided new-generation drug-eluting stent implantation：meta-analysis with individual patient-level data from 2,345 randomized patients. JACC Cardiovasc Interv，2016，9：2232-2239.

[18] CHANDRASEKHAR J，ALLADA C，O'Connor S，et al. Efficacy of non-compliant balloon post-dilation in optimization of contemporary stents：A digital stent enhancement study. Int J Cardiol Heart Vessel，2014，3：43-48.

[19] ATTIZZANI G F，CAPODANNO D，OHNO Y，et al. Mechanisms，pathophysiology，and clinical aspects of incomplete stent apposition. J Am Coll Cardiol，2014，63：1355-1367.

[20] OTSUKA Y，KOYAMA T，IMOTO Y，et al. Prolonged inflation technique using a scoring balloon for severe calcified lesion. Int Heart J，2017，58：982-987.

第 50 章　支架晃动的处理技巧：随心而动

“支架晃动→定位失误→补支架”（图 50-1），你是不是也遭遇过类似的“三部曲”尴尬？

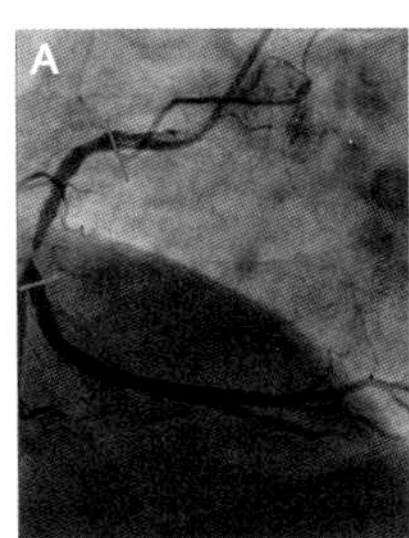

预计支架位置

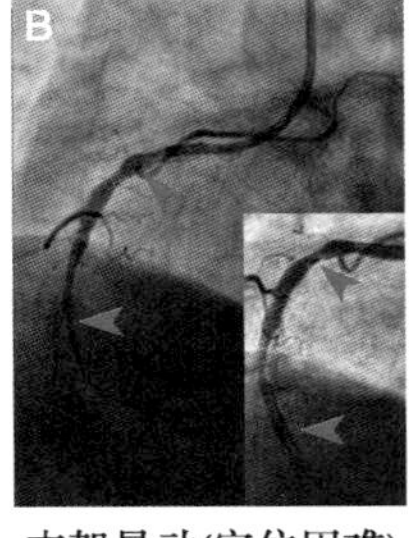

支架晃动(定位困难)

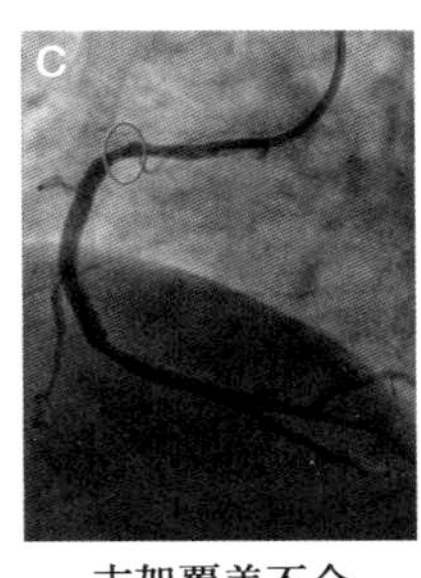

支架覆盖不全

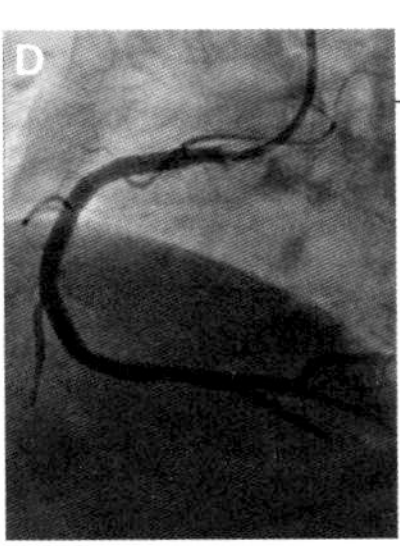

补置支架

A. 冠状动脉造影示 RCA 近中段长病变，红色标记线为拟定支架释放位置；
B. 支架定位时发现支架晃动导致定位困难；
C. 支架释放后发现位置偏低，近段病变未充分覆盖；
D. 近段补入第 2 枚支架。

图 50-1　支架晃动导致定位困难

支架精准定位释放是 PCI 术的基本要求，尤其对冠状动脉开口病变、分叉病变尤为重要。但支架晃动常成为支架精准定位的麻烦制造者，可导致病变覆盖不完全、无病变节段或分支被支架覆盖等不良后果，严重者需置入另一枚支架补救。由于支架随心跳的移动使其准确定位成为非常棘手的问题。

怎么办？要眼亮手快，支架晃到合适位置时释放，可能吗？可能，但凑巧成分更多一些。下面介绍中山医院常用的支架晃动处理经验，希望读者有所收益，让“支架晃动”不再成为麻烦制造者。

一、支架晃动的机制

支架为什么会晃动？一般理解是“心脏搏动引起支架较大幅度位移”。但心脏总归是要搏动的，为什么大多数支架基本不动，就少数患者支架晃动呢？

笔者认为，支架晃动源于指引导管的晃动，而指引导管的晃动源于血流冲击。由于指引导管运动与心脏搏动不同步，才是支架晃动的真正原因。由此不难理解，支架晃动的处理对策是将指引导管（包含其中的介入装置）与心脏连为一体，随心而动。记住这个关键词，本章的所有文字将围绕该关键词展开。

二、支架晃动的对策

诚如前述，支架漂移的主要原因是指引导管与冠状动脉开口之间随心脏搏动发生明显相对位移。顺理成章的想法就是调控指引导管，使导管和心脏连接更加密切（表 50-1）。

表 50-1　随心而动：导管制动对策

方法	描　　述
更换法	指引导管晃动多见于支撑较差的 Judikin 导管系列，而 Amplaz、EBU 等支撑良好的导管系列不太容易漂动
深插法	是克服导管晃动的经典方法。但并非所有的病例都适合深插，因为深插指引导管存在压力嵌顿和损伤冠状动脉风险，而且冠状动脉开口病变支架定位不允许导管深插
顶住法	为有效规避导管深插的相关风险，衍生出主动脉内漂浮导丝技术。主动脉内导丝在导管前送时起到防火墙的作用，在导管有力顶住冠状动脉的同时，避免冠状动脉深插。此法为临床介入实践最常用之法，尤其适用于右冠状动脉，特别是右冠状动脉开口病变。后面将详细阐述

指引导管、导丝、球囊和支架等整个介入装置为一个关联整体，只要其中任何一个介入元件随心而动，指引导管便会与心脏连为一体，随心而动。因此，处理支架晃动不应局限于指引导管本身，导丝、球囊、支架，甚至冠状动脉病变本身均可成为抑制支架晃动的有力武器（表 50-2）。

表 50-2 随心而动：非导管制动对策

方法	描述
深插导丝	尽量前送导丝至血管末梢可在一定程度上抑制支架移位，但疗效不尽如人意。值得注意的是，如果导丝前送过度，可能对指引导管产生反作用力导致导管脱离冠状动脉口，进而加重导管移位程度
多导丝	导丝越多，介入装置与心脏冠状动脉的联结越紧密，尤其是不同方向的导丝对心脏产生多方位包绕效果，减少导管移位程度
球囊法	由于球囊体积较大，尤其是半扩张或扩张的球囊可产生加大的血管壁摩擦力，抑制指引导管和支架的晃动，效果良好（后面将专门讨论，重点推荐）
长支架	置入相对较长的支架将增加支架与血管壁的摩擦面积，因此长支架的晃动幅度较小，而且适当延长支架长度可有效规避支架晃动导致支架覆盖不全的潜在风险。但过长支架覆盖正常血管部位，增加支架内血栓和再狭窄的风险
低压扩张支架	支架初步到位后，如发现支架晃动严重，可 2~4atm 低压扩张支架球囊，此时半扩张支架与血管壁的摩擦力显著增大，支架晃动将被抑制，然后，在精确微调支架位置后完全释放支架。但该方法有发生支架脱载或支架变形的风险
冠状动脉病变制动	支架晃动多见于中度狭窄的 A 型病变，而冠状动脉严重狭窄、长病变、成角病变、钙化病变、弥漫性病变时，支架不太容易晃动。因此，冠状动脉病变严重本身就是制动的天然武器。指引导管到位后，如发现指引导管晃动明显，可对病变不预扩张或适度预扩张，此时支架可被病变卡住，有效消除移位。但预扩不充分可影响支架通过，而且病变远端显影不良可能导致支架远端定位困难
心脏快速起搏	采用起搏方法将心率调整到 130 次/min 左右，减少主动脉血流对指引导管的冲击，可明显抑制支架的移动。但延长手术操作时间，增加血管入路并发症甚至心室穿孔的风险，并增加医疗花费。国外应用极少[1,2]，国内基本不用

三、主动脉内漂浮导丝技术

主动脉内漂浮导丝技术的技术要点为：支架晃动幅度过大时，后撤指引导管使头端退离冠状动脉开口，送入另一根软导丝至主动脉根部并反折（漂浮于升主动脉内），再推送指引导管直至导管头端顶住冠状动脉开口并保持同轴，持续施以推力保持指引导管头端位置稳定（图 50-1）。主动脉内漂浮导丝技术最早用于右冠状动脉开口病变支架的精确定位，能有效抑制指引导管和冠状动脉间的大幅度相对位移，目前广泛应用于任何冠状动脉部位的支架精确定位[3]。

多数情况下，单导丝漂浮技术即可提供足够的稳定作用。少数患者在一根漂浮导丝支撑力不足以保持指引导管稳定时，可按上述方法再送入另一根指引导丝至升主动脉，即双漂浮导丝技术；甚至可沿漂浮导丝送入球囊至升主动脉，再前送指引导管，增加其稳定性，即漂浮球囊技术。

漂浮导丝技术成功制动的关键在于导管前送力量较大，牢固可靠地顶住冠状动脉开口，足以抵抗血流对指引导管的冲击力（图 50-2）。但过度用力推送指引导管常会导致漂浮导丝被推入冠状动脉内。因此，建议漂浮导丝伸出指引导管的部分应足够长，通常 6~8cm 或以上（图 50-2、图 50-3），以提供足够支撑力，当然双漂浮导丝技术或漂浮球囊技术也可采用。图 50-4 为漂浮导丝技术的具体应用案例。

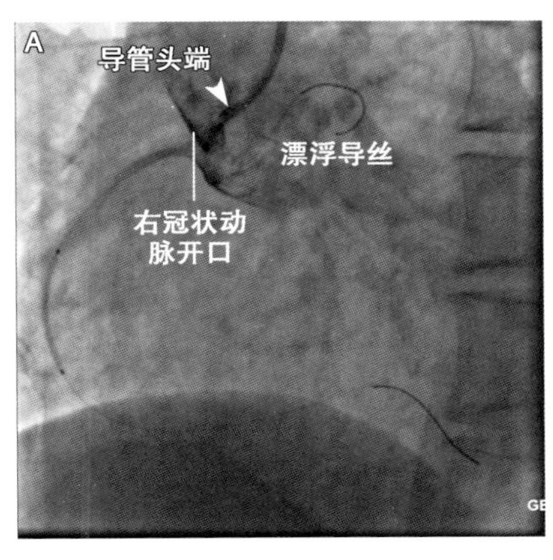

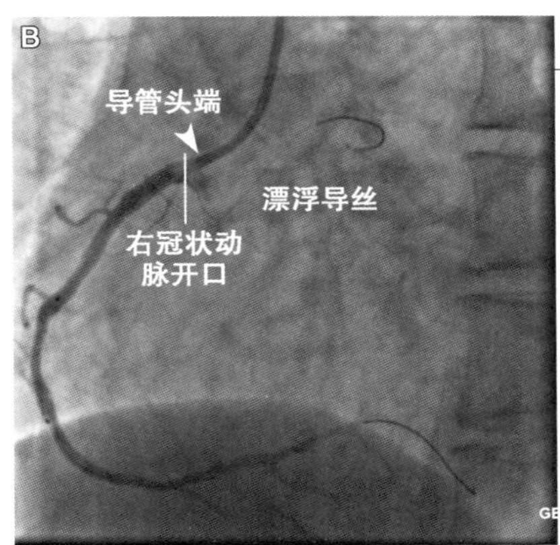

A. 错误:指引导管头端远离右冠状动脉开口,没有起到“顶住”的效果;
B. 正确:漂浮导丝保护下,指引导管顶住右冠状动脉开口,可有效抑制支架晃动。

图 50-2　“顶住”是漂浮导丝技术的关键

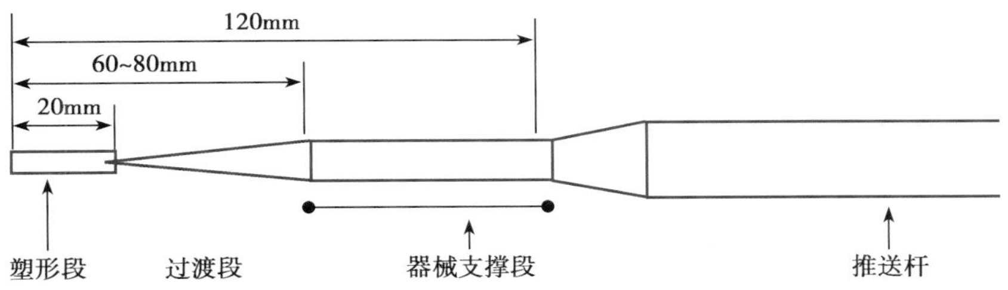

图 50-3　导丝末端的基本结构

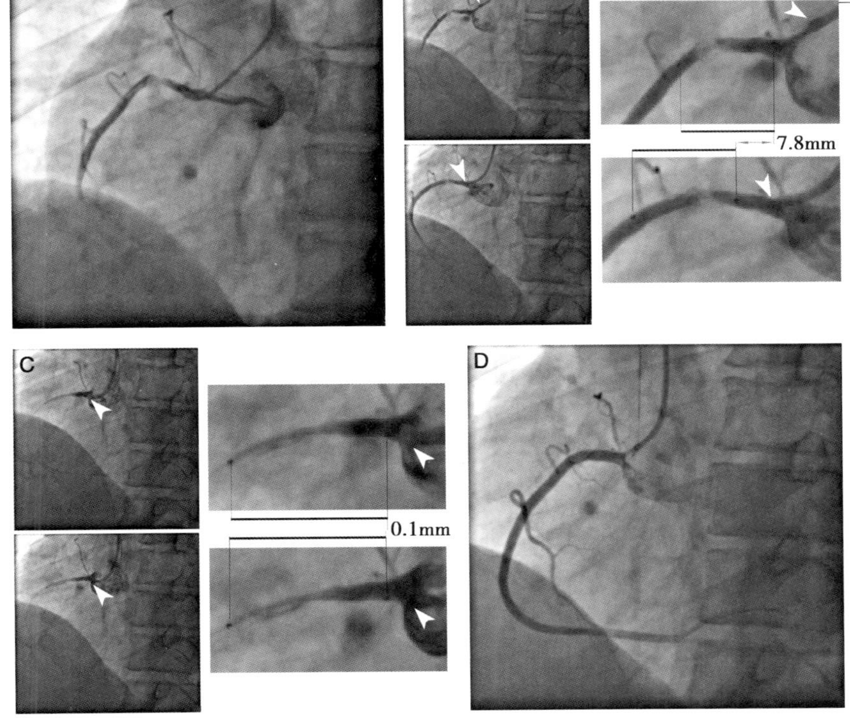

A. 冠状动脉造影示 RCA 近段重度狭窄病变;
B. 球囊预扩张后,造影显示球囊摇晃显著,心脏收缩末期至舒张末期支架位移幅度达到 7. 8mm,箭头示指引导管口位置;
C. 支架定位前,预置导丝于主动脉根部,发现漂浮导丝技术基本消除支架漂移现象。箭头示指引导管口位置;
D. 最终造影结果显示支架释放位置理想。

图 50-4　漂浮导丝技术病例

四、球囊制动技术

球囊制动技术是消除支架晃动最有效的方法。中山医院多年的实践证明其效果堪称卓越，但国内应用并不广泛，在此做重点推荐。

由于球囊体积较大，尤其是半扩张或扩张的球囊可产生加大的血管壁摩擦力，抑制指引导管和支架的晃动。不妨回忆一下，采用“导丝和球囊满天飞”的双支架技术处理分叉病变时，何曾见过支架晃动？在采用所谓的支架 Draw-back 技术[4]，支架球囊对吻技术[5, 6]、拘禁球囊技术[7]时亦然。

球囊放在哪里？需要扩张吗？事实上，只要将球囊放入冠状动脉系统，便可制约支架漂移，因此球囊放在哪里并不重要，可以根据个案见机行事。如置入球囊仍有晃动，可适当扩张球囊，进一步增加球囊与血管壁的阻力，更好消除介入器械移位。

下面结合具体病例介绍球囊制动技术（图 50-5～图 50-8）。

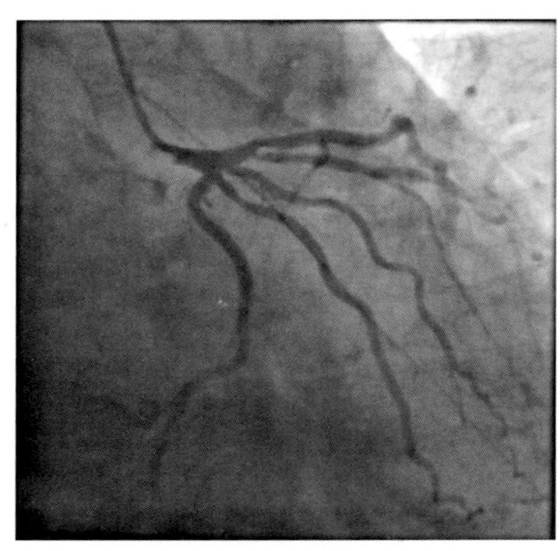

图 50-5　冠状动脉造影（肝位，即右前斜 30°足位 30°）示前降支近段局限性重度狭窄病变

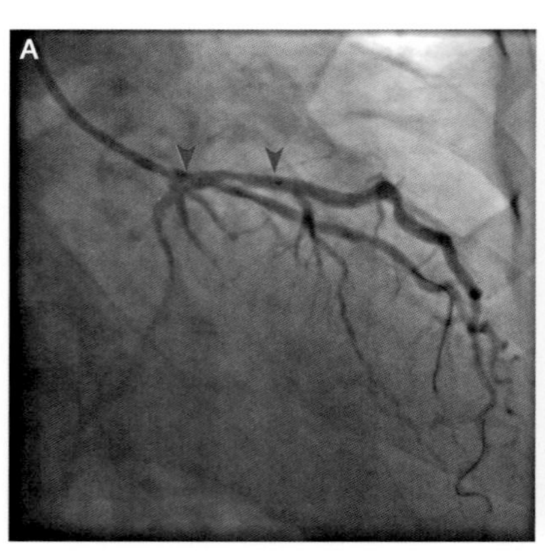

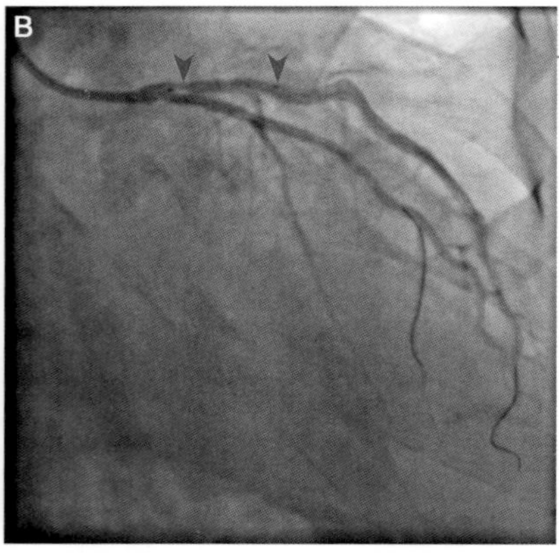

6F EBU3.5 指引导管到位后，Runthrough 和 Sion 导丝分别送至前降支和高位对角支远段。Sprinter 2.5mm×20mm 球囊 12atm×10s 预扩张后，球囊测量病变长度时发现球囊位移幅度极大：心脏收缩末期（A）摇到近端，舒张末期（B）摆到远端，位移幅度≥6mm（C）。箭头指示支架近端及远端位置。由于 2 根导丝已经送至血管末梢段，估计简单支架置入将会有严重支架晃动，将严重影响支架的精确定位。故决定采取球囊制动法。

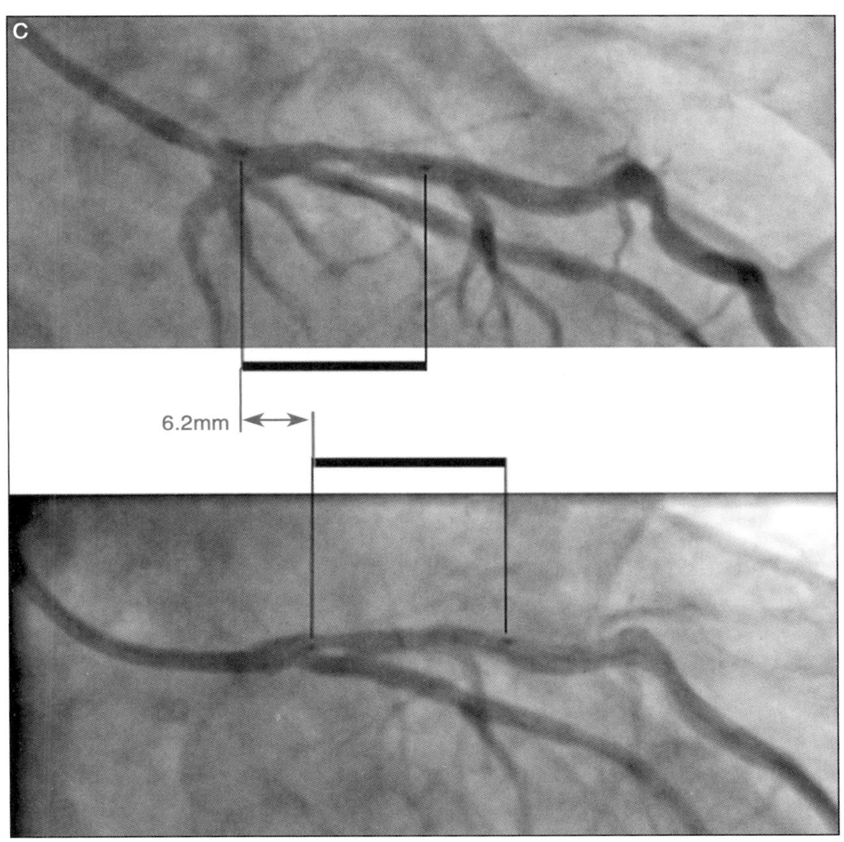

图 50-6　前降支支架晃动导致定位困难

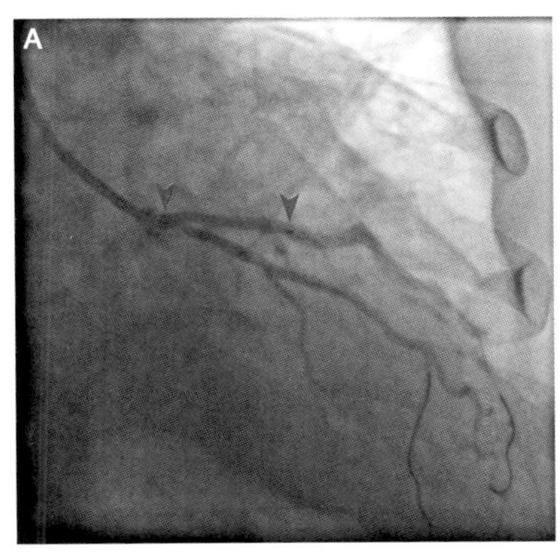

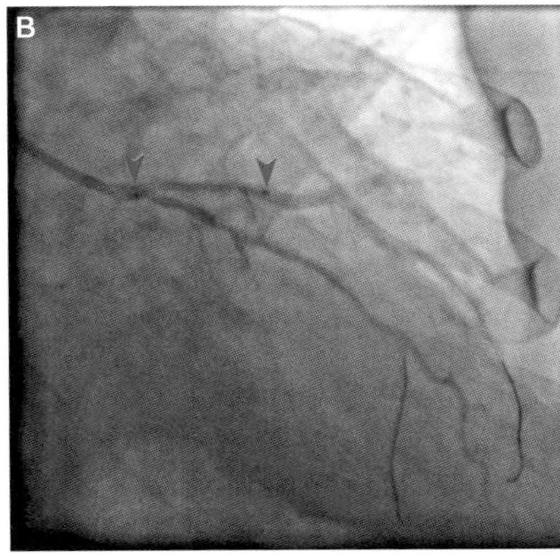

3.0mm×28mm 依维莫斯支架初步到位后，将原先预扩张的 2.5mm×20mm 球囊负压抽吸后预置于高位对角支开口，此时造影发现支架岿然不动。

A. 为心脏收缩末期时支架位置；

B. 为心脏舒张末期时支架位置，箭头为支架近端和远端位置；

C. 为位移幅度测量。

注：①球囊放置有两个目的，其一制动支架，其二保护对角支。如不考虑对角支保护因素，球囊放置于回旋支未尝不可。②如球囊放置后支架仍然晃动，可低压扩张球囊。

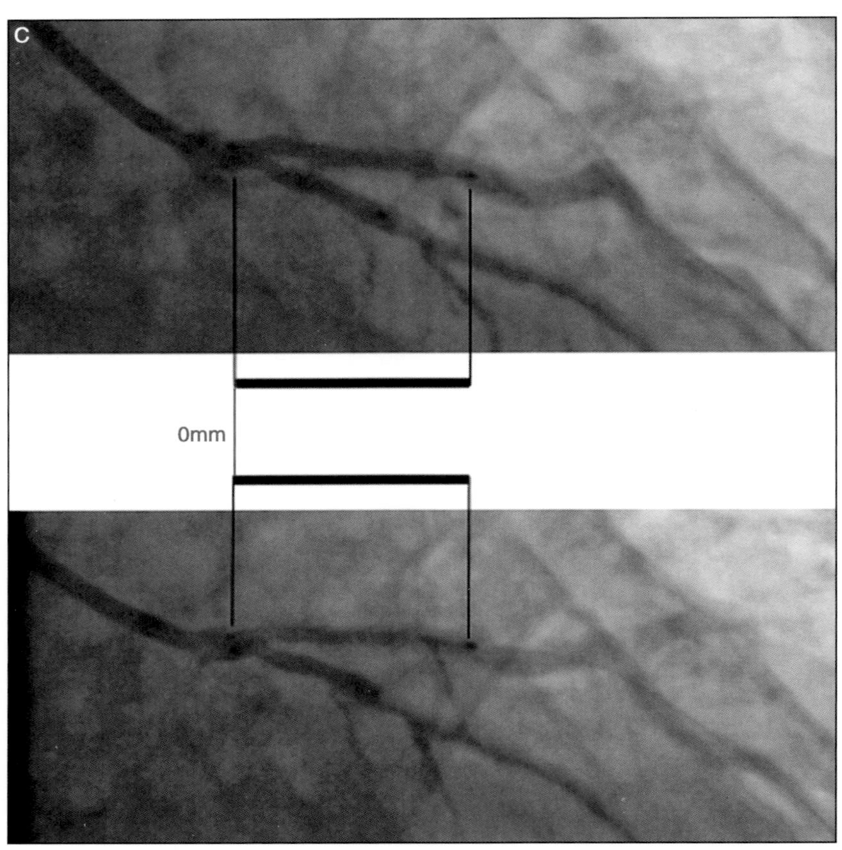

图 50-7　对角支球囊制动

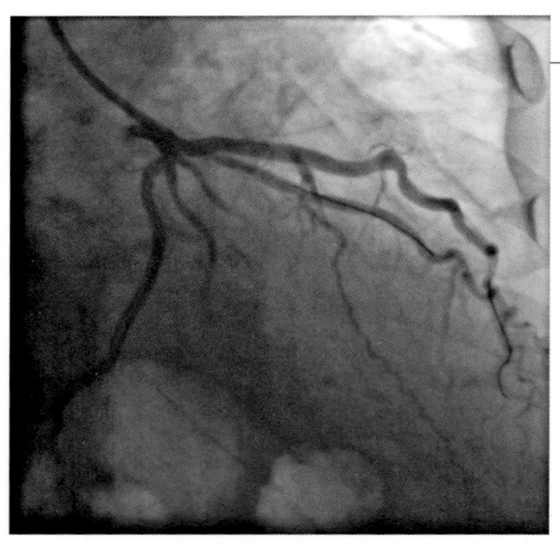

支架释放完后立即撤出对角支球囊并进行支架后扩张，最终造影结果显示支架释放位置理想。

图 50-8　微调支架位置后最终释放支架

五、小结

随心而动，支架晃动将不再成为问题。

参考文献

[1] LASA G，LARMAN M，GAVIRIA K，et al. Coronary stent immobilization during angioplasty by transcoronary ventricular pacing via a guidewire. Rev Esp Cardiol，2009，62：288-292.

[2] O'BRIEN D G，SMITH W H，HENDERSON R A. Stabilisation of coronary stents using rapid right ventricular pacing. Euro Intervention，2007，3：235-238.

[3] LI Y，XUE J，LI S，et al. Stabilization of coronary stents using the Floating-Wire technique. J Invasive Cardiol，2015，27：497-500.

[4] SCHWARTZ L，MORSI A. The draw-back stent deployment technique：a strategy for the treatment of coronary branch ostial lesions. J Invasive Cardiol，2002，14：66-71.

[5] 陈纪林. 介绍在冠状动脉开口部病变置入支架时抑制支架随心跳而移动的一种方法. 中国循环杂志，2010，165：328.

[6] HILDICK-SMITH D J，SHAPIRO L M. Ostial left anterior descending coronary artery stent positioning：partial preinflation prevents stent oscillation and facilitates accurate deployment. J Interv Cardiol，2001，14：439-442.

[7] CAYLI M，SEKER T，GUR M，et al. A novel-modified provisional bifurcation stenting technique：jailed semi-inflated balloon technique. Journal of Interventional Cardiology，2015，28：420-429.